Supportive Therapie in der Onkologie

Supportive Therapie in der Onkologie

2. Auflage 2008

M. R. Nowrousian (Herausgeber)

W. Zuckschwerdt Verlag
München · Wien · New York

Produkthaftung
Für Angaben über Dosierungsanweisungen oder Applikationsformen kann vom Verlag oder den Autoren trotz sorgsamer Erarbeitung keine Gewähr übernommen werden. Derartige Angaben müssen vom jeweiligen Anwender im Einzelfall anhand anderer Literaturstellen oder der Fachinformationen der Hersteller auf ihre Richtigkeit überprüft werden.

Auslieferungen W. Zuckschwerdt Verlag GmbH

Brockhaus Kommission
Verlagsauslieferung
Kreidlerstraße 9
D-70806 Kornwestheim

Österreich:
Maudrich Verlag
Spitalgasse 21a
A-1097 Wien

USA:
Scholium International Inc.
151 Cow Neck Road
Port Washington, NY 11050

Bibliografische Information Der Deutschen Bibliothek
Die Deutsche Bibliothek verzeichnet diese Publikation in der Deutschen Nationalbibliografie; detaillierte bibliografische Daten sind im Internet über http://dnb.ddb.de abrufbar.

Geschützte Warennamen (Warenzeichen) werden nicht immer kenntlich gemacht. Aus dem Fehlen eines solchen Hinweises kann nicht geschlossen werden, dass es sich um einen freien Warennamen handelt.

Alle Rechte, insbesondere das Recht zur Vervielfältigung und Verbreitung sowie der Übersetzung, vorbehalten. Kein Teil des Werkes darf in irgendeiner Form (durch Fotokopie, Mikrofilm oder ein anderes Verfahren) ohne schriftliche Genehmigung des Verlages reproduziert werden.

© 2008 by W. Zuckschwerdt Verlag GmbH, Industriestraße 1, D-82110 Germering/München
Printed in Germany by Kessler-Druck und Medien GmbH, Bobingen

ISBN 978-3-88603-890-9

Inhalt

Autorenverzeichnis VII
Vorwort XI

Allgemeine Themen

Ethische Grundlagen des ärztlichen Handelns
   G. Maio (Freiburg) 1
Therapiestrategien – Beurteilung von Toxizität, Allgemeinzustand und Lebensqualität
   S. Bauer, J. Schütte (Essen) 13

Nebenwirkungen der Therapie

Toxizitäten

Wirkungsmechanismus und Akuttoxizität der Zytostatika, Prophylaxe und Behandlung
   J. Hense, M. E. Scheulen, J. Barth (Essen) 21
Unerwünschte Wirkungen im Behandlungskonzept der Strahlentherapie
   P. Feyer, M. Steingräber (Berlin) 49

Anämie, Granulozytopenie, Thrombozytopenie

Anämie, Tumorhypoxie, maligne Progression und therapeutische Resistenz
   P. Vaupel (Mainz), M. R. Nowrousian (Essen), J. Dunst (Halle) 73
Definition, Charakteristika und Pathophysiologie der Anämie maligner Erkrankungen
   M. R. Nowrousian (Essen), J. Dunst (Halle), P. Vaupel (Mainz) 89
Chemotherapie-induzierte Anämie (CIA) – Häufigkeit, Symptome und Behandlung
   M. R. Nowrousian (Essen), J. Dunst (Halle), P. Vaupel (Mainz) 107
Die hämatopoetischen Wachstumsfaktoren G-CSF und GM-CSF
   M. R. Nowrousian, M. Poser (Essen) 137
Thrombozytopenie, Thrombozytensubstitution, thrombopoetische Wachstumsfaktoren
   M. R. Nowrousian, M. Poser (Essen) 153
Hochdosistherapie und autologe Stammzelltransplantation
   T. Moritz (Hannover), D. W. Beelen, M. Flasshove (Essen) 171

Infektionen

Bakterielle Infektionen
   W. V. Kern (Feiburg) 191
Systemische Mykosen
   G. Maschmeyer, A. Haas (Potsdam) 209
Virale Infektionen
   D. W. Beelen (Essen) 219
Prävention von Infektionen durch Vakzinierung
   P. Schütt, M. R. Nowrousian (Essen) 233

Onkologische Notfälle

Onkologische Notfälle
  A. Haas, G. Maschmeyer (Potsdam) 237
Tumorlysesyndrom
  M. Poser, M. R. Nowrousian (Essen) 249
Tumorinduzierte Hyperkalzämie
  P. Schmid (London) 257
Prophylaxe und Therapie von Gerinnungsstörungen
  U. Hügle (Köln), M. R. Nowrousian, M. Flasshove (Essen) 263
Mikroangiopathische hämolytische Anämie (MAHA)
  S. Müller, O. Witzke, M. R. Nowrousian (Essen) 273

Interventionelle Methoden

Interventionelle Radiologie
  J. Stattaus, W. Becker (Essen) 281
Pneumonologische interventionelle Therapie
  P. C. Bauer (Essen) 295
Gastroenterologische interventionelle Therapie
  T. Zöpf (Düsseldorf) 305
Chirurgisch-orthopädische supportive Therapie
  G. Täger (Essen), S. Ruchholtz (Marburg) 315

Spezielle unterstützende Maßnahmen

Zytostatikainduziertes Erbrechen
  K. Oechsle, C. Bokemeyer (Hamburg) 329
Therapie des Tumorschmerzes
  K. E. Clemens, E. Klaschik (Bonn) 341
Mukositis und Diarrhö
  M. Poser, M. R. Nowrousian (Essen) 365
Bisphosphonate beim multiplen Myelom
  O. Sezer (Berlin) 385
Bisphosphonate beim Mammakarzinom
  I. J. Diel (Mannheim) 397
Zahnärztliche und kiefer-gesichtschirurgische Prophylaxe und Behandlung
  K. A. Grötz (Wiesbaden), W. Dörr (Dresden), D. Riesenbeck (Recklinghausen) 407
Fatigue-Syndrom
  R. Schwarz (Leipzig), J. U. Rüffer (Köln) 419
Supportive Therapie älterer onkologischer Patienten
  U. Wedding (Jena) 429
Ernährung bei Krebspatienten
  M. Karthaus (Bielefeld) 437
Körperliche Aktivität und Sport bei Tumorerkrankungen
  F. Dimeo (Berlin) 447
Psychosoziale Betreuung von Tumorpatienten
  R. Schwarz (Leipzig) 453
Infertilität: Prophylaxe und Behandlung
  P. Wimberger, A. Welt, R. Kimmig (Essen) 463
Symptomkontrolle in der Palliativmedizin
  M. Kloke, J. Hense (Essen) 475
Pflege krebskranker Patienten
  R. Bodenmüller-Kroll (Essen) 485

Stichwortverzeichnis 495

Autorenverzeichnis

Jürgen Barth
Apotheke
Universitätsklinikum Essen
Hufelandstraße 55. 45122 Essen

Dr. Sebastian Bauer
Innere Klinik und Poliklinik (Tumorforschung)
Westdeutsches Tumorzentrum
Universitätsklinikum Essen
Hufelandstraße 55, 45122 Essen

Dr. Peter C. Bauer
Pneumologie – Allergologie
Ruhrlandklinik
Tüschener Weg 40, 45239 Essen

Dr. Wolfgang Becker
Institut für Dignostische und Interventionelle Radiologie
und Neuroradiologie
Universitätsklinikum Essen
Hufelandstraße 55, 45122 Essen

Prof. Dr. Dietrich W. Beelen
Klinik für Knochenmarktransplantation
Universitätsklinikum Essen
Hufelandstraße 55, 45122 Essen

Rita Bodenmüller-Kroll
Innere Klinik und Poliklinik (Tumorforschung)
Westdeutsches Tumorzentrum
Universitätsklinikum Essen
Hufelandstraße 55, 45122 Essen

Prof. Dr. Carsten Bokemeyer
Medizinische Klinik II
Klinik für Onkologie, Hämatologie
Universitätsklinik Eppendorf
Martinistraße 52, 20246 Hamburg

Dr. Katri Elina Clemens
Malteser-Krankenhaus
Von-Hompesch-Straße, 53123 Bonn

Prof. Dr. Ingo J. Diel
Institut für gynäkologische Onkologie
CGC-Klnik GmbH
Quadrat P7, 16-18, 68161 Mannheim

PD Dr. Fernando C. Dimeo
Medizinische Klinik III (Hämatologie, Onkologie und
Transfusionsmedizin), Bereich Sportmedizin
Universitätsklinik Charité
Hindenburgdamm 30, 12200 Berlin

Prof. Dr. Dr. Wolfgang Dörr
Universitätsklinik für Strahlentherapie
und Radioonkologie
Strahlenbiologisches Labor
Fetscherstraße 74, 01307 Dresden

Prof. Dr. Jürgen Dunst
Universitätsklinik für Strahlentherapie
Ratzeburger Allee 160, 23538 Lübeck

Prof. Dr. Petra Feyer
Klinik für Strahlentherapie, Radioonkologie,
Nuklearmedizin
Vivantes-Klinikum Neukölln
Rudower Straße 48, 12351 Berlin

PD Dr. Michael Flasshove
Klinik für Knochenmarktransplantation
Universitätsklinikum Essen
Hufelandstraße 55, 45122 Essen

Prof. Dr. Dr. Knut A. Grötz
Klinik für Mund-Kiefer-Gesichtschirurgie
Dr. Horst Schmidt Kliniken
Burgstraße 2–4, 65183 Wiesbaden

Dr. Antje Haas
Klinik für Hämatologie und Onkologie
Klinikum Ernst von Bergmann
Charlottenstraße 72, 14467 Potsdam

Dr. Jörg Hense
Innere Klinik und Poliklinik (Tumorforschung)
Westdeutsches Tumorzentrum
Universitätsklinikum Essen
Hufelandstraße 55, 45122 Essen

Dr. Ulrich Hügle
Innere Medizin
Kliniken der Stadt Köln, Hohlweide
Neufelder Straße 32, 51067 Köln

Prof. Dr. Meinolf Karthaus
Medizinische Klinik II
Ev. Krankenhaus Johannesstift
Schildescher Straße 99, 33611 Bielefeld

Prof. Dr. Winfried V. Kern
Infektiologie
Universitätsklinik für Innere Medizin
Hugstetter Straße 55, 79106 Freiburg

Prof. Dr. Rainer Kimmig
Klinik für Frauenheilkunde und Geburtshilfe
Universitätsklinikum Essen
Hufelandstraße 55, 45122 Essen

Prof. Dr. Eberhard Klaschik
Malteser-Krankenhaus
Von-Hompesch-Straße, 53123 Bonn

Prof. Dr. Marianne Kloke
Zentrum für Palliativmedizin
Kliniken Essen-Mitte
Henricistraße 92, 45136 Essen

Prof. Dr. Giovanni Maio
Institut für Ethik und Geschichte der Medizin
Universitätsklinik
Stefan-Meier-Straße 26, 79104 Freiburg

Prof. Dr. Georg Maschmeyer
Klinik für Hämatologie und Onkologie
Klinikum Ernst von Bergmann
Charlottenstraße 72, 14467 Potsdam

Prof. Dr. Thomas Moritz
MHH, Exzellenzkluster Rebirth, HBZ, OE 8882
Carl-Neuberg-Straße 1, 30625 Hannover

Dr. Silke Müller
Innere Klinik und Poliklinik (Tumorforschung)
Westdeutsches Tumorzentrum
Universitätsklinikum Essen
Hufelandstraße 55, 45122 Essen

Prof. Dr. Mohammad R. Nowrousian
Innere Klinik und Poliklinik (Tumorforschung)
Westdeutsches Tumorzentrum
Universitätsklinikum Essen
Hufelandstraße 55, 45122 Essen

Dr. Karin Oechsle
Medizinische Klinik II
Klinik für Onkologie, Hämatologie
Universitätsklinik Eppendorf
Martinistraße 52, 20246 Hamburg

Dr. Miriam Poser
Klinik für Hämatologie
Universitätsklinikum Essen
Hufelandstraße 55, 45122 Essen

Dr. Dorothea Riesenbeck
Strahlentherapeutisches Zentrum
Prosper-Hospital
Wildermannstraße 21, 45659 Recklinghausen

Prof. Dr. Steffen Ruchholtz
Klinik für Unfall-, Hand- und Wiederherstellungschirurgie
Universitätsklinikum
Baldingerstraße, 35043 Marburg

PD Dr. Jens Ulrich Rüffer
Deutsche Fatigue Gesellschaft
Maria-Hilf-Straße 15, 50677 Köln

Prof. Dr. Max Scheulen
Innere Klinik und Poliklinik (Tumorforschung)
Westdeutsches Tumorzentrum
Universitätsklinikum Essen
Hufelandstraße 55, 45122 Essen

PD Dr. Peter Schmid
Imperial College London
Charing Cross and Hammersmith Hospital
Fulham Palace Road, London W6 8RF

PD Dr. Philipp Schütt
Innere Klinik und Poliklinik (Tumorforschung)
Westdeutsches Tumorzentrum
Universitätsklinikum Essen
Hufelandstraße 55, 45122 Essen

Prof. Dr. Jochen Schütte
Innere Klinik und Poliklinik (Tumorforschung)
Westdeutsches Tumorzentrum
Universitätsklinikum Essen
Hufelandstraße 55, 45122 Essen

Prof. Dr. Reinhold Schwarz
Psychosoziale Beratungsstelle für Tumorpatienten und Angehörige
Medizinische Fakultät der Universität, Abt. Sozialmedizin
Riemannstraße 32, 04107 Leipzig

Prof. Dr. Orhan Sezer
Hämatologie und Onkologie
Universitätsklinik Charité
Charitéplatz 1, 10117 Berlin

Dr. Jörg Stattaus
Institut für Dignostische und Interventionelle Radiologie und Neuroradiologie
Universitätsklinikum Essen
Hufelandstraße 55, 45122 Essen

Dr. Maria Steingräber
Gemeinschaftspraxis für Strahlentherapie
und Radioonkologie
Janusz-Korczak-Straße 12, 12351 Berlin

PD Dr. Georg Täger
Muskuloskelettale Tumorchirurgie
Westdeutsches Tumorzentrum
Universitätsklinikum Essen
Hufelandstraße 55, 45122 Essen

Prof. Dr. Peter Vaupel, M. A.
Institut für Physiologie und Pathophysiologie
Johannes-Gutenberg-Universität
Duesbergweg 6, 55099 Mainz

Dr. Ulrich Wedding
Klinik und Poliklinik für Innere Medizin II
Hämatologie und Onkologie
Erlanger Allee 101, 07747 Jena

Dr. Anja Welt
Innere Klinik und Poliklinik (Tumorforschung)
Westdeutsches Tumorzentrum
Universitätsklinikum Essen
Hufelandstraße 55, 45122 Essen

PD Dr. Pauline Wimberger
Klinik für Frauenheilkunde und Geburtshilfe
Universitätsklinikum Essen
Hufelandstraße 55, 45122 Essen

PD Dr. Oliver Witzke
Klinik f. Nieren- und Hochdruckkrankheiten
Universitätsklinikum Essen
Hufelandstraße 55, 45122 Essen

PD Dr. Thomas Zöpf
Medizinische Klinik
Sana Kliniken
Krankenhaus Gerresheim
Gräulinger Straße 120, 40625 Düsseldorf

Vorwort

Die Erfolge der Therapie maligner Erkrankungen wären ohne Fortschritte in der supportiven Behandlung der Patienten undenkbar. Beispiele hierfür sind die Prophylaxe und Therapie von Infektionen und Thrombozytensubstitution, die die Durchführung intensiver Chemotherapien ermöglicht haben. Weitere Beispiele sind die antiemetische Behandlung und die medikamentöse Schmerztherapie, die eine erhebliche Verbesserung der Lebensqualität der Patienten bewirkt haben. Diese Verfahren sind inzwischen fester Bestandteil der Behandlung onkologischer Patienten. Sie werden in diesem Buch praxisbezogen, ausführlich und auf dem neuesten Stand der Wissenschaft besprochen. In diesem Sinne werden auch Verfahren abgehandelt, die neu hinzugekommen sind und das Spektrum der supportiven Maßnahmen erheblich erweitert haben, wie z. B. Beeinflussung der Neutropenie und ihrer Folgen durch hämatopoetische Wachstumsfaktoren, Anwendung dieser Faktoren zur Gewinnung peripherer hämatopoetischer Stammzellen, Einsatz dieser Zellen bei hochdosierter Chemotherapie, Pathophysiologie und Therapie der tumorbedingten und chemotherapieinduzierten Anämie mit Erythropoetin sowie Entstehungsmechanismen ossärer Metastasen und ihre Prophylaxe und Behandlung mit Bisphosphonaten.

Das Ziel der supportiven Therapie in der Onkologie ist nicht nur die Minderung des Leidens und die Verbesserung der Lebensqualität der Patienten, sondern auch eine Verbesserung der Therapieergebnisse insgesamt, soweit sie durch Komplikationen der Tumorerkrankung oder durch Nebenwirkungen der Therapie und physische sowie psychische Belastung der Patienten beeinträchtigt werden. Dieses Ziel gewinnt wegen der immer effektiver, zugleich jedoch diffiziler und intensiver werdenden Therapiekonzepte zunehmend an Bedeutung. Ein großer Teil dieser Konzepte wäre ohne entsprechende supportive Maßnahmen nicht durchführbar oder für die Patien-ten lebensgefährlich. Es ist deshalb ein besonderes Anliegen dieses Buches, diese Aspekte der supportiven Therapie umfassend darzustellen und auf mögliche Gefahren und ihre Abwendung hinzuweisen. Diesem Ziel dienen die ausführlichen Beschreibungen der Toxizitäten der Chemotherapie und Radiotherapie und ihrer Prophylaxe und Behandlung sowie die Präsentation onkologischer Notfälle. Ein weiteres Anliegen dieses Buches ist, durch ein breites Spektrum an Themen und die Einbeziehung spezieller und z. T. übergreifender Maßnahmen, wie z. B. interventionelle diagnostische und therapeutische Verfahren, die Bedeutung und die Notwendigkeit der Kooperation zwischen verschiedenen Fachdisziplinen zu betonen.

Prof. Dr. M. R. Nowrousian

G. Maio

Ethische Grundlagen des ärztlichen Handelns

Arztsein setzt zwangsläufig das Handeln am Menschen voraus. Wenn am Menschen gehandelt werden muss, geht das Handeln nicht ohne moralische Vorentscheidungen. Diese moralischen Entscheidungen nicht nur intuitiv, sondern bewusst vorzunehmen, ist eine wesentliche Bedingung für ein gutes Handeln am Patienten, und so ist eine Reflexion der moralischen Grundlagen ärztlichen Handelns ein zentrales Element des Arztseins. Die Ethik ist zu verstehen als eine Theorie des richtigen Handelns, die Bewertungskriterien entwickelt, normative Überzeugungen systematisiert und Orientierungshilfe in Entscheidungssituationen gibt, in denen die alltäglichen moralischen Intuitionen nicht mehr weiterhelfen. Speziell der Medizinethik geht es um die Identifikation und Beurteilung moralischer Prinzipien im konkreten Handlungskontext der Medizin und um eine Interpretation dieser Prinzipien unter Berücksichtigung der praktischen Situationslagen. Medizinethik lässt sich auf praktische Problemfelder der Medizin ein und versucht, mithilfe der moralphilosophischen Methoden zu Entscheidungen zu verhelfen, die im Einklang mit wohlbegründeten ethischen Grundprinzipien stehen und gleichzeitig der Komplexität der klinischen Praxis gerecht werden. Im folgenden Beitrag soll ein kleiner Überblick über die die Medizinethik leitenden Methoden am Beispiel der so genannten Prinzipienethik gegeben werden. Anhand der von den Bioethik-Nestoren *Beauchamp* und *Childress* [1] aufgestellten medizinethischen Prinzipien wird dargelegt werden, inwiefern eine Reflexion dieser Prinzipien für die praktische Anwendung derselben auf klinische Konfliktsituationen hilfreich sein kann.

Wie wichtig eine ethische Reflexion für die Medizin ist, zeigt sich ganz offenkundig gerade im Angesicht von Sterben und Tod. Dies sei an einem alltäglichen Beispiel erläutert.

> Auf der Internistischen Intensivstation liegt ein 55-jähriger Patient, der nach einer präklinischen Reanimation seit Wochen künstlich beatmet wird. Die Befunde deuten darauf hin, dass der Kreislaufstillstand einen ausgedehnten hypoxischen Hirnschaden verursacht hat und dass die Gesamtprognose ernst ist. Es ist damit zu rechnen, dass selbst für den eher unwahrscheinlichen Fall, dass der Patient wieder zu Bewusstsein kommen sollte, er eine schwere geistige Behinderung davontragen wird, die ihm ein selbständiges Leben nicht ermöglichen und ein dauerhaftes Angewiesensein auf Andere als schwerer Pflegefall bedeuten wird. Nach reiflicher Überlegung kommt der Arzt zu dem Schluss: „Es ist klar, dass es in einem solchen Zustand besser wäre zu sterben als weiterzuleben". Aus dieser Überlegung heraus entscheidet sich der Arzt dafür, nach Möglichkeiten zu suchen, um die Maximaltherapie zu reduzieren.

Das Beispiel zeigt auf, wie leicht der Arzt eine von ihm vorgenommene moralische Aussage zur Grundlage seiner Entscheidung machen kann, ohne die ethische Dimension dieser seiner Aussage hinreichend reflektiert zu haben. Zwar ist keineswegs auszuschließen, dass der Arzt mit einer solchen Entscheidung im Sinne des Patienten handelte. Aber ein Arzt, der so argumentiert, macht den schwerwiegenden Fehler, eine eigene moralische Überzeugung zum allgemeinen Bewertungsmaßstab seiner Handlungen zu machen, womit er sich auf unwägbares und schwieriges Gelände begibt. Denn damit aus einer moralischen Überzeugung ein allgemeiner Maßstab werden kann, muss zunächst geprüft werden, ob eine solche Überzeugung überhaupt den Status der Generalisierbarkeit hätte. Hierzu müssten die Kriterien erst erarbeitet werden, anhand derer entschieden werden kann, ob ein Leben weiter erhalten werden sollte oder ob eine Therapiebegrenzung indiziert wäre. In jedem Falle wäre allein die Orientierung an der Goldenen Regel („Was Du nicht willst das man Dir tu, das füg auch keinem anderen zu") oder der Verweis auf eine Intuition („Ein solches

Leben ist weniger vorzugswürdig als der Tod") nicht ausreichend, um verantwortungsvoll zu handeln. Eine solche Orientierung kann sogar irreführend sein. In dem speziellen Fall müsste nämlich sicher davon ausgegangen werden, dass jeder Mensch eine solche Form der Behinderung in der gleichen Weise interpretieren würde. Dies kann jedoch keineswegs postuliert werden, weil es durchaus möglich ist, dass ein Mensch für sich sagen könnte: Auch wenn ich auf die Hilfe anderer angewiesen sein sollte und einen Hirnschaden davontragen würde, so wäre es mir lieber, in dieser Form zu leben als gar nicht mehr zu leben. Daher hat der beschriebene Arzt hier eine moralische Bewertung von Leben vorgenommen, die ihm nicht zusteht. In dem speziellen Fall folgt der Arzt einem bestimmten Verständnis von Menschsein, das nicht als ein allgemeinverbindliches Verständnis angesehen werden kann. Mehr noch – der Arzt folgt einem solchen Verständnis, ohne es zu wissen, dass er ein solches Verständnis hat. Denn ab dem Moment, da der Arzt zu erkennen gibt, dass er nur aufgrund der gestörten Hirnfunktion eine Aussage über den Lebenswert des Menschenlebens macht, wird er Opfer einer eher problematischen Deutung des Menschseins. Zwar kann jeder Mensch für sich selbst eine solche moralische Bewertung vornehmen ("Für den Fall, dass ich ...., möchte ich lieber sterben"), aber einer dritten Person kann eine solche Bewertung nicht einfach unterstellt werden, weil man dann jedes Leben dieser Art kategorisch für defizitär halten müsste, und dies wäre Ausdruck eines partikularen Menschenbildes, das die Grundverfasstheit des Menschen als vulnerables Wesen ignorierte [2]. Daher kann die Frage nach der Indiziertheit der Weiterbehandlung nur aus der Perspektive des Kranken selbst beantwortet werden. Die Werthaltungen des Kranken allein können Maßstab sein, und alle Anstrengungen zur Lösung dieses Konfliktes müssen sich um die Eruierung dieser persönlichen Werthaltung des Kranken ranken [3].

Medizinethische Prinzipien und der Hippokratische Eid

Da die Medizin unweigerlich auf Wertentscheidungen angewiesen ist, hat sie schon sehr früh ethische Prinzipien benannt, nach denen das Handeln des Arztes auszurichten sei [4]. Eine solche ethische Tradition ist ganz eng mit dem Hippokratischen Eid aus dem 4. Jahrhundert v. Chr. verbunden, der bis in unsere Tage hinein als Fundament der ärztlichen Ethik proklamiert wird.[1] Der Kernsatz des Hippokratischen Eides, um den sich in einer Ringform spezifische Gebote und Verbote reihen, steht in der Mitte des Eides und lautet:

"Die Verordnungen werde ich treffen zum Nutzen der Kranken nach meinem Vermögen und Urteil, mich davon fernhalten, Verordnungen zu treffen zu verderblichem Schaden und Unrecht." [6]

Betrachtet man diesen Satz etwas näher, wird man drei zentrale Prinzipien darin entdecken, die in der modernen Bioethik wieder aufgegriffen worden sind. Es ist dies einerseits das Prinzip der Fürsorge. Ferner ist dies das Prinzip der Vermeidung des Unheils, also das Prinzip der Schadensvermeidung. Allein in diesem Satz ist auch das dritte medizinethische Prinzip angesprochen, nämlich das Prinzip der Vermeidung von Unrecht, also das Prinzip der Gerechtigkeit. Angesichts dessen, dass der hippokratische Eid zumindest seit dem Mittelalter eine breite Rezeption erfahren hat, lässt sich festhalten, dass sich der Arzt über Jahrhunderte hinweg vornehmlich dazu verpflichtet hatte, dem Patienten gegenüber als Helfer aufzutreten, dessen oberste Handlungsmaxime im *"bonum facere"* (Wohltun/Fürsorge) und *"nil nocere"* (Schadensvermeidung) bestand. Das Prinzip des *"bonum facere"* äußerte sich darin, dass es in der Regel der Beurteilung des Arztes oblag, dieses Wohl zu definieren und in diesem seinen Sinne meist nur implizit und ohne geteilte Verantwortung zu entscheiden.

Allein das Prinzip der Autonomie ist in dieser Textstelle nicht erwähnt. Man könnte sogar geneigt sein anzunehmen, dass der hippokratische Eid genau das Gegenteil der Autonomie zur Grundlage macht, indem am Anfang des Satzes betont wird, dass allein "nach meinem Urteil", also nach dem ärztlichen Urteil zu handeln sei. Doch eine solche Interpretation ist nicht unumstritten, da es viele Quellen gibt, die verdeutlichen, dass auch früher der Arzt durchaus die Perspektive des Kranken in seinem Heilungsplan mit berücksichtigt hat.

In jedem Fall sind im Hippokratischen Eid zumindest drei Prinzipien benannt, die sich nun auch in der modernen Bioethik-Diskussion wiederfinden. Indem *Beauchamp* und *Childress* in ihrem berühmten Lehrbuch "Principles of Medical Ethics" die vier Prinzipien Respekt vor der Autonomie, Prinzip der Schadensvermeidung (nonmaleficence), Prinzip der Fürsorge (beneficence) und das Prinzip der Gerechtigkeit (Tab. I) als die tragenden medizinethischen Prinzipien benannt haben, sind sie damit einerseits

---

[1] Entgegen der weitverbreiteten Meinung vieler war der Hippokratische Eid anfänglich nur für eine kleine Gemeinschaft von Ärzten verbindlich. Erst mit dem Ausgang der Antike, mit dem Aufkommen des Christentums begann er so weit zum allgemeinen ärztlichen Denken zu passen, dass er sich allgemeiner durchsetzte. Spätestens seit dem Mittelalter lässt sich eine Rezeption des Textes belegen [5].

Erbe einer langen arztethischen Tradition. Gleichzeitig aber sind sie Erneuerer dieser Tradition, indem sie das Prinzip der Autonomie als neues Prinzip explizit aufführen und diesem eine besondere Bedeutung beimessen.[2]

Tabelle I. Schematische Übersicht der von der Prinzipienethik vorgeschlagenen medizinethischen Prinzipien mittlerer Reichweite, nach *Beauchamp* und *Childress*, 2001.

Medizinethische Prinzipien
– Prinzip der Autonomie
– Prinzip der Fürsorge
– Prinzip der Schadensvermeidung
– Prinzip der Gerechtigkeit

Das Prinzip der Autonomie

Das Prinzip der Autonomie hat seinen semantischen Ursprung in der griechischen Antike, in der mit der Autonomie die Selbstgesetzgebung des Staates gemeint war. Der ursprüngliche Kontext des Autonomiebegriffs ist somit ein vornehmlich politischer Kontext. Bemerkenswerterweise hat auch die moderne Verwendungsweise des Autonomiebegriffs in der Medizin als ein Ausdruck des mündigen Bürgers eine politische Implikation, auch wenn damit allein die heutige Hinwendung zur Autonomie nicht erklärbar wird. Wenn wir danach fragen, warum das Autonomieprinzip heute in gewisser Weise zu einem Leitprinzip der Medizinethik geworden ist, so lassen sich hierfür mindestens drei zentrale Zusammenhänge festmachen [7].

1) Ein wesentlicher Grund für die heutige Betonung der Autonomie liegt darin, dass die Autonomie des Patienten lange Zeit von der Medizin selbst nicht hinlänglich respektiert worden ist. Der gegenwärtige Rekurs auf die Autonomie ist zum Teil als Ausdruck einer Abwehrreaktion auf eine ursprünglich paternalistische Medizin zu verstehen, somit als Gegenmittel gegen historisch gewachsene Konventionen, die nicht mehr vereinbar schienen mit den veränderten Rahmenbedingungen einer modernen Gesellschaftsordnung. Eine solche anti-paternalistisch geprägte Forderung legte daher besondere Betonung auf die Befreiung von äußerer Beeinflussung, auf die Vermeidung von Beeinträchtigung.

2) Ein weiterer zentraler Grund für den gängigen Rekurs auf die Autonomie liegt darin, dass gerade in der Postmoderne ein Konsens darüber, was ein gutes Leben ist, was ein gutes Sterben bedeuten kann, kaum erzielt werden kann, weil es unterschiedliche Wertbegründungssysteme gibt, die gleichzeitig Gültigkeit haben. Bei einem weitgehend fehlenden religiösen und metaphysischen Konsens scheint die freie Entscheidung des Einzelnen das Einzige zu sein, wovon eine moralische Autorität abgeleitet werden kann. Eine Gesellschaft, die ein vorgegebenes Raster für die Bewertung des guten Lebens oder des guten Sterbens nicht akzeptieren kann und möchte, scheint sich nur noch darauf verständigen zu können, dass es dem Einzelnen überlassen bleiben muss, solche Werte zu setzen. Daher macht unsere Gesellschaft das Prinzip der Autonomie zum Garanten einer für alle akzeptablen Ethik. Hier muss natürlich mit bedacht werden, dass eine solche Ethik in gewisser Weise eine inhaltliche Resignation darstellte, denn sie würde sich damit allein auf das Verfahren zur Benennung einer Norm einigen, beim Inhalt dieser Norm würde eine solche Ethik ihre Unzuständigkeit erklären müssen. So setzt diese Konzeption von Autonomie voraus, dass jeder Einzelne beliebig auswählen kann, weil es ja übergeordnete Orientierungen nicht gäbe. Daher ist zu fragen, ob von einer Ethik nicht mehr erwartet werden kann als allein die Einigung auf das Verfahren.

3) Die ersten beiden Erklärungen für die heutige Betonung der Autonomie als ethisches Prinzip waren eher sozialer Art und mit Bezug auf die besondere Gesellschaftsform der heutigen Zeit. Doch die zentrale Erklärung für die heutige Verwendung ethischer Prinzipien ist in den Traditionen philosophischen Denkens zu suchen. So ist für die heutige Ausbildung des Autonomiegedankens mehr als der Paternalismus und mehr als der Pluralismus vor allem der Einfluss von Immanuel Kant von Bedeutung. Die Pflichtenethik von Immanuel Kant nimmt weniger die Individualität des Einzelnen zum Ausgangspunkt als vielmehr die Selbstgesetzlichkeit eines jeden Menschen, die es verbietet, dass der Mensch in den Dienst Dritter gestellt werde. Grundlage ist hier die Anerkennung eines jeden Menschen als ein sittliches Subjekt, woraus die grundsätzliche Unverfügbarkeit des Menschen für Dritte resultiert. Die Autonomie zu respektieren bedeutet nach dieser Konzeption das Verbot der Instrumentalisierung des Menschen. Jede Benutzung des Menschen zu rein subjektäußeren Zwecken wäre nach dieser Konzeption ein Verstoß gegen die Autonomie,

---

[2] Bezeichnenderweise haben *Beauchamp* und *Childress* in der fünften Auflage ihres Lehrbuches von 2001 betont, dass sie das Prinzip der Autonomie nicht besonders betonen, sondern es gleichrangig mit den anderen drei betrachten wollten.

weil sie die Selbstzwecklichkeit des Menschen missachtete. Doch gerade die kantische Autonomie-Konzeption beschränkt sich nicht auf diese negative Form der Autonomie im Sinne eines Handlungsverbots. Vielmehr setzt diese Konzeption voraus, dass, wer es ernst meint mit der Selbstgesetzlichkeit des Menschen, gleichsam aufgerufen ist, dem Menschen dabei zu helfen, seinen ihm eigenen Weg zu finden. Autonomie respektieren würde somit nicht nur Gewährenlassen bedeuten, sondern implizierte auch ein Sicheinlassen und ein Fördern.

Grundlage des Autonomie-Prinzips ist somit die Anerkennung der grundsätzlichen Freiheit des Menschen, die es gebietet, dass jede Handlung am Menschen immer danach beurteilt werden muss, ob diese den Respekt vor der Freiheit des anderen zur Geltung bringt. Aus diesem Grunde ist in der Medizin der so genannte „informed consent", die Einwilligung nach Aufklärung zur Vorbedingung eines jeden Eingriffs geworden. Die Einholung der Einwilligung ist somit das Verfahren, mit dem der Respekt vor der Autonomie zur Geltung gebracht wird. Doch was macht eine autonome Handlung aus? Auf diese Voraussetzungen soll im Folgenden näher eingegangen werden, weil sie für den klinischen Alltag zentral sind.

Voraussetzungen einer autonomen Einwilligung

Was muss das Aufklärungsgespräch alles bewirken, damit der Patient in die Lage versetzt wird, als Folge dieses Gesprächs selbstbestimmt handeln zu können? Grob schematisch wären hierbei mindestens fünf Voraussetzungen zu bedenken [8]:

Einwilligungsfähigkeit (Kompetenz)

Die allererste Frage, die bei der Beurteilung einer Einwilligung geklärt werden muss, berührt die Frage nach der Einwilligungsfähigkeit des Patienten. Damit ist die Fähigkeit des Patienten gemeint, die relevanten Informationen des Aufklärungsgesprächs aufzunehmen und zu verarbeiten. Eine Einwilligungsfähigkeit liegt im Grunde nur dann vor, wenn der Patient die Konsequenzen seiner Einwilligung übersehen kann und wenn es ihm möglich ist, mit der zu fällenden Entscheidung in ein positives Verhältnis zu treten. Wichtig hierbei ist die Überlegung, dass die Einwilligungsfähigkeit zum einen keine kategoriale Größe ist, die besteht oder nicht besteht, sondern diese Fähigkeit muss als eine graduelle Fähigkeit betrachtet werden, die man in Abstufungen haben und verlieren kann. So ist ein Patient mit Alzheimer-Demenz am Anfang seiner Erkrankung vollkommen einwilligungsfähig. Diese Fähigkeit geht dann in langsamen Schritten Zug um Zug verloren.

Ferner muss bedacht werden, dass die Einwilligungsfähigkeit ein Prädikativum darstellt. Das heißt, dass sie nicht losgelöst, sondern immer nur in Bezug auf bestimmte Entscheidungen gilt. So kann auch ein Patient mit Alzheimer-Demenz zwar in Bezug auf eine Therapieentscheidung einwilligungsunfähig sein, doch dies bedeutet nicht, dass dieser Patient gleichsam auch für eine Entscheidung inkompetent sein muss, die weniger Abstraktion erfordert. So kann ein Patient mit Demenz, der nicht mehr beurteilen kann, wozu die Medikamente gut sind, die er nimmt, dennoch sehr gut beurteilen, ob er lieber ein Zäpfchen haben möchte oder eine Tablette. Daher muss die Frage der Einwilligungsfähigkeit immer in Bezug auf eine ganz konkrete Maßnahme beurteilt werden. Zur Überprüfung solcher Fähigkeiten sind spezifische Untersuchungsmethoden entwickelt worden, so z.B. das „*Aid to Capacity Assessment* (ACE)". Bei Unklarheit ist hierbei auf den Sachverstand des Psychiaters zurückzugreifen. Wenn dies nicht zur Klärung führt, so wird ein Gericht darüber entscheiden müssen.

Intentionalität

Das auf Autonomie hinzielende Aufklärungsgespräch müsste eine Handlung des Patienten hervorrufen wollen, die von diesem nicht nur geduldet, sondern auch beabsichtigt wird. Das heißt nichts anderes als dass der Patient idealiter das Gefühl bekommen müsste, dass er selbst der Urheber des Geschehens sei, ein Geschehen, das der Kranke bewusst und überlegt in seinen Aktionsplan einbaut. Demnach kann die Einwilligung, der kein Wille zur Akzeptanz aller aus der Einwilligung resultierenden Folgen zugrunde liegt, nicht als ein Ausdruck einer autonomen Entscheidung gedeutet werden.

Freiwilligkeit

Dieses Element der autonomen Handlung hängt mit dem Grundsatz der Intentionalität zusammen, geht aber nicht in ihm auf. Nicht jede nicht-intendierte Handlung muss gleichzeitig eine außengelenkte Handlung sein, und umgekehrt muss nicht jede beabsichtigte Handlung automatisch frei von Außensteuerung sein. Letztlich zielt die Freiheit von Außenkontrolle darauf ab, dass die Handlung des Kranken – hier also die Einwilligung – nicht durch äußere Einflüsse gesteuert wird, durch Einflüsse, die vielfältigster Art sein können und von handfesten ökonomischen Einflüssen bis hin zu psychologischer Beeinflussung reichen können.[3] Die eine klare Grenze ist dort zu ziehen, wo der Patient zum Mittel von Interessen Dritter gemacht wird, dort also, wo *Nötigung* und *Manipulation* im Spiel sind. Ein unscharfer Grenzbereich ist dort erreicht, wo das Gespräch auf *Überredung* setzt; hier wird es vom Kontext abhängen, inwieweit die Einwilligung als Produkt einer Außenkontrolle oder als Ausdruck einer Übernahme der (ärztlichen) Sichtweise betrachtet werden kann. Eine Richtschnur ist hier die Frage, inwieweit die Handlungsabsicht Ausdruck der eigenen Freiheit ist und nicht nur Reaktion auf äußere Kräfte. Und so liegt es auf der Hand, dass die *Überredung* von der *Überzeugung* getrennt werden muss, denn Letzteres impliziert gerade die freiwillige Übernahme fremder Ansichten [9]. Das Aufklärungsgespräch also, das auf dem Moment des Überzeugens aufbaut, gefährdet keineswegs die Autonomie des Kranken.

Verstehen

Das Verstehen gehört zu den Kernvoraussetzungen für eine selbstbestimmte Handlung, aber was bedeutet „Verstehen"? Das Kriterium, an dem sich das Verstehen bemisst, ist nicht die Vollständigkeit der Information. Denn das Wissen um alle minutiösen Zusammenhänge und vorhersehbaren Folgen einer Handlung trägt nicht automatisch zum Verstehen der Situation bei, weil viele dieser Informationen für das Handeln irrelevant sind. So könnte man folgern, dass Verstehen weniger von der Vollständigkeit der gelieferten Information abhängt als vielmehr davon, inwiefern die Information *korrekt*, *adäquat* und vor allem *relevant* ist. Bei jeder ärztlichen Maßnahme ließen sich relevante von irrelevanten und trivialen Informationen unterscheiden. Nur die relevanten Aspekte würden dann Bestandteil einer jeden Aufklärung werden müssen. Während viele Ärzte dazu neigen, sich auf rein medizinische Informationen zu beschränken, betrachten viele Patienten ihre Erkrankung im Zusammenhang mit ihren sozialen Implikationen und im Zusammenhang mit den Folgen für die praktischen Lebensumstände des Kranken. Diese Aspekte und nicht nur die technischen Details müssten daher wesentliche Inhalte des Aufklärungsgesprächs sein, damit das Prinzip des Verstehens auch realisiert wird.

Authentizität

Als Grundvoraussetzung für eine autonome Handlung kommt zu diesen drei Elementen noch das Moment der Authentizität hinzu, was so viel bedeuten würde wie Wohlüberlegtheit. Dieses Element ist mit besonderen Fallstricken versehen, weil man mit dem Kriterium der Wohlüberlegtheit ständig Gefahr läuft, den Patienten erziehen oder gar bevormunden zu wollen. Doch ganz von der Hand zu weisen ist dieses Kriterium der Authentizität für eine autonome Handlung wiederum nicht, denn nur durch die Beachtung des Authentizitätskriteriums könnte verhindert werden, dass der Arzt Entscheidungen des Patienten auch dann unhinterfragt lässt, wo sie eindeutig dem subjektiven Wertmaßstab des Patienten zuwiderlaufen. Als Beispiel wäre die „irrationale" Überschätzung akuter Belastungen, wie Schmerzen oder andere Leidensformen, zu nennen. Keineswegs aber darf das Kriterium der Authentizität so verstanden werden, dass Entscheidungen, die aus der Sicht des Arztes für irrational gehalten werden, deswegen für unerheblich erklärt werden. Leitend darf hier nur die Authentizität innerhalb der Wertmaßstäbe des Patienten selbst sein.

Das Spannungsfeld zwischen Autonomie und Fürsorge

Die Respektierung der Autonomie des Kranken stellt die grundlegendste Maxime ärztlichen Handelns dar. Die Respektierung der Autonomie ist jedoch nicht gleichzusetzen mit der unhinterfragten Befolgung eines Patientenwillens. Eine solche Handhabung wäre eine sehr verkürzte Konzeption von Autonomie. Der Respekt der Autonomie erfordert vielmehr ein kritisches Hinterfragen, ob denn alle Bedingungen erfüllt sind, die einen geäußerten Patientenwunsch zu einem autonomen Wunsch machen. Diese Bedingungen zu beurteilen ist im klinischen Alltag oft eine komplexe Herausforderung. Doch selbst wenn alle Bedingungen erfüllt sind, kann die Entscheidung dennoch schwierig bleiben. So wird es dem Arzt schwer fallen, den Willen des Patienten zu respektieren, wenn der Wille des Patienten mit anderen medizinethischen Prinzipien in Kollision gerät. Folgendes Beispiel soll eine solche Kollision von Prinzipien verdeutlichen:

> Ein 74-jähriger Patient erleidet bei einem Traktorunfall einen Bruch der Wirbelsäule, bei dem das Rückenmark auf der Höhe des 7. Halswirbelkörpers verletzt wird, so dass der Patient eine hohe Querschnittslähmung erleidet, von der

---
[3] Hierzu gehören streng genommen aber auch Beeinflussungen, die auf Rollenerwartungen zurückzuführen sind, wie z. B. die Angst des Patienten, den Arzt zu enttäuschen oder seine Zeit zu verschwenden.

> beidseitig alle Gliedmaßen betroffen sind. Der Patient kommt im Schock in das Klinikum, muss zunächst beatmet werden, erholt sich aber rasch und ist am 3. stationären Tag vollkommen klar und orientiert. Er kann von der Beatmungsmaschine weggenommen werden, so dass ganz normal mit dem Patienten gesprochen werden kann. Der Patient zeigt sich sehr bestürzt von der Diagnose, die ihm der Oberarzt in aller Ruhe mitteilt. Alle Angehörigen des Patienten sind vor Ort, und der Patient hat Gelegenheit, auch mit diesen in einer ruhigen Atmosphäre zu sprechen. Weil der Patient vor einem Jahr an einem Lymphknotenkrebs erkrankt ist, hat er bereits eine Patientenverfügung ausgestellt, in der er für den Fall einer schwerwiegenden Erkrankung das Absehen von intensivmedizinischen Maßnahmen verfügt hat.
>
> Nachdem der Patient zunächst stabil blieb, zeichnet sich am Folgetag eine zunehmende Lähmung auch der Atemmuskulatur ab, so dass eine erneute Beatmung notwendig wird. Der Arzt teilt dem noch stabilen Patienten mit, dass er sich auf eine erneute Beatmung einstellen müsse. Auf die Frage, ob er denn von der Maschine je wieder weg kommen und ob die Lähmung sich gegebenenfalls bessern würde, muss der sehr erfahrene Oberarzt erklären, dass die Beatmung nach menschlichem Ermessen auf Dauer notwendig bleiben werde, dass man aber ein Heimbeatmungsgerät besorgen könne. Die Lähmungen jedoch würden sich aller Voraussicht nach nicht zurückbilden; er könne aber mit dem Beatmungsgerät bei vollem Bewusstsein viele Jahre weiterleben. Daraufhin sagt der Patient bei klarem Bewusstsein, dass er unter diesen Bedingungen lieber nicht weiterleben wolle und bittet den Arzt, ihn nicht an die Beatmungsmaschine zu hängen, sondern ihn lieber sterben zu lassen. Der Arzt ruft den Ethiker an und fragt ihn, ob er denn den Patientenwunsch tatsächlich respektieren solle.

Dem Arzt wird es hier schwer fallen, keine Beatmung vorzunehmen, weil er weiß, dass er mit der Maßnahme den Patienten retten könnte und ihn sogar zu einem späteren Zeitpunkt bei vollem Bewusstsein mit Heimbeatmungsgerät nach Hause schicken könnte. Es wird ihm deswegen schwer fallen, weil das Prinzip der Autonomie hier scheinbar mit dem Prinzip der Fürsorge kollidiert. Von seiner Identität her ist der Arzt auf die Heilung und auf die Erhaltung des Lebens ausgerichtet. Hier müsste er auf eine solche Erhaltung verzichten, nicht weil die Erhaltung sinnlos wäre, sondern weil der Patient sie nicht haben möchte. Daher ist dies ein ganz besonderer Fall. Zur Lösung dieses Falles müsste zunächst geklärt werden, wie selbstbestimmt der Wille ist. Von besonderer Relevanz ist hier das Kriterium des *Verstehens* und das der *Authentizität*. Das Kriterium der *Freiwilligkeit* ist zumindest nicht sehr strittig, weil die Angehörigen sich liebevoll um ihn kümmern und kein Anlass besteht anzunehmen, dass der Patient nur deswegen den Tod wünscht, weil die Angehörigen ihn dazu bedrängen oder ihm signalisieren, dass sie die Pflege nicht übernehmen wollen. In Bezug auf das *Verstehen* müsste gesichert sein, dass der Patient auch wüsste, wie das Leben mit einem Heimgerät wäre. Er müsste wissen, dass es viele Möglichkeiten gibt, auch in komplett gelähmtem Zustand an der Gesellschaft teilzunehmen und dass das Heimbeatmungsgerät die Interaktion mit anderen Menschen zulassen würde. Das Kriterium der *Authentizität* ist hier das Schwierigste, weil nicht eindeutig auszumachen ist, ob der Patient die Ablehnung vor dem Hintergrund seines Lebensentwurfs ausspricht oder ob diese Ablehnung nur im Schock geschieht. Schon die Tatsache allerdings, dass eine Patientenverfügung vorliegt, spricht eher für eine authentische Willensbildung. Damit kann festgehalten werden, dass hier weitgehend sicher eine autonome Entscheidung vorliegt. Eine Behandlung wäre vor diesem Hintergrund eine Zwangsmaßnahme, die moralisch nicht gerechtfertigt werden kann. Ein Wille muss auch dann berücksichtigt werden, wenn er aus der Perspektive des Arztes nicht geteilt wird. Der Arzt kann sich einem solchen Willen nur dann entgegenstellen, wenn eine Suizidalität oder eine Fremdgefährdung vorliegt. Beides scheidet hier aus. Zwar ist der Fürsorgeaspekt des Arztes nicht irrelevant, aber im Vergleich zur Selbstbestimmung des Patienten überwiegt eindeutig die Autonomie. Daher hat der Ethiker hier dem Oberarzt geraten, erst einmal ein eingehendes ruhiges Gespräch mit dem Patienten und danach auch mit den Angehörigen zu führen und für den Fall, dass die Authentizität bestätigt wird, von einer Beatmung abzusehen und den Patienten sterben zu lassen. Die Garantenpflicht des Arztes findet dort ihre Grenze, wo sie zur Zwangsbehandlung wird. Daher muss der Arzt auch einen klar formulierten und wohlbegründeten Willen gegen eine ärztliche Behandlung respektieren.

An einem nächsten Fallbeispiel soll eine weitere Möglichkeit der Kollision von ethischen Prinzipien verdeutlicht werden:

> Eine 79-jährige Patientin mit bekannter Demenz vom Alzheimer-Typ im Anfangsstadium befindet sich zur Abklärung von Herzrhythmusstörungen im Klinikum. Die Patientin lebt ansonsten in einem Heim, wo sie sich recht selbständig versorgt. Für sie ist eine Betreuung eingerichtet worden. Die Betreuungsfunktion hat ihre Tochter übernommen. Seit dem 2. Tag des Krankenhausaufenthaltes lehnt die zeitlich und örtlich nicht ausreichend orientierte Patientin jegliche Flüssigkeitsaufnahme ab. Die Ärzte kommen zu der Überzeugung,

> dass es notwendig ist, der Patientin eine Sonde zu legen, um sie am Verdursten zu hindern. Die Tochter als die Betreuerin willigt in die Maßnahme ein. Als die Patientin im entsprechenden Endoskopieraum ist und der Gastroenterologe die Magensonde einführen möchte, sagt die Patientin dezidiert, dass sie auf keinen Fall eine solche Sonde haben wolle.

Auch bei dieser Krankengeschichte wurde der Ethiker gerufen, weil Unklarheit darüber bestand, welchem ethischen Prinzip hier mehr Folge geleistet werden müsse: dem Prinzip der Autonomie oder dem Prinzip der Fürsorge? Das Prinzip der Fürsorge ist hier dadurch berührt, dass die Versorgung der Patientin mit der Magensonde eindeutig der Patientin einen klinischen Vorteil brächte, ja im Grunde ihr Leben retten würde, denn ohne Sonde würde die Patientin verdursten. Zur Klärung der Frage, was in diesem Falle zu tun sei, müsste zunächst einmal überprüft werden, ob denn überhaupt das Prinzip der Autonomie hier tangiert ist. Auch hier müsste man also prüfen, ob die fünf Kriterien erfüllt sind. Eindeutig erfüllt bzw. nicht tangiert scheint hier das Kriterium der *Freiwilligkeit*. Doch schon beim Kriterium des *Verstehens* sind hier Zweifel anzumelden. Zwar hat die Patientin wohl verstanden, was ihr mit der Magenspiegelung bevorsteht, aber es ist fraglich, ob sie verstanden hat, was es bedeutet, keine Sonde zu bekommen. Dies macht deutlich, wie sehr das Kriterium des Verstehens mit dem Kriterium der *Intentionalität* verbunden ist. Denn dieses Intentionalitätskriterium ist in diesem Falle in besonderer Weise tangiert. Die Frage lautet: Möchte die Patientin tatsächlich lieber sterben als die Sonde bekommen? Ist es tatsächlich ihre Intention, in den nächsten Tagen an einer Austrocknung zu sterben? Dies wurde von der Betreuerin und von den Pflegenden eindeutig verneint. Auch das Prinzip der *Authentizität* ist hier nicht erfüllt, weil die Patientin ansonsten – wie die Betreuerin und auch die Pflegenden betonen – lebensfroh ist. Die Abwehr der Sonde ist daher eher reaktiv zu bewerten und nicht als Ausdruck ihres Lebensentwurfs. Daraus folgt, dass in diesem Falle eindeutig nicht von einer autonomen Willensbildung gesprochen werden kann. Was zunächst wie ein Konflikt zwischen Autonomie und Fürsorge anmutete, erweist sich nicht als ein solcher Konflikt. Vielmehr bestand die ethische Frage darin, zu klären, ob die Autonomie der Patientin vorlag oder nicht. So hat der Ethiker hier dazu geraten, die Sonde notfalls auch gegen den Willen der Patientin zu legen, aber diese Maßnahme sollte nur als allerletzte Notlösung vorgenommen werden, und zwar nur für den Fall, dass das Leben nicht anders erhalten werden kann. Zuvor sollte versucht werden, unter Zuhilfenahme eines psychiatrischen Kollegen einen kommunikativen Zugang zur Patientin zu finden.

Diese Krankengeschichte zeigt auf, dass der Wunsch eines Patienten unter bestimmten Umständen, die kritisch geprüft werden müssen, auch ein nicht autonomer Wunsch sein kann. In einem solchen Falle wäre ein Handeln auch gegen den geäußerten Willen des Patienten gerechtfertigt und – wie in diesem Fall – sogar geboten. Allerdings müsste vor einer solchen Zwangsmaßnahme versucht werden, alle anderen Möglichkeiten, das Sterben der Patientin zu verhindern, auszuloten. In der Tat gelang es dem Kollegen aus der Psychiatrie, die Patientin dazu zu bewegen, von sich aus mehr zu trinken. Damit erledigte sich die Frage der Sonde. Offensichtlich war die Patientin durch den Ortswechsel so verunsichert, dass sie aus der Orientierungslosigkeit heraus die Flüssigkeitsaufnahme verweigert hatte. Das Problem war hier also nicht die Sonde, das Problem war vielmehr, dass in der Klinik keine Beziehung zur Patientin hergestellt worden war, die ihr erst ermöglicht hätte, sich in der Klinik trotz alledem wohl und geborgen zu fühlen.

Zusammenfassend lässt sich festhalten: Die Konflikte zwischen den Prinzipien der Fürsorge und der Autonomie sind oft dadurch aufzulösen, dass man nochmals nach den Bedingungen für eine autonome Entscheidung fragt. Oft sind diese Bedingungen nicht erfüllt, so dass man dann nicht im Sinne des Patienten handeln würde, wenn man sich auf einen solchen Willen stützte. Im Falle einer tatsächlich autonomen Entscheidung hingegen überwiegt eindeutig das Prinzip der Autonomie, so dass ein Übergehen des Patientenwillens mit dem Argument der Fürsorge moralisch schwer gerechtfertigt werden kann, weil Fürsorge ohne Respektierung der Autonomie nicht denkbar ist. Die Respektierung der Autonomie des Patienten kann nach alledem nur in einem umfassenderen Sinne verstanden werden. Sie kann nur dann realisiert werden, wenn man als Arzt sich der Belange des Patienten annimmt und versucht, ihm so weit es geht durch die helfende Unterstützung die Autonomie zurückzugeben, die er braucht, um seinen eigenen Weg im Umgang mit der Krankheit zu finden.

Das Prinzip der Gerechtigkeit

In den letzten Jahren hat die Bedeutung des Gerechtigkeitsprinzips für die Medizin deutlich zugenommen; dies betrifft zum einen den intensiv diskutierten Komplex der gerechten Allokation der knappen Organe. Ganz entscheidend hat jedoch gerade die zunehmende Ausrichtung der Medizin an den Gesetzlichkeiten der Marktwirtschaft dazu beigetragen, dass heute das Prinzip der Gerechtigkeit auch und gerade für die Medizin als ein Kernprinzip betrachtet wird.

In diesem Rahmen kann das komplexe Feld der Definition von Gerechtigkeit nicht ausführlich behandelt werden. Stattdessen seien hier lediglich einige schematische Schlaglichter geworfen, die aufzeigen sollen, dass es – ähnlich wie bei den anderen Prinzipien – keine Gerechtigkeit als solche gibt, sondern dass je nach Theorie verschiedene Modelle der Gerechtigkeit formuliert werden können. Wenn wir die Verfahrensgerechtigkeit für unseren Kontext außer Acht lassen und uns allein auf die Verteilungsgerechtigkeit konzentrieren, so lassen sich grob zumindest vier Modelle ausmachen, die im Folgenden etwas erläutert werden sollen.

Gleichheitsmodell

Nach diesem Modell ist Gerechtigkeit gerade dann verwirklicht, wenn die größtmögliche Gleichheit erreicht wird. Das heißt, dass Maßstab einer gerechten Zuteilung nur die Gleichverteilung wäre, und zwar ganz unabhängig von den Bedürfnissen oder der individuellen Situation des Patienten. Für die Medizin hat dieses Modell die weitreichende Implikation, dass jeder Patient mit dem gleichen Krankheitsbild zumindest theoretisch den gleichen Zugang zur gleichen Behandlung haben muss, damit keine Ungerechtigkeit entsteht. Davon unabhängig kann natürlich jeder Patient eine solche Behandlung ablehnen, aber es wäre nach diesem Modell ungerecht, wenn der eine Patient mit derselben Erkrankung eine teure Behandlung bekommt und ein anderer Patient, der gleich betroffen ist, diese aus ökonomischen Gründen nicht erhielte. Das Gleichheitsmodell wird jedoch im Kontext der Medizin gerade dort auf Plausibilitätsdefizite stoßen, wo die Gleichheit verabsolutiert wird und andere Zuteilungskriterien wie z. B. das der Bedürftigkeit außer Acht gelassen werden.

Freiheitsmodell

Eine andere Form, Gerechtigkeit zu definieren, besteht darin, sie nicht nach dem Maximum an Gleichheit, sondern vielmehr nach dem Maximum an Freiheit zu bemessen. Nach einem solchen liberalistischen Konzept würde man Gerechtigkeit am ehesten dadurch erreichen, dass jedem die größtmögliche Wahlfreiheit gelassen wird. Bezogen auf die Medizin hätte ein solches Modell am ehesten zur Folge, dass vor allem der Markt und die ökonomische Situation des Patienten die Verteilungsmodi bestimmten.

Effizienzmodell

Ein weiteres Kriterium der gerechten Zuteilung wäre das Kriterium der Effizienz. Unter *Effizienz* versteht man ein gutes Verhältnis von Nutzen und Kosten. Eine Behandlung ist dann effektiv, wenn sie ihr gesetztes Ziel erreicht. In die Definition der *Effektivität* fließt der Aufwand, der für die Erreichung des Zieles aufgebracht werden muss, nicht ein. Wenn man danach fragt, wie groß der Aufwand sein darf, um das gesteckte Ziel zu erreichen, dann bewegt man sich auf der Ebene der Effizienzgesichtspunkte. Eine effektive Maßnahme könnte somit ab dem Moment ineffizient sein, da der Preis, den man für die Maßnahme zahlen müsste, zu hoch wäre. Beispiel: Um wie viel besser muss die Wirkungsweise eines neuen Arzneimittels gegenüber dem Standardmittel sein, um seinen möglicherweise sehr viel höheren Preis aufzuwiegen? Wie viel darf eine Behandlung kosten, deren Effektivität nur wahrscheinlich oder nur marginal ist? Wer Gerechtigkeit nach dem Effizienzmodell bemisst, wird argumentieren, dass es besser wäre, die Ressourcen so zu verteilen, dass aus ihnen der größtmögliche Nutzen generiert werden kann. Im Zweifelsfall würde dieses Modell es für gerecht halten, dass einzelne Patienten auf sinnvolle Maßnahmen verzichten, damit anderen, bei denen der Behandlungserfolg größer ist, eher geholfen werden kann. Der große Nachteil des Effizienzmodells ist daher der Aspekt, dass er zu einer Benachteiligung einzelner Gruppen führen kann. Der Vorteil ist der, dass dadurch Ressourcen gezielt eingesetzt werden.

Solidaritätsmodell

Nach dem Solidaritätsmodell hat die Zuteilungsart Vorrang, bei der die Verbesserung der Gesundheit derjenigen, denen es am schlechtesten geht, Vorrang hat. Somit ist das Solidaritätsmodell gewissermaßen ein Gegenpol zum Effizienzmodell, weil es davon ausgeht, dass eine Einbuße an Effizienz in Kauf genommen werden muss, damit denen zuerst geholfen wird, deren Bedarf am größten ist. Somit ist gerade die Bedürftigkeit das entscheidende Kriterium, wonach sich das Solidaritätsmodell orientiert. Den am meisten Bedürftigen kommt nach diesem Modell eine moralische Priorität zu, und im Interesse dieser Bedürftigen nähme man eine Einbuße an Effizienz, eine Einbuße an Gleichheit und eine Einbuße an Freiheit in Kauf.[4]

---

[4] Wie man diese Bedürftigkeit wiederum messen soll und kann, ist eine umstrittene Frage.

Aus dem Dargelegten sollte klar werden, dass wir auch und gerade beim Prinzip der Gerechtigkeit inhaltlich noch gar nichts entschieden haben, wenn wir uns auf dieses Prinzip berufen, so lange wir uns nicht festlegen, auf welches Modell von Gerechtigkeit wir rekurrieren wollen. Es liegt auf der Hand, dass man am ehesten dann zu einer guten Lösung ethischer Konflikte kommt, wenn man lernt, diese vier Gerechtigkeitsmodelle in einem gesunden Verhältnis nebeneinander als allesamt berechtigte Modelle zu betrachten, und je nach Situation dem einen oder dem anderen Modell den Vorzug gibt, ohne jedoch die anderen Konzepte je ganz aus den Augen zu verlieren.

> Ein 48-jähriger Patient mit bekannter alkoholbedingter Leberzirrhose wird vom Hausarzt mit Verdacht auf eine Magenblutung zur weiteren Abklärung in die Notaufnahme eingewiesen. In der Notaufnahme wird der Patient plötzlich zyanotisch und trübt sofort ein, so dass er notfallmäßig intubiert und beatmet werden muss. Auf der Intensivstation entwickelt er eine schwere Lungenentzündung (Aspirationspneumonie nach der Blutung), die trotz intensiver Therapie nicht kuriert werden kann. Im weiteren Verlauf entwickelt der Patient ein akutes Nierenversagen. Von der Mutter des Patienten wird berichtet, dass der Patient in den letzten Wochen mehrfach geäußert habe, dass er nicht mehr leben will und sich zu Tode trinken wolle. Auf der Intensivstation entsteht eine Diskussion darüber, ob es überhaupt gerechtfertigt ist, bei einer sehr eingeschränkten Gesamtprognose so eine extrem teure Behandlung vorzunehmen, die der Patient angesichts seiner Suizidalität sicher nicht gewollt hätte. Daher wurde eine Ethikberatung erbeten.

Die dargelegte Fallgeschichte ist besonders instruktiv, weil sie alle vier medizinethischen Prinzipien berührt. Zunächst zum *Prinzip der Gerechtigkeit*, das den zentralen Beweggrund für das Anfordern einer Ethikberatung dargestellt hatte. Das Argument der Station lautete, dass möglicherweise Ressourcen vergeudet werden würden, die an anderer Stelle wieder fehlen würden. Mit dieser Argumentation hatte die Station implizit auf das Effizienz-Modell der Gerechtigkeit rekurriert. Kann ein solches Gerechtigkeitsmodell in dieser Situation ein taugliches sein? Für den Fall, dass man mit der Weiterbehandlung dem Patienten vielleicht doch noch eine Hilfe anbieten könnte, für diesen Fall wäre es – zumindest für den Arzt als Helfer – sicher nicht zulässig, diese Hilfe dem Patienten nur mit der Begründung vorzuenthalten, dass der Preis für diese Hilfe der Klinik zu hoch sei. Damit würde man ja dem Patienten zumuten, dass er auf sein Leben verzichte, um die Effizienz zu steigern oder indirekt um anderen Menschen damit eine „größere" Hilfe zu ermöglichen. Eine solche Zumutung ließe sich moralisch nicht rechtfertigen, weil das Leben des Patienten für den Patienten selbst alles bedeutet und ihm ein solches Opfer daher nicht abverlangt werden könnte. Daraus lässt sich folgern, dass das Effizienz-Modell allein sicher für solche Situationen kein geeignetes Modell sein kann, um zu einer guten ethischen Lösung zu gelangen.

Im Kontext der Medizin, wo es um die Hilfe für Menschen in Not geht, kann man kein Gerechtigkeitsmodell wählen, das nicht zumindest in Ansätzen das Solidaritätsmodell zur Grundlage machte, weil man ansonsten in Kauf zu nehmen bereit sein müsste, gerade diejenigen, denen es am schlechtesten geht im Stich zu lassen [10]. Vor dem Hintergrund des Solidaritätsmodells erschiene es daher sogar geboten, diesem schwerstkranken Patienten die Maßnahmen zukommen zu lassen, die ihm helfen können, und entsprechende Engpässe in der Finanzierung eher auf diejenigen zu verteilen, die in einer besseren Verfassung als dieser Patient sind.[5]

So wird deutlich, dass die zentrale Frage, die hier zu klären ist, weniger die Frage der Ressourcen ist als vielmehr die Frage der Sinnhaftigkeit der Weiterbehandlung. Ist überhaupt von einem Nutzen für den Patienten auszugehen? Wie würde man hier überhaupt den Nutzen definieren? Was ist das Therapieziel? Und so kommen wir zum *Prinzip der Fürsorge*. Das Unbehagen des Behandlungsteams bezog sich explizit auf die Ressourcen aber implizit doch eher auf das Fürsorge-Prinzip, weil offensichtlich unausgesprochen Konsens darüber herrschte, dass selbst eine Fortsetzung der Maximaltherapie auf Intensiv für den Patienten selbst keine Hilfe mehr bedeuten würde, nachdem mit dem Ausfall von Leber, Lunge und Niere ein Multiorganversagen vorlag. Ab dem Moment, da die Sinnlosigkeit der Behandlung zugestanden wird, ist es notwendig, das Prinzip der Fürsorge nicht mehr im Anbieten von (kurativ ausgerichteten) Behandlungsstrategien, von Apparaten und invasiven Maßnahmen realisiert zu wissen. Vielmehr ist es in einem solchen Falle notwendig, ein neues (palliatives) Therapieziel zu definieren und das Prinzip der Fürsorge nunmehr in einer ganz anderen Ausrichtung zu sehen, nämlich in der Konzentrierung auf die Linderung von Symptomen, in der Betonung der menschlichen Zuwendung und in der Förderung

---
[5] Natürlich bleibt die Frage offen, wie sicher ein Nutzen erwartet werden darf, um überhaupt als Nutzen bewertet zu werden. Wenn trotz aller prognostischen Unsicherheit zumindest nach menschlichem Ermessen ein Nutzen nicht zu erwarten ist, muss die Sinnlosigkeit der Behandlung zugestanden werden.

der Haltung des Geschehenlassens, des Zulassens, des in Ruhe Abwartens. Auch – ja gerade auch dies kann Hilfe sein.

Ab dem Moment, da im Team klar wurde, dass man in der Tat kein kuratives Therapieziel mehr hatte – weil alle davon überzeugt waren, dass dieser Patient nie mehr von der Beatmungsmaschine wegkommen würde – ab diesem Moment war auch allen klar, dass die Maximaltherapie nicht weiter fortgesetzt werden dürfte. Diese Überzeugung hängt auch damit zusammen, dass in diesem Falle neben dem Prinzip der Fürsorge auch das *Prinzip der Schadensvermeidung* ins Spiel kommt, denn eine Fortsetzung einer sinnlosen Behandlung bedeutet ja nicht nur einen unnötigen und damit ungerechten Verbrauch von Ressourcen, sondern – was noch viel schwerer wiegt – eine Zufügung von Schaden. Die künstliche Beatmung ist für sich genommen belastend, und das Verhindern des Sterbens, das Aufhalten eines Sterbeprozesses ist es ebenso. Der Patient würde also im Falle der Fortsetzung der sinnlosen Maximaltherapie am Sterben gehindert, ihm würde dadurch etwas zugemutet, ohne dass man ihm auf der Gegenseite einen nennenswerten Benefiz von dieser belastenden Behandlung anbieten könnte. So wird deutlich, dass es vor allem das Zusammenkommen des Prinzips der Schadensvermeidung und des Prinzips der Fürsorge ist, was den Ausschlag für eine Therapiebegrenzung hier geben müsste.

Schließlich – und nicht zuletzt – ist auch das *Prinzip der Autonomie* in dieser Fallgeschichte tangiert. So verweist das Behandlungsteam auf die Suizidalität des Patienten als Argument für das Sistieren der Therapie. In diesem Rahmen kann auf die komplexe Suizidproblematik nicht eingegangen werden kann. In jedem Fall sei jedoch darauf verwiesen, dass ein suizidaler Patient nicht zwangsläufig beanspruchen kann, dass seinem Sterbewillen Folge geleistet werde. Vielmehr bedeutet die Suizidalität einen Appell an die Ärzte, alles zu tun, um den Patienten aus seiner Verzweiflung herauszuholen.[6] Wenn das Prinzip der Autonomie hier tangiert ist, so eben nicht im Kontext der Suizidalität, sondern eher in dem Sinne, dass bei gegebener Sinnlosigkeit der Behandlung davon auszugehen ist, dass der Patient – selbst wenn er nicht suizidal wäre – immer noch das Zulassen seines Sterbens vorziehen würde, weil das weitere Verhindern des Sterbens ohne Therapieziel einer Instrumentalisierung seiner Person gleichkäme.

Mit diesem Beispiel sollte verdeutlicht werden, wie die Prinzipienethik dazu beitragen kann, eine schwierige Entscheidungssituation so zu strukturieren, dass nach Durchdeklinierung der verschiedenen Prinzipien die Lösung des ethischen Konfliktes leichter fällt, allein weil die Anwendung der Prinzipien die Problemstruktur deutlicher werden lässt.

Zusammenfassung

Die moderne Medizinethik hat neue methodische Ansätze erarbeitet, mit denen medizinethische Probleme analysiert werden sollen. Der prominenteste dieser Ansätze ist die so genannte Prinzipienethik. Diese geht davon aus, dass ethische Konfliktsituationen durch die Anwendung medizinethischer Prinzipien auf den Einzelfall gelöst oder zumindest geklärt werden können. Die aus der Antike übernommenen und von amerikanischen Bioethik-Nestoren weiterentwickelten Prinzipien lauten: Respekt der Autonomie, Prinzip der Schadensvermeidung, Prinzip der Fürsorge und Prinzip der Gerechtigkeit. Alle diese Prinzipien sind Prinzipien mittlerer Reichweite, d.h. man kann sich auf sie einigen, auch wenn man von ganz verschiedenen ethischen Theorien oder Wertebegründungssystemen kommt. Eine systematische Reflexion dieser Prinzipien kann helfen, in klinischen Entscheidungskonflikten Entscheidungen zu treffen, die vielleicht auch nach der ethischen Reflexion schwer fallen, aber sie werden durch die Reflexion im Bewusstsein der zugrunde liegenden Wertkonflikte gefällt, und dies ist die beste Grundlage dafür, dass die Medizin auch in Zukunft eine Disziplin bleibt, die sich nicht nur der Behandlung von Krankheiten, sondern vor allem der Behandlung von Menschen verschreibt.

---

[6] Ein schwieriges Problem stellen die so genannten Bilanzsuizide dar, die eben nicht aus Verzweiflung, sondern als Folge einer rationalen Abwägung entstehen.

Literatur

1. Beauchamp TL, Childress JF (2001) Principles of Biomedical Ethics. Oxford University Press, Oxford
2. Maio G (2004) Das Menschenbild als Grundfrage der Medizinischen Ethik. In: Blum H, Haas R (Hg.) Über das Menschenbild in der Medizin. Thieme, Stuttgart, S. 41–47
3. Maio G (2001) Wie lässt sich der Therapieverzicht ethisch begründen? Anasthesiol Intensivmed Notfallmed Schmerzther 36: 282–289
4. Toellner R (2003) Ein guter Arzt – was ist das? Baden-Württembergisches Ärzteblatt Baden-Württemberg, Beilage Ethik in der Medizin, Nr. 85
5. Leven KH (1997) Der hippokratische Eid im 20. Jahrhundert. In: Toellner R, Wiesing U (Hg.) Geschichte und Ethik in der Medizin. Von den Schwierigkeiten einer Kooperation. Fischer, Stuttgart, Jena, Lübeck u. Ulm, S. 111–129
6. Deichgräber K (1983) Der hippokratische Eid. Hippokrates Verlag, Stuttgart
7. Maio G (1997) Der Blick zurück als Zukunft der medizinischen Ethik? Entwicklungen und Grenzen der „Bioethik". In: Toellner R, Wiesing U (Hg.) Geschichte und Ethik in der Medizin. Von den Schwierigkeiten einer Kooperation. Fischer, Stuttgart, Jena, Lübeck u. Ulm, S. 91–110
8. Maio G (1999) Den Patienten aufklären – aber wie? Zur Ethik und Theorie des Aufklärungsgesprächs. Anasthesiol Intensivmed Notfallmed Schmerzther 34: 396–401
9. Schöne-Seifert B (1996) Medizinethik. In: Nida-Rümelin J (Hrsg) Angewandte Ethik. Kröner, Stuttgart, S. 552–648
10. Maio G (2002) Warum die Rationierung medizinischer Leistungen keine einfache Lösung ist. Dtsch Med Wochenschr 127: 1573–1574

S. Bauer,
J. Schütte

Therapiestrategien – Beurteilung von Toxizität, Allgemeinzustand und Lebensqualität

Therapiestrategien in der Onkologie

In kaum einer anderen medizinischen Disziplin kommt der Begriff Therapiestrategie (griech.: Heerführung; *stratos* = Heer, *agein* = führen) seiner eigentlichen Bedeutung näher als in der Onkologie. Die Behandlung von Tumorerkrankungen erfordert häufig ein diszipliniertes Zusammenspiel zahlreicher medizinischer Fachrichtungen. Neben der chirurgischen Onkologie sind Pathologie, Radiologie, Nuklearmedizin, medizinische Onkologie, Strahlentherapie, aber auch psychologische und sozialtherapeutische Disziplinen in Zusammenarbeit oder enger zeitlicher Abfolge an der Diagnostik und Behandlung beteiligt. Die frühzeitige Festlegung und Organisation einer fundierten „Strategie" unter Einbindung aller Disziplinen ist u.U. ausschlaggebend für den Erfolg einer Therapie. Zudem ist sowohl von Therapeuten als auch von Patienten ein hohes Maß an Flexibilität erforderlich, da häufig eine Anpassung des therapeutischen Konzeptes erforderlich wird. Sowohl Änderungen in der Prognose der Erkrankung an sich als auch Veränderungen im Allgemeinzustand von Patienten können eine Anpassung des therapeutischen Konzeptes notwendig machen (z.B. von kurativ zu palliativ und umgekehrt). Wie die Fortschritte durch einige der modernen, gezielt wirksamen („*targeted*") Therapeutika in den letzten Jahren gezeigt haben, müssen selbst bewährte therapeutische Standards hinsichtlich ihrer Aktualität ständig hinterfragt und laufenden Therapien ggf. angepasst werden.

Voraussetzungen für die Therapieplanung

Moderne Behandlungskonzepte beruhen auf einer Vielzahl von Informationen, welche vor Beginn der Therapieplanung so komplett wie möglich zusammengetragen werden müssen. Neben der exakten pathologischen Bestimmung des Tumortyps stellen eine für den jeweiligen Tumor spezifische Ausbreitungsdiagnostik sowie die Einschätzung der Therapiefähigkeit eines individuellen Patienten die wichtigsten Voraussetzungen für die Therapieplanung dar.

Die exakte Diagnosestellung erfolgt in der Regel mit Hilfe der Biopsie von Tumorgewebe mit anschließender histologischer Aufarbeitung und Begutachtung durch Pathologen. Neben Sonographie- oder Computertomographie (CT)-gesteuerten Biopsien wird Tumormaterial auch mittels offener Biopsie gewonnen. Zudem können auch zytologische Aspirate von Knochenmark, Aszites, Pleuraflüssigkeit oder Liquor zur Diagnose und Ausbreitungsdiagnostik herangezogen werden. Neuere molekularpathologische Erkenntnisse spielen zudem eine immer wichtigere Rolle bei der Subtypisierung von Tumoren. Neben der Immunhistochemie gehören Durchflusszytometrie (FACS), In-situ-Hybridisierung (FISH) und Polymerase-Kettenreaktion (PCR) bereits zur Standarddiagnostik einzelner Tumoren, und weitere Modalitäten, wie z.B. die Bestimmung von Genotypen mittels Sequenzierung, stehen unmittelbar vor der Integration in standardisierte Diagnose-Algorithmen. Für bestimmte Tumorarten spielt die Bestimmung des Differenzierungsgrades („Grading") durch den Pathologen eine überragende Rolle für die weitere diagnostische und therapeutische Planung.

Die Ausbreitungsdiagnostik richtet sich in der Regel nach der histologischen Diagnose und Lokalisation eines Tumors und schließt neben konventionellen Röntgenuntersuchungen meist die CT der betroffenen Region sowie häufiger Metastasierungslokalisationen mit ein. In den letzten Jahren werden aber auch in Abhängigkeit von den jeweiligen Tumoren zunehmend Magnetresonanztomographien (MRT) oder Positronenemissionstomographien (PET) zur Diagnostik und Therapieplanung herangezogen.

Nach Abschluss der Diagnostik sollte für solide Tumoren eine Festlegung des Tumorstadiums („Staging") erfolgen, zu der in der Regel die Klassifikationssysteme der UICC *(Union internationale contre le cancer)* oder des AJCC *(American Joint Committee on Cancer)* verwendet werden, welche sich an den wichtigsten Prognosefaktoren der jeweiligen Tumorerkrankung orientiert. In beiden Systemen erfolgt zunächst die Zuordnung des Primärtumors (T) sowie vorhandener Lymphknoten- (N) oder Fernmetastasen (M) in verschiedene Kategorien (TNM-System) in Abhängigkeit von der Größe, Lokalisation oder dem Vorhandensein. Zudem werden noch gegebenenfalls andere Risikofaktoren, wie z.B. Differenzierung oder histologischer Subtyp, für die anschließende Zuordnung zu einem Tumorstadium herangezogen. Unterschieden wird dabei zwischen einer klinischen Klassifikation, welche auf prätherapeutisch erhobenen Befunden beruht, und einer pathologischen Klassifikation, die eine Resektion oder Biopsien des Primärtumors oder der Metastasen erforderlich macht. Die stadiengenaue Zuordnung eines Tumors ist unabdingbar für die Erstellung eines individuellen Therapiekonzeptes und erlaubt zudem die Erstellung einer Krankheitsprognose.

Vor Therapiebeginn muss zudem noch eine Einschätzung der Therapiefähigkeit des Patienten erfolgen. Dabei werden in der Regel mit Hilfe von klinischen, laborchemischen und für spezielle Fragestellungen auch sonographischen (z.B. Echokardiographie) Untersuchungen Informationen zu Organfunktionen gesammelt (u.a. Leber, Niere, Herz, Lunge, Hormonspiegel). In Abhängigkeit von den Ergebnissen dieser Untersuchungen kann dann abschließend die Festlegung der Therapieintensität erfolgen. Die onkologischen Therapien können kurativen oder palliativen Charakter haben.

Kurative Therapieansätze

> Besteht aufgrund des Tumortyps und des Tumorstadiums eines Patienten die Möglichkeit einer Heilung, werden in der Regel kurative Therapieansätze verfolgt; Ausnahmen stellen dabei nur Patienten mit verminderter Therapiefähigkeit (z.B. durch Alter oder Begleiterkrankungen) dar. Zum Einsatz kommen chirurgische, chemo- und strahlentherapeutische Modalitäten, wobei in Abhängigkeit von Tumorart, Stadium und Lokalisation diese Modalitäten allein oder in Kombination angewendet werden.

Die alleinige Operation kommt meist nur bei kleinen und gut differenzierten Tumoren in Betracht, die Indikation zur primären (alleinigen) Strahlentherapie beschränkt sich auf ebenfalls lokalisierte und strahlensensible Tumoren. Die primäre, kurative Chemotherapie kommt vor allem bei malignen hämatologischen Erkrankungen (Leukämien, fortgeschrittenen Lymphomen) zum Einsatz und in wenigen Ausnahmefällen bei soliden Tumoren).

Bei kurativen Therapieansätzen stehen größtmögliche therapeutische Effekte im Vordergrund, während das Risiko von Nebenwirkungen zugunsten einer möglichen Heilung in Kauf genommen wird. Viele Behandlungsansätze schließen neben der primären chirurgischen Therapie auch Chemo- und Strahlentherapie mit ein. In Abhängigkeit von der Lokalisation, Resektabilität, Histologie sowie den verfügbaren therapeutischen Mitteln, werden Chemo- und/oder Strahlentherapie vor oder nach einer Resektion des Primärtumors durchgeführt.

Ziel einer adjuvanten Therapie (von lateinisch: *adjuvare* = helfen/unterstützen) ist die Zerstörung von residuellen Tumorzellen, welche nach kompletter Resektion eines Primärtumors im Körper verblieben sein können. In Abhängigkeit vom Tumortyp und -stadium lassen sich dadurch die mittlere Überlebenszeit, die Lokalrezidivrate oder auch die Heilungschance verbessern. Da manche Patienten auch ohne adjuvante Therapie nach operativer Entfernung des Tumors geheilt sind, besteht allerdings die Möglichkeit, dass diese Patienten quasi „umsonst" therapiert werden. Solange sich residuelle Tumorzellen mit Hilfe bildgebender oder laborchemischer Verfahren nicht nachweisen lassen, dürfte es für diese Patienten dennoch von Interesse sein, behandelt zu werden, da sie nicht als solche identifiziert werden können.

Liegt ein fortgeschrittener, nicht-metastasierter Tumor mit eingeschränkter Resektabilität oder ungünstiger anatomischer Lokalisation vor (z.B. Risiko einer Amputation oder Verlust eines Organs), kann mit Hilfe einer präoperativen oder auch „neo-adjuvanten" Therapie der Versuch einer Tumorverkleinerung mit dem Ziel einer verbesserten Resektabilität erfolgen. Zudem können neoadjuvante Therapien auch zu einer prognostischen Verbesserung der Tumorerkrankung führen, da potenzielle Mikrometastasen ohne die zeitliche Verzögerung einer adjuvanten Therapie – die ja erst einige Wochen nach einer Operation stattfinden kann – chemotherapeutisch erreicht werden.

Um das Auftreten von Resistenzen zu vermeiden und auch um mögliche synergistische Effekte zu erzielen, werden in den meisten kurativen Therapieprotokollen mehrere zytotoxische Chemotherapien gleichzeitig verwendet (Polychemotherapie).

Für bestimmte Tumorerkrankungen konnte zudem gezeigt werden, dass eine dosisintensive Chemotherapie (Hochdosischemotherapie) zu einer Verbesserung des therapeutischen Ansprechens sowie Verbesserung der Heilungsrate führen kann (Lymphome,

Keimzelltumoren). Bei dieser Therapie werden hämatopoetische Stammzellen direkt aus dem Knochenmark oder indirekt aus dem peripheren Blut nach Mobilisierung mittels Apherese gewonnen. Insbesondere Medikamente, bei denen hämatologische Nebenwirkungen dosislimitierend sind, können dadurch höher dosiert werden und eine prolongierte Knochenmarkdepression kann durch Retransfusion der gewonnenen Stammzellen vermieden werden.

Palliative Therapie

> Unter palliativer Therapie werden Behandlungen verstanden, die das Leben verlängern können und auch die Lebensqualität verbessern sollen, wenn keine kurative Therapie möglich ist. In der Onkologie wird hierunter vor allem der Einsatz tumorspezifischer Behandlungen (Chemotherapie, Strahlentherapie, Hormontherapie, Operation) bei nicht mehr heilbaren Erkrankungen verstanden [1].

Der Begriff „Palliation" findet sich in dem lateinischen Wort *palliatus* („mit einem Mantel bekleidet") wieder, der im wörtlichen Sinne eine Therapie beschreibt, die Symptome oder Beschwerden einer Erkrankung „verhüllt" und damit lindert. Im Gegensatz zur kurativen Therapie schließt eine palliative Therapie in der Regel die Heilung eines Patienten aus.

In der medizinischen Praxis beinhaltet der Begriff Palliativmedizin (englisch: *palliative care*) neben der spezialisierten ärztlichen Betreuung auch pflegerische und psychosoziale, aber auch im weiteren Sinne spirituelle/seelsorgerische Kompetenz. Die in der Vergangenheit vielfach unterschätzten Anforderungen bei der Betreuung von Palliativpatienten, insbesondere Schwerstkranken, haben in den letzten Jahren zur Ausbildung von „multiprofessionellen Teams" beigetragen, die auf die Bedürfnisse schwerstkranker Menschen spezialisiert sind und eng miteinander kooperieren. Insbesondere Symptome wie Schmerzen, gastrointestinale oder psychische Beschwerden können durch den Einsatz von medikamentösen, pflegerischen oder sozialen Hilfsmitteln effektiv behandelt und die Lebensqualität von Patienten und deren Familien dadurch dramatisch verbessert werden. Ausdruck der zunehmenden Professionalisierung in der Palliativmedizin ist die kürzliche Einführung von speziellen Weiterbildungsordnungen für Ärzte (Zusatzweiterbildung „Palliativmedizin") und Pflegepersonal (Zusatzbezeichnung „palliativmedizinisch erfahrener Pflegedienst"), welche einheitlich hohe Standards garantieren sollen.

Palliative Therapiestrategien im engeren Sinne gehen häufig weit über die reine Symptommilderung hinaus. Bei vielen metastasierten Tumorerkrankungen lässt sich durch sequenzielle Chemotherapien, aber auch im Einzelfall gezielte chirurgische oder strahlentherapeutische Interventionen, das Leben bei guter Lebensqualität verlängern. Die durchschnittliche Lebenserwartung kann in Abhängigkeit von Histologie, Ausbreitung und Allgemeinzustand dramatisch variieren und kann im Einzelfall deutlich über der von Patienten mit nicht-neoplastischen chronischen internistischen Erkrankungen liegen. Bei der Besprechung von palliativen Behandlungskonzepten spielen diese Aspekte eine überragende Rolle, da vielfach der Begriff Palliativtherapie zu Unrecht nur mit der Betreuung Sterbender in Verbindung gebracht wird.

Beurteilung der Toxizität, des Allgemeinzustandes und der Lebensqualität

Beurteilung der Toxizität

> Toxizitätskriterien ermöglichen eine einheitliche und besser überschaubare Dokumentation von Nebenwirkungen und garantieren einen internationalen Vergleich von Daten aus klinischen Studien. Die aktuellen Toxizitätskriterien des *National Cancer Institute* (NCI) – genannt: *Common Terminology Criteria for Adverse Events* (CTCAE 3.0) – vereinen akute Toxizitäten und Spätfolgen von Chemo-, Strahlen- und chirurgischen Therapien und sollten bei der Dokumentation sowohl im klinischen Alltag als auch bei therapeutischen Studien verwendet werden. Die offene und detaillierte Kommunikation der Risiken einer Therapie ist von essenzieller Bedeutung für das Arzt-Patienten-Verhältnis in der Onkologie.

In kaum einer anderen medizinischen Disziplin ist die Behandlung so stark mit ihren Nebenwirkungen assoziiert wie in der Onkologie. Die Balance zwischen Schaden und Nutzen einer Therapie, das „therapeutische Fenster", bestimmt im Wesentlichen die Planung und Durchführung einer onkologischen Behandlung. Das erste standardisierte System zur Einschätzung von akuter Toxizität wurde von der Weltgesundheitsorganisation (WHO) 1979 veröffentlich und beinhaltete 9 Organsysteme mit insgesamt 28 Kriterien [2] (Tabelle I). Die „*Common Toxicity Criteria*" (CTC) wurden kurze Zeit später vom *National Cancer Institute* weiterentwickelt, gefolgt von zahlreichen Systemen anderer Arbeitsgruppen (ECOG, SWOG, NCIC etc.). Zudem erfolgte die Entwicklung eines Beurteilungssystems für strahlentherapiebedingte Nebenwirkungen (RTOG, *Radiation Therapy Oncology Group*). Die Einführung neuer Substanzen und damit auch Toxizitäten führte teilweise *ad hoc* zu Modifikationen der Systeme, welche die Vergleichbarkeit von Toxizitäten aus verschiedenen Studien deutlich erschweren. Eine intensive Überarbeitung der Kriterien spiegelte sich in der überarbeiteten Version der CTC von 1998 wider, die die Anzahl der verfügbaren Toxizitätskriterien auf 260 erhöhte.

Neben der Einschätzung akuter Toxizitäten erfolgte durch die RTOG/EORTC (*European Organiziation for Research and Treatment of Cancer*) die Entwicklung einer Skala für Spätfolgen mit zunächst 16 Organsystemen. Die Unzulänglichkeiten dieses ersten Systems lösten jedoch ebenfalls die Entwicklung zahlreicher weiterer Systeme (genannt: LENT, modifiziertes RTOG) aus, welche die Vergleichbarkeit von Studien durch fehlende Standards beeinträchtigte.

Aufgrund der zahlreichen Inkonsistenzen der verschiedenen Bewertungsskalen wurde von einer internationalen Expertengruppe ein umfassendes Bewertungssystem entwickelt, welches sowohl akute Toxizitäten als auch Spätfolgen durch Chemo-, Strahlentherapien und operative Therapien umfasst. Das neue Bewertungssystem integriert zudem stammzelltransplantationsspezifische Toxizitäten und eine verbesserte Erfassung pädiatrischer Toxizitäten. Bei den sog. CTCAE v 3.0 wurde bewusst auf den Begriff „Toxizität" verzichtet, dessen einheitliche Verwendung nicht für alle therapeutischen Modalitäten zutrifft und zudem den kausalen Zusammenhang eines unerwünschten Ereignisses mit der Therapie impliziert [3].

Die CTCAE sind nach Organsystemen gegliedert und enthalten 570 Kriterien die in 4 Schweregrade aufgeteilt sind (1–4). Zudem liegen bei 35 Kriterien Subklassifikationen (z.B. anatomische Lokalisation) vor, die in einer Gesamtzahl von mehr als 900 spezifischen unerwünschten Ereignissen (AE) resultieren.

Die kompletten CTCAE-Kriterien (*Common Terminology Criteria for Adverse Events*) sind in deutscher Sprache als Ergänzung zu diesem Kapitel als pdf-Dokument unter http://www.zuckschwerdtverlag.de/service/fuer-buchkaeufer.html verfügbar. In englischer Sprache sind sie im Internet einsehbar unter: http://ctep.cancer.gov/forms/CTCAEv3.pdf und http://ctep.cancer.gov/reporting/ctc.html.

Beurteilung des Allgemeinzustandes

Die am häufigsten verwendeten Indizes zur Beurteilung des Allgemeinzustandes von Erwachsenen in der Onkologie sind der Karnofsky-Index oder die ECOG-Skala. Für die Beurteilung pädiatrischer Patienten wurde der Lansky-Score entwickelt. Der Allgemeinzustand stellt einen außerordentlich wichtigen prognostischen Parameter dar und zählt zu den Schlüsselkriterien bei der Erstellung therapeutischer Konzepte.

Die Beurteilung des Allgemeinzustandes gehört zur täglichen Routine vieler klinischer Disziplinen. In der Onkologie hat sich gezeigt, dass bei vielen Tumorerkrankungen der Allgemeinzustand einen außerordentlich wichtigen prognostischen Parameter darstellt [5, 6]. Als wichtigste „objektive" Parameter gelten die allgemeine Aktivität, die Fähigkeit, Dinge des Alltags zu tun, Bettlägerigkeit sowie der Grad der Unabhängigkeit bzw. Selbstversorgung (Tabelle II). Im klinischen Einsatz sind insbesondere der Karnofsky-Index und die ECOG- (*Eastern Cooperative Oncology Group*) oder Zubrod-Skala, welche sich vor allem durch unterschiedliche Abstufungen unterscheiden. Im Gegensatz zu diesen sehr allgemein gehaltenen Graduierungssystemen wird in der ASA-Klassifikation (*American Society of Anaesthesiologists*) die Ausprägung individueller Krankheitsbilder (v.a. nicht-onkologischer Erkrankungen) beschrieben. Für die Beschreibung des Allgemeinzustandes pädiatrischer Patienten wird eine dem Karnofsky-Index angelehnte Skala verwendet, bei der die Beurteilung des Spielverhaltens im Mittelpunkt steht.

Tabelle I. Die Entwicklung von Toxizitätskriterien (modifiziert nach [4]).

System	Anzahl Kriterien	Anzahl Organe	Modalität	Phase
WHO (1979)	28	9	Chemotherapie	akute Toxizität
CTC (1983)	18	13	Chemotherapie	akute Toxizität
RTOG/EORTC-Akut (1984)	14	13	Radiotherapie	akute Toxizität
RTOG/EORTC-Spät (1984)	16	13	Radiotherapie	Spätfolgen
LENT (1995)	152	22	Radiotherapie	Spätfolgen
CTC v 2.0 (1998)	260	22	Chemotherapie	akute Toxizität
CTCAE v 3.0 (2003)	370	alle	alle	alle

Tabelle II. Beurteilung des Allgemeinzustands von Tumorpatienten.

ECOG (Zubrod)		Karnofsky		Lansky	
Score	Beschreibung	Score	Beschreibung	Score	Beschreibung
0	normale körperliche Aktivität, keine Einschränkungen im Vergleich zur Zeit vor der Erkrankung	100	normale Aktivität; keine Beschwerden; keine manifeste Tumorerkrankung	100	normale körperliche Aktivität
		90	normale Leistungsfähigkeit; minimale Krankheitssymptome	90	geringe Einschränkungen bei körperlicher Anstrengung
1	gering eingeschränkte körperliche Aktivität; leichte Arbeit möglich (z.B. leichte Hausarbeit, Büroarbeit); nicht bettlägerig	80	normale Aktivität nur mit Anstrengung; geringe Krankheitssymptome	80	körperlich aktiv, schneller ermüdbar
		70	unfähig zu normaler Aktivität oder Arbeit; versorgt sich selbständig	70	Einschränkungen beim Spielen, verkürzte Spieldauer
2	arbeitsunfähig; selbstständige Lebensführung; Pflege und Unterstützung notwendig; weniger als 50 % bettlägerig	60	gelegentliche Unterstützung notwendig, aber noch weitgehende Selbstversorgung möglich	60	läuft umher, nur minimale Spielaktivität; beschäftigt sich mit stillen Aktivitäten
		50	ständige Unterstützung und Pflege, häufige ärztliche Hilfe notwendig	50	zieht sich an, aber liegt die meiste Zeit des Tages; kein aktives Spielen; kann an ruhigen Spielen und Aktivitäten teilnehmen
3	nur sehr begrenzte Selbstversorgung möglich; kontinuierliche Pflege oder Hospitalisierung erforderlich; mehr als 50 % der Tageszeit bettlägerig	40	überwiegend bettlägerig; spezielle Pflege erforderlich	40	überwiegend im Bett; nimmt an ruhigen Aktivitäten teil
		30	dauernd bettlägerig; geschulte Pflege notwendig	30	im Bett; benötigt Hilfe auch für ruhige Aktivitäten
4	100 % krankheitsbedingt bettlägerig	20	schwerkrank; Hospitalisierung notwendig; aktive supportive Therapie erforderlich	20	meist schlafend; Spielen beschränkt sich auf ausschließlich passive Aktivitäten
		10	moribund	10	kein Spielen; kommt nicht aus dem Bett

Beurteilung der Lebensqualität

Die Lebensqualität gehört zu den wichtigsten Endpunkten onkologischer Therapien und ihre Evaluierung ist Bestandteil nahezu aller modernen Therapiestudien. Die am häufigsten verwendeten Fragebögen sind der EORTC *Quality of Life Questionnaire „Core" – 30 Items* (EORTC-QLQ-C30) und der *Functional Assessment of Cancer Therapy – General Scale* (FACT-G).

In den letzten Jahren hat der Stellenwert der Lebensqualität in der Onkologie erheblich zugenommen und ist neben dem Überleben einer der wichtigsten Endpunkte bei der Evaluierung neuer Medikamente und Therapiekonzepte. Die Zulassung von Gemcitabin bei der Behandlung des Pankreaskarzinoms beruhte beispielsweise überwiegend auf der positiven Wirkung auf die Lebensqualität. Insbesondere bei der palliativen Therapie von Tumorpatienten müssen die lebensverlängernden Effekte einer Therapie gegen die negativen Effekte auf die Lebensqualität abgewogen werden, was sowohl von Ärzten als auch von Patienten häufig sehr unterschiedlich eingeschätzt wird.

Die Schwierigkeit, Lebensqualität einheitlich zu definieren, stellt eine große Herausforderung dar und macht es erforderlich, dass verlässliche Bewertungsschemata entwickelt werden [7]. Zur Einschätzung der Lebensqualität stehen neben der Selbsteinschätzung des Patienten auch Interviews und Fremdeinschätzungen zur Verfügung. Insbesondere in der Schmerztherapie haben sog. „Schmerztagebücher" einen hohen Stellenwert in der klinischen Routine zur Einschätzung des Therapieerfolgs.

Eine Vielzahl von Fragebögen wurde in den letzten Jahrzehnten entwickelt, welche in der Regel verschiedene Dimensionen der Lebensqualität, allgemein oder krankheitsspezifisch, evaluieren [7, 8]. Neben physischen Funktionen werden meist das psychische Befinden, die sozialen Beziehungen oder

Tabelle III. EORTC QLQ-C-30 (Version 3.0).

Wir sind an einigen Angaben interessiert, die Sie und Ihre Gesundheit betreffen. Bitte beantworten Sie die folgenden Fragen selbst, indem Sie die Zahl ankreuzen, die am besten auf Sie zutrifft. Es gibt keine „richtigen" oder „falschen" Antworten. Ihre Angaben werden streng vertraulich behandelt.

Bitte tragen Sie Ihre Initialen ein:

Ihr Geburtstag (Tag, Monat, Jahr):

Das heutige Datum (Tag, Monat, Jahr):

	Gar nicht	Ein wenig	Mäßig	Ausgeprägt
1. Bereitet es Ihnen Schwierigkeiten, sich körperlich anzustrengen (z.B. eine schwere Einkaufstasche oder einen Koffer zu tragen)?	1	2	3	4
2. Bereitet es Ihnen Schwierigkeiten, einen längeren Spaziergang zu machen?	1	2	3	4
3. Bereitet es Ihnen Schwierigkeiten, eine kurze Strecke außer Haus zu gehen?	1	2	3	4
4. Müssen Sie tagsüber im Bett liegen oder in einem Sessel sitzen?	1	2	3	4
5. Brauchen Sie Hilfe beim Essen, Anziehen, Waschen oder Benutzen der Toilette?	1	2	3	4

Während der letzten Woche:	Gar nicht	Ein wenig	Mäßig	Ausgeprägt
6. Waren Sie bei Ihrer Arbeit oder bei anderen tagtäglichen Beschäftigungen eingeschränkt?	1	2	3	4
7. Waren Sie bei Ihren Hobbys oder anderen Freizeitbeschäftigungen eingeschränkt?	1	2	3	4
8. Waren Sie kurzatmig?	1	2	3	4
9. Hatten Sie Schmerzen?	1	2	3	4
10. Mussten Sie sich ausruhen?	1	2	3	4
11. Hatten Sie Schlafstörungen?	1	2	3	4
12. Fühlten Sie sich schwach?	1	2	3	4
13. Hatten Sie Appetitmangel?	1	2	3	4
14. War Ihnen übel?	1	2	3	4
15. Haben Sie erbrochen?	1	2	3	4
16. Hatten Sie Verstopfung?	1	2	3	4
17. Hatten Sie Durchfall?	1	2	3	4
18. Waren Sie müde?	1	2	3	4
19. Fühlten Sie sich durch Schmerzen in Ihrem alltäglichen Leben beeinträchtigt?	1	2	3	4
20. Hatten Sie Schwierigkeiten, sich auf etwas zu konzentrieren, z.B. auf das Zeitungslesen oder das Fernsehen?	1	2	3	4
21. Fühlten Sie sich angespannt?	1	2	3	4
22. Haben Sie sich Sorgen gemacht?	1	2	3	4
23. Waren Sie reizbar?	1	2	3	4
24. Fühlten Sie sich niedergeschlagen?	1	2	3	4
25. Hatten Sie Schwierigkeiten, sich an Dinge zu erinnern?	1	2	3	4
26. Hat Ihr körperlicher Zustand oder Ihre medizinische Behandlung Ihr Familienleben beeinträchtigt?	1	2	3	4
27. Hat Ihr körperlicher Zustand oder Ihre medizinische Behandlung Ihr Zusammensein oder Ihre gemeinsamen Unternehmungen mit anderen Menschen beeinträchtigt?	1	2	3	4

Während der letzten Woche:	Gar nicht	Ein wenig	Mäßig	Ausgeprägt
28. Hat Ihr körperlicher Zustand oder Ihre medizinische Behandlung für Sie finanzielle Schwierigkeiten mit sich gebracht?	1	2	3	4

Bitte kreuzen Sie bei den folgenden Fragen die Zahl zwischen 1 und 7 an, die am besten auf Sie zutrifft?

29. Wie würden Sie insgesamt Ihren Gesundheitszustand während der letzten Woche einschätzen?
    1   2   3   4   5   6   7
    sehr schlecht   ausgezeichnet

30. Wie würden Sie insgesamt Ihre Lebensqualität während der letzten Woche einschätzen?
    1   2   3   4   5   6   7
    sehr schlecht   ausgezeichnet

auch die Funktionsfähigkeit im Alltag bewertet. Zu den am häufigsten verwendeten Fragebögen zählen der EORTC-QLQ-C30 (Tabelle III) oder der FACT-G. Sowohl der EORTC-QLQ-C30 als auch der FACT-G bieten einen allgemeinen Teil von Kernfragen sowie einem modularen Teil zu tumor- oder lokalisationsspezifischen Symptomen, bei denen Patienten die Ausprägung von Symptomen/Problemen anhand von Skalen graduieren können [7, 8]. Mit Hilfe von Bewertungsschlüsseln lässt sich die Ausprägung der Symptomenkomplexe auswerten (siehe z.B. http://www.eortc.be/home/qol/ExplQLQ-C30.htm, siehe auch das Kapitel „Fatigue-Syndrom" von *Schwarz* in diesem Buch).

In der täglichen klinischen Praxis können Fragebögen helfen, die individuellen Sorgen zum Verlust von Lebensqualität zu erkennen und in den Entscheidungsprozess der onkologischen Therapie einzubinden. Zudem können sie die Patientenzufriedenheit erhöhen und als Qualitätskontrolle der behandelnden Institution und Therapeuten dienen.

Bedeutung der Toxizität für den Verlauf der Chemotherapie

Die Qualität onkologischer Behandlungen wird entscheidend geprägt durch das Management therapiebedingter Toxizitäten, welches ein großes Maß an internistisch-onkologischer Erfahrung voraussetzt. Die Prävention sowie das frühzeitige Erkennen und die Behandlung von Nebenwirkungen entscheiden mitunter über Erfolg und Misserfolg einer Therapie. Therapieunterbrechungen sowie Reduktionen in der Dosisintensität können unkalkulierbare Wirkungseinbußen nach sich ziehen und sollten in jedem Fall vermieden werden.

Während noch vor 20 Jahren Übelkeit und Erbrechen zu den häufigsten und am meisten gefürchteten Nebenwirkungen zählten, stellen diese mit den heute verfügbaren antiemetischen Medikamenten eher eine Ausnahme dar. Die häufig dosislimitierenden hämatologischen Toxizitäten lassen sich durch den rationellen Einsatz von hämatopoetischen Wachstumsfaktoren, Blut- und Stammzellersatz sowie antimikrobiellen Therapien deutlich vermindern. Neben der verbesserten Verträglichkeit können diese supportiven Therapiemaßnahmen für den therapeutischen Erfolg einer Chemotherapie entscheidend sein. So konnte bereits in den 1980er Jahren gezeigt werden, dass für Patientinnen mit Mammakarzinom, die im Rahmen einer adjuvanten Chemotherapie (CMF) weniger als 65 % der intendierten Dosis erhalten hatten, das rezidivfreie Überleben nach 5 Jahren um 29 % niedriger war als für Patientinnen die mehr als 65 % der Dosis erhalten hatten [9]. Ein anderes Beispiel ist die Dosis-Intensivierung bei hochmalignen Non-Hodgkin-Lymphomen. Durch den Einsatz von „Granulocyte colony stimulating factor" (G-CSF) konnte eine Verkürzung der Therapieintervalle von 21 auf 14 Tage ermöglicht und dadurch eine signifikante Verbesserung des Gesamtüberlebens erzielt werden [10].

Literatur

1. Definitionen der Deutschen Gesellschaft für Palliativmedizin (2003) www.dgpalliativmedizin.de; 4
2. World Health Organization Handbook for Reporting Results of Cancer Treatment (1979) Geneva, Switzerland; WHO Offset Publication 48
3. Trotti A, Colevas AD, Setser A, et al (2003) CTCAE v 3.0: development of a comprehensive grading system for the adverse effects of cancer treatment. Semin Radiat Oncol 13: 176–81
4. Trotti A (2002) The evolution and application of toxicity criteria. Semin Radiat Oncol 12: 1–3
5. Hyde SE, Ansink AC, Burger MP, et al (2002) The impact of performance status on survival in patients of 80 years and older with vulvar cancer. Gynecol Oncol 84: 388–93
6. Firat S, Byhardt RW, Gore E (2002) Comorbidity and Karnofsky performance score are independent prognostic fac-

tors in stage III non-small-cell lung cancer: an institutional analysis of patients treated on four RTOG studies. Radiation Therapy Oncology Group. Int J Radiat Oncol Biol Phys 54: 357–64
7. Soni MK, Cella D (2002) Quality of life and symptom measures in oncology: an overview. Am J Manag Care 8: 560–573
8. Cella D, Chang CH, Lai JS, Webster K (2002) Advances in quality of life measurements in oncology patients. Semin Oncol 29: 60–8
9. Bonadonna G (1981) Recent progress in multimodal therapy for resectable breast cancer. Isr J Med Sci 17: 916–21
10. Pfreundschuh M, Trumper L, Kloess M, et al (2004) Two-weekly or 3-weekly CHOP chemotherapy with or without etoposide for the treatment of young patients with good-prognosis (normal LDH) aggressive lymphomas: results of the NHL-B1 trial of the DSHNHL. Blood 104: 626–33

**J. Hense,
M. E. Scheulen,
J. Barth**

Wirkungsmechanismus und Akuttoxizität der Zytostatika, Prophylaxe und Behandlung

Zytostatikaklassen

Die Empfehlungen zur Prophylaxe der zytostatikainduzierten Nausea und Emesis (CINV) finden sich im Kapitel „Zytostatikainduziertes Erbrechen". Die Spättoxizitäten der Zytostatikabehandlung werden in den Kapiteln zu Anämie, Infertilität und Fatigue behandelt.

Alkylantien

Wirkmechanismus (WM)
Die zellzyklusunabhängige Alkylierung an nukleophilen Zentren der DNS wird, neben der Alkylierung von RNS und Proteinen, als wesentlich für die Wirkung dieser Substanzgruppe angesehen.

Tabelle I. Aktivierung der Alkylantien.

	Direkt wirksam	Wirksamkeit nach nicht-enzymatischer Aktivierung	Wirksamkeit erst nach enzymatischer Aktivierung
Oxazaphosphorine			×
Busulfan	×		
Dacarbazin (DTIC)			×
Estramustin			×
Melphalan	×		
Mitomycin C	×		
Nitrosoharnstoffe	×		
Platinhaltige Alkylantien		×	
Procarbazin			×
Temozolomid		×	
Thiotepa			×
Treosulfan		×	

Pharmakologie (PHA)
Teilweise müssen Alkylantien erst durch eine enzymatische Aktivierung in ihre wirksame Form überführt werden (Tab. I). Die zelluläre Aufnahme erfolgt, mit Ausnahme des aktiven Transportes von Melphalan, über passive Diffusion.

Toxizität (TOX)
Hauptnebenwirkungen im Bereich schnell proliferierender Gewebe und zusätzliche spezifische Toxizitäten. Nahezu alle Verbindungen sind teratogen und karzinogen.

Aziridine

Thiotepa

PHA
Biphasische Plasmaelimination mit $t_{1/2\alpha} = 7{,}7$ min und $t_{1/2\beta} = 120$ min, hepatische Aktivierung über Cytochrom-P-450-Enzyme (s. Tab. I), Elimination: renal.
TOX
Myelosuppression ++, N/E +, Alopezie +, Mukositis/Stomatitis +, Hepatotoxizität +.
Dosierung (DOS)
Parenteral: 12–16 mg/m² Körperoberfläche (KOF) i.v., d1, q7d.
Hochdosis (HD)-Chemotherapie mit Blutstammzelltransplantation: Dosissteigerung um den Faktor 30 möglich gegenüber der maximalen konventionellen Therapie. Dosislimitierende Schleimhaut- und ZNS-Toxizität.

Bismethanosulfonate

Busulfan

PHA
Nahezu komplette orale Absorption. Plasmaelimination innerhalb von 3–5 Minuten. $t_{1/2} = 120$–180 min. Hepatische Metabolisierung (Cytochrom-P450-En-

zyme, Glutathiontransferase) und renale Elimination: Innerhalb von 48 h werden 25–30 % des alkylierenden Anteils des Moleküls renal ausgeschieden. Weniger als 50 % der Gesamtdosis finden sich im Urin wieder. Liquorspiegel: lipophiles Molekül mit guter Penetration der Blut-Hirn-Schranke bei hohen Dosen.
DOS
Enteral:
Historisch in der palliativen Behandlung der chronischen myeloischen Leukämie (CML):
Induktion: 0,06 mg/kgKG/d p.o., max. 4 mg/d.
Remissionserhaltung: 0,5–2 mg/d.
HD-Chemotherapie mit Blutstammzelltransplantation: Dosissteigerung um den Faktor 27 möglich gegenüber der maximalen konventionellen Therapie.
Dosismodifikation bei eingeschränkter Nieren- oder Leberfunktion (s. Tabelle III/IV).
TOX
Myelosuppression +++, kumulative Pulmotoxizität (Pneumonitis/Lungenfibrose: Schwellendosis 500 mg, im Mittel bei 3 g) ++, Veno-occlusive Disease (VOD) dosislimitierend bei der Hochdosistherapie ++, Dermatotoxizität ++.
Kein Antidot bekannt. Bei Intoxikation Hämodialyse sinnvoll.
Wechselwirkungen (WW)
Itraconazol: Reduzierung der Busulfan-Clearance um 25 %, toxische Busulfan-Plasmaspiegel dadurch möglich. Phenytoin: Bei gleichzeitiger Gabe von Phenytoin und Busulfan/Cyclophosphamid kommt es zu einer Erhöhung der Busulfan- und Cyclophosphamid-Clearance mit entsprechend verminderten Busulfan- und Cyclophosphamid-Konzentrationen. Fluconazol und Diazepam beeinflussen die Busulfan-Clearance nicht. Hohe F_iO_2-Konzentrationen steigern die Pulmotoxizität (Lungenfibrose).

Treosulfan

PHA
Bioverfügbarkeit 50–100 %. $t_{1/2}$ = 180 min. Nicht-enzymatische Aktivierung (s. Tab. I). Es werden 20 % der Ausgangsverbindung renal ausgeschieden.
DOS
Parenteral: 5–8 g/m² i.v., q21–28d.
Enteral: 1,5 g/d p.o., d1–7, q28d oder 750–1000 mg/d p.o., d1–28, q56d.
HD-Chemotherapie mit Blutstammzelltransplantation: Dosissteigerung um den Faktor 4,7 möglich gegenüber der maximalen konventionellen Therapie.
TOX
Myelosuppression ++, N/E +, Alopezie +, Dermatotoxizität +.
Kein Antidot bekannt.

Nitrosoharnstoffe

Fotemustin (Importpräparat), Streptozocin (Importpräparat)

Carmustin (BCNU)

PHA
Biphasische Plasmaelimination mit $t_{1/2\alpha}$ = 6 min und $t_{1/2\beta}$ = 60–120 min, Redistribution aus tieferen Kompartimenten ins Plasma.
DOS
Parenteral: 100 mg/m²/d i.v., d1+2, q42–56d.
HD-Chemotherapie mit Blutstammzelltransplantation: Dosissteigerung des BCNU um den Faktor 3,8 möglich gegenüber der konventionellen Therapie. Dosislimitierende Pulmo- und Hepatotoxizität.
Dosismodifikation bei eingeschränkter Nieren- oder Leberfunktion (Tab. III/IV)
TOX
Lokale Gewebeschädigung ++, verzögerte Myelosuppression +++, N/E ++, Hepatotoxizität +, kumulative Nephrotoxizität ++, kumulative Pulmotoxizität (Pneumonitis/Lungenfibrose: 10–30 %, bei Gesamtdosis > 1,5 g ca. 50 %) ++, Alopezie +, Mukositis/Stomatitis +.
WW
Wirkungsverstärkungen durch H_2-Antagonisten, Verapamil, Metronidazol.

Lomustin (CCNU)

DOS
Enteral: 100–130 mg/m² p.o., d1, q42d.
Dosismodifikation bei eingeschränkter Nieren- oder Leberfunktion (Tab. III/IV)
TOX
Verzögerte Myelosuppression +++, N/E ++, Hepatotoxizität +, kumulative Nephrotoxizität ++, kumulative Pulmotoxizität ++, Alopezie +, Mukositis/Stomatitis +.
WW
Cimetidin, Chlorpromazin und Theophyllin verstärken die Myelosuppression.

Nimustin (ACNU)

PHA
Biphasische Plasmaelimination mit $t_{1/2\alpha}$ = 1,5 min und $t_{1/2\beta}$ = 30 min.
DOS
Parenteral: 90–100 mg/m² i.v., d1, q42d.

Dosismodifikation bei eingeschränkter Nieren- oder Leberfunktion (Tab. III/IV)
TOX
Lokale Gewebeschädigung ++, verzögerte Myelosuppression +++, N/E ++, Hepatotoxizität +, kumulative Nephrotoxizität ++, Alopezie +, Mukositis/Stomatitis +.
Keine Pneumonitis/Lungenfibrose wie bei B/CCNU beschrieben.

N-Lost Abkömmlinge = Bischlorethylamine

Chlorambucil, Estramustinphosphat, Melphalan, Mechlorethamin, Prednimustin

Bendamustin

PHA
Biphasische Plasmaelimination mit $t_{1/2\alpha}$ = 9 min und $t_{1/2\beta}$ = 29 min, Plasmaeiweißbindung (Albumin): > 95 %, hepatische Metabolisierung über CYP 1A2, Elimination: überwiegend biliär und 20 % renal.
DOS
Parenteral: Infusionsdauer 30–60 min:
Non-Hodgkin-Lymphom (NHL): 90–120 mg/m² i.v., d1+2, q21–28d
Chronische lymphatische Leukämie (CLL): 70–100 mg/m² i.v., d1+2, q28d
Multiples Myelom: 120–150 mg/m² i.v., q28d
Keine Dosisanpassung bei Niereninsuffizienz (Kreatinin-Clearance > 10 ml/min) notwendig.
Dosisanpassung bei Leberinsuffizienz (Tab. IV): Dosisverminderung um 50 % bei Tumor-/Metastasenbefall der Leber von 30–70 % *und* Serum-Bilirubin 1,2–3,0 mg/dl notwendig. Keine Dosisverminderung bei Tumor-/Metastasenbefall der Leber von 30–70 % *und* Serum-Bilirubin < 1,2 mg/dl notwendig. Bei Serum-Bilirubin > 3 mg/dl sind keine Daten zur Dosisreduktion verfügbar. Hohes Alter (bis 84 J.) beeinflusst die Pharmakokinetik von Bendamustin nicht.
TOX
Myelosuppression ++, N/E ++.
WW
In In-vitro-Untersuchungen hemmt Bendamustin nicht die CYP 1A4, CYP 2C9/10, CYP 2D6, CYP 2E1 und CYP 3A4.

Chlorambucil

PHA
75–100 % Bioverfügbarkeit, $t_{1/2}$ = 1,3 ± 0,5 h, hepatische Metabolisierung: aktiver Hauptmetabolit ist Phenylacetatmustard mit 1,4fach längerer Halbwertszeit (HWZ), weitere spontane Hydrolyse zu inaktiven Mono- und Dihydroxymetaboliten, Plasmaeiweißbindung: 90 %, Liquorspiegel: sehr gering, Elimination: überwiegend biliär, Chlorambucil/Phenylacetatmustard < 1 % renal, Mono- und Dihydroxymetaboliten 15–60 %.
DOS
Enteral:
0,1–0,2 mg/kgKG/d p.o., d1–14, q28d (oder kontinuierliche Gabe über 3–6 Wochen).
3–6 mg/m² KOF/d p.o., d1–14, q28d.
0,4 mg/kgKG/d p.o., d1, q14d.
Einnahme: keine Besonderheiten.
TOX
N/E +, Polyneuropathie (sPNP) (+), daher Einsatz bei paraproteinämischer PNP bei lymphoproliferativen Erkrankungen vermeiden, Krampfanfälle ((+)) bei hohen Dosen i.R. einer Pulstherapie bei bekanntem Krampfleiden, Tremor ((+)), Myoklonie ((+)), Verwirrtheit ((+)), Halluzinationen ((+)), Alopezie +, Erythema multiforme/Stevens-Johnson-Syndrom/toxische epidermale Nekrolyse ((+)), daher frühzeitiges Absetzen bei unklaren Hautreaktionen, angioneurotisches Ödem (+), Urticaria (+), Pneumonitis anscheinend dosisabhängig (> 2 g) ((+)) mit hoher Mortalität (ca. 50 %), Diarrhö (+), Stomatitis (+), Ikterus ((+)), sterile Zystitis ((+)), Lymphopenie +++, Neutropenie +++, stark ansteigend bei > 6,5 mg/kgKG bei kontinuierlicher Behandlung, intermittierende Gaben (q14d, q28d) diesbezüglich deutlich weniger toxisch, Amenorrhö ++, Infertilität ++.
Intoxikation: Kein Antidot bekannt. Nicht dialysierbar.
WW
Wirkungsverstärkung durch Barbiturate, Retinol, Phenylbutazone.

Melphalan

PHA
Interindividuelle 30–100 % Bioverfügbarkeit nach oraler Gabe, $t_{1/2}$ = 85 min, Hydrolyse zu inaktiven Metaboliten, Plasmaeiweißbindung (Albumin und alpha-1-Globuline): 60–90 %, Elimination: 20–50 % biliär, 10–90 % renal. Liquorspiegel: sehr gering.
DOS
Enteral:
8–10 mg/m²/d p.o. d1–4, q28d.
0,15–0,2 mg/kgKG/d p.o. d1–4, q28d.
Einnahme: Antazida führen zu einer Verminderung der Resorption.
Parenteral:
Konventionelle Dosierung: 15 (10–40) mg/m² KOF/d i.v. d1, q21–28d.

Dosierung im Rahmen einer Hochdosischemotherapie mit autologem Stammzellsupport (HD + PBSCT): 100–200 mg/m² KOF i.v.
Dosismodifikation bei eingeschränkter Nieren- oder Leberfunktion (Tab. III/IV).
TOX
N/E +, Alopezie +, Dermatotox. +, Diarrhö +, Stomatitis +, Hypersensitivität bis Anaphylaxie max. 2 % und bei i.v. Gabe anscheinend häufiger, Myelosuppression +++ verzögert, Amenorrhö ++. Im Rahmen der HD-Therapie: „Adult Respiratory Distress Syndrome" (ARDS) (+), Stomatitis +++, Kolitis ++, gastrointestinale Blutung (+), VOD (+), Nephrotoxizität (+), Syndrom der inadäquaten ADH-Sekretion (SIADH) (+).
Intoxikation: Kein Antidot bekannt. Nicht dialysierbar.
Karzinogenität: kumulative Melphalan-Dosen von < 600 mg bzw. 730–9652 mg sind mit einem kumulativen 10-Jahres-Risiko für die Entwicklung von akuten Leukämien und myeloproliferativen Syndromen von < 2 % bzw. 19,5 % assoziiert. Schwellendosis nicht definiert.
Eine Reduktion der Häufigkeit (53 % auf 21 %) und der medianen Dauer (0 vs. 7 Tage) der Mukosatoxizität (WHO °III–IV) durch die Gabe von Amifostin bei einer HD-Melphalan-Behandlung wurde in einer retrospektiven Studie [4] beschrieben, jedoch bisher nicht in einer prospektiven Studie bestätigt.
WW
Antazida führen zu einer verminderten Resorption und damit zu einer Abschwächung der Wirkung.
Resistenz (RES)
Neben den für Alkylantien typischen Resistenzmechanismen ist eine Resistenz durch verminderte zelluläre Aufnahme beschrieben.

Estramustinphosphat

Im Estramustin sind Nor-Mustargen und Östradiol über eine Carbamat-Verbindung kovalent gebunden. Die Phosphorylierung resultiert im wasserlöslichen Estramustinphosphat. Anreicherung im Prostatagewebe über Bindungsproteine.
PHA
37–75 % Bioverfügbarkeit, enterale Resorptionsverminderung durch kalziumreiche Kost, Dephosphorylierung zu Estramustin im GI-Trakt, hepatisch und in phosphatasereichen Geweben wie Prostata, Spaltung in den Östrogen- und Alkylantienanteil.
Elimination: überwiegend biliär, mit enterohepatischem Kreislauf, geringe renale (10 %) Ausscheidung.

DOS
Enteral:
Aufteilung der Tagesdosis auf 3–4 Einzeldosen.
10–16 mg/kgKG/d p.o., d1–28.
480–550 mg/m² KOF/d p.o., d1–28.
Einnahme: nicht mit Kalzium-, Aluminium- oder Magnesium-haltigen Substanzen (Antazida) oder Nahrungsmitteln (Milch, Milchprodukte, Mineralwasser mit > 200 mg/l Ca^{2+}) einnehmen, Einnahme mit Wasser 1 h vor oder 2 h nach der Mahlzeit.
Parenteral: 150–200 mg/m² KOF/d i.v. d1–10, dann Fortsetzung p.o.
TOX
N/E ++, Muskelkrämpfe ++, Alopezie +, Myokardinfarkt +, Risikosteigerung wie bei Östrogen-Behandlung, Thrombosen +, Lungenembolie +, Hypertonie +, Ödeme ++, Schlaganfall +, Herzinsuffizienz ++, Heiserkeit +, Diarrhö ++, Anorexie ++, Leberenzymanstieg ++, Bilirubinanstieg +, Impotenz +++, Nebenwirkungs (NW)-Spektrum wie bei Östrogen-Behandlung +++, Gynäkomastie +++, ca. 70 % TX der Gynäkomastie mit Tamoxifen-Gabe oder Radiotherapie der Brustdrüsen, verminderte Glukosetoleranz +, Kalzium-Phosphat-Metabolismus +, bei osteoblastischen Metastasen Hypokalzämie möglich, allergische Reaktion ((+)), Myelosuppression +.
Gewebeschädigung: Nekrose induzierend.
Intoxikation: Kein Antidot bekannt. Dialysierbarkeit unbekannt.

Substituierte N-Lost Derivate – Oxazaphosphorine

Cyclophosphamid

PHA
Cyclophosphamid ist ein Prodrug – Bioaktivierung in der Leber (s. Tab. I) zu N,N-Bis (2-chlorethyl)-phosphorsäureamid, welches stark alkylierend ist.
100 % Bioverfügbarkeit, $t_{1/2}$ = 7 h, spontaner Zerfall in Metaboliten, u.a. Acrolein, renale Elimination als inaktive Oxidationsprodukte.
DOS
Enteral: 50–100 mg/m² KOF/d p.o., d1–14, q21–28d.
Parenteral: 750–1200 mg/m² KOF/d i.v., d1, q21–28d.
HD-Chemotherapie mit Blutstammzelltransplantation: Dosissteigerung des Cyclophosphamid um den Faktor 4 möglich gegenüber der maximalen konventionellen Therapie. Dosislimitierende Kardiotoxizität, Nephrotoxizität.
Dosismodifikation bei eingeschränkter Leberfunktion (Tab. IV).
TOX
N/E ++, Alopezie +++, Dermatotoxizität +, Mukositis/Stomatitis +, Anorexie +, Diarrhö ++, Anore-

xie +, allerg. Reaktion (+), Myelosuppression ++. SIADH +, Urotoxizität in Form einer hämorrhagischen Zystitis +, insbes. bei Langzeittherapie, vorausgegangener Radiatio des Beckens, vorausgegangener Zystitis.
Im Rahmen der HD-Therapie: Kardiotoxizität ++, Nephrotoxizität ++, Enzephalopathie +, hämorrhagische Zystitis ++.
Bei Oxazaphosphorin-Therapie zum Abfangen des nierenschädigenden und zystitisinduzierenden Acroleins Gabe von Mesna (Mercaptoethansulfonsäure-Natrium) bei absoluten Cyclophosphamid-Dosen > 1 g/d obligat.
HD-Chemotherapie und orale Mukositis
In einer doppelblinden und randomisierten Studie bei Patienten, die wegen hämatologischer Neoplasien eine Ganzkörperbestrahlung (TBI) + HD-Chemotherapie mit Etoposid und Cyclophosphamid erhielten, wurde unter Palimerfin die Inzidenz (98 % auf 63 %) und die mediane Dauer (6 vs. 9 Tage) der oralen Mukosatoxizität (WHO °III–IV) und die Häufigkeit der parenteralen Ernährung (31 vs. 55 %) reduziert, sowie der Opiatverbrauch gesenkt [5].
WW
Hypoglykämie bei insulinabhängigem Diabetes mellitus (*„insulin-dependent diabetes mellitus"*) (IDDM) möglich, Allopurinol verstärkt die Myelosuppression.

Ifosfamid

PHA
100 % Bioverfügbarkeit, $t_{1/2}$ im Plasma = 7 h bei Dosierungen bis 2400 mg/m², bei höheren Dosen von 5 g/m² KOF längere $t_{1/2}$ im Plasma von 13–14 h, überwiegend renale Elimination als inaktive Oxidationsprodukte.
DOS
Parenteral: 1500–2000 mg/m² KOF/d i.v., d1–5, q21–28d. Obligate uroprotektive Mesna (Mercaptoethansulfonsäure-Natrium)-Gabe von 20 % der Ifosfamid-Dosis i.v. zu den Zeitpunkten 0, 4, 8 h.
HD-Chemotherapie mit Blutstammzelltransplantation: Dosissteigerung des Ifosfamid um den Faktor 3,6 möglich gegenüber der maximalen konventionellen Therapie. Dosislimitierende Nephro- und ZNS-Toxizität.
Dosismodifikation bei eingeschränkter Nieren- oder Leberfunktion (Tab. III/IV).
TOX
N/E ++, Alopezie +++, Dermatotoxizität +, Mukositis/Stomatitis +, Anorexie +, Enzephalopathie +, Psychose ++, allerg. Reaktion (+), Myelosuppression ++, Urotoxizität in Form einer hämorrhagischen Zystitis +++.
Im Rahmen der HD-Therapie: Nephrotoxizität ++, Enzephalopathie ++, hämorrhagische Zystitis +++.

Platinhaltige Verbindungen – reine „Cross-linker"

Carboplatin, Cisplatin, Oxaliplatin

WM
Kovalente Bindung der hochreaktiven Diaquo-Komplexe (s. Tab. I) an Proteine und DNA. Ausbildung von DNS-Quervernetzungen (*„inter-/intrastrand cross links"*) vornehmlich in den an Guanin und Adenin reichen Teilen der DNA. Auch Ausbildung von DNA-Protein-Crosslinks und RNS-Alkylierung. DNS-Oxaliplatin-Addukte hemmen Transkription und Replikation wirksamer, da sie von DNS-Mismatch-Reparaturkomplexen nicht beseitigt werden.

Cisplatin (CDDP)

PHA
Plasmaeiweißbindung: > 90 % nach 4 h, $t_{1/2}$ für freies Platin < 1 h und für Gesamtplatin 5,4 d, Elimination: innerhalb von 24 h werden 28 % renal ausgeschieden. Liquorspiegel: bis 4 % der Plasmaspiegel.
DOS
Konventionelle Dosierungsschemata:
20 mg/m² KOF/d i.v. d1–5, q21–28d
80–120 mg/m² KOF/d i.v. d1, q21–28d
HD-Chemotherapie mit Blutstammzelltransplantation: Dosissteigerung um den Faktor 2 möglich

Tabelle II. Empfohlene Cisplatin-Fixdosis bei normalen und extremen Körperoberflächen.

	Fixdosis Cisplatin (mg) per KOF-Cluster (m²)*		
KOF-Dosis (mg/m²)	KOF ≤ 1,65 (a)	1,66 ≤ KOF ≤ 2,04 (b)	KOF ≥ 2,05 (c)
50	80	95	110
60	95	110	130
70	110	130	150
75	120	140	165
80	125	150	175
100	155	185	215

Abkürzungen: KOF = Körperoberfläche
* Die Fixdosen wurden auf die nächsten 5 mg gerundet.
Berechnung der Fixdosis basierend auf KOF von (a) 1,57 m², (b) 1,86 m², (c) 2,17 m².

gegenüber der maximalen konventionellen Therapie. Dosislimitierende Nephro- und Neurotoxizität. Dosismodifikation bei eingeschränkter Nieren- oder Leberfunktion (Tab. III/IV)
Solange keine besseren Prädiktoren der Platin-Clearance bekannt sind, können fixe Dosierungen von Cisplatin in drei Kategorien der Körperoberfläche ($\leq 1,65$ m^2; 1,66 m^2 bis 2,04 m^2; $\geq 2,05$ m^2) empfohlen werden (Tab. II) [3].

TOX
Myelosuppression +, N/E +++, Alopezie (+), Diarrhö/Anorexie ++, Mukositis/Stomatitis +, Nephrotoxizität +++, Neurotoxizität (sPNP) ++, Ototoxizität ++, Elektrolytstörungen +.
Es ist kein Antidot bekannt. Nicht dialysierbar.

WW
Andere potenziell nephro- oder ototoxische Substanzen sollten in Verbindung mit der Cisplatin-Gabe vermieden werden.

Oxaliplatin (L-OHP; 1,2-Diaminocyclohexanplatin)

PHA
Plasmaeiweißbindung: > 90 % nach 4 h, t$_{1/2}$ für Gesamtplatin 9 d.
Elimination: Innerhalb von 24 h werden 28 % renal ausgeschieden. Liquorspiegel: bis 4 % der Plasmaspiegel.

DOS
Konventionelle Dosierungsschemata:
20 mg/m^2 KOF/d i.v. d1–5, q21d
85–130 mg/m^2 KOF/d i.v. d1, q14–21d

TOX
N/E +, Hämatotoxizität +, periphere sensorische Neuropathie ++. Keine renale Toxizität, keine Alopezie.
Hypersensitivitätsreaktionen (HSR) (nahezu immer vom Typ I): + bis +++ (0,9 %–12 %), meistens Grad 1–2, nach medianer Dosis von 600 mg/m^2 (von 256 bis 1137 mg/m^2) nach im Median 7 (3–25) Infusionen. Beginn der HSR: während oder kurz nach der Infusion.
Bestätigung der HSR kann durch intradermale Testung von L-OHP, die in ca. 80 % positiv verläuft, erfolgen. Bei zeitgleicher Testung von Carboplatin (CBDCA) werden positive Resultate in 0–80 % beobachtet, die Reaktion mit CDDP fällt jedoch typischerweise negativ aus [24–31].
Praktisches Vorgehen: nach 6–7 Kursen L-OHP oder > 600 mg/m^2 erfolgt ein Prick-Test und bei negativem Ergebnis eine intradermale Applikation von 0,1 ml (bei 3 mg/ml in G-5 %) der geplanten Infusionslösung eine Stunde vor der geplanten Infusion. Bei positivem Test Desensibilisierung, falls die weitere Gabe des Medikamentes erforderlich ist. Alleinige Prämedikation mit H1/2-Antagonisten ist unwirksam, jedoch bei leichten Reaktionen mit zusätzlicher Prämedikation mit Dexamethason 6 und 12 Stunden vor der Gabe wirksam [33–37].

Carboplatin (CBDCA)

PHA
Plasmaeiweißbindung: 30 % nach 4 h und 90 % nach 24 h, t$_{1/2}$ im Plasma für Gesamtplatin 5,8 d, Elimination: innerhalb von 24 h werden 77 % der Dosis renal ausgeschieden.
Liquorspiegel: bis 4 % der Plasmaspiegel.

DOS
Konventionelle Dosierungsschemata:
300–400 mg/m^2 KOF/d i.v. d1, q21–28d
Da die Plasmaclearance von Carboplatin linear mit der GFR korreliert, eignet sich die Formel nach *Calvert*, die die Nierenfunktion berücksichtigt, sehr gut zur Dosisberechnung:
Dosis (mg) = Area under the curve (AUC) × (1,2 × GFR + 20).
GFR = glomeruläre Filtrationsrate.
AUC = Fläche der freien Carboplatin-Konzentrations-Zeit-Kurve im Plasma in mg/ml/min. Bei konventioneller Carboplatin-Monotherapie: AUC-Bereich von 5–7.
In der Kombinationstherapie beträgt der AUC-Bereich < 5 und hängt von der myelosuppressiven Wirkung der anderen Zytostatika ab.
HD-Chemotherapie mit Blutstammzelltransplantation: Dosissteigerung um den Faktor 5 möglich gegenüber der maximalen konventionellen Therapie. Dosislimitierende Nephro- und Neurotoxizität.

TOX
Myelosuppression +++, N/E ++, Alopezie (+), Mukositis/Stomatitis +, Neurotoxizität (sPNP) +, Ototoxizität +, Elektrolytstörungen +.
Hypersensitivitätsreaktionen (HSR) (fast immer vom Typ I) [24, 32, 37]: + während initialer CBDCA-Gaben, aber bis +++ (17–27 %) nach dem siebten Kurs, Schweregrad: meistens Grad 1–2. Beginn: innerhalb weniger Minuten nach Infusionsbeginn. Bestätigung der HSR kann durch intradermale Testung von CBDCA, die in > 80 % positiv verläuft, erfolgen. Auftreten einer HSR nach negativem Test nur in ca. 1,5 % bis 4 %. Praktisches Vorgehen: Nach 6–7 Kursen CBDCA intradermale Applikation von 0,02 ml der geplanten CBDCA-Infusionslösung eine Stunde vor der geplanten Infusion. Bei positivem Test Desensibilisierung, falls die weitere Gabe des Medikamentes erforderlich ist. Alleinige Prämedikation mit H1/2-Antagonisten ist unwirksam, jedoch bei leichten

Reaktionen mit zusätzlicher Prämedikation mit Dexamethason 6 und 12 Stunden vor der Gabe wirksam.
WW
Andere potenziell nephro- oder ototoxische Substanzen sollten in Verbindung mit der Carboplatin-Gabe, insbesondere im Rahmen der Hochdosischemotherapie, vermieden werden.

Triazene

WM
DNS-Methylierung, Hemmung der DNS-, RNS- und Proteinbiosynthese.

Dacarbazin (DTIC)

PHA
Metabolische Aktivierung notwendig durch CYP-450-vermittelte Demethylierung zu MTIC, anschließender Zerfall in AIC und Methyldiazonium. Plasmaeiweißbindung: 20 %. $t_{1/2\alpha}$=19 min, $t_{1/2\beta}$=5 h. Elimination: 50 % des DTIC werden unverändert renal eliminiert. Sehr geringe Liquorspiegel.
DOS
100–200 mg/m^2 KOF/d i.v. d1–5, q21–28d
375 mg/m^2 KOF/d i.v. d1, q14–21d
Dosismodifikation bei eingeschränkter Nieren- oder Leberfunktion (Tab. III/IV)
TOX
Myelosuppression (verzögert) ++, N/E +++, Mukositis/Stomatitis +, Phototoxizität (+).
WW
Photodegradation der Substanz: Diazoimidazol erzeugt Schmerzen in der infundierten Vene, Azahypoxanthin ist der Hauptmetabolit, Lichtschutz des Infusionssystems erforderlich, keine Sonnenexposition während und nach der Infusion.

Temozolomid

PHA
Cytochrom-P-450-unabhängige Konversion in physiologischem pH, daher sehr gute ZNS-Gängigkeit. Vollständige Resorption nach oraler Gabe. Spitzenspiegel 1–2 h nach der Einnahme. $t_{1/2}$ = 1,5–1,9 h. Elimination: 15 % der Dosis wird unverändert renal eliminiert.
DOS
Standarddosierung: 150–200 mg/m^2 KOF/d p.o., d1–5, q28d
Protrahierte Gaben bei Gliomen: 75 mg/m^2 KOF/d p.o., d1–21, q28d

TOX
Myelosuppression ++, N/E ++, Kopfschmerzen +, Müdigkeit +, Obstipation +. Keine Phototoxizität im Gegensatz zu DTIC. Distinktes Nebenwirkungsspektrum bei protrahierter Gabe: Lymphopenie +++, Obstipation ++, Müdigkeit ++, Hyponatriämie +.

Sonstige Alkylantien

Procarbazin

PHA
Cytochrom-P-450-abhängige Aktivierung. Rasche Resorption nach oraler Gabe. $t_{1/2}$ = 7 min. Hepatische Metabolisierung durch Cytochrom-P-450-abhängige Oxidation.
DOS
100 mg/m^2 KOF/d p.o., d1–14, q21–28d
TOX
Myelosuppression ++, N/E ++, allergische Reaktionen +, Alopezie +, Mukositis/Stomatitis +, Dermatotoxizität +, interstitielle Pneumonitis +.
WW
Antabus-ähnliche Reaktion in Verbindung mit Alkohol. Durch Monoaminoxidase (MAO)-Hemmung WW mit trizyklischen Antidepressiva, Sympathomimetika und tyraminhaltigen Nahrungsmitteln.

Mitomycin

PHA
$t_{1/2}$ = 25–90 min. Hepatische Metabolisierung durch Cytochrom-P-450-abhängige Oxidation, renale Elimination.
DOS
10–20 mg/m^2 KOF/d i.v., d1, q42–56d
TOX
Myelosuppression (verzögert) +++, N/E +, Mukositis/Stomatitis +, Pulmotoxizität (+).
Kumulative Nephrotoxizität + in Form eines hämolytisch-urämischen Syndroms (< 2 % bei Gesamtdosen < 50 mg/m^2 und bis 30 % bei Gesamtdosen > 70 mg/m^2). Kasuistisch wird über eine Abnahme der hämolytischen Aktivität unter Erythropoetin berichtet. Die meist progrediente Verschlechterung der Nierenfunktion scheint jedoch weder durch Erythropoetin (EPO) noch durch Plasmaseparationen günstig beeinflusst zu werden.
WW
In Kombination mit allen Vincaalkaloiden Entwicklung eines Syndroms mit akuter Dyspnoe (bis 4 %), allergisch bedingte Alveolitis und Bronchospasmus

möglich. Ein Übergang in eine chronische respiratorische Insuffizienz ist bei bis zu 60 % der Patienten möglich.

Antimetaboliten

Antifolate

Methotrexat

WM
Hemmung der Dihydrofolatreduktase mit Depletion reduzierter Folate. Hemmung der Purin- und Thymidylatbiosynthese durch Methotrexatpolyglutamate.
PHA
Bioverfügbarkeit 25–95 %, terminale $t_{1/2}$ im Plasma 8–10 h, Metabolismus zu Polyglutamaten in normalem und malignem Gewebe, Inaktivierung durch 7-Hydroxylierung in der Leber, vorwiegend renale Elimination der Ausgangsverbindung.
DOS
20–40 mg/m² KOF i.v., d1, q7–14d; oder
4–6 mg/m² KOF/d p.o., d1–3, q7–14d.
Dosismodifikation bei eingeschränkter Nierenfunktion (Tab. III), bei Pleuraerguss oder Aszites und bei eingeschränkter Leberfunktion (Tab. IV). Die Hochdosistherapie mit bis zu 12000 mg/m² mit forcierter Diurese, Alkalisierung des Urins, Leucovorin-Rescue und Kontrolle der Methotrexat-Plasmaspiegel ist erfahrenen onkologischen Zentren vorbehalten.
TOX
Myelosuppression ++, Übelkeit/Erbrechen +, allergische Reaktion +, Alopezie +, Mukositis/Stomatitis ++, Anorexie ++, Hepatotoxizität ++, Kardiotoxizität + in Form einer Angina pectoris, Myokardinfarkte ((+)), Pulmotoxizität (+), Nephrotoxizität ++ (insbes. bei inadäquater Hochdosistherapie), Neurotoxizität +, Dermatotoxizität ++.
Obligate Dosisreduktion bei Niereninsuffizienz. Rückverteilung aus dem dritten Raum führt zu prolongierten Wirkspiegeln, daher vorherige Drainage von Pleuraergüssen und Aszites.
Patienten, die kumulativ bis zu 270 mg/m² Cisplatin erhalten haben, weisen eine nur geringe Erhöhung der Methotrexat (MTX)-Halbwertszeit auf, wohingegen die Wahrscheinlichkeit einer verzögerten MTX-Clearance bei Patienten, die mehr als 360 mg/m² Cisplatin erhalten haben, stark ansteigt [9].
WW
Leucovorin kommt als Antidot bei der Hochdosistherapie zum Einsatz. Allopurinol führt über eine Erhöhung der intrazellulären Purinspiegel zu einer Wirkungsverminderung. Nicht-steroidale Antirheumatika erhöhen die Toxizität durch Verringerung der renalen Clearance. L-Asparaginase blockiert Wirkung und Nebenwirkungen. Verstärkung der Wirkung von Cytosinarabinosid durch Erhöhung der intrazellulären Bildung von ara-Cytidintriphosphat (CTP) und dessen Einbau in die DNA. Vorbehandlung mit Methotrexat führt zu einer Wirkungsverstärkung von 5-Fluorouracil. Die gleichzeitige Gabe von Methotrexat und Insulin kann zu einer Zunahme der Toxizität und einer gesteigerten hypoglykämischen Wirkung führen. Wirkungsverstärkung oraler Antikoagulantien durch verminderten Abbau der Cumarinderivate.
RES
1. Verminderte zelluläre Aufnahme durch Veränderung der Carriersysteme
2. Verringerung der Polyglutamylierung durch Abnahme der Aktivität der Folylpolyglutamatsynthase
3. Veränderte Dihydrofolatreduktase mit geringerer Affinität für Methotrexat
4. Amplifikation des Gens der Dihydrofolatreduktase
5. Umgehung der Hemmung der Thymidin-*de-novo*-Synthese durch vermehrte Nutzung von exogenem Thymidin über den Thymidin-Salvage-Pathway.

Pemetrexed (Multitargeted Antifolate)

WM
Hemmung der Thymidylatsynthase, Dihydrofolatreduktase und Glycinamidribonukleotidformyltransferase durch Pemetrexedpolyglutamate.
PHA
Metabolismus zu Polyglutamaten. $t_{1/2}$ = 3,5 h bei normaler Nierenfunktion. 81 % Plasmaeiweißbindung. Überwiegend renale Elimination: 70–90 % des unveränderten Pemetrexed finden sich in 24 h im Urin wieder. Keine Hemmung der Cytochrom-P-450 (CYP)-Isoenzyme CYP 3A4, CYP 2D6, CYP 1A2, CYP 2C9. Keine pharmakokinetischen Daten zur Akkumulation im dritten Raum.
DOS
500 mg/m² KOF als 10 min i.v.-Infusion, d1, q21d.
Obligate Begleitmedikation mit Vitamin B_{12} und Folsäure zur Reduktion der Hämatotoxizität.
TOX
Exanthem ++ (prophylaktische Gabe von Dexamethason), Myelosuppression +, Diarrhö +, Mukositis/Stomatitis +.

Purinanaloga

6-Thiopurine (6-Mercaptopurin, 6-Thioguanin)

WM

Hemmung der *De-novo*-Purinsynthese durch Ribonukleotidderivate von 6-MP. Einbau in DNA und RNA (?).

PHA

Bioverfügbarkeit 16%, terminale $t_{1/2}$ im Plasma 1–3 h bei hoher interindividueller Variabilität der Resorption, intrazelluläre Aktivierung zu den Nukleotidderivaten Thio-Inosinmonophosphat (IMP) und Thio-Guanosinmonophosphat (GMP), Inaktivierung durch Oxidation zu 6-Thioharnsäure durch Xanthinoxidase, vorwiegend biliäre Elimination.

DOS

100 mg/m²/Tag p. o. als Dauertherapie unter Kontrolle.

TOX

Myelosuppression +, Übelkeit/Erbrechen +, Mukositis/Stomatitis ++, Diarrhö/Anorexie ++, Hepatotoxizität +, möglicherweise teratogen.

WW

Wirkungsverstärkung durch Allopurinol (Dosisreduktion von 6-Mercaptopurin auf 25% bei Gabe von 300 mg Allopurinol erforderlich)!

RES

1. Verringerung der Aktivität der Hypoxanthin-Guanin-Phosphoribosyltransferase (HGPRT) mit geringerer Aktivierung (*in vitro*).
2. Zunahme der Aktivität der membrangebundenen alkalischen Phosphatase mit erhöhter Inaktivierung (*in vitro*).

6-Thioguanin

WM

Hemmung der *De-novo*-Purinsynthese durch Ribonukleotidderivate von 6-TG. Einbau in DNA und RNA (?).

PHA

Bioverfügbarkeit 14–46%, terminale $t_{1/2}$ im Plasma 0,5–4 h bei unvollständiger Resorption mit hoher interindividueller Variabilität, Aktivierung zu Ribo- und Desoxyribonukleotidderivaten, vorwiegend renale Elimination der Metaboliten.

DOS

2 × 80 mg/m²/d p.o., d1–5, q14–21d; oder 80 mg/m²/d p.o. als Dauertherapie unter Kontrolle.

TOX

Myelosuppression ++, Übelkeit/Erbrechen +, Mukositis/Stomatitis ++, Diarrhö/Anorexie ++, Hepatotoxizität +, möglicherweise teratogen.

RES

1. Verringerung der Aktivität der HGPRT mit geringerer Aktivierung (*in vitro*).
2. Zunahme der Aktivität der membrangebundenen alkalischen Phosphatase mit erhöhter Inaktivierung (*in vitro*).

Hemmstoffe der Adenosindesaminase (ADA)

Cladribin (2-Chlordesoxyadenosin = 2-CdA)

WM

Hemmung der DNA-Synthese und -Reparatur und Induktion von DNA-Strangbrüchen durch den aktiven Metaboliten 2-Chloro-2'-Desoxy-Adenosintriphosphorsäure (ATP). Hemmung der Ribonukleotidreduktase.

PHA

Terminale $t_{1/2}$ im Plasma ca. 1 h, keine Inaktivierung durch die Adenosindesaminase, intrazelluläre Metabolisierung zu 2-Chloro-2'-Desoxy-ATP.

DOS

0,14 mg/kgKG/Tag als 2-h-i.v.-Infusion, d1–5; oder: 0,1 mg/kgKG/Tag als 24-h-i.v.-Infusion, d1–5, q28d.

TOX

Immunsuppression +++ (Infektionen mit opportunistischen Erregern), Myelosuppression +++, Nephrotoxizität ++.

Fludarabinphosphat (F-Ara)

WM

Hemmung der DNA-Polymerase α und Ribonukleotidreduktase durch den aktiven Metaboliten 2-Fluoro-ara-ATP.

PHA

Rasche Dephosphorylierung zum membrangängigen Fludarabin (terminale $t_{1/2}$ im Plasma 10–30 h), intrazelluläre Aktivierung zu 2-Fluoro-ara-ATP (intrazelluläre $t_{1/2}$ 15 h), 60% renale Elimination, dabei 24% als Fludarabin.

DOS

25 mg/m²/d i. v., d1–5, q21–28d.
Dosismodifikation bei eingeschränkter Nieren- oder Leberfunktion (Tab. III/IV)

TOX

Immunsuppression +++ (Infektionen mit opportunistischen Erregern), Myelosuppression ++, ZNS-Toxizität + (progressive Enzephalopathie), Übelkeit/Erbrechen +, Mukositis/Stomatitis +, Diarrhö/Anorexie +, Transaminasenerhöhung +.

WW
Verstärkung der Wirkung von Cytosinarabinosid durch Erhöhung der intrazellulären Bildung von ara-CTP und dessen Einbau in die DNA.

Pentostatin (2'-Desoxycoformicin)

WM
Hemmung der Adenosindesaminase mit Akkumulation von Adeninnukleotidderivaten wie Desoxyadenosin und dATP, das zu einer Hemmung der Ribonukleotidreduktase führt und die DNA durch Einbau schädigt.

PHA
Plasmaproteinbindung < 5 %, terminale $t_{1/2}$ im Plasma 2,5–6 h, intrazelluläre Metabolisierung zu Nukleotiden, vorwiegend renale Elimination.

DOS
4 mg/m^2 als 30-min-i.v.-Infusion, q14d.
Dosismodifikation bei eingeschränkter Nieren- oder Leberfunktion (Tab. III/IV).

TOX
Immunsuppression +++, (Infektionen mit opportunistischen Erregern), Myelosuppression +, ZNS-Toxizität ++, Nephrotoxizität + (adäquate Hydratation erforderlich!), Übelkeit/Erbrechen +, Konjunktivitis +, Muskel- und Gelenkschmerzen +.

WW
Verringerung des Metabolismus von Adenosin-analogen Antimetaboliten.

RES
Amplifikation des Gens der Adenosindesaminase.

Pyrimidinanaloga

5-Fluorouracil (5-FU)

WM
1. Hemmung der Thymidylatsynthase, des Schlüsselenzyms der Thymidin-*de-novo*-Synthese, durch FdUMP.
2. Hemmung der Prozessierung und Funktion der RNA durch Einbau von FUTP.

Anmerkung: Welcher WM dominiert, ist von der enzymatischen Ausstattung der Tumorzelle und vom Applikationsmodus abhängig.

PHA
Primäre $t_{1/2}$ im Plasma 6–20 min bei nichtlinearer Pharmakokinetik mit Abnahme der Gesamtclearance bei Dosiserhöhung, ca. 20 % Metabolisierung über FdUrd zu FdUMP (Hemmung der Thymidylatsynthase) bzw. über FUrd zu FUTP (Einbau in RNA). Elimination durch Reduktion zu Dihydrofluorouracil durch die Dihydropyrimidindehydrogenase (DPD) in Leber und Darmmukosa zu 90 %, renale Elimination von unverändertem 5-FU < 5 %.
Lebensbedrohliche Zunahme der Nebenwirkungen bei Patienten mit familiärem DPD-Mangel, heterozygot ca. 1:100, homozygot ca. 1:10000.

DOS
500–600 mg/m^2 KOF i.v., q7d;
oder: 500–600 mg/m^2 KOF/d i.v., d1–5, q21–28d;
oder: 2000–2600 mg/m^2 KOF/Tag als 24-h-i.v.-Infusion, q7d.
Dosismodifikation bei Hyperbilirubinämie.

TOX
Myelosuppression ++, Übelkeit/Erbrechen ++, Mukositis/Stomatitis ++, Diarrhö/Anorexie ++, Dermatotoxizität +, Angina pectoris + (*cave*: in Einzelfällen Myokardinfarkte beschrieben!), Hand-Fuß-Syndrom ++ (besonders bei Langzeitinfusion).

WW
1. Leucovorin erhöht die intrazelluläre Konzentration an reduzierten Folaten und führt über eine Stabilisierung des ternären Komplexes der Thymidylatsynthase mit FdUMP zu einer Zunahme der Inhibition und Wirkungsverstärkung.
2. Methotrexat bewirkt in Abhängigkeit vom Timing eine wechselseitige Antagonisierung oder eine Wirkungsverstärkung durch Erhöhung des Einbaus von FUTP in die RNA.
3. Thymidin hemmt die Umwandlung von 5-FU zu DHFU und führt zu einer Verlängerung der $t_{1/2}$ von 5-FU.
4. Interferone steigern die Toxizität von 5-FU (Dosisreduktion erforderlich).

RES
1. Veränderte Thymidylatsynthase mit geringerer Affinität für FdUMP.
2. Verringerung der Bindung von FdUMP an die Thymidylatsynthase wegen niedriger Folatspiegel.
3. *De-novo*-Synthese von Thymidylatsynthase nach vorangegangener 5-FU-Exposition.
4. Verringerung der Aktivitäten der Enzyme, die zur Bildung von FUMP führen (Uridinphosphorylase und -kinase bzw. Orotatphosphoribosyltransferase).
5. Umgehung der Hemmung der Thymidin-*de-novo*-Synthese durch vermehrte Nutzung von exogenem Thymidin über den Thymidin-Salvage-Pathway.
6. Zunahme der Konzentration konkurrierender Substrate, wie z.B. dUMP.
7. Verminderung des Einbaus von FUTP in die RNA.
8. Zunahme des Katabolismus durch die DPD.
9. Zunahme alternativer Metabolisierungswege (Thymidinkinase).

Capecitabin

Anmerkung: Das Fluoropyrimidincarbamat Capecitabine ist ein Prodrug von 5-Fluorouracil. Seine enzymatische Aktivierung zu 5-Fluorouracil erfolgt in drei Schritten durch hepatische Carboxylesterase, Cytidindesaminase und preferenziell durch intratumorale Thymidinphosphorylase.
PHA
Bioverfügbarkeit > 10 %, terminale $t_{1/2}$ im Plasma ca. 1 h, > 10 % renale Elimination der Metaboliten. Cave: DPD-Mangel!
DOS
1250 mg/m² b.i.d p.o., d1–14, q21d.
TOX
Übelkeit/Erbrechen ++, Hand-Fuß-Syndrom ++, Mukositis/Stomatitis ++, Diarrhö ++.

Tegafur: (= Ftorafur; 5-Fluoro-1-[2-tetrahydrofuryl]uracil + Uracil 1:4)

Anmerkung: Tegafur ist ein Prodrug von 5-Fluorouracil. Es wird durch C-5'-Oxidation durch Cytochrom P-450 zu 5-Fluorouracil aktiviert. Durch die gleichzeitige Gabe von Uracil in der 4fachen molaren Dosis wird der Katabolismus von 5-FU durch die Dihydropyrimidindehydrogenase gehemmt.
PHA
Tegafur: Bioverfügbarkeit 100 %, Plasmaproteinbindung 52 %, terminale $t_{1/2}$ im Plasma 6–16 h, Metabolisierung durch Cytochrom P-450 zu 5-Fluorouracil mit einer terminalen $t_{1/2}$ im Plasma von ca. 1 h. Renale Elimination von Tegafur 20 % (davon die Hälfte unverändert). Uracil: Terminale $t_{1/2}$ im Plasma 20–40 min. Cave: DPD-Mangel.
DOS
3 × 100 mg/m²/d Tegafur + 3 × 224 mg/m²/d Uracil p. o. in Kombination mit 3 × 30 mg/d Leucovorin p.o., d1–28, q35d.
TOX
Übelkeit/Erbrechen ++, Diarrhö/Anorexie ++, Mukositis/Stomatitis ++, Asthenie ++, Obstipation +.

Cytosinarabinosid (Ara-C)

WM
Hemmung der DNA-Polymerase a bei Einbau in die DNA.
PHA
Terminale $t_{1/2}$ im Plasma 2 h, intrazelluläre Phosphorylierung zum aktiven Metaboliten ara-CTP, Inaktivierung durch Desaminierung zu araU in Plasma, Leber und anderen Geweben.
DOS
2 × 100 mg/m² KOF/d i. v. oder 200 mg/m² KOF/d als 24-h-i.v.-Infusion, d1–7, q21–28d. Hochdosistherapie der akuten myeloischen Leukämie (AML) mit bis zu 3000 mg/m² alle 12 h, d1–6. Niedrigdosierte Therapie mit 20 mg/m² s.c. alle 12 h.
Dosismodifikation bei eingeschränkter Nieren- oder Leberfunktion (Tab. III/IV)
TOX
Myelosuppression +++, Übelkeit/Erbrechen ++, Mukositis/Stomatitis +++, Konjunktivitis ++ (bei Hochdosistherapie: Glukokortikoid-AT), zerebrale und zerebelläre Dysfunktion +, bei älteren Patienten +++, Leberzellnekrose +.
WW
Verschiedene Zytostatika (Methotrexat, Fludarabin, Hydroxyharnstoff, Mitoxantron) führen über eine Zunahme der intrazellulären Bildung von ara-CTP und dessen Einbau in die DNA zu einer Wirkungsverstärkung.
RES
1. Verringerung der intrazellulären Aufnahme durch erleichterte Diffusion (kann durch Hochdosistherapie überwunden werden).
2. Verringerung der Aktivierung zu ara-CTP durch Desoxycytidinkinasemangel
3. Zunahme der Inaktivierung durch Steigerung der Aktivität der Desoxycytidindesaminase
4. Hoher CTP- oder dCTP-Pool.

Gemcitabin

WM
1. Hemmung der Ribonukleotidreduktase
2. Einbau in die DNA mit maskiertem Kettenabbruch
3. Deaktivierung der Cytidindesaminase.

PHA
Terminale $t_{1/2}$ im Plasma 3 h, intrazelluläre Aktivierung zu dFdCTP (intrazelluläre $t_{1/2}$ 5–19 h), Abbau über dFdUMP zu dFdU, das vorwiegend biliär eliminiert wird.
DOS
800–1250 mg/m²/d als 30-min-i.v.-Infusion, d1, 8, 15, q21d.
TOX
Myelosuppression ++, grippeähnliche Symptome ++ (Gabe von Paracetamol, Indometazin), Ödeme +, Mukositis/Stomatitis +, Hepatotoxizität +, Übelkeit/Erbrechen +. Makulöses Exanthem ++, fixierte Erythrodysästhesie (+), Gewebeschädigung: nicht vesikant, schwach reizend.

Intoxikation: Kein Antidot bekannt. Nicht (??) dialysierbar.

Thymidilatsynthaseinhibitoren

Ralitrexed

WM
Hemmung der Thymidylatsynthase.

PHA
Terminale $t_{1/2}$ im Plasma 168 h, rasche intrazelluläre Aufnahme durch den Carrier für reduzierte Folate, intrazellulärer Metabolismus zu Polyglutamaten, vorwiegend renale Elimination der Ausgangsverbindung.

DOS
3 mg/m² als 15 min-i.v.-Infusion, q14d.
Dosismodifikation bei eingeschränkter Nierenfunktion (Tab. III).

TOX
Myelosuppression +, Übelkeit/Erbrechen ++, Diarrhö ++, Asthenie ++, Mukositis +, asymptomatische reversible Transaminasenerhöhung +.

RES
1. Verminderte zelluläre Aufnahme durch Veränderung des Carriers.
2. Verringerung der Polyglutamylierung durch Abnahme der Aktivität der Folylpolyglutamat-Synthase.
3. Amplifikation des Gens der Thymidylatsynthase.

Inhibitoren des mikrotubulären Systems (Mitosehemmer/Spindelgifte)

Tubulinstabilisierende Agenzien (Taxane)

WM
Beschleunigen die Mikrotubuli-Aggregation durch Bindung an die ß-Tubulin-Untereinheit; verhindern die Depolymerisation der Mikrotubuli und führen so zu funktionsuntüchtigen Mikrotubuli-Bündeln. Blockieren Zellzyklus in der G2/M-Phase.

TOX
Myelosuppression ++, Übelkeit/Erbrechen +, Alopezie +++, Mukositis/Stomatitis +, myalgieforme Beschwerden ++, Neurotoxizität in Form von peripherer Polyneuropathie ++.

Paclitaxel

PHA
Wegen geringer Wasserlöslichkeit Applikation in Cremophor/Ethanol-Mischung, hohe Proteinbindung, $t_{1/2\alpha}$ 29 min, $t_{1/2\beta}$ 5 h; 5 % werden unverändert im Urin ausgeschieden, Cytochrom-P-450-abhängige Hydroxylierung.

DOS
115 mg/m² als 3 h-i.v.-Infusion, q21–28d. Obligate begleitende Prophylaxe anaphylaktischer Reaktionen: 12 und 6 h vor Therapie: je 20 mg Dexamethason p.o. 1–2 h vor Paclitaxel: 2 mg Clemastin i.v. + 300 mg Cimetidin i.v. (oder 50 mg Ranitidin i.v.)
HD-Chemotherapie mit Blutstammzelltransplantation: Dosissteigerung des Paclitaxel um den Faktor 4,3 möglich gegenüber der maximalen konventionellen Therapie. Dosislimitierende Neurotoxizität.
Dosismodifikation bei eingeschränkter Leberfunktion (Tab. IV).

TOX
Allergische Reaktion bis hin zur Anaphylaxie +++ (*cave*: begleitende Prophylaxe obligat!), Gewebeschädigung: reizend, Irritant.
Intoxikation: Kein Antidot bekannt. Nicht dialysierbar.

Docetaxel

PHA
Plasmaproteinbindung > 90 %, terminale $t_{1/2}$ im Plasma 12 h, < 9 % werden unverändert im Urin ausgeschieden, Cytochrom-P-450-abhängige Hydroxylierung.

DOS
75–100 mg/m² als 1-h-i.v.-Infusion, q21–28d. Obligate begleitende Prophylaxe von anaphylaktischen Reaktionen und Flüssigkeitsretention: Dexamethason 2 × 8 mg p.o. über 3 Tage, beginnend 1 Tag vor Docetaxel-Gabe (Tag –1 bis +1).
Dosismodifikation bei eingeschränkter Leberfunktion (Tab. IV).

TOX
Flüssigkeitsretention ++ in Abhängigkeit von der Gesamtdosis (Grenzdosis 400 mg/m²), Dermatotoxizität bis hin zu Epidermolyse/Onycholyse ++.

Tubulindestruierende Agenzien (Vincaalkaloide)

WM
Verschiedene Bindungsstellen an der ß-Tubulin-Untereinheit, Verhinderung der Polymerisierung des Tubulins zu den Mikrotubuli und Hemmung der Ausbildung der Spindel, Akkumulation von Zellen in der Mitose.

PHA
Zelluläre Aufnahme durch einen sättigbaren energieunabhängigen Prozess, hepatische Metabolisierung mit vorwiegend biliärer Elimination (10 %), nur ca. 15 % werden renal ausgeschieden. Keine Passage der Blut-Hirn-Schranke.

TOX
Übelkeit/Erbrechen +, lokale Gewebeschädigung +++ (Cave: Streng intravenöse Applikation!), allergische Reaktion +, Neurotoxizität +++ in Form einer peripheren Polyneuropathie (Vincristin > Vindesin > Vinblastin > Vinorelbin). Letaler Verlauf bei intrathekaler Gabe. Gewebeschädigung: Nekrose induzierend.
WW
Cave: Vinca-Alkaloide können in Verbindung mit Mitomycin zu einer vermutlich allergisch bedingten Alveolitis führen.
KI
Kontraindikationen bestehen bei vorbestehenden neuromuskulären Erkrankungen (spez. demyelinisierende Form des Charcot-Marie-Tooth-Syndroms) oder schweren Neuropathien.
RES
1. Klassische Multidrugresistenz.
2. Mutationen im Tubulin, die eine geringere Bindung von Vinca-Alkaloiden bewirken.

Vincristin

PHA
HWZ 0,08–2,3–85 h (triphasisch), starke Plasmaeiweißbindung, Ausscheidung nach Metabolisierung in der Leber und Exkretion über die Galle (20 %) und unverändert renal.
DOS
1,5–2,0 mg i. v., q7d.
Dosismodifikation bei eingeschränkter Leberfunktion (Tab. IV).
TOX
Alopezie ++, Mukositis/Stomatitis +, Vincristin wirkt im Gegensatz zu den anderen Vinca-Alkaloiden nicht myelosuppressiv. Gewebeschädigung: Nekrose induzierend.

Vinblastin

PHA
Terminale $t_{1/2}$ im Plasma 25 h.
DOS
4–8 mg/m^2 i.v., q1–14d. Dosisreduktion bei eingeschränkter Leberfunktion (Tab. IV).
TOX
Myelosuppression ++, paralytischer Ileus ++ als besondere Ausprägung der Neurotoxizität, Alopezie ++, Mukositis/Stomatitis ++. Gewebeschädigung: Nekrose induzierend.

Vindesin

PHA
Terminale $t_{1/2}$ im Plasma 24 h.
DOS
2–3 mg/m^2 i. v., q7d. Dosisreduktion bei eingeschränkter Leberfunktion (Tab. IV).
TOX
Myelosuppression ++, Alopezie ++, Mukositis/Stomatitis ++. Gewebeschädigung: Nekrose induzierend.

Vinorelbin

PHA
Terminale $t_{1/2}$ im Plasma 28–44 h.
DOS
25–30 mg/m^2 i.v., q7d.
Dosismodifikation bei eingeschränkter Leberfunktion (Tab. IV).
TOX
Myelosuppression ++, paralytischer Ileus ++ als besondere Ausprägung der Neurotoxizität, Mukositis/Stomatitis +, Alopezie (+), Thrombophlebitis +, Gewebeschädigung: Nekrose induzierend.
Zur (Sekundär-)Prophylaxe der Thrombophlebitis Nachspülen mit physiologischer NaCl-Lösung und Prämedikation mit Cimetidin über die Infusionsvene oder bei wiederholter schwerer Phlebitis und notwendiger periphervenöser Gabe Applikation im Bypass mit Humanalbumin (Ausnutzung der hohen Plasmaeiweißbindung).

Topoisomerasehemmstoffe

WM
Hemmung der Topoisomerase-I- u/o -II-Enzyme verhindert die vorübergehende Unterbrechung der DNA-Stränge und verunmöglicht die Dekondensierung und somit die Replikation der DNA.

Hemmstoffe der Topoisomerase I (TOP-I)

WM
Hemmung der Topoisomerase I durch Stabilisierung ihres Komplexes mit DNA und Substanz, Folge sind DNA-Strangbrüche.

Irinotecan (CPT-11)

PHA
Plasmaproteinbindung 40 %, terminale $t_{1/2}$ im Plasma 14 h, Gleichgewicht zwischen aktiver Lacton-Form und inaktiver Dihydroxycarboxyl-Form, enzymatische Aktivierung zu 7-Ethyl-10-Hydroxy-Camptothecin (SN-38) ($t_{1/2}$ im Plasma 14 h, Plasmaproteinbindung 95 %), Glukuronidierung von SN-38, jeweils 25 % renale und biliäre Elimination der Ausgangsverbindung.

DOS
350 mg/m^2 als 90-min-i.v.-Infusion, q21d.

TOX
Myelosuppression ++, Diarrhö/Anorexie ++ (z.T. verzögert nach 5–30 Tagen – *cave*: Information insbes. der älteren Patienten, Gabe von Loperamid 2 mg alle 2 h nach erstem flüssigem Stuhl [keine prophylaktische Gabe], nach 48 h Hospitalisierung zum Flüssigkeits- und Elektrolytersatz erforderlich!), „frühes cholinerges Syndrom" ++ (Abdominalkrämpfe, vermehrter Speichel- und Tränenfluss, Akkomodationsstörungen, akute Diarrhö, Bradykardie, Gabe von Atropin 0,25 mg s.c., später als Prophylaxe), Übelkeit/Erbrechen ++, Mukositis/Stomatitis +, Alopezie ++, Asthenie ++.

RES
1. Mutation der Topoisomerase I.
2. Verringerung der Aktivität der Carboxyesterase mit geringerer Aktivierung zu SN-38.

Topotecan

PHA
Terminale $t_{1/2}$ im Plasma 90–180 min, Gleichgewicht zwischen aktiver Lacton-Form und inaktiver Dihydroxycarboxyl-Form, vorwiegend renale Elimination.

DOS
1,5 mg/m^2 KOF/d als 30-min-i.v.-Infusion, d1–5, q21d.
Dosismodifikation bei eingeschränkter Nieren- oder Leberfunktion (Tab. III/IV)

TOX
Myelosuppression ++, Übelkeit/Erbrechen +, Mukositis/Stomatitis +, Alopezie +.

RES
1. Mutation der Topoisomerase I.
2. Klassische Multidrugresistenz (*in vitro*).

Interkalierende Hemmstoffe der Topoisomerase II (TOP-II)

Anthrazykline

WM
DNA-Interkalation, Hemmung von DNA- und RNA-Synthese, Hemmung der Topoisomerase II → DNA-Strangbrüche, Bildung von freien Radikalen → DNA-, RNA- und Proteinmodifikationen.

PHA
Intravenöse Verabreichung, Hauptmetabolisierung durch enzymatische Reduktion der Ketogruppe in der Leber (Aldoketoreduktase), daneben Aglykonbildung durch Abspaltung der glykosidisch gebundenen Pentose, Plasmaproteinbindung ca. 15 %, hohe Gewebebindung mit langer Retention proportional zum DNA-Gehalt, vorwiegend biliäre Elimination (60–80 %), enterohepatischer Kreislauf. Geänderte Pharmakokinetik bei liposomaler Formulierung.

TOX
Myelosuppression ++; Übelkeit/Erbrechen ++; Alopezie +++; Mukositis/Stomatitis ++; akute Kardiotoxizität (+) → keine rasche Bolusverabreichung. Lokale Gewebeschädigung: Nekrose induzierend. PEG-liposomale Formulierung: Hand-Fuß-Syndrom ++.
Kardiomyopathie
Kumulative Kardiotoxizitätserkrankung, Alter < 15 oder > 60 Jahre, Bolusinjektion hoher Einzeldosen, Mediastinalbestrahlung und Kombination mit anderen kardiotoxischen Substanzen, Überschreitung der für die einzelnen Anthrazykline genannten statistisch ermittelten kumulativen Grenzdosen, wenn keine individuelle Überwachung der linksventrikulären Funktion durch Bestimmung der Ejektionsfraktion mit Herzbinnenraumszintigraphie oder Echokardiographie erfolgt. Der Troponin-I-Test kann nützlich sein, um das individuelle Risiko der Entwicklung einer Kardiomyopathie bei hochdosierter Anthrazyklin-Gabe abzuschätzen (29 % bei erhöhten Werten vs. 0 % bei niemals erhöhten Werten).
Die Anthrazyklin-induzierte Kardiomyopathie kann möglicherweise durch die Gabe von Carvedilol günstig beeinflusst werden; die Bestätigung dieser sehr viel versprechenden Studienergebnisse [6] steht noch aus. Der Einsatz des kardioprotektiven Dexrazoxane wird nicht generell empfohlen, die Gabe kann aber ab einer kumulativen Anthrazyklin-Dosis von 2/3 der Grenzdosis erwogen werden. Die beiden derzeit verfügbaren liposomalen Doxorubicin-Formulierungen weisen gegenüber Doxorubicin eine deutlich verminderte Rate an klinisch relevanter Kardiotoxizität auf.

WW
Cave: Kombination mit Radiotherapie (Memory-Reaktion und Zunahme der Kardiotoxizität bei Me-

diastinalbestrahlung). Cave: Kumulative Kardiotoxizität der Anthrazykline untereinander und mit anderen potenziell kardiotoxischen Substanzen (Mitoxantron, Mitomycin C, Actinomycin D).
Durch die vorherige Applikation von Paclitaxel kommt es zu einer Erhöhung der Doxorubicin-AUC um bis zu 30 %, so dass in der Kombinationstherapie die Gabe des Anthrazyklins zuerst und dann, in einem zeitlichen Abstand von mindestens 30 min, die Gabe von Paclitaxel empfohlen wird. Dies gilt nicht bei der Kombination von Doxorubicin und Docetaxel.
Die Kombinationstherapie von Doxorubicin und Trastuzumab führt zu einer hohen Rate (gesamt 27 %, New York Heart Association [NYHA] III/IV 16 %) an Kardiomyopathien und wird daher nicht empfohlen. Dies scheint jedoch nicht für die Kombination mit den liposomalen Doxorubicin-Formulierungen zu gelten.
RES
1. Klassische Multidrugresistenz
2. Topoisomerase-II-vermittelte atypische Multidrugresistenz
3. GSH-vermittelte Resistenz
4. Gesteigerte DNA-Reparatur.

Daunorubicin

PHA
Terminale $t_{1/2}$ im Plasma 21 h, Hauptmetabolit Daunorubicinol (terminale $t_{1/2}$ 21 h) nur gering zytotoxisch wirksam.
DOS
45–60 mg/m^2 KOF/d i.v., d1–3, bei der Induktionsbehandlung der AML.
Dosismodifikation bei eingeschränkter Leberfunktion (Tab. IV).
TOX
Erhöhtes Kardiotoxizitätsrisiko bei einer kumulativen Grenzdosis von 700–800 mg/m^2 KOF.
Lokale Gewebeschädigung: Nekrose induzierend.

Doxorubicin

PHA
Terminale $t_{1/2}$ im Plasma 21 h, Hauptmetabolit Doxorubicinol (terminale $t_{1/2}$ 31 h) nur gering zytotoxisch wirksam.
DOS
45–60 mg/m^2 KOF i.v., d1, q21–28d
oder 10–15 mg/m^2 KOF i.v., d1, q7d.
Dosisreduktion bei eingeschränkter Leberfunktion.
HD-Chemotherapie mit Blutstammzelltransplantation: Dosissteigerung um den Faktor 1,5 möglich gegenüber der maximalen konventionellen Therapie. Dosislimitierende Schleimhauttoxizität.
Dosismodifikation bei eingeschränkter Leberfunktion (Tab. IV)
TOX
Erhöhtes Kardiotoxizitätsrisiko bei einer kumulativen Grenzdosis von 500–550 mg/m^2 KOF.
Lokale Gewebeschädigung: Nekrose induzierend.

Epirubicin

PHA
Terminale $t_{1/2}$ im Plasma 29 h, Hauptmetabolit Epirubicinol (terminale $t_{1/2}$ = 26 h) nur gering zytotoxisch wirksam, im Gegensatz zu den anderen Anthrazyklinen Glukuronidierung von Epirubicin und Epirubicinol an der 4'-Hydroxygruppe.
DOS
60–80 mg/m^2 KOF i.v., d1, q21–28d;
oder: 15–20 mg/m^2 KOF i.v., d1, q7d.
Dosismodifikation bei eingeschränkter Leberfunktion (Tab. IV).
TOX
Erhöhtes Kardiotoxizitätsrisiko bei einer kumulativen Grenzdosis von 900–1000 mg/m^2 KOF.

Idarubicin

PHA
Perorale Verabreichung möglich, Bioverfügbarkeit 30–40 %, terminale $t_{1/2}$ im Plasma 21 h, Hauptmetabolit Idarubicinol (terminale $t_{1/2}$ = 58 h) vergleichbar zytotoxisch wirksam wie Idarubicin.
DOS
10–12 mg/m^2 KOF i.v., d1, oder 35–50 mg/m^2 KOF p.o. d1, q21–28d.
10–12 mg/m^2 KOF/d i.v., d1–3, bei der Induktionsbehandlung der AML.
Dosismodifikation bei eingeschränkter Leberfunktion (Tab. IV).
TOX
Keine gesicherten Daten zur kumulativen Grenzdosis für ein erhöhtes Kardiotoxizitätsrisiko.
Lokale Gewebeschädigung: Nekrose induzierend.
RES
Idarubicin – nicht jedoch Idarubicinol – unterliegt nur eingeschränkt der Multidrugresistenz.

Anthracendione

Mitoxantron

WM
Interkalation in DNA, Topoisomerase-II-vermittelte DNA-Strangbrüche.

PHA
Terminale $t_{1/2}$ im Plasma 23–42 h, hohe Gewebebindung mit langer Retention in Leber > Knochenmark > Herz > Lungen > Nieren; bei Leberfunktionsstörung $t_{1/2}$ > 60 h, hepatische Metabolisierung durch Oxidation der Seitenketten und Glukuronidierung; ca. 30 % der verabreichten Dosis werden ausgeschieden, davon 1/3 renal und 2/3 biliär.

DOS
10–12 mg/m² KOF i.v., d1, q21–28d.
10 mg/m² KOF/d i.v., d1–5, bei AML.
HD-Chemotherapie mit Blutstammzelltransplantation: Dosissteigerung um den Faktor 6,4 möglich gegenüber der maximalen konventionellen Therapie. Dosislimitierende Schleimhauttoxizität.
Dosismodifikation bei eingeschränkter Leberfunktion (Tab. IV).

TOX
Myelosuppression ++; Übelkeit/Erbrechen ++; Mukositis/Stomatitis +, Hepatotoxizität +.
Kumulative Kardiotoxizität +++ mit einem erhöhten Risiko bei einer Grenzdosis von ca. 140 mg/m² KOF.
Lokale Gewebeschädigung: Nekrose induzierend.

WW
Verstärkung der Wirkung von Cytosinarabinosid durch Erhöhung von intrazellulärer Bildung von ara-CTP und dessen Einbau in die DNA.
Kumulative Kardiotoxizität mit Anthrazyklinen beachten. Kombination mit Radiotherapie: Memory-Reaktion und Zunahme der Kardiotoxizität bei Mediastinalbestrahlung.

RES
1. Klassische Multidrugresistenz
2. Topoisomerase-II-vermittelte atypische Multidrugresistenz
3. Gesteigerte DNA-Reparatur.

Acridinderivate

Amsacrin

PHA
Große interindividuelle Schwankungen; Verteilungsvolumen 11–126 l/m², Proteinbindung 96–98 %. Extensive Metabolisierung in der Leber zu inaktiven Metaboliten, die in die Galle sezerniert werden. Terminale $t_{1/2}$ der Muttersubstanz im Plasma 5–6 h. Bei normaler Leber- und Nierenfunktion werden 20 % der verabreichten Substanz (frei und metabolisiert) innerhalb der ersten 8 Stunden und insgesamt 42 % innerhalb von 72 Stunden im Urin ausgeschieden. Die Gesamtkörperclearance beträgt ca. 210 ml/min/m². Bei Patienten mit schweren Leberfunktionsstörungen verlängerte Eliminationshalbwertszeiten (Gesamtkörperclearance auf weniger als 50 % des Normwertes reduziert).

DOS
Konsolidierung: 90 mg/m² KOF/d i.v., d1–5.
Erhaltungstherapie: 150 mg/m² KOF i.v., d1 oder 50 mg/m² KOF/d i.v., d1–3, q21–28d.

TOX
Kardiotoxizität erhöht bei vorbehandelten Patienten mit einer kumulativen Anthrazyklindosis > 400 mg/m², Myelosuppression ++, Übelkeit/Erbrechen ++, Stomatitis/Ösophagitis +, Diarrhö +, Alopezie +, Phlebitis.

Nicht-interkalierende TOP-II-Hemmstoffe (Podophyllotoxinderivate)

WM
Bindung an Colchicinbindungsstelle im Tubulin, die verschieden von der Vinca-Alkaloid-Bindungsstelle ist. Hemmung der Bildung von Mikrotubuli für die Wirkung nicht entscheidend. Durch Stabilisierung des Komplexes zwischen Topoisomerase II, DNA und Substanz wird der Religierungsschritt blockiert, Folge sind DNA-Strangbrüche.

TOX
Myelosuppression ++, Übelkeit/Erbrechen ++, Diarrhö +, allergische Reaktion ++, Alopezie ++, Mukositis/Stomatitis ++, Infertilität +.

RES
1. Topoisomerase-II-vermittelte atypische Multidrugresistenz.
2. Klassische Multidrugresistenz.
3. GSH-vermittelte Resistenz.

Etoposid (VP-16)

PHA
Plasmaproteinbindung 91 %, terminale $t_{1/2}$ im Plasma 8 h, hepatische Metabolisierung zum cis-Lacton und zur Hydroxycarbonsäure unter Öffnung des Lactonringes, Abspaltung des Glukoserestes und Glukuronidbildung (8–17 %), 40 % werden unverändert renal eliminiert.

DOS
100–200 mg/m² KOF/d i.v., d1–5, q21–28d;
oder: 2 × 50 mg/d p.o., d1–10, q21–28d.

Dosismodifikation bei eingeschränkter Nieren- oder Leberfunktion (Tab. III/IV).
HD-Chemotherapie mit Blutstammzelltransplantation: Dosissteigerung um den Faktor 7 möglich gegenüber der maximalen konventionellen Therapie. Dosislimitierende Schleimhauttoxizität.
TOX
Etoposid wirkt leukämogen.

Etoposidphosphat

Etoposidphosphat ist ein wasserlösliches Prodrug von Etoposid, das enzymatisch im Blut durch die alkalische Phosphatase in Etoposid umgewandelt wird.
DOS
Intravenöse Verabreichung wie Etoposid, wobei 113,6 mg Etoposidphosphat 100 mg Etoposid entsprechen.
Dosismodifikation bei eingeschränkter Nieren- oder Leberfunktion (Tab. III/IV).

Sonstige

Enzyme

Asparaginase, PEG-Asparaginase

WM
Hemmung der Proteinsynthese durch enzymatische Hydrolyse der für lymphatische Tumorzellen essenziellen Aminosäure L-Asparagin zu L-Asparaginsäure.
PHA
Terminale $t_{1/2}$ im Plasma 22–39 h für Asparaginase (*E. coli*), 13–19 h für Asparaginase (*Erwinia chrysanthemi*) bzw. 61–215 h für Pegaspargase.
DOS
Abhängig vom verwendeten Präparat und ALL-Studienprotokoll; z.B.:
– Asparaginase (*E. coli*): 5000 U/m² KOF i.v. oder i.m., q3d × 8
– Asparaginase (*Erwinia chrysanthemi*): 10000 U/m² KOF, i.m., q2d × 12
– Pegaspargase: 500–1000 U/m² KOF i.v. oder i.m., 1–2 × q14d.

Vor Therapiebeginn evtl. Testdosis von 10 % der zu verabreichenden Dosis. Auch ohne klinische Zeichen einer Hypersensitivitätsreaktion ist das Auftreten von neutralisierenden Antikörpern möglich. Deswegen Monitoring der Asparaginase-Spiegel empfehlenswert.

TOX
Allergische Reaktionen aller Schweregrade ++ (Testdosis geben), Gerinnungsstörungen (Thrombosen, disseminierte intravaskuläre Gerinnung, Blutungen, Labor: insbesondere Erniedrigung von Fibrinogen u. Antithrombin III) ++, Leberfunktionsstörungen ++, Pankreatitis ++, Hypalbuminämie +, Hyperglykämie ++, neurologische Störungen (Agitation, Depression, Halluzinationen, Verwirrtheit, Krämpfe und Somnolenz bis hin zum Koma) ++. Besondere Vorsicht bei eingeschränkter Leberfunktion, Pankreatitis und Diabetes mellitus.
WW
1. Die Erniedrigung der Gerinnungsfaktoren durch Asparaginase kann durch Kortikosteroide verstärkt werden.
2. Asparaginase kann mit Methotrexat oder Cytosinarabinosid je nach Applikationsmodus synergistisch oder antagonistisch wirken.
3. Asparaginase kann zu einer Verstärkung der Toxizität von Vincristin führen.
4. Asparaginase kann die Toxizität anderer Medikamente durch Beeinträchtigung der Leberfunktion erhöhen.

RES
1. Bildung neutralisierender Antikörper
2. Induktion der L-Asparaginsynthase in Tumorzellen.

DNS-spaltende Agenzien (Radikalbildner)

Bleomycin

WM
DNA-Strangbrüche durch reaktive Sauerstoffradikale.
PHA
Terminale $t_{1/2}$ im Plasma 2–4 h, Aktivierung durch Cytochrom-P-450, Degradierung durch Hydrolase in vielen Geweben, 45–10 % renale Elimination innerhalb der ersten 24 h.
DOS
10–15 mg/m² KOF i.v., i.m. oder s.c., d1, q7d;
oder: 10–15 mg/m² KOF/d als 24-h-i.v.-Infusion, d1–5, q21–28d.
Dosismodifikation bei eingeschränkter Nieren- oder Leberfunktion (Tab. III/IV).
TOX
Übelkeit/Erbrechen +, allergische Reaktion bis hin zur Anaphylaxie ++ (Cave: Testdosis!), Mukositis/Stomatitis ++, akute (allergisch bedingte?) Pulmotoxizität (ca. 5–10 %) und kumulativ bedingte Pulmotoxizität +++ in Form einer Pneumonitis/Lungenfibrose mit den Risikofaktoren: Gesamtdosis ~ 300 mg, Alter < 15 oder > 60 Jahre, Mediastinalbestrahlung,

Niereninsuffizienz und Sauerstoffbeatmung, Dermatotoxizität ++ mit Raynaud-Syndrom +.
WW
Kombination mit Radiotherapie führt zu Memory-Reaktion und Verstärkung der Pulmotoxizität bei Mediastinalbestrahlung. Eine Beatmung mit hohen Sauerstoffkonzentrationen führt über die vermehrte Bildung reaktiver Sauerstoffradikale zu einer Zunahme der Pulmotoxizität. Die Kombination mit Cisplatin kann zu erhöhter Nephro- und Pulmotoxizität führen.
RES
1. Gesteigerte DNA-Reparatur
2. Vermehrte Degradierung durch Bleomycinhydrolase.

Ribonukleotidreduktaseinhibitoren
Hydroxycarbamid = Hydroxyharnstoff = Hydroxyurea

WM
Hemmung der Ribonukleotidreduktase.
PHA
Terminale $t_{1/2}$ im Plasma ca. 4 h, rasche Verteilung, vorwiegend renale Elimination bei hoher Variabilität.
DOS
800–1600 mg/m² KOF/d p.o. als Dauertherapie unter Kontrolle oder 2500–4000 mg/m² KOF/d p.o., d1–3, q14–21d.
Dosisreduktion bei eingeschränkter Nierenfunktion.
TOX
Myelosuppression +++, Übelkeit/Erbrechen +, Alopezie +, dermatologische Veränderungen +.
WW
Schwindel und Schläfrigkeit können durch Antiemetika, Antihistaminika, Antitussiva, trizyklische Antidepressiva und Äthanol verstärkt werden (Cave: Eingeschränkte Fahrtüchtigkeit!). Verstärkung der Wirkung von Cytosinarabinosid durch Erhöhung von intrazellulärer Bildung von ara-CTP und dessen Einbau in die DNA. Verstärkung der Wirkung ionisierender Strahlen.
RES
Veränderungen der Ribonukleotidreduktase mit geringerer Affinität für Hydroxyharnstoff.

Miltefosin

WM
Interaktion mit dem Metabolismus von Phosphoinositol, Hemmung membranständiger Enzyme (Proteinkinase C, Na^+-K^+-ATPase), Hemmung der zellulären Aufnahme von Myoinositol und Cholin.

PHA
Keine messbaren Plasmaspiegel nach topischer Applikation, unspezifische Bindung an die zelluläre Plasmamembran in der äußeren Hautschicht, sehr langsamer Abbau zu Phosphocholin, das auf Diacylglyzerin übertragen wird, und Hexadecanol.
DOS
Lokale Anwendung mit 1–2 × 1–2 gtt./10 cm²/d (max. 5 ml/d).
TOX
Hautreizungen in Form von Juckreiz, Rötung, Spannungsgefühl, Austrocknung und Schuppenbildung sowie schmerzhaftem Brennen im Bereich offener, nässender Tumorabsiedlungen.

Dosierungsanpassungen bei eingeschränkter Organfunktion oder hohem Alter

Alter

Das Verteilungsvolumen eines Medikaments ist abhängig von der Zusammensetzung des Körpers und der Konzentration zirkulierender Plasmaproteine (z.B. Serum-Albumin und Erythrozytenkonzentrationen). Der Fettanteil an der Körpermasse verdoppelt sich im Alter von 15 % auf 30 % des Körpergewichtes und gleichzeitig nimmt die intrazelluläre Flüssigkeit von 42 % auf 33 % ab. Diese Veränderungen führen zu einem verminderten Distributionsvolumen der meisten hydrophilen Chemotherapeutika, die sich überwiegend im Körperwasser verteilen. Gleichzeitig kommt es zu einem Anstieg des Distributionsvolumens der lipophilen Medikamente, welches zu einem verminderten Serum-Spitzenspiegel und einer verlängerten terminalen Halbwertszeit führen kann. Mit zunehmendem Alter kommt es zu einem Abfall der Plasma-Albuminkonzentration um 15 bis 20 % und die Konzentration der roten Blutkörperchen nimmt ab. Eine Anämie kann insbesondere bei der Behandlung mit Anthrazyklinen, Taxanen und Epipodophyllotoxinen, welche alle stark an rote Blutkörperchen binden, relevant sein. Die Korrektur der Anämie mit Erythropoetin beim älteren Patienten kann vorteilhaft sein, weil die Anämie die einzige beeinflussbare Komponente des Distributionsvolumens ist.
Jenseits des 40. Lebensjahres kommt es zu einem langsam zunehmenden Verlust an Nierenzellmasse, begleitet von einer Funktionsminderung der Niere. Die glomeruläre Filtrationsrate nimmt um 1 ml/min/Lebensjahr jenseits des 40. Lebensjahres ab. Die Reduktion der glomerulären Filtrationskapazität

wird nicht durch einen Anstieg des Serum-Kreatinins widergespiegelt, da es mit zunehmendem Alter gleichzeitig zu einem Verlust von Muskelmasse kommt. Der Serum-Kreatininwert ist daher kein adäquater Indikator für die Nierenfunktionen des älteren Patienten. Um diese besser abschätzen zu können, sind verschiedene Formeln entwickelt worden. Chemotherapeutika, die primär über die Nieren ausgeschieden werden, sind bei älteren Patienten mit extremer Vorsicht anzuwenden. Standarddosierungen können deutlich zu toxisch sein. Dies gilt insbesondere bei geschwächten älteren Patienten. Zur Vermeidung exzessiver Toxizität muss daher im Alter die Dosierung renal eliminierter Chemotherapeutika an die gemessene Kreatininclearance angepasst werden. Die Cockcroft-Gault- (gewichtsbasiert) und die Jelliffe-Formel (körperoberflächenbasiert) werden häufig angewendet, sind aber, ebenso wie die Wright-Formel, weniger verlässlich bei Vorliegen einer schweren Niereninsuffizienz sowie bei Patienten mit einer reduzierten Muskelmasse und älteren Personen [10]. Unter den genannten Formeln ist die Wright-Formel die genaueste Formel zur Berechung der GFR von > 70-jährigen Patienten mit einer GFR > 50 ml/min.

$$GFR = ((6580 - (38{,}8 \times Alter)) \times KOF \times (1 - (0{,}168 \times Geschlecht)) / SKr.$$

GFR = Glomeruläre Filtrationsrate (ml/min); Geschlecht: männlich = 0; weiblich = 1; KOF = Körperoberfläche (*DuBois*); SKr = Serum-Kreatinin (µmol/l [/0,0884 = mg/dl]); GEW = Gewicht (kg).

Die Komorbidität und der funktionelle Status bei älteren Patienten sind wichtige Faktoren in der Behandlungsplanung. Patienten mit einem schlechten funktionellen Status haben ein besonders hohes Risiko, eine gegebene Toxizität zu erleiden. Die Komorbidität ist einer der wesentlichen Faktoren für das Überleben der Patienten und bestimmt daher auch das Verhältnis von Vorteil durch die Behandlung und Toxizität der Behandlung. Anzahl und Schwere der begleitenden Erkrankungen sind starke Prädiktoren für die Mortalität im Krankenhaus. Der Effekt der Komorbidität auf das Überleben von Patienten mit kolorektalen Karzinomen und Mammakarzinomen wurde ausgiebig untersucht und ein deutlicher Anstieg der Komorbidität war ein unabhängiger Risikofaktor für ein kürzeres Überleben. Die Komorbidität und der funktionelle Status sind bei älteren Patienten voneinander unabhängige Variablen, die unabhängig voneinander erfasst werden müssen. Die traditionellen onkologischen Messinstrumente wie der Karnofsky- und der ECOG- oder WHO-Performance-Status sind keine guten Prädiktoren bei älteren Patienten. Hingegen können geriatrische Messsysteme, die funktionelle Defizite und das Ausmaß der Hilfsbedürftigkeit erfassen, das Überleben bei älteren Patienten genauer vorhersagen.

Niereninsuffizienz (Tab. III)

Calvert-Formel zur Berechnung der Carboplatin-Dosis siehe „Carboplatin (CBDCA)".

Leberinsuffizienz (Tab. IV)

Die Leber ist der wesentliche Ort des Metabolismus der meisten Chemotherapeutika. Auch wenn Konsens darüber herrscht, dass die Lebergröße mit zunehmendem Alter abnimmt, besteht jedoch keine Übereinkunft darin, welche altersabhängigen Veränderungen der Metabolisierungskapazität der Leber auftreten. Der Leberblutfluss nimmt mit einer Rate von 0,3 bis 1,5 % pro Jahr nach dem 25. Lebensjahr ab. Dies könnte zu einer deutlich geringeren Clearance von Medikamenten führen, deren Elimination stark abhängig vom hepatischen Blutfluss ist. Der Phase-I-Metabolismus findet überwiegend im mikrosomalen P450-System, welches eine Reihe von Isoenzymen aufweist, statt. Die Phase-II-Metabolisierung wird überwiegend durch konjugierende Reaktionen bewerkstelligt. Die überwiegende Enzymaktivität des Cytochrom-P450-Systems findet sich in der Leber und zu einem weit geringeren Anteil im Dünndarm, den Nieren, den Lungen und dem Gehirn. Die genetische Variabilität der verschiedenen Cytochromisoenzyme führt zu unterschiedlichen Enzymaktivitäten der verschiedenen Metabolisierungswege und kann auf diese Art und Weise zu klinisch relevanten pharmakodynamischen Unterschieden zwischen verschiedenen Individuen führen. Medikamentöse Interaktionen kommen insbesondere bei der Polypharmakotherapie des Älteren mit hoher Wahrscheinlichkeit vor. Hier spielt insbesondere das CYP 3A4-Enzym-System eine große Rolle. Dieses Enzym kann durch eine Vielzahl von häufig verschriebenen Medikamenten inhibiert werden und ist in einer Vielzahl von Stoffwechselreaktionen von Tumortherapeutika beteiligt. So sind Cyclophosphamid, Ifosfamid, Paclitaxel, Etoposid, Teniposid, Vincristin, Vinblastin, Busolphan und Tamoxifen Substrate des CYP 3A4-Enzyms und können durch Enzyminhibition in ihrem Metabolismus deutlich verändert werden. Die altersabhängige Veränderung dieses Enzymsystems konnte tierexperimentell nachgewiesen werden und

Tabelle III. Dosismodifikation von Zytostatika bei eingeschränkter Nierenfunktion.

Zytostatikum	Dosis in % der Normaldosis bei einer Kreatinin-Clearance (ml/min) von					
	> 70	60	45	30	< 10	Hämodialyse / CAPD
Cisplatin	100	75	50	–		Einzelberichte: Gaben bis zur vollen Dosis möglich
Ifosfamid	100	80	75	70		
Melphalan (MEL) (i.v.) [7, 8]	100	85	75	70		HD + PBSCT-Therapie: MEL 140 mit geringerer Toxizität als MEL 200
Nitrosoharnstoffe	100	75	70	–		
Hydroxyharnstoff	100	85	80	75		
Cytosinarabinosid (1000–3000 mg/m^2)	100	60	50	–		
Methotrexat (niedrigdosiert)	100	65	50	–		
Pentostatin	100	70	60	–		
Fludarabin	100	80	75	65		
Etoposid	100	85	80	75		
Topotecan	100	80	75	70		
Bleomycin	100	70	60	–		
Dacarbazin	100	80	75	70		
Busulfan						Erhöhung der Busulfan-Clearance während der 4-h-Dialyse um 65 % und nach 24 h nur um 11 %
Bendamustin	100	100	100	100	–	

Tabelle IV. Dosismodifikation von Zytostatika bei eingeschränkter Leberfunktion.

	Dosis in % der Normaldosis bei		
Zytostatika	Serumbilirubin [mg/dl] und SGOT [U/l]	< 1,5 und < 60	1,5–3,0 oder 60–180	3,1–5,0 oder > 180	> 5,0

Zytostatika	< 1,5 und < 60	1,5–3,0 oder 60–180	3,1–5,0 oder > 180	> 5,0
5-Fluorouracil	100	100	100	–
Oxazaphosphorine	100	100	75	–
Methotrexat	100	100	75	–
Mitoxantron	100	100	75	–
Anthrazykline	100	50	25	–
Vinca-Alkaloide	100	50	–	–
Epipodophyllotoxine	100	50	–	–
Bendamustin[1]	100	50	–	–
Taxane	100	75	–	–

[1]Tumor-/Metastasenbefall der Leber von 30–70 % *und* Serum-Bilirubin 1,2–3,0 mg/dl notwendig. Keine Dosisverminderung bei Tumor-/Metastasenbefall der Leber von 30–70 % *und* Serum-Bilirubin < 1,2 mg/dl notwendig.
Abkürzung: SGOT = Serum-Glutamat-Oxalacetat-Transaminase

wird in einigen Studien auch beim Menschen bestätigt. Es konnte gezeigt werden, dass das Cytochrom P450 (CYP) 1A2 im Alter eine Abnahme von 20 % bis 25 % aufweist. Dies kann zu einer verminderten Metabolisierung von Medikamenten wie zum Beispiel Morphin führen, die in hohem Maße von der Leber extrahiert werden. Die Phase-II-Reaktionen (Konjugationsreaktionen) sind von Alterungsprozessen nicht betroffen, ebenso ist die biliäre Exkretion von Medikamenten nicht altersabhängig.

Dermatologische Nebenwirkungen

Paravasation bei Zytostatikagabe

Paravasate sind schwerwiegende Komplikationen einer Chemotherapie und kommen bei intravenöser Chemotherapie bei 0,1–6 % aller Patienten in Abhängigkeit von speziellen iatrogenen und patientenabhängigen Risikofaktoren (wie z.B. ungünstige Wahl des Injektionsortes, auf einen Arm beschränkter Venenzugang, erhöhtes Alter, schlechte Venenverhältnisse bei Adipositas), aber auch durch unzureichende Patienteninformation oder mangelnde Beachtung von Patientenbeschwerden vor.
Während einige Zytostatika lokal untoxisch sind und intramuskulär (z.B. Methotrexat) oder subkutan (Asparaginase, Bleomycin, Cytarabin) gegeben werden können, führen die sogenannten „Vesikantien" bei Extravasation zu Ulzerationen mit Gewebstod.

Tabelle V. Vesikantien/Irritantien [13, 14].

Schwach reizend (nicht vesikant)	Reizend	Nekrose induzierend, vesikant
Asparaginase[1]	Carmustin	Aclarubicin
Bleomycin[1]	Dacarbazin	Amsacrin
Carboplatin	(Docetaxel)[1]	[Chlormethin (Mustargen®)]
Cisplatin	Estramustin	
Cladribin	Mitoxantron[1]	Dactinomycin
Cyclophosphamid	(Paclitaxel?)[1]	Daunorubicin
Cytarabin[1]	(Thiotepa?)[1]	Doxorubicin
Etoposid		Epirubicin
Fludarabin		Idarubicin
5-Fluorouracil[1]		Mitomycin C
Fotemustin		(Treosulfan)[4]
Gemcitabin		Vinblastin
Ifosfamid		Vincristin
Irinotecan		Vindesin
Melphalan[2]		Vinorelbin
Methotrexat[1]		
Oxaliplatin		
Pentostatin		
Raltitrexed		
Topotecan		

[1] Die Kategorie „Schwach reizend" ist als relativ zu sehen, da einige Substanzen auch s.c. und/oder i.m. gegeben werden können (Asparaginase, Bleomycin, Cytarabin). Von Asparaginase ist bekannt, dass sie bei i.m. Gabe Schmerzen verursachen kann (Substanzeffekt). Thiotepa soll auch i.m. gegeben werden können. Auf Mitoxantron, Doce- und Paclitaxel wird unterschiedlich reagiert; teilweise ist eine Behandlung nicht notwendig. Fluorouracil und Methotrexat verursachen bei Hautkontakt behandlungsbedürftige Reaktionen. Eventuelle Blasenbildung nach 5-Fluorouracil-Extravasation ist vollständig reversibel, mit Uridinsalbe gut behandelbar. Alle Platinderivate können typische Reaktionen einer Schwermetallallergie auslösen.
[2] Melphalan gilt als non-vesikant. Der Hersteller warnt jedoch vor Gewebsschäden nach Extravasation. Vermutlich wg. der enthaltenen Hilfsstoffe: u.a. Salzsäure, Ethanol/Propylenglykol.
[3] Hautkontakt von Etoposid-Lösung bewirkt Reizungen. Extravasate werden oftmals nicht bemerkt und verlaufen „stumm". Vermutlich lokalanästhetische Wirkung des enthaltenen Benzylalkohols.
[4] Mit der Zeit frei werdende Methansulfonsäure (pH = 1!).

Paravasationen können zu Schädigungen führen, die plastisch-chirurgische Deckungsverfahren, gelegentlich sogar eine Amputation erfordern. Deshalb dürfen Substanzen dieser Kategorie (Tab. V) grundsätzlich nur bei gesicherter intraluminärer Lage appliziert werden.

Die höchste Sicherheit lässt sich durch Verwendung von zentralen Venenkathetern und venösen Portsystemen erzielen. Bei peripherer Injektion sollte diese nur über eine nicht in Gelenknähe platzierte, neu angelegte Venenverweilkanüle erfolgen. Eine Venenverweilkanüle vom Vortag sollte nicht benutzt werden. Nach einer Fehlpunktion darf distal dieser Stelle keine Injektion erfolgen. Die Überprüfung der intravasalen Lage erfolgt durch Aspiration vor und auch während der Injektion. Bei gesicherter intraluminärer Lage ist während der Injektion eine zum applizierten Zytostatikum kompatible und im Bypass rasch laufende Infusion geeignet, die Applikationssicherheit weiter zu erhöhen. Bei Schmerzen, Rötung oder Schwellung während der Injektion oder der Infusion muss diese, auch bei vermeintlich korrekter Lage, sofort abgebrochen werden. Im Zweifelsfall sollte immer ein neuer Venenzugang angelegt werden.

Pathophysiologie und klinischer Verlauf

Der zeitliche Ablauf einer paravasatinduzierten Gewebeschädigung sowie mögliche Therapiemaßnahmen sind in Tabelle VI dargestellt. Ein Stillstand der Reaktion ist auf jeder dargestellten Stufe möglich, da eine Abhängigkeit von der Menge/Dosis und der Gewebstoxizität nachgewiesen ist. Die prolongierte nekrotisierende Wirkung von paravasal gelangten Zytostatika beruht, neben einer andauernden Gewebslokalisation, u.a. auf der Bildung von freien Radikalen (z.B. durch Anthrazykline), die unmittelbar zur Denaturierung von DNS führen. Bei Zelluntergang werden die DNS-Zytostatika-Komplexe von den untergegangenen Zellen freigesetzt und von benachbarten Zellen durch Endozytose aufgenommen. Dies setzt einen Kreislauf in Gang, der sukzessive immer weitere Zellen in Mitleidenschaft zieht. Am Rande des nekrotischen Bezirkes findet sich nur eine geringe entzündliche Reaktion. Somit lässt sich dieser „Circulus vitiosus" nur durch radikale chirurgische Entfernung geschädigter Gewebeteile unterbrechen [12, 20].

Sofortmaßnahmen und weitere Therapie

Berichtet der Patient während der Applikation eines Zytostatikums über Schmerzen, Rötung oder Schwellung im Bereich der Punktionsstelle, ist unverzüglich die Infusion zu stoppen. Bei liegender Nadel Versuch der Aspiration von Paravasat aus dem Gewebe und Gabe lokaler, sofern vorhanden spezifischer Antidota (s.u.). Generell zu empfehlen ist eine Ruhigstellung der Extremität. Die Applikation von Wärme oder Kälte hat differenziert zu erfolgen. Während bei den meisten Zytostatika Kälteapplikation zur Diffusionsverlangsamung (z.B. Anthrazykline) vorteilhaft ist, ist Kälte nach Extravasation von Vinca-Alkaloiden

Tabelle VI. Zeitlicher Ablauf einer paravasatinduzierten Gewebeschädigung.

Zeit	Symptom	Maßnahme
Tage 0–7	Erythem, Ödem (Schmerz)	kühlen oder wärmen, Ruhigstellen, ggf. Antidot
Tage 8–10	Überwärmung, Schmerz	kühlen; ruhigstellen, ggf. Antidot
ab Tag 7	beginnende Ulzerationen, Schmerz	frühzeitige chirurgische Intervention mit sicherer Exzision im Gesunden; ggf. Fortsetzen der DMSO-Applikation
Monat 2–4	Zunahme der Ulzera, roter Randwall, gelblicher Grund, Schmerzen	Nekrosektomie unter Schonung neurovaskulärer Strukturen
elektiv	reizfreier Gewebedefekt	plastische Deckung

Tabelle VII. Häufigkeit der chemotherapieinduzierten Alopezie.

Häufigkeit der Alopezie (°II CTCAE v3.0)		Medikament
Sehr häufig	+++	Cyclophosphamid, Ifosfamid Daunorubicin, Doxorubicin, Idarubicin Docetaxel, Paclitaxel Topotecan (d1–5), Irinotecan (q21d)
Häufig	++	Bleomycin Etoposid Mechlorethamin Mitoxantron Vincristin Irinotecan (q8d)
Gelegentlich	+	5-Fluorouracil, Capecitabin Hydroxyurea Thiotepa Vinblastin, Vinorelbin Methotrexat Gemcitabin
Selten	(+)	Procarbazin BCNU, CCNU Fludarabin Cisplatin, Oxaliplatin 6-MP Mitomycin C

kontraindiziert [18]. Vorteilhafter hat sich die Applikation trockener Wärme zur Förderung des systemischen Abtransports gezeigt. Feuchte Wärme hingegen maceriert das Paravasatgebiet und fördert die nekrotische Wirkung der Vinca-Alkaloide.

Antidota

Zur Behandlung von Paravasaten gibt es keine validierten Leitlinien sondern nur eine Reihe ähnlich lautender Empfehlungen, die auf anekdotischen Berichten oder tierexperimentellen Daten beruhen [11, 19, 20, 23, 24]. Als Substanzen von gesichertem interventionellem Wert müssen Hyaluronidase und Dimethylsulfoxid angesehen werden.

Das Enzym *Hyaluronidase* depolymerisiert Hyaluronsäure, Chondroitin- und Mukoitinsulfate und bewirkt physiologischerweise als Diffusions- oder auch Spreitungsfaktor („*spreading factor*") eine Strukturauflockerung von Binde- und Stützgeweben. Der Flüssigkeitsaustausch zwischen Geweben und dem Gefäßsystem wird erleichtert, ebenso die Ausbreitung von Fremdsubstanzen. Gemäß dieser Substanzeigenschaften können nach subkutaner/intradermaler Injektion interstitielle Räume geöffnet und/oder vergrößert werden, so dass eine systemische Aufnahme subkutaner Flüssigkeitsmengen erleichtert wird. Um die gewünschten Effekte zu erreichen, muss allerdings eine suffiziente Hyaluronidase-Dosierung gewählt werden. Hierzu wird die betroffene Region mit Hyaluronidase unterspritzt (1500 U/10 ml Aqua ad inject., entsprechend 150 U/ml). Diese großzügige Umspritzung des Paravasatareals ist für den Patienten mit starken, brennenden Schmerzen verbunden, die einer symptomatischen Therapie bedürfen. Dennoch liegt die Nutzen-Risiko-Abwägung eindeutig auf der Seite des Nutzens.

Dimethylsulfoxid (DMSO)-Lösung wirkt topisch antiinflammatorisch, lokal anästhetisch, vasodilatatorisch sowie kollagenauflösend. Auf Grund seiner physikochemischen Eigenschaften penetriert DMSO in alle Gewebsebenen und wird daher auch als Penetrationsbeschleuniger eingesetzt. Dimethylsulfoxid gilt als potenter Radikalfänger.

Dermatologische Effekte im Sinne von Nebenwirkungen sind konzentrationsabhängig, können allerdings schon ab einer Konzentration von 10 % auftreten (Erytheme, Pruritus, Brennen, Stechen, gelegentliche Blasenbildung, Austrocknung und Schuppung der Haut; interindividuelle Unterschiede).

Die laut Literatur eingesetzten DMSO-Konzentrationen [15–17, 21] zur Behandlung eines Paravasats sind sehr inhomogen und rangieren zwischen 55 und 100 %. Bei Paravasation wird eine Lösung bestehend aus z.B. 80 %igem Dimethylsulfoxid (80 ml DMSO reinst +

Tabelle VIII. Studien zur Prophylaxe oder Behandlung der zytostatikainduzierten Alopezie [38–44].

Behandlung	Anz. Pat.	Randomisiert	Placebo kontrolliert	Behandlung	Mediane Nachbeobachtung	Chemotherapie	Wirksamkeit
Hypothermie der Kopfhaut	105	–	–	Kältehauben, verschiedene Systeme	44 Monate	Kombination Mitoxantron + Cyclophosphamid	Zunahme der Alopezierate je Zyklus in beiden Gruppen, nach 4 Zyklen kein statistisch signifikanter Unterschied mehr (56 % ohne vs. 69 % mit Kühlkappe)
	74	–	–		15 Monate	Anthrazyklin	100 %, Verhinderung Alopezie
	83	–	–		unbekannt	Anthrazyklin oder Etoposid oder Taxan	69–88 %, Verhinderung der Alopezie
	70	–	–		unbekannt	Anthrazyklin oder Taxan	92 %, Verhinderung der Alopezie
	40	+	–		unbekannt	Kombination Epirubicin + Docetaxel	Haarverlust signifikant geringer, insgesamt aber geringe schützende Wirkung
Minoxidil	22	+	+	2 % Minoxidil topisch, kontinuierlich	unbekannt	Anthrazyklin + Cyclophosphamid +, 5-FU	Kürzere Dauer der Alopezie
	48	+	+		unbekannt	Doxorubicin (50–60 mg/m² KOF, q21–28d) basierte Chemotherapie	Kein Unterschied in der Alopezierate von ca. 90 % in den beiden Gruppen
Calcitriol	14	+	+	Calcitriol topisch, verschiedene Dosierungen, 7 Tage vor und 5 Tage nach Chemotherapie	30 Tage nach Chemotherapie		Zu 100 % Alopezie, keine Wirkung in diesem Regime

Tabelle IX. Andere chemotherapiebedingte kutane Nebenwirkungen [45, 46].

Bezeichnung	Klinische Präsentation	Chemotherapeutikum
Akrale Erythrodysästhesie Synonyme: palmoplantare Erythrodysästhesie, palmplantares Erythem, Hand-Fuß-Syndrom	Prodromi: palmo-plantare Dysästhesie. Nach 2–4 Tagen Brennschmerz, Druckschmerzhaftigkeit, Ödem und Entwicklung palmarer oder plantarer schmerzhafter erythematöser Plaques, die mit deutlicher Desquamation abheilen.	*Häufig:* Cytarabin Doxorubicin Liposomales Doxorubicin 5-Fluorouracil, Capecitabin *Selten:* Bleomycin Cisplatin Cyclophosphamid Daunorubicin Docetaxel Etoposid Hydroxyurea Idarubicin

Tabelle IX. Fortsetzung.

Bezeichnung	Klinische Präsentation	Chemotherapeutikum
		Interleukin-2 Lomustin Melphalan 6-Mercaptopurin Methotrexat Mitomycin C Mitotane Paclitaxel Tegafur Vincristin Vinorelbin
Recall-Reaktionen nach Strahlentherapie	Reaktivierung einer inflammatorischen Dermatitis im Bestrahlungsbereich einer Monate oder Jahre zuvor stattgehabten Strahlentherapie	Bleomycin Capecitabin Cyclophosphamid Cytarabin Dactinomycin Daunorubicin Doxorubicin Etoposid 5-Fluorouracil Gemcitabin Hydroxyurea Idarubicin Lomustin Melphalan Methotrexat Paclitaxel Tamoxifen Trimetrexat Vinblastin
Phototoxizität	vermehrte UV-Empfindlichkeit, „Sonnenbrand"-ähnlich	Dacarbazin Dactinomycin Doxorubicin 5-Fluorouracil Methotrexat Mitomycin C Porphyrine Procarbazin Tegafur Thioguanin Vinblastin
Photoallergie	Papulo-vesikuläres Erythem oder Schuppung	Flutamid Tagafur
Photo-Onycholyse	schmerzhafte, das distale Drittel des Nagels betreffende Onycholyse	Mercaptopurin
UV-„Recall"	Exanthem, Urtikaria, Ekzem	Etoposid/Cyclophosphamid Methotrexat CMF Suramin
Ekkrine squamöse Syringometaplasie (ESS)	asymptomatische erythematöse Papeln am Körperstamm od. an den Extremitäten, histopathologisch squamöse Metaplasie der ekkrinen Hautdrüsen	Busulfan Carmustin Cytarabin Cisplatin Cyclophosphamid Doxorubicin Etoposid 5-Fluorouracil

Tabelle IX. Fortsetzung.

Bezeichnung	Klinische Präsentation	Chemotherapeutikum
		Imatininb
		Methotrexat
		Mitoxantron
		Thiotepa
Ulcus cruris		Hydroxyurea
Neutrophile ekkrine Hidradenitis	Selbstlimitierendes Krankheitsbild, schmerzhafte Erytheme oder violette Plaques, Fieber. Histopathologie: neutrophile Infiltration im Bereich der Schweißdrüsen	Cytarabin Doxorubicin Bleomycin Lomustin Chlorambucil Cyclophosphamid Mitoxantron
Onychodystrophie/Onycholyse		Bleomycin Cyclophosphamid Doxorubicin Docetaxel 5-Fluorouracil Hydroxyurea
Pigmentveränderungen *Diffus:*		Busulfan Cyclophosphamid Hydroxyurea Methotrexat
Streifenförmig: Oberhalb der Venen:		Bleomycin Fotemustin Vincristin Vinorelbin
Nagelbett:		Bleomycin Cyclophosphamid Doxorubicin Hydroxyurea
Zähne:		Cyclophosphamid
Verschlechterung Psoriasis		Interferon Interleukin-2
Sweet's Syndrome		Filgrastim (G-CSF) Sargramostin (GM-CSF)

Tabelle X. (Haupt-)Wirkphase antineoplastischer Substanzen im Zellzyklus.

Klassische, nicht-platinhaltige Alkylantien	G1, G2, S, M (alle)
Antimetaboliten	S
Antimetaboliten: Pentostatin, Fludarabin, Cladribin	S und evtl. auch G0
Tubulindestruierende Agenzien	M
Tubulinstabilisierende Agenzien	G2, M
Hemmstoffe der Topoisomerase I (TOP-I)	S (1000 x > G)
Interkalierende TOP-II-Hemmstoffe	S, G2, (G1, M), unterschiedlich stark ausgeprägt
Nicht-interkalierende TOP-II-Hemmstoffe	G2, S, (M)
Enzyme (Asparaginase)	G1, G2, (M, S)
DNS-spaltende Agenzien (Radikalbildner, Bleomycin)	S (G2, G1)
Ribonukleotidreduktaseinhibitoren	S (G1)

20 ml Aqua ad injectabilia) großzügig aufgetragen. Dieses Verfahren wird an den Tagen 1–3 in 4-stündigem Abstand, an den Tagen 4–14 in 6-stündigen Intervallen wiederholt (kein zu frühzeitiges Absetzen der DMSO-Medikation!). Zwischenzeitlich kann Dexamethason- oder Mometason-haltige Fettcreme auf den betroffenen Bereich aufgetragen werden. Das Anlegen eines (Okklusions-)Verbandes ist obsolet.

Neben diesen semispezifischen Antidota existieren zu drei weiteren Substanzen Berichte über ihren Einsatz bei Paravasationen. Die subkutane Gabe von Glukokortikoiden zur Entzündungs- und Schmerzhemmung sollte sehr gut abgewogen werden, da hochkonzentrierte Kortikoidlösungen selbst lokale Reaktionen hervorrufen (hypertone, hyperonkotische Lösungen). Weiterhin können gewebsständige Immunzellen supprimiert werden, was die Entstehung einer antibiotisch schwer beherrschbaren lokalen Infektion begünstigt. Nach Paravasation von Vinca-Alkaloiden verstärken Glukokortikoide nachweislich die Nekrose (Exazerbation).

(Aggressive) Alkylantien sollen mit Natriumthiosulfat als Ersatznukleophil chemisch abreagieren. Dies trifft z.B. für Chlormethin, Mitomycin C, evtl. Estramustin zu, wobei die handelsübliche Thiosulfatlösung jedoch nicht unverdünnt zum Einsatz kommen darf. Je 5–6 ml einer 1/6- oder 1/3-molaren Lösung werden durch den noch liegenden Zugang periläsional s.c. injiziert. Nach mehreren Stunden soll die s.c. Gabe wiederholt werden.

Natriumhydrogencarbonat inaktiviert Carmustin chemisch (pH-Wert). Bei Anthrazyklinen wird der Zuckerrest durch den alkalischen pH des $NaHCO_3$ abgespalten. Im Gewebe verbleibt der Anthrazenrest und stellt einen möglichen Grund für Spätschädigungen dar. Zur Vermeidung „iatrogener" Gewebsnekrosen muss die handelsübliche 8,4 %ige Lösung verdünnt werden. Es sollte nur eine zweimalig auf das doppelte Volumen verdünnte Lösung zum Einsatz kommen (2,1 %ige Lösung resp. Verdünnung 1 : 4). Es muss in jedem Fall eine Nachbehandlung mit DMSO erfolgen. Durch eine folgende Gabe von DMSO soll der Anthrazenrest in das Gefäßsystem „geschleppt" werden. Man nutzt zum einen die Eigenschaft des Penetrationsbeschleunigers DMSO, zum anderen werden die von Anthrazyklinen gebildeten, gewebsschädigenden Radikale von DMSO abgefangen (Radikalfängerfunktion, s.o.).

Alopezie

Die Häufigkeit der kompletten Alopezie ist abhängig von dem verwendeten Medikament (Tab. VII), der Dosis, der Halbwertszeit, der Dauer der Anwendung und der Kombination verschiedener Medikamente. Die Alopezie ist meist reversibel. Das Haarwachstum beginnt wenige Wochen nach Ende der chemotherapeutischen Behandlung und ist nach 6–12 Monaten meist komplett. Eine irreversible Alopezie wird meist im Rahmen einer Hochdosischemotherapie mit Carboplatin und Thiotepa beobachtet.

Zur Prophylaxe der Alopezie (Tab. VIII) wurden verschiedene Apparaturen zur Hypothermie der Kopfhaut entwickelt, dann aber auf Grund von Berichten über Hautmetastasen in den gekühlten Bereichen von der Food and Drug Administration (FDA) verboten. Die Kontroverse über Nutzen und Risiko der Methode bleibt bestehen. Andere Methoden der Verhinderung der Alopezie oder eines rascheren Nachwachsens der Haare wurden ebenfalls untersucht: topisches Minoxidil verkürzt nur die Dauer der Alopezie, verhindert sie aber nicht; kein Effekt ließ sich durch topisches 1,25-Dihydroxyvitamin D3 oder Antioxidantien nachweisen.

Weitere kutane Nebenwirkungen

Eine Vielzahl von teilweise typischen Hautreaktionen wird als Nebenwirkung der verschiedenen antineoplastisch wirksamen Substanzen beobachtet und ist summarisch in Tabelle IX dargestellt.

Literatur

1 DeVita Jr VT, Hellman S, Rosenberg SA (2004) Cancer: Principles and Practice of Oncology. Lippincott Williams & Wilkins; 7th ed.

2 Chabner BA, Longo DL (2005) Cancer Chemotherapy and Biotherapy: Principles and Practice. Lippincott Williams and Wilkins; 4th ed.

3 Loos WJ, de Jongh FE, Sparreboom A et al (2006) Evaluation of an alternate dosing strategy for cisplatin in patients with extreme body surface area values. J Clin Oncol 24(10): 1499–1506

4 Capelli D, Santini G, De Souza C et al (2000) Amifostine can reduce mucosal damage after high-dose melphalan conditioning for peripheral blood progenitor cellautotransplant: a retrospective study. Br J Haematol, Vol 110: 300

5 Spielberger R, Stiff P, Bensinger W et al (2004) Palifermin for oral mucositis after intensive therapy for hematologic cancers. N Engl J Med 351(25): 2590–2598

6 Kalay N, Basar E, Ozdogru I et al (2006) Protective effects of carvedilol against anthracycline-induced cardiomyopathy. J Am Coll Cardiol 48: 2258–2262

7 Tricot G, Alberts DS, Johnson C et al (1996) Safety of autotransplants with high-dose melphalan in renal failure: a pharmacokinetic and toxicity study. Clin Cancer Res 2(6): 947–52

8 Badros A, Barlogie B, Siegel E et al (2001) Results of autologous stem cell transplant in multiple myeloma patients with renal failure. Br J Haematol 114(4): 822–829

9. Crom WR, Pratt CB, Green AA et al (1984) The effect of prior cisplatin therapy on the pharmacokinetics of high-dose methotrexate. J Clin Oncol 2(6): 655–661
10. Marx GM, Blake GM, Galani E et al (2004) Evaluation of the Cockroft-Gault, Jelliffe and Wright formulae in estimating renal function in elderly cancer patients. Ann Oncol 15: 291–295
11. Argenta LC, Manders EK (1983) Mitomycin C extravasation injuries. Cancer 51: 1080–1082
12. Barr RD, Sertic J (1981) Soft-tissue necrosis induced by extravasated cancer chemotherapeutic agents: a study of active intervention. Br J Cancer 44: 267–269
13. Barth J, Bildat S (2000) Empfehlungen zur Behandlung von Paravasaten mit Vinorelbin. Krankenhauspharmazie 21(12): 622–624
14. Barth J (2000) Zytostatikaherstellung in der Apotheke. Deutscher Apotheker Verlag Stuttgart, ISBN 3-7692-2656-9 (Grundwerk)
15. Bertelli G, Gozza GB et al (1995) Topical dimethylsulfoxide for the prevention of soft tissue injury after extravasation of vesicant cytotoxic drugs – a prospective clinical study. J Clin Oncol 13(11): 2851–2855
16. Dorr RT, Bool KL (1995) Antidote studies of vinorelbine-induced skin ulceration in the mouse. Cancer Chemotherapy and Pharmacology 36: 290–292
17. Dorr RT, Solble MJ, Liddil JD et al (1986) Mitomycin C skin toxicity in mice: reduced ulceration and altered pharmacokinetics with topal dimethyl sulfoxide. J Clin Oncol 4: 1399–1404
18. Harwood K, Gonin R (1994) Short term versus long term cooling after doxorubicin extravasation: An Eastern Cooperative Oncology Group (ECOG) study. Proc Am Soc Clin Oncol 3: 447
19. Larson DL (1982) Treatment of tissue extravasation by antitumor agent. Cancer 49: 1796–1799
20. Loth RS (1986) Minimal surgical debridement for the treatment of chemotherapeutic agent-induced skin extravasation. Cancer Treat Rep 70: 401–404
21. Olver IN, Aisner J, Hament A et al (1988) A prospective study of topical dimethyl sulfoxide for treating anthracycline extravasation. J Clin Oncol 11: 1732–1735
22. Reilly JJ, Neifeld JP, Rosenberg SA (1977) Clinical course and management of accidental adriamycin extravasation. Cancer 40: 2053–2056
23. Schneider MS, Distelhorst CW (1989) Chemotherapy-induced emergencies. Seminars in Oncology 16: 572–578
24. Shlebak AA, Clark PI, Green JA (1995) Hypersensitivity and cross reactivity to cisplatin and analogues. Cancer Chemother Pharmacol 35: 349–351
25. Tournigand C, Maindrault-Goebel F, Louvet C et al (1998) Severe anaphylactic reactions to oxaliplatin. Eur J Cancer 34: 1297–1298
26. Larzillière I, Brandissou S, Breton P et al (1999) Anaphylactic reaction to oxaliplatin: A case report. Am J Gastroenterol 94: 3387–3388
27. Médioni J, Coulon MA, Morere JF et al (1999) Anaphylaxis after oxaliplatin. Ann Oncol 10: 610 (letter)
28. Desrame J, Broustet H, Darodes de Tailly P et al (1999) Oxaliplatin-induced hemolytic anaemia. Lancet 354: 1179–1180
29. Earle CC, Chen WY, Ryan DP et al (2001) Oxaliplatin-induced Evan's syndrome. Br J Cancer 84: 441 (letter)
30. Misset JL (1998) Oxaliplatin in practice. Br J Cancer 77: 4–7 (suppl 4)
31. Cleare MJ, Hughes EG, Jacob B et al (1976) Immediate (type I) allergic responses to platinum compounds. Clin Allergy 6: 183–195
32. Goldberg A, Confino-Cohen R, Fishman A et al (1996) A modified, prolonged desensitization protocol in carboplatin allergy. J Allergy Clin Immunol 98: 841–843
33. Gammon D, Bhargava P, McCormick MJ (2004) Hypersensitivity reactions to oxaliplatin and the application of a desensitization protocol. Oncologist 9(5): 546–549
34. Garufi C, Cristaudo A, Vanni B et al (2003) Skin testing and hypersensitivity reactions to oxaliplatin. Ann Onc 14(3): 497–498
35. Meyer L, Zuberbier T, Worm M et al (2002) Hypersensitivity reactions to oxaliplatin: cross-reactivity to carboplatin and the introduction of a desensitization schedule. J Clin Oncol 20: 1146–1147
36. Mis L, Fernando NH, Hurwitz HI et al (2005) Successful Desensitization to Oxaliplatin. Ann Pharmacother 39(5): 966–969
37. Castells M (2006) Rapid desensitization for hypersensitivity reactions to chemotherapy agents. Curr Opin Allergy Clin Immunol 6: 271–277
38. Macduff C, Mackenzie T, Hutcheon A et al (2003) The effectiveness of scalp cooling in preventing alopecia for patients receiving epirubicin and docetaxel. Eur J Cancer Care 12, 154–161
39. Christodoulou C, Klouvas G, Efstathiou E et al (2002) Effectiveness of the MSC cold cap system in the prevention of chemotherapy-induced alopecia. Oncology 62: 97–102
40. Ridderheim M, Bjurberg M, Gustavsson A (2003) Scalp hypothermia to prevent chemotherapy-induced alopecia is effective and safe: A pilot study of a new digitized scalp-cooling system used in 74 patients. Support Care Cancer 11: 371–377
41. Ron G, Kalmus Y, Kalmus Z et al (1997) Scalp cooling in the prevention of alopecia in patients receiving depilating chemotherapy. Support Care Cancer 5(2): 136–138
42. Protière C, Evans K, Camerlo J et al (2002) Efficacy and tolerance of a scalp-cooling system for prevention of hair loss and the experience of breast cancer patients treated by adjuvant chemotherapy. Support Care Cancer 10: 529–537
43. Duvic M, Lemak NA, Valero V et al (1996) A randomized trial of minoxidil in chemotherapy-induced alopecia. J Am Acad Dermatol 35(1): 74–8
44. Rodriguez R, Machiavelli M, Leone B et al (1994) Minoxidil (Mx) as a prophylaxis of doxorubicin-induced alopecia. Ann Oncol 5: 769–770
45. Susser WS, Whitaker-Worth DL, Grant-Kels JM (1999) Mucocutaneous reactions to chemotherapy. J Am Academy Dermatol 40(3): 367–398
46. Payne AS, James WD, Weiss RB (2006) Dermatologic toxicity of chemotherapeutic agents. Semin Oncol 33: 86–97

P. Feyer,
M. Steingräber

Unerwünschte Wirkungen im Behandlungskonzept der Strahlentherapie

Strahlentherapie (RTX) im Behandlungskonzept maligner Tumoren

Die Strahlentherapie zählt neben der Operation und systemischen Therapie zu den drei Hauptsäulen der Tumortherapie (Abb. 1). Derzeit erhält jeder zweite Tumorpatient im Verlauf seiner Erkrankung eine Strahlentherapie. Die Indikation zur Strahlentherapie wird bestimmt von tumorspezifischen (zytogenetische Tumorart, Tumorstadium und Ausbreitungsmuster) sowie patientenabhängigen (Alter, Allgemeinzustand, Komorbiditäten) Faktoren. Im multimodalen Behandlungskonzept wird die Strahlentherapie in der Kombination mit Operation und systemischer Therapie angewandt.

Die Strahlentherapie unterscheidet sich im Konzept nach der erreichbaren Zielstellung in kurative und palliative Strategien. In Abhängigkeit von der Strahlensensibilität wird sie als alleiniges Verfahren oder als multimodale Strategie mit anderen Verfahren neoadjuvant, simultan oder adjuvant eingesetzt.

Durch die Strahlentherapie werden unmittelbar oder später unerwünschte Wirkungen im Normalgewebe ausgelöst. Deshalb gehören zum Behandlungskonzept eine Prophylaxe und/oder alle Möglichkeiten zur Verringerung von Akut- und Spättoxizitäten. Dies gelingt mit modernen Methoden der Bestrahlungsplanung und -techniken sowie durch multimodale Verfahren der Supportivtherapie. Die immer besseren, selektiven und spezifischen Techniken der Strahlentherapie werden durch multimodale Supportivverfahren flankiert. Komplementär wirksame Supportivstandards werden regelhaft von der Planung über die strahlentherapeutische Behandlung bis in die Nachsorge einbezogen.

Trotz aller Fortschritte sind unerwünschte Strahlenwirkungen in der Akut- und Spätphase nicht vollständig zu vermeiden. In einer kurativen Behandlungssituation werden die komplette Vernichtung des Tumors und die Heilung angestrebt. Dabei ist meist eine radikale, aggressive Therapie notwendig. Im kurativen Behandlungskonzept müssen temporäre, reversible Akuttoxizitäten eingeplant werden. Auch Spättoxizitäten werden kalkuliert und erfordern größte Aufmerksamkeit, um die Lebensqualität in der gewonnenen Lebenszeit nicht zu verschlechtern.

Bei ungünstiger Tumorprognose werden palliative Therapiestrategien angewandt. Die Verbesserung der Lebensqualität der Tumorpatienten steht im Vordergrund palliativer strahlentherapeutischer Maßnahmen. Die Zielsetzung ist eine Verbesserung der Lebensqualität durch Linderung tumorbedingter Symptome bzw. akut vital bedrohlicher Komplikationen. Die akuten Nebenwirkungen sollten in einer palliativen Situation unbedingt vermieden werden.

Wirkprinzipien der Strahlentherapie

Erwünschte Wirkungen

Die Strahlentherapie beruht auf einer Dosis-Wirkungs-Beziehung, die unter bestmöglicher Schonung von gesunden Geweben auf die Tumorzellvernichtung ausgerichtet ist. Dabei ist eine Strahlenbelastung von gesundem Gewebe nicht vollständig zu vermeiden. Das „bestrahlte Volumen" ist größer als das

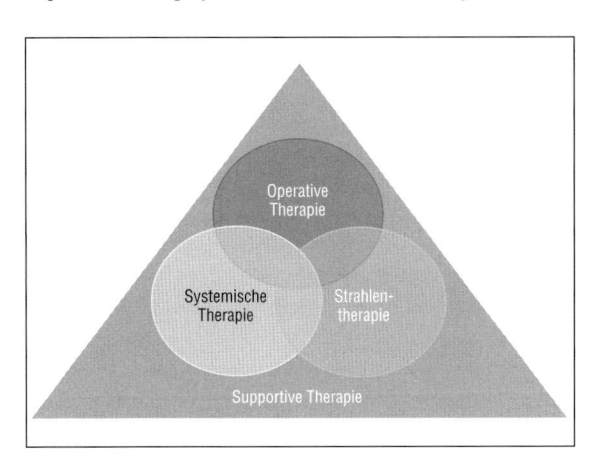

Abbildung 1. Strahlentherapie als Teilkomponente onkologischer Therapie.

"Planungszielvolumen" und dieses wiederum größer als das "Tumorvolumen". Damit werden risikoadaptierte Normalgewebseffekte kalkulierte Folgen einer Strahlentherapie. Diese Berechenbarkeit potenzieller lokoregionärer Schädigungen gehört zur individuellen Optimierung der Strahlentherapie. Der physikalisch-technische Fortschritt der Radioonkologie sowie neue wissenschaftliche Erkenntnisse in der Onkologie führen zu weiteren Verbesserungen der Überlebenszeiten mit besseren Tumorkontrollraten, so dass auch späte Nebenwirkungen erlebt werden. Die Entwicklungen gestatten es, mit computergestützten Planungs- und Bestrahlungstechniken hohe Dosen auf kleinste Volumina präzise zu applizieren und noch besser funktionell organerhaltende Therapieergebnisse zu erzielen. Damit hat sich auch das Spektrum bisheriger "konventioneller" Nebenwirkungen in der Strahlentherapie verändert.

> Die Haut als Eintrittsstelle der ionisierenden Strahlen stellt nicht mehr das am meisten belastete, dosislimitierende Organ dar. Limitierende Toleranzgrenzen werden auf tiefer liegende Organe des Bestrahlungsfeldes verlagert, wie z.B. Lunge, Herz oder Rückenmark.

Kombinationsbehandlungen in multimodalen Protokollen wirken zusammen mit zytotoxischen Substanzen oder Biologicals auf Nebenwirkungen potenzierend. Die auf Organfunktionen bezogene Spättoxizität spielt eine größere Rolle. In diesem Zusammenhang sind auch endogen (Infektionen, Diabetes, Fettsucht) und exogen (Rauchen, Alkohol) negative Modulationsfaktoren der Strahlentoleranz und ihre unerwünschten Wirkungen bedeutsam und müssen berücksichtigt werden. Die organbezogene Prophylaxe und Therapie strahlenbedingter und besonders im multimodalen Konzept auftretender Nebenwirkungen setzt eine interdisziplinäre Zusammenarbeit von Spezialisten voraus (Abb. 2).

Unerwünschte Strahlenwirkungen

Die Toxizität einer Strahlentherapie wird vom bestrahlten Gewebetyp, dem durchstrahlten Volumen, der applizierten Dosis und der örtlichen und zeitlichen Dosisverteilung beeinflusst. Der lokalisierte Tumor ist das Zielgewebe für die erwünschte Strahlenwirkung. Beeinflusst werden aber auch alle Normalgewebe, die im "bestrahlten Volumen" liegen. Im Rahmen unerwünschter Strahlenreaktionen werden frühe (akute) Nebenwirkungen von späten (chronischen) Strahlenfolgen unterschieden. Sie unterscheiden sich im Pathomechanismus der Organschädigung, der Persistenz sowie im klinischen Verlauf.
Akute Strahlenwirkungen treten definitionsgemäß innerhalb von 90 Tagen (12 Wochen nach RTX) auf. Sie werden unmittelbar während der RTX und im Zeitlimit danach beobachtet. Sie sind in der Regel reversibel. Eine Einflussnahme ist noch während der Therapie möglich. Die akute Strahlenreaktion eines Gewebes ist neben der Strahlendosis von der Prolife-

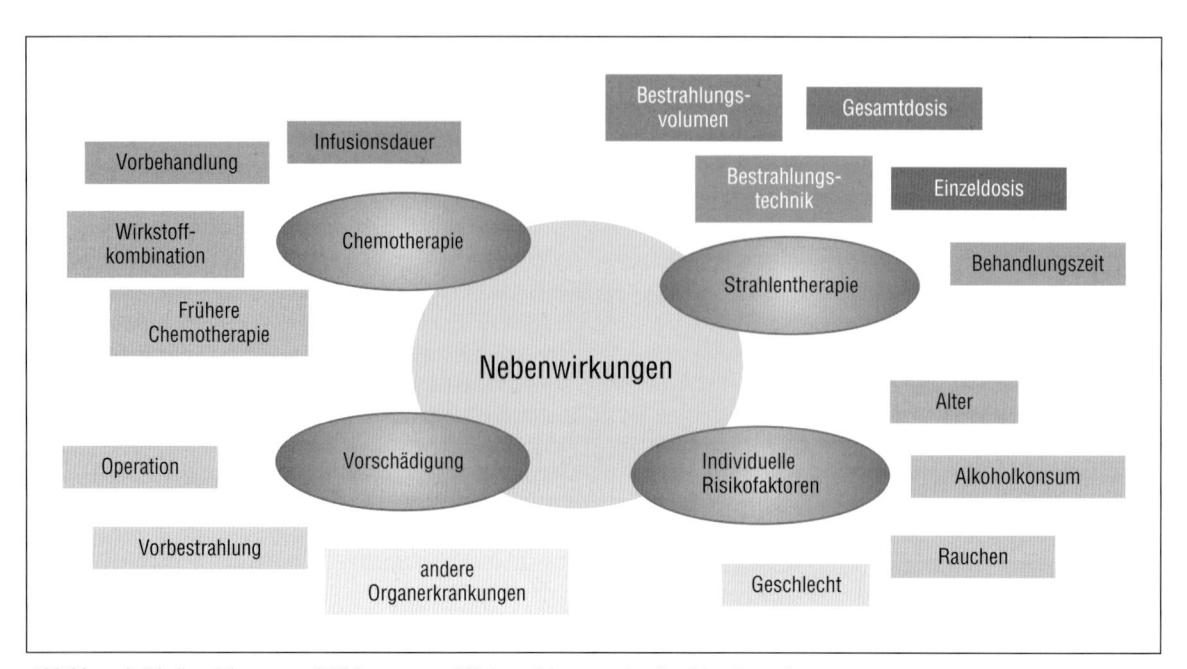

Abbildung 2. Einflussfaktoren auf Wirkungen und Nebenwirkungen der Strahlentherapie.

rationsgeschwindigkeit und dem Differenzierungsgrad der Gewebe abhängig. Die Zellneubildung wird durch den Strahleninsult beeinträchtigt und führt damit zu einer Abnahme der regenerativen Zellzahl. Klinische Auswirkungen treten nach Unterschreiten einer kritischen Zellzahl auf, die für die Struktur und den Funktionszustand des Organs erforderlich ist. Die klinischen Symptome manifestieren sich in typischer Weise nach einer organ- und dosisspezifischen Latenzzeit. Zu den unmittelbar (akut) auf den Strahleninsult reagierenden Geweben/Organen zählen das Knochenmark, die Keimdrüsen, alle Schleimhäute und die Haut. Über die Zellreaktion hinaus werden Mediatoren freigesetzt, wie proinflammatorische Zytokine, Botenstoffe, die klinische Zeichen einer Entzündung bewirken. Sie charakterisieren unter Beteiligung des Gefäßsystems die frühen akuten Nebenwirkungen der Strahlentherapie.

Konsekutive Spätfolgen (*consequential late effects*) gehen pathogenetisch aus den Folgen einer persistierenden akuten Nebenwirkung hervor und bestehen *per definitionem* über 90 Tage hinaus. Schweregrad und Dauer der Akutreaktion nehmen auch Einfluss auf die Manifestation chronischer Veränderungen. Sie manifestieren sich als reaktive Fibrosen oder Nekrosen, begünstigt durch spezielle mechanische oder chemische Organbelastungen, wie sie an der Haut und den Schleimhäuten (Gastrointestinaltrakt und Harnblase) vorkommen. Diese konsekutiven Spätfolgen nehmen strahlenbiologisch und zeitlich eine Zwischenstellung zwischen akuten und späten Strahlenfolgen ein.

Späte Strahlenfolgen werden definiert als unerwünschte Nebenwirkungen, die ab 12 Wochen nach RTX auftreten. Sie sind pathophysiologisch Folge einer Schädigung der langsam proliferierenden Zellen in Organsystemen. Ihre Ursachen sind multifaktoriell. Beteiligt sind – neben Parenchymzellen des betroffenen Organs – Zellen des Bindegewebes und der Gefäße. Späte radiogene Normalgewebsreaktionen sind irreversibel und limitieren die Strahlendosis. Spätreaktionen sind von der individuellen Strahlentoleranz des bestrahlten Gewebes abhängig.

> Da chronische Strahlenfolgen als irreversibel gelten, beeinflussen sie die Lebensqualität der Patienten erheblich und können die Prognose bestimmen.

Prophylaktische und therapeutische Möglichkeiten zur Verminderung von Nebenwirkungen

Die Prophylaxe von chronischen, irreversiblen Nebenwirkungen der Strahlentherapie ist gleichzeitig der einzige kausale Therapieansatz. In der Therapieplanung werden die Grenzen möglicher Dosiskompromisse ermittelt. Ist eine Risikominimierung bezüglich vital bedrohlicher Spättoxizitäten nicht möglich, müssen Dosiskorrekturen und ggf. Kompromisse in der kurativen Zielstellung eingegangen werden.

Die Therapie akuter, nicht vermeidbarer Strahlenfolgen orientiert sich an der Symptomatik und beinhaltet die Therapie von Entzündungsreaktionen und assoziierten Schmerzen, die Verhinderung von Infektionen und die Anwendung von spezifischen Wachstumsfaktoren, sofern indiziert. Zur Therapie chronischer Strahleneffekte wird eine Verbesserung der Durchblutung und Sauerstoffversorgung angestrebt. Hier findet die hyperbare Oxygenierung Anwendung.

Durch eine subtile Bestrahlungsplanung mit optimaler Bildgebung, ermöglicht durch moderne Techniken mit Einschluss einer reproduzierbaren und sicheren Bestrahlungslagerung, können Toxizitäten minimiert werden. Durch Dosismodifikation (alternative Fraktionierungen) und kombinierte Radio-/Chemotherapie ist eine Verringerung der späten Toxizität möglich.

Eine Prophylaxe auf biochemischer Ebene ist durch Modifikation des Pathomechanismus der Strahlenreaktion (z.B. durch Zytokine wie G-CSF, KGF) oder eine Radioprotektion (z.B. Amifostin) möglich.

Patientenabhängige Risikofaktoren (Alter, Vorschädigungen, Komorbiditäten, Infektionen) müssen berücksichtigt werden und eine Verstärkung der Toxizitäten durch Kombinationstherapien einkalkuliert werden. Bekannt ist eine Verringerung der Toleranzdosen durch kombinierte Radiochemotherapien an schnell repopulierenden Geweben.

Prophylaxe und Therapie ausgewählter systemischer Nebenwirkungen

Nausea und Emesis

Nausea und Emesis sind belastende Nebenwirkungen der Tumortherapie. Nausea und Emesis werden auch heute noch nach aktuellen erhobenen Daten von den Patienten als die am meisten belastende Nebenwirkung der Therapie angegeben [1]. Eine anhaltende Emesis führt zu psychischen Problemen,

Angst und Isolation, Mangelernährung, Dehydrierung und letztlich zum Kräfteverfall mit weiteren Komplikationen. Emesis beeinflusst nicht nur die Lebensqualität, sondern schränkt auch die Behandlung ein und kann zum Therapieabbruch führen. Eine effektive Prophylaxe und Therapie der Emesis ist deshalb Voraussetzung für ein modernes onkologisches Therapiekonzept, das mit diesen Nebenwirkungen verbunden ist. Dazu zählen sowohl systemische Therapieansätze als auch spezielle Formen der Strahlentherapie.

Pathophysiologie der akuten Emesis

In der Pathophysiologie der Emesis kommt dem Serotonin eine Schlüsselrolle zu. Durch Strahlen- und Chemotherapie wird eine Serotoninfreisetzung aus den enterochromaffinen Zellen der Mukosa des Gastrointestinaltrakts provoziert. Serotonin tritt in Interaktion mit den $5HT_3$-Rezeptoren der vagalen afferenten Neuronen und der so genannten Chemorezeptortriggerzone (CTZ). Es kann auch eine direkte Stimulierung der CTZ durch Strahlenwirkung z.B. bei Bestrahlung der hinteren Schädelgrube erfolgen. In einer Kaskade weiterer Reaktionen wird letztendlich Erbrechen ausgelöst.

Es gibt drei Formen therapieinduzierter Nausea und Emesis: akut, verzögert und antizipatorisch. Die akute Form tritt innerhalb von 24 Stunden nach Therapie auf und wird zeitlich von der verzögerten Form (2.–4. Tag nach Therapie) abgegrenzt. Eine effiziente Antiemese in der Akutphase vermindert das Risiko einer verzögerten Emesis. Verzögerte Emesis wird nicht nur nach Chemotherapie sondern auch nach Strahlentherapie des Abdomens beobachtet. Der pathophysiologische Mechanismus ist nicht ganz geklärt.

Eine dritte Form der Emesis ist das antizipatorische Erbrechen. Es kommt bei den Patienten vor, die bereits ein therapiebedingtes Erbrechen erfahren haben [2, 3]. Dieses konditionierte Erbrechen stellt eine pathophysiologische Sonderform dar. Nach Strahlentherapie ist antizipatorisches Erbrechen selten [4].

Risikoabschätzung

Die Intensität der Emesis ist von einer Vielzahl von Faktoren abhängig. Zur Festlegung der Emesisprophylaxe ist eine genaue Bestimmung des individuellen Emesisrisikos erforderlich. Verschiedene Zytostatika und Bestrahlungsregime haben ein unterschiedliches emetogenes Potenzial.

Die Risikostratifizierung erfolgt unter Berücksichtigung der Emetogenität der Strahlen- und Chemotherapie. Das emetogene Potenzial der Strahlentherapie ist abhängig von der bestrahlten Lokalisation, der Einzeldosis, der Feldgröße und von Patientencharakteristika (Abb. 3 und Tab. I).

> Eine höhere Einzeldosis ist emetogener als niedrige Einzeldosen. Große Bestrahlungsfelder werden schlechter toleriert als kleine Felder. Eine Bestrahlung der Extremitäten ist in der Regel nicht mit Übelkeit oder Erbrechen verbunden, eine Bestrahlung im Abdomen führt häufiger zu Emesis.

Es werden 4 Risikogruppen definiert (Tabelle II).
Bei einer kombinierten Radiochemotherapie muss die Emetogenität der eingesetzten Substanz mit berücksichtigt werden und die antiemetische Prophylaxe richtet sich nach dem Therapieregime mit der höchsten emetogenen Stufe. Bei der Chemotherapie bestimmen die eingesetzten Substanzen und deren Dosis die Wahrscheinlichkeit des Erbrechens. Zytostatika werden nach ihrem emetogenen Potenzial in 4 Gruppen eingeteilt [5] (s. Kap. „Zytostatikainduziertes Erbrechen").
Zusätzlich muss das Risikoprofil des Patienten beachtet werden. So wurde beobachtet, dass verschiedene Patienten dieselbe Therapie unterschiedlich tolerieren.

Tabelle I. Definition des Emesisrisikos unter Strahlentherapie.

Risikodefinition		Beispiel für die Strahlentherapie
Hochrisikogruppe	> 90 % der Patienten	Ganzkörperbestrahlung
Moderates Risiko	30–90 %	oberes Abdomen
Geringes Risiko	10–30 %	unterer Thorax, Becken, Hirnschädel (Stereotaxie), kraniospinale Achse
Minimales Risiko	< 10 %	Kopf-Hals, Extremitäten, Hirnschädel, Mamma

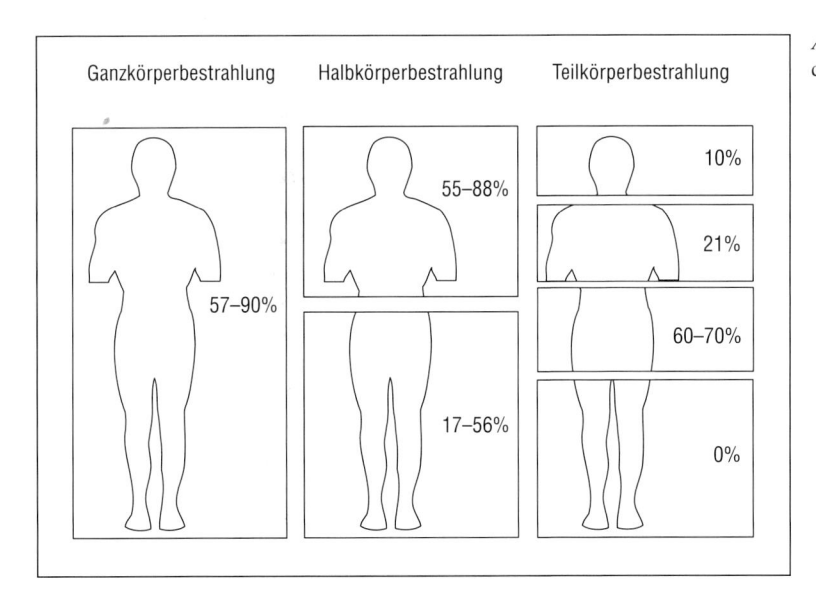

Abbildung 3. Emetogenität der Bestrahlungstherapie.

Ganzkörperbestrahlung: 57–90%
Halbkörperbestrahlung: 55–88%, 17–56%
Teilkörperbestrahlung: 10%, 21%, 60–70%, 0%

Insbesondere weibliches Geschlecht, jüngeres Alter, schlechter Allgemeinzustand und vorausgegangene Emesis sind ungünstige patientenseitige Risikofaktoren. Regelmäßiger Alkoholgenuss erhöht die Emesisschwelle.

Patienten- *und* therapiebezogene Risikofaktoren beeinflussen also die individuelle Risikokonstellation [4, 6] (Abb. 4).

Prophylaxe und Therapie der Emesis

Eine effektive Prophylaxe der akuten Emesis ist der Schlüssel für eine gute Toleranz der Strahlentherapie. Je wirksamer die akute Emesis beherrscht wird, desto geringer ausgeprägt sind das verzögerte und das antizipatorische Erbrechen.

Die Prophylaxe der Emesis gehört zum integralen Bestandteil der onkologischen Therapie.
Die individuelle antiemetische Therapie orientiert sich am Risikoprofil des Patienten und dem Behandlungsregime.
Die aktuellen Leitlinien der MASCC (www.mascc.org) empfehlen, für Strahlen- und Chemotherapien mit hohem und mäßigem emetogenen Potenzial eine prophylaktische Antiemese anzuwenden. In Situationen mit minimalem oder niedrigem Risiko ist hingegen ein therapeutischer Einsatz erst bei Auftreten von Symptomen erforderlich [6–9].
Die Tabellen III bis V führen die Empfehlungen der *Perugia Consensus Conference on Antiemetic Therapy* 2004 (Update 2005) auf. Als Antagonisten des $5HT_3$-Rezeptors sind Odansetron, Granisetron, Dolasetron, Tropisetron und Palonosetron verfügbar. Die $5HT_3$-Antagonisten der ersten Generation unterscheiden sich in Wirksamkeit oder Nebenwirkungsspektrum nicht wesentlich. Palonosetron ist ein neuer $5HT_3$-

Tabelle II. Risikofaktoren für Nausea und Emesis.

Risiko	Ausgewählte Substanzen
Hoch	i.v.: Cisplatin, Cyclophosphamid $\geq$ 1500 mg/m^2, p.o.: Procarbazin
Moderat	i.v.: Oxaliplatin, Cytarabin > 1000 mg/m^2, Carboplatin, Ifosfamid, Cyclophosphamid < 1500 mg/m^2, Doxorubicin, Epirubicin, Idarubicin, Irinotecan p.o.: Cyclophosphamid, Etoposid, Temozolomid, Vinorelbin, Imatinib
Niedrig	i.v.: Paclitaxel, Docetaxel, Mitoxantron, Topotecan, Etoposid, Pemetrexed, Methotrexat, Mitomycin, Gemcitabin, Cytarabin $\leq$ 100 mg/m^2, 5 FU, Cetuximab, Trastuzumab p.o.: Capecitabin
Minimal	i.v.: Bleomycin, Busulfan, Fludarabin, Vinblastin, Vincristin, Vinorelbin, p.o.: Chlorambucil, Hydroxyharnstoff, 6-Thioguanin, Methotrexat, Gefitinib

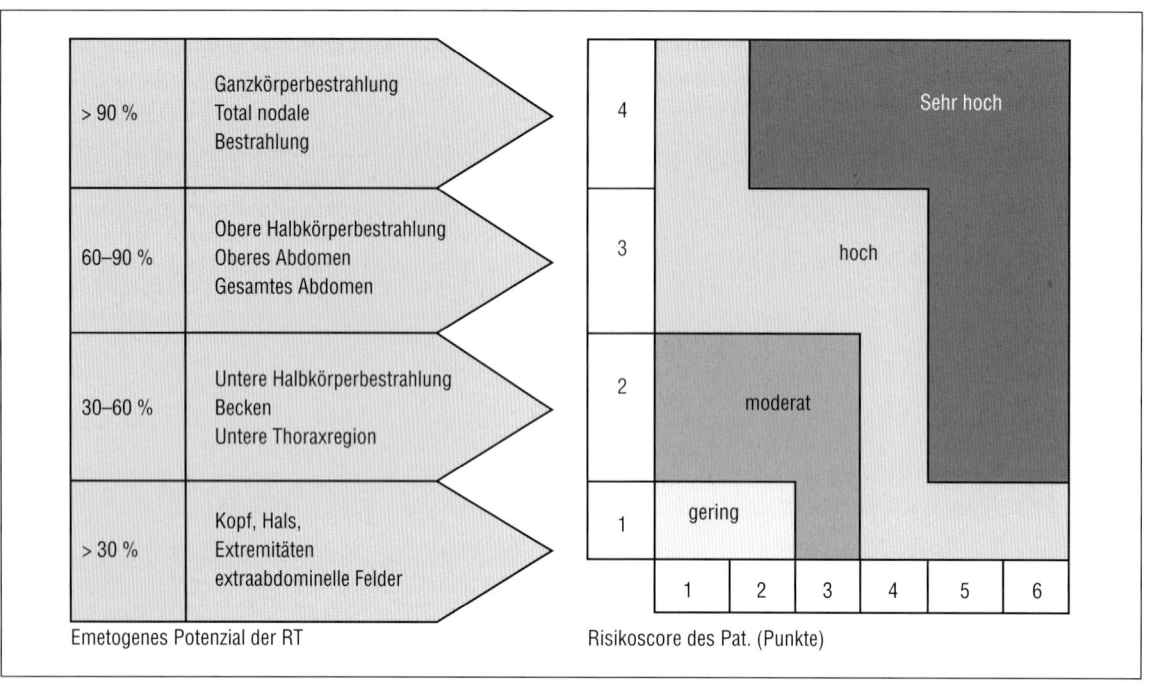

Abbildung 4. Risikostratifizierung des emetogenen Potenzials.

Rezeptorantagonist der zweiten Generation, der als i.v. Formula vorliegt und mit verbesserten Eigenschaften eine Differenzialtherapie des Erbrechens optimiert. Alle $5HT_3$-Rezeptorantagonisten der ersten Generation gewährleisten eine vergleichbare Wirksamkeit in einer oralen und intravenösen Applikation. Aprepitant potenziert als NK_1-Rezeptorantagonist in Kombination mit einem $5HT_3$-Antagonisten die Effektivität der antiemetischen Prophylaxe in der Akutphase und reduziert das verzögerte Erbrechen. Bei hochemetogener Chemotherapie sollte zusätzlich Dexamethason eingesetzt werden.

In Tabelle III sind die Empfehlungen für die Antiemese in der Strahlentherapie zusammengefasst. Empfehlungen für die Prophylaxe und Therapie der Nausea und Emesis unter Chemotherapie sind in Kapitel „Zytostatikainduziertes Erbrechen" dargestellt (s. dortige Tabelle IV). Tabelle IV und V zeigen die Dosierungsempfehlungen für $5HT_3$-Antagonisten bzw. Aprepitant und Dexamethason zur Antiemese.
Bei *antizipatorischem Erbrechen* stehen verhaltenstherapeutische Maßnahmen im Vordergrund der Behandlung, da es kaum medikamentös beeinflussbar ist. Kausal ist eine optimale Kontrolle von akuter

Tabelle III. Prophylaxe von Nausea und Emesis unter Strahlentherapie.

Risiko	Feldlokalisation	Medikamente	MASCC-Evidenz Konfidenzlevel/ Konsensuslevel	ASCO (*American Society of Clinical Oncology*)-Evidenz
Hoch	TBI	$5HT_3$-Prophylaxe + Dexamethason	hoch/hoch	II B
			moderat/hoch	II C
Moderat	Oberes Abdomen	$5HT_3$-Prophylaxe	hoch/hoch	II A
Gering	Unterer Thorax, Becken	$5HT_3$-Prophylaxe oder Rescue	moderat/hoch	III B
	Schädel (RTX, STX) Neuroachse		niedrig/hoch	IV D
Minimal	HNO, Extremitäten, Schädel, Mamma	Rescue mit Dopaminrezeptor- oder $5HT_3$-Antagonisten	niedrig/hoch	IV D

Tabelle IV. Dosierungsempfehlungen der 5HT$_3$-Antagonisten.

	i.v.	oral
Ondansetron	1 × 8 mg	2 × 8 mg
Granisetron	1 × 1 mg	1 × 2 mg
Tropisetron	1 × 5 mg	1 × 5 mg
Dolasetron	1 × 100 mg oder 1,8 mg/kg	1 × 100 mg
Palonosetron	1 × 0,25 mg	

und verzögerter Nausea und Emesis wichtig. Niedrig dosierte Benzodiazepine können zur Prävention verwandt werden [3].

Hämatopoetisches und immunologisches System

Das hämatopoetische und das immunologische System sind anatomisch und funktionell im Knochenmark miteinander assoziiert. Das myelopoetische System regeneriert Erythrozyten, Thrombozyten und phagozytäre Zellen als Bestandteile der unspezifischen Immunabwehr. Die spezifische Immunabwehr geht über das lymphatische System, das sich im gesamten Körper verteilt.
Eine Schädigung durch Strahlentherapie erfolgt primär lokal, so dass eine Kompensation aus nicht betroffenen Gebieten besser möglich ist als bei einer systemischen Therapie. Eine Ausnahme bilden kombinierte Radiochemotherapien und die Ganzkörperbestrahlung. Durch direkte Einwirkung der Strahlentherapie auf das Knochenmark kommt es zu Veränderungen des myelopoetischen Systems. Das Ausmaß der Neutropenie ist direkt abhängig vom Volumen des bestrahlten Markraumes. Die Schädigungen sind dosisabhängig. Eine Reproduktion im bestrahlten Knochenmark erfolgt bis ca. 40 Gy. Oberhalb dieser Dosis findet sich aufgrund des zerstörten Stromas ein nahezu zellfreies, „leeres" Knochenmark.

Eine Sonderform stellt die supraletale Ganzkörperbestrahlung dar. Diese Hochdosistherapie, die in Kombination mit Chemotherapie eine vollständige Vernichtung der Tumorzellen im hämatopoetischen oder lymphatischen System bei verschiedenen Leukämie- und Lymphomerkrankungen zum Ziel hat, erfordert als hochspezifische Supportivmaßnahme zum Ausgleich der Hämatotoxizität der Therapie eine Knochenmark- oder Stammzelltransplantation.

Leukopenie

Die Leukopenie nach myelotoxischer Therapie ist eine gefürchtete und bekannte Nebenwirkung. Sie ist:
– dosislimitierend
– zwingt zu Therapieunterbrechungen
– kostenintensiv
– potenziell lebensbedrohlich.

Klinisch problematisch sind Infektionen bei Leukopenie. Ursache der Infektionen ist die geschwächte Immunabwehr nach aggressiver Chemotherapie/Radiochemotherapie, durch die bakterielle, virale oder mykotische Superinfektionen ermöglicht werden. Bei Septikämien mit gramnegativen Bakterien steigt die Letalität der Patienten innerhalb von 24 Stunden exponentiell an, wenn die antibiotische Therapie verzögert wird. Diese muss deshalb nach dem ersten febrilen Ereignis kalkuliert begonnen werden. Die Wahl der Antibiotika für die Therapie richtet sich nach den üblichen Kriterien ihrer Indikation und Kontraindikation. Bei der Mehrzahl der Patienten tritt Fieber > 38,5°C auf, ohne dass Erreger im Blut nachgewiesen werden können. Zusätzlich zur Blutentnahme sollten Sputum, Stuhl und Urin auf Erreger untersucht werden.

Tabelle V. Dosierungsempfehlungen für Aprepitant und Dexamethason.

	Akute Emesis	Verzögerte Emesis
Dexamethason		
Hoch emetogene CTX	1 × 20 mg (12 mg bei Kombination mit NK$_1$-Antagonist)	2 × 8 mg über 3–4 d alternativ 2 × 8 mg über 2 d, dann 2 × 4 mg über 2 d
Moderat emetogene CTX	1 × 8 mg	1 × 8 (evtl. 4) mg über 2–3 d
Niedriges Risiko	ggf. 1 × 4–8 mg	–
NK$_1$-Rezeptorantagonist		
Aprepitant (Kombinationstherapie)	1 × 125 mg p.o.	1 × 80 mg für 2 d

> Ein Nichtansprechen auf die antibiotische Therapie lässt an eine Mischinfektion (Mykoplasmen, Chlamydien, Anaerobier, Legionellen, Viren, Pilze) denken. Resistenzentwicklung, fehlerhafte Resistenzbestimmung oder Nichtbeachtung pharmakokinetischer Eigenschaften können weitere Ursachen sein.

Die risikoadaptierte Prophylaxe und Therapie sollte gemäß den aktualisierten Guidelines (www.onkosupport.de) erfolgen.

Anämie

Die Anämie tritt im Gegensatz zur Leukopenie verzögert auf, was durch den langsameren Turnover der Erythrozyten von 100 Tagen bestimmt wird. Bei bereits bestehender Tumoranämie kann sich diese unter oder nach der Strahlentherapie verstärken und klinisch symptomatisch werden. Eine Anämie ist bedeutsam für die Leistungsfähigkeit und Lebensqualität der Patienten. Sie sollte bis auf einen Hb-Wert von 12 g/dl ausgeglichen werden.

Unter kurativer Therapie wird dem Hb-Wert eine prognostische Bedeutung für die lokale Kontrolle und das Überleben zugeschrieben. Dies ist durch strahlenbiologische Studien begründet und konnte in kleineren Studien beim HNO-Tumor und Zervixkarzinom nachgewiesen werden. Aus der Strahlenbiologie ist bekannt, dass dem Sauerstoff eine Schlüsselrolle für den Strahleneffekt und die Tumorzellvernichtung zukommt. Hypoxische Areale beinhalten strahlenresistente Zellen, die zum Therapieversagen führen. Insofern ist ein niedriger Sauerstoff-Partialdruck im Tumor ein ungünstiger prognostischer Faktor. Das ist insbesondere für HNO-Karzinome, Zervixkarzinome und Weichteilsarkome belegt. Es konnte weiterhin gezeigt werden, dass durch Transfusionen der Sauerstoff-Partialdruck im Tumor ansteigt. Somit scheint die Korrektur der Anämie eine prognostisch bedeutsame Therapie zu sein. Insgesamt ist die Datenlage zum Einfluss einer Anämie auf das Überleben allerdings widersprüchlich. Arbeiten von *Dunst* et al. zeigen, dass der Hb-Wert während CTX/RTX wichtiger ist als der Hb-Wert vor oder bei Therapiebeginn, und der Hb-Wert am Ende der RTX-Serie die stärkste prognostische Bedeutung für die lokale Kontrolle und das Überleben hat. Diese Daten sind strahlenbiologisch gut begründbar, müssen jedoch in weiteren Studien bestätigt werden. In einer Arbeit wurde ein negativer Effekt einer Erythropoetintherapie unter RTX bezüglich des Überlebens und der lokalen Tumorkontrolle gefunden. Diese Arbeit wird jedoch sehr kontrovers diskutiert. Hierzu und zu der Frage, ob der Hb-Wert ein eigenständiger prognostischer Faktor oder eher ein Marker für eine erhöhte Aggressivität des Tumors ist, siehe Kapitel zur Anämie in diesem Buch.

Die Therapie der Anämie kann mittels Transfusionen oder Erythropoetin erfolgen.

Transfusionen

Vorteil:
– rasche Anhebung des Hb, somit rascher Effekt

Nachteile:
– Immunologischer Stress
– Überleben der transfundierten Erythrozyten deutlich kürzer
– Relativ kurzzeitiger Effekt
– Risiko von Transfusionszwischenfällen
– Risiko der Kontamination
– Fe-Überladung bei gehäuften Transfusionen

Erythropoetin

Vorteile:
– Anhaltender Effekt
– Verbesserung der Lebensqualität
– Minimales Infektionsrisiko

Nachteile:
– Relativ hohe Kosten
– Verzögerter Eintritt des Effektes
– Ungeklärte Frage der Wachstumsbeeinflussung spezieller Tumoren mit EPO-Rezeptoren (siehe auch Kapitel zur Anämie)
– Die Guidelines der *"European Organization for Research on Treatment of Cancer"* (EORTC) zur Therapie der Anämie mit Erythropoetin (EPO) sind unter www.onkosupport.de detailliert ausgeführt (siehe auch Kapitel zur Anämie).

Fatigue

Fatigue ist ein multifaktoriell geprägtes Syndrom, das bei Tumorpatienten auftritt (Abb. 5). Die Trias Müdigkeit–Leistungsschwäche–Depression zählt zu den Hauptkriterien des Fatigue-Syndroms. Zwei Drittel aller Tumorpatienten leiden kontinuierlich oder intermittierend an Erschöpfung, Antriebslosigkeit, Verlust an Lebenskraft, Energiemangel und depressiver Stimmung. Der Zustand ist durch Phasen der Ruhe oder Erholung nicht zu beheben. Ein Viertel der Patienten beklagt zusätzlich kognitive Störungen wie Konzentrationsmangel und Denkleistungsstörungen.

> Fatigue ist untrennbar mit einer eingeschränkten persönlichen Lebensbewältigung verbunden. Fatigue wird von dem sozialen Umfeld unterschätzt. So ergibt sich für die Betroffenen und ihre Angehörigen eine Situation, welche die Lebensqualität des Patienten verschlechtert.

Stone et al. [10] zeigen in ihrer Follow-up-Studie eine Rangfolge der Faktoren auf, die zu einer Beeinträchtigung der Lebensqualität von Tumorpatienten führen. Dabei ist Fatigue mit 52 % führend.

Pathogenese

Die Pathogenese ist multifaktoriell und bisher noch nicht genau aufgeklärt [11]. Pathologische, physiologische und Umgebungsfaktoren spielen eine Rolle; es wird eine physische und eine psychosoziale Ebene unterschieden [12]. Der Klärung der Pathogenese ist eine Vielzahl aktueller Studien gewidmet.

Fatigue und Therapie

Das Fatigue-Syndrom besteht in individueller Ausprägung bereits nach der Tumordiagnose und vor Beginn der Therapie. Die Intensität wird durch die angewandte Therapie und die Erwartungshaltung beeinflusst (Tab. VI).

Fatigue und Chemotherapie

Bis zu 90 % der Patienten leiden unter der Chemotherapie unter Fatigue [14]. Fatigue tritt 3–10 Tage nach Chemotherapie auf [15]. Die Fatigue-Symptomatik kann Jahre nach Chemotherapie anhalten [16].

Fatigue und Operation (OP)

Postoperativ tritt eine Fatigue-Symptomatik bis 10 Tage nach OP auf. Die Intensität ist abhängig von der Art der OP. Patientinnen nach Mastektomie leiden z.B. mehr an Fatigue als Patientinnen nach brusterhaltender Operation [17].

Fatigue und Immuntherapie

Eine Immuntherapie kann eine deutliche Fatigue-Symptomatik auslösen [18].

Fatigue und Strahlentherapie

Mit der Dauer der Behandlung und den auftretenden Nebenwirkungen nimmt Fatigue unter Strahlentherapie zu. Der Karnofsky-Index ist relevant für die Ausprägung der Fatigue. Alter, Geschlecht und Tumorstadium scheinen dahingegen nicht relevant zu sein. Die Folgesymptomatik hält mehrere Monate, evtl. Jahre, nach Bestrahlung an. Die Lokalisation der Bestrahlungsfelder scheint der wesentliche thera-

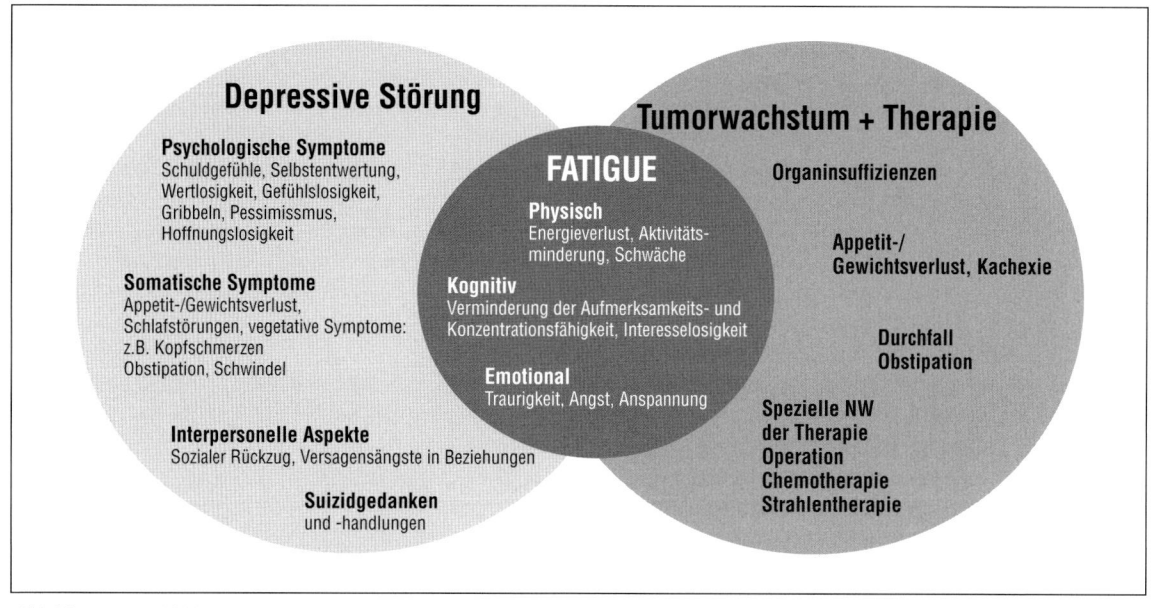

Abbildung 5. Multifaktorielle Genese des Fatigue-Syndroms – Interaktionen der Somatik mit psychosozialen Aspekten.

Tabelle VI. Schweregrade des Fatigue-Syndroms unter verschiedenen Therapien nach *Ludwig* (1999) [13].

Therapie	Fatigue-Score (0–5)
Radiotherapie	2,80
Hormontherapie	3,50
Chemotherapie + Hormontherapie	3,76
Chemotherapie + Radiotherapie	3,91
Radiotherapie + Hormontherapie	4,22
Chemotherapie	4,37
Chemo-, Radio- + Hormontherapie	4,70

piespezifische Parameter zu sein. Bestrahlungen im Bereich der Lunge, HNO und Becken scheinen mit einer stärkeren Fatigue-Symptomatik einherzugehen. Patienten mit ausgedehntem Karzinom und niedrigem Hb-Wert zeigen ebenfalls höhere Fatigue-Level [19]. Die Feldgröße, eine Kombinationstherapie sowie therapiebedingte Nebenwirkungen sind weitere anerkannte Risikofaktoren für Fatigue. Die Intensität von Fatigue während und nach der Therapie korreliert mit der Baseline-Fatigue vor RTX [20]. Patientinnen mit Mammakarzinom, welche keine Chemotherapie vor RTX erhielten, wiesen höhere Fatigue-Werte unter RTX auf als Patientinnen nach stattgehabter Chemotherapie. Diese Beobachtung lässt auf eine sehr subjektive Einschätzung der Fatigue sowie einen internen Shift im Empfinden von Fatigue in Abhängigkeit von der bisherigen Therapie zu [21].

Fatigue und Stress

Wesentliche Kofaktoren für anhaltende Fatigue nach Therapieabschluss sind Schmerzen und Stress [22].

Therapieoptionen

Die Therapie ist multimodal und beinhaltet neben der symptomatischen Therapie und Modifikation von Kofaktoren psychoonkologische und physiotherapeutische Ansätze [23, 24].

Grundlage für die Therapie ist die Anerkennung von Fatigue als Syndrom mit eigenständigem Krankheitswert. Bereits im Aufklärungsgespräch sollte der Hinweis auf Fatigue erfolgen. Andernfalls kann die Symptomatik als Zeichen eines Tumorprogresses fehlgedeutet werden und den emotionalen Stress verstärken.

Die Mehrzahl der Patienten wird nicht auf Fatigue als Symptom einer Tumorerkrankung und mögliche Therapien hingewiesen [25] (Tab. VII und VIII). Zunächst müssen Fatigue verstärkende Faktoren erkannt und minimiert werden. Symptome wie Anämie, Übelkeit, Schmerzen und Depression können medikamentös erfolgreich behandelt werden. Eine Behandlung der Anämie lindert die Ausprägung von Fatigue signifikant [26].

Lassen sich keine der o.g. Faktoren ausgleichen, so muss geklärt werden, auf welcher Ebene – der physikalischen, emotionalen, mentalen, kognitiven – die hauptsächlichen Beschwerden liegen. Für viele Patienten hat sich ein Aktivitätstagebuch bewährt, anhand dessen die Zeiten höherer Aktivität erkannt und der Tagesablauf entsprechend angepasst werden kann. Kleine erreichbare Ziele und Erfolge geben den Patienten ein positives Feedback und können die Symptomatik lindern. Ein gestörter Schlaf-Wach-Rhythmus kann Fatigue verstärken – die Förderung der Tagesaktivität ist für diese Patienten ein wichtiger Therapieansatz. In einer Vielzahl von klinischen Studien konnte der positive Effekt moderater sportlicher Betätigung wie aerobe Übungen, Walking u.a. nachgewiesen werden. Die höhere physische Aktivität führte zu geringerer Ausprägung des Fatigue-Syndroms, weniger emotionalem Stress und geringerer Schlaflosigkeit [2, 28, 29]. Die Sporttherapie kann in allen Tumorstadien angepasst erfolgen [30]. *Dimeo*

Tabelle VII. Feststellung behandelbarer Begleitfaktoren der Fatigue.

Behandelbare Begleitfaktoren
– Schmerzen
– Emotionaler Distress
– Schlafstörungen
– Anämie

– Ernährungsstatus
  – Gewicht/Kalorienzufuhr
  – Flüssigkeits- oder Elektrolytimbalancen:
    Natrium, Kalium, Calcium, Magnesium

– Aktivitätslevel
  – Veränderungen der Belastung oder des Aktivitätsmusters
  – Dekonditionierung

– Komorbiditäten
  – Infektionen
  – Kardiale Dysfunktionen
  – Pulmonale Dysfunktionen
  – Renale Dysfunktionen
  – Hepatische Dysfunktionen
  – Neurologische Dysfunktionen
  – Endokrine Dysfunktionen
  – Hypothyreose

– Komedikation überprüfen

Tabelle VIII. Therapieempfehlungen bei Fatigue des „National Comprehensive Cancer Network" (NCCN; www.nccn.org), 2005 (modifiziert).

Allgemeine Strategien zum Fatigue-Management	Nicht-pharmakologische Ansätze	Pharmakologische Ansätze
– Energie sparen – Prioritäten setzen – Tempo prüfen – Delegieren – Planbare Aktivitäten zu Zeiten der höchsten Energie – Arbeitsparende Vorrichtungen – Verlagerung nicht-notwendiger Aktivitäten – Keine Unterbrechungen des Nachtschlafes – Strukturierte Tagesroutine – Nur eine Aktivität zu einem Zeitpunkt – Entspannung, z. B. Spiele, Musik, Lesen, soziale Integration	– Aktivitätserhöhung – Bestimmung des optimalen Aktivitätslevels – Aufstellung eines Übungsprogramms – Physiotherapie- und Rehabilitationsmaßnahmen – Wiederherstellungsstrategie Ernährungsberatung – Schlaftherapie – Schlafhygiene und/oder Hypnose – Familiäre Interaktionen – Psychosoziale Interventionen – Stressmanagement – Entspannung – Support-Gruppen	– Erwägung von Psychostimulantien nach Ausschluss aller anderen möglichen Ursachen von Fatigue – Erwägung von Methylphenidat Antidepressiva Steroiden

et al. konnten zeigen, dass sich durch körperliches Training die Fatigue-Symptomatik, die Behandlungszeit und Komplikationsrate senken lassen [31]. Unterstützend können Entspannungstechniken wie die progressive Muskelrelaxation, autogenes Training u.a. sinnvoll sein. Alternative Therapien wie Yoga, Massagen, Akupunktur u.a. werden berichtet, ihr Stellenwert muss evaluiert werden [32–34].

Eine zugrunde liegende Störung der Krankheitsverarbeitung oder ein ungelöstes, durch die Krankheit verschärftes Konfliktgeschehen bedarf der ärztlichen und psychotherapeutischen Begleitung. Es hat sich als hilfreich erwiesen, die Angehörigen in die Therapie einzubeziehen. Ist eine Besserung der Symptomatik durch o.g. Therapieansätze nicht erfolgreich, müssen pharmakologische Therapieansätze geprüft werden [35]. Komplexe intensive Rehabilitationsmaßnahmen zeigen eine positive Wirkung auf Fatigue [36] und können zu einer rascheren beruflichen Wiedereingliederung führen.

Zusammenfassend ist Fatigue ein individuelles, komplexes und multidimensionales Syndrom, welches die Lebensqualität in den Phasen der Tumorerkrankung belastet. Die Pathogenese ist multifaktoriell. Ein Teil der beteiligten Komponenten wie Anämie, Depression, Schmerzen, Stress u.a. sind anerkannt und korrigierbar. Die Therapie ist individuell symptomorientiert und fordert eine Verbesserung der Lebensqualität. Da die verschiedenen Komponenten des Fatigue-Syndroms auch unabhängig voneinander existieren bzw. dominieren, ist die Definition als „Syndrom" nicht konsistent. Ungeachtet dessen sollten die Komponenten des Syndroms frühzeitig erkannt werden, so dass die Lebensqualität durch Behandlung verbessert wird.

Prophylaxe und Therapie der Mukositis

Pathophysiologie

Der Mukositis liegt ein komplexer Pathomechanismus zugrunde. Während bisher eine direkte zytotoxische Schädigung der Mukosa angenommen wurde, wird heute postuliert, dass die Schädigung bereits früher, auf Ebene des Gefäß-Bindegewebe-Systems erfolgt (Tab. IX). Durch die Freisetzung von Zytokinen wird in einer Kaskade von Prozessen die Schleimhaut geschädigt.

Eine Mukositis ist eine häufige und dosislimitierende Nebenwirkung der Strahlentherapie. Eine Reihe von Risikofaktoren bestimmt die Mukositis (Tab. X).

Einteilung der Mukositis

Der Grad der Mukositis ist abhängig von therapiebedingten und patientenbedingten Faktoren. Bei einer

Tabelle IX. Phasen der Mukositis nach *Sonis* et al. [37]

Initiierung
Hochregulierung und Generierung von Messenger-Signalen
Signalisierung und Amplifikation
Ulzeration und Inflammation
Wundheilung

Tabelle X. Risikofaktoren für die Ausbildung der Mukositis.

Therapiebezogene Risikofaktoren
Einzeldosis
Gesamtdosis
Akzelerierte RTX
Kombinierte Radiochemotherapie
Feldlokalisation
Patientenbezogene Risikofaktoren
Nebenerkrankungen: z.B. HIV-Infektion, Ataxia teleangiectasia, CED

kurativen Radiotherapie im HNO-Bereich mit Dosen von > 50 Gy ist bei mehr als 30–50 % der Patienten mit einer Mukositis Grad 3–4 zu rechnen. Eine akzelerierte Strahlentherapie oder Kombination mit Chemotherapie lässt eine Mukositisrate Grad 3–4 von mehr als 60–70 % erwarten. Patienten mit HIV oder chronisch-entzündlichen Darmerkrankungen, ebenso Patienten mit genetisch prädeterminierter erhöhter Strahlensensibilität werden als Risikopatienten für eine Mukositis eingeschätzt.

Lokalisation und Klinik

Die Mukositis Grad 3–4 ist mit starken Schmerzen, Funktionsstörungen und nachfolgenden Komplikationen wie Mangelernährung, Flüssigkeits- und Elektrolytverlust verbunden. Eine Superinfektion verstärkt die Symptomatik und kann bei neutropenischen Patienten zu einer letalen Komplikation werden. Bei Ösophagitis und Stomatitis schränken die Patienten die Nahrungsaufnahme deutlich ein.
Durch Superinfektion ist eine verzögerte Abheilung der Mukositis zu erwarten. Die Stomatitis/Ösophagitis wird verstärkt durch kombinierte Radiochemotherapie und ist für die Patienten akut sehr belastend. Eine Sicherstellung der Ernährung durch prätherapeutische Anlage einer perkutanen endoskopischen Gastrostomie (PEG) oder parenterale Ernährung sowie eine ausreichende symptomatische und analgetische Therapie mit topischen oder systemischen Analgetika bis hin zu Opiaten sind unverzichtbar und müssen frühzeitig eingeleitet werden.

Die radiogene Gastritis kann sich mit epigastrischen Schmerzen und weiteren Symptomen wie bei akuter Gastritis äußern. Die Patienten sind durch eine Einschränkung der Nahrungsaufnahme aber auch das Risiko akuter Blutungen gefährdet.

Die radiogene Enteritis resultiert in einer unter Umständen schwer beherrschbaren Diarrhoe mit Malabsorption, Flüssigkeitsverlust, Elektrolytverlust und vitaler Bedrohung. Die Enteritis ist bei kombinierter Radiochemotherapie mit 5-Fluorouracil (5-FU) verstärkt und dosislimitierend.

Belastendes Symptom der radiogenen Proktitis ist schmerzhafter Stuhldrang, ggf. mit Schleim- oder Blutauflagerungen. Eine Proktitis wird bei hoch dosierter Strahlen- oder Strahlen-Chemotherapie der Prostata, des Rektums bzw. des Analkarzinoms regelmäßig beobachtet.

Prophylaxe und Therapie

> Die Mukositis beeinträchtigt die Lebensqualität der Patienten und deren Compliance erheblich und kann durch Therapiepausen oder Therapieabbrüche das kurative Ziel der Therapie gefährden.

Im Ergebnis einer persistierenden schweren Mukositis besteht das Risiko einer erhöhten Spättoxizität durch die sogenannten *„consequential late effects"* (Tab. XI). Deshalb ist besonders die Prophylaxe der Mukositis ein wesentlicher Aspekt der Therapieplanung. Die Prophylaxe der Mukositis erfolgt durch eine individuelle konformale Bestrahlungsplanung und eine medikamentöse Prophylaxe.

Bestrahlungsplanung und Bestrahlung

Optimale Bildgebung

Durch exakte Erfassung der Tumorausdehnung mittels moderner Bildgebung sowie klinischer Erfassung der Tumorausdehnung, z.B. mittels Panendoskopie bei HNO-Tumoren oder Narkoseuntersuchung bei gynäkologischen Tumoren, kann das Bestrahlungsvolumen korrekt festgelegt und eine unnötige Einbeziehung gesunder Strukturen in das *„Planning Target"*-Volumen (PTV) vermieden werden. Die genaue Definition des Zielvolumens ist eine grundlegende Voraussetzung der modernen Strahlentherapie. Die sogenannte *„Image guided"*-Strahlentherapie wird mit zunehmender Etablierung von Positronen-Emissions-Tomographie (PET) und PET-CT an Bedeutung gewinnen.

Bestrahlungsplanung

Die Größe der Bestrahlungsfelder und die Toxizität der Bestrahlung werden nicht unwesentlich durch die adjuvante Bestrahlung der Lymphabflusswege bestimmt. Die Einbeziehung der Lymphabflussregionen sollte stadiengerecht festgelegt werden. In weiterführenden Studien wird geklärt, wie ausgedehnt der Lymphabfluss bei kurativer Zielsetzung in das PTV einbezogen werden muss.

Eine Rezidivanalyse beim Rektumkarzinom zeigte z.B., dass eine Feldverkürzung von kranial bis auf LWK 5 – Os sacrum sowie seitlich bis an die Linea terminalis vertretbar ist [38]. Die Problematik der sog. adjuvanten Lymphabflussbestrahlung ist ebenso beim Prostata-, Mamma- und insbesondere Bronchialkarzinom in Diskussion.

> Die individuelle Bestrahlungsplanung gestattet eine optimale Anpassung der Bestrahlungsfelder an das zu bestrahlende Zielvolumen. Mittels *„Multi-Leaf"*-Kollimatoren (MLC) und individueller Satelliten kann die Mukosa geschützt werden, ohne Dosiskompromisse am Tumorgewebe zuzulassen. Durch moderne Planungssysteme ist eine Dosishomogenisierung und Vermeidung von Dosisüberhöhungen in der Schleimhaut möglich.

Bestrahlung

Diesem Ziel dienen auch Abstandshalter wie eine Distanzierungs-Zahnschiene oder der Mundkeil. Bei Bestrahlung im HNO-Bereich kann eine Sekundärelektronenstrahlung, ausgehend von Zahnkronen, deutliche Überdosierungen im Bereich der Wangenschleimhaut mit Ulzerationen verursachen. Durch Distanzierung der Wangenschleimhaut von den Zahnkronen wird das Abstands-Quadrat-Gesetz der Strahlenphysik ausgenutzt und eine Dosisreduzierung an der gesunden Mundschleimhaut ermöglicht. Voraussetzung für eine effektive Distanzierung ist eine Dicke der Schutzschiene von 3 mm. Mundkeile distanzieren die Zunge vom harten Gaumen und führen zur Schonung der Schleimhaut durch Verlagerung aus dem RTX-Feld.

Die Schonung von Dünndarmmukosa wird bei Beckenbestrahlung durch eine Lagerung in Bauchlage im so genannten Bellyboard ermöglicht. Dünndarmschlingen können sich nach ventral und kranial – außerhalb des Bestrahlungfeldes – verlagern und eine Schonung dieser Risikostrukturen erreicht werden. Bei sehr schlanken Patienten und bei fixierten Dünndarmschlingen ist der Effekt jedoch minimal. In einigen Kliniken erfolgt eine intraoperative Verlagerung des Dünndarms aus dem kleinen Becken, um eine Minimierung der Dosisbelastung durch Reduktion des bestrahlten Darmanteils zu erreichen.

Bestrahlungstechniken

Die IMRT gestattet eine hochkonformale Formung der Bestrahlungsenergie und -felder sowie Anpassung an das zu bestrahlende Zielvolumen unter Schonung der Risikostrukturen. Erfahrungen liegen insbesondere zur kurativen Strahlentherapie des Pro-

Tabelle XI. Mukositis-Prophylaxe während der Bestrahlungsplanung.

Maßnahme	Effekt
Optimale Bildgebung	Minimierung des Zielvolumens
Individuelle Computertomographie(CT)-gestützte 3-D-Planung	Schonung von Risikostrukturen
Stadienadaptierte Zielvolumenkonzepte	Minimierung des Zielvolumens
Distanzierungs-Zahnschienen von 2–3 mm Stärke	Minimierung der Dosis an der Mukosa
Belly board	Verlagerung von Dünndarmschlingen aus dem Bestrahlungsfeld
Mundkeil	Verlagerung von Mukosa aus dem Bestrahlungsfeld
Intensitätsmodulierte Strahlentherapie (IMRT)	Schonung von Risikostrukturen
Neoadjuvante Therapie	Verkleinerung des Zielvolumens

statakarzinoms sowie der postoperativen Strahlentherapie im HNO-Bereich vor.

Auch bei der Protonentherapie wird durch eine spezielle Bestrahlungstechnik eine Energiefreisetzung unmittelbar im Tumor ermöglicht. Das umgebende Normalgewebe wird fast vollständig geschont. Bisher ist diese Bestrahlungsmethode aber noch als experimentell anzusehen, da umfangreichere Studiendaten noch fehlen. Derzeit zugelassene Indikationen für diese Spezialtechnik sind Schädelbasisprozesse, Chordome und Augentumoren.

Bei großen Tumorvolumina können ausgedehnte Schleimhautareale im Bestrahlungsfeld gelegen sein. Um eine Tumorverkleinerung und Minimierung der Belastung der Risikostrukturen zu erreichen, kann eine neoadjuvante Therapie sinnvoll sein. Dies findet Anwendung bei Tumoren im HNO-Bereich oder Bronchialkarzinomen. Dieses Konzept wird auch beim Prostatakarzinom angewandt, um Spättoxizitäten am Rektum zu vermindern. Anhand der individuellen 3-D-gestützten RTX-Planung kann die Dosisbelastung des Rektums abgeschätzt werden. Eine Belastung über die Toleranzdosen hinaus wird meist durch ein großes Volumen der Prostata (Volumen über 60 cm^3) verursacht. Das ist mit einem hohen Risiko von Spättoxizitäten verbunden. Bei diesen Patienten kann durch eine antihormonelle Therapie über 3–6 Monate eine Volumenreduzierung der Prostata, Verkleinerung der RTX-Felder und somit Schonung der Rektumwand erreicht werden.

Medikamentöse Prophylaxe

Orale Mukositis

Die Schädigung im HNO- oder Mund-Kiefer-Bereich ist häufig eine kombinierte Schädigung bei multimodaler Therapie und in Anbetracht der besonderen Patientenpopulation (meist HNO-Tumoren) mit u.U. gestörter Compliance, mangelnder Mundhygiene usw. problematisch. Die Schädigung ist für die Patienten nach der Tumortherapie deutlich limitierend, beeinträchtigt die Lebensqualität durch gestörte Nahrungsaufnahme, chronische Entzündungen, Xerostomie, Trismus, mangelnden Prothesensitz, Dysgeusie usw. erheblich und kann z.B. bei Ulzerationen oder Kiefernekrosen vital bedrohlich werden. Deshalb wird vor kurativer Strahlentherapie mit Dosen über 60 Gy oder Radiochemotherapie im Kopf-Hals-Bereich die prophylaktische Anlage einer PEG empfohlen. Eine dringende Indikation der prophylaktischen PEG-Anlage sehen wir bei einem relevanten Gewichtsverlust bereits vor Therapiebeginn.

Grötz et al. [39] haben Empfehlungen für die Prophylaxe und Therapie vor, während und nach Strahlentherapie ausgearbeitet.

> Vor Beginn der Strahlentherapie ist eine gründliche Zahnsanierung zwingend notwendig mit Entfernung aller nicht erhaltungswürdigen Zähne (fortgeschrittene Karies, Schlupfwinkelinfektion u.ä.) und gründlicher Sanierung der verbleibenden Bezahnung mit Entfernung aller Beläge, konservierender Therapie und Glättung von scharfen Kanten. Vorbestehende Epitheldefekte und scharfe Knochenkanten sollten chirurgisch saniert werden.

Dabei sollten bei der Erstellung des Extraktionsplanes sowohl das individuelle Risikoprofil als auch das Bestrahlungsvolumen und die Möglichkeiten der späteren prothetischen Versorgung berücksichtigt werden. Auch die Fluoridierung mittels Schiene (10 min täglich mit Fluorid-Gel) oder Fluorid-Lösungen sollte bereits vor Beginn der Bestrahlung einsetzen. Während der Strahlentherapie ist die Intensivierung der Mundhygiene ein wesentlicher Faktor zum Schutz der Zähne. Reinigung und Spülung sowie intensive Fluoridierung sollten dem Patienten regelmäßig nahegelegt werden. Zahnärztliche Maßnahmen mit Gewebeläsion sind unbedingt zu vermeiden, die Fluoridierung mittels Schiene sollte fortgeführt werden; sie kann bei Schmerzhaftigkeit durch Mukosaläsionen kurzfristig ausgesetzt werden. Eine dickere Schiene (Schleimhautretraktor) sollte bei Vorhandensein ausgedehnter Metallfüllungen im Feld während der Bestrahlung getragen werden, um die Dosisüberhöhung durch Streustrahlung des Metalls zu reduzieren. Zur Vermeidung einer Prothesendruckstelle, die als Epitheldefekt eine Bestrahlungspause erzwingt, gilt unter der Bestrahlung eine strenge Prothesenkarenz.

Nach der Strahlentherapie sollte die Fluoridapplikation fortgeführt werden. Die Prothesenkarenz sollte bei überwiegend tegumental getragenen Prothesen weitere 3–6 Monate beibehalten werden. Engmaschige klinische Kontrollen durch den Zahnarzt oder Kieferchirurgen sind wesentlicher Bestandteil der langfristigen Betreuung. Ein besonderes Augenmerk gilt der sprach- und kaufunktionellen Rehabilitation. Extraktionen und andere Operationen (z.B. PE bei onkologischer Nachsorge) am bestrahlten Kiefer müssen unter besonderen Kautelen vorgenommen werden (perioperative, systemische antiinfektive Prophylaxe; atraumatische Zahnentfernung; Abtragen scharfer Knochenkanten; primär plastische Schleimhautdeckung auch bei kleinen Defekten).

Die Einhaltung dieser Kautelen hat besondere Bedeutung auch für die im § 30 des SGB V als Ausnahmeindikation definierte Implantatversorgung zur kaufunktionellen Wiederherstellung.

Die therapeutischen Maßnahmen bei Detektion der Strahlenkaries richten sich nach dem Schweregrad. Bei umschriebenen Veränderungen Grad I ist eine Füllungstherapie möglich, bei mehreren Läsionen an einem Zahnhals oder zusätzlichem kariösem Befall an Inzisal- oder Höckerkanten sollte eine Überkronung oder – bei Therapieresistenz der Karies – die Extraktion erfolgen (Kautelen s.o.). Frühe Schmelzveränderungen sollten eine Intensivierung von Mundhygiene und Fluoridierung zur Folge haben. Bei Grad-II-Läsionen sollte nach gründlicher Entfernung allen kariösen Materials die Überkronung erfolgen. Ist das Pulpenkavum eröffnet, sollte zur Vermeidung einer Osteoradionekrose die Extraktion erfolgen, nur selten kann eine Wurzelfüllung sinnvoll sein. Bei Grad-III-Läsionen ist die Extraktion Therapie der Wahl. Bei Zähnen mit Veränderungen Grad IV ist die operative Entfernung unter Miterfassung von Granulationsgewebe und avitalem periradikulärem Knochen notwendig; bei ausgedehnten Kieferkammdefekten (Molarenverlust) kann eine Abheilung nur durch plastische Deckung des Defektes erreicht werden.

Xerostomie

Empfohlene Maßnahmen zur Prophylaxe sind die Stimulation des Speichelflusses durch zuckerfreie, nicht kariogene Bonbons, Kaugummi sowie viel Flüssigkeitszufuhr. Bei Auftreten der Mundtrockenheit werden Bonbons und Kaugummi jedoch nur noch schlecht toleriert. Durch häufiges Mundspülen wird der zunehmend zähe Speichel entfernt und die Hygiene im Mund erleichtert. Hierzu gibt es jedoch keine systematischen Untersuchungen. Aufgrund der widersprüchlichen Angaben zur Wirksamkeit und der nicht abschließend geklärten Frage einer möglichen tumorprotektiven Wirkung des Amifostin sollte diese Substanz nur innerhalb von Studien angewendet werden. In mehreren Studien konnte eine Reduzierung der Xerostomie bei moderat dosierter Radiotherapie oder Radiochemotherapie beschrieben werden. Relativ häufig traten jedoch Nebenwirkungen auf.

Die prophylaktische Gabe von Cumarin/Troxerutin zeigt eine Reduktion der Xerostomie [40], Pilocarpin kann bei chronischer Xerostomie unter Berücksichtigung der Kontraindikationen empfohlen werden, wenn eine Restfunktion der Speicheldrüsen vorliegt [41]. Die IMRT zeigt eine relevante Prophylaxe der Xerostomie, wenn ein Ausschluss der Speicheldrüsen aus dem Planungszielvolumen möglich ist [42]. Bei manifester Xerostomie ist die häufige Mundspülung mit Tee oder Wasser dringend zu empfehlen. Speichelersatzmittel auf Zellulosebasis können einen negativen Effekt auf Restzähne haben [43] und sollten möglichst nur bei Patienten ohne eigene Zähne eingesetzt werden. Am ehesten eignen sich mucin- oder lysozymhaltige Mittel. Es gibt mehrere Fallberichte über Behandlungserfolge mittels hyperbarer Sauerstoffbehandlung, insbesondere wenn noch eine Restfunktion der Drüse besteht.

Medikamentöse Prophylaxe – Guidelines

Durch die medikamentöse Prophylaxe wird eine Beeinflussung des Pathomechanismus der Mukositis angestrebt. Dieses ist sowohl bei der primär frühen Schädigung als auch sekundär bei Superinfektion untersucht.

Die *Multinational Association for Supportive Care in Cancer* hat 2003 Guidelines für die Prophylaxe und Therapie der Mukositis ausgearbeitet (www.mascc.org). Die Mehrzahl der Studien enthielt Daten zur oralen Mukositis, weniger Angaben lagen zur gastrointestinalen Mukositis vor.

Zur Prophylaxe der radiogenen oralen Mukositis werden empfohlen:

Basis-Mundpflege: Aus der Literatur lässt sich keine Evidenz der Bedeutung der Basis-Mundpflege ableiten, wobei auch nicht klar definiert wird, was diese beinhaltet. Das Panel betont, dass diese nicht systematisch evaluiert wurde. An der Notwendigkeit der subtilen Mundpflege unter Therapie kann kein Zweifel bestehen, insbesondere im Hinblick auf die Kariesprophylaxe und Minimierung der Folgewirkungen wie Gingivitis usw.

Mundpflege-Protokolle und Patientenanleitung: In 3 randomisierten Studien wurde eine Reduzierung der Mukositis durch professionell angeleitete Mundpflege beschrieben, lediglich in einer Studie fand sich kein Vorteil.

Benzydamin: Benzydamin wird topisch angewandt, zeigt einen antiinflammatorischen, analgetischen und antimikrobiellen Effekt. Randomisierte kontrollierte klinische Studien belegen eine Reduzierung der Frequenz und Intensität der Ulzerationen und Schmerzen bei radiogener Mukositis.

Zytokine

Durch die Prophylaxe mit dem keratinozytären Wachstumsfaktor wird eine Stimulation der Mukosa-Stammzellen bereits vor der manifesten Schleimhautschädigung angestrebt. In einer großen randomisierten Phase-III-Studie bei Hochrisikopatienten (Hochdosischemotherapie mit Ganzkörperbestrahlung und Stammzelltransplantation) konnte eine signifikante Verringerung der Grad-3–4-Mukositis erreicht werden [44].

Granulocyte/macrophage colony-stimulating factor (GM-CSF)
GM-CSF stimuliert neben der Hämatopoese die Mukosa und Fibroblasten. Die Daten zum GM-CSF sind widersprüchlich. Die subkutane Applikation scheint keine prophylaktische Wirkung zu erreichen, während einige kleinere Untersuchungen einen Vorteil von GM-CSF-Mundspülungen berichten [45–49]. GM-CSF kann für die Prophylaxe der Mukositis nicht empfohlen werden.

Sanierung der Mundflora
Durch eine Sanierung der Mundflora mittels antibakterieller, antimykotischer oder antiviraler Substanzen soll eine Superinfektion und Verstärkung der Mukositis verhindert werden. Ein signifikanter Vorteil konnte für Benzydamin-Mundspülungen unter konventioneller Strahlentherapie für den HNO-Bereich mit moderaten Dosen gezeigt werden [50]. In einer kleinen randomisierten Studie wird ein Vorteil für Povidon-Jod berichtet [51]. Die weiteren vorliegenden Arbeiten haben jedoch keinen Vorteil für einen prophylaktischen Einsatz weiterer getesteter antibakterieller, antimykotischer oder antiviraler Substanzen gezeigt [52–55].

Amifostin
Die Daten zur Schleimhautprophylaxe mit Amifostin sind widersprüchlich. Der Nutzen wird durch eine relativ hohe Nebenwirkungsrate minimiert. Anhand der Datenlage kann nur eine Empfehlung für die Ösophagitisprophylaxe unter Radiochemotherapie des nicht-kleinzelligen Bronchialkarzinoms ausgesprochen werden [56–59]. Für eine Amifostinprophylaxe unter alleiniger Strahlentherapie liegen keine Daten vor, insbesondere ist keine Aussage über die Langzeit-Tumorkontrolle unter Amifostin zu treffen (tumorprotektive Wirkung?).

Weitere Substanzen
Hydrolytische Enzyme haben in einer randomisierten Studie an 100 Patienten eine prophylaktische Wirkung gezeigt. Diese muss in weiteren Studien bestätigt werden [60]. Interessante Ansätze sind relativ kostenneutrale Substanzen wie Zinksulfat [61] oder Aloe vera [62]. Auch die vorliegenden Studien zum Glutamin sind widersprüchlich und nicht überzeugend [63]. Eine prophylaktische Wirkung von Immunglobulinen konnte nicht nachgewiesen werden. Immunglobuline bewirken jedoch eine schnellere Abheilung der Mukositis [64]. Sucralfat-Mundspülungen zeigten in mehreren Studien keine prophylaktische Wirkung [65–68].

Gastrointestinaltrakt

MASCC-Guidelines zur Prophylaxe und Therapie der radiogenen gastrointestinalen Mukositis:
– Sulfasalazin (Prophylaxe): Die Gabe von 2 x 500 mg Sulfasalazin p.o. minimiert die Inzidenz und Schwere der radiogenen Enteritis.
– Amifostin (Prophylaxe) wird für die Prophylaxe der Ösophagitis unter Radiochemotherapie empfohlen
– Sucralfat-Einläufe (Therapie) werden zur Therapie der chronischen radiogenen Proktitis bei Patienten mit rektalen Blutungen empfohlen.

Ösophagus
Die akute Ösophagitis ist eine häufige und nicht selten auch dosislimitierende unerwünschte Wirkung bei Strahlen- oder Strahlenchemotherapie im Thoraxbereich. Chronische Nebenwirkungen treten selten auf.
Therapeutisch stehen die Sicherung der Ernährung (siehe Kapitel „Ernährung bei Krebspatienten") und die symptomatische Linderung der Beschwerden im Vordergrund. Eine Besserung der Dysphagie wird mit topischen und systemischen Schmerzmitteln erreicht. Protonenpumpenhemmer können die Symptome einer Refluxösophagitis lindern. Bei Ösophagusspasmus können Kalzium-Antagonisten eingesetzt werden.
Bei späten chronischen Nebenwirkungen steht nach Ausschluss eines Tumorrezidivs die Sicherung der Ernährung durch endoskopische Dilatation, Stentimplantation oder PEG im Vordergrund, die zumindest in retrospektiven Studien beschrieben sind. Zur Vermeidung einer frühen Restenosierung nach Bougierung können Kortikoide lokal injiziert werden.

Magen
Eine medikamentöse Prophylaxe der radiogenen Gastritis kann nach bisheriger Datenlage nicht empfohlen werden. Die Therapie beinhaltet die ausreichende parenterale Nahrungszufuhr sowie die symptomatische Therapie und Gabe von Antazida, Sucralfat, H2-Rezeptorenblockern oder Protonenpumpenhemmern. Die chronische radiogene Gastritis sollte differenzialdiagnostisch von anderen Formen der chronischen Gastritis abgegrenzt werden, da bei Letzteren kausale Therapien (Eradikationsbehandlung, ansonsten Protonenpumpenhemmer oder Sucralfat) zur Verfügung stehen. Bei rein radiogener Gastritis steht eine fettarme Diät im Vordergrund. Im Falle von Ulzerationen sollten Protonenpumpenhemmer eingesetzt werden. Bei schwerwiegenden, konservativ nicht beherrschbaren Nebenwirkungen kommen chirurgische Verfahren zur Anwendung.

Dünndarm

Bei radiogener Enteritis wird eine fettarme, glutaminreiche Diät, ggf. mit Zusatz von Vitamin-E-Präparaten, empfohlen. Die Therapie der Enteritis ist symptomatisch mit Spasmolytika, Anticholinergika und Opiatderivaten. Eine Besserung der Symptomatik kann weiterhin mit Kohletabletten, Cholestyramin sowie einer Reduktion der Ballaststoffe und des Fettgehaltes der Ernährung erreicht werden. Die chronische radiogene Enteritis oberer Darmabschnitte imponiert vor allem durch Stuhlunregelmäßigkeiten, zum Teil schmerzhafte Darmkrämpfe und eine persistierende Malabsorption. Rezidivierende Diarrhoen oder Subileuszustände, Übelkeit und Erbrechen können die Folge sein. Patienten mit einer chronischen radiogenen Schädigung des Enddarmes zeigen zumeist schleimige und oft auch blutige Durchfälle – gelegentlich können Obstipationen, abdominelle Krämpfe, Schmerzen und Stuhldrang sowie eine Störung der Stuhlkontrolle bis hin zum Ileus dominieren.

Höhergradige Stenosen, Ileus und ausgeprägte Blutungen werden chirurgisch saniert (protektive Kolostomie, ggf. komplette Resektion des betroffenen Abschnittes).

Rektum

Der Stellenwert der Prophylaxe der radiogenen Proktitis mit Misoprostol-Supp. muss in weiteren Studien bestätigt werden. Die akute Proktitis kann topisch mit Butyraten (80 mmol/l, 80 ml Supp./Tag) therapiert werden. Die Behandlung der späten radiogenen Schäden des Rektums ist eine interdisziplinäre Aufgabe und kann vor allem bei isolierten teleangiektatischen Veränderungen mit endoskopischen Verödungen (Laser, Argon-Plasma-Beamer [69, 70], Kryotherapie, 4 %iges Formaldehyd [71, 72] bzw. 10 %iges Silbernitrat, Dibunol 1–10 %) oder der lokalen Instillation von essenziellen Fettsäuren beginnen (2 × 40 ml 40 mmol/l) [73]. Bei Therapieversagen kommen lokale antiphlogistische Behandlungen und Einläufe mit Sucralfat (2 × 2 g in 20 ml Wasser Supp./Tag), Sodium-Pentosanpolysulfat oder Metronidazol mit Cortison [74] in Frage, wobei durch klinische oder endoskopische Kontrollen Komplikationen dieser Therapien ausgeschlossen werden sollten. Topische nicht-steroidale Antiphlogistika (NSAID) (Mesalazin 2 × 500 mg/Tag; 5-ASA 1 g/100 ml tägl.) zeigten sich in der Behandlung der ulzerativen Proktitis effektiv, ohne dass gezielt radiogene Proktitiden behandelt wurden. Beim Versagen der lokalen Behandlung und der medikamentösen Therapie sollte vor größeren chirurgischen Eingriffen ein Versuch mit der hyperbaren Sauerstofftherapie vorgenommen werden, da retrospektive Erhebungen einen ca. 50 %igen Effekt erwarten lassen [75].

Symptomatische Stenosen des endoskopisch erreichbaren Darmes können dilatiert, höhergradige Stenosen, Ileus oder ausgeprägte Blutungen chirurgisch saniert werden (protektive Kolostomie, ggf. komplette Resektion des betroffenen Abschnittes).

In Tabelle XII sind Empfehlungen für die Prophylaxe der radiogenen Mukositis, modifiziert nach *Multinational Association of Supportive Care in Cancer/International Society for Oral Oncology* (MASCC/ISOO), zusammengefasst.

> Mukositis kann durch mangelnde Nahrungsaufnahme bedrohlich werden. Deshalb wird vor kurativer Strahlentherapie mit Dosen über 60 Gy oder Radiochemotherapie im Kopf-Hals-Bereich die prophylaktische Anlage einer PEG empfohlen. Eine dringende Indikation der prophylaktischen PEG-Anlage sehen wir bei einem relevanten Gewichtsverlust bereits vor Therapiebeginn.

Prophylaxe und Therapie sonstiger organbezogener Nebenwirkungen

Haut

Akutreaktionen

Schwere akute Hautreaktionen sind durch den Einsatz moderner Bestrahlungsgeräte und Techniken weit seltener als vor ca. 20 Jahren. Die Intensität wird bestimmt durch die Dosisbelastung an der Haut. Diese kann durch hochenergetische Photonen und eine Mehrfeldertechnik auf unter 30 % der Tumordosis minimiert werden. Bei RTX der Mammae oder im HNO-Bereich sind erhöhte Hauttoxizitäten aufgrund der Lage der Zielvolumina möglich. Das Risiko kann durch eine simultane CTX verstärkt werden. Ein besonderes Phänomen ist die „Recall"-Dermatitis" – eine kräftige Hautreaktion im RTX-Feld unter CTX nach abgeschlossener RTX. Diese Hautreaktion wird insbesondere nach anthrazyklin- oder taxanhaltiger CTX berichtet und kann die Intensität der akuten Dermatitis unter RTX übersteigen. Aufgrund des Intervalls zur RTX wird nicht immer an eine „Recall"-Reaktion gedacht und u.U. ein inflammatorisches Rezidiv in Betracht gezogen. Der Strahlentherapeut sollte deshalb diese Reaktionen mit beurteilen.

Das Erythemrisiko ist abhängig von verschiedenen Parametern (Tab. XIII).

Tabelle XII. Prophylaxe der radiogenen Mukositis.

Substanz/Methode	Indikation	Evidenzlevel/Grad nach *Rubenstein* et al. [83]
Mundpflegeprotokolle	Prophylaxe	III B
Substanzen		
Palifermin	Prophylaxe der Mukositis unter Hochdosischemotherapie mit Ganzkörperbestrahlung und Stammzelltransplantation	I A
Benzydamin	Prophylaxe der radiogenen Stomatitis	II B
Amifostin	Prophylaxe der Ösophagitis unter Radiochemotherapie	III C
Sulfasalazin	Prophylaxe der radiogenen Enteritis	II B
Andere Therapien/Techniken:		
Lasertherapie	Mukositis unter Hochdosischemotherapie oder Radiochemotherapie	II B
3-dimensionale Planung der Strahlentherapie	Minimierung der Mukositis unter RTX	II B

> Eine effektive Prophylaxe der akuten Hautreaktion ist nicht bekannt. Wichtig sind eine subtile Pflege, Vermeidung einer Superinfektion und von zusätzlichen Reizen (Wärme, Kälte, Reibung, enge Kleidung usw.).

Das früher empfohlene Waschverbot gilt heute als überholt [76]. Insbesondere in Hautfalten und im Genitalbereich hat sich gezeigt, dass eine gute Körperhygiene – d.h. Waschen mit oder ohne Seife – unbedingt weitergeführt werden sollte [77]. Auch das bisher empfohlene Pudern der Haut hat keine prophylaktische Wirkung und zeigt keinen Vorteil gegenüber einer Pflege mit Creme oder Lotionen, unabhängig von der Substanz. Eine Vielzahl von Substanzen, Cremes, Lotionen usw. wurde mit dem Ziel der Minimierung der akuten Hautreaktion getestet. Es konnte in keiner Studie ein Vorteil für eine bestimmte Pflege oder Substanz nachgewiesen werden [78–81].
Die Therapie von Grad-3-Toxizitäten beinhaltet die Prophylaxe und Therapie einer Superinfektion. Auch hier konnte kein Vorteil für eine bestimmte Substanz nachgewiesen werden.

Spätreaktionen der Haut

Die Therapie der manifesten Fibrose mit einer Kombination aus Pentoxifyllin und Tocopherol zeigte ein gutes Ansprechen, hier sind weitere Daten abzuwarten [82]. Über den Stellenwert der Lasertherapie und hyperbaren Oxygenierung in der Therapie des chronischen radiogenen Ulkus liegen Fallbeschreibungen vor. Der Einsatz muss im Einzelfall entschieden werden.

Lunge

Die akute Strahlenreaktion der Lunge äußert sich als Pneumonitis mit Symptomen wie trockener Husten, Dyspnoe und Fieber. In der Spätreaktion kann sich eine Lungenfibrose ausbilden. Ein Zusammenhang von Pneumonitis und der Entwicklung einer Fibrose ist nicht sicher belegt. Pneumonitiden werden insbesondere nach RTX im Thoraxbereich sowie der Mammae berichtet. Es besteht eine Dosis- und Volumenabhängigkeit. Das Risiko ist bei eingeschränkter Lungenfunktion erhöht und führt dann häufiger zum Cor pulmonale mit seinen Folgen.
Spätreaktionen der Lunge manifestieren sich als Lungenfibrose und können zu erheblicher Dyspnoe und kardialer Insuffizienz durch ein Cor pulmonale führen. Der Zusammenhang von Pneumonitis und Fibrose ist noch ungeklärt, ein Übergang der Pneumonitis in eine Fibrose nicht ausgeschlossen. Eine seltene Spätreaktion sind Bronchialstenosen, welche nach hyperfraktioniert-akzelerierter Bestrahlung mit hohen Gesamtdosen von 74–86 Gy beschrieben wurden.

Pathomechanismus

Da die Pneumonitis selten während der RTX, sondern meist mehrere Wochen nach Abschluss der RTX auftritt, müssen die Patienten über dieses Risiko aufgeklärt und ggf. kurzfristige Nachsorgetermine vereinbart werden. Berichtet wurde über das Auftreten von Pneumonitiden Monate nach Bestrahlungsabschluss als Recall-Phänomen nach Therapie mit Taxanen oder Gemcitabine. Für die Diagnostik wird ein „High Resolution" (HR)-CT empfohlen.

Tabelle XIII. Einflussfaktoren für die radiogene Dermatitis.

- Erythemgefährdete Bereiche:
  - hochgefährdet: vorderer HNO-Bereich, Ellenbeugen, Kniekehlen
  - mittlere Sensibilität: Bauch/Thoraxwand/Brust
  - nicht sensibel: z.B. Hände
- Technik: Minimierung der Hautbelastung durch Mehrfeldertechniken
- Dosierung und Fraktionierung (Einzeldosis, Gesamtdosis, Fraktionierungsintervall)
- Simultane Chemotherapie: verstärkte Reaktionen nach Taxol, Adriamycin, etc.
- Erhöhte Hautdosis durch Nutzung von Keilfiltern, Maskenmaterial, Bolusmaterial
- Exogene Reize (Druck, Reibung, Wärme, Eis, etc.)
- Nebenerkrankungen (Diabetes u.a.)
- Patientenbesonderheiten (Adipositas, große Volumina, Hautfalten, etc.)
- Sensibilisierende Substanzen (Johanniskraut u.a.)
- Genetische Prädisposition

Prophylaxe

Das Risiko der Pneumonitis wird durch das bestrahlte Lungenvolumen bestimmt, ist dosis- und volumenabhängig und bei Patienten mit Risikofaktoren erhöht (eingeschränkte Lungenfunktion vor Therapiebeginn mit einer **f**orcierten **e**xspiratorischen Einsekundenkapazität [= **V**olumen/**1** sec] [FEV_1] ≤ 60% Ist/Soll, niedriger pO_2, zusätzliche Chemotherapie). Bei der Bestrahlungsplanung erfolgt eine Risikoabschätzung mittels Dosis-Volumen-Histogrammen (DVH). Neben der Minimierung des bestrahlten Lungenvolumens durch individuelle 3D-Planung wurde eine medikamentöse Prophylaxe mit dem Radioprotektor Amifostin untersucht. Die Daten lassen eine Verringerung der klinisch diagnostizierten Pneumonitis bei simultaner Radiochemotherapie von Bronchialkarzinomen erwarten [84, 85]. Der Stellenwert von Pentoxifyllin sowie der Inhalationstherapie mit Beclometason für die Pneumonitisprophylaxe ist noch nicht ausreichend geklärt.

Durch eine simultane Chemotherapie kann das Risiko einer Pneumonitis sowie eine Einschränkung der Lungenfunktion erhöht werden. Deshalb sind bei diesen Behandlungsregimen langfristige Verlaufskontrollen notwendig.

Therapie

Eine frühzeitige Therapie der Pneumonitis mit Prednisolon ist prognostisch günstig. Steroide (Prednison 30–60 mg/Tag) unterdrücken die Symptomatik der leichten bis mittelgradigen Pneumonitis. Die Therapie muss über mehrere Wochen erfolgen und nach Besserung der klinischen Symptomatik vorsichtig reduziert werden, um eine Exazerbation zu vermeiden. Der Stellenwert einer prophylaktischen Antibiose ist nicht eindeutig, sie wird von einigen Zentren empfohlen. Im Einzelfall kann die Steroiddosis durch zusätzliche Gabe von Azathioprin reduziert werden [86].

Eine wirksame kausale Therapie der Spätreaktion ist nicht bekannt.

Herz

Kardiale Spätreaktionen äußern sich in einer koronaren Herzgefäßerkrankung, Perikarditis, Kardiomyopathie, Herzrhythmusstörungen oder selten auch Herzklappenfibrosen. Diese Reaktionen haben eine lange Latenzzeit und können noch viele Jahre nach RTX auftreten. Die Therapie wird entsprechend kardiologischen Richtlinien durchgeführt. Eine Minimierung der Spättoxizität ist durch Minimierung des bestrahlten Herzvolumens möglich. Eine Dosis von 20–30 Gy in größeren Volumina sollte nicht überschritten werden. Eine internistische Mitbetreuung und Minimierung und ggf. Therapie weiterer kardiovaskulärer Risikofaktoren wie Übergewicht oder arterieller Hypertonie wird empfohlen.

Die Kardiotoxizität der Therapie wird durch die simultane Gabe von Anthrazyklinen erhöht. Eine simultane Radiochemotherapie mit kardiotoxischen Substanzen sollte vermieden werden, wenn das Herz im Bestrahlungsfeld liegt.

Urogenitaltrakt

Nieren

Chronisch treten Funktionseinschränkungen, renale Hypertonie, Anämie sowie Mikro- und Makrohämaturie auf. Prophylaktische Maßnahmen sind nicht bekannt. Die Therapie erfolgt symptomatisch. Bei Hypertension sind diätetische Maßnahmen und eine adäquate internistische Versorgung angezeigt. Funktionsstörungen können zur Dialysepflichtigkeit führen. Eine einseitige Nephrektomie der betroffenen Niere sowie eine Transplantation können in Betracht gezogen werden. Die Hämaturie erfordert eine adäquate internistische Versorgung (Eisen, EPO, Transfusion). Ein Fallbericht [87] bestätigt die experimentell nachgewiesene Wirksamkeit einer Angiotensin-II-Blockade bei chronischen Funktionsstörungen der Niere.

Ureter

Chronische Veränderungen bestehen in Strikturen, verbunden mit Schmerzen. Prophylaktische Maßnahmen sind nicht bekannt. Die Therapie der chronischen Veränderungen erfolgt symptomatisch. Eine adäquate analgetische Versorgung und geeignete chirurgische Maßnahmen (Stent, Nephrostomie) sind angezeigt.

Harnblase

Chronisch zeigen sich Kapazitätseinschränkungen und Mikro- bzw. Makrohämaturie (Teleangiektasien). Sekundär kann eine chronische fibrotische Schrumpfblase auftreten. Selten werden Ulzerationen und Fistelbildungen beobachtet.
Zur Prophylaxe und Therapie mit lokaler Injektion oder subkutaner Gabe von Superoxiddismutase (SOD, Orgotein) liegen widersprüchliche Angaben vor. In Analogie zur Behandlung der interstitiellen Zystitis kann die lokale oder systemische Applikation von Glykosaminoglykanen-Hyaluronsäure, Pentosanpolysulfat [88] in Betracht gezogen werden. Die symptomatische Therapie besteht in einer adäquaten Spasmolyse. Chronisch steht die symptomatische Versorgung mit Analgetika und Spasmolytika im Vordergrund, begleitet von Einlagen (Inkontinenz) und Selbstkatheterisierung bzw. Dauerkatheter (Harnverhaltung). Bei hochgradiger Inkontinenz kann eine Operation in Erwägung gezogen werden [89]. Bei Hämorrhagien erfolgen Gerinnselentfernung und kontinuierliche Irrigation.

Zusammenfassung

Durch die Strahlentherapie können unmittelbar oder später unerwünschte Wirkungen im Normalgewebe ausgelöst werden. Die Prophylaxe und der risikoadaptierte Einsatz zur Reduzierung von Akut- und Spättoxizitäten sind unabdingbare Voraussetzung für ein optimales Behandlungskonzept. Dies gelingt mit den Methoden der 3-D-Bestrahlungsplanung, Einsatz der modernen Bestrahlungstechniken sowie Anwendung multimodaler Supportivverfahren.
Die von einem Expertenteam der Deutschen Gesellschaft für Radioonkologie e.V. (DEGRO) nach den Kriterien der *Evidence Based Medicine* erstellten Leitlinien „Supportive Maßnahmen in der Radioonkologie" (Update Mai 2006) stellen die Basis der aufgeführten Supportivtherapien dar (www.degro.org).

Literatur

1. PASQOC Studie 2004 (Patient Satisfaction and Quality in Oncological Care): Ambulante onkologische Behandlung in Praxen und Tageskliniken aus der Sicht der Patientinnen und Patienten.
2. Gralla RJ, Osoba D, Kris MG, et al (1999) Recommendations for the use of antiemetics: Evidence-based, clinical practice guidelines. J Clin Oncol 17: 2971–2994
3. Aapro MS, Molassiotis A, Olver I (2005) Anticipatory nausea and vomiting. Support Care Cancer 13: 117–121
4. Feyer P, Steweart AL, Titlbach OJ (1998) Aetiology and prevention of emesis induced by radiotherapy. Support Care Cancer 6: 253–260
5. Grunberg SM, Osoba D, Hesketh PJ, et al (2005) Evaluation of new antiemetic agents and definition of antineoplastic agent emetogenicity – an update. Support Care Cancer 13: 80–84
6. Feyer P, Maranzano E, Molassiotis A, et al (2005) Radiotherapy-induced nausea and vomiting (RINV): antiemetic guidelines. Support Care Cancer 13: 122–128
7. Kris MG, Hesketh PJ, Herrstedt J, et al (2005) Consensus proposals for the prevention of acute and delayed vomiting and nausea following high-emetic-risk chemotherapy. Support Care Cancer 13: 85–96
8. Herrstedt J, Koeller JM, Roila F, et al (2005) Acute emesis: moderately emetogenic chemotherapy. Support Care Cancer 13: 97–103
9. Tonato M, Clark-Snow RA, Osoba D, et al (2005) Emesis induced by low or minimal emetic risk chemotherapy. Support Care Cancer 13: 109–111
10. Stone P, Hardy J, Richards M, A'Hern R (2000) A study to investigate the prevalence severity and correlates of fatigue among patients with cancer in comparison with a control group of volunteers without cancer. Ann Oncol 11: 561–567
11. Morrow GR, Andrews PL, Hickok JT, et al (2002) Fatigue associated with cancer and its treatment. Support Care Cancer 10(5): 389–398
12. Hwang SS, Chang VT, Rue M, Kasimis B (2003) Multidimensional independent predictors of cancer-related fatigue. J Pain Symptom Manage 26(1): 604–614
13. Ludwig H, van Belle S, Harper P (1999) Krebs-Chemotherapie-Anämie-Fatigue-Syndrom. Onkologie Spezial 1: 60

14. Molassiotis A, Chan CW (2001) Fatigue patterns in Chinese patients receiving chemotherapy. Eur J Oncol Nurs 5(1): 60–67
15. Can G, Durna Z, Aydiner A (2004) Assessment of fatigue in and care needs of Turkish women with breast cancer. Cancer Nurs 27(2): 153–161
16. Hjermstad MJ, Knobel H, Brinch L, et al (2004) A prospective study of health-related quality of life, fatigue, anxiety and depression 3–5 years after stem cell transplantation. Bone Marrow Transplant 34(3): 257–266
17. De Jong N, Candel MJ, Schouten HC, et al (2005) Course of mental fatigue and motivation in breast cancer patients receiving adjuvant chemotherapy: Ann Oncol 16(3): 372–382
18. Trask PC, Paterson AG, Esper P, et al (2004) Longitudinal course of depression, fatigue, and quality of life in patients with high risk melanoma receiving adjuvant interferon. Psychooncology 13(8): 526–536
19. Biswal BM, Kumaraswamy N, Mukhtar F (2004) Prevalence of fatigue among cancer patients undergoing external radiotherapy: Southeast Asian J Trop Med Pub Health 35(2): 463–467
20. Wratten C, Kilmurray J, Nash S, et al (2004) Fatigue during breast radiotherapy and its relationship to biological factors. Int J Radiat Oncol Biol Phys 59(1): 160–167
21. Donovan KA, Jacobson PB, Andrykowski MA, et al (2004) Course of fatigue in women receiving chemotherapy and/or radiotherapy for early stage breast cancer. J Pain Symptom Manage 28(4): 373–380
22. Gelinas C, Filion L (2004) Factors related to persistent fatigue following completion of breast cancer treatment. Oncol Nurs Forum 31(2): 269–278
23. Mock V (2004) Evidence-based treatment for cancer–related fatigue. J Natl Cancer Inst 32: 112–118
24. Barsevick AM, Dudley W, Beck S, et al (2004) A randomized clinical trial of energy conservation for patients with cancer-related fatigue. Cancer 100(6): 1302–1310
25. Donovan HS, Ward S (2005) Representations of fatigue in women receiving chemotherapy for gynecologic cancers. Oncol Nurs Forum 32(1): 113–116
26. Jones M, Schenkel B, Just J, Fallowfield L (2004) Epoetin alfa improves quality of life in patients with cancer: results of meta-analysis. Cancer 101(8): 1720–1732
27. Adamsen L, Midtgaard J, Andersen C, et al (2004) Transforming the nature of fatigue through exercise: qualitative findings from a multidimensional exercise programme in cancer patients undergoing chemotherapy. Eur J Cancer Care 13(4): 362–370
28. Windsor PM, Nicol KF, Potter J (2004) A randomized, controlled trial of aerobic exercise for treatment-related fatigue in men receiving radical external beam radiotherapy for localized prostate carcinoma. Cancer 101(3): 550–557
29. Oldervoll LM, Kaasa S, Hjermstad MJ, et al (2004) Physical exercise results in the improved subjective well-being of a few or is effective rehabilitation for all cancer patients? Eur J Cancer 40(7): 951–962
30. Headley JA, Ownby KK, John LD (2004) The effect of seated exercise on fatigue and quality of life in women with advanced breast cancer. Oncol Nurs Forum 31(5): 977–983
31. Dimeo F, Schmittel A, Fietz T, et al (2004) Physical performance, depression, immune status and fatigue in patients with hematological malignancies after treatment. Ann Oncol 15(8): 1237–1242
32. Kohara H, Miyauchi T, Suehiro Y, et al (2004) Combined modality treatment of aromatherapy, foot soak and reflexology relieves fatigue in patients with cancer: J Pall Med 7(6): 791–796
33. Kim SD, Kim HS (2005) Effects of a relaxation breathing exercise on fatigue in haemopoietic stem cell transplantation patients. J Clin Nurs 14(1): 51–55
34. Vickers AJ, Straus DJ, Fearon B, Cassileth BR (2004) Acupuncture for post chemotherapy fatigue: a phase II study. J Clin Oncol 22(9): 1731–1735
35. Bruera E, Driver L, Barnes EA, et al (2003) Patient-controlled methylphenidate for the management of fatigue in patients with advanced cancer: a preliminary report. J Clin Oncol 21(23): 4439–4443
36. Van Weert E, Hoekstra-Weebers JE, Grol BM, et al (2004) Physical functioning and quality of life after cancer rehabilitation. Int J Rehabil Res 27(1): 27–35
37. Sonis ST, Elting LS, Keefe D, et al (2004) Perspectives on cancer therapy-induced mucosal injury: pathogenesis, measurement, epidemiology, and consequences for patients. Cancer; 100 (Suppl): 1995–2025
38. Höcht S, Hammad R, Thiel H, et al (2004) A multicenter analysis of 123 patients with recurrent rectal cancer within the pelvis. Front Radiat Ther Oncol 38: 41–51
39. Grötz KA (2002) Zahnärztliche Betreuung von Patienten mit tumortherapeutischer Kopf-Hals-Bestrahlung. Gemeinsame Stellungnahme der Deutschen Gesellschaft für Zahn-, Mund- und Kieferheilkunde (DGZMK) und der Deutschen Gesellschaft für Radioonkologie, Medizinische Physik und Strahlenbiologie (DEGRO) in Abstimmung mit dem Vorstand der Deutschen Gesellschaft für Zahnerhaltungskunde (DGZ). Dtsch Zahnärztl Z 57: 509–511
40. Grötz KA, Wüstenberg P, Kohnen R, et al (2001) Prophylaxis of radiogenic sialadenitis and mucositis by coumarin/troxerutine in patients with head and neck cancer – A prospective, randomized, placebo-controlled, double-blind study. Br J Oral Maxillofac Surg 39: 34–39
41. Horiot JC, Lipinski F, Schraub S, et al (2000) Post-radiation severe xerostomia relieved by pilocarpine: a prospective French cooperative study. Radiother Oncol 55: 233–239
42. Chao KSC, Majhail N, Huang C, et al (2001) Intensity-modulated radiation therapy reduces late salivary toxicity without compromising tumor control in patients with oropharyngeal carcinoma: a comparison with conventional techniques. Radiother Oncol 61: 275–280
43. Kielbassa AM, Shohadai SP, Schulte-Monting J (2000) Effect of saliva substitutes on mineral content of demineralized and sound dental enamel. Support Care Cancer 9: 40–47
44. Spielberger R, Stiff P, Bensinger W, et al (2004) Palifermin for oral Mukositis after intensive therapy for hematological cancers. N Eng J Med 351(25): 2590–2598
45. Mantovani G, Massa E, Assara G, et al (2003) Phase II clinical trial of local use of GM-CSF for prevention and treatment of chemotherapy and concomitant chemoradiotherapy induced severe oral mucositis in advanced head and neck cancer patients: an evaluation of effectiveness, safety and costs. Oncology reports 10(1): 197–206
46. Saarilahti K, Kajanti M, Joensuu T, et al (2002) Comparison of granulocyte-macrophage colony-stimulating factor and sucralfate mouthwashes in the prevention of radiation induced mucositis: a double-blind prospective randomized phase III study. Int J Radiat Oncol Biol Phys 54: 479–485
47. Sprinzl GM, Galvan O, de Vries A, et al (2001) Local application of Granulocyte macrophage-colony stimulating factor (GM-CSF) for the treatment of oral mucositis. Eur J Cancer 37(16): 2003–2009

48. Makkonen TA, Minn H, Jekunen A, et al (2000) Granulocyte macrophage-colony stimulating factor (GM-CSF) and sucralfate in prevention of radiation induced mucositis: a prospective randomized trial. Int J Radiat Oncol Biol Phys 46(3): 525–534
49. Mascarin M, Franchin G, Minatel E, et al (1999) The effect of granulocyte-macrophage colony-stimulating factor on oral mucositis in head and neck cancer patients treated with hyperfractionated radiotherapy. Oral Oncol 35(2): 203–208
50. Epstein JB, Silvermann S, Paggiarino DA, et al (2001) Benzydamine HCl for prophylaxis of radiation-induced oral mucositis: results from a multicenter, randomized double blind placebo controlled clinical trial. Cancer 92(4): 875–885
51. Adamietz IA, Rahn R, Böttcher HD, et al (1998) Prophylaxe der radiochemotherapeutisch bedingten Mukositis. Strahlenther Onkol 174(3): 149–155
52. Stokman MA, Spijkervet FK, Burlage FR, et al (2003) Oral mucositis and selective elimination of oral flora in head and neck cancer patients receiving radiotherapy: a double blind randomized clinical trial. Br J Cancer 88(7): 1012–1016
53. Wijers OB, Levendaq PC, Harms ER, et al (2001) Mucositis reduction by selective elimination of oral flora in irradiated cancers of the head and neck: a placebo-controlled double-blind randomized study. Int J Radiat Oncol Biol Phys 50(2): 343–352
54. El-Sayed S, Nabid A, Shelley W, et al (2002) Prophylaxis of radiation associated mucositis in conventionally treated patients with head and neck cancer: a double-blind, phase III, randomized, controlled trial evaluating the clinical efficacy of an antimicrobial lozenge using a validated mucositis scoring system. J Clin Oncol 20(19): 3956–3963
55. Trotti A, Garden A, Warde P, et al (2004) A multinational, randomized phase III trial of iseganan HCl oral solution for reducing the severity of oral mucositis in patients receiving radiotherapy for head and neck malignancy. Int J Radiat Oncol Biol Phys. 58(3): 674–681
56. Rades D, Fehlauer F, Bajrovic A, et al (2004) Serious adverse effects of amifostine during radiotherapy in head and neck cancer patients. Radiother Oncol 70(3): 261–264
57. Antonadou D, Coliarakis N, Synodinou M, et al (2001) Randomized Phase III trial of radiation treatment +/- amifostine in patients with advanced-stage lung cancer. Int J Radiat Oncol Biol Phys 51: 915–922
58. Kouvaris J, Kouloulias V, Kokakis J, et al (2002) Cytoprotective effect of amifostine in radiation-induced acute mucositis – a retrospective analysis. Onkologie 25(4): 364–369
59. Brizel DM, Wasserman TH, Henke M, et al (2001) Phase III randomized trial of amifostine as a radioprotector in head and neck cancer. J Clin Oncol 18(19): 3339–3345; erratum in: J Clin Oncol 2000 18(24):4110-4111
60. Gujral MS, Patnaik PM, Kaul R, et al (2001) Efficacy of hydrolytic enzymes in preventing radiation therapy-induced side effects in patients with head and neck cancers. Cancer Chemother Pharmacol 47 (Suppl): S23–S28
61. Ertekin MV, Koc M, Karslioglu I, et al (2004) Zinc sulfate in the prevention of radiation-induced oropharyngeal mucositis: a prospective placebo controlled randomized study. Int J Radiat Oncol Biol Phys 58(1): 167–174
62. Su CK, Mehta V, Ravikumar L, et al (2004) Phase II double-blind randomized study comparing oral aloe vera versus placebo to prevent radiation-related mucositis in patients with head-and-neck neoplasms. Int J Radiat Oncol Biol Phys 60(1): 171–177
63. Huang EY, Leung SW, Wang CJ, et al (2000) Oral glutamine to alleviate radiation-induced oral mucositis: a pilot randomized trial. Int J Radiat Oncol Biol Phys 46(3): 535–539
64. Mose S, Adamietz IA, et al (1997): Can prophylactic application of immunoglobulin decrease radiotherapy-induced oral mucositis? Am J Clin Oncol 20(4): 407–411
65. Dodd MJ, Miaskowski C, Greenspan D, et al (2003) Radiation-induced mucositis: a randomized clinical trial of micronized sucralfate versus salt & soda mouthwashes. Cancer Invest 21(1): 21–33
66. Etiz D, Erkal HS, Serin M, et al (2000) Clinical and histopathological evaluation of sucralfate in prevention of oral mucositis induced by radiation therapy in patients with head and neck malignancies. Oral Oncol 36(1): 116–120
67. Cengiz M, Ozyar E, Öztürk D, et al: Sucralfate in the prevention of radiation induced oral mucositis. J Clin Gastroenterol 28(1): 40–43
68. Carter DL, Hebert ME, Smink K, et al (1999) Double blind randomized trial of sucralfate vs placebo during radical radiotherapy of head and neck cancers. Head Neck 21(8): 760–766
69. Fantin AC, Binek J, Suter WR, Meyenberger C (1999) Argon beam coagulation for treatment of symptomatic radiation-induced proctitis. Gastrointest Endosc 49: 515–518
70. Venkatesh KS, Ramanujam P (2002) Endoscopic therapy for radiation proctitis-induced hemorrhage in patients with prostatic carcinoma using Argon Plasma Coagulator application. Surg Endosc 16: 707–710
71. Parikh S, Hughes C, Salvati EP, et al (2003) Treatment of hemorrhagic radiation proctitis with 4 percent formalin. Dis Colon Rectum 46: 596–600
72. Chautems RC, Delgadillo X, Rubbia-Brandt L, et al (2003) Formaldehyde application for haemorrhagic radiation-induced proctitis: a clinical and histological study. Colorectal Dis 5: 24-28
73. Vernia P, Fracasso PL, Casale V, et al (2000) Topical butyrate for acute radiation proctitis: randomized, crossover trial. Lancet 356: 1232–1235
74. Cavcic J, Turcic J, Martinac P, et al (2000) Metronidazole in the treatment of chronic radiation proctitis: clinical trial. Croat Med J 41: 314–318
75. Bem J, Bem S, Singh A (2000) Use of hyperbaric oxygen chamber in the management of radiation-related complications of the anorectal region: report of two cases and review of the literature. Dis Colon Rectum 43: 1435–1438
76. Campbell IR, Illinworth MH (1992) Can patients wash during radiotherapy to the breast or chest wall? A randomized controlled trial. Clin Oncol R Coll Radiol 4: 78–82
77. Westbury C, Hines F, Hawkes E, et al (2000) Advice on hair and scalp care during cranial radiotherapy: a prospective randomized trial. Radiother Oncol 54: 109–116
78. Momm F, Weissenberger C, Bartelt S, Henke M (2003) Moist skin care can diminish acute radiation induced skin toxicity. Strahlenther Onkol 179: 708–712
79. Röper B, Kaisig D, Auer F, et al (2004) Theta-Cream® versus Bepanthol Lotion® in breast cancer patients under radiotherapy. A new prophylactic agent in skin care? Strahlenth Onkol 180: 315–322
80. Roy I, Fortin A, Larochelle M (2001) The impact of skin washing with water and soap during breast irradiation: a randomized study. Radiotherapy and Oncology 58: 333–339
81. Schreck U, Paulsen F, Bamber M, Budach W (2002) Intraindividual comparison of two different skin care conceptions in patients undergoing radiotherapy of the head and neck region. Strahlenth Onkol 178: 321–329

82. Delanian S, Porcher R, Balla-Mekias S, Lefaix JL (2003) Randomized, placebo-controlled trial of combined pentoxifylline and tocopherol for regression of superficial radiation induced fibrosis. J Clin Oncol 21: 2545–2550
83. Rubenstein EB, Douglas EP, Schubert M, et al (2004) Clinical practice guidelines for the prevention and treatment of cancer therapy-induced oral and gastrointestinal mucositis. Cancer 100 (Suppl): 2026–2046
84. Antonadou D, Throuvalas N, Petridis A, et al (2003) Effect of amifostine on toxicities associated with radiochemotherapy in patients with locally advanced non-small cell lung cancer. Int J Radiat Oncol Biol Phys 57: 402–408
85. Komaki R, Lee JS, Milas L, et al (2004) Effects of amifostine on acute toxicity from concurrent chemotherapy and radiotherapy for inoperable non-small cell lung cancer: report of a randomized comparative trial. Int J Radiat Oncol Biol Phys 58: 1369–1377
86. McCarty MJ, Lillis P, Vukelja SJ (1996) Azathioprine as a steroid-sparing agent in radiation pneumonitis. Chest 109: 1397–1398
87. Cohen EP, Hussain S, Moulder JE (2003) Successful treatment of radiation nephropathy with angiotensin II blockade. Int J Radiat Oncol Biol Phys 55(1): 190–193
88. Sandhu SS, Goldstraw M, Woodhouse CR (2004) The management of haemorrhagic cystitis with sodium pentosan polysulphate. BJU Int 94(6): 845–847
89. Kinn AC (2001) Tension-free vaginal tape evaluated using patient self-reports and urodynamic testing – a two-year follow-up. Scand J Urol Nephrol 35(6): 484–490

P. Vaupel,
M. R. Nowrousian,
J. Dunst

Anämie, Tumorhypoxie, maligne Progression und therapeutische Resistenz

Die Mangelversorgung mit Sauerstoff (O_2) führt in lokal fortgeschrittenen Tumoren zur Tumorhypoxie, d.h. der O_2-Bedarf des Tumorgewebes (Tumor- und Stromazellen) kann nicht mehr durch das O_2-Angebot gedeckt werden (Sauerstoffpartialdruck $pO_2 \ll$ normal). Im Extremfall ist eine Gewebeanoxie (pO_2 = 0 mmHg) die Folge [1–5].

> Die Tumorhypoxie bzw. -anoxie zählt neben der Glukose- und Energiedepletion, hohen Laktatkonzentrationen, der Azidose und dem Bikarbonatmangel im Extrazellularraum der soliden Tumoren zu den Charakteristika des Tumor-Pathophysioms [6] bzw. des Tumor-Mikromilieus [7].

Diese typischen Veränderungen haben eine Reihe von Konsequenzen hinsichtlich des biologischen Verhaltens maligner Tumoren und können u.U. zu erheblichen Einschränkungen der Therapieeffizienz führen. Eine wesentliche Ursache für die Entwicklung einer Tumorhypoxie ist die tumorassoziierte bzw. therapieinduzierte Anämie. Die Zusammenhänge zwischen der relativ häufig auftretenden Anämie bei Tumorpatienten, der Entwicklung einer Tumorhypoxie und deren potenziell fatalen Folgen wird in diesem Kapitel am Beispiel einiger relevanter Tumorentitäten aufgezeigt.

Tumoranämie

Eine Reihe klinischer Studien zeigt eindeutig, dass die tumorassoziierte und therapieinduzierte Anämie von Tumorpatienten eine hohe Inzidenz bzw. Prävalenz aufweisen (z.B. [8–10]) und als unabhängige Faktoren das Überleben der Patienten beeinflussen können (z.B. [11–18]). Die Pathogenese der Tumoranämie, die deshalb als starker unabhängiger Prognosefaktor, unabhängig vom Tumorstadium und der Histologie, gilt [19, 20], wurde vielfach detailliert dargestellt (z.B. [21, 22]). Die Mechanismen, die zu einer Verkürzung des Patientenüberlebens führen, sind vielfältig und im Detail bislang nur unzureichend geklärt [23]. Auch die Diskussion über die Bedeutung der Hämoglobinkonzentration (cHb) zu unterschiedlichen Zeitpunkten einer Therapie (z.B. zu Beginn oder am Ende), des Schweregrades einer Anämie (z.B. niedrigste oder mittlere cHb während einer Therapie) und der Zeitdauer der Anämie-Entwicklung bezüglich ihres Einflusses auf das Überleben ist noch nicht abgeschlossen.

Pathogenese der Tumorhypoxie

Ein wesentlicher pathogenetischer Faktor, der zur Entwicklung einer Tumorhypoxie beiträgt, ist die gestörte Tumordurchblutung (Perfusion) (Abb. 1).

> Aufgrund der chaotischen Struktur der neugebildeten Tumorgefäße und der resultierenden funktionellen Störungen der Mikrozirkulation [24–27] entstehen bereits in frühen Wachstumsstadien Areale mit eingeschränkter Durchblutung, die heterogen über die Tumormasse verteilt sind (räumliche Heterogenität) oder temporär bzw. transient minderperfundiert bzw. völlig ischämisch sind (zeitliche Heterogenität).

Die durch Perfusionslimitationen ausgelöste O_2-Mangelversorgungssituation wird als ischämische Hypoxie charakterisiert.
Aufgrund funktioneller Gesichtspunkte unterscheidet man in der Onkologie auch zwischen einer chronischen Hypoxie und einer akuten Hypoxie (transiente, fluktuierende oder intermittierende Hypoxie). Diese Unterscheidung beruht nicht auf pathogenetischen Prinzipien, sondern geht davon aus, dass bei Letzterer eine Reperfusion bzw. Reoxygenierung beim Wiedereinsetzen der Durchblutung stattfindet. In der Regel treten beide Hypoxieformen in soliden

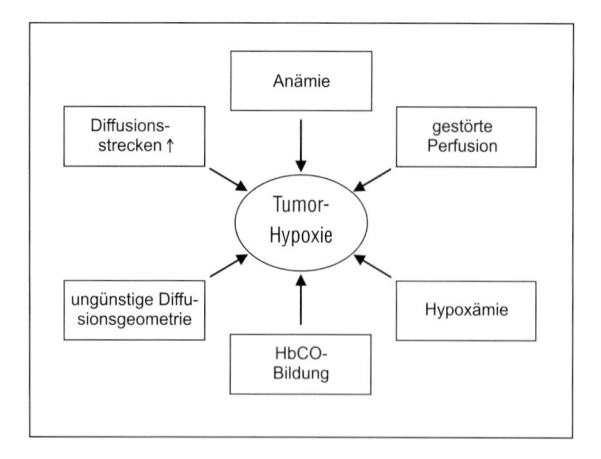

Abbildung 1. Wichtige pathogenetische Faktoren der Tumorhypoxie.

Tabelle I. Pathogenese der Tumorhypoxie.

1. Intratumorale Faktoren

(a) ischämische Hypoxie (= perfusionslimitierte Hypoxie) durch gestörte Mikrozirkulation

(b) diffusionslimitierte Hypoxie aufgrund vergrößerter Diffusionsstrecken oder ungünstiger Diffusionsgeometrien

(c) hypoxämische Hypoxie bei ausschließlicher Plasmadurchströmung oder Perfusion der Mikrogefäße mit venösem Blut

2. Systemische Faktoren

(a) anämische Hypoxie infolge tumorassoziierter und/oder therapieinduzierter Anämie

(b) toxische Hypoxie aufgrund einer Blockade des O_2-Transports im Blut infolge HbCO-Bildung (bei starken Rauchern)

(c) hypoxämische Hypoxie, z.B. durch vorrangige Versorgung von Lebertumoren mit Blut aus der Pfortader

Tumoren nebeneinander auf, wobei deren jeweiliger Anteil und deren Bedeutung bislang kontrovers diskutiert werden. Bei der Pathogenese der akuten Hypoxie sind zeitlich begrenzte Perfusionsunterbrechungen infolge von Gefäßobstruktionen oder reine Plasmadurchströmungen als wesentliche Faktoren zu nennen.

Ein weiterer wesentlicher Faktor bei der Entwicklung einer Tumorhypoxie ist die tumorassoziierte bzw. therapieinduzierte Anämie (anämische Hypoxie, Tab. I). Die O_2-Mangelversorgung beruht hier auf der kritisch verminderten O_2-Transportkapazität des Blutes: cHb × Hüfner-Zahl (= 1,39 ml O_2/g Hb). Besonders gravierend sind die Folgen einer Anämie in Tumorarealen mit niedriger Perfusionsrate [27].

Weitere ursächliche Mechanismen für das Auftreten von Tumorhypoxien sind Diffusionsstörungen (durch vergrößerte Diffusionsstrecken oder ungünstige Diffusionsgeometrien; diffusionslimitierte Hypoxie), ein erniedrigter O_2-Gehalt im Blut der versorgenden Gefäße (z.B. Perfusion von primären Tumoren oder Metastasen in der Leber vorwiegend durch Pfortaderblut; hypoxämische Hypoxie) sowie die Blockade von Hämoglobin durch Kohlenmonoxid (CO) aufgrund einer Carboxyhämoglobinbildung (HbCO) beim inhalativen Zigarettenrauchen (toxische Anämie, [28–29]).

Oxygenierungsstatus maligner Tumoren

Durch den Einsatz einer computergesteuerten Polarographietechnik ist es seit 1987 möglich, systematische klinische Untersuchungen an soliden Tumoren durchzuführen [4]. Die an zahlreichen Kliniken erhobenen Daten zeigten übereinstimmend, dass die Existenz hypoxischer Gewebebereiche ein pathophysiologisches Charakteristikum lokal fortgeschrittener Tumoren ist (Abb. 2). Hypoxieareale wurden in den meisten humanen Malignomen identifiziert und charakterisiert (Tab. II).

Die vorliegenden Daten zur prätherapeutischen Tumoroxygenierung lassen sich folgendermaßen zusammenfassen:

(a) Die Tumoroxygenierung ist in der Regel deutlich schlechter als in Normalgeweben (Tab. III), d.h. die medianen pO_2-Werte sind erheblich niedriger und die HF 5 (hypoxische Fraktion [$pO_2 \leq 5$ mmHg]) ist erheblich größer als in den Normalgeweben.

(b) 50–60 % der untersuchten Tumoren enthalten hypoxische Bereiche.

(c) Die Tumoroxygenierung ist – wie die Tumordurchblutung und regionale Mikrozirkulation – sehr heterogen.

(d) Die Tumoroxygenierung ist unabhängig von der Lokalisation innerhalb eines Tumors (z.B. Tumorzentrum vs. Tumorperipherie).

(e) Die intertumorale Variabilität ist üblicherweise größer als die intratumorale.

(f) Die Tumoroxygenierung ist unabhängig vom klinischen Stadium, der Histologie und dem Differenzierungsgrad.

(g) Die Tumoroxygenierung ist bei höheren pT-Stadien tendenziell etwas schlechter als bei niedrigeren pT-Stadien.

(h) Die Tumoroxygenierung zeigt keine Abhängigkeit von biologischen Merkmalen (z.B. Rezeptorstatus) oder von demographischen Patientendaten.

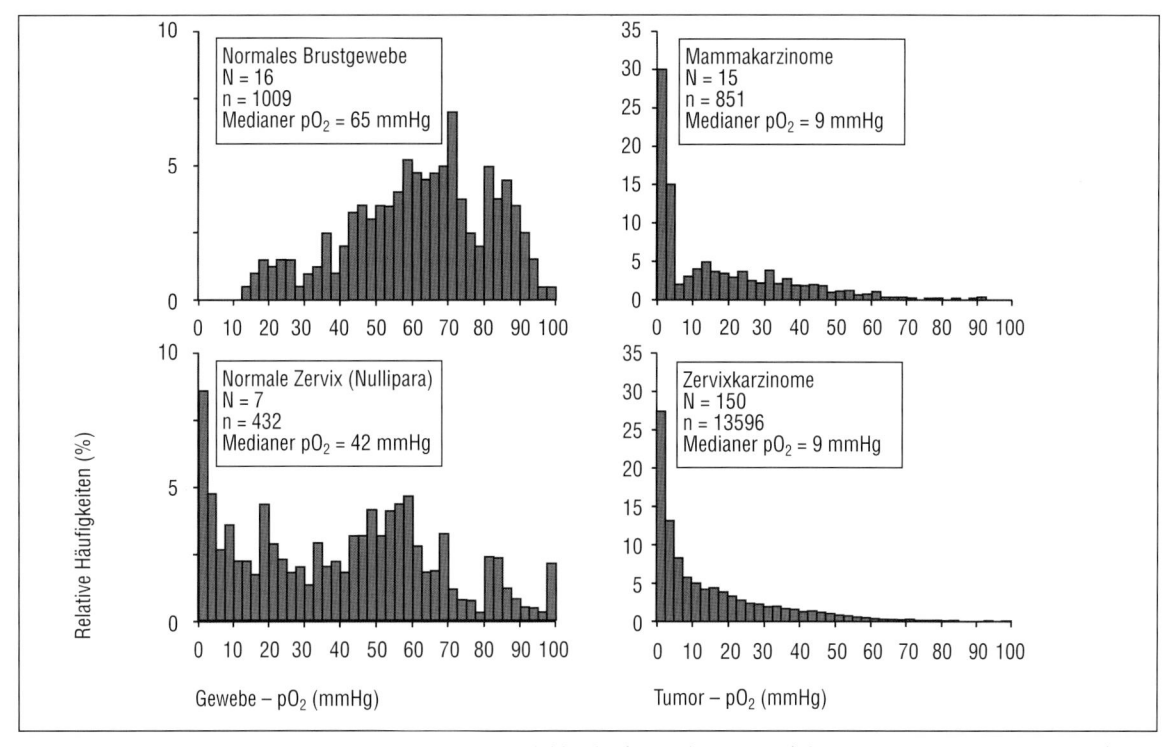

Abbildung 2. Häufigkeitsverteilungen gemessener O_2-Partialdrücke (pO_2-Histogramme) für normales Brustdrüsengewebe (oben, links) und für Mammakarzinome (oben, rechts) sowie für die normale Zervix von Nullipara (unten, links) bzw. für Zervixkarzinome (unten, rechts). N = Zahl der untersuchten Patientinnen bzw. Karzinome; n = Gesamtzahl der gemessenen pO_2-Werte

(i) Lokalrezidive weisen in der Regel eine größere hypoxische Fraktion auf als die jeweiligen Primärtumoren.
(j) Der Oxygenierungsstatus von Plattenepithelkarzinomen (z.B. Kopf-Hals-Tumoren, Zervix- und Vulvakarzinomen) zeigt eine starke Abhängigkeit vom Hämoglobingehalt, d.h. ansonsten vergleichbare Tumoren sind bei anämischen Patienten erheblich schlechter mit O_2 versorgt als bei nicht-anämischen Tumorpatienten (s. nachfolgende Kapitel).

Abhängigkeit der Tumoroxygenierung vom Hämoglobingehalt des Blutes

Tierexperimentelle Untersuchungen

Die Ergebnisse zahlreicher präklinischer Untersuchungen zeigen eindeutig, dass Experimentaltumoren in anämischen Tieren wesentlich hypoxischer sind als solche in nicht-anämischen Tumorträgern. Weiterhin konnte in der Regel eine Verbesserung der

Tabelle II. Prätherapeutischer Oxygenierungsstatus solider Tumoren (Messung mit Hilfe der pO_2-Histographie).

Tumortyp	n	Medianer pO_2 (mmHg)	HF 5 (%)	Autoren
Zervixkarzinome	730	9	44	Übersicht bei [4]
Kopf-Hals-Tumoren	592	10	32	Übersicht bei [4]
Prostatakarzinome	283	10	35	[30], Übersicht bei [4]
Weichteilsarkome	283	14	21	Übersicht bei [4]
Mammakarzinome	212	10	47	Übersicht bei [4]
primäre Hirntumoren	104	13	29	Übersicht bei [4]
Vulvakarzinome	84	11	41	Übersicht bei [4]

n = Zahl der untersuchten Tumoren; HF 5 = hypoxische Fraktion ($pO_2 \leq 5$ mmHg)

Tabelle III. Oxygenierungsstatus von Normalgeweben (Übersicht bei [4]).

Gewebe	Medianer pO_2 (mmHg)	HF 5 (%)
Mamma	52	0
Subkutis	51	0
Zervix	42	13
Niere	31	3
Leber	30	5
Skelettmuskel	27	4
Gehirn	26	5

HF 5 = hypoxische Fraktion ($pO_2 \leq 5$ mmHg)

Tumoroxygenierung nach Anämiekorrektur nachgewiesen werden (Zusammenfassungen bei [23, 28]).
Die ersten Daten zu dieser Thematik wurden von *Lavey* und *McBride* [31, 32] publiziert. In dieser experimentellen Studie zeigte sich eine deutliche Korrelation zwischen dem Hämatokritwert (Hkt) und dem Oxygenierungsstatus von Experimentaltumoren der Maus. In einer nachfolgenden Untersuchung von *Terris* und *Minchinton* [33] führte eine Abnahme des Hkt-Wertes von 42 auf 23 % zu einem Abfall des intratumoralen pO_2-Wertes von 20 auf 10 mmHg in Plattenepithelkarzinomen der Maus.
Bei Messungen der O_2-Partialdruckverteilungen in Experimentaltumoren der Ratte mit einer tumorassoziierten oder chemotherapieinduzierten Anämie führten bereits Abnahmen der cHb um 30 % zu drastischen Verschlechterungen des Oxygenierungsstatus (Abfall des medianen pO_2 von 13 auf etwa 1 mmHg und zu einer erheblichen Zunahme der hypoxischen Fraktion HF 2,5 ($pO_2 \leq 2,5$ mmHg) von 21 auf 76 %. Interessanterweise verschlechterte sich der Oxygenierungsstatus in diesen Studien auch etwas bei cHb-Werten über 16 g/dl [34–37].
Kelleher et al. [34] untersuchten an diesem Tumormodell auch den Effekt einer Erythropoietin (EPO)-Therapie bzw. von Bluttransfusionen auf die Tumoroxygenierung. Beide Maßnahmen führten zu einer Verbesserung der Oxygenierung von Tumoren < 1,4 ml, die unmittelbar nach der Gabe von Erythrozytenkonzentraten bzw. etwa 2 Wochen nach Beginn der EPO-Therapie nachzuweisen war. Auch eine Anämiekorrektur durch Darbepoetin führte in experimentellen Tumoren der Maus zu einer Verbesserung des Oxygenierungsstatus, der entweder durch die exogenen Hypoxiemarker EF5 [38] oder durch Pimonidazol [39] immunhistochemisch erfasst wurde.
In xenotransplantierten menschlichen Gliomen in der Nacktmaus führte eine EPO-Therapie nach Induktion einer Blutungsanämie (cHb = 10,9 g/dl) zu einem Anstieg der Hämoglobinkonzentration auf 15,8 g/dl. Unter dieser Bedingung stieg der mittlere Tumor-pO_2-Wert von 6,9 auf 11,4 mmHg an [40].
Die Frage, ob eine Anämiekorrektur (über eine Verbesserung der Tumoroxygenierung) auch zu einer Effizienzsteigerung O_2-abhängiger Therapiemodalitäten führen kann, wurde in zahlreichen Untersuchungen überprüft [38, 39, 41–48]. Die Ergebnisse aller Studien zeigen übereinstimmend, dass die jeweiligen Anämiekorrekturen eine Verbesserung der therapeutischen Effizienz (Strahlentherapie, O_2-abhängige Chemotherapie, photodynamische Therapie) zur Folge haben [49].
Auch in Spontantumoren bei Hunden sind hypoxische Areale regelmäßig zu finden [50]. In einer entsprechenden Studie ließ sich eine negative Korrelation zwischen dem mittleren Erythrozytenvolumen (MCV) und verschiedenen hypoxischen Fraktionen (HF 2,5, HF 5, HF 10) nachweisen. Darüber hinaus bestand eine negative Korrelation zwischen dem Hämatokritwert und dem hypoxischen Subvolumen dieser Tumoren [50].

Klinische Studien

In einer klinischen Studie zur Abhängigkeit der Tumoroxygenierung in Mammakarzinomen vom Hämoglobingehalt zeigt sich eine direkte Korrelation zwischen diesen beiden Parametern [23, 51, 52]: Bei einer Zunahme der cHb von 8,5 auf 14,7 g/dl stieg der mediane pO_2-Wert von 3 auf 15 mmHg an, wohingegen im normalen Brustgewebe der mediane pO_2 über den geplanten Hb-Bereich relativ konstant auf einem hohen Niveau (52 mmHg) blieb. Dies ist auf eine physiologische Kompensation im Normalgewebe (vorrangig über eine Perfusionssteigerung) zurückzuführen, die im chaotischen Gefäßbett der Tumoren nicht mehr möglich ist bzw. zur vollständigen Kompensation nicht ausreicht [27]. Kompensationsmechanismen, die eine adäquate O_2-Bereitstellung in Normalgeweben bis zu cHb-Werten von 7–8 g/dl gewährleisten, sind in lokal fortgeschrittenen Tumoren demnach nicht (mehr) wirksam.
Untersuchungen zum Einfluss der Hämoglobinkonzentration auf die Oxygenierung von Zervixkarzinomen wurden von mehreren Gruppen durchgeführt (Tab. IV). Aufgrund der Daten von 3 Studien kann geschlossen werden, dass

(a) bei anämischen Patientinnen die Hypoxie in Zervixkarzinomen häufiger bzw. signifikant stärker ausgeprägt ist als bei nicht-anämischen Patientinnen,

(b) bei anämischen Patientinnen der Oxygenierungsstatus direkt mit dem Hämoglobingehalt

Tabelle IV. Oxygenierung von lokal fortgeschrittenen Zervixkarzinomen in Abhängigkeit vom Hämoglobingehalt (cHb).

Autoren	n	Korrelation zwischen cHb und Oxygenierungsstatus
Dunst et al [53]	87	HF 5 ist bei anämischen Patientinnen etwa 2x größer als bei nicht-anämischen Patientinnen (nach ca. 20 Gy Bestrahlung); keine signifikante Korrelation zwischen prätherapeutischem cHb und Oxygenierungsstatus.
Knocke et al [54]	51	keine Korrelation (cHb = 8,4–17,0 g/dl)
Fyles et al [55]	91	cHb < 10 g/dl: 87% der Tumoren hypoxisch cHb = 10–14 g/dl: 48% der Tumoren hypoxisch cHb > 14 g/dl: 71% der Tumoren hypoxisch
Vaupel et al [23, 56]	104	cHb = 10,8 g/dl: medianer pO_2 = 6 mmHg cHb = 13,0 g/dl: medianer pO_2 = 14,5 mmHg cHb = 14,9 g/dl: medianer pO_2 = 6 mmHg Hinweis auf „optimalen" Oxygenierungsstatus bei cHb 12,0–13,5 g/dl

n = Zahl der untersuchten Tumoren; HF 5 = hypoxische Fraktion ($pO_2 \leq 5$ mmHg)

bzw. der O_2-Transportkapazität des Blutes (s.o.) korreliert,
(c) bei Hb-Konzentrationen zwischen 12,0 und 13,5 g/dl ein „optimaler" Oxygenierungsstatus zu erwarten ist (Abb. 3) und
(d) oberhalb dieses „optimalen" cHb-Bereichs eine erneute Verschlechterung der O_2-Versorgung der Zervixkarzinome auftritt.

Die Verbesserung des Oxygenierungsstatus bei prätherapeutischen cHb-Werten unterhalb des geschlechtsspezifischen Medians ist Folge der zunehmenden O_2-Transportkapazität des Blutes mit der ansteigenden cHb. Bei höheren cHb-Werten wirken diesem Effekt eine erhebliche Zunahme des viskösen (Fließ-)Widerstandes (Verschlechterung der rheologischen Eigenschaften des strömenden Blutes) innerhalb des chaotischen Gefäßbetts der Tumoren sowie eine Hämokonzentrierung aufgrund der hohen Gefäßpermeabilität und des daraus resultierenden Plasmaabstroms in den extravaskulären Raum entgegen [7]. Durch diese Hämokonzentrierung während der Tumorpassage ist im Tumorgewebe mit einem Anstieg des Hämatokritwertes von 5–10 % gegenüber dem arteriellen Wert zu rechnen [57].
Bluttransfusionen bei stark anämischen Patientinnen führten zu einer Verbesserung der Oxygenierung im Zervixkarzinom [25]. Etwa 2 Stunden nach Transfusionsende (Anstieg der cHb von ca. 9 auf 11 g/dl) war die hypoxische Fraktion von 35 auf 2 % abgefallen. Unter diesen Bedingungen stieg der mediane pO_2-Wert von 8 auf 18 mmHg an. In einer anderen kasuistischen Studie war der Anstieg der cHb von 9 auf 11,5 g/dl nach Bluttransfusion von einer Zunahme des medianen pO_2 von 13 auf 23 mmHg begleitet [58].
Auch in Vulvakarzinomen konnte eine ähnliche Korrelation zwischen prätherapeutischen cHb-Werten und dem Oxygenierungsstatus verifiziert werden [23,

56, 59]: Bei anämischen Patientinnen (cHb = 11,1 g/dl) betrug der mediane pO_2 5 mmHg; ein cHb-Anstieg auf 13,15 g/dl war mit einer Zunahme des medianen pO_2 auf 18 mmHg verbunden. Noch höhere Hb-Konzentrationen (cHb = 14,5 g/dl) waren

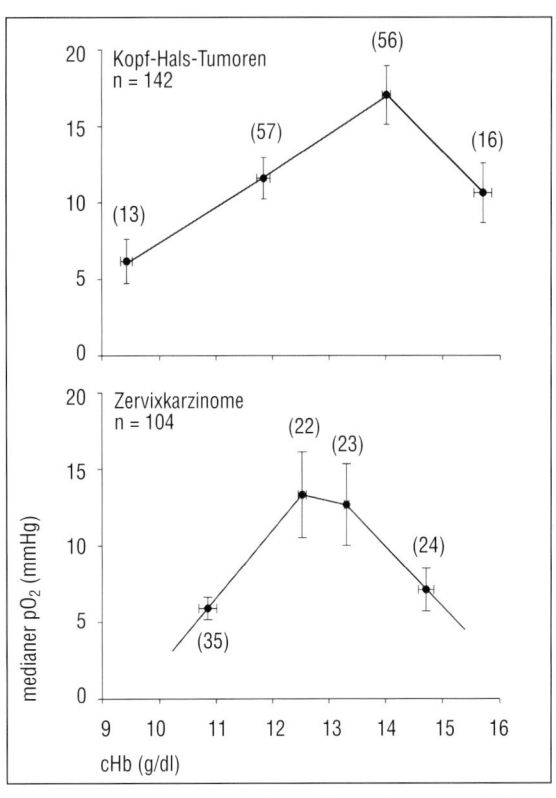

Abbildung 3. Prätherapeutische mediane pO_2-Werte als Funktion der Hämoglobinkonzentration (cHb) in Kopf-Hals-Tumoren (obere Bildhälfte, modifiziert nach Becker et al. [66]) sowie in Zervixkarzinomen (untere Bildhälfte, modifiziert nach Vaupel et al. [23]). n = Zahl der Patienten; Mittelwerte ± SEM; die Zahl der untersuchten Tumoren in den jeweiligen cHb-Gruppen ist in Klammern angegeben.

dagegen von einer leichten Verschlechterung des Oxygenierungsstatus gefolgt. Wie bei den Zervixkarzinomen existiert auch bei dieser Tumorentität ein „optimaler" cHb-Bereich bezüglich der Tumoroxygenierung. Im Gegensatz hierzu blieb die Oxygenierung der Subkutis in der Regio pubica nahezu unabhängig von Änderungen der cHb zwischen 9 und 15 g/dl (medianer pO_2 = 55 mmHg). Der mediane pO_2-Wert der tumorfreien Vulva betrug 63 mmHg [59]. Hypoxische Areale waren hier nicht nachzuweisen.
Die Analyse von Daten, die von *Stone et al.* [60] publiziert wurden, zeigt ebenfalls eine Abhängigkeit des Oxygenierungsstatus von Vulvakarzinomen vom Hämoglobingehalt: Bei cHb-Werten von 13,9 g/dl war der Oxygenierungsstatus deutlich besser (medianer pO_2 = 12 mmHg, HF 5 = 16,5 %) als bei Patientinnen mit niedrigeren Hb-Werten (pO_2 = 5 mmHg, HF 5 = 52,5 % bei cHb = 12,0 g/dl).
Während bei einigen klinischen Untersuchungen zur Charakterisierung des Oxygenierungsstatus von Kopf-Hals-Tumoren kein signifikanter Einfluss der Hämoglobinkonzentrationen (bzw. des Hämatokritwerts) auf die pO_2-Verteilung in den untersuchten Karzinomen nachzuweisen war [61–65], zeigte sich in anderen Studien ein deutlicher Zusammenhang zwischen diesen beiden Parametern. *Becker et al.* [66] sowie *Molls et al.* [67] beschrieben eine eindeutige Abhängigkeit des Oxygenierungsstatus vom Hämoglobingehalt in Primärtumoren. Eine inverse lineare Korrelation fanden *Stadler et al.* [68] zwischen der Hämoglobinkonzentration und den hypoxischen Fraktionen (HF 2,5, HF 5) sowie dem sog. hypoxischen Subvolumen (Tab. V). Inverse Korrelationen zwischen cHb und hypoxischen Fraktionen wurden ebenfalls von *Brizel et al.* [69], *Rudat et al.* [70] sowie *Clavo et al.* [71] beschrieben (vgl. Zusammenfassung in [23]).
Die Oxygenierungsdaten in Abhängigkeit von der Hämoglobinkonzentration, die in Kopf-Hals-Tumoren von *Becker et al.* [72, 73] erhoben wurden, stimmen mit denjenigen der Zervixkarzinome soweit überein, dass
(a) die Tumoroxygenierung sich mit abnehmender cHb signifikant verschlechtert [23],
(b) auch bei Kopf-Hals-Tumoren ein „optimaler" Oxygenierungsstatus nachzuweisen ist (cHb: 13–14 g/dl) und
(c) eine tendenzielle Verschlechterung des Oxygenierungsstatus bei cHb > 15 g/dl zu erwarten ist [75–76].
Die pathogenetischen Mechanismen, die diesem nicht-linearen Zusammenhang zwischen cHb und Tumoroxygenierung zugrunde liegen, wurden bereits diskutiert.

> Fasst man alle relevanten Oxygenierungsdaten von Plattenepithelkarzinomen zusammen, so ergibt sich der in Abbildung 4 dargestellte nicht-lineare Zusammenhang zwischen medianen pO_2-Werten und prätherapeutischen Hb-Konzentrationen: Bei insgesamt 271 Plattenepithelkarzinomen zeigt sich eine signifikante Verschlechterung der Oxygenierung bei anämischen Patienten. Ein „optimaler" medianer pO_2 wird bei etwa 13,5 g/dl erreicht; cHb-Werte > 14 g/dl gehen mit einer tendenziellen Abnahme der medianen pO_2-Werte einher.

Im Gegensatz hierzu bleibt die Oxygenierung der Subkutis im gesamten cHb-Bereich auf einem hohen Niveau relativ konstant (medianer pO_2 = 51 mmHg, vgl. Abb. 4).
Eine kasuistische Studie an einem Plattenepithelkarzinom bei einem anämischen Patienten zeigt – wie beim Zervixkarzinom – eine eindeutige Verbesserung der Tumoroxygenierung nach Bluttransfusion [77]: Der Anstieg der Hämoglobinkonzentration von 9,6 auf 11,6 g/dl war von einer Zunahme des medianen pO_2-Wertes von 4 auf 17 mmHg und einer Abnahme der HF 5 von 60 % auf ca. 5 % begleitet. Dieser Befund weist erneut darauf hin, dass eine Anämiekorrektur von einer Verbesserung des Oxygenierungsstatus von lokal fortgeschrittenen Tumoren begleitet ist. Wie beim Zervixkarzinom [25, 58], hatte eine Zunahme des cHb-Wertes nach der Transfusion einen deutlichen Anstieg des medianen pO_2 (im Mittel um das 2,7-Fache) zur Folge. Dieser akute, therapieinduzierte Anstieg ist etwas stärker als die zu erwartende Verbesserung der Oxygenierung, die bei vergleichbarem cHb-Anstieg unter chronischen, d.h. unter stationären Bedingungen von im Mittel 9,2 auf 11,4 g/dl nachweisbar ist (Abb. 4). Fasst man diese Daten (vereinfachend) zusammen, so ist bei einer cHb-Zunahme von 9 auf 11 g/dl etwa eine Verdopplung des medianen pO_2 in Plattenepithelkarzinomen zu erwarten.

Hypoxie und maligne Progression

Klinische Beobachtungen an verschiedenen Tumorentitäten zeigen eindeutig, dass die Tumorhypoxie mit klinisch aggressiven Phänotypen assoziiert ist, die einerseits zu Therapieresistenzen führen und andererseits mit einer ungünstigen Prognose der betroffenen Patienten einhergehen (z.B. [78–81]).
Höckel et al. [79] konnten bereits 1996 zeigen, dass hypoxische Zervixkarzinome mit einer schlechteren Überlebensprognose von Patientinnen nach operativer oder radiotherapeutischer Behandlung einhergehen. Das schlechtere Ansprechen hypoxischer Tumoren auf die Strahlentherapie ist eine unmittelbare

Folge der geringen Strahlensensibilität (z.B. [7, 29]), wohingegen die Beobachtung, dass auch operativ behandelte hypoxische Karzinome eine schlechtere Überlebensprognose zur Folge haben, zu jener Zeit ein überraschender Befund war.

> Dieser Befund weist darauf hin, dass zwischen hypoxischen und normoxischen Tumorzellen grundlegende Unterschiede im biologischen Verhalten bestehen müssen, die für das aggressive klinische Verhalten hypoxischer Tumoren verantwortlich sind.

Diese Beobachtung war zunächst vor allem deshalb überraschend, weil Normal- und Tumorzellen üblicherweise in einer hypoxischen Umgebung vorrangig regressive Veränderungen aufweisen. Es überwiegen unter diesen Bedingungen antiproliferative Effekte. Neben einer Einschränkung der Zellproliferation und dem Auftreten von Differenzierungsphänomenen tritt bei lang dauernder und/oder ausgeprägter Hypoxie der Zelltod (durch Apoptose aufgrund proapoptotischer Stimuli bzw. Nekrose) ein (Abb. 5, [27, 28]).

Hypoxieregulierte Genexpression und Anpassung des Proteoms

> Ein fundamentaler Mechanismus über den Hypoxie die Tumorprogression fördern kann, ist die differenziell regulierte Genexpression.

Aufgrund von Expressionsanalysen muss man davon ausgehen, dass etwa 1–1,5 % des Genoms, d.s. ca. 300–400 Gene, unter hypoxischen Bedingungen auf transkriptionaler Ebene aktiviert werden [82]. Hypoxieregulierte Gene können aufgrund ihrer Proteinprodukte verschiedenen Funktionen zugeordnet werden, denen gemeinsam ist, dass es Tumorzellen gelingt, sich an den Hypoxie-Stress bzw. auch andere widrige Bedingungen anzupassen, was ihnen nicht nur ein Überleben ermöglicht, sondern auch die Voraussetzungen dafür schafft, weiter zu proliferieren, das unwirtliche Mikromilieu zu verlassen, aggressiver zu werden und Resistenzen gegen Therapien zu entwickeln. Diese Adaptation führt aufgrund von metabolischen Anpassungen, durch gesteigerte Angiogenese, Invasions- und Meta-

Tabelle V. Einfluss der Hämoglobinkonzentration (cHb) auf den Oxygenierungsstatus von Kopf-Hals-Tumoren.

Autoren	n	Korrelation zwischen cHb und Oxygenierungsstatus
Adam et al. [61]	37	
Dietz et al. [62]	37	
Nordsmark & Overgard [63]	67	kein signifikanter Zusammenhang
Rudat et al. [64]	44	
Terris & Dunphy [65]	25	
Becker et al. [66]	23	lineare Korrelation zwischen medianem pO_2 und cHb in Primärtumoren, inverse lineare
Molls et al. [67]	23	Beziehung zwischen cHb und HF 2,5, HF 5 sowie hypoxischem Subvolumen
Stadler et al. [68]	59	
Brizel et al. [69]	86	lineare Beziehung zwischen cHb und medianem pO_2 (p = 0,004): cHb < 13 g/dl: 88 % der Tumoren hatten einen medianen pO_2 < 10 mmHg cHb > 13 g/dl: 58 % der Tumoren hatten einen medianen pO_2 < 10 mmHg
Rudat et al. [70]	44	cHb ≤ 11 g/dl: HF 2,5 = 33,9 % cHb > 11 g/dl: HF 2,5 = 22,6 %
Clavo et al. [71]	16	nicht-anämische Patienten: HF 10 = 34 % anämische Patienten: HF 10 = 47 % cHb < 11,5 g/dl: HF 10 = 69 %
Becker et al. [72, 73]	142	signifikante Verschlechterung der Tumoroxygenierung bei anämischen Patienten sowie (tendenziell) bei cHb-Werten > 15 g/dl
Nordsmark et al. [74]	356	nicht-linearer Zusammenhang zwischen cHb und Tumoroxygenierung

HF 2,5 = hypoxische Fraktion (pO_2 < 2,5 mmHg); HF 5 = hypoxische Fraktion (pO_2 < 5 mmHg); HF 10 = hypoxische Fraktion (pO_2 < 10 mmHg); n = Zahl der Patienten bzw. untersuchten Karzinome

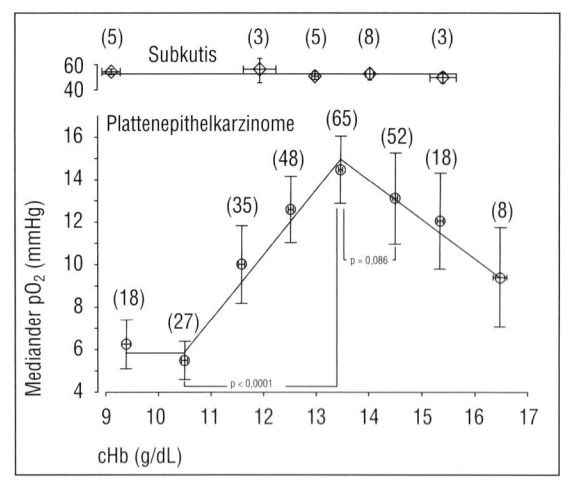

Abbildung 4. Einfluss der prätherapeutischen Hämoglobinkonzentration (cHb) auf die medianen pO_2-Werte von 271 Patienten mit Plattenepithelkarzinomen (untere Bildhälfte) und in der Subkutis (obere Bildhälfte). Berücksichtigt wurden die Daten von Kopf-Hals-Tumoren [73] sowie von Karzinomen der Zervix und der Vulva [56]. Die Zahl der untersuchten Plattenepithelkarzinome bzw. der Subkutismessungen in den jeweiligen cHb-Gruppen sind in Klammern angegeben.

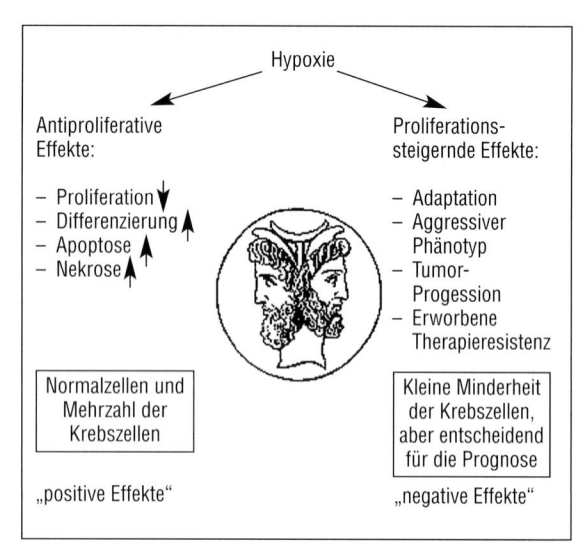

Abbildung 5. „Januskopf" der Tumorhypoxie. Hypoxie führt in der Regel zu einer Expression von Genen, die antiproliferative Effekte vermitteln (linke Bildhälfte). Eine kleine Zahl von Tumorzellen zeigt jedoch proliferationssteigernde Wirkungen, die auf Veränderungen des Transkriptoms, Proteoms und Genoms zurückgehen sowie zur malignen Progression und Therapieresistenz führen und für eine schlechtere Überlebensprognose verantwortlich sind.

stasierungsfähigkeit sowie Apoptoseresistenzen (über anti-apoptotische Signalmoleküle) zu einem großen Überlebensvorteil und damit zur Tumorprogression (vgl. Abb. 5). Anpassungen des Proteoms, die durch Modulation der Genexpression sowie durch posttranskriptionale und posttranslationale Modifikationen hervorgerufen werden, sind nach Wiederherstellung normoxischer Bedingungen reversibel.
Die zur Tumorprogression führenden hypoxieabhängigen Prozesse werden durch Transkriptionsfaktoren vermittelt, vorrangig durch den hypoxieinduzierbaren Faktor 1 (HIF-1). Dieser beeinflusst die Expression zahlreicher Gene bei Sauerstoffpartialdrücken < 7 mmHg im Gewebe (< 1 % O_2). Zum hypoxieinduzierbaren Transkriptom zählen noch andere Faktoren, z.B. NF-κB, AP 1 und Egrf-1. HIF-1α kann nicht nur durch Hypoxie, sondern auch durch Wachstumsfaktoren, Zytokine, Onkogene (src, ras) und den Verlust von Tumorsuppressor-Genen (z.B. p53) stabilisiert werden. Die Reaktion der anderen Transkriptionsfaktoren auf Hypoxie ist noch weniger spezifisch als die von HIF [27, 82–91].
Die einen Hypoxie-Stress überlebenden Tumorzellen verstärken im Sinne eines Circulus vitiosus die Tumorhypoxie und damit die maligne Progression [3, 90].

Hypoxieinduzierte Veränderungen des Genoms

Zusätzlich zu den hypoxiebedingten Veränderungen des Transkriptoms und der Genexpression kann die Tumorhypoxie zu genetischen Instabilitäten und damit zu Veränderungen des Genoms führen, indem sie Punktmutationen, Genamplifikationen und chromosomale Rearrangements induziert bzw. ermöglicht (Abb. 6). Damit erhöht sich die Zahl der genetischen Varianten (Heterogenität) innerhalb eines Tumors. Eine hypoxiegesteuerte klonale Selektion von genetischen Varianten mit hohem Aggressionspotenzial führt schlussendlich zu einer genetischen Fixierung des „hypoxischen Phänotyps" auch unter nachfolgenden normoxischen Bedingungen (z.B. im Rahmen einer Reoxygenierung), d.h. unter dem Selektionsdruck eines widrigen Mikromilieus (pO_2 < 1 mmHg; ≤ 0,1 % O_2) resultieren durch Selektion und anschließende klonale Expansion Zellpopulationen, in denen der hypoxische, aggressive Phänotyp irreversibel genetisch fixiert wird und damit unabhängig vom aktuellen Oxygenierungsstatus eines Tumors wird. Daneben findet unter diesen Bedingungen auch eine Auslese von apoptoseresistenten Tumorzellklonen statt, die auf nachfolgende „Apoptose-Reize" (z.B. Azidose, Strahlentherapie, Chemotherapie) nicht mehr adäquat reagieren [92–100]).

Tumorhypoxie und Therapieresistenz

Die Tumorhypoxie wirkt als „pathophysiologische Barriere" bei zahlreichen Therapiemodalitäten. Vielfach beschrieben sind negative Effekte bei der konventionellen Strahlenbehandlung, bei der Chemo-, Immun- und Hormontherapie sowie bei der photodynamischen Therapie (vgl. zusammenfassende Darstellungen [3, 28, 29, 51, 101–114]).

Die beteiligten Mechanismen, die zur Therapieresistenz führen, sind zum einen auf direkte Effekte des Mangels an molekularem O_2 zurückzuführen, zum anderen sind sie Folgen zahlreicher indirekter Einflüsse (vgl. Abb. 6 und Tab. VI). Zu den direkten Effekten rechnet man die O_2-Abhängigkeit locker ionisierender Strahlung (Röntgen- und Gammastrahlung): Bei O_2-Partialdrücken < 15–20 mmHg (2–2,5 % O_2) nimmt die Strahlenempfindlichkeit erheblich ab und erreicht Werte, die – wegen der fehlenden „Fixierung" der durch die Strahlung verursachten DNA-Schäden – etwa um den Faktor 3 niedriger liegen als bei ausreichender O_2-Versorgung. Auch die verminderte Wirkung einiger Zytostatika ist auf direkte Mechanismen zurückzuführen (eingeschränkte Bildung reaktiver Sauerstoffspezies).

Die Ursachen, die über indirekte Mechanismen zu einer Therapieresistenz führen können, sind wesentlich komplexer und beruhen im Wesentlichen auf hypoxiebedingten Veränderungen des Transkriptoms, der differenziell geregelten Genexpression und des Proteoms, auf hypoxieinduzierten genetischen Instabilitäten und Heterogenitäten sowie auf der nachfolgenden Selektion aggressiver und apoptoseresistenter Zellklone (s.o.). Wie bereits erwähnt, führt

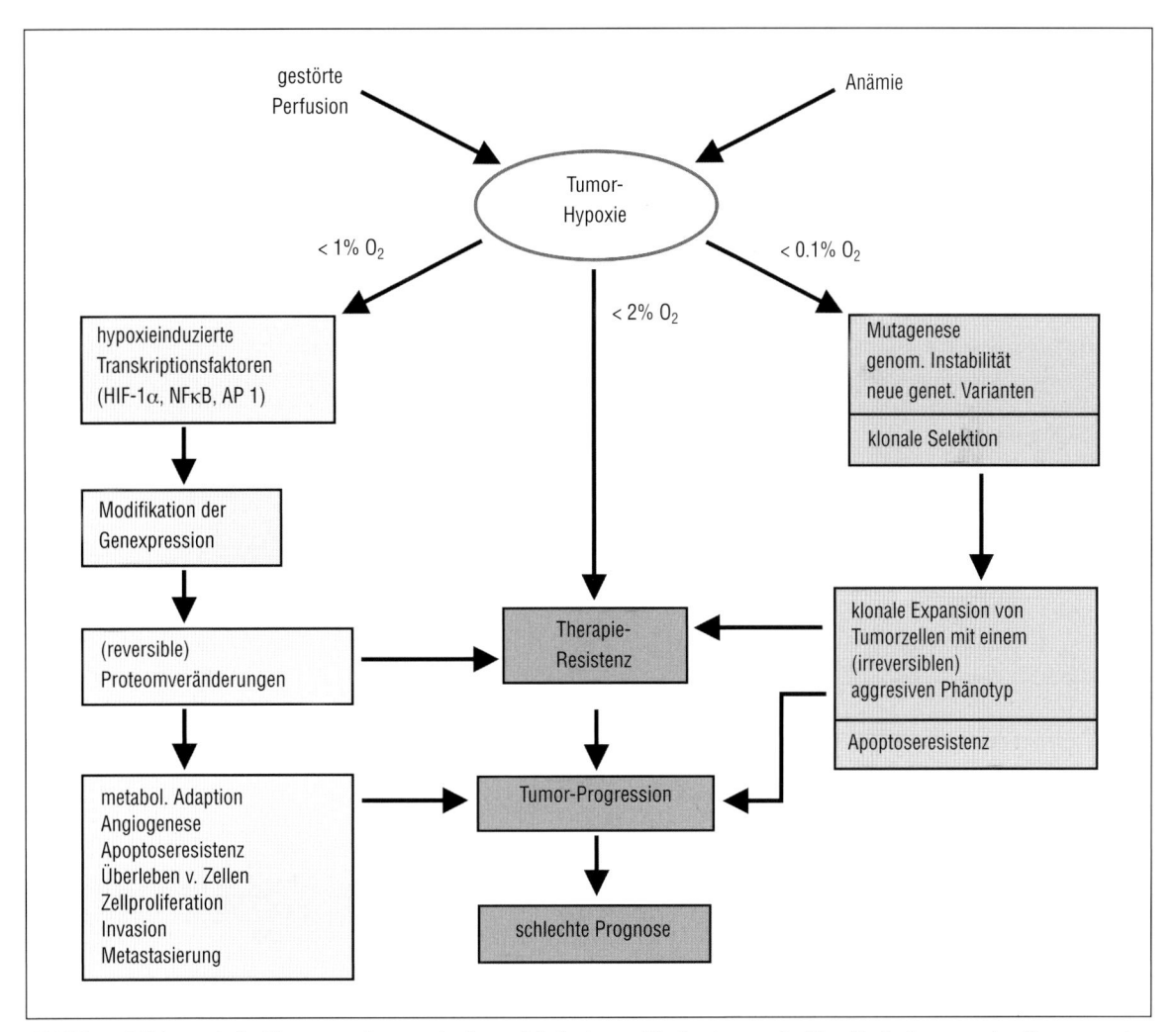

Abbildung 6. Schematische Zusammenfassung der hypoxieinduzierten Mechanismen, die über Veränderungen der Genexpression bzw. des Proteoms (linker Bildteil), über genetische Instabilitäten und klonale Selektion aggressiver und apoptoseresistenter Zellklone (rechter Bildteil) sowie über direkte Effekte des Sauerstoffmangels zur Tumorprogression und zu einer schlechten Überlebensprognose führen.

der durch die Hypoxie ausgeübte Selektionsdruck zu einer „genetischen Fixierung" des „hypoxischen Phänotyps" und beeinflusst das biologische und klinische Verhalten des Tumors nachhaltig.

> Wahrscheinlich werden diese indirekten Mechanismen mehr durch zeitlich fluktuierende (instabile) und räumlich heterogene Hypoxie als durch chronisch-homogene (stabile) O_2-Mangelzustände induziert [115].

Tumorhypoxie als Prognosefaktor

Wie bereits beschrieben, ist die prätherapeutische Tumorhypoxie mit einer ungünstigen Prognose der betroffenen Patienten assoziiert (vgl. Zusammenfassung [5]). Dieser erstmals von *Höckel et al.* [78, 79] für das Zervixkarzinom beschriebene Befund wurde nachfolgend von anderen Untersuchern bestätigt (z.B. [54, 116–118]).

Multivariate Analysen zeigen in diesem Zusammenhang eindeutig, dass die prätherapeutische Tumor-

Tabelle VI. Tumorhypoxie und Therapieresistenz (ausgewählte Mechanismen, [29]).

Therapiemodalität	Hypoxievermittelter Mechanismus	Beispiele
A. Direkte Effekte		
X- und γ-Strahlung	verminderte „Fixierung" von strahlungsbedingten DNA-Schäden	
Chemotherapie	eingeschränkte Bildung von reaktiven O_2-Spezies	Antibiotika (Bleomycin, Doxorubicin)
Photodynamische Therapie	eingeschränkte Bildung von reaktiven O_2-Spezies	
B. Indirekte Effekte		
X- und γ-Strahlung	Zellzykluseffekte, Veränderungen der Proliferationskinetik	
	Zunahme der Aktivität von Reparaturenzymen	
	vermehrte Expression anti-apoptotischer Proteine	
	Selektion von apoptoseresistenten Zellen	
	Anstieg des zellulären Glutathiongehaltes	
	Zunahme von HSP 70 („Resistenzprotein")	
Chemotherapie	Zellzykluseffekte, Veränderungen der Proliferationskinetik	Vinca-Alkaloide, Methotrexat, Platinum-Derivate, Taxane
	Zunahme der Aktivität von DNA-Reparaturenzymen	Alkylierende Zytostatika („Radiomimetika"), Platinum-Derivate
	Selektion von apoptoseresistenten Zellen, Anstieg des zellulären Glutathiongehaltes, Zunahme von HSP 70 („Resistenzprotein")	Melphalan
	Telomerase-Aktivitätssteigerung	Telomerase-Inhibitoren
	gesteigerte Synthese von Membrantransportproteinen (z.B. MDR-1, Glut-1)	Anthracycline, Vinca-Alkaloide, Etoposid, Paclitaxel
	gesteigerte Synthese von Zielmolekülen (z.B. Enzym DHFR)	Methotrexat
	gesteigerte Synthese von Wachstumsfaktoren (z.B. TGF-β, bFGF)	
Hormontherapie	verringerte Expression des Estrogen-Rezeptors	Hormontherapie des Mammakarzinoms
C. Effekte hypoxiebedingter Milieufaktoren		
X- und γ-Strahlung	Zellzykluseffekte und gesteigerte Reparaturprozesse bei Azidose	
Chemotherapie	Verminderung der zellulären Aufnahme von schwach alkalischen Substanzen	Doxorubicin, Vinblastin, Vincristin
	Abnahme der Aktivität bei pH < 7	
	gestörte intratumorale Pharmakokinetik aufgrund einer chaotischen Mikrozirkulation in einem unreifen Gefäßbett, vergrößerte Diffusionsstrecken, Abtransport von Substanzen durch zentrifugalen interstitiellen Flüssigkeitstransport	
Immuntherapie	gestörte und heterogene Perfusion, vergrößerte Diffusionsstrecken	INF-γ, TNF-α, Antikörpertherapie

hypoxie ein unabhängiger, negativer Prognosefaktor für das Überleben von Patientinnen mit Zervixkarzinomen ist. Auch bei Kopf-Hals-Tumoren wurde die Tumorhypoxie als unabhängiger, negativer Prognosefaktor identifiziert [63, 70, 74, 80, 81, 119–127]. Bei hypoxischen Tumoren traten hier signifikant häufiger Lokalrezidive auf und die Überlebensprognose war ungünstiger.

Auch die gesteigerte Expression von sog. endogenen Hypoxiemarkern ist mit einer schlechten Prognose assoziiert. Dieser Zusammenhang wurde sowohl für Zervixkarzinome und Kopf-Hals-Tumoren [5] als auch für Mammakarzinome [128–132] verifiziert.

Ausblick

> Aufgrund der hohen Inzidenz der Hypoxieentwicklung in soliden Tumoren ist es dringlich, mit validen Methoden den individuellen O_2-Status vor und während der Therapie zu erfassen. Sind hypoxische Areale nachweisbar, sollte die Tumortherapie gezielt auf die Existenz hypoxischer klonogener Zellen abgestimmt und entsprechend geplant werden („Individualisierung" der Therapie hypoxischer Tumoren).

Viel versprechende Ansätze bzw. Strategien sind derzeit u.a. die auf hypoxische Zellen ausgerichtete Chemotherapie (z.B. Mitomycin C, Tirapazamin [133–135]) und hypoxieabhängige Gentherapie [136], die Anpassung radioonkologischer Konzepte an die Tumorhypoxie (Wahl O_2-unabhängiger Strahlungsarten, intensitätsmodulierte Strahlentherapie IMRT im Sinne des „Dose painting" [137, 138], ARCON [139]) sowie die hypoxieinduzierte Aktivierung von Prodrugs [140]. Ebenso sollte die Korrektur einer Tumoranämie durch indikationskonforme Anwendung von Erythropoese-stimulierenden Substanzen eingeplant werden [49]. Bei hypoxischen Tumoren ist der Einsatz neuartiger bzw. erweiterter Operationstechniken in Erwägung zu ziehen (z.B. [141]). Darüber hinaus ist nach Abschluss jeglicher Tumortherapie eine engmaschige Kontrolle geboten.

Literatur

1 Vaupel P, Kallinowski F, Okunieff P (1989) Blood flow, oxygen and nutrient supply, and metabolic microenvironment of human tumors. Cancer Res 49: 6449–6465
2 Vaupel P, Kelleher DK (1999) Tumor Hypoxia. Pathophysiology, Clinical Significance and Therapeutic Perspectives. Wissenschaftliche Verlagsgesellschaft, Stuttgart
3 Höckel M, Vaupel P (2001) Tumor hypoxia: Definitions and current clinical, biologic and molecular aspects. J Natl Cancer Inst 93: 266–276
4 Vaupel P, Höckel M, Mayer A (2007) Detection and characterization of tumor hypoxia using pO_2 histography. Antioxid Redox Signal 9: 1221–1235
5 Vaupel P, Mayer A (2007) Hypoxia in cancer: significance and impact on clinical outcome. Cancer Metastasis Rev 26: 225–239
6 Vaupel P (2008) Strikingly high respiratory quotients: A further characteristic of the tumor pathophysiome. Adv Exp Med Biol 614: 121–126
7 Vaupel P (2004) Tumor microenvironmental physiology and its implications for radiation oncology. Semin Radiat Oncol 14: 198–206
8 Ludwig H, Van Belle S, Barrett-Lee P, et al (2004) The European Cancer Anaemia Survey (ECAS): A large, multinational, prospective survey defining the prevalence, incidence, and treatment of anaemia in cancer patients. Eur J Cancer 40: 2293–2306
9 Groopman JE, Itri M (1999) Chemotherapy-induced anaemia in adults: incidence and treatment. J Natl Cancer Inst 91: 1616–1634
10 Ludwig H (2008) Prevalence and incidence of anemia and risk factors for anemia in patients with cancer. In: Nowrousian MR (ed) Recombinant Human Erythropoietin (rhEPO) in Clinical Oncology – Scientific and Clinical Aspects of Anemia in Cancer. Springer, Wien, New York, 2nd ed., pp. 189–206
11 Nowrousian MR (2008) Significance of anemia in cancer chemotherapy. In: Nowrousian MR (ed) Recombinant Human Erythropoietin (rhEPO) in Clinical Oncology – Scientific and Clinical Aspects of Anemia in Cancer. Springer , Wien, New York, 2nd ed., pp.207–248
12 Dunst J, Molls M (2008) Incidence and impact of anemia in radiation oncology. In: Nowrousian MR (ed) Recombinant Human Erythropoietin (rhEPO) in Clinical Oncology – Scientific and Clinical Aspects of Anemia in Cancer. Springer, Wien, New York, 2nd ed., pp.249–264
13 Caro JJ, Salas M, Ward A, et al (2001) Anemia as an independent prognostic factor for survival in patients with cancer. Cancer 91: 2214–2221
14 Clarke H, Pallister CJ (2005) The impact of anaemia on outcome in cancer. Clin Lab Haem 27: 1–13
15 Harrison LB, Shasha D, Homel P (2002) Prevalence of anemia in cancer patients undergoing radiotherapy: prognostic significance and treatment. Oncology 63: 11–18
16 Nowrousian MR (2002) Prevalence, pathophysiology, predictive factors, and prognostic significance of anemia in cancer chemotherapy. In: Nowrousian MR (ed) Recombinant Human Erythropoietin (rhEPO) in Clinical Oncology. Springer, Wien, New York, 1st ed., pp. 63–100
17 Österborg A (2005) Anaemia in patients with cancer: association to prognosis and prediction of response to erythropoietic agents. In: Bokemeyer C, Ludwig H (eds) Anaemia

in Cancer. Elsevier, Edinburgh, London, New York, 2nd ed., pp 75–89
18. Van Belle SJ-P, Cocquyt V (2003) Impact of haemoglobin levels on the outcome of cancers treated with chemotherapy. Crit Rev Oncol Hematol 47: 1–11
19. Grogan M, Thomas GM, Melamed I, et al (1999) The importance of hemoglobin levels during radiotherapy for carcinoma of the cervix. Cancer 86: 1528–1536
20. Tarnawski R, Skladowski K, Maciejewski B (1997) Prognostic value of hemoglobin concentration in radiotherapy for cancer of supraglottic larynx. Int J Radiat Oncol Biol Phys 38: 1007–1011
21. Nowrousian MR (2008) Pathophysiology of anemia in cancer. In: Nowrousian MR (ed) Recombinant Human Erythropoietin (rhEPO) in Clinical Oncology – Scientific and Clinical Aspects of Anemia in Cancer. Springer, Wien, New York, 2nd ed., pp.149–188
22. Nowrousian MR (2005) Pathophysiology of anaemia in cancer. In: Bokemeyer C, Ludwig H (eds) Anaemia in Cancer. Elsevier, Edinburgh, London, 2nd ed., pp. 25–45 [ESO Scientific Updates 6: 25–45 (2005)]
23. Vaupel P, Mayer A, Höckel M (2006) Impact of hemoglobin levels on tumor oxygenation: the higher, the better? Strahlenther Onkol 182: 63–71
24. Vaupel P (2006) Abnormal microvasculature and defective microcirculatory function in solid tumors. In: Siemann DW (ed) Vascular-targeted Therapies in Oncology. Wiley & Sons, Chichester, UK, pp. 9–29
25. Vaupel PW (1994) Blood flow, oxygenation, tissue pH distribution and bioenergetic status of tumors. Ernst Schering Research Foundation, Berlin, Lecture 23
26. Vaupel P, Höckel M (2000) Blood supply, oxygenation status and metabolic micromilieu of breast cancers: Characterization and therapeutic relevance. Int J Oncol 17: 869–879
27. Vaupel P, Harrison L (2004) Tumor hypoxia: Causative factors, compensatory mechanisms, and cellular response. Oncologist 9 (Suppl 5): 4–9
28. Vaupel P, Mayer A (2005) Effects of anaemia and hypoxia on tumour biology. In: Bokemeyer C, Ludwig H (eds) Anaemia in Cancer. Elsevier, Edinburgh, London, 2nd edit., pp. 47–66 [ESO Scientific Updates 6, 47–66 (2005)]
29. Vaupel P, Höckel M (2008) Tumor hypoxia and therapeutic resistance. In: Nowrousian MR (ed) Recombinant Human Erythropoietin (rhEPO) in Clinical Oncology – Scientific and Clinical Aspects of Anemia in Cancer. Springer, Wien, New York, 2nd ed., pp.283–305
30. Milosevic M, Chung P, Parker C, et al (2007) Androgen withdrawal in patients reduces prostate cancer hypoxia: Implications for disease progression and radiation response. Cancer Res 67: 6022–6025
31. Lavey RS (1998) Clinical trial experience using erythropoietin during radiation therapy. Strahlenther Onkol 174: 24–30
32. Lavey RS, McBride WH (1993) Influence of hematocrit on tumor oxygenation and sensitivity to radiation. Eur J Cancer 29A (Suppl 6): S216
33. Terris DJ, Minchinton AI (1994) Computerized histographic characterization of changes in tissue pO_2 induced by erythropoietin. Adv Exp Med Biol 361: 613–618
34. Kelleher DK, Matthiensen U, Thews O, et al (1995) Tumor oxygenation in anemic rats: Effects of erythropoietin treatment versus red blood cell transfusion. Acta Oncol 34: 379–384
35. Kelleher DK, Matthiensen U, Thews O, et al (1996) Blood flow, oxygenation, and bioenergetic status of tumors following erythropoietin treatment in normal and anemic rats. Cancer Res 56: 4728–4734
36. Kelleher DK, Thews O, Vaupel P (1998) Can erythropoietin improve tumor oxygenation? Strahlenther Onkol 174 (Suppl IV): 20–23
37. Kelleher DK, Thews O, Vaupel P (1999) Modulation of tumor oxygenation and radiosensitivity by erythropoietin. In: Vaupel P, Kelleher DK (eds) Tumor hypoxia. Pathophysiology, clinical significance and therapeutic perspectives. Wissenschaftliche Verlagsgesellschaft, Stuttgart, pp. 83–90
38. Ning S, Hartley C, Molineux G, et al (2005) Darbepoetin alfa potentiates the efficacy of radiation therapy in mice with corrected or uncorrected anemia. Cancer Res 65: 284–290
39. Shannon AM, Bouchier-Hayes DJ, Condron CM, et al (2005) Correction of anaemia through the use of darbepoetin alfa improves chemotherapeutic outcome in a murine model of Lewis lung carcinoma. Br J Cancer 93: 224–232
40. Scigliano S, Pinel S, Poussier S, et al (2008) Measurement of hypoxia using invasive oxygen-sensitive electrode, pimonidazole binding and 18F-FDG uptake in anaemic or erythropoietin-treated mice bearing human glioma xenografts. Int J Oncol 32: 69–77
41. Thews O, Kelleher DK, Vaupel P (2001) Erythropoietin restores the anemia-induced reduction in cyclophosphamide cytotoxicity in rat tumors. Cancer Res 61: 1358–1361
42. Thews O, Koenig R, Kelleher DK, et al (1998) Enhanced radiosensitivity in experimental tumours following erythropoietin treatment of chemotherapy-induced anaemia. Br J Cancer 78: 752–756
43. Silver DF, Piver MS (1999) Effects of recombinant human erythropoietin on the antitumor effect of cisplatin in SCID mice bearing human ovarian cancer: a possible oxygen effect. Gynecol Oncol 73: 280–284
44. Stüben G, Pöttgen C, Knühmann K, et al (2003) Erythropoietin restores the anemia-induced reduction in radiosensitivity of experimental human tumors in nude mice. Int J Radiat Oncol Biol Phys 55: 1358–1362
45. Stüben G, Thews O, Pöttgen C, et al (2001) Recombinant human erythropoietin increases the radiosensitivity of xenografted human tumours in anaemic nude mice. J Cancer Res Clin Oncol 127: 346–350
46. Stüben G, Thews O, Pöttgen C, et al (2003) Impact of anemia prevention by recombinant human erythropoietin on the sensitivity of xenografted glioblastomas to fractionated irradiation. Strahlenther Onkol 179: 620–625
47. Pinel S, Barberi-Heyob M, Cohen-Jonathan E, et al (2004) Erythropoietin-induced reduction of hypoxia before and during fractionated irradiation contributes to improvement of radioresponse in human glioma xenografts. Int J Radiat Oncol Biol Phys 59: 250–259
48. Golab J, Olszewska D, Mróz P, et al (2002) Erythropoietin restores the antitumor effectiveness of photodynamic therapy in mice with chemotherapy-induced anemia. Clin Cancer Res 8: 1265–1270
49. Nowrousian MR, Dunst J, Vaupel P (2008) Erythropoiesis-stimulating agents: Favorable safety profile when used as indicated. Strahlenther Onkol 184: 121–136

50. Achermann R, Ohlerth SM, Bley CR, et al (2004) Oxygenation of spontaneous canine tumors during fractionated radiation therapy. Strahlenther Onkol 180: 297–305
51. Vaupel P, Briest S, Höckel M (2002) Hypoxia in breast cancer: Pathogenesis, characterization and biological/therapeutic implications. Wiener Med Wschr 152: 334–342
52. Vaupel P, Mayer A, Briest S, et al (2003) Oxygenation gain factor: A novel parameter characterizing the association between hemoglobin level and the oxygenation status of breast cancers. Cancer Res 63: 7634–7637
53. Dunst J, Kuhnt T, Strauss HG, et al (2003) Anemia in cervical cancers: Impact on survival, patterns of relapse, and association with hypoxia and angiogenesis. Int J Radiat Oncol Biol Phys 56: 778–787
54. Knocke TH, Weitmann H-D, Feldmann H-J, et al (1999) Intratumoral pO_2-measurements as predictive assay in the treatment of carcinoma of the uterine cervix. Radiother Oncol 53: 99–104
55. Fyles AW, Milosevic M, Pintilie M, et al (2000) Anemia, hypoxia and transfusion in patients with cervix cancer: a review. Radiother Oncol 57: 13–19
56. Vaupel P, Thews O, Mayer A, et al (2002) Oxygenation status of gynecologic tumors: What is the optimal hemoglobin level? Strahlenther Onkol 178: 727–731
57. Butler TP, Grantham FH, Gullino PM (1975) Bulk transfer of fluid in the interstitial compartment of mammary tumors. Cancer Res 35: 3084–3088
58. Sundfoer K, Lyng H, Kongsgard UL, et al (1997) Polarographic measurement of pO_2 in cervix carcinoma. Gynecol Oncol 64: 230–236
59. Vaupel P, Mayer A, Höckel M (2006) Oxygenation status of primary and recurrent squamous cell carcinomas of the vulva. Eur J Gynaec Oncol 27: 142–146
60. Stone JE, Parker R, Gilks CB, et al (2005) Intratumoral oxygenation of invasive squamous cell carcinoma of the vulva is not correlated with regional lymph node metastasis. Eur J Gynaecol Oncol 26: 31–35
61. Adam MF, Gabalski EC, Bloch DA, et al (1999) Tissue oxygen distribution in head and neck cancer patients. Head & Neck 21: 146–153
62. Dietz A, Rudat V, Conradt C, et al (2000) Stellenwert des Hämoglobinwertes vor primärer Radiochemotherapie von Kopf-Hals-Karzinomen. HNO 48: 655–664
63. Nordsmark M, Overgaard J (2004) Tumor hypoxia is independent of hemoglobin and prognostic for loco-regional tumor control after primary radiotherapy in advanced head and neck cancer. Acta Oncol 43: 396–403
64. Rudat V, Vanselow B, Wollensack P, et al (2000) Repeatability and prognostic impact of the pretreatment pO_2 histography in patients with advanced head and neck cancer. Radiother Oncol 57: 31–37
65. Terris DJ, Dunphy EP (1994) Oxygen tension measurements of head and neck cancers. Arch Otolaryngol Head Neck Surg 120: 283–287
66. Becker A, Hänsgen G, Bloching M, et al (1998) Oxygenation of squamous cell carcinoma of the head and neck: comparison of primary tumors, neck node metastases, and normal tissue. Int J Radiat Oncol Biol Phys 42: 35–41
67. Molls M, Stadler P, Becker A, et al (1998) Relevance of oxygen in radiation oncology. Mechanisms of action, correlation to low hemoglobin levels. Strahlenther Onkol 174 (Suppl IV): 13–16
68. Stadler P, Becker A, Feldmann HJ, et al (1999) Influence of the hypoxic subvolume on the survival of patients with head and neck cancer. Int J Radiat Oncol Biol 44: 749–754
69. Brizel DM, Dodge RK, Clough RW, et al (1999) Oxygenation of head and neck cancer: changes during radiotherapy and impact on treatment outcome. Radiother Oncol 53: 113–117
70. Rudat V, Stadler P, Becker A, et al (2001) Predictive value of the tumor oxygenation by means of pO_2 histography in patients with advanced head and neck cancer. Strahlenther Onkol 177: 462–468
71. Clavo B, Pérez JL, López L, et al (2003) Influence of haemoglobin concentration and peripheral muscle pO_2 on tumour oxygenation in advanced head and neck tumours. Radiother Oncol 66: 71–74
72. Becker A, Stadler P, Hänsgen G, et al (1998) Hemoglobin level influences the oxygenation status of squamous cell carcinoma of the head and neck (SCCHN) Int J Radiat Oncol Biol Phys 42 (Suppl 1): 233
73. Becker A, Stadler P, Lavey RS, et al (2000) Severe anemia is associated with poor tumor oxygenation in head and neck squamous cell carcinomas. Int J Radiat Oncol Biol Phys 46: 459–466
74. Nordsmark M, Bentzen SM, Rudat V, et al (2005) Prognostic value of tumor oxygenation in 397 head and neck tumors after primary radiation therapy. An international multi-center study. Radiother Oncol 77: 18–24
75. Vaupel P, Dunst J, Engert A, et al (2005) Effects of recombinant human erythropoietin (rHuEPO) on tumor control in patients with cancer-induced anemia. Onkologie 28: 216–221
76. Vaupel P, Mayer A (2004) Erythropoietin to treat anaemia in patients with head and neck cancer. Lancet 363: 992
77. Dunst J and Molls M (2002) Relationship between anemia and hypoxia. In: Nowrousian MR (ed) Recombinant human erythropoietin (rhEPO) in clinical oncology. Springer, Wien, New York, 1st ed., pp. 117-125
78. Höckel M, Knoop C, Schlenger K, et al (1993) Intratumoral pO_2 predicts survival in advanced cancer of the uterine cervix. Radiother Oncol 26: 45–50
79. Höckel M, Schlenger K, Aral B, et al (1996) Association between tumor hypoxia and malignant progression in advanced cancer of the uterine cervix. Cancer Res 56: 4509–4515
80. Nordsmark M, Overgaard M, Overgaard J, et al (1996) Pretreatment oxygenation predicts radiation response in advanced squamous cell carcinoma of the head and neck. Radiother Oncol 41: 31–39
81. Brizel DM, Scully SP, Harrelson JM, et al (1996) Tumor oxygenation predicts for the likelihood of distant metastases in human soft tissue sarcoma. Cancer Res 56: 941–943
82. Denko NC, Fontana LA, Hudson KM, et al (2003) Investigating hypoxic tumor physiology through gene expression patterns. Oncogene 22: 5907–5914
83. Semenza GL (2000) Hypoxia, clonal selection, and the role of HIF-1 in tumor progression. Crit Rev Biochem Mol Biol 35: 71–103
84. Semenza GL (2002) Involvement of hypoxia-inducible factor 1 in human cancer. Internal Med 41: 79–83
85. Semenza GL (2002) HIF-1 and tumor progression: pathophysiology and therapeutics. Trends Mol Med 8: S62–S67
86. Harris AL (2002) Hypoxia – a key regulatory factor in tumour growth. Nat Rev Cancer 2: 38–47

87 Leo C, Giaccia AJ, Denko NC (2004) The hypoxic tumor microenvironment and gene expression. Semin Radiat Oncol 14: 207–214
88 Semenza GL (2003) Targeting HIF-1 for cancer therapy. Nat Rev Cancer 3: 721–732
89 Dery MA, Michaud MD, Richard DE (2005) Hypoxia-inducible factor 1: regulation by hypoxic and non-hypoxic activators. Int J Biochem Cell Biol 37: 535–540
90 Vaupel P (2004) The role of hypoxia-induced factors in tumor progression. Oncologist 9 (Suppl 5): 10–17
91 Cummins EP, Taylor CT (2005) Hypoxia-responsive transcription factors. Eur J Physiol 450: 363–371
92 Coquelle A, Toledo F, Stern S, et al (1998) A new role for hypoxia in tumor progression: induction of fragile site triggering genomic rearrangements and formation of complex DMs and HSRs. Mol Cell 2: 259–265
93 Young SD, Marshall RS, Hill RP (1988) Hypoxia induces DNA overreplication and enhances metastatic potential of murine tumor cells. Proc Natl Acad Sci USA 85: 9533–9537
94 Graeber TG, Osmanian C, Jacks T, et al (1996) Hypoxia-mediated selection of cells with diminished apoptotic potential in solid tumours. Nature 379: 88–91
95 Weinmann M, Belka C, Guner D, et al (2005) Array-based comparative gene expression analysis of tumor cells with increased apoptosis resistance after hypoxic selection. Oncogene 24: 5914–5922
96 Vaupel P, Mayer A, Höckel M (2004) Tumor hypoxia and malignant progression. Methods Enzymol. 381: 335–354
97 Reynolds TY, Rockwell S, Glazer PM (1996) Genetic instability induced by the tumor microenvironment. Cancer Res 56: 5754–5757
98 Yuan J, Narayanan L, Rockwell S, et al (2000) Diminished DNA repair and elevated mutagenesis in mammalian cells exposed to hypoxia and low pH. Cancer Res 60: 4372–4376
99 Kim CY, Tsai MH, Osmanian C, et al (1997) Selection of human cervical epithelial cells that possess reduced apoptotic potential to low-oxygen conditions. Cancer Res 57: 4200–4204
100 Kondo A, Safaei R, Mishima M, et al (2001) Hypoxia-induced enrichment and mutagenesis of cells that have lost DNA mismatch repair. Cancer Res 61: 7603–7607
101 Chaplin DJ, Horsman MR, Trotter MJ, et al (2000) Therapeutic significance of microenvironmental factors. In: Molls M, Vaupel P (eds) Blood perfusion and microenvironment of human tumors. Implications for clinical radiooncology. Springer, Berlin, Heidelberg, New York, pp. 133–143
102 Chapman JD, Stobbe CC, Arnfield MR, et al (1991) Oxygen dependency of tumor cell killing in vitro by light-activated Photofrin II. Radiat Res 126: 73–79
103 Moulder JE, Rockwell S (1987) Tumor hypoxia: its impact on cancer therapy. Cancer Metast Rev 5: 313–341
104 Durand RE (1991) Keynote address: The influence of microenvironmental factors on the activity of radiation and drugs. Int J Radiat Oncol Biol Phys 20: 253–258
105 Durand RE (1994) The influence of microenvironmental factors during cancer therapy. In Vivo 8: 691–702
106 Tannock IF, Hill RP, Bristow RG, et al (2005) The basic science of oncology. McGraw-Hill, New York, 4th ed.
107 Teicher BA (ed) (1993) Drug Resistance in Oncology. Marcel Dekker, New York
108 Teicher BA (1994) Hypoxia and drug resistance. Cancer Metast 13: 139–168
109 Teicher BA (1995) Physiologic mechanisms of therapeutic resistance. Hematol/Oncol Clinics North America 9: 475–506
110 Hall EJ, Giaccia A (2006) Radiobiology for the radiologist. Lippincott, Philadelphia, 6th ed.
111 Liao YP, Schaue D, McBride WH (2007) Modification of the tumor microenvironment to enhance immunity. Front Biosci 12: 3576–3600
112 Vaupel P (1997) The influence of tumor blood flow and microenvironmental factors on the efficacy of radiation, drugs and localized hyperthermia. Klin Pädiatr 209: 243–249
113 Vaupel P, Thews O, Hoeckel M, et al (2001) Treatment resistance of solid tumors: Role of hypoxia and anemia. Med Oncol 18: 243–259
114 Kurebayashi J (2005) Resistance to endocrine therapy in breast cancer. Cancer Chemother Pharmacol 56 (Suppl 1): 39–46
115 Mayer A, Höckel M, Wree A, et al (2008) Lack of hypoxic response in uterine leiomyomas despite severe tissue hypoxia. Cancer Res 68: 4719–4726
116 Fyles A, Milosevic M, Hedley D, et al (2002) Tumor hypoxia has independent predictor impact only in patients with node-negative cervix cancer. J Clin Oncol 20: 680-687
117 Lyng H, Sundfor K, Trope C, et al (2000) Disease control of uterine cervical cancer: Relationships to tumor oxygen tension, vascular density, cell density, and frequency of mitosis and apoptosis measured before and during radiotherapy. Clin Cancer Res 6: 1104–1112
118 Dehdashti F, Grigsby PW, Lewis JA, et al (2008) Assessing tumor hypoxia in cervical cancer by PET with ^{60}Cu-labeled Diacetyl-Bis(N^4-Methylthiosemicarbazone). J Nucl Med 49: 201–205
119 Dunst J, Stadler P, Becker A, et al (2003) Tumor volume and tumor hypoxia in head and neck cancers. The amount of the hypoxic volume is important. Strahlenther Onkol 179: 521–526
120 Evans SM, Koch CJ (2003) Prognostic significance of tumor oxygenation in humans. Cancer Letter 195: 1–16
121 Kaanders JAHM, Wijffels KIEM, Marres HAM, et al (2002) Pimonidazole binding and tumor vascularity predict for treatment outcome in head and neck cancer. Cancer Res 62: 7066–7074
122 Rajendran JG, Schwartz DL, O'Sullivan J, et al (2006) Tumor hypoxia imaging with [F-18] fluoromisonidazole positron emission tomography in head and neck cancer. Clin Cancer Res 12: 5435–5441
123 Rischin D, Hicks RJ, Fisher R, et al (2006) Prognostic significance of [18F]-misonidazole positron emission tomography-detected tumor hypoxia in patients with advanced head and neck cancer randomly assigned to chemoradiation with or without tirapazamine: a substudy of Trans-Tasman Radiation Oncology Group Study 98.02. J Clin Oncol 24: 2098–2104
124 Lethio K, Eskola O, Viljanem T, et al (2004) Imaging perfusion and hypoxia with PET to predict radiotherapy response in head-and-neck cancer. Int J Radiat Oncol Biol Physics 59: 971–982
125 Eschmann SM, Paulsen F, Reimold M, et al (2005) Prognostic impact of hypoxia imaging with ^{18}F-misonidazole PET in non-small cell lung cancer and head and neck cancer before radiotherapy. J Nucl Med 46: 253–260
126 Evans SM, Du KL, Chalian AA, et al (2007) Patterns and levels of hypoxia in head and neck squamous cell carcino-

mas and their relationship to patient outcome. Int J Radiat Oncol Biol Phys 69: 1024–1031
127 Le Q-T, Kong C, Lavori PW, et al (2007) Expression and prognostic significance of a panel of tissue hypoxia markers in head-and-neck squamous cell carcinomas. Int J Radiat Oncol Biol Phys 60: 167–175
128 Schindl M, Schoppmann SF, Samonigg H, et al (2002) Overexpression of hypoxia-inducible factor 1α is associated with an unfavorable prognosis in lymph node-positive breast cancer. Clin Cancer Res 8: 1831–1837
129 Dales JP, Garcia S, Meunier-Carpentier S, et al (2005) Overexpression of hypoxia-inducible factor HIF-1α predicts early relapse in breast cancer: Retrospective study in a series of 745 patients. Int J Cancer 116: 734–739
130 Vleugel MM, Greijer AE, Shvarts A, et al (2005) Differential prognostic impact of hypoxia induced and diffuse HIF-1α expression in invasive breast cancer. J Clin Pathol 58: 172–177
131 Kang SS, Chun YK, Hur MH, et al (2002) Clinical significance of glucose transporter 1 (GLUT1) expression in human breast carcinoma. Jap J Cancer Res 93: 1123–1128
132 Brennan DJ, Jirstrom K, Kronblad A, et al (2006) CA IX is an independent prognostic marker in premenopausal breast cancer with one to three lymph nodes and a putative marker of radiation resistance. Clin Cancer Res 12: 6421–6431
133 Brown JM, Wilson WR (2004) Exploiting tumour hypoxia in cancer treatment. Nat Rev Cancer 4: 437–447
134 Rischin D, Peters L, Fisher R, et al (2005) Tirapazamine, cisplatin, and radiation versus fluorouracil, cisplatin, and radiation in patients with locally advanced head and neck cancer: A randomized phase II trial of the Trans-Tasman Radiation Oncology Group (TROG 98.02). J Clin Oncol 23: 79–87
135 Cole SPC, Tannock IF (2005) Drug resistance. In: Tannock IF, Hill RP, Bristow RG, et al (eds) The Basic Science of Oncology. McGraw-Hill, New York, Chicago, 4th ed., pp. 376–399
136 Brown JM (2007) Tumor hypoxia in cancer therapy. Methods Enzymol 435: 297–321
137 Lomax AJ, Bortfeld T, Goitein G, et al (1999) A treatment planning inter-comparison of proton and intensity modulated photon radiotherapy. Radiother Oncol 51: 257–271
138 Grosu AL, Souvatzoglou M, Röper B, et al (2007) Hypoxia imaging with FAZA-PET and theoretical considerations with regard to dose painting for individualization of radiotherapy in patients with head and neck cancer. Int J Radiat Oncol Biol Phys 69: 541–551
139 Kaanders JH, Bussink J, Van der Kogel AJ (2002) ARCON: a novel biology-based approach in radiotherapy. Lancet Oncol 3: 728–737
140 Shibata T, Giaccia AJ, Brown JM (2002) Hypoxia-inducible regulation of a prodrug-activating enzyme for tumor-specific gene therapy. Neoplasia 4: 40–48
141 Höckel M, Horn L-C, Fritsch H (2005) Association between the mesenchymal compartment of uterovaginal organogenesis and local tumour spread in stage IB-IIB cervical carcinoma: a prospective study. Lancet Oncol 6: 751–756

M. R. Nowrousian,
J. Dunst,
P. Vaupel

Definition, Charakteristika und Pathophysiologie der Anämie maligner Erkrankungen

Definition

Anämie ist definiert als ein Zustand der reduzierten Erythrozytenmasse, gekennzeichnet durch einen erniedrigten Hämoglobin (Hb)- und Hämatokrit (Hk)-Wert. Ein sichtbares Zeichen der Anämie ist die Blässe der Haut und Schleimhäute, insbesondere im Gesicht, an den Konjunktiven, im Nagelbett und an der Handfläche sowie den Handflächenfalten.

> Die Blässe der Konjunktiven scheint sensitiver zu sein als die der anderen genannten Stellen. Die konjunktivale Blässe kommt jedoch häufig erst bei Hb-Konzentrationen < 9 g/dl vor und kann auch selbst bei solchen Werten diskret sein oder gar fehlen.

Eine konjunktivale Blässe sollte allerdings immer Anlass sein, den Hb-Wert zu bestimmen. Die Hb-Konzentration (cHb) sollte auch dann überprüft werden, wenn eine konjunktivale Blässe fehlt, die Patienten jedoch über Fatigue, Lethargie, Schwindel, Kopfschmerzen, Depression, kognitive Störungen und Belastungsdyspnoe klagen. Diese sind häufige Symptome bei Hb-Werten von 8–12 g/dl. Hb-Konzentrationen < 8 g/dl führen in der Regel zu einer deutlich reduzierten Belastbarkeit, Ruhedyspnoe und einem schnellen oder irregulären Puls. Zudem besteht auch ein größeres Risiko für Angina pectoris, Myokardinfarkt und transitorische ischämische Attacken [1].

In der Diagnostik der Anämie scheint der Hb-Gehalt ein präziserer Parameter zu sein als der Hk-Wert. Der Referenzbereich für das cHb ist allerdings abhängig vom Geschlecht und Alter sowie der Rasse der untersuchten Personen. Nach einer Definition der WHO gelten Hb-Werte < 13 g/dl beim Mann und < 12 g/dl bei der Frau als Anämie. Bei Tumorpatienten gibt es eine Reihe von Klassifikationen, die den Schweregrad der Anämie definieren. Sie unterscheiden sich jedoch im Wesentlichen bezüglich der Grenzziehung zwischen den milden und moderaten Formen der Anämie und nicht im Bezug auf die schweren oder gar lebensbedrohlichen Formen (Tabelle I). Ein einfaches und häufig benutztes Klassifikationssystem für den Schweregrad einer Anämie ist die Zuordnung des Hb-Wertes zu den Bereichen > 10 g/dl, 8–10 g/dl und < 8 g/dl als milde, moderate bzw. schwere Form der Anämie (Abbildung 1) [1].

Tabelle I. Klassifikationen des Schweregrades der Anämie.

Schwere der Anämie	WHO	EORTC	NCI, ECOG, CALGB, GOG	SWOG
Grad 0	≥ 11	> 12	normal	normal
Grad 1 (leicht)	9,5–10,9	10–12	10–normal	10–normal
Grad 2 (moderat)	8–9,4	8–9,9	8–9,9	8–9,9
Grad 3 (schwer)	6,5–7,9	6,5–7,9	6,5–7,9	6,5–7,9
Grad 4 (lebensbedrohlich)	< 6,5	< 6,5	< 6,5	< 6,5

Angegebene Hämoglobinkonzentrationen in g/dl (1g/dl = 0,62 mmol/l); normal = Referenzbereich (12–15 g/dl für Frauen, 14–16 g/dl für Männer). WHO = World Health Organization, EORTC = European Organization for Research and Treatment of Cancer, NCI = National Cancer Institute, ECOG = Eastern Cooperative Oncology Group, SWOG = Southwest Oncology Group, CALGB = Cancer and Leukemia Group B, GOG = Gynecologic Oncology Group.

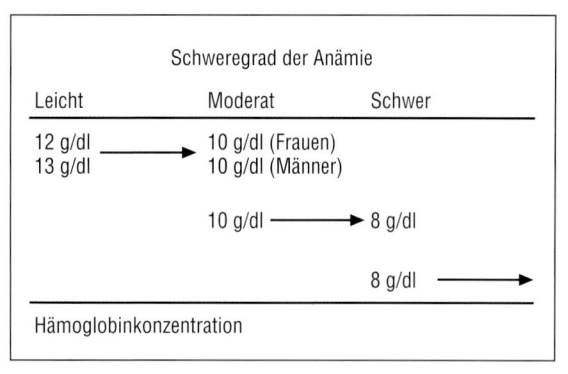

Abbildung 1. Klassifikation der Schwere der Anämie.

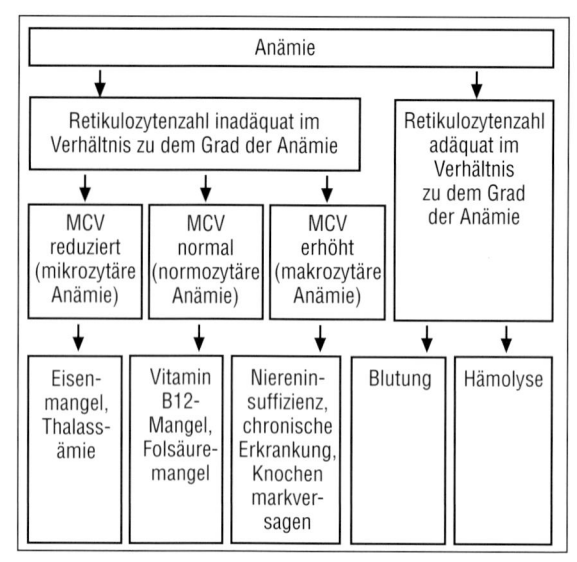

Abbildung 2. Untersuchungen zur Differenzialdiagnose einer Anämie.

Differenzialdiagnostik der Anämie

Im Falle einer Anämie bei Tumorpatienten muss zunächst berücksichtigt werden, dass jeder Mechanismus, der bei anderen Patientengruppen eine Anämie auslöst, auch hier die Ursache der Anämie sein kann. Deshalb muss vor jeder Therapie differenzialdiagnostisch abgeklärt werden, um welchen Typ der Anämie es sich handelt. Eine einfache und hilfreiche Vorgehensweise ist die Bestimmung der Retikulozytenzahl und des mittleren korpuskulären Volumens (MCV) der einzelnen Erythrozyten. Eine im Verhältnis zu dem Grad der Anämie adäquate Retikulozytenzahl weist in der Regel auf eine Blutung oder Hämolyse als Ursache der Anämie hin. Eine herabgesetzte Retikulozytenzahl ist meist Zeichen einer hyporegenerativen Anämie im Sinne einer gestörten Erythrozytenproduktion. Hier kann eine weitere Differenzierung mit Hilfe des MCV-Wertes und dann, je nach Ergebnis, durch weitere gezielte Untersuchungen erfolgen (Abbildung 2, Tabelle II) [1].

Mikrozytäre Anämie (MCV < 80 fl)

Die häufigste Ursache einer mikrozytären Anämie ist der Eisenmangel, gekennzeichnet durch eine erniedrigte Serumferritinkonzentration sowie die typischen

Tabelle II. Laboruntersuchungen zur Diagnostik und Differenzialdiagnostik der Anämie.

Blut:	
Hämoglobinkonzentration, Hämatokrit, Erythrozytenzahl, MCV, MCH, Ausstrich (Erythrozytenmorphologie)	Anämie und ihr Schweregrad Typ der Anämie
Leukozytenzahl, Differenzialblutbild, Thrombozytenzahl	Panmyelopathie, Leukämie
Retikulozytenzahl	Hämolyse, Blutung, regenerative Aktivität des Knochenmarkes
	Leukoerythroblastose, Hämolyse
Direkter Antiglobulin-Test (DAT, Coombs-Test)	Immunhämolyse
Serum:	
Kreatinin, Eiweißelektrophorese	Nierenerkrankung, multiples Myelom
LDH, Haptoglobin, Bilirubin, GPT, GOT	Hämolyse, Lebererkrankung
Eisen, Ferritin, Transferrin, Transferrinsättigung*	Eisenmangel
Vitamin B12, Methylmalonsäure, Folsäure, Homocystein	Vitamin B12- und Folsäure-Mangel
Urin:	
Blut, Eiweißelektrophorese, Urobilinogen	Blutverlust, multiples Myelom, Hämolyse
Stuhl:	
Blut	Blutverlust

MCV = mittleres korpuskuläres Volumen, MCH = mittlere korpuskuläre Hämoglobinmenge, GPT = Glutamat-Pyruvat-Transaminase, GOT = Glutamat-Oxalacetat-Transaminase, LDH = Lactatdehydrogenase. *Transferrinsättigung (%) = {Eisen (µg/dl)/Transferrin (g/dl)} x 0,71 oder {Eisen (µmol/l)/Transferrin (g/l)} x 3,98.

Erscheinungsbilder der Erythrozyten im peripheren Blutausstrich, wie Anisozytose, Poikilozytose und in schweren Fällen auch Zigarrenformen und Elliptozytose. Eine reaktive Thrombozytose kann ebenfalls bestehen. Wird eine mikrozytäre Anämie begleitet von einem normalen oder gar erhöhten Serumferritinspiegel, muss an eine Thalassämie oder eine erworbene Mikrozytose gedacht werden – je nachdem, ob die Mikrozytose seit Längerem besteht oder neu entstanden ist. Ein weiteres Merkmal der Thalassämie ist eine gesteigerte Erythrozytenzahl trotz Anämie. Andere Charakteristika sind Polychromasie als Zeichen einer Retikulozytose, basophile Tüpfelung der Erythrozyten und Targetzellen im Blutausstrich.

Eine Mikrozytose kann, außer bei Eisenmangel und Thalassämie, auch bei systemischen Erkrankungen wie der rheumatoiden Arthritis, Polymyalgia rheumatica, bei Diabetes mellitus, Bindegewebserkrankungen, chronischen Infektionen, Morbus Hodgkin, Myelofibrose mit myeloischer Metaplasie, Morbus Castleman und Nierenzellkarzinom vorkommen.

> Die tumorbedingte Anämie (TBA) ist im Allgemeinen normozytär, kann jedoch bei einem kleinen Teil der Patienten mikrozytär sein. Dies findet man häufiger bei Patienten mit soliden Tumoren als bei Patienten mit hämatologischen Malignomen [2].

Normozytäre Anämie (MCV = 80–100 fl)

Die Ursachen einer normozytären Anämie können nutritive Defizite sein (u.a. ein Eisen- oder Vitamin-B12- bzw. Folsäure-Mangel), obwohl diese in der Regel eine mikrozytäre bzw. makrozytäre Anämie hervorrufen. Andere Anämietypen mit einer Normozytose sind die Anämien bei Niereninsuffizienz, chronischen Erkrankungen (z.B. rheumatoider Arthritis, Polymyalgia rheumatica, Diabetes mellitus, chronischer Herzinsuffizienz, Bindegewebserkrankungen, chronischen Infektionen, malignen Erkrankungen) und primären Knochenmarkprozessen [2, 3, 4].

Makrozytäre Anämie (MCV >100 fl)

Alkoholabusus und bestimmte Medikamente, wie z.B. Trimethoprim, Zidovudin und zytotoxische Substanzen wie Methotrexat, 5-Fluorouracil sowie insbesondere Hydroxyharnstoff, können eine Makrozytose hervorrufen. Die chemotherapieinduzierte Makrozytose geht in der Regel mit einer ovalen Form der Erythrozyten einher und ist im Falle des Hydroxyharnstoffs meist von MCV-Werten > 110 fl begleitet [1].

Ein wichtiger Schritt bei der Differenzialdiagnose einer makrozytären Anämie ist die Feststellung eines Vitamin-B12- und Folsäure-Mangels. Bei Letzterem ist der Folsäurespiegel im Serum im Allgemeinen erniedrigt. Das Ergebnis der Untersuchung kann allerdings durch jüngste Änderungen der Ernährung beeinflusst sein. Eine sichere Alternative ist die Bestimmung des Folsäuregehalts in den Erythrozyten, der während der gesamten Lebenszeit dieser Zellen gleich bleibt. Ein noch präziserer Parameter scheint die Serumkonzentration von Homocystein zu sein, welche bei einem Folsäuremangel infolge einer gestörten und folsäureabhängigen Umwandlung von Homocystein in Methionin ansteigt. Eine normale Serum-Homocystein-Konzentration macht die Diagnose eines Folsäuremangels höchst unwahrscheinlich [1, 3, 5].

Im Falle eines Vitamin-B12-Mangels ist die Serumkonzentration dieses Vitamins im Allgemeinen erniedrigt. Falsch-niedrige Werte können allerdings auch bei Schwangeren, älteren Menschen und Patienten mit einer reduzierten Leukozytenzahl vorkommen. In solchen Fällen und bei grenzwertigen Untersuchungsergebnissen ist eine Bestimmung der wesentlich sensitiveren und hochspezifischen Methylmalonsäure zu empfehlen, die deutlich genauer den Status von Vitamin-B12 im Gewebe widerspiegelt. Eine normale Methylmalonsäurekonzentration macht die Diagnose eines Vitamin-B12-Mangels extrem unwahrscheinlich. Ein gesteigerter Wert ist andererseits nicht spezifisch für einen Vitamin-B12-Mangel, da erhöhte Werte auch bei Niereninsuffizienz oder einer angeborenen Stoffwechselstörung vorkommen können.

Sobald ein Vitamin-B12-Mangel festgestellt wurde, sollte das Vorhandensein von Antikörpern gegen den Intrinsic-Faktor überprüft werden und gegebenenfalls eine komplette diagnostische Abklärung einer perniziösen Anämie einschließlich des klassischen Schilling-Tests oder eines Absorptionstests für proteingebundenes Vitamin B12 erfolgen [1, 5].

Wenn keine Medikamentenexposition oder nutritive Defizite als Erklärung für eine Makrozytose vorliegen, müssen primäre Knochenmarkerkrankungen wie z.B. eine Myelodysplasie, aplastische Anämie oder „Pure red cell aplasia" als Ursache der Anämie bedacht werden, vor allem dann, wenn die MCV-Werte > 110 fl liegen. In diesen Fällen ist eine Knochenmarkbiopsie zu empfehlen. Bei MCV-Werten von 100–110 fl kommen weitere Ursachen einer Makrozytose, wie z.B. eine Lebererkrankung (runde Makrozyten, Targetzellen), eine Retikulozytose aufgrund einer Hämolyse (ovale Makrozyten, Polychromasie) und das Vorhandensein einer monoklonalen Gammopathie, infrage [1, 3, 6].

Tumorbedingte Anämie (TBA)

Anämie ist eine häufige Komplikation maligner Erkrankungen und oft findet sich außer dem Vorliegen der malignen Erkrankung keine weitere Erklärung – wie z. B. nutritive oder endokrine Störungen, Leber- und Nierenerkrankungen, Blutungen, Hämolyse und Knochenmarkinfiltration – für die Entwicklung der Anämie (Tabelle III). Diese Anämieform, die auch als tumorbedingte Anämie (TBA) bezeichnet wird, weist eine Vielzahl hämatologischer wie auch biochemischer Ähnlichkeiten mit Anämien chronischer Erkrankungen (ACE) auf, wie z.B. den Anämien bei rheumatoider Arthritis und chronischen Infektionskrankheiten wie Tuberkulose, systemischen Pilzinfektionen oder erworbenem Immunschwäche-Syndrom (AIDS). Die ACE macht 52 % der Anämien bei Patienten ohne Blutverlust, Hämolyse oder hämatologische Malignome aus. Betrachtet man Krebs als eine chronische Erkrankung, so ist er in 19 % der Fälle die Ursache einer ACE [7, 8].

Tabelle III. Mögliche Ursachen der Anämie bei Tumorpatienten.

Direkte Effekte des Malignoms	
A. Blutverlust	1. Exogen: Kopf- und Hals-, Gastrointestinal-, Zervix-, Vaginal- und Harnwegstumoren
	2. Intratumoral: Sarkome, Melanom, Hepatom, Ovarialkarzinom, adrenokortikale Tumoren
B. Knochenmarkinfiltration	Leukämien, Lymphome, Myelom, solide Tumoren (Mamma-, Prostata- und Bronchialkarzinom)
C. Erythrophagozytose	Histiozytische Neoplasien (medulläre Retikulose, Lymphome, etc.)
Indirekte Effekte des Malignoms	
A. Hämolyse	1. Wärmeantikörper: Chronische lymphatische Leukämie, andere Lymphome, muzinproduzierende Adenokarzinome
	2. Kälteagglutinine: Morbus Waldenström, andere Lymphome
	3. Mikroangiopathie: Gastrointestinale Karzinome, Bronchial-, Mamma- und Prostatakarzinom, zytotoxische Substanzen
B. Knochenmarkverdrängung	Plasmazelldyskrasie (amyloid)
C. „Pure red cell aplasia"	Thymome, chronische lymphatische Leukämie
D. Tumorbedingte Anämie	
E. Tumortherapie	Myelosuppression, toxischer Nierenschaden, Hämolyse

Die TBA tritt häufig im fortgeschrittenen Stadium der malignen Erkrankung auf und verschlechtert sich während der Chemo- und Radiotherapie, wodurch ein großer Teil der Patienten transfusionsbedürftig wird. Chemo- und Radiotherapie können aber auch selbst eine Anämie und Transfusionsbedürftigkeit verursachen [9–14].

> Experimentelle und klinische Studien zeigen, dass die TBA die Folge einer Aktivierung des immunologischen und inflammatorischen Systems durch die maligne Erkrankung ist. Im Mittelpunkt steht eine Aktivierung der Monozyten und Makrophagen, die wiederum eine Stimulation anderer, an inflammatorischen Prozessen beteiligter Zellen (z.B. Stromazellen, natürliche Killerzellen, dendritische Zellen und zytotoxische Lymphozyten) hervorruft.

Das Ergebnis ist eine gesteigerte Produktion und Sekretion von proinflammatorischen Zytokinen – wie Interleukin-1-beta (IL-1β), IL-6, Tumornekrosefaktor alpha (TNF-α) und Interferon γ (IFN-γ) –, die auf vielfältige Art und Weise eine Suppression der Erythropoese bewirken und eine Anämie verursachen können (Abbildungen 3, 4) [8].

Monozyten sind wichtige zelluläre Komponenten des Immunsystems. Sie stammen aus den myeloischen Vorläuferzellen im Knochenmark und können über das Blut in fast alle Gewebe des Körpers wandern und sich dort zu ansässigen Makrophagen entwickeln. Die primäre Funktion dieser „residenten Makrophagen" ist der Schutz der Gewebe vor Infektionen und anderen Schäden. Die funktionelle Differenzierung und die Aktivitäten dieser Zellen jedoch sind von Gewebe zu Gewebe unterschiedlich und hängen

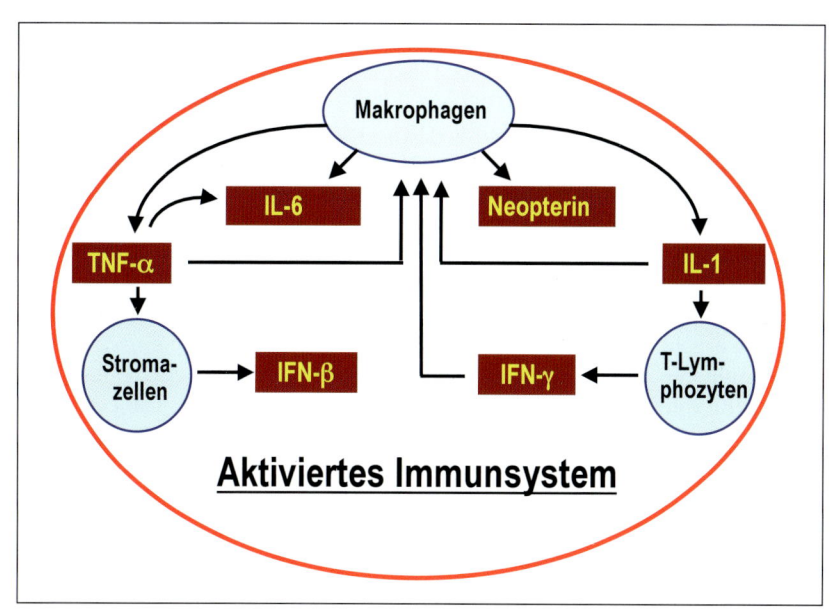

Abbildung 3. Zelluläre Elemente des Immun- und inflammatorischen Systems und die jeweiligen Zytokine, die vermutlich an der Entwicklung der tumorbedingten Anämie beteiligt sind. Nach [44].
TNF = Tumornekrosefaktor, IL = Interleukin, IFN = Interferon.

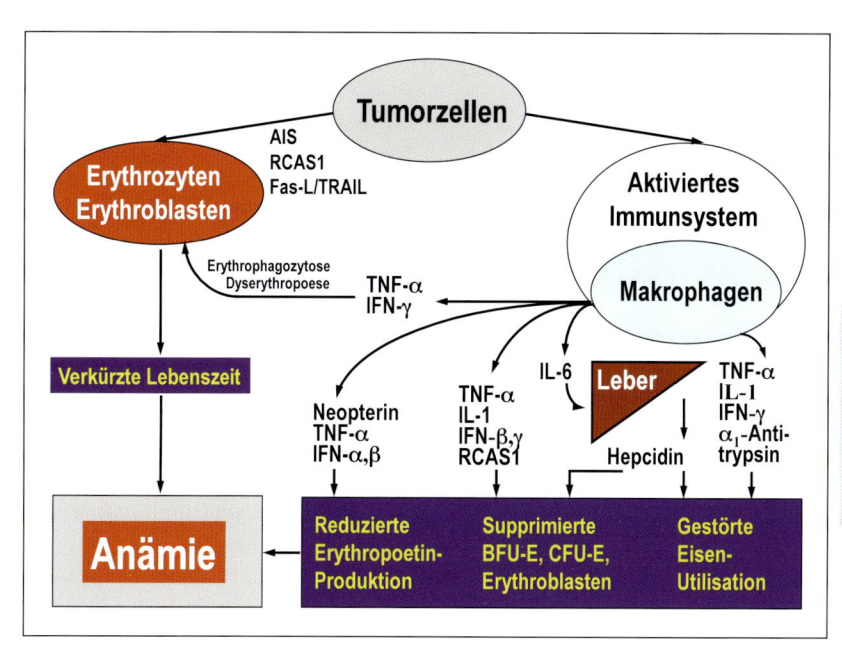

Abbildung 4. Postulierte pathophysiologische Mechanismen der tumorbedingten Anämie (TBA). Nach [2].
AIS = „*anemia-inducing substance*", RCAS1 = „*receptor-binding cancer antigen expressed on SiSo cells*", Fas-L/TRAIL = „*Fas-ligand/tumor necrosis factor-related apoptosis-inducing ligand*", TNF = Tumornekrosefaktor, IFN = Interferon, IL = Interleukin, BFU-E = „*burst-forming unit erythroid*", CFU-E = „*colony-forming unit erythroid*".

von den spezifischen Einflüssen ihrer Umgebung ab. Im Knochenmark, z.B., spielen sie eine wichtige Rolle bei der Unterstützung der Erythropoese. Späte erythropoetische Vorläuferzellen, die CFU-E (*colony-forming unit erythroid*), benötigen den Kontakt mit Makrophagen, bevor sie in Anwesenheit von Erythropoetin (EPO) zu Erythroblasten weiterreifen. Das morphologische Korrelat dieser zellulären Kooperation sind die erythropoetischen Inseln, die sich jeweils aus einer Anzahl von um einen Makrophagen gruppierten Erythroblasten zusammensetzen. Mögliche Funktionen der Makrophagen sind die Herstellung einer Wechselbeziehung zwischen den Stromazellen und -matrixstoffen und den erythropoetischen Vorläuferzellen und eine dadurch erreichte Verhinderung der Apoptose dieser Zellen. Die Makrophagen dienen möglicherweise auch als Quelle des für die Bereitstellung von Hämoglobin benötigten Eisens.

> Infiltrierende Leukozyten, insbesondere Makrophagen, machen in vielen soliden Tumoren einen beträchtlichen Teil der Tumormasse aus, in einigen Fällen sogar bis zu 70 % der Zellen.

Diese als tumorassoziierte Makrophagen (TAM) bezeichneten Zellen stammen fast ausschließlich aus dem Monozytenpool des peripheren Blutes und werden durch eine Reihe von chemischen Stoffen und Zytokinen angelockt. Je nach dem Grad der im Tumorgewebe herrschenden Oxygenierung können sich die TAM in zwei unterschiedliche Populationen – nämlich TAM-M1 und TAM-M2 – umwandeln (Abbildung 5). Die beiden Zellpopulationen zeigen erhebliche Unterschiede bezüglich ihrer Rezeptorexpression, Zytokinproduktion und Effektorfunktionen. TAM-M1 sind potente Effektorzellen, die in der Lage sind, eine Reihe von proinflammatorischen Zytokinen (wie z.B. IL-12 und TNF-α) und tumorzelltoxischen Stoffe (wie z.B. reaktive Sauerstoffspezies und NO) zu produzieren und dadurch den Tod von Tumorzellen hervorzurufen. Sie sind auch in der Lage, T-Lymphozyten, natürliche Killerzellen und dendritische Zellen zu stimulieren und auf diesem Wege eine gesteigerte Produktion von IFN-γ zu bewirken.

> TAM-M2 tragen ebenfalls zu inflammatorischen und adaptiven Immunantworten bei und sind zudem noch am Umbau des Gewebes und der Abtragung des zellulären „Schutts" beteiligt. Berücksichtigt man jedoch ihre sekretorischen Produkte, scheinen sie vielmehr das Wachstum und die Ausbreitung von Tumorzellen zu begünstigen, und zwar durch die Abgabe von Zytokinen, die in der Lage sind, die Immunantwort zu unterdrücken, die extrazelluläre Matrix umzubauen, die Angiogenese zu induzieren und die Proliferation von Endothelzellen zu fördern (Abbildung 5) [8].

TMA-M2 treten bevorzugt in hypoxischen und nekrotischen Arealen des Tumors auf und erfahren dort grundlegende Veränderungen ihres Phänotyps, so z.B. die Aktivierung der Hypoxie-induzierbaren Transkriptionsfaktoren HIF1 und HIF2 und die dramatische Hochregulation von Genen, welche die Kodierung der oben genannten Zytokine und anderer mitogener, angiogener und prometastatischer Faktoren bewirken. Im Hinblick auf die Entwicklung und Funktion der TAM-M2 muss berücksichtigt werden, dass hypoxische Areale geradezu ein Charakteristikum solider Tumoren sind und beinahe regelmäßig in allen Tumoren mit einem Durchmesser von > 2 mm vorkommen. TAM-M2 sind in vielen verschiedenen Tumoren, u.a. Mamma-, Prostata-, Gebärmutter-, Zervix-, Leberzell-, Bronchial-, Harnblasen-, Nierenzell-, und Mundhöhlenkarzinomen sowie ZNS-Tumoren, zu finden und korrelieren signifikant mit der Angiogenese und einer schlechteren Prognose dieser Erkrankungen [15–19].

Die immunologischen und inflammatorischen Reaktionen auf den Tumor und die gesteigerte Produktion von proinflammatorischen Zytokinen stellen nicht nur einen lokal begrenzten Prozess dar, sondern sind ein systemisches Phänomen, das eine wichtige Rolle bei der Entwicklung einer Anämie und anderer tumorbedingter Symptome und Komplikationen wie Fatigue und Kachexie spielt. Bei der TBA scheinen Zytokine wie IFN-γ, IL-1, TNF-α und IL-6 eine entscheidende Rolle zu spielen (s. Abbildung 4). Bei Patienten mit malignen Erkrankungen und TBA finden sich im Serum erhöhte Konzentrationen dieser Zytokine sowie eine Korrelation zwischen deren Aktivitäten und dem Grad der Anämie als Hinweis darauf, dass Makrophagen und T-Lymphozyten beteiligt sind und eine Beziehung zwischen der Aktivierung des immunologischen/inflammatorischen Systems und der Anämie besteht (s. Abbildungen 3, 4) [8].

Die Masse der Erythrozyten im peripheren Blut wird in der Regel von deren Lebensdauer im peripheren Blut und Produktionsrate im Knochenmark bestimmt. Demnach stellt eine Anämie ein Ungleichgewicht zwischen die-

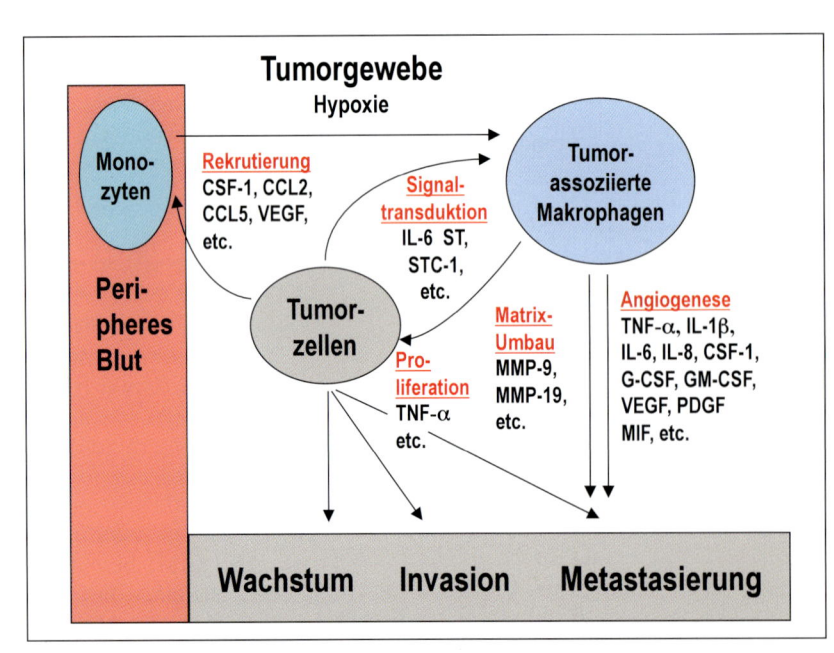

Abbildung 5. Interaktionen zwischen Tumorzellen, Monozyten und tumorassoziierten Makrophagen in hypoxischen Tumorarealen. Nach [8].
CSF = „*colony-stimulating factor*", CCL = „*monocyte chemoattractants*", VEGF = „*vascular endothelial growth factor*", IL = Interleukin, IL-6 ST = Interleukin-6 „*signal transducer*", STC = Stanniocalcin, TNF = Tumornekrosefaktor, MMP = Matrixmetalloproteinase, G-CSF = „*granulocyte colony-stimulating factor*", GM-CSF = „*granulocyte-macrophage colony-stimulating factor*", PDGF = „*platelet-derived growth factor*", MIF = „*macrophage migration inhibition factor*".

sen beiden Faktoren dar, und die relative Bedeutung eines jeden Faktors hängt von den Mechanismen ab, die der Anämie zugrunde liegen.

> Bei der TBA sind sowohl die Lebensdauer der Erythrozyten als auch die Produktion dieser Zellen beeinträchtigt. Der wichtigere Faktor scheint jedoch ein relatives Versagen des Knochenmarks zu sein, die verkürzte Lebenszeit der Erythrozyten durch eine ausreichende Mehrproduktion dieser Zellen zu kompensieren.

Die hierfür infrage kommenden pathophysiologischen Mechanismen sind: 1) Beeinträchtigungen des Eisenmetabolismus, 2) Suppression der erythropoetischen Vorläuferzellen und 3) unzureichende Produktion von EPO (s. Abbildung 4). Eine Reihe von experimentellen und klinischen Daten deutet darauf hin, dass diese Mechanismen in erster Linie durch Zytokine vermittelt werden, die aus dem immunologischen und inflammatorischen System stammen. Das Ziel der vorliegenden Übersicht ist, die hämatologischen und biochemischen Charakteristika der TBA zu beschreiben und einen aktuellen Überblick über ihre pathophysiologischen Mechanismen zu geben.

Hämatologische Charakteristika

Die hämatologischen Charakteristika der TBA sind in einer Reihe von klinischen Studien untersucht worden, meist jedoch bei kleinen Patientenzahlen und inhomogenen Patientengruppen, in die auch Patienten mit Anämien bei anderen chronischen Erkrankungen eingeschlossen waren. In einer Studie jedoch, die sich ausschließlich mit TBA beschäftigte, wurde eine größere Zahl von Patienten mit einem breiten Spektrum von malignen Erkrankungen untersucht [2]. Die Anämie war definiert als ein Hb-Wert von < 14 g/dl bei Männern und < 12 g/dl bei Frauen. Keiner der Patienten hatte Blutverlust, Hämolyse, Vitamin-B12-, Folsäure- oder Eisenmangel (definiert als Serumferritinspiegel < 20 µg/l bei Männern und < 10 µg/l bei Frauen), Leber- sowie endokrine Funktionsstörungen als Ursache der Anämie. Bei keinem der Patienten mit soliden Tumoren und nur einer Mehrheit der Patienten mit malignen Lymphomen lag eine Infiltration des Knochenmarks vor. Dreihundert der 401 untersuchten Patienten hatten einen Kreatininwert < 1,5 mg/dl und 33 einen Kreatininwert ≥ 1,5 mg/dl. In 18 dieser Fälle war die zugrunde liegende maligne Erkrankung ein multiples Myelom. 83 % der 401 Patienten hatten zuvor keinerlei Chemotherapie gehabt und 17 % eine Chemotherapie, die mindestens 4 Wochen zurück lag.

Die Ergebnisse dieser Studie sind in der Tabelle IV zusammengefasst. Bei allen Patientengruppen bestand eine erniedrigte Retikulozytenzahl im Verhältnis zum Grad der Anämie. Je nach der zugrunde liegenden malignen Erkrankung schwankte der mediane Hb-Wert zwischen 8,7 und 9,6 g/dl. Mit Ausnahme der Patienten mit myelodysplastischem Syndrom (MDS) waren Patienten mit hämatologischen Malignomen signifikant (p < 0,05) stärker anämisch als Patienten mit soliden Tumoren. Die Schwere der Anämie in den verschiedenen Patientengruppen ist in Tabelle V wiedergegeben. 52–64 % der Patienten mit verschiedenen hämatologischen Malignomen einschließlich MDS hatten einen Hb-Wert zwischen 8 und 10 g/dl und 19–23 % einen Hb-Wert < 8 g/dl. Die entsprechenden Anteile der Patienten mit soliden Tumoren betrugen 49 % bzw. 9 %. Im Hinblick auf die Schwere der Anämie muss berücksichtigt werden, dass die klinischen Auswirkungen und Symptome der Anämie nicht nur von der Höhe der

Tabelle IV. Hämatologische Charakteristika der Anämie bei Patienten mit malignen Erkrankungen (nach [2]).

Malignom	Patientenzahl	Erythrozytenzahl x 10^6/µl	cHb g/dl	Hk %	MCV fl	MCHC g/dl	Rz x 10^6/µl
MDS	62	2,9	9,3	27,4	95	34	13
CMD	22	3,0	8,7	26,1	88	34	27
CLL	36	2,9	9,3	28,1	96	33	20
MM	94	2,7	9,2	27,0	96	34	27
ML	61	2,9	9,0	28,0	94	33	24
ST	124	3,3	9,6	29,6	89	33	48

MDS = myelodysplastisches Syndrom, CMD = chronische myeloproliferative Erkrankungen, CLL = chronische lymphatische Leukämie, MM = multiples Myelom, ML = maligne Lymphome, ST = solide Tumoren; cHb = Hämoglobinkonzentration, Hk = Hämatokrit, MCV = mittleres korpuskuläres Volumen der Erythrozyten, MCHC = mittlere korpuskuläre Hb-Konzentration der Erythrozyten, Rz = Retikulozytenzahl, korrigiert nach Hb-Wert.

Tabelle V. Schwere der Anämie, bezogen auf die zugrunde liegende maligne Erkrankung (nach [2]).

Malignom	Hämoglobinkonzentration (g/dl)		
	< 8	8–10	> 10
Myelodysplastisches Syndrom	18,8	51,6	29,7
Chronische myeloproliferative Erkrankungen	22,7	63,6	13,6
Chronische lymphatische Leukämie	19,4	58,3	22,2
Multiples Myelom	22,3	58,5	19,2
Maligne Lymphome	21,3	57,4	21,3
Solide Tumoren	8,9	49,2	41,9

Die Daten sind Prozentangaben.

Tabelle VI. Erythrozytencharakteristika bei tumorbedingter Anämie (TBA), bezogen auf die zugrunde liegenden Malignome (nach [2]).

Malignom	MCV (fl)			MCH (pg)			MCHC (g/dl)		
	<80	80–100	>100	<26	26–34	>34	<32	32–36	>36
MDS	1,6	73,0	25,4	0	71,4	28,1	9,4	85,9	4,8
CMD	4,5	81,8	13,6	0	100,0	0	13,6	81,8	4,5
CLL	2,8	66,7	30,6	5,6	69,4	25,0	19,4	75,0	5,6
MM	0	61,7	38,3	0	68,1	31,9	16,0	77,7	6,3
ML	3,3	70,5	26,2	4,9	72,1	23,0	21,3	75,4	3,3
ST	13,9	70,5	15,6	17,2	68,9	13,9	23,4	73,4	3,2

MDS = myelodysplastisches Syndrom, CMD = chronische myeloproliferative Erkrankungen, CLL = chronische lymphatische Leukämie, MM = multiples Myelom, ML = maligne Lymphome, ST = solide Tumoren; MCV = mittleres korpuskuläres Volumen, MCH = mittlere korpuskuläre Hämoglobinmenge, MCHC = mittlere korpuskuläre Hb-Konzentration.
Die Daten sind Prozentangaben.

Hb-Konzentration, sondern auch vom Alter des Patienten und seinen Organfunktionen, insbesondere der Funktion des kardiovaskulären und pulmonalen Systems, abhängen. Bei Patienten mit malignen Erkrankungen können auch leichte (cHb 10–12 g/dl) bis moderate (cHb 8–10 g/dl) Anämien erhebliche Symptome bereiten und schwere (cHb < 8 g/dl) Anämien lebensbedrohliche Zustände hervorrufen, da die meisten dieser Patienten fortgeschrittenen Alters sind und aufgrund von Komorbiditäten sowie den Auswirkungen der malignen Erkrankung und ihrer Therapie eingeschränkte Organfunktionen haben. Das Alter der Patienten in dieser Studie war im Median 62 Jahre, mit einer Schwankungsbreite von 18 bis 90 Jahren.

Bei allen Patientengruppen lagen die medianen Werte für MCV, MCH und MCHC der Erythrozyten im Normbereich. Es gab jedoch Unterschiede zwischen den einzelnen Gruppen bezüglich der Verteilung der MCV innerhalb einer jeden Gruppe (Tabelle VI). Ein signifikant höherer Anteil von Patienten mit soliden Tumoren (13,9 %) hatte eine mikrozytäre Anämie (MCV < 80 fl) im Vergleich zu Patienten mit hämatologischen Malignomen (0–4,5 %). Der Anteil von makrozytären Anämien (MCV > 100 fl) hingegen war deutlich höher bei Patienten mit MDS, chonischer lymphatischer Leukämie (CLL), multiplem Myelom (MM) und malignen Lymphomen (ML) (25,4–38,3 %) als bei Patienten mit soliden Tumoren (ST) oder chronischen myeloproliferativen Erkrankungen (CMD) (13,6 % bzw. 15,6 %) (p < 0,0002) [2].

Die Ergebnisse dieser Studie zeigen, dass es Unterschiede gibt zwischen den Anämien verschiedener Krebserkrankungen im Bezug auf die Schwere der Anämie und die Anteile ihrer mikrozytären sowie makrozytären Subtypen.

> In den meisten Fällen jedoch ist die TBA eine hyporegenerative Anämie mit einer reduzierten Retikulozytenzahl im Verhältnis zum Grad der Anämie, einem Hb-Gehalt zwischen 8 und 10 g/dl und MCV-, MCH- und MCHC-Werten im Referenzbereich.

Tabelle VII. Differenzierung zwischen Eisenmangel- und tumorbedingter Anämie (nach [1]).

	Eisenmangel	Tumor
Retikulozytenzahl	reduziert	reduziert
MCV	reduziert	normal
MCH	reduziert	normal
Ferritinkonzentration im Serum	reduziert	normal – erhöht
Eisenkonzentration im Serum	reduziert	reduziert – normal
Transferrinsättigung	reduziert	reduziert – normal

MCV = mittleres korpuskuläres Volumen, MCH = mittlere korpuskuläre Hämoglobinmenge.

Tabelle VIII. Charakteristika der Anämie chronischer Erkrankungen* (ACE) und der Eisenmangelanämie (EMA) (nach [20]).

	Kontrolle (n=27)	ACE (n=37)	EMA (n=10)
cHb (g/dl)	15,1	10,7	10,0
MCV (fl)	92,1	87,9	78,4
MCH (pg)	31,0	29,3	23,5
Eisenkonzentration i.S. (µmol/l)	19,4	5,5	7,1
Ferritinkonzentration i.S. (µg/l)	113,5	589,0	12,9
Transferrinsättigung (%)	27,9	13,6	9,3
EPO (mU/ml)	10,4	16,6	37,7
IL-6 (pg/ml)	2,2	23,4	1,4
IL-10 (pg/ml)	1,1	5,9	1,1
TNF-α (pg/ml)	1,6	3,2	1,3
Pro-Hepcidin (ng/ml)	110,0	154,0	74,6

*Autoimmunerkrankungen und Infektionen.
n = Zahl der untersuchten Patienten, i. S. = im Serum, cHb = Hämoglobinkonzentration, MCV = mittleres korpuskuläres Volumen, MCH = mittlere korpuskuläre Hämoglobinmenge, EPO = Erythropoetin, TNF = Tumornekrosefaktor, IL = interleukin.

In einigen Studien wurde bei Tumorpatienten eine leichte bis moderate Hypochromie der Erythrozyten beschrieben, ohne dass eine Mikrozytose vorlag. Dies weist darauf hin, dass bei diesen Patienten, im Gegensatz zu Patienten mit Eisenmangelanämie, die Hypochromie der Entwicklung der Mikrozytose vorausgeht. Hier muss jedoch berücksichtigt werden, dass ein Teil der Patienten mit malignen Erkrankungen – insbesondere Patienten mit gastrointestinalen Tumoren – bei der Diagnosestellung aufgrund von okkulten Blutungen einen latenten Eisenmangel haben. Darüber hinaus ist ein Eisenmangel in Kombination mit einer Anämie bei chronischen Erkrankungen nicht immer einfach zu diagnostizieren (Tabelle VII) [8]. In einer Studie bei Patienten mit chronisch-entzündlichen oder infektiösen Erkrankungen wurde gefunden, dass die Anämie bei diesen Patienten so weit normozytär und normochrom war, dass die mittleren MCV- und MCH-Werte im Referenzbereich lagen; sie waren jedoch innerhalb dieses Bereiches signifikant niedriger als bei gesunden Personen. Bei Patienten mit Eisenmangel hingegen war die Anämie eindeutig hypochrom und mikrozytär mit deutlich erniedrigten MCV- und MCH-Werten (Tabelle VIII) [20].

Pathophysiologie

Verkürzte Lebenszeit der Erythrozyten

Bei Patienten mit chronischen Erkrankungen ist die Lebenszeit der Erythrozyten im peripheren Blut mit 60–90 Tagen niedriger als mit 120 Tagen bei gesunden

Personen. Werden Erythrozyten von gesunden Personen auf Patienten mit fortgeschrittenen malignen Erkrankungen übertragen, verkürzt sich auch die Lebensdauer dieser Erythrozyten. Klinische und experimentelle Daten zeigen, dass dieser Effekt möglicherweise durch Zytokine wie IL-1 und TNF-α verursacht wird (s. Abbildung 4) [8]. Die verkürzte Lebenszeit der Erythrozyten kann aber auch durch Substanzen herbeigeführt werden, die direkt von den Tumorzellen stammen und in das periphere Blut abgegeben werden. Im Plasma von Patienten mit fortgeschrittenen Malignomen wurde ein als „Anämie-induzierende Substanz" (AIS) bezeichnetes Protein gefunden, das in der Lage ist, die osmotische Resistenz der Erythrozyten herabzusetzen. Der zugrunde liegende Mechanismus scheint eine Hemmung des Stoffwechsels (Glucoseaufnahme, Pyruvatkinase-Aktivität und ATP-Konzentration) dieser Zellen zu sein. AIS verursacht nicht nur eine gesteigerte osmotische Fragilität der Erythrozyten, sondern auch – gemessen anhand der mitogenstimulierten Proliferation von Lymphozyten – eine Hemmung der zellulären Immunität.

> AIS scheint ausschließlich bei Tumorpatienten vorzukommen und nicht bei Patienten mit anderen chronischen Erkrankungen [21, 22].

Gestörter Eisenstoffwechsel

Eine Besonderheit der ACE sind erniedrigte Werte für Eisen, Eisenbindungskapazität und Transferrinsättigung im Serum trotz adäquater Eisenspeicher, gekennzeichnet durch einen normalen oder gar gesteigerten Ferritinspiegel im Serum und Eisengehalt des Knochenmarks. Bei der Eisenmangelanämie hingegen sind auch die beiden letzteren Parameter erniedrigt (s. Tabelle VII, VIII) [8, 20]. Bei der ACE besteht eine umgekehrte Beziehung zwischen cHb und Ferritinkonzentration einerseits und Zytokinen wie IFN-γ und Neopterin andererseits, die auf eine Aktivierung des Immun- und inflammatorischen Systems, insbesondere der Makrophagen, hinweist (s. Abbildung 3). Von Ferritin in den aktivierten Makrophagen ist wiederum bekannt, dass es etwa dreimal mehr mit Eisen gesättigt ist als in den nicht aktivierten Zellen. Es nimmt das Eisen schneller auf als das Ferritin in den nicht aktivierten Zellen und gibt es langsamer ab. Hinzu kommt, dass das IFN-γ die Aufnahme von nicht transferringebundenem Eisen in Monozyten und Makrophagen steigert und durch eine Herabsetzung der Expression von Ferroportin, einem Eisen-Exporter-Protein, die Abgabe von Eisen aus diesen Zellen reduziert. Ein weiteres inflammatorisches Zytokin mit negativem Effekt auf die Freisetzung von Eisen aus diesen Zellen ist TNF-α. Dieses Zytokin vermindert außerdem die Menge des zirkulierenden Transferrinrezeptors und die Aufnahme und Freigabe des Eisens aus den Enterozyten des Darmepithels. Dieser Effekt scheint unabhängig von der Expression des für die Regulation des Eisenstoffwechsels besonders wichtigen Zytokins Hepcidin zu sein. Andererseits gibt es Hinweise darauf, dass TNF-α auch eine regulatorische Rolle bei der Expression von Hepcidin und anderen eisenregulierenden Faktoren spielt. Weitere Zytokine, die direkt oder indirekt den Eisenstoffwechsel beeinflussen, sind IL-1 und IL-6 (Abbildung 6) [1, 2].

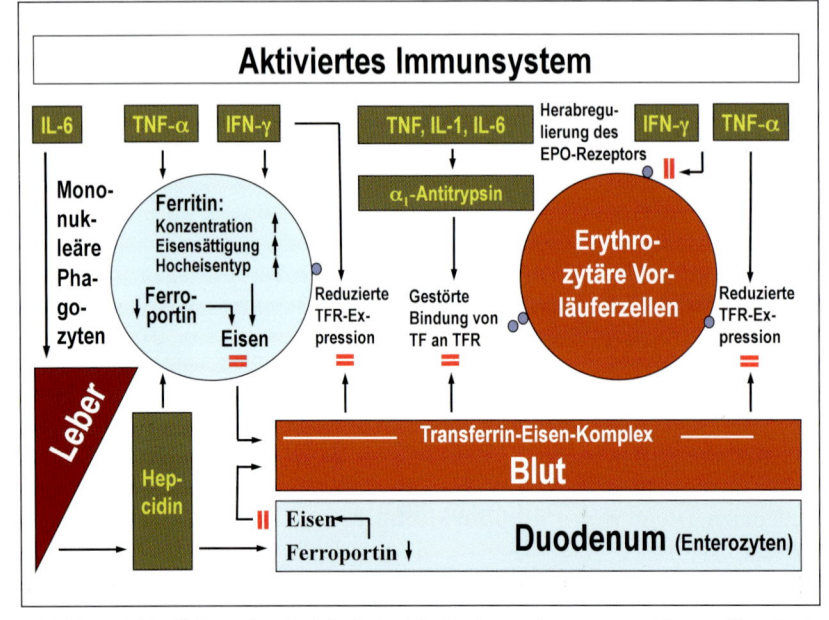

Abbildung 6. Mögliche pathophysiologische Mechanismen des gestörten Eisenstoffwechsels bei der tumorbedingten Anämie (TBA). Nach [44].
TNF = Tumornekrosefaktor, IFN = Interferon, IL = Interleukin, EPO = Erythropoetin, TF = Transferrin, TFR = Transferrinrezeptor.

Definition, Charakteristika und Pathophysiologie der Anämie maligner Erkrankungen

> Beim Hepcidin handelt es sich um ein vorwiegend in der Leber produziertes Peptid mit einem negativen regulatorischen Effekt auf die Freisetzung von Eisen aus Enterozyten, Makrophagen und Hepatozyten.

Eine Reihe von Faktoren beeinflussen die Expression von Hepcidin: Während sie durch die Zufuhr von Eisen und durch inflammatorische und infektiöse Prozesse zunimmt, führen Eisenrestriktion und die Erythropoese zu ihrer Abnahme. Von den Mechanismen, welche die Expression von Hepcidin regeln, sind diejenigen, die mit inflammatorischen und infektiösen Prozessen zusammenhängen, relativ gut aufgeklärt. Hier scheint vor allem IL-6 eine Schlüsselrolle zu spielen. Es stimuliert die Produktion von Hepcidin in den Hepatozyten [23-29].

Die Wirkung von Hepcidin auf den Eisenstoffwechsel beruht im Wesentlichen auf einer Bindung an Ferroportin sowie auf der dadurch bedingten Internalisierung und dem anschließenden lysosomalen Abbau dieses Eisentransportproteins. Ferroportin ist ein Membranprotein von Zellen, die an der Regulation des Eisenstoffwechsels beteiligt sind (Enterozyten, Makrophagen und Hepatozyten). Es ist das allein verantwortliche Protein für die Abgabe von Eisen aus diesen Zellen in das Plasma. Erhöhte Konzentrationen von Hepcidin führen demnach zu einer Anhäufung von Eisen in diesen Zellen und sinkende Hepcidin-Konzentrationen zu einer gesteigerten Freisetzung von Eisen in die Zirkulation (Abbildung 7) [23, 24, 27-29].

Von der ACE ist bekannt, dass sie mit einer erheblichen Steigerung der Hepcidin-Expression einhergeht. Die Folge ist eine Sequestrierung von Eisen in den eisenregulierenden Zellen, insbesondere den Makrophagen. Von der Hypoxie und von Erythropoetin (EPO) hingegen ist bekannt, dass sie die Produktion von Hepcidin reduzieren, wahrscheinlich durch eine Steigerung der Erythropoese und somit eine Erhöhung des Eisenbedarfs.

> Berücksichtigt man diese Zusammenhänge, ist es durchaus möglich, dass die Therapie der Anämie mit EPO bei Erkrankungen, die mit einer gesteigerten Hepcidin-Expression einhergehen, nicht nur die Erythropoese stimuliert, sondern auch den Eisenstoffwechsel positiv beeinflusst [23–34].

Die Rolle von Hepcidin bei der TBA ist noch nicht eindeutig geklärt. Es fehlen systematische Untersuchungen und zudem bestehen einige phänotypische Unterschiede zwischen der TBA und der Hepcidin-induzierten Anämie. Letztere, wie sie aus dem Tierexperiment und den klinischen Berichten von Hepcidin produzierenden Tumoren bekannt ist, zeichnet sich durch eine Mikrozytose und Hypochromie aus [23, 31]. Auch die ACE, die zumindest partiell durch eine gesteigerte Produktion von Hepcidin bedingt ist, zeigt einen Trend in Richtung Mikrozytose und Hypochromie [20]. Die TBA hingegen ist in der Regel eine normozytäre und normochrome Anämie. Dieser Unterschied weist darauf hin, dass hier möglicherweise andere Faktoren z.T. oder vorwiegend pathogenetisch beteiligt sind [2, 8]. Andererseits gibt es indirekte Hinweise darauf, dass Hepcidin auch bei der TBA von Bedeutung sein könnte. Wie bereits erwähnt, ist ein entscheidender Faktor in der Hepcidin-Produktion – und damit ein Surrogat von Hepcidin – das IL-6 (s. Abbildung 6). Erhöhte Konzentrationen von IL-6 finden sich bei einer Vielzahl von Tumorerkrankungen, abhängig von der Aktivität und dem Stadium der Erkrankung. Darüber hinaus sind bei einer Reihe von malignen Erkrankungen, einschließlich hämatologischen Malignomen und soliden Tumoren, Korrelationen zwischen der IL-6-Aktivität und dem Grad der Anämie bekannt.

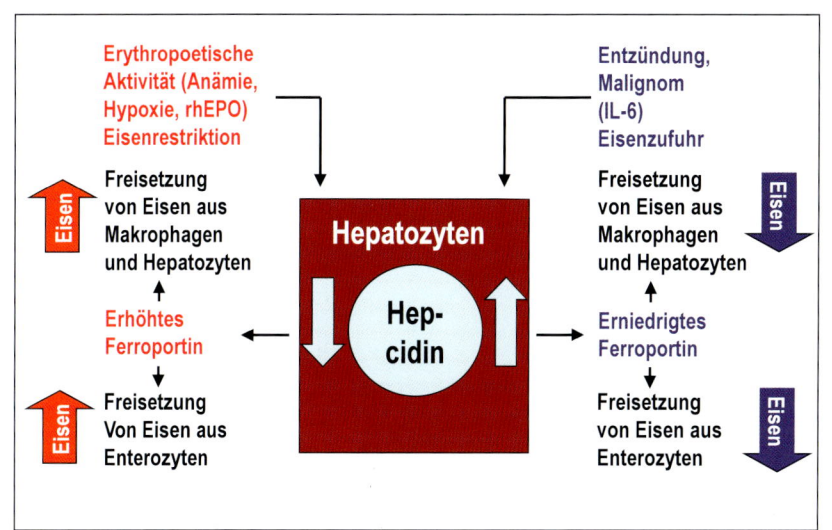

Abbildung 7. Faktoren, welche die Expression von Hepcidin regulieren, und die Effekte einer gesteigerten oder herabgesetzten Hepcidin-Aktivität auf die Freisetzung von Eisen aus Enterozyten, Hepatozyten und Makrophagen. Nach [8].

Ein Prototyp von Tumoren, bei denen eine gesteigerte Hepcidin-Expression ein wichtiger pathophysiologischer Mechanismus der Anämie sein könnte, ist das multiple Myelom. IL-6 ist ein wichtiger Wachstumsfaktor von Myelomzellen und wird von diesen z.T. autokrin sezerniert (Abbildung 8). Weitere wichtige Produzenten von IL-6 sind Stromazellen des Knochenmarks wie Makrophagen, Fibroblasten, Endothelzellen und Osteoklasten. Von Stromazellen bei Patienten mit multiplem Myelom wird berichtet, dass sie auch in Abwesenheit von Myelomzellen eine größere Menge von IL-6 abgeben [35]. Das multiple Myelom scheint jedoch in Bezug auf die Produktion von IL-6 keine Ausnahme zu sein. Erhöhte IL-6-Aktivitäten finden sich auch bei einer Reihe anderer Tumoren und es gibt Hinweise darauf, dass dieses Zytokin nicht nur ein Wachstumsfaktor für die Tumorzellen ist, sondern auch ein wichtiger pathogenetischer Faktor für die Entwicklung der Anämie, Kachexie und Fatigue [8].

> Von klinischem Interesse ist die Beobachtung, dass die Anwendung von EPO zur Behandlung der Anämie bei Patienten mit multiplem Myelom zu einer deutlichen Reduktion der IL-6-Konzentration führt. Dies würde bedeuten, dass EPO nicht nur über eine Stimulation der Erythropoese, sondern auch über eine Suppression der IL-6-Produktion eine Hemmung der Hepcidin-Expression bewirken könnte (s. Abb. 8) [36].

In einem Tiermodell der Kachexie bei Mäusen bewirkte die Anwendung von EPO ebenfalls eine Verminderung der IL-6-Produktion [37]. Auch bei aus dem menschlichen Gehirn stammenden und mit TNF-α behandelten mikrovaskulären Endothelzellen bewirkte EPO eine Herabregulierung des IL-6-Gens [38].

Weitere Mechanismen der Beeinträchtigung des Eisenstoffwechsels bei der ACE können Alterationen des Transferrinrezeptors an den erythropoetischen Vorläuferzellen sein. Erythroblasten von Patienten mit ACE haben eine geringere Zahl von Transferrinrezeptoren (TFR), und diese weisen zudem eine geringere Affinität zu Transferrin auf als die TFR an Erythroblasten gesunder Personen. Die im Laufe von Infektionen, Malignomen und immunologischen Erkrankungen auftretende Erhöhung der IL-1-, IL-6- und TNF-α-Aktivität kann eine Hochregulierung des Akute-Phase-Proteins α_1-Antitrypsin bewirken, welches in der Lage ist, die Bindung von Transferrin an TFR zu verhindern und dadurch die anschließende Internalisierung des TFR-Transferrin-Komplexes zu reduzieren (s. Abbildungen 4, 6) [8].

Wenn anämische Patienten mit Malignomen oder anderen chronischen Erkrankungen mit EPO behandelt werden, sinkt der ursprünglich normale oder erhöhte Ferritinspiegel im Serum ab. Bei Tumorpatienten kann dieser Abfall sogar ein prädiktiver Faktor für das Ansprechen der Anämie auf EPO sein [39]. Diese Beobachtungen deuten darauf hin, dass pharmakologische Dosen von EPO in der Lage sind, die Beeinträchtigung des Eisenstoffwechsels bei einem Teil der Patienten mit ACR und TBA zu überwinden. Eine mögliche Erklärung ist, dass EPO die Aktivitäten von IL-6 und damit Hepcidin senkt, die Freisetzung des Eisens aus Makrophagen, Enterozyten und Hepatozyten erleichtert und so seine Aufnahme in erythropoetische Zellen begünstigt (Abbildungen 4, 6).

Supprimierte erythropoetische Vorläuferzellen

Ein weiterer Mechanismus, der möglicherweise die Entwicklung der TBA fördert, ist eine durch Zytokine wie IFN-γ, IL-1, TNF-α und Hepcidin verursachte Hemmung der Proliferation erythrozytärer Vorläuferzellen. Von IFN-γ, IL-1 und TNF-α ist bekannt, dass sie sowohl *in vitro* als auch *in vivo* die Erythropoese hemmen und durch eine gesteigerte Akti-

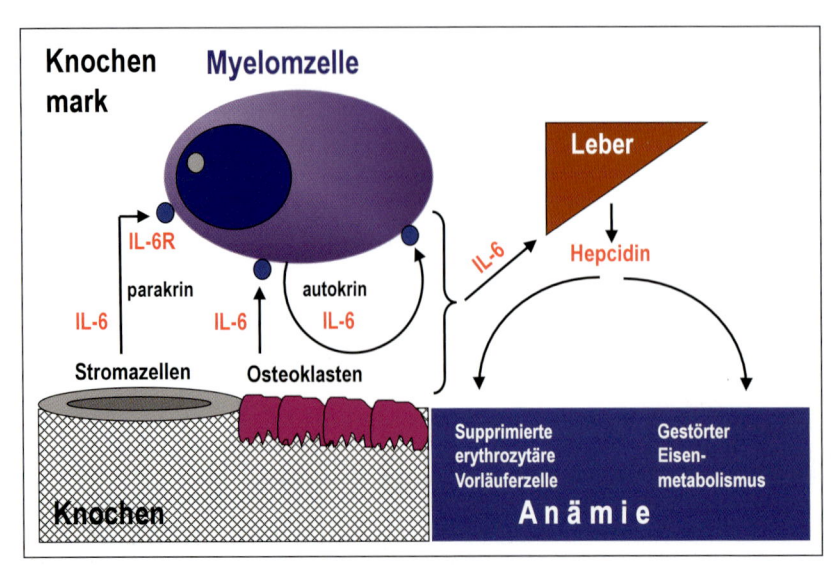

Abbildung 8. Autokrine and parakrine Sekretion von IL-6 beim multiplen Myelom und ihre mögliche Rolle bei der Entwicklung der Anämie. Nach [8].
IL = Interleukin, IL-6R = IL-6-Rezeptor.

vität von Apoptose-Enzymen wie Caspase 1, 3 und 8 den Tod von erythrozytären Vorstufen bewirken. Außerdem ist bekannt, dass diese Zytokine z.T. synergistisch wirken und sich gegenseitig in ihren Effekten verstärken. Einige von ihnen (wie z.B. IFN-γ) sind in der Lage, die Expression von EPO-Rezeptoren an den erythrozytären Vorstufen zu hemmen und auch dadurch die Apoptose dieser Zellen zu beschleunigen. Andererseits weisen experimentelle Untersuchungen darauf hin, dass die suppressiven Effekte von IFN-γ, IL-1, TNF-α und Hepcidin auf die Erythropoese durch höhere Dosen von EPO überwunden werden können. Die Ergebnisse dieser und anderer Untersuchungen lassen die Annahme zu, dass EPO durch seine antiapoptotischen Wirkungen ein Gegenspieler der genannten Zytokine darstellt (Abbildung 9) und ein Teil des therapeutischen Effektes von EPO bei der TBA auf eine Überwindung der suppressiven Effekte dieser Zytokine auf die erythropoetischen Vorläuferzellen zurückzuführen ist [8].

> Bei Tumorpatienten kann eine Suppression der Erythropoese auch durch Substanzen bewirkt werden, die direkt von Tumorzellen stammen, wie z.B. das kürzlich entdeckte rezeptorbindende und an der Oberfläche von SiSo-Zellen exprimierte Krebsantigen RCAS1 (*receptor-binding cancer antigen S1*).

Dabei handelt es sich um ein menschliches tumorassoziiertes Antigen, das an der Oberfläche und im Zytoplasma von Zellen verschiedener Tumoren wie Haut-, Mamma-, Bronchial-, Magen-, Pankreas-, Leberzell-, Gallenblasen-, Dickdarm-, Zervix-, Ovarial- und Mundhöhlenkarzinomen sowie Morbus Hodgkin exprimiert wird. RCAS1 wird auch von aktivierten Monozyten und Makrophagen gebildet. Darüber hinaus wird es in das periphere Blut abgegeben und gilt als Biomarker für eine Reihe von bösartigen Erkrankungen. Von RCAS1 werden apoptotische Effekte auf T-Zellen, NK-Zellen, und koloniebildende erythropoetische Vorläuferzellen berichtet, die – insbesondere in den frühen Phasen ihrer Entwicklung – möglicherweise Rezeptoren für RCAS1 exprimieren. Die apoptotische Wirkung von RCAS1 auf erythrozytäre Vorläuferzellen scheint unabhängig zu sein von der Aktivierung des als „Todesrezeptor" bezeichneten Fas-Rezeptors [8].

Im Falle einer Knochenmarkinfiltration durch Tumorzellen können diese Zellen eine direkte toxische Wirkung auf die erythropoetischen Vorläuferzellen ausüben und deren Überleben verkürzen. In einer Studie bei Patienten mit multiplem Myelom wurde gefunden, dass die Schwere der Anämie invers mit der proliferativen Aktivität der Myelomzellen im Knochenmark korrelierte [40], und in einer anderen Studie wurde beobachtet, dass hochmaligne Myelomzellen in der Lage waren, durch die Expression der Apoptoserezeptoren Fas-L und TRAIL einen Reifungsarrest der erythropoetischen Vorläuferzellen und deren Apoptose zu bewirken (s. Abb. 9) [41, 42]. Besonders empfindlich schienen die frühen und intermediären Reifungsstufen dieser Zellen zu sein, und zwar durch eine gesteigerte Expression von Rezeptoren für Fas-L und TRAIL. Letztere kann wiederum induziert werden durch eine gesteigerte Aktivität proinflammatorischer Zytokine wie TNF-α und IFN-γ. Weitere Faktoren, die den apoptotischen Effekt des Fas-L/TRAIL-Systems potenzieren könnten, sind die Suppression der EPO-Rezeptor-Expression in den erythropoetischen Vorläuferzellen durch TNF-α und IFN-γ sowie der relative Defekt der EPO-Produktion, wie er bei Patienten mit TBA beobachtet wird. Es gibt Hinweise darauf, dass die Expression von Fas und seines Liganden FasL durch EPO blockiert werden kann. In einer Studie an Mäusen führte eine einzige Injektion von EPO zu einer spezifischen Reduktion der Fas- und Fas-L-Expression in den frühen erythrozytären Vorstufen und folglich zu einem dramatischen Anstieg der Zahl von Erythroblasten [43].

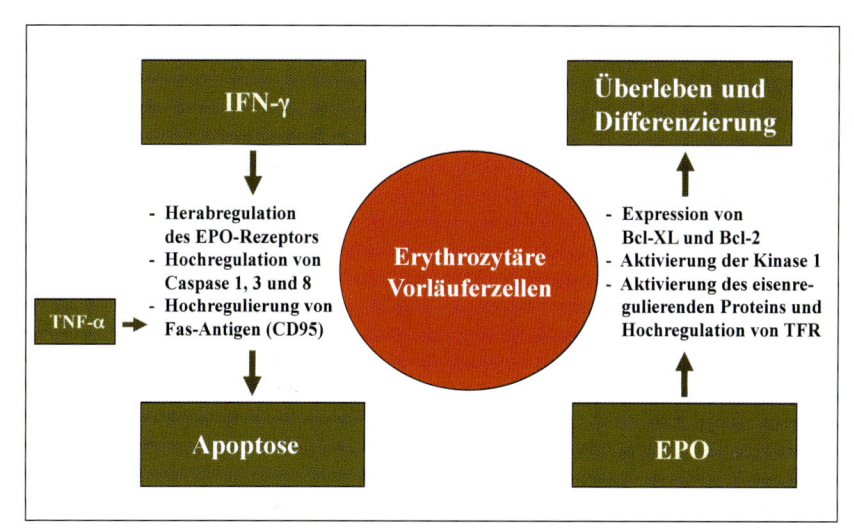

Abbildung 9. Effekte von Tumornekrosefaktor (TNF)-α, Interferon (IFN)-γ und Erythropoetin (EPO) auf erythropoetische Vorläuferzellen. Nach [8].

Unzureichende Erythropoetin-Produktion

Das Glykoprotein EPO, welches bei Erwachsenen im Wesentlichen in der Niere gebildet wird, spielt eine entscheidende Rolle bei der Regulierung der Erythropoese. Es fördert das Überleben und die Proliferation der erythropoetischen Vorläuferzellen durch Bindung an spezifische Rezeptoren auf diesen Zellen und Verhinderung ihrer Apoptose durch die Expression von Bcl-XL und Bcl-2 und begünstigt ihre Differenzierung über eine Aktivierung des Enzyms Kinase-1. Angesichts dieser Effekte kann EPO, wie bereits erwähnt, als Antagonist proinflammatorischer Zytokine wie TNF-α und IFN-γ betrachtet werden (s. Abbildung 9). EPO scheint auch einen Einfluss auf den Eisenstoffwechsel zu haben, und zwar durch die Aktivierung des so genannten eisenregulierenden Proteins, die Steigerung der Transferrinrezeptor-Expression an den erythrozytären Vorstufen und die Hemmung der Hepcidin-Expression in der Leber. Letztere kann allerdings auch Folge der gestiegenen Erythropoese durch EPO und eines dadurch bedingten höheren Bedarfs an Eisen sein [23, 24, 32-34].

> Die auf EPO ansprechenden erythrozytären Vorstufen sind die frühen und späten Vorläuferzellen BFU-E (*burst-forming unit erythroid*) bzw. CFU-E (*colony-forming unit erythroid*) sowie die Erythroblasten (Abbildung 10) [8, 44, 45].

Die Serumkonzentration von EPO steht in einem direkten Zusammenhang zu seiner Produktionrate in der Niere. Auf der anderen Seite wird EPO von erythrozytären Vorstufen „konsumiert", so dass eine umgekehrte Beziehung besteht zwischen der Menge dieser Zellen im Knochenmark und dem EPO-Spiegel im Serum. Die Produktion von EPO wird jedoch in erster Linie durch den Grad der Oxygenierung des Gewebes bestimmt. Hypoxie ist der stärkste Reiz für die EPO-Produktion, und diese korreliert umgekehrt mit dem Hb-Wert.

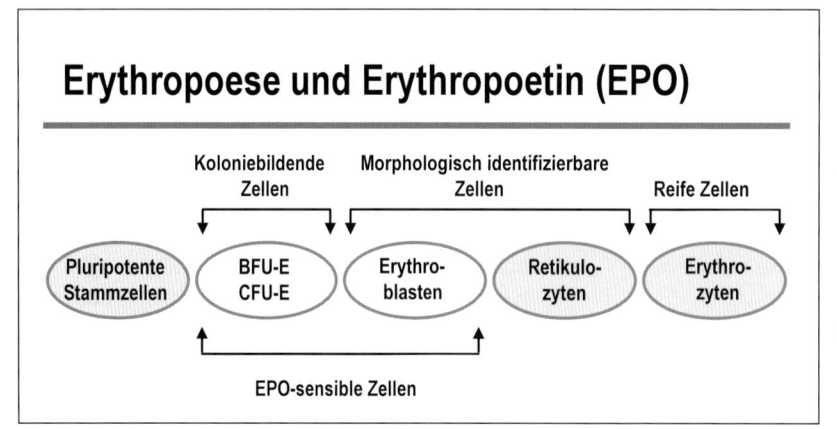

Abbildung 10. Einfluss von EPO auf erythropoetische Vorläuferzellen. EPO stimuliert die Proliferation von BFU-E („*burst-forming unit erythroid*") und CFU-E („*colony-forming unit-erythroid*") und verzögert die Apoptose dieser Zellen und der Erythroblasten. Außerdem steigert es die Expression des Transferrinrezeptors an erythrozytären Vorstufen. Nach [44].

Tabelle IX. Serumkonzentrationen und O/P-Ratios von EPO, bezogen auf die zugrunde liegenden malignen Erkrankungen (nach [2]).

Malignom	EPO-Spiegel mU/ml*	O/P-Ratio*	Verteilung der O/P-Ratios < 1,0 (%)	≥ 1,0 (%)
MDS	512	1,19	37,5	62,5
CMD	72	0,88	59,1	40,9
CLL	87	0,93	52,8	47,2
MM	42	0,76	79,8	20,2
ML	39	0,75	80,3	19,7
Solide Tumoren	26	0,73	86,3	13,7

*Angegebene Daten sind Medianwerte.
EPO = Erythropoetin; O/P-Ratio = Verhältnis von tatsächlich gemessener zu erwarteter EPO-Konzentration im Serum, bezogen auf den jeweiligen Grad der Anämie; MDS = myelodysplastisches Syndrom; CMD = chronische myeloproliferative Erkrankungen; CLL = chronische lymphatische Leukämie; MM = multiples Myelom; ML = maligne Lymphome; ST = solide Tumoren.

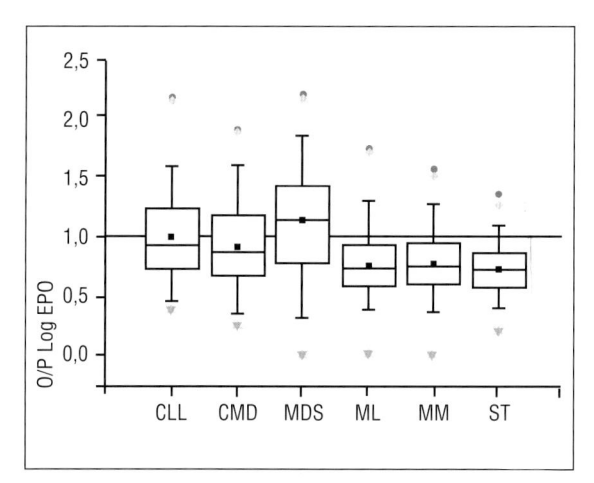

Abbildung 11. Verteilung von O/P-Ratios (Verhältnis von gemessener zu erwarteter EPO-Konzentration im Serum) bei anämischen Patienten mit verschiedenen malignen Erkrankungen. Nach [2].
CLL = chronische lymphatische Leukämie, CMD = chronische myeloproliferative Erkrankungen, MDS = myelodysplastisches Syndrom, ML = maligne Lymphome, MM = multiples Myelom, ST = solide Tumoren.

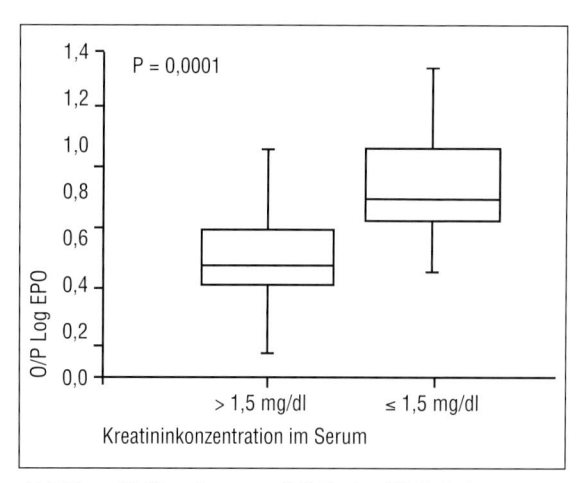

Abbildung 12. Verteilung von O/P-Ratios (Verhältnis von gemessener zu erwarteter EPO-Konzentration im Serum) bei anämischen Patienten mit multiplem Myelom, bezogen auf die Kreatininkonzentration im Serum. Nach [2].

Ausgehend von einer Serumhalbwertszeit von 5–9 Stunden und einem mittleren Verteilungsvolumen von 0,07 l kg^{-1} (gemessen in pharmakokinetischen Studien mit rekombinantem humanem EPO) wird die Rate der endogenen Produktion dieses Hormons normalerweise auf ca. 2–4 U kg^{-1} Tag^{-1} geschätzt [46]. Der Referenzbereich für EPO im Serum wird mit 2,5–20 mU/ml oder 5,0–25 mU/ml angegeben, je nachdem, ob ein ELISA („*enzyme-linked immunosorbent assay*") oder ein Chemiluminescence-Assay (CLIA) verwendet wird [47].

> Bei Patienten mit TBA scheinen die erythrozytären Vorstufen normal auf EPO zu reagieren; es besteht jedoch eine im Verhältnis zum Grad der Anämie reduzierte EPO-Produktion.

Dies lässt sich am besten ermitteln durch die Anwendung eines sensiblen Immunoassays und die Bestimmung der O/P („*observed to predicted*")-Ratio von EPO im Serum eines jeden einzelnen Patienten. Die O/P-Ratio ist das Verhältnis des beim Patienten gemessenen EPO-Spiegels zur EPO-Konzentration bei einem Patienten mit demselben Grad der Anämie, aber ohne eine Tumor- oder sonstige chronische Erkrankung (z.B. ein Patient mit Eisenmangelanämie) [2, 48, 49]. Bei der Beurteilung der EPO-Konzentration im Serum von Patienten mit TBA muss außerdem berücksichtigt werden, dass eine Chemotherapie oder eine bestehende Nierenfunktionsstörung Einfluss auf die EPO-Konzentration haben können. Deshalb müssen diese Patienten gesondert betrachtet werden [8].

Unter Berücksichtigung der genannten Faktoren wurde in einer großen Studie bei anämischen Patienten mit verschiedenen malignen Erkrankungen festgestellt, dass Patienten mit soliden Tumoren, malignen Lymphomen oder multiplem Myelom eine signifikant erniedrigte O/P-Ratio und damit einen relativen Defekt der EPO-Produktion aufwiesen. In dieser Studie wurde EPO mittels eines sensitiven Enzym-Immunoassays mit einer unteren Nachweisgrenze von 1 mU/ml und einem Referenzbereich von 4,4 ± 2,9 mU/ml (Mittelwert ± Standardabweichung) bestimmt; die Patienten hatten in 80 % der Fälle keine und in 20 % der Fälle eine Chemotherapie erhalten, die mindestens 4 Wochen zurücklag [2]. Die in den verschiedenen Patientengruppen beobachteten Medianwerte bzw. Verteilungen der EPO-Konzentration im Serum und der jeweiligen O/P-Ratio sind in Tabelle IX bzw. Abbildung 11 wiedergegeben. Die mediane O/P-Ratio lag bei Patienten mit MDS deutlich über 1 und damit höher als bei allen anderen Patientengruppen. Die mediane O/P-Ratio bei Patienten mit CLL lag bei ungefähr 1 und war signifikant höher als diejenige bei Patienten mit malignen Lymphomen, multiplem Myelom oder soliden Tumoren. Die mediane O/P-Ratio bei Patienten mit chronischer myeloproliferativer Erkrankung war etwas kleiner als 1, aber signifikant höher als bei Patienten mit soliden Tumoren. Die medianen O/P-Ratios bei Patienten mit malignen Lymphomen, multiplem

Myelom oder soliden Tumoren waren signifikant niedriger als 1, unterschieden sich untereinander jedoch nicht signifikant. Patienten mit multiplem Myelom hatten eine signifikant niedrigere O/P-Ratio, wenn sie zugleich einen erhöhten Kreatininwert ab 1,5 mg/dl aufwiesen (0,47 vs 0,78) (Abbildung 12). Der Anteil der Patienten mit einer O/P-Ratio von weniger als 1 (und damit einer relativ erniedrigten EPO-Produktion) war 86 % bei Patienten mit soliden Tumoren, 80 % bei Patienten mit multiplem Myelom oder malignen Lymphomen, 59 % bei Patienten mit chronischen myeloproliferativen Erkrankungen, 53 % bei Patienten mit CLL und 38 % bei Patienten mit MDS (s. Tabelle IX).

Betrachtet man die Ergebnisse dieser und anderer Studien, scheinen erhebliche Unterschiede bezüglich der EPO-Produktion bei anämischen Patienten mit unterschiedlichen malignen Erkrankungen zu bestehen [2, 50–52]. Die meisten Patienten mit malignen Lymphomen, multiplem Myelom oder soliden Tumoren haben – ähnlich wie Patienten mit ACE – eine für den Grad ihrer Anämie signifikant erniedrigte EPO-Produktion. Dieser Defekt dürfte einer der möglichen pathogenetischen Mechanismen der Anämie sein. Bei Patienten mit multiplem Myelom scheint dieser Defekt größer zu werden, wenn gleichzeitig eine Nierenfunktionsstörung mit einem Kreatininanstieg über 1,5 mg/dl besteht [2, 8, 53].

Die Beeinträchtigung der EPO-Produktion bei TBA kann das Ergebnis supprimierender Effekte von Neopterin, TNF-α und IL-1α oder -β auf EPO produzierende Zellen sein. Diese Zytokine sind in der Lage, die Produktion von EPO in Zellkulturen menschlicher Hepatoblastome und in isoliert perfundierten Nieren der Ratte zu hemmen. TNF-α führte außerdem zu einer Erniedrigung der EPO-Konzentration im Serum von Patienten mit fortgeschrittenen Tumorerkrankungen, die dieses Medikament in einer klinischen Studie erhielten. Die hemmenden Wirkungen von IL-1 und TNF-α auf die EPO-Produktion scheinen sich auf der Ebene der EPO-mRNA abzuspielen. Bei Patienten mit multiplem Myelom oder Morbus Waldenström kann die Suppression der EPO-Produktion zusätzlich durch eine Hyperviskosität verstärkt werden. Bei diesen Patienten liegt eine inverse Korrelation zwischen der Plasmaviskosität und der EPO-Konzentration im Serum vor. Bei höherer Viskosität besteht eine Parallele zwischen der Minderung der EPO-Produktion und der Reduktion der EPO-mRNA in der Niere [8].

Zusammenfassung

Patienten mit malignen Erkrankungen leiden häufig unter einer Anämie, die auf multiplen pathogenetischen Mechanismen beruht. In der Mehrzahl der Fälle jedoch gibt es keine andere Erklärung für die Entwicklung der Anämie als die alleinige Präsenz der malignen Erkrankung im Sinne einer TBA. Es gibt eine Reihe von Gemeinsamkeiten zwischen TBA und der Anämie chronischer Erkrankungen. Bei der TBA handelt es sich meist um eine hyporegenerative, normozytäre und normochrome Anämie, die durch eine normale oder reduzierte Serumeisen-Konzentration und Transferrinsättigung trotz eines normalen oder erhöhten Ferritinspiegels gekennzeichnet ist. Eine Fülle von experimentellen und klinischen Untersuchungen lassen vermuten, dass die TBA das Ergebnis einer Aktivierung des Immun- und inflammatorischen Systems durch die Tumorzellen ist und dass bestimmte aus diesem System stammende Zytokine wie IFN-γ, TNF-α, IL-1 und IL-6 für die Entwicklung der Anämie verantwortlich sind. Es bestehen Korrelationen zwischen den Konzentrationen dieser Zytokine und dem Grad der Anämie. Ein weiteres möglicherweise beteiligtes Protein ist das Hepcidin, welches nach Stimulation durch IL-6 in der Leber produziert wird und eine zentrale Rolle bei der Entwicklung der ACE zu spielen scheint.

Eines der Merkmale der TBA ist die verkürzte Lebenszeit der Erythrozyten. Der wichtigere pathogenetische Faktor für die Entwicklung der Anämie scheint jedoch ein Versagen des erythropoetischen Systems zu sein, die verkürzte Lebenszeit der Erythrozyten durch eine Mehrproduktion dieser Zellen zu kompensieren. Als Ursache dieses Versagens werden folgende zytokinvermittelten Mechanismen postuliert: (1) Beeinträchtigungen des Eisenstoffwechsels, (2) Suppression der erythropoetischen Vorläuferzellen und (3) unzureichende Produktion von EPO.

Die meisten Patienten mit TBA haben eine erniedrigte EPO-Produktion im Verhältnis zum Grad ihrer Anämie. Es gibt experimentelle und klinische Studien, die darauf hinweisen, dass pharmakologische Dosen von EPO nicht nur in der Lage sind, diesen relativen Defekt zu beheben, sondern auch die Suppression der Erythropoese und die Störungen des Eisenstoffwechsels zu überwinden.

Literatur

1. Nowrousian MR (2008) Definition, classification and characterization of anemia in cancer. In: Nowrousian MR (ed) Recombinant Human Erythropoietin (rhEPO) in Clinical Oncology – Scientific and Clinical Aspects of Anemia in Cancer. Wien, New York; Springer: 117–148
2. Nowrousian MR, Kasper C, Oberhoff C, et al (1996) Pathophysiology of cancer-related anemia. In: Smyth JF, Boogaerts MA, Ehmer BRM (eds) rhErythropoietin in Cancer Supportive Treatment. New York, Marcel Dekker: 13–34
3. Tefferi A (2003) Anemia in adults: a contemporary approach to diagnosis. Mayo Clin Proc 78: 1274–1280
4. Tefferi A, Dingli D, Li CY, et al (2006) Microcytosis in angiogenic myeloid metaplasia: prevalence and clinical correlates. Leuk Res 30: 677–680
5. Bates CJ, Schneede J, Mishra G, et al (2003) Relationship between methylmalonic acid, homocysteine, vitamin B12 intake and status and socio-economic indices, in a subset of participants in the British National Diet and Nutrition Survey of people aged 65 yrs and over. Eur J Clin Nutr 57: 349–357
6. Horstman AL, Serck SL, Go RS (2005) Macrocytosis associated with monoclonal gammopathy. Eur J Haematol 75: 146–149
7. Cash JM, Sears DA (1989) The anemia of chronic disease: spectrum of associated diseases in a series of unselected hospitalized patients. Am J Med 87: 638–644
8. Nowrousian MR (2008) Pathophysiology of anemia in cancer. In: Nowrousian MR (ed) Recombinant Human Erythropoietin (rhEPO) in Clinical Oncology – Scientific and Clinical Aspects of Anemia in Cancer. Wien, New York; Springer: 150–188
9. Abels R, Gordon D, Nelson R, et al (1991) Transfusion practice in advanced cancer patients. Blood 78 (Suppl 1): 474a
10. Skillings JR, Rogers-Melamed I, Nabholtz JM, et al (1995) An epidemiological review of anaemia in cancer chemotherapy in Canada. Eur J Cancer 31A (Suppl 5): S183
11. Skillings JR, Sridhar FG, Wong C, et al (1993) The frequency of red cell transfusion for anemia in patients receiving chemotherapy. A retrospective cohort study. Am J Clin Oncol 16: 22–25
12. Groopman E, Itri M (1999) Chemotherapy-induced anemia in adults: incidence and treatment. J Natl Cancer Inst 91: 1616-1634
13. Barrett-Lee PJ, Baily NP, O'Brain ME, et al (2000) Large-scale UK audit of blood transfusion requirements and anemia in patients receiving cytotoxic chemotherapy. Br J Cancer 82: 93–97
14. Ludwig H, van Belle S, Barrett-Lee P, et al (2004) The European Cancer Anaemia Survey (ECAS): A large, multinational, prospective survey defining the prevalence, incidence, and treatment of anaemia in cancer patients. Eur J Cancer 40: 2293–2306
15. Bingle L, Brown NJ, Lewis CE (2002) The role of tumour-associated macrophages in tumour progression: implications for new anticancer therapies. J Pathol 196: 254–265
16. Murdoch C, Lewis CE (2005) Macrophage migration and gene expression in response to tumor hypoxia. Int J Cancer 117: 701–708
17. Lamagna C, Aurrand-Lions M, Imhof BA (2006) Dual role of macrophages in tumor growth and angiogenesis. J Leukoc Biol 80: 705–713
18. Lee CC, Liu KJ, Huang TS (2006) Tumor-associated macrophage: Its role in tumor angiogenesis. J Cancer Mol 2: 135–140
19. Shih JY, Yuan A, Chen JJW, et al (2006) Tumor-associated macrophage: Its role in cancer invasion and meastasis. J Cancer Mol 2: 101–106
20. Theurl I, Mattle V, Seifert M, et al (2006) Dysregulated monocyte iron homeostasis and erythropoietin formation in patients with anemia of chronic disease. Blood 107: 4142–4148
21. Honda K, Ishiko O, Tatsuta I, et al (1995) Anemia-inducing substance from plasma of patients with advanced malignant neoplasms. Cancer Res 55: 3623–3628
22. Ishiko O, Hirai K, Nishimura S, et al (1999) Elimination of anemia-inducing substance by cyclic plasma perfusion of tumor-bearing rabbits. Clin Cancer Res 5: 2660–2665
23. Nicolas G, Bennoun M, Porteu A, et al (2002) Severe iron deficiency anemia in transgenic mice expressing liver hepcidin. Proc Natl Acad Sci 99: 4596–4601
24. Nicolas G, Chauvet C, Viatte L, et al (2002) The gene encoding the iron regulatory peptide hepcidin is regulated by anemia, hypoxia and inflammation. J Clin Invest 110: 1037–1044
25. Weinstein DA, Roy CN, Fleming MD, et al (2002) Inappropriate expression of hepcidin is associated with iron refractory anemia: implications for the anemia of chronic disease. Blood 100: 3776–3781
26. Nemeth E, Ganz T (2006) Hepcidin and iron-loading anemias. Haematologica 91: 727–732
27. Ganz T (2006) Molecular pathogenesis of anemia of chronic disease. Pediatr Blood Cancer 46: 554–557
28. Ganz T (2007) Molecular control of iron transport. J Am Soc Nephrol 18: 394–400
29. Nemeth E, Rivera S, Gabayan V, et al (2004) IL-6 mediates hypoferremia of inflammation by inducing the synthesis of the iron regulatory hormone hepcidin. J Clin Invest 113: 1271–1276
30. Nemeth E, Tuttle M, Powelson J, et al (2004) Hepcidin regulates cellular iron efflux by binding to ferroportin and inducing its internalization. Science 306: 2090–2093
31. Rivera S, Liu L, Nemeth E, et al (2005) Hepcidin excess induces the sequestration of iron and exacerbates tumor-associated anemia. Blood 105: 1797–1802
32. Krijt J, Vokurka M, Chang KT, et al (2004) Expression of Rgmc, the murine ortholog of hemojuvelin gene, is modulated by development and inflammation, but not by iron status or erythropoietin. Blood 104: 4308
33. Kattamis A, Papassotiriou I, Palaiologou D, et al (2006) The effects of erythropoetic activity and iron burden on hepcidin expression in patients with thalassemia major. Haematologica 91: 809–812
34. Vokurka M, Krijt J, Sulc K, et al (2006) Hepcidin mRNA levels in mouse liver respond to inhibition of erythropoiesis. Physiol Res 55: 667–674
35. Arnulf B, Lecourt S, Soulier J, et al (2007) Phenotypic and functional characterization of bone marrow mesenchymal stem cells derived from patients with multiple myeloma. Leukemia 21: 158–163
36. Prutchi-Sagiv S, Golishevsky N, Oster HS, et al (2006) Erythropoietin treatment in advanced multiple myeloma is

associated with improved immunological functions: could it be beneficial in early disease? Br J Haematol 135: 660–672
37. Kanzaki M, Soda K, Gin PTG, et al (2005) Erythropoietin attenuates cachectic events and decreases production of interleukin-6, a cachexia-inducing cytokine. Cytokine 32: 234–239
38. Avasarala JR, Konduru SS (2005) Recombinant erythropoietin down-regulates IL-6 and CXCR4 genes in TNF-alpha-treated primary cultures of human microvascular endothelial cells: implications for multiple sclerosis. J Mol Neurosci 25: 183–189
39. Ludwig H., Fritz E, Leitgeb C, et al (1994) Prediction of response to erythropoietin treatment in chronic anemia of cancer. Blood 84: 1056–1063
40. Fossa A, Brandhorst D, Myklebust JH, et al (1999) Relation between S-phase fraction of myeloma cells and anemia in patients with multiple myeloma. Exp Hematol 27: 1621–1626
41. Silvestris F, Cafforio P, Tucci M, et al (2002) Negative regulation of erythroblast maturation by Fas-L+/TRAIL+ highly malignant plasma cells: a major pathogenic mechanism of anemia in multiple myeloma. Blood 99: 1305–1313
42. Silvestris F, Tucci M, Cafforio P, et al (2001) Fas-L upregulation by highly malignant myeloma plasma cells: role in the pathogenesis of anemia and disease progression. Blood 97: 1155–1164
43. Liu Y, Pop R, Sadegh C, et al (2006) Suppression of Fas-FasL coexpression by erythropoietin mediates erythroblast expansion during the erythropoietic stress response in vivo. Blood 108:123-133
44. Nowrousian MR (2000) Pathophysiologie der tumorbedingten und chemotherapieinduzierten Anämie. In: Nowrousian MR (ed) Supportive Therapie in der Onkologie. München, Bern, Wien, New York, W. Zuckschwerdt Verlag: 84–98
45. Nowrousian MR (2002) Pathophysiology of cancer-related anemia. In: Nowrousian MR (ed) Recombinant Human Erythropoietin (rhEPO) in Clinical Oncology – Scientific and Clinical Aspects of Anemia in Cancer. Wien, New York; Springer 39–62
46. Eckardt KU, Kurtz A (2005) Regulation of erythropoietin production. Eur J Clin Invest 35 (Suppl. 3): 13–19
47. Mardsen JT, Day P, Ellis R, et al (2006) A sample distribution programme for erythropoietin. Clin Lab Haem 28: 228–232
48. Miller CB, Jones RJ, Piantadosi S, et al (1990) Decreased erythropoietin response in patients with the anemia of cancer. N Engl J Med 322: 1689–1692
49. Beguin Y, Yerna M, Loo M, et al (1992) Erythropoiesis in multiple myeloma: defective red cell production due to inappropriate erythropoietin production. Br J Haematol 82: 648–653
50. Urabe A, Mitani K, Yoshinago K, et al (1992) Serum erythropoietin titers in hematological malignancies and related diseases. Int J Cell Cloning 10: 333–337
51. Jacobs A, Janowska-Wieczorek A, Caro J, et al (1989) Circulating erythropoietin in patients with myelodysplastic syndromes. Br J Haematol 73: 36–39
52. Bourantas K, Christou L, Tsiara S, et al (1995) Myelodysplastic syndromes: erythropoietin level and treatment with recombinant human erythropoietin. J Exp Clin Cancer Res 14: 205–210
53. Kostova G, Siljanovski N (2004) Inadequate erythropoietin production (epo) in patients with multiple myeloma. Prilozi 25: 53–66

M. R. Nowrousian,
J. Dunst,
P. Vaupel

Chemotherapie-induzierte Anämie (CIA) – Häufigkeit, Symptome und Behandlung

Häufigkeit der CIA

Patienten mit malignen Erkrankungen entwickeln häufig eine Anämie, entweder durch die maligne Erkrankung selbst oder durch ihre Therapie. Die Häufigkeit der Anämie hängt von der Art und dem Stadium des Malignoms sowie der Intensität der Behandlung ab [1–3]. Wichtige Faktoren für die Entwicklung der Transfusionsbedürftigkeit sind das Alter der Patienten und das Vorliegen von Komorbiditäten, insbesondere funktionellen Einschränkungen des kardiopulmonalen Systems. In einer großen europäischen Feldstudie unter Einschluss von 8470 Patienten mit Chemotherapie betrug der Anteil der anämischen Patienten (Hb-Wert < 12 g/dl) 62–88 %, abhängig von der Art der zugrunde liegenden malignen Erkrankung und der Behandlung [3]. Der höchste Anteil der Patienten mit Anämie wurde beim Bronchialkarzinom (83,3 %) und bei gynäkologischen Malignomen (88,3 %) beobachtet. In einer weiteren größeren Studie wurde zudem noch gefunden, dass Patienten mit Bronchial- oder Ovarialkarzinom häufiger schwerere Anämien (Grad 3–4, Hb < 8 g/dl) entwickelten als Patienten mit anderen soliden Tumoren. Der Anteil der schweren Anämien betrug bei Patienten mit Bronchialkarzinom 54 % und bei Patienten mit Ovarialkarzinom 42 % [1]. In einer Studie bei Patienten mit fortgeschrittenen malignen Erkrankungen lag der Anteil derer, die eine Bluttransfusion brauchten, bei 38 %, wenn die Patienten keine Chemotherapie erhielten, und bei 49 % bzw. 69 %, wenn sie unter einer nicht-platinhaltigen oder platinhaltigen Chemotherapie standen [4]. Der Einfluss der Chemotherapie bestimmte maßgeblich auch die Häufigkeit und die Schwere der Anämie sowie die Notwendigkeit von Bluttransfusionen.

Tabelle I. Auswirkungen der Anämie auf Organfunktionen.

Kardiovaskuläres System:
Vasodilatation durch eine gesteigerte Laktat-Produktion und Akkumulation vasoaktiver Substanzen; reduzierter peripherer Gefäßwiderstand; gesteigerter kardialer Auswurf; kardiale Remodellierung; Herzversagen; arterielle Remodellierung; eingeschränkte Hämostase-Funktion
Zentralnervensystem:
Reduzierte Zirkulation und verminderter Metabolismus
Metabolische Funktionen:
Reduzierte Utilisation und Verdauung von Proteinen; reduzierter Metabolismus von Aminosäuren; Insulinresistenz; Hyperlipidämie; gesteigerter oxidativer Stress; gestörte Kalium (K$^+$)-Homöostase (wahrscheinlich durch Reduktion der Na$^+$K$^+$-ATPase-Aktivität)
Sexualorgane:
Männer: reduzierter Spiegel des totalen und freien Testosterons; erhöhter Spiegel von LH und FSH, jedoch erniedrigter LH/FSH-Quotient; reduziertes Ejakulatvolumen mit Hypospermie oder kompletter Azoospermie; reduzierte Fertilität Frauen: Fehlen präovulatorischer Gipfel von LH und Estradiol; Menstruationsanomalien (einschließlich Amenorrhoe), reduzierte Fertilität
Immunsystem:
Reduzierte T- und B-Zell-Funktion; reduzierte phagozytäre Funktion (z. B. eingeschränkte intrazelluläre Abtötung durch die Neutrophilen bei transfusionsbedingter Eisenüberladung)

> Besonders häufig sind Anämien und die Notwendigkeit von Bluttransfusionen bei älteren Patienten sowie bei Patienten, die mit Medikamentenkombinationen unter Einschluss von Platinderivaten, Anthrazyklinen oder Substanzen wie Etoposid, Ifosfamid, Cyclophosphamid, Paclitaxel, Gemcitabin, Vinorelbin oder Irinotecan behandelt werden. Die Häufigkeit der Anämie und die Notwendigkeit von Transfusionen nehmen auch mit der Zahl der Chemotherapiezyklen zu [2, 3, 5, 6].

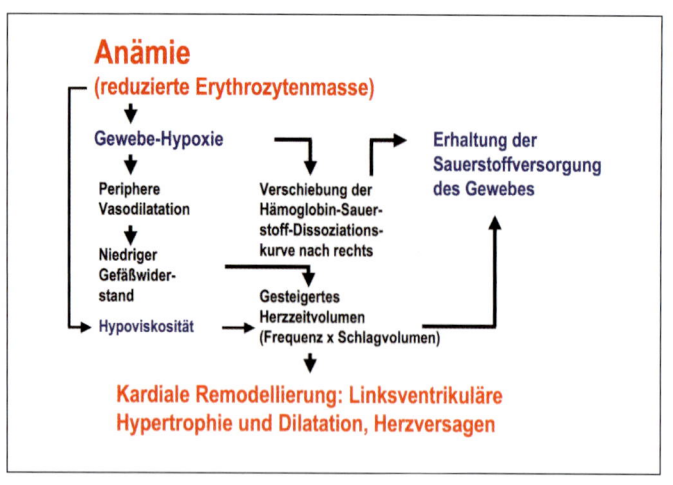

Abbildung 1. Auswirkungen einer chronischen Anämie auf das kardiovaskuläre System. Nach [10].

Auswirkungen und Symptome der Anämie

Zahlreiche klinische Studien zeigen, dass eine länger anhaltende Anämie mit erheblichen negativen Auswirkungen auf Organfunktionen und Lebensqualität (LQ) einhergeht. Es gibt fast kein Gewebe bzw. Organ, das nicht betroffen ist (Tabelle I, Abbildung 1). Belastet sind vor allem das kardiovaskuläre und pulmonale System, welche die Hauptlast der kompensatorischen Mechanismen für eine ausreichende Sauerstoffversorgung der Gewebe tragen. Hinzu kommt, dass das Myokard und das Zentralnervensystem, insbesondere der Cortex, die empfindlichsten Organe des Körpers gegenüber einer Hypoxie sind (Tabelle II). Die klinischen Symptome der Anämie resultieren deshalb in erster Linie aus den Auswirkungen auf diese Organe und aus deren funktionellen Beeinträchtigungen. Sie können sehr vielfältig sein und Erscheinungen wie Dyspnoe bei Belastung und in Ruhe, Angina pectoris, Herzinfarkt, transitorische ischämische Attacken bei prädisponierten Personen, verminderte Belastbarkeit, Kopfschmerzen, Schwindel, Synkopen, Lethargie, Depression, Konzentrationsschwäche und Störungen der kognitiven Funktion sowie Fatigue umfassen. Die häufigsten Symptome sind Belastungsdyspnoe, allgemeine Schwäche und Fatigue. Zu Letzterer tragen auch Störungen der metabolischen Funktionen bei, die durch die Anämie verursacht werden und mit Symptomen wie Appetitlosigkeit, Gewichtsverlust, Muskelschwäche und verminderter Leistungsfähigkeit einhergehen (Tabelle III). In einer prospektiv-randomisierten Studie bei Patienten mit malignen Erkrankungen und progressiver Kachexie führte eine Prävention der Anämie mit rekombinantem humanen Erythropoetin (rhEPO) zur Erhaltung des Gewichts, der metabolischen Funktionen und der Belastbarkeit aufgrund einer signifikant besseren Ventilation und eines signifikant besseren Gasaustausches in Ruhe sowie bei Belastung (Tabelle IV) [7]. Nach den Ergebnissen einer kumulativen Analyse von zwei großen klinischen Studien mit insgesamt 4382 Patienten besteht eine signifikante Beziehung zwischen der Hämoglobinkonzentration (cHb) im peripheren Blut und der LQ der Patienten (Abbildung 2) [8]. Letztere verbessert sich mit jedem Inkrement (ΔcHb = 1g/dl) des Hb-Spiegels zwischen 8 und 14 g/dl. Der größte Zugewinn an LQ erfolgt jedoch bei einem Anstieg des Hb-Wertes von 11 auf 12 g/dl. Die Abhängigkeit der LQ von der Hb-Konzentration wurde auch in einer Reihe anderer Studien überprüft und bestätigt [9].

Bei Tumorpatienten können die Symptome der Anämie durch zusätzliche, patienten-, krankheits-, oder therapiebezogene Faktoren verstärkt werden (Tabelle V). Hier können deshalb bereits leichte bis moderate Anämien (cHb=10–12 g/dl bzw. 8–10 g/dl) erhebliche Beschwerden verursachen und schwere Anämien (cHb < 8 g/dl) lebensbedrohliche Zustände hervorrufen.

Viele dieser Patienten, insbesondere die im fortgeschrittenen Alter, haben eine Reihe von Komorbiditäten wie Herz-Kreislauf-Erkrankungen, arterielle Hypertonie, Diabetes mellitus, Nierenfunktionseinschränkung oder rheumatoide Prozesse, die in ihren Erscheinungen und Auswirkungen durch die Anämie verstärkt werden können [10]. Beim Diabe-

Tabelle II. Arteriovenöse Sauerstoff-Konzentrationsdifferenz (avD) verschiedener Organe

Organ	avD (ml/dl)
Niere	1,5
Leber	5,0
Gehirn (Cortex)	9,0
Myokard	12,0
Gesamter Körper	5,0

Nach [166].

Tabelle III. Symptome und klinische Zeichen der Anämie.

Symptome:
Kardiovaskuläres System: Herzklopfen, Belastungsdyspnoe, Angina pectoris; verminderte körperliche Belastbarkeit, Fatigue
Zentralnervensystem: Kopfschmerzen, Tinnitus, Schwindel, Synkopen, Lethargie, Depression, Konzentrationsschwäche, verminderte kognitive Funktion, Schlafstörungen, transitorische ischämische Attacken
Metabolische Funktionen: Appetitlosigkeit, Gewichtsverlust, Muskelschwund, Ödeme, verminderte körperliche Belastbarkeit, Fatigue
Sexualorgane: Männer: Erektionsprobleme, Libidoverlust, Infertilität Frauen: Menstruationsstörungen, Libidoverlust, Infertilität
Klinische Zeichen:
Blässe der Haut, des Nagelbettes und der Schleimhäute, Tachykardie (in der Regel bei akuter Anämie, jedoch nicht bei chronischer Anämie), pochender Puls, niedriger Blutdruck, linksbetonte Herzvergrößerung mit Linksverlagerung des Herzspitzenstoßes, erster und zweiter Herzton lauter als normal, systolisches Geräusch über Aa. carotis und subclavia, diastolisch betontes Geräusch über den Halsvenen
Thorax-Röntgen: Vergrößerung der Herzsilhouette Echokardiogramm: gesteigerter linksventrikulärer Volumenindex

tes mellitus z.B. kann die Anämie das Risiko vaskulärer Komplikationen, wie Retinopathie, Neuropathie, gestörte Nierenfunktion und Wundheilungsstörung, erhöhen und zu einer häufigeren Hospitalisierung der Patienten und evtl. ihrem früheren Tod beitragen [11].

Die Anämie hat nicht nur stärkere negative Auswirkungen auf Organfunktionen und Wohlbefinden der Patienten, sondern ist auch ein negativer prognostischer Faktor für eine Reihe von malignen Erkrankungen und deren Therapie. In einer kumulativen Analyse der Daten von 60 klinischen Studien wurde festgestellt, dass anämische Patienten ein um 65 % größeres Risiko hatten, an ihrem Malignom zu sterben als nichtanämische Patienten [12]. Das Anämieassoziierte Mortalitätsrisiko war am größten bei Patienten mit Kopf- und Halstumoren, gefolgt von Patienten mit malignen Lymphomen, Prostata- und Bronchialkarzinom (Tabelle VI). In diesem Zusammenhang ist es durchaus möglich, dass die Anämie der Ausdruck eines aggressiveren malignen Prozesses ist. Es gibt jedoch Hinweise darauf, dass sie auch unabhängig davon den Ausgang der Therapie bestimmt, und zwar durch Beeinträchtigung der Organfunktionen und der Patienten-Compliance sowie durch Selektion von besonders aggressiven Tumorzellpopulationen mit einer größeren Neigung zur Proliferation und Metastasierung und herabgesetzter Empfindlichkeit gegenüber der Radio- und Chemotherapie [13] (s.a. Kapitel 10 „Anämie, Tumor-hypoxie, maligne Progression und therapeutische Resistenz").

Berücksichtigt man die genannten Auswirkungen der Anämie bei Patienten mit malignen Erkrankungen, scheint es umso dringlicher zu sein, sie rechtzeitig und konsequent zu behandeln. Über Jahrzehnte standen Bluttransfusionen als einzige therapeutische Möglichkeit zur Verfügung. Dies hat sich seit der Einführung von rhEPO Anfang der 1990er Jahre verändert. Inzwischen gibt es eine Fülle von Erkenntnissen über die Anwendung dieser Substanz (Epoetin alfa und beta sowie der gentechnologisch modifizierten Variante des Ersteren als Darbepoetin) bei der tumorbedingten Anämie (TBA) und der CIA. Diese Übersicht fasst Indikationen, Wirkungen und Nebenwirkungen dieser Substanzen sowie der Bluttransfusionen zusammen.

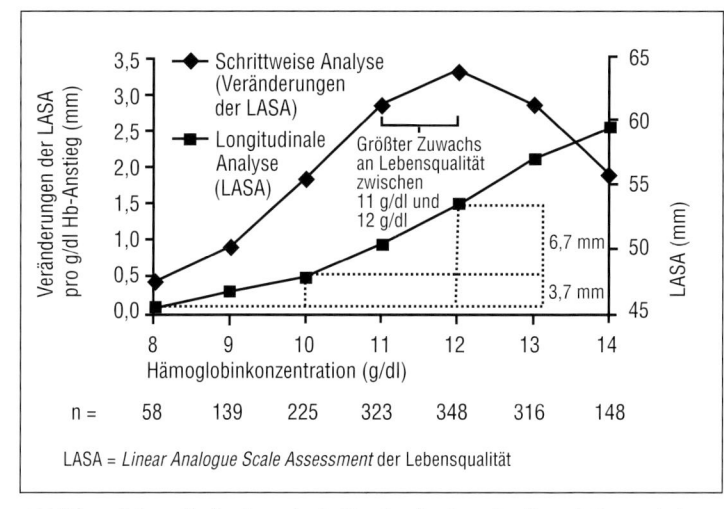

Abbildung 2. Longitudinale und schrittweise Analyse der Korrelation zwischen Hämoglobin-Konzentration und Lebensqualität der Patienten mit Chemotherapie, gemessen mit Hilfe der Linear-Analog-Skala (LASA). Nach [8].

Tabelle IV. Verbesserung der metabolischen Funktionen und körperlichen Belastbarkeit bei Tumorpatienten mit progressiver Kachexie nach Randomisation und Behandlung mit oder ohne rhEPO.

	Gruppen	Monate		p
		0	10-30	
cHb (g/dl)	Kontrolle	12,1	10,8	
	rhEPO	11,9	13,0	<0,0001
Körpergewicht (kg)	Kontrolle	67,1	55,6	
	rhEPO	67,3	71,1	<0,05
Sauerstoffaufnahme in Ruhe (ml/min)	Kontrolle	222	188	
	rhEPO	229	224	<0,005
Sauerstoffaufnahme bei maximaler Belastung (ml/min)	Kontrolle	1154	790	
	rhEPO	1288	1366	<0,01
Kohlendioxid-Produktion bei maximaler Belastung (ml/min)	Kontrolle	1071	688	
	rhEPO	1262	1330	<0,009
Atemzeitvolumen (Liter/min)	Kontrolle	37	23	
	rhEPO	41	42	<0,03
Maximale körperliche Belastbarkeit (Watt)	Kontrolle	72	51	
	rhEPO	86	107	<0,0001

cHb = Hämoglobinkonzentration. Nach [7].

Tabelle V. Faktoren, die potenziell in der Lage sind, bei Tumorpatienten die Symptome der Anämie zu verstärken.

Patientenbezogene Faktoren:
Fortgeschrittenes Alter (> 60 Jahre)
Multimorbidität, insbesondere reduzierte kardiopulmonale Funktion
Krankheitsbezogene Faktoren:
Tumorinvasion
Organobliteration (z.B. Bronchialkarzinom)
Organkompression (z.B. Pleuraerguss)
Organinsuffizienz (z.B. Myelomniere)
Plasmavolumenexpansion (z.B. beim multiplen Myelom oder Morbus Waldenström)
Hämolyse (z.B. bei CLL)
Therapiebezogene Faktoren:
Kardiotoxizität (z.B. Anthrazykline)
Pulmonale Toxizität (z.B. Bleomycin, BCNU)
Renale Toxizität (z.B. Cisplatin)
Infektionen (z.B. Fieber, Pneumonie)
Blutung (z.B. Operationen, Koagulopathien)

drohlicher Anämie, die eine rasche, wirksame Therapie benötigen (Tabelle VII und VIII). In chronischen Fällen mit symptomatischer Anämie stellen Bluttransfusionen jedoch keine geeignete Behandlung dar. Sie sind lediglich temporär und dadurch begrenzt wirksam und zudem noch mit einer Reihe von Problemen behaftet. Obwohl Bluttransfusionen seit Jahrzehnten zur Behandlung der Anämie eingesetzt werden, gibt es kaum systematische Untersuchungen über ihre Effizienz und ihr Kosten-Nutzen-Verhältnis. Umso mehr Daten existieren über ihre möglichen Nebenwirkungen und Risiken. Allogene Bluttransfusionen können u.a. fieberhafte, allergische und hämolytische Reaktionen auslösen und Quelle von Infektionen sein oder durch ihren immunsuppressiven Effekt Infektionen begünstigen (Tabelle IX).

> Der immunsuppressive Effekt könnte sich bei Tumorpatienten auch dahingehend negativ auswirken, dass die Proliferation und Metastasierung von Tumorzellen gefördert werden.

Therapie der CIA

Bluttransfusion

Bluttransfusionen bieten die Möglichkeit, die Hb-Konzentration relativ rasch zu erhöhen. Dies ist von Vorteil bei Patienten mit schwerer oder lebensbe-

Die Ergebnisse diesbezüglicher klinischer Studien sind zwar umstritten [14–16]; in einer kürzlich publizierten Metaanalyse von prospektiv-randomisierten Studien bei Patienten mit kolorektalem Karzinom wurde jedoch festgestellt, dass Patienten mit perioperativen Bluttransfusionen ein um 42 % größeres Risiko hatten, ein Rezidiv zu erleiden, als Patienten ohne

Tabelle VI. Anämie-assoziierte gesteigerte Mortalität bei verschiedenen malignen Erkrankungen.

Malignom	Steigerung der Mortalität*
Bronchialkarzinom	19%
Prostatakarzinom	47%
Kopf- und Halstumoren	75%
Lymphome	67%
Alle	65%

*basierend auf kumulativen Daten von 60 Studien. Nach [12].

Tabelle VII. Indikationen für Bluttransfusion und rhEPO, bezogen auf den Basis-Hämoglobinwert und die Notwendigkeit eines raschen Hämoglobinanstiegs

Anämie	Behandlung
cHb < 9 g/dl	Transfusionen + rhEPO
cHb=9–11 g/dl, und rascher Hämoglobin-Anstieg erforderlich	Transfusionen + rhEPO
cHb=9–11 g/dl, kein rascher Hämoglobin-Anstieg erforderlich	rhEPO

rhEPO = rekombinantes humanes Erythropoetin, cHb = Hämoglobinkonzentration

Transfusionen, und zwar unabhängig von der Art und dem Zeitpunkt der Transfusionen. Dieser negative Effekt schien außerdem dosisabhängig zu sein: Eine Zunahme der Zahl der Transfusionen um 2–3 Einheiten vergrößerte das Risiko beinahe um das Doppelte. Die Autoren empfahlen deshalb, die Indikationen zu perioperativen Bluttransfusionen möglichst restriktiv zu handhaben [15]. Auch zwei Studien bei Patienten mit Mundhöhlen- und oropharyngealen Plattenepithelkarzinomen zeigten, dass die perioperative Transfusion von ≥ 3 Einheiten die Prognose der Patienten signifikant verschlechtert [17, 18]. In einer weiteren, relativ großen Studie bei Patienten mit Duodenopankreatektomie wegen exokriner Pankreastumoren wurde gefunden, dass allogene Bluttransfusionen mit einer signifikant kürzeren Überlebenszeit der Patienten einhergingen [19]. Die Autoren empfahlen deshalb, bei diesen Patienten allogene Transfusionen möglichst zu vermeiden. Eine kürzlich erschienene Studie bei chemo- und radiotherapierten Patienten mit Kopf- und Halstumoren berichtete über eine signifikant kürzere lokoregionale Tumorkontrolle, rezidivfreie Zeit und Gesamtüberlebenszeit der Patienten, die Bluttransfusionen erhalten hatten [20].

Das Ziel der Bluttransfusionen ist die Steigerung der Sauerstoff-Transportkapazität des Blutes und der O_2-Versorgung der Gewebe. Es gibt jedoch eine Reihe von Faktoren, die diesen Effekt begrenzen. Erythrozytenkonzentrate werden in der Regel bei 4°C gelagert, bevor sie transfundiert werden. Während dieser Zeit erfahren die Zellen zahlreiche metabolische, biochemische und molekulare Veränderungen, die in der Summe als „Lagerungsschäden" („*storage lesions*") bezeichnet werden und erhebliche Auswirkungen auf die Vitalität und Funktionalität der Zellen haben (Tabelle X). Sie nehmen mit der Dauer der Lagerung zu und können zu irreversiblen Schäden der Zellen führen. Gelagerte Erythrozyten ändern häufig ihre bikonkave Form und entwickeln sich zu Sphäroechinozyten. Diese Änderungen ergeben sich aus einer Reihe von Prozessen einschließlich der Erschöpfung des intrazellulären Adenosintriphosphats und des intrazellulären 2,3-Bisphosphoglycerats (2,3-BPG). Bläschenbildungen, Verlust an Membranphospholipiden, Oxidation von Membranproteinen, Peroxidation von Membranlipiden und letzten Endes Verlust der Verformbarkeit sind weitere Folgen der Lagerung. Zusammen mit dem Verlust der bikonkaven Form führen diese zum Verlust der Fähigkeit der Zellen mit einem Durchmesser von 8 µm, die Mikrozirkulation mit Kapillardurchmessern von 3–8 µm zu passieren. Die Lagerung hat zudem negative Effekte auf die Interaktionen zwischen Erythrozyten und Endothelzellen und stört auch auf diesem Wege die mikrovaskuläre Perfusion. Durch die Kombination dieser Faktoren kann die Sauerstoffversorgung der Gewebe enorm beeinträchtigt werden, insbesondere bei Patienten mit bereits eingeschränkter Organperfusion und -funktion, wie z.B. Patienten mit Sepsis und septischem Schock [5, 21–24].

Die Abnahme der intrazellulären Konzentration von 2,3-BPG stellt einen entscheidenden Faktor für die gestörte Funktionalität der Erythrozyten dar. Der Abfall beginnt bereits innerhalb der ersten 2 Stunden nach Lagerungsbeginn und ist nach etwa 2 Wochen abgeschlossen.

> Die reduzierte Konzentration von 2,3-BPG steigert die Sauerstoffaffinität des Hämoglobins. Die Folge ist, dass gelagerte Erythrozyten nach der Transfusion bis zu 50 % weniger Sauerstoff abgeben. Sie können mehr Sauerstoff aufnehmen, und zwar aus dem Plasma, aus anderen Erythrozyten und evtl. aus dem Myoglobin.

Tabelle VIII. Vergleich zwischen Bluttransfusion und rhEPO.

	Bluttransfusion	rhEPO
Vorteile:	Unmittelbarer Effekt, indiziert wenn ein rascher Hb-Anstieg erforderlich ist und beim Nichtansprechen der Anämie auf rhEPO	Anhaltender physiologischer Anstieg der Hämoglobin-Konzentration, gut verträglich, signifikante Verbesserung der metabolischen Funktionen, der Belastbarkeit, des physischen und mentalen Befindens sowie der LQ
Nachteile:	Vorübergehender Effekt, allergische Reaktionen, Alloimmunisierung, Übertragung von viralen, bakteriellen, und parasitären Infektionen, Begünstigung nosokomialer Infektionen, hämolytische Reaktionen, „Transfusion-Related Lung Injury" (TRALI) und „Graft-versus-Host Disease" (GVHD), Suppression der zellulären Immunität mit dem Risiko von Infektionen und möglicherweise auch beschleunigtes Tumorwachstum und Metastasierung, Eisenüberladung, Volumenüberladung, zeitaufwändig, unangenehm für die Patienten, Patientenaversion, limitierte Verfügbarkeit, Effizienzverlust bei alloimmunisierten Patienten, kaum Effekte auf LQ	Ansprechrate 50–75%, Zeit bis zum Ansprechen >4 Wochen, keine sicheren prädiktiven Parameter

rhEPO = rekombinantes humanes Erythropoetin, LQ = Lebensqualität

Nach der Transfusion von Erythrozyten kann deren intrazelluläre 2,3-BPG-Konzentration wieder ansteigen, die Regeneration nimmt jedoch ein bis mehrere Tage in Anspruch [21, 22, 26–28]. Dies mag auch die Ergebnisse einer prospektiven Studie bei Patienten mit Herzoperation erklären, die nach Transfusion von 1–2 Einheiten Erythrozytenkonzentrat keine Verbesserung der Sauerstoffzufuhr zum Gewebe zeigten [29]. Andere zeitabhängige Änderungen des gelagerten Blutes sind die fortschreitende Senkung des pH-Wertes, ein Anstieg der Plasma-K^+-Konzentration und die Freisetzung von Hb aus zerfallenen Erythrozyten. Da gelagerte Erythrozyten die Glykolyse zur Energiegewinnung nutzen, kann der pH-Wert im Plasma rasch sinken und nach 4 Wochen sehr niedrige Werte erreichen. Darüber hinaus gibt es eine Leckage von K^+-Ionen aus den gelagerten Erythrozyten in das Serum, wodurch Konzentrationen über 7–8 mmol/l erreicht werden. Während der Lagerung können auch eine Reihe von bioaktiven Substanzen (wie z.B. Histamin, Komplementfaktoren, Lipide, Fragmente zellulärer Membranen, lösliches humanes Leukozyten-Antigen Klasse I und Zytokine wie IL-1, IL-6, IL-8 und Tumornekrosefaktor) nachgewiesen werden, die im Wesentlichen aus den mitgelagerten Leukozyten stammen und eine wichtige Rolle bei der Entstehung von Nebenwirkungen und Immunmodulationen nach der Transfusion spielen. Diese Faktoren können zudem noch die Integrität der Erythrozyten beeinträchtigen. Es gibt Studien, die zeigen, dass erythrozytäre Schäden (wie Hämolyse, Mikrobläschenbildung und K^+-Leck) mit dem Ausmaß der Leukozytenkontamination der Konserven zunehmen [5, 26–28].

Ein weiterer wichtiger Faktor für die Lebensfähigkeit der gelagerten Erythrozyten ist die Dauer der Lagerung. Nach dem derzeitigen Standard sollen die Erythrozyten zum Zeitpunkt ihrer maximalen Lagerungszeit einen Anteil von mindestens 75 % vitaler Zellen aufweisen. Berücksichtigt man diese Empfehlung, würde ein Patient, der 4 Einheiten Erythrozytenkonzentrat erhält, eine Einheit toter Zellen bekommen, die nicht nur funktionell ineffektiv sind, sondern auch vom RES eliminiert werden müssen und die Funktionen dieses Systems beeinträchtigen. Es wird geschätzt, dass nach Gewinnung der Erythrozyten der Anteil der nichtvitalen Zellen um ungefähr 1 % pro Tag ansteigt [28]. Besonders hervorzuheben ist die Tat-

Tabelle IX. Häufigkeit der potenziellen Risiken einer allogenen Bluttransfusion.

Risikofaktor		Häufigkeit
Fehltransfusion	Akute hämolytische Reaktion (Mortalität)	1:6000-1:33.000 (1:1.000.000)
	Verzögerte hämolytische Reaktion (Mortalität)	1:2000-1:11.000 (selten)
	Anaphylaxie	1:20.000-1:47.000
Infektionen (viral)	HIV	1:200.000-1:2.500.000
	Hepatitis A	1:1.000.000
	Hepatitis B	1:31.000-147.000
	Hepatitis C	1:28.000-1:288.000
	Zytomegalievirus (CMV)	1:10-1:30
	Epstein-Barr-Virus (EBV)	1:200
	Andere Viren	selten, unbekannt
Infektionen (parasitär)	Plasmodien, Babesien, Trypanosomen, Prionen	selten, unbekannt
Infektionen (bakteriell)	Yersinia enterocolitica, Serratia marcescens, Pseudomonas, Enterobacteria (Erythrozyten)	1:1000-1:10.000
Immunologische Auswirkungen und Reaktionen	„Transfusion-related Lung Injury" (TRALI)	1:300-1:5000
	Alloimmunisierung (Erythrozyten)	1:100
	Immunsuppression	1:1
	Allergische Reaktionen, Urtikaria	1:30-1:100
	Fieber, Schüttelfrost (Erythrozyten)	1:100-1:200
	Posttransfusionspurpura	unbekannt
	„Graft-versus-Host-Disease" (GVHD)	selten

Nach [10].

Tabelle X. „Lagerungsschäden" der Erythrozyten

Lagerungseffekte:	Konsequenzen:
Reduzierte 2,3-Bisphosphoglycerat-Konzentration	Gesteigerte O_2-Affinität und reduzierte O_2-Abgabe durch das Hämoglobin
ATP-Verarmung	Formänderung der Erythrozyten, gesteigerte osmotische Fragilität, reduzierte Flexibilität
Mikrovesikulation und Verlust an Membranlipiden	Reduzierte Lebensdauer
Lipidperoxidation	Zellschaden und Tod
Freisetzung bioaktiver Substanzen: Histamin, Lipide, Zytokine (IL-1, IL-8, TNF etc.)	Febrile Transfusionsreaktionen, Aktivierung von Neutrophilen und Endothelien, Zellschaden, „Transfusion-related acute Lung Injury" Multiples Organversagen (?)

IL = Interleukin, TNF = Tumornekrosefaktor. Nach [21].

sache, dass „überalterte" Zellen innerhalb von 24 Stunden nach der Transfusion eliminiert werden. In einer Studie bei Patienten mit Zervixkarzinom, die eine Radiotherapie erhielten, war es trotz intensiver Transfusionen lediglich in 18,5 % der Fälle möglich, den Hb-Wert auf einem Niveau von ≥ 11 g/dl zu halten [30]. Dies zeigt, dass suffiziente und anhaltende Hb-Konzentrationen durch Bluttransfusionen schwer erreichbar sind, wahrscheinlich bedingt durch die verkürzte Lebenszeit der gelagerten Erythrozyten.
Ein weiterer Faktor, der die Wertigkeit der Erythrozytenkonzentrate bestimmt, ist deren Hb-Gehalt. Er kann erheblich variieren – je nach Spender-Hb-Konzentration, dem entnommenen Blutvolumen und den

Verlusten während der Präparation (insbesondere bei Buffy-Coat-Abhebung und Leukofiltration) und während der Lagerung.

> Angesichts dessen und der Tatsache, dass zum Zeitpunkt der Transfusion bis zu 25 % der Erythrozyten nicht vital und somit funktionell wirkungslos sind, kann die klinisch brauchbare Hb-Menge einer Einheit weniger als 36 g betragen. Dies ist erheblich weniger als die Menge von 56–74 g, die in der Regel in einer Einheit von 450 ml Blut mit frischen Erythrozyten von Spendern mit einer Hb-Konzentration von 12,5–16,5 g/dl zu finden ist [28].

Es gibt eine Reihe von retrospektiven Studien, die eine Assoziation zwischen Bluttransfusionen und negativen klinischen Ergebnissen (wie Mortalität, Entwicklung von Pneumonien und anderen schweren Infektionen) sowie der Dauer des Krankenhausaufenthaltes bei vielen Patientengruppen – einschließlich Patienten mit multiplen Verletzungen, intensivmedizinisch behandelten Patienten und herzchirurgischen Patienten – zeigen. Einen besonders negativen Effekt scheint hierbei eine längere Lagerung der Erythrozyten zu haben. Dies ist wahrscheinlich bedingt durch die oben beschriebenen morphologischen und funktionellen Veränderungen der Zellen und die zunehmende Konzentration von Substanzen und Zytokinen, die mit der Dauer der Lagerung auftreten und nach der Transfusion die Mikrozirkulation (und damit das Sauerstoffangebot) verschlechtern und außerdem inflammatorische und immunsuppressive Prozesse auslösen. Die Immunsuppression scheint ein Teil eines breiten Spektrums von immunologischen Reaktionen zu sein, die durch allogene Transfusionen induziert werden. Diese Reaktionen können primär in zwei entgegengesetzte Richtungen verlaufen: einerseits als Immunaktivierung und andererseits als Immunsuppression sowie Entwicklung einer immunologischen Toleranz. Klinische Syndrome der Immunaktivierung umfassen eine Vielzahl von Transfusionsreaktionen wie die transfusionsassoziierte Transplantat-Wirt-Reaktion („*transfusion-associated graft-versus-host disease*", TAGVHD), transfusionsbezogene akute Lungenschädigung („*transfusion-related acute lung injury*", TRALI), Alloimmunisierung und möglicherweise auch die Entwicklung verschiedener Autoimmunerkrankungen. Syndrome der Immunsuppression und immunologischen Toleranz sind die gesteigerte Neigung zu nosokomialen und postoperativen Infektionen, häufigere Rezidive bei Tumorerkrankungen, Mikrochimärismus und verbesserte Akzeptanz von Nieren-, Leber-, Herz-, Pankreas-, und Haut-Allotransplantaten. Der Prozess der Immunisierung ist gekennzeichnet durch HLA-Antikörper, aktivierte T-Zellen und HLA-DR-aktivierte lymphozytäre Blastogenese. Die Immunsuppression und immunologische Toleranz ist erkennbar an einer Verlagerung von der T1- zur T2-Immunantwort, verminderten Aktivität der natürlichen Killerzellen, verminderten Reaktion der Lymphozyten auf mitogene Substanzen, reduzierten Zahl von zytotoxischen T-Zellen, Anergie gegenüber intradermalen Antigenen und Umkehr des CD4/CD8-Verhältnisses [22, 31].

Ein weiterer Risikofaktor der Transfusionen ist die Eisenüberladung. Sie ist das Ergebnis einer verminderten proliferativen Aktivität von erythrozytären Vorstufen im Knochenmark und der Notwendigkeit wiederholter Transfusionen zur Linderung der Anämiesymptome. Während die Folgen der Eisenüberladung bei Patienten mit chronischer Niereninsuffizienz und Patienten mit myelodysplastischen Syndromen ausgiebig untersucht wurden, fehlen derartige Untersuchungen bei Patienten mit malignen Erkrankungen [9, 10]. Viele dieser Patienten, vor allem solche mit hämatologischen Malignomen, haben exzessiv hohe Ferritin-Serumkonzentrationen, die auf einen gestörten Eisenstoffwechsel und möglicherweise auch eine transfusionsbedingte Eisenüberladung hinweisen [32].

Bei gesunden Erwachsenen schwankt die Ferritin-Serumkonzentration zwischen 15 und 300 µg/l. Werte < 15 µg/l sind in der Regel Zeichen eines Eisenmangels. Bei der Anämie chronischer Erkrankungen (ACE), einschließlich Tumorerkrankungen, kann die Ferritin-Serumkonzentration jedoch Werte bis zu 50 µg/l erreichen, bedingt durch eine gesteigerte Produktion von Ferritin als Akute-Phase-Protein und Speicherprotein für die gesteigerte Sequestrierung von Eisen. Ferritin-Serumkonzentrationen von > 300 µg/l bei Personen mit oder ohne ACE weisen auf eine übermäßige Eisenablagerung im Gewebe hin. Im Normalfall entspricht 1 µg/l Ferritin 8–12 mg gespeicherten Eisens. Dieses Verhältnis ist jedoch nicht konstant und nimmt mit zunehmender Eisenablagerung ab (und umgekehrt). Die Menge des gespeicherten Eisens bei gesunden Erwachsenen beträgt ca. 1 g (Ferritin, Hämosiderin) und die obere Grenze der Speicherkapazität der Makrophagen für Eisen liegt bei 4–5 g. Diese Grenze ist in der Regel überschritten, wenn Ferritin-Serumkonzentrationen > 500 µg/l vorliegen. Bei Patienten mit chronischer Anämie können „übersättigte" Eisenspeicher das Resultat wiederholter Transfusionen sein, die im Durchschnitt 1 mg Eisen pro ml oder 200–250 mg Eisen pro Erythrozytenkonzentrat enthalten. Die

Folge kann eine sekundäre Eisenüberladung (Hämosiderose) sein, die charakterisiert ist durch eine exzessive Akkumulation von Eisen primär im retikuloendothelialen System (RES) der Leber, des Knochenmarkes und der Milz, aber auch in anderen prädisponierten Organen wie Herz, endokrinen Drüsen und Gelenken. Ferrokinetische Studien zeigen, dass der Eisenumsatz durch die Serum-Eisen-Konzentration und die Transferrinsättigung beeinflusst wird. Nach der Resorption aus dem Dünndarm wird das Eisen normalerweise an Transferrin gebunden und zu den erythrozytären Vorläuferzellen im Knochenmark, dem RES oder anderen Geweben transportiert. Nach intravenöser Applikation von Eisen-Dextran, -Gluconat oder -Saccharose wird Eisen zunächst von den Zellen des RES aufgenommen und erst dann für den Transport zu den erythrozytären Vorstufen im Knochenmark und anderen Geweben freigegeben. Bei Serum-Eisen-Konzentrationen ≥ 150 mg/dl und Transferrinsättigungen > 60 % verlagert sich der Eisentransport von den erythrozytären Vorstufen im Knochenmark zu anderen Geweben und Organen [5, 33–36].

Eine der Folgen der Eisenüberladung ist die Hepatomegalie. Sie resultiert aus Ablagerungen von überschüssigem Eisen in den Parenchymzellen und Kupffer-Sternzellen der Leber. Eine Leberzirrhose kann sich ebenfalls entwickeln, dies jedoch in erster Linie bei Patienten mit einer Vorgeschichte von Hepatitis B oder C. Eine Eisenüberladung mag auch assoziiert sein mit proximaler Myopathie und Muskelschwäche. Diese treten jedoch ausschließlich bei Patienten mit einem oder mehreren der Hämochromatose-Allele HLA-3, -B7 oder -B14 auf. Pankreasfibrose und Herzinsuffizienz sowie die Bildung freier Radikale sind ebenfalls möglich. Bei Hämodialyse-Patienten mit Transfusionshämosiderose spielen diese allerdings keine bedeutende Rolle. Ein weiteres Risiko der Eisenüberladung ist eine erhöhte Infektionsanfälligkeit, die sich bei Patienten mit malignen Erkrankungen besonders negativ auswirken kann. In einer Studie bei 367 Patienten mit multiplem Myelom und autologer hämatopoetischer Stammzelltransplantation war ein erhöhter Eisenspeicher im Knochenmark vor der Transplantation ein unabhängiger prädiktiver Faktor für schwere Infektionen nach der Transplantation [37]. In anderen Studien bei Patienten mit Myelodysplasie, akuter myeloischer Leukämie oder sonstigen hämatologischen Malignomen, die eine autologe oder allogene Stammzelltransplantation erhielten, war eine Eisenüberladung nicht nur Risikofaktor für Infektionen, sondern auch für andere Komplikationen und für eine erhöhte Sterblichkeitsrate [38–40]. Über einen Zusammenhang zwischen Eisenüberladung und Infektionen wurde auch für Patienten mit terminaler Niereninsuffizienz berichtet. Hier ließen sich in einigen Studien Ferritinkonzentrationen von > 500 µg/l oder 1000 µg/l als prädiktiver Parameter für eine deutlich erhöhte Inzidenz von bakteriellen Infektionen nachweisen [9, 10]. Ein Mechanismus, mit dem das erhöhte Infektionsrisiko bei Eisenüberladung erklärt werden könnte, ist die bei Patienten mit dieser Komplikation beobachtete Verringerung der Phagozytoseaktivität und intrazellulären Zellabtötung durch Granulozyten. Interessanterweise kann eine rhEPO-Behandlung anämischer Patienten mit Eisenüberladung nicht nur eine Anhebung des Hb-Wertes bewirken, sondern auch eine Verbesserung der Eisenutilisation durch eine Hochregulierung der Transferrinrezeptor (TR)-Expression und die Förderung der Bindung von Transferrin an den Transferrinrezeptor und damit eine verbesserte Aufnahme von Eisen in die erythrozytären Vorstufen [9] (siehe auch Kapitel 9 „Definition, Charakteristika und Pathophysiologie der Anämie maligner Erkrankungen"). In einer Studie bei Patienten mit Myelodysplasie und Eisenüberladung verbesserte die Gabe von rhEPO die Wirkung der Eisenchelattherapie [41].

Erythropoese-stimulierende Proteine (ESPs)

Pharmakologische Eigenschaften

Derzeit verfügbare ESPs zur Behandlung der CIA sind die beiden rekombinanten Formen des humanen EPO (Epoetin alfa und Epoetin beta) sowie eine gentechnologisch modifizierte Variante von EPO (Darbepoetin alfa), die durch eine höhere Zahl von Kohlenhydratketten und einen höheren Gehalt an Sialinsäureresten eine zwei- bis dreifach längere Halbwertszeit besitzt. Die Bindungsaffinität zum EPO-Rezeptor ist allerdings ca. vierfach reduziert (Tabelle XI). Ein weiterer Unterschied, der sich aus der sog. Hyperglykosylierung und dem erhöhten Sialinsäuregehalt ergibt, ist eine längere Dauer bis zum Erreichen der maximalen Serumkonzentration nach subkutaner (s.c.) Verabreichung. Epoetin alfa und Epoetin beta sind sich sehr ähnlich im Bezug auf ihre pharmakokinetischen und pharmakodynamischen Eigenschaften. Von Epoetin beta wird jedoch berichtet, dass es ein größeres Verteilungsvolumen, eine längere Eliminationsphase nach intravenöser Gabe und eine langsamere Resorption nach subkutaner Anwendung hat als Epoetin alfa [9]. Ob diese Unterschiede klinisch relevant sind, wurde bisher nicht geklärt.

Tabelle XI. Struktur, Pharmakokinetik, Pharmakodynamik und Dosierungen der drei kommerziell erhältlichen Erythropoese-stimulierenden Proteine (ESPs).

	Epoetin beta	Epoetin alfa	Darbepoetin alfa
Struktur	165 Aminosäuren	165 Aminosäuren	165 Aminosäuren (mit 5 Substitutionen)
	3 *N*-gebundene Kohlenhydratketten, 1 *O*-gebundene Kohlenhydratkette bis zu 14 Sialinsäurereste 40 % Kohlenhydrate MG = 30,4 kDa	3 *N*-gebundene Kohlenhydratketten, 1 *O*-gebundene Kohlenhydratkette bis zu 14 Sialinsäurereste 40 % Kohlenhydrate MG = 30,4 kDa	3 *N*-gebundene Kohlenhydratketten, 1 *O*-gebundene Kohlenhydratkette bis zu 22 Sialinsäurereste 51% Kohlenhydrate MG = 37,1 kDa
$t_{1/2}$ (s.c.)	13–28 h	16–19 h	33–48 h
t_{max} (s.c.)	15 ± 7 h (gesunde Personen)	15 ± 8 h (gesunde Personen)	86,1 ± 22,8 h (Tumorpatienten)
Bioverfügbarkeit	23–42%	20–30%	37% (Dialysepatienten)
AUC (s.c.)	4146,7 ± 988,8 mU h/ml (gesunde Personen)*	3933,2 ± 891,4 mU h/ml (gesunde Personen)*	291,0 ± 7,6 ng h/ml (Dialysepatienten)**
Dosierungen	150 U/kg s.c., Steigerung auf 300 U/kg s.c. dpw 450 U/kg s.c., Steigerung auf 900 U/kg s.c. epw 30000 U (totale Dosis) s.c., Steigerung auf 60000 U s.c. epw	150 U/kg s.c., Steigerung auf 300 U/kg s.c. dpw 450 U/kg s.c. epw 40000 U (totale Dosis) s.c., Steigerung auf 60000 U s.c. epw	2,25 µg/kg s.c., Steigerung auf 4,5 µg/kg s.c. epw 500 µg (totale Dosis) s.c. alle 3 Wochen

MG = Molekulargewicht; $t_{1/2}$ = Eliminationshalbwertszeit; t_{max} = Zeit bis zur maximalen Serumkonzentration; AUC = Fläche unter der Plasmakonzentrations-Zeit-Kurve *(area under curve)*; *AUC (0–unendlich); **AUC (0–96); s.c. = subkutan; U = Units; dpw = dreimal pro Woche; epw = einmal pro Woche.
Nach [149, 167–170].

Dosis-Wirkungs-Beziehungen, Ansprechrate der Anämie

Seit der Einführung von rhEPO in die Onkologie Anfang der 1990er Jahre hat sich eine große Zahl von randomisierten und nicht randomisierten Studien mit der Dosis-Wirkungs-Beziehung (DWB), Effizienz und Sicherheit der ESPs beschäftigt. In den meisten dieser Studien war die Anämie Folge einer Chemotherapie, in einigen Studien jedoch wurde auch die therapeutische Wirksamkeit von ESPs bei anämischen Tumorpatienten ohne Chemotherapie überprüft [9].

Nach den Ergebnissen klinischer Beobachtungen besteht eine DWB für rhEPO. In einer Studie bei einer großen Zahl von anämischen Patienten mit gastrointestinalen Tumoren bewirkten rhEPO-Dosierungen von 2000 U oder 10000 U (etwa vergleichbar mit 150 U/kg) s.c. dpw Ansprechraten von 30 % bzw. 73 % [42]. In einer prospektiv-randomisierten Studie bei anämischen Patienten mit multiplem Myelom oder Non-Hodgkin-Lymphomen führten rhEPO-Dosen von 2000 U, 5000 U oder 10000 U täglich zu Ansprechraten von 31 %, 61 % bzw. 62 %. Hier zeigte sich außerdem, dass eine Dosierung > 5000 U s.c. täglich (vergleichbar mit etwa 10000 U sc. dpw) keine weitere Verbesserung der Ergebnisse brachte [43]. Basierend auf diesen Daten ist die am besten geeignete Dosierung von rhEPO für den Beginn der Behandlung der CIA – sowohl bei Patienten mit soliden Tumoren als auch bei Patienten mit hämatologischen Malignomen – 150 U/kg s.c. dpw oder, abgerundet, 10000 U s.c. dpw. Eine ebenso wirksame und für die Patienten bequemere Dosierung ist die Gabe von 30000 U s.c. epw. Die Effizienz von wöchentlichen Dosen von rhEPO ist durch randomisierte und nicht randomisierte Studien bei anämischen Patienten mit soliden Tumoren und hämatologischen Malignomen belegt, und zwar mit Dosierungen von 30000 oder 40000 U s.c. epw [44–52]. In einzelnen Studien wurde rhEPO auch in größeren Intervallen gegeben; dies hat jedoch bislang experimentellen Charakter und ist für die klinische Praxis nicht zugelassen. rhEPO sollte vorzugsweise subkutan gegeben werden, da die s.c. Applikation im Vergleich zur intravenösen (i.v.) Gabe die für das Ansprechen der Anämie erforderliche Dosis bis zu 52 % reduziert. Darüber hinaus ist sie für die Patienten bequemer als die i.v. Applikation [9].

Es gibt eine große Zahl klinischer Studien, in denen wirksame Dosen von rhEPO (100–150 U/kg s.c. dpw, 10000 U s.c. dpw, 30000 U s.c. epw oder 40000 U s.c. epw) gegeben wurden, um die klinische Effizienz des Medikamentes bei CIA zu prüfen [42, 44, 46–48, 53–61]. Die in diesen Studien verabreichten Chemotherapien waren sowohl platin- als auch nicht-platinhaltig. Das Ansprechen der Anämie war meist als Anstieg des Hb-Wertes um mindestens 2 g/dl oder des Hk-Wertes um mindestens 6 % gegenüber dem Ausgangswert bzw. die Unabhängigkeit oder deutlich reduzierte Notwendigkeit von Bluttransfusionen definiert. Die erreichten Ansprechraten der Anämie lagen zwischen 52 % und 73 %. Die Schwankungen in den Ansprechraten sind z.T. auf die Heterogenität der behandelten Patientengruppen (Art und Stadien der malignen Erkrankungen, Intensität der Chemotherapie, usw.) und z.T. auf verschiedene Dosierungen und Dauer der Behandlung mit rhEPO zurückzuführen. Die Ergebnisse dieser Studien lassen jedoch erkennen, dass es keinen Unterschied des Ansprechens der Anämie bei Patienten mit platinbasierter und nicht-platinbasierter Chemotherapie gibt. Dieses Ergebnis deckt sich mit den Daten einer kombinierten Analyse von zwei großen klinischen Studien, die zeigte, dass die Behandlung der CIA mit rhEPO unabhängig von der Art der Chemotherapie zu einer signifikanten Reduktion der Transfusionsbedürftigkeit, einem signifikanten Anstieg des Hb-Wertes und einer signifikanten Verbesserung der LQ der Patienten führt [62].

Auch für Darbepoetin alfa besteht eine DWB. Dosisfindungsstudien mit Dosierungen von 0,5–4,5 µg/kg epw, 6,75 µg/kg alle drei Wochen (adw), 6,75 µg/kg oder 10,0 µg/kg alle 4 Wochen (avw), 0,5–8,0 µg/kg epw, und 4,5–15 µg/kg adw haben dies bestätigt [63–67]. Diese Studien zeigten außerdem, dass das Medikament – abhängig von der applizierten Dosis – in Intervallen bis zu 4 Wochen mit Erfolg verabreicht werden kann. Weiter lassen sie erkennen, dass bei wöchentlichen Applikationen die Ansprechrate der Anämie mit Dosissteigerungen bis zu 4,5 µg/kg zunimmt und ein Niveau von 76 % erreicht. Weitere Dosissteigerungen bewirkten allerdings keine zusätzliche Verbesserung der Ergebnisse [63, 64]. Bei Dosisintervallen von 3 Wochen gab es ebenfalls Verbesserungen der Ansprechrate mit ansteigender Dosis (bis auf 62 % bei einer Dosierung von 12 µg/kg s.c.). Weitere Dosissteigerungen brachten auch hier keinen Vorteil. In einer Phase-III-Studie bei Patienten mit Bronchialkarzinom und Chemotherapie war eine wöchentliche Dosierung von 2,25 µg/kg s.c. mit einem Ansprechen der CIA in 66 % der Fälle verbunden. In dieser Studie wurde allerdings die Dosis von Darbepoetin nach 6 Wochen verdoppelt, wenn bis dahin kein Anstieg der cHb ≥ 1 g/dl gegenüber dem Ausgangswert vorlag [68]. In einer anderen Studie bei Patienten mit soliden Tumoren und hämatologischen Malignomen und Chemotherapie erwies sich eine Dosis von 500 µg sc adw als genauso wirksam wie eine wöchentliche Dosis von 2,25 µg/kg s.c. [69]. In einigen Studien zeigten sich auch Dosen von 300 µg s.c. oder 325 µg s.c. einmal alle 2 oder 3 Wochen wirksam für die primäre Behandlung der Anämie bzw. Erhaltung eines einmal erreichten Ansprechens [70–73]. Die Frage, ob ESPs synchron oder asynchron zu den Chemotherapiezyklen gegeben werden sollten, wurde ebenfalls in einer Studie mit Darbepoetin alfa überprüft. Diese Studie zeigte keinen Unterschied der Ergebnisse im Bezug auf das Ansprechen der Anämie zwischen synchroner und asynchroner Applikation des Medikamentes [74].

Eine Reihe der oben genannten Studien mit Epoetin alfa, Epoetin beta und Darbepoetin alfa haben gezeigt, dass die Behandlung der CIA mit diesen Substanzen zu einer signifikanten Verbesserung der körperlichen Belastbarkeit und der LQ der Patienten führt [42, 44, 46, 47, 49, 50, 55, 57–59, 61, 64, 68, 65, 75–80]. Darüber hinaus belegen sie, dass eine signifikante Korrelation zwischen diesen Effekten und dem Anstieg der cHb-Werte besteht, am stärksten bei einem Anstieg von 11 g/dl auf 12 g/dl (Bereich 11–13 g/dl) (s. Abbildung 2) [8, 44, 57, 59].

> Neben den klinischen Studien zur Effizienz der Behandlung der CIA mit ESPs gibt es experimentelle Daten, die darauf hinweisen, dass die Behandlung mit diesen Substanzen auch einen protektiven Effekt gegen bestimmte Toxizitäten der Chemotherapie haben könnte. In Zellkulturen und Tierversuchen trug die Anwendung von ESPs zum Schutz gegen die Neurotoxizität von Vincristin und Platinum-Präparaten sowie die renale Toxizität der Letzteren bei (Tabelle XII) [81–85]. Die klinische Bedeutung dieser Erkenntnisse muss noch weitergehend geklärt werden.

Tabelle XII. Erythropoetin (EPO)-Effekte auf verschiedene Organe und Gewebe.

Erythropoetisches System:
Überleben, Proliferation und Differenzierung erythrozytärer Vorläuferzellen (BFU-E, CFU-E, Erythroblasten) Expression des Transferrinrezeptors und Aktivierung des eisenregulierenden Proteins in erythrozytären Vorstufen
Vaskuläres System:
Unterstützung vaskulärer Endothelzellen und Ausreifung neuer Gefäße
Immunsystem:
Steigerung der Immunglobulinproduktion durch Plasmazellen, abhängig wie auch unabhängig von T-Zellen Hochregulierung der Expression des Komplementrezeptors Typ 1 auf der Oberfläche der Erythrozyten Steigerung des Effektes von G-CSF auf die Granulozytopoese T-Zell-gesteuerter Antitumoreffekt (im Myelom-Modell der Maus)
Zentralnervensystem:
Schutz und Regeneration neuronalen Gewebes vor hypoxischen und anderen Schäden durch Unterdrückung der Apoptose
Myoblasten:
Stimulation der Proliferation und Differenzierung

BFU-E = *burst-forming unit erythroid*; CFU-E = *colony-forming unit erythroid*; G-CSF = *granulocyte colony-stimulating factor*

Randomisierte Studien

Behandlung der CIA

Die Wirksamkeit von Epoetin alfa, Epoetin beta und Darbepoetin alfa bei der Behandlung der CIA wurde auch in einer Reihe von prospektiv-randomisierten Studien geprüft [43, 46–48, 54–56, 60, 61, 65, 68, 69, 86, 123, 136]. In diesen Studien wurden Patienten mit verschiedenen malignen Erkrankungen und unterschiedlichen Chemotherapien (z.B. mit oder ohne Platin) behandelt. Die Ergebnisse zeigen, dass ESPs in der Lage sind, den Hb-Wert signifikant und anhaltend zu heben und die Notwendigkeit von Bluttransfusionen zu senken. Darüber hinaus weisen sie darauf hin, dass diese Effekte weder vom Typ des Malignoms noch von der Art der Chemotherapie abhängen. Sie lassen aber auch erkennen, dass sich körperliche Aktivität und LQ der Patienten durch die Behandlung der Anämie mit diesen Substanzen erheblich verbessern. In einer Studie mit Epoetin alfa wurde zusätzlich eine tendenziell erhöhte Überlebenschance der Patienten beobachtet, ob-wohl die Studie nicht darauf angelegt war, diesen Sachverhalt zu prüfen. In dieser Studie betrug die geschätzte Hazard-Ratio 1,309 (p = 0,052) zugunsten der Behandlung mit rhEPO. Der beobachtete Überlebensvorteil war sowohl bei Patienten mit soliden Tumoren als auch bei solchen mit hämatologischen Malignomen vorhanden [61]. In einer anderen Studie bei solchen mit Bronchialkarzinom unter Chemotherapie wurde ein Trend zu einem längeren progressionsfreien Überleben gefunden; dies betraf insbesondere Patienten mit einem Ausgangs-Hb-Wert von 10 g/dl, wenn sie mit Darbepoetin alfa behandelt wurden [68].

Prävention der CIA und frühe Intervention

Die Wirksamkeit von ESPs zur Vorbeugung gegen eine CIA wurde bei Patienten mit soliden Tumoren in mehreren prospektiv-randomisierten Studien geprüft, überwiegend bei Patienten mit platinbasierter Chemotherapie [87–97]. In drei Studien wurden Patienten mit Mammakarzinom und nicht-platinbasierter Chemotherapie untersucht [89, 96, 97]. In allen Studien zeigten Patienten, die rhEPO erhielten, am Ende der Therapie eine signifikant höhere cHb, eine deutlich reduzierte Notwendigkeit von Bluttransfusionen oder beides im Vergleich zu Patienten ohne rhEPO. Diese Ergebnisse deuten darauf hin, dass die gleichzeitige Anwendung von rhEPO während der Chemotherapie bei Patienten mit soliden Tumoren die Entwicklung der Anämie und die Notwendigkeit von Bluttransfusionen verhindern oder reduzieren kann, unabhängig davon, ob die Patienten eine platinhaltige oder nicht-platinhaltige Chemotherapie erhalten. In einer prospektiv-randomisierten Studie bei nicht chemotherapierten Patienten mit soliden Tumoren und Gewichtsverlust konnte mit Hilfe von rhEPO der Entwicklung einer Anämie vorgebeugt und dadurch eine Verschlechterung der metabolischen Funktionen und der körperlichen Belastbarkeit sowie ein weiterer Gewichtsverlust verhindert werden (s. Tabelle IV) [7, 98]. In dieser Studie hatte die Therapie mit rhEPO einen signifikanten positiven Effekt auf das Überleben der Patienten, wenn sie korrekt nach Protokoll behandelt wurden. Dieses Ergebnis ist auch deshalb von besonderem Interesse, da die Tumorzellen bei 40 % der Patienten einen EPO-Rezeptor exprimierten

[98]. In einer anderen prospektiv-randomisierten Studie bei überwiegend nichtanämischen Patienten mit Bronchialkarzinom hatte die Behandlung mit rhEPO keinen Einfluss auf die Überlebenszeit [95]. Die mit rhEPO und Placebo behandelten Patienten hatten vergleichbare mediane Überlebenszeiten und Gesamtmortalitäten. Eine weitere prospektiv-randomisierte Studie bei ebenfalls überwiegend nichtanämischen Patienten, diesmal mit Mammakarzinom, ergab jedoch eine kürzere mediane Überlebenszeit, wenn die Patienten rhEPO erhalten hatten [97]. Negative Auswirkungen der Therapie mit rhEPO auf das Überleben wurden auch in zwei randomisierten Studie bei Patienten mit Kopf- und Halstumoren beobachtet, die bei relativ hohen Basis- und vor allem Target-Hb-Konzentrationen eine Radiotherapie erhielten [99, 100].

> Obwohl die Ergebnisse dieser Studien wegen einer Anzahl von methodischen Problemen sehr kritisch beurteilt werden [101–104], kann die Behandlung von nichtanämischen Patienten mit ESPs nicht empfohlen werden [105–107].

nen sowie für das Ansprechen der Anämie auf ESPs hin überprüft worden. Ziel dieser Studien war es, diejenigen Patienten zu charakterisieren, die von einer Therapie mit ESPs profitieren könnten und eine hohe Wahrscheinlichkeit des Ansprechens der Anämie auf diese Medikamente haben. Hiermit sollte die Therapie effizienter gestaltet und damit die Kosteneffizenz der Behandlung verbessert werden. In einigen Studien wurde beschrieben, dass prätherapeutische Parameter wie fortgeschrittenes Alter, reduzierter Allgemeinzustand, niedrige Hb-Konzentration zu Beginn der Behandlung, niedrige Lymphozytenzahl, fortgeschrittenes Stadium der malignen Erkrankung und platinhaltige Chemotherapie die Entwicklung der Anämie und die Notwendigkeit von Bluttransfusionen vorhersagen.

> Der einzige Faktor, der sich unter diesen Parametern stets als prognostisch signifikant herausgestellt hat, ist ein niedriger Hb-Wert zu Beginn der Chemotherapie. Je niedriger dieser Wert, umso größer ist das Risiko einer Anämie und der Notwendigkeit von Bluttransfusionen [108–114].

Patientenauswahl und prädiktive Faktoren des Ansprechens

Die Behandlung mit Epoetin alfa, Epoetin beta und Darbepoetin alfa ist zwar wirksam und gut verträglich, die Ansprechrate ist jedoch mit 50–75% variabel. Die Mechanismen, die eine Resistenz der Anämie gegenüber ESPs bewirken, sind bis heute nicht genau geklärt. Mögliche Faktoren sind nutritive Defizite wie Vitamin-B12- und Folsäuremangel, Hämolyse, Blutverlust, Infektionen und insbesondere die Freisetzung von tumorassoziierten inflammatorischen Zytokinen wie Tumornekrosefaktor (TNF)-α, Interleukin (IL)-1, IL-6 Interferon (IFN)-γ und Hepcidin, die einen funktionellen Eisenmangel hervorrufen können. Bei Patienten mit terminaler Niereninsuffizienz sind inflammatorische Prozesse und funktioneller Eisenmangel die wichtigsten Faktoren für eine Resistenz der Anämie gegenüber ESPs. Wie weiter unten besprochen wird, scheint der funktionelle Eisenmangel auch bei Tumorpatienten ein entscheidender Faktor der EPO-Resistenz zu sein.

Patienten-Auswahl

Bei Tumorpatienten sind eine Reihe von klinischen, laborchemischen und biologischen Parametern auf ihre prädiktive Bedeutung für die Entwicklung der Anämie und der Notwendigkeit von Bluttransfusio-

In einigen Studien wurden auch Algorithmen zur Vorhersage der Anämieentwicklung und des Transfusionsbedarfs entwickelt, die dazu beitragen sollen, mögliche Risikopatienten bereits während der Chemotherapie sorgfältig zu beobachten und rechtzeitig mit einer Behandlung der Anämie zu beginnen, bevor die Patienten transfusionsbedürftig werden und längere Zeit unter den Auswirkungen der Anämie leiden oder gar lebensgefährliche Symptome entwickeln. Nach den Ergebnissen zweier Metaanalysen von prospektiv-randomisierten Studien mit großen Patientenzahlen haben Patienten mit früheren Transfusionen ein signifikant höheres Risiko für einen zusätzlichen Transfusionsbedarf während der Chemotherapie mit oder ohne ESP-Behandlung [115, 116].

Ein wichtiger Aspekt der Behandlung der CIA mit ESPs ist der cHb-Schwellenwert, bei dem die Therapie begonnen werden soll. Der entscheidende Faktor hierbei ist der therapeutische Gewinn im Verhältnis zum Grad der Anämie und ihren Symptomen. Letztere können allerdings für den gleichen Anämiegrad von Patient zu Patient erheblich variieren, und zwar je nach dem Alter des Patienten und den funktionellen Reserven kompensierender Organe, insbesondere des kardiovaskulären und pulmonalen Systems. Bei Tumorpatienten können auch leichte bis moderate Anämien mit signifikanter Reduktion der metabolischen Funktionen, der körperlichen Belastbarkeit, der kognitiven Funktionen und der LQ einhergehen

[7, 8, 75–80]. Wie oben bereits erwähnt, wurde in einer retrospektiven Analyse der Daten von 4382 anämischen Tumorpatienten unter Chemotherapie eine nichtlineare, aber signifikante Korrelation zwischen dem cHb-Anstieg im Bereich von 8 bis 14 g/dl und der Verbesserung der LQ nach Behandlung mit rh-EPO gefunden.

> Von besonderem Interesse war auch die Beobachtung, dass der Zugewinn an LQ mit jedem cHb-Inkrement größer wurde, am stärksten jedoch bei einer Zunahme von 11 auf 12 g/dl (Bereich 11–13 g/dl) ausgeprägt war (s. Abbildung 2) [8]. Oberhalb eines Hb-Wertes von 12 g/dl gab es zwar weitere Verbesserungen der LQ, sie waren jedoch geringer als zuvor.

In diesem Zusammenhang sind weitere Untersuchungen zu erwähnen, die zeigen, dass sowohl Hb-Konzentrationen < 11 g/dl als auch solche > 14 g/dl negative Effekte auf die Tumoroxygenierung und somit auf die Sensitivität der Tumorzellen gegenüber der Radio- und Chemotherapie haben [101, 102] (siehe auch Kapitel 10 „Anämie, Tumorhypoxie, maligne Progression und therapeutische Resistenz"). Aufgrund dieser Studien scheint ein geeigneter cHb-Wert für den Beginn der ESP-Therapie < 11 g/dl zu sein und eine geeignete Target-cHb 12 g/dl. Solche Hb-Schwellenwerte sind auch Gegenstand von Empfehlungen der *European Organisation for Research and Treatment of Cancer* (EORTC), *European Society of Medical Oncology* (ESMO) und des *National Comprehensive Cancer Network* (NCCN) der U.S.A. für den Einsatz von ESPs bei der CIA (Tabelle VII, XIII) [105, 107, 117, 171]. Basierend auf Empfehlungen der *Food and Drug Administration* (FDA) der U.S.A. setzen die *American Society of Hematology* (ASH) und die *American Society of Clinical Oncology* (ASCO) einen Hb-Wert ≤ 10 g/dl für den Beginn der Therapie mit ESPs an (Tabelle XIII) [106]. Dieser Schwellenwert wird auch von der *European Medicine Agency* (EMEA) empfohlen [118].

Prädiktive Faktoren des Ansprechens der Anämie auf ESPs

Basisparameter: In mehreren klinischen Studien wurden verschiedene Basisparameter auf ihre prädiktive Wertigkeit für das Ansprechen der tumorbedingten und Chemotherapie-induzierten Anämie auf rhEPO hin getestet [54, 119–124]. In einer dieser Studien wurde ein breites Spektrum von Variablen – einschließlich der Konzentrationen des endogenen EPO und einer Reihe von inflammatorischen Zytokinen wie Interleukin (IL)-1β, Tumornekrosefaktor (TNF)-α, TNF-β, IL-6 und Interferon-γ im Serum – bei einer relativ großen Zahl von Patienten mit soliden Tumoren und hämatologischen Malignomen analysiert. Keiner dieser Parameter stellte sich als ein valider Prädiktor des Ansprechens der Anämie heraus [119]. Basiskonzentrationen von EPO wurden auch in einigen Studien bei Patienten mit ausschließlich soliden Tumoren getestet und auch hier zeigten die Ergebnisse keine oder nur sehr schwache Korrelationen zum Ansprechen der Anämie [42, 120, 122, 124]. Dies mag bei Patienten unter Chemotherapie mit Schwankungen der EPO-Konzentration während der Behandlung zusammenhängen [5, 9]. In einer Studie bei Patienten ohne Chemotherapie wurde ebenfalls eine nur schwache Beziehung zwischen der EPO-Konzentration und dem Ansprechen der Anämie gefunden [122]. Im Gegensatz hierzu ergaben Studien bei Patienten mit hämatologischen Malignomen eine negative Korrelation zwischen der endogenen Basiskonzentration von EPO bzw. dem Verhältnis dieser zu der nach dem Grad der Anämie kalkulierten Konzentration (O/P-Verhältnis) und dem Ansprechen der Anämie. EPO-Konzentrationen < 100 mU/ml oder O/P-Verhältnisse < 0,9 erwiesen sich als signifikante Prädiktoren für eine erfolgreiche Behandlung [43, 121–125].

Frühe Prädiktoren: In einigen Studien wurden auch Parameter aus der frühen Phase der Behandlung auf ihre Prädiktivität für das Ansprechen der tumorbedingten und Chemotherapie-induzierten Anämie getestet [119, 121, 122]. In einer Studie wurde gefunden, dass die Kombination der Parameter „Serum-EPO-Konzentration ≤ 100 mU/ml" und „Anstieg der Hb-Konzentration ≥ 0,5 g/dl gegenüber dem Ausgangswert nach 2 Wochen der Behandlung" ein Ansprechen der Anämie in 95 % der Fälle vorhersagen konnte [119]. Eine Ferritin-Serumkonzentration ≤ 400 ng/ml war ebenfalls prädiktiv, jedoch mit einer Wahrscheinlichkeit des Ansprechens von 72 % verbunden. In einer anderen Studie stellte sich die Kombination aus einem Anstieg des Hb-Wertes um ≥ 0,5 g/dl und der Retikulozytenzahl ≥ 40000 Zellen/μl zwei Wochen nach Behandlungsbeginn als prognostisch relevant heraus und ging mit einer Wahrscheinlichkeit des Ansprechens der Anämie von 91% einher. Dies traf allerdings nur bei Patienten zu, die keine Chemotherapie erhielten [122]. Bei chemotherapierten Patienten hatte die gleiche Kombination erst 4 Wochen nach Behandlungsbeginn einen prädiktiven Wert mit einer Ansprechwahrscheinlichkeit von 84 %. Eine andere Studie bei chemotherapierten Patienten zeigte, dass 75 % der mit rhEPO erfolgreich behandelten Patienten nach 4 Wochen der Behandlung einen Anstieg der Hb-Konzentration ≥ 1 g/dl aufwiesen [57]. Eine weitere Studie

Tabelle XIII. Empfehlungen der *American Society of Clinical Oncology* (ASCO), *American Society of Hematology* (ASH), des *National Comprehensive Cancer Network* (NCCN) und der *European Organisation for Research and Treatment of Cancer* (EORTC) zur Behandlung der Chemotherapie-induzierten Anämie mit Erythropoese-stimulierenden Proteinen (ESPs).

Empfehlungen	ASCO/ASH[1]	NCCN[2]	EORTC[3]
Hb-Wert für den Therapiebeginn	≤ 10 g/dl; > 10 bis < 12 g/dl, abfallende Hb-Konzentration und bestimmte klinische Zustände*	≤ 11 g/dl, anämiebedingte Symptome oder Risikofaktoren	9–11 g/dl, basierend auf anämiebedingten Symptomen; <11,9 g/dl zur Prävention eines weiteren Hb-Abfalls und entsprechend individueller Faktoren, Dauer und Typ der geplanten Behandlung
Ziel-Hb-Wert	12 g/dl	12 g/dl	12 g/dl
Behandlungsziele	Anstieg des Hb-Wertes, Reduktion von Bluttransfusionen	Halten der Hb-Konzentration zwischen 11 und 12 g/dl	Reduktion von Bluttransfusionen, Verbesserung der Lebensqualität (LQ)
Behandlungsabbruch	Nach 6–8 Wochen, wenn kein Ansprechen der Anämie	Nach 8–12 Wochen, wenn die Anämie trotz Dosiseskalation nicht angesprochen hat; Eisengabe bei Ferritin < 100 µg/l, Transferrinsättigung <20%	Nach 4–8 Wochen, wenn kein Ansprechen der Anämie; i.v. Eisen im Falle eines absoluten oder funktionellen Eisenmangels

*eingeschränkte kardiopulmonale Reserve, koronare Herzerkrankung bzw. symptomatische Angina pectoris oder substanziell reduzierte Belastbarkeit und Kraft bzw. Fähigkeit, tägliche Aktivitäten zu verrichten. Hb = Hämoglobinkonzentration.
[1] Rizzo et al. 2007 [106]; [2] NCCN Guidelines 2007 [117]; [3] EORTC Guidelines: The 2007 position [105, 107]

beurteilte die Kombination der Parameter „EPO-Serumspiegel zu Beginn der Behandlung" und „Anstieg des löslichen Transferrinrezeptors (TFR) 2 Wochen danach" und stellte fest, dass diese Kombination ein Ansprechen der Anämie in 96 % der Fälle voraussagte, wenn die EPO-Konzentration bei ≤ 100 mU/ml lag und der Anstieg des TFR ≥ 25 % des Ausgangswertes betrug [121]. Eine neuere Studie bei anämischen Patienten (cHb < 11 g/dl) unter Chemotherapie und Darbepoetin alfa fand heraus, dass die Kombination eines TFR-Anstiegs um ≥ 25 % nach 2 Wochen mit einem Anstieg der Hb-Konzentration um ≥ 1 g/dl nach 4 Wochen mindestens genauso prädiktiv war wie die Kombination dieser beiden Parameter mit einem EPO-Spiegel ≤ 100 mU/ml und einem O/P-Verhältnis ≤ 0,9 zu Beginn der Behandlung sowie einer Erhöhung der Retikulozytenzahl um ≥ 40000/µl gegenüber dem Ausgangswert nach 2 oder 4 Wochen. In dieser Studie hatte der Anstieg der Hb-Konzentration um > 1 g/dl nach 4 Wochen als Einzelfaktor die größte prädiktive Wertigkeit [126]. Patienten mit einem solchen Anstieg hatten eine 11-fach größere Chance des Ansprechens der Anämie. Bei der Beurteilung der Ergebnisse dieser Studien ist zu berücksichtigen, dass die meisten von ihnen nicht getrennt bei Patienten mit soliden Tumoren und hämatologischen Malignomen durchgeführt wurden und einige von ihnen sogar Patienten mit myelodysplastischen Syndromen einschlossen. Darüber hinaus gibt es Unterschiede zwischen diesen Studien in Bezug auf die Art und die Intensität der Chemotherapie, die Dosierung und Dauer der Behandlung mit rhEPO und die Definition des Ansprechens der Anämie. Außerdem sind die in diesen Studien getesteten Parameter zum Teil durch therapeutische Faktoren wie Bluttransfusion und Chemotherapie beeinflussbar. Beispielsweise kann ein Anstieg der Hb-Konzentration nur dann als prädiktiver Parameter benutzt werden, wenn während der Behandlung keine Bluttransfusionen gegeben werden. Weiter sind Retikulozytenzahl und EPO-Spiegel bei Patienten mit Chemotherapie wenig zuverlässige Parameter, da sie durch Letztere erheblich beeinflusst werden. Darüber hinaus kann ein Anstieg der Retikulozytenzahl während der Behandlung mit ESPs Ausdruck einer gesteigerten Freisetzung dieser Zellen aus dem Knochenmark in das periphere Blut sein und muss nicht eine Stimulation der Erythropoese widerspiegeln. Ein Anstieg des TFR-Spiegels im Serum kann einerseits eine gesteigerte Erythropoese widerspiegeln, andererseits auch Zeichen eines Eisenmangels sein (oder beides) [9, 125]. Über diese methodischen Unsicherheiten hinaus sind die gefundenen Parameter und erarbeiteten Algorithmen in ihrer Validität nicht in größeren prospektiven Studien getestet worden. Eine retrospektive Analyse von zusammengeführten Daten aus vier randomisierten Studien mit 604 Patienten ergab, dass keiner der vorgeschlagenen Algorithmen in der Lage war, die für den klinischen Gebrauch erforderliche Sensitivität und Spezifität von 80–90 % zu erreichen [127]. Ähnlich enttäuschende Ergebnisse wurden auch in einer anderen retrospektiven Analyse von gepoolten Daten von 1010 Patienten berichtet [128].

> Angesichts dieser Kontroversen scheint derzeit kein zuverlässiger prädiktiver Parameter für das Ansprechen der tumorbedingten und Chemotherapie-induzierten Anämie auf ESPs zur Verfügung zu stehen.

Basiskonzentrationen von EPO sind allerdings hilfreich bei Patienten mit Myelodysplasie und Patienten mit hämatologischen Malignomen, jedoch nicht bei Patienten mit soliden Tumoren. Auch bei Patienten mit hämatologischen Malignomen relativiert sich die prädiktive Bedeutung dieses Parameters wegen seiner niedrigen Spezifität. Die geringe Spezifität ist auch ein Problem anderer zurzeit verfügbarer Parameter und der in den genannten Studien herausgefundenen Algorithmen [9, 127]. Der einzige Faktor, der heute generell als Prognostikum für das Ansprechen der CIA auf ESPs verwendet wird, ist ein Anstieg der Hb-Konzentration > 1 g/dl 4–6 Wochen nach Behandlungsbeginn (Abbildung 3). Patienten mit einem solchen Anstieg haben eine Wahrscheinlichkeit des Ansprechens der Anämie von 84 % [57, 105, 106, 116, 117, 126].

Zusätzliche Eisentherapie

Im Körper gesunder Personen finden sich im Durchschnitt insgesamt 4–5 g Eisen, davon 3 g in den zirkulierenden Erythrozyten und 1 g gespeichert als Ferritin und Hämosiderin im retikuloendothelialen System (RES). Die Menge des gespeicherten Eisens ist in der Regel repräsentiert durch die Ferritinkonzentration im Serum. Ferritin ist jedoch auch ein Akute-Phase-Protein, so dass seine Konzentration bei bestimmten klinischen Zuständen – wie z.B. Infektionen, inflammatorischen Prozessen und malignen Erkrankungen – unabhängig vom gespeicherten Eisen ansteigen kann. In diesen Fällen können Ferritinkonzentrationen bis zu 25–50 µg/l trotz eines Eisenmangels vorliegen. Ferritin-Werte > 100 µg/l zeigen jedoch fast immer einen

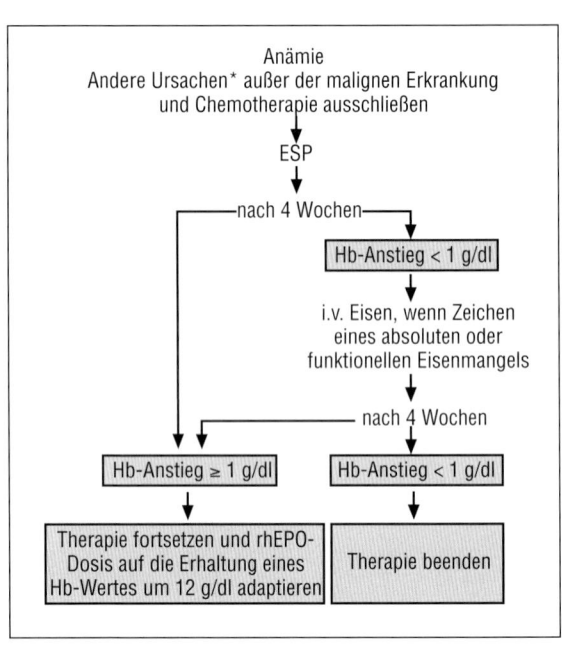

Abbildung 3. Behandlung der Chemotherapie-induzierten Anämie (CIA) mit Erythropoese-stimulierenden Proteinen (ESPs) unter Verwendung eines Hämoglobin-Konzentrationsanstiegs nach 4–8 Wochen als prädiktiver Faktor des Ansprechens der Anämie.
*Blutung, Hämolyse, nutritive Defizite wie Vitamin-B12- und Folsäuremangel. Nach [9].

Bestand an Eisen an und sind unvereinbar mit einem echten Eisenmangel. Auf der anderen Seite braucht das erythropoetische System für die Synthese von 1 g/dl Hb 150 mg Eisen aus den Eisenspeichern, eine Menge, die durch ca. 20 µg/l Ferritin im Serum repräsentiert wird. Berücksichtigt man diese Daten, würde ein Patient mit einer Ferritin-Ausgangskonzentration < 100 µg/l sehr wahrscheinlich einen Eisenmangel entwickeln, wenn unter der Behandlung mit ESPs ein Anstieg der Hb-Konzentration von 3–5 g/dl erreicht werden soll. Auch die Transferrinsättigung (TFS), ein indirekter Parameter des unmittelbar für die Erythropoese verfügbaren Eisens, kann durch chronische Prozesse beeinflusst werden. Anhaltende Werte < 18 % sind jedoch immer Zeichen einer unzureichenden Verfügbarkeit des Eisens für die Erythropoese und Werte > 50 % Zeichen einer Eisenüberladung. Die einfachsten, meist effektiven und zeitnah bestimmbaren Parameter zur Beurteilung einer adäquaten Versorgung der Erythropoese mit Eisen sind der Anteil der hypochromen Erythrozyten und die Hb-Menge der Retikulozyten (CHr) im peripheren Blut. Eine unter Eisenmangel stattfindende Erythropoese ist gekennzeichnet durch einen Anteil hypochromer Erythrozyten von > 10 % und einen Hb-Gehalt der Retikulozyten < 28 g/dl oder eine mittlere Hb-Menge dieser Zellen < 26 pg (CHr). Die diagnostische Sensitivität und Spezifität von CHr wird mit 100 %

bzw. 80 % angegeben und scheint damit höher zu sein als die der übrigen oben genannten Parameter [9, 129–131]. In einer Studie bei Hämodialyse-Patienten, die unter rhEPO-Erhaltungstherapie standen, wurde gefunden, dass ein Eisenmangel (definiert durch einen Anstieg der Hb-Konzentration nach intravenöser Applikation von Eisen) am sichersten entdeckt werden konnte durch einen erhöhten Anteil an hypochromen Erythrozyten (Schwellenwert: 6%) [132].

Absoluter und funktioneller Eisenmangel

Während der Behandlung mit ESPs können zwei Formen eines Eisenmangels auftreten: ein absoluter oder ein funktioneller Eisenmangel. Der absolute Eisenmangel resultiert – wenn er nicht bereits zu Beginn der Therapie vorgelegen hat – meist aus einer längeren Behandlung mit ESPs und wird verursacht durch eine Verlagerung des Eisens aus den Speichern in das erythropoetische System und eine dadurch bedingte Erschöpfung der Eisenspeicher, gekennzeichnet durch Ferritin-Serumkonzentrationen < 100 µg/l. Der funktionelle oder relative Eisenmangel tritt auf, wenn der Bedarf der Erythropoese an Eisen größer ist als die Menge, die aus den Speichern zur Verfügung gestellt werden kann. In diesem Fall sind die Eisenspeicher in der Regel normal oder gar erhöht, was sich in normalen bzw. erhöhten Ferritinkonzentrationen im Serum widerspiegelt. Das vorhandene Eisen kann jedoch nicht in adäquater Menge und mit der notwendigen Geschwindigkeit dem erythropoetischen System zugeführt werden, entweder aufgrund einer starken Stimulation dieses Systems (wie z.B. durch die Behandlung mit ESPs) oder durch eine erschwerte Freisetzung des Eisens aus den Speichern durch exzessiv erhöhte Produktion und Aktivität von immunologischen und inflammatorischen Zytokinen wie TNF-α, IL-1, IFN-γ und Hepcidin oder eine Kombination dieser Faktoren (Abbildung 4) [32, 125] (siehe auch Kapitel 9 „Definition, Charakteristika und Pathophysiologie der Anämie maligner Erkrankungen").

> Der funktionelle Eisenmangel ist die häufigste Ursache eines suboptimalen Ansprechens der Anämie auf ESPs bei Patienten mit chronischer Niereninsuffizienz.

Die Therapie der Wahl ist die i.v. Applikation von Eisen, wodurch die Ansprechrate verbessert, die notwendige ESP-Dosis bis zu 19–70 % reduziert und die Kosten der Behandlung gesenkt werden können. Orales Eisen ist hier, abgesehen von seinen Unannehmlichkeiten für die Patienten, wegen der begrenzten – und im Falle von Infektionen, inflammatorischen und malignen Prozessen auch erschwerten – Resorption aus dem Darm nicht in der Lage, mit der notwendigen Geschwindigkeit die erforderliche Menge an Eisen zur Verfügung zu stellen [9, 125]. Funktioneller Eisenmangel kommt auch bei einem großen Anteil der anämischen Patienten mit rheumatoider Arthritis (RA) vor, die mit ESPs behandelt wurden. Auch hier erwies sich i.v. Eisen als wirksam und scheint zudem sicher zu sein [133]. Von besonderem Interesse ist die Beobachtung, dass der Einsatz von ESPs und i.v. Eisen nicht nur die Anämie korrigiert, sondern auch die Fatigue-Symptomatik reduziert und den RA-Aktivitätsindex und das Wohlbefinden der Patienten signifikant verbessert. Funktioneller Eisenmangel ist auch ein Charakteristikum der TBA, und viele Patienten haben bereits zu Beginn der Behandlung Zeichen einer eingeschränkten Verfügbarkeit von Eisen für das erythropoetische System oder entwickeln solche Zeichen während der Therapie mit ESPs. In einer Studie von Patienten mit CIA wurde bei-

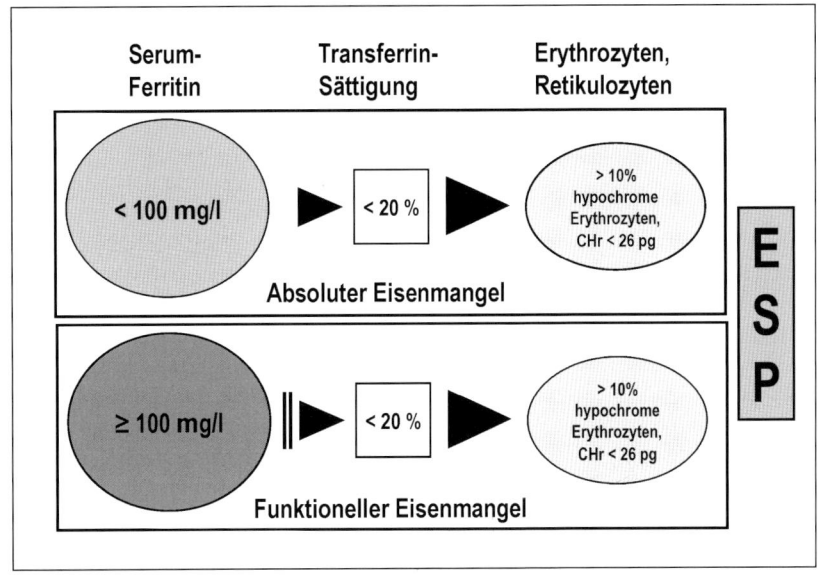

Abbildung 4. Charakteristika des absoluten und funktionellen Eisenmangels unter der Therapie mit Erythropoese-stimulierenden Proteinen (ESPs). CHr = Hämoglobin-Menge der einzelnen Retikulozyten.

spielsweise gefunden, dass die Basiswerte der TFS bei 10 % der Patienten < 20 % lagen und 94 % dieser Patienten Ferritinkonzentrationen > 100 µg/ml hatten [134]. In einer anderen Studie bei anämischen Patienten mit lymphoproliferativen Erkrankungen ohne Chemotherapie wiesen 39 % der Patienten trotz des nachgewiesenen Eisens im Knochenmark TFS-Basiswerte < 20 % auf und 77 % dieser Patienten hatten Ferritinkonzentrationen >100 µg/ml. Der Anteil der Patienten mit Serum-TFS < 20 % erhöhte sich während der Behandlung mit rhEPO auf 87 %, wenn die Patienten kein i.v. Eisen erhalten hatten. In dieser Studie hatten 32 % der Patienten einen Serumferritin-Ausgangswert < 100 µg/l als Hinweis darauf, dass ein absoluter Eisenmangel bestand, obwohl im Knochenmark Eisen nachgewiesen worden war [135].

Intravenöse Eisenapplikation bei Tumorpatienten

Bei Krebspatienten bestehen häufig Bedenken bezüglich der i.v. Eisengabe. Zu diesen Bedenken gehören eine mögliche Stimulation der Tumorzellproliferation und eine Hemmung der zellulären Abwehrmechanismen (mit z.B. Schwächung der phagozytären Aktivität der Granulozyten und der zellulär vermittelten Immunität) durch das Eisen. Weitere häufig diskutierte Aspekte sind die Furcht vor einer Eisenüberladung durch die zytokinvermittelte Akkumulation des Eisens im RES und schließlich die Sorge über mögliche schwere Nebenwirkungen wie anaphylaktische oder anaphylaktoide Reaktionen.

Obwohl einige Laboruntersuchungen vermuten lassen, dass Eisen die Proliferation neoplastischer Zellen begünstigen könnte und epidemiologische Studien einen möglichen Zusammenhang zwischen erhöhten Eisenspeichern des Körpers und einem gesteigerten Risiko von Krebs und Infektionen zeigen, ist die klinische Relevanz dieser Befunde für den Einsatz von i.v. Eisen zusammen mit ESPs sehr fraglich [137, 138]. Dies ist vor allem der Fall bei Patienten mit CIA, die in der Regel nur für eine kurze Zeit behandelt werden und relativ geringe Dosen von Eisen brauchen. Bei diesen Patienten ist während der Behandlung mit ESPs, vorwiegend in den ersten 4–8 Wochen, ein Abfall des Ferritinspiegels und der TFS im Serum zu verzeichnen, welcher auf eine gesteigerte Mobilisierung von Eisen aus den Eisenspeichern und seine Verwendung für die Erythropoese hinweist. Darüber hinaus hängt das Ansprechen der Erythropoese von der Verfügbarkeit des Eisens ab [9]. In einer Studie bei Patienten mit CIA, die mit rhEPO behandelt wurden, fielen während der Behandlung der mediane Ferritinspiegel und die mediane Transferrinsättigung im Serum von 208 auf 148 µg/l bzw. von 25 % auf 19 % ab, was darauf hindeutete, dass etwa 50 % der Patienten einen absoluten oder funktionellen Eisenmangel entwickelt hatten [60, 139]. Die Ansprechrate der Anämie lag in dieser Studie lediglich bei 38 %. Hier wäre die Therapie wahrscheinlich effektiver gewesen und die Patienten hätten geringere Dosen von rhEPO gebraucht, wenn sie gleichzeitig i.v. Eisen erhalten hätten. Diese Annahme stützt sich auf die Ergebnisse einiger prospektiv-randomisierter Studien, die sich mit der Frage der Eisensubstitution bei anämischen Tumorpatienten unter der Behandlung mit ESPs beschäftigten. In einer dieser Studien wurden 148 Patienten mit CIA (cHb ≤ 10,5 g/dl), die mit 40000 IE rhEPO wöchentlich behandelt wurden, in drei Gruppen randomisiert: eine Gruppe ohne Eisen, eine mit oralem Eisen ($FeSO_4$, 325 mg, zweimal täglich) und zwei mit i.v. Eisen (entweder als eine einmalige Infusion der erforderlichen Gesamtdosis oder als wöchentliche i.v. Injektionen von je 100 mg Eisen-Dextran bis zum Erreichen der Gesamtdosis). Letztere wurde nach folgender Formel berechnet: Dosis [ml] = 0,0442 x (gewünschte Hb-Konzentration − tatsächliche Hb-Konzentration) x fettfreies Körpergewicht (0,26 x fettfreie Körpermasse) [140]. Nach 6 Wochen Behandlung waren die Ergebnisse in den beiden Gruppen mit i.v. Eisen signifikant besser als in den Gruppen ohne oder mit oraler Eisengabe. Der mittlere Anstieg der Hb-Konzentration in den einzelnen Gruppen war 2,4 g/dl, 2,5 g/dl, 1,5 g/dl bzw. 0,9 g/dl und die Ansprechrate der Anämie − definiert als ein Anstieg der Hb-Konzentration um ≥ 2 g/dl gegenüber dem Ausgangswert oder das Erreichen einer Hb-Konzentration > 12 g/dl − betrug 68 %, 68 %, 36 % bzw. 25 %. Verbesserungen der körperlichen Aktivität und der LQ waren in den Gruppen mit i.v. Eisen ebenfalls signifikant größer als in den beiden anderen Gruppen. In dieser Studie schien die Ansprechrate der Anämie nicht vom Ausgangswert der TFS abzuhängen. Allerdings war der zur Beantwortung dieser Frage gewählte Schwellenwert der TFS mit 15 % wahrscheinlich zu niedrig, um eine Unterscheidung zwischen Patienten mit und ohne eisendefizitäre Erythropoese zu ermöglichen. Unerwünschte und möglicherweise mit dem i.v. Eisen zusammenhängende Ereignisse traten bei 7–8 % der Patienten auf. Dabei handelte es sich um Grad-1- oder -2-Ausprägungen von verzögerten Arthralgien/Myalgien, Müdigkeit und Kurzatmigkeit. Überempfindlichkeitsreaktionen wie Thorax- oder Rückenschmerzen, Übelkeit, Erbrechen, Gesichtsröte und Hypotonie wurden nur bei einem Patienten beobachtet, und zwar während einer Testdosis von Eisen-Dextran. Sie bildeten sich komplett zurück.

Die Überlegenheit der i.v. Eisengabe wurde auch in drei weiteren prospektiv-randomisierten Studien bei Patienten mit CIA und in einer Studie bei Patienten mit alleiniger TBA bestätigt [134, 135, 141]. Eine der Studien mit CIA (cHb < 11 g/dl, Ferritin-Serumspiegel > 100 ng/ml oder TFS > 15 %) umfasste 187 Patienten, die mit wöchentlichen rhEPO-Dosen von 40000 IE s.c. behandelt wurden. Die Patienten wurden in drei Gruppen randomisiert und erhielten für die Dauer von 8 Wochen zusätzlich i.v. Eisen (wöchentlich 125 mg Eisen-Gluconat), orales Eisen (dreimal täglich 325 mg Eisensulfat) oder kein Eisen [134]. Der durchschnittliche Anstieg der Hb-Konzentration und das Hb-Ansprechen – definiert als ein Anstieg der Hb-Konzentration ≥ 2 g/dl gegenüber dem Ausgangswert – waren in der ersten Patientengruppe 2,4 g/dl bzw. 73 % und damit signifikant höher als in der zweiten (1,6 g/dl bzw. 46 %) und in der dritten Gruppe (1,5 g/dl bzw. 41 %). Von besonderem Interesse sind auch die Ergebnisse einer Beobachtungsstudie bei 41 anämischen Patienten (cHb < 10,5 g/dl) mit multiplem Myelom oder malignen Lymphomen, die mit rhEPO-Dosen von 10000 IE s.c. dpw oder 30000 IE s.c. epw behandelt wurden. Die Ansprechrate der Anämie – definiert als ein Anstieg der Hb-Konzentration ≥ 2 g/dl gegenüber dem Ausgangswert – betrug 66 %. Zwölf der 14 Patienten ohne Ansprechen der Anämie erhielten für weitere 4 Wochen zusätzlich i.v. Eisen (200 mg Eisen-Saccharose epw), und 83 % dieser Patienten zeigten daraufhin ein Ansprechen, so dass eine Gesamtansprechrate von 90 % erreicht werden konnte [142]. Betrachtet man die Ergebnisse dieser Studien, scheint die i.v. Eisengabe in der Optimierung der Therapie mit ESPs nicht nur bei Patienten mit renaler Anämie, sondern auch bei Patienten mit CIA eine Schlüsselposition einzunehmen. Viele Tumorpatienten mit Anämie haben bereits vor der Behandlung mit ESPs eine eisendefizitäre oder -restriktive Erythropoese und ein beachtlicher Teil von ihnen entwickelt einen funktionellen Eisenmangel während der Behandlung. Ergebnisse sind ein fehlendes oder suboptimales Ansprechen der Erythropoese, eine längere Dauer bis zum Ansprechen und möglicherweise auch höhere Dosen von ESPs, um das Ansprechen zu erreichen [134, 135].

Verfügbare i.v. Eisenpräparate und ihre Applikation

Die derzeit verfügbaren Eisen-Formulierungen für eine i.v. Eisentherapie sind Eisen-Dextran-Komplex (Cosmofer®), Eisen-Gluconat-Komplex (Ferrlecit®) und Eisen-Saccharose-Komplex (Venofer®) (Tabelle XIV). Diese Medikamente unterscheiden sich zwar erheblich in ihrer Pharmakokinetik, der Mechanismus der Eisenverteilung im Körper ist jedoch für alle drei Präparate der gleiche. Nach i.v. Applikation wird der Eisen-Kohlenhydrat-Komplex vom RES aufgenommen und das Eisen graduell je nach Bedarf in die Zirkulation freigesetzt. Dort wird es an Transferrin gebunden und zur Leber, zur Milz und zum Knochenmark transportiert. Im Knochenmark bindet der Eisen-Transferrin-Komplex an entsprechende Rezeptoren der Membran der erythrozytären Vorläuferzellen, wonach das Eisen von diesen Zellen aufgenommen und zur Synthese von Hb verwendet wird. Im Falle von Eisen-Dextran kann ein Anstieg der absoluten Retikulozytenzahl innerhalb von 7 Tagen und eine Zunahme der Hb-Konzentration innerhalb von 7–14 Tagen erfolgen. Da Eisen-Gluconat und Eisen-Saccharose leichter verwertbar sind als Eisen-Dextran, ist ein schnellerer Anstieg der Hb-Konzentration (und zwar innerhalb einer Woche) möglich.

Eisen-Dextran hat den Vorteil, dass die gesamte erforderliche Dosis in einer Gabe verabfolgt werden kann. Das Medikament – vor allem in seiner Form als „*high-molecular weight iron dextran*" (DexFerrum®, U.S.A.) – kann jedoch schwere dosisabhängige und -unabhängige Nebenwirkungen einschließlich lebensgefährlicher anaphylaktischer Reaktionen auslösen, die vermutlich auf Antikörper gegen Dextran zurückzuführen sind. Diese Reaktionen haben wesentlich zu den Vorbehalten gegen die i.v. Eisenapplikation beigetragen. Das „*low-molecular weight iron dextran*" (CosmoFer®, Europa, Asien) scheint jedoch weniger häufig mit derartigen Nebenwirkungen vergesellschaftet zu sein. Alle Patienten, die zum ersten Mal mit Eisen-Dextran behandelt werden, sollten jedoch zunächst eine Testdosis von 25 mg erhalten und 1 h überwacht werden, bevor die vorgesehene Therapie erfolgt. Allerdings schließen gut vertragene Testdosen vor der ersten und späteren Applikationen mögliche Nebenwirkungen nicht aus. Die Infusionsrate von Eisen-Dextran sollte 50 mg/min nicht überschreiten. Die maximale Dosis für eine Infusionstherapie sollte < 3000 mg liegen [9, 143].

Eisen-Gluconat und Eisen-Saccharose sind mit viel geringerem Risiko für allergische Reaktionen verbunden als Eisen-Dextran. Eisen-Gluconat muss jedoch in niedrigen Dosen über eine längere Injektions- oder Infusionszeit gegeben werden, um anaphylaktoide Reaktionen infolge einer raschen Dissoziation von Eisen und einer gesteigerten Produktion von ionisiertem freiem Eisen in der Zirkulation zu vermeiden. Die Infusionsrate sollte hier nicht größer sein als 12,5 mg/min. Eine Standarddosis von 125 mg mag als eine i.v. Injektion über 10 Minuten verabfolgt werden; maximale Dosen von 250 mg müssen jedoch als Infusion mindestens über eine Stunde laufen, um auf der sicheren Seite zu sein. Das Risiko von Reaktionen durch freies Eisen ist erheblich geringer mit

Tabelle XIV. Präparate zur intravenösen (i.v.) Eisentherapie.

	Eisen-Dextran-Komplex	Eisen-Saccharose-Komplex	Eisen-Gluconat-Komplex
Konzentration	50 mg/ml (2-ml-Ampulle)	20 mg/ml	12,5 mg/ml (5-ml-Ampulle)
Maximale Applikationsrate	nicht über 50 mg/min	nicht über 20 mg/min	nicht über 12,5 mg/min
Testdosis	erforderlich	je nach ärztlicher Entscheidung	je nach ärztlicher Entscheidung
Testdosis	25 mg langsam i.v.	25 mg langsam i.v.	25 mg langsam i.v. oder 50 ml als 1-h-Infusion
Prämedikation	im Falle der Applikation der totalen Dosis	nein	nein
Dosierung	100 mg	100 mg	125 mg
i.v. Injektion	100 mg über 2–5 min	100 mg über 5 min	125 mg über 10 min
Maximale Dosis einer Infusion	< 3000 mg	< 400 mg	< 125 mg
Infusion der totalen Dosis	möglich	nein	nein
Applikationsweg	i.v. Infusion	i.v. Injektion oder Infusion	i.v. Injektion oder Infusion
Lösungsmittel	0,9% Natriumchlorid	0,9% Natriumchlorid	0,9% Natriumchlorid
Infusionsvolumen	250–1000 ml über 1–6 h	100 ml über 15 min	100 ml über 1 h
Stabilität	nicht berichtet	48 h (Konzentration von 0,5–2 mg/ml)	nicht berichtet
Molekulargewicht	165kDa*, 265kDa**	34–60kDa	289–440kDa
Konservierungsmittel	nein	nein	Benzylalkohol

i.v. = intravenös; *niedermolekulares Eisen-Dextran; **hochmolekulares Eisen-Dextran
Nach [9].

Eisen-Saccharose. Die empfohlenen Dosen dieses Medikamentes sind sehr sicher und verursachen sehr selten anaphylaktische oder anaphylaktoide Reaktionen. Nebenwirkungen sind im Allgemeinen rar und nicht lebensbedrohlich. Die Applikationsrate sollte jedoch 20 mg/min nicht überschreiten und die maximale Dosis für eine Infusion sollte < 400 mg betragen [9, 143].

Die häufigsten Nebenwirkungen der i.v. Eisentherapie sind Hypotonie, Brachykardie, Thoraxschmerzen, Übelkeit, Erbrechen, Durchfall, abdominelle Schmerzen, Kopfschmerzen, Fieber, allergische Reaktionen, Juckreiz, Unbehagen, Unwohlsein, Arthralgien, Myalgien und Rückenschmerzen. Die Häufigkeit der Nebenwirkungen im Zusammenhang mit Eisen-Dextran, Eisen-Gluconat und Eisen-Saccharose werden mit bis zu 50 %, 35 % bzw. 36 % angegeben. Nach einem neueren Bericht der *Food and Drug Administration* (FDA) der U.S.A. hat die Häufigkeit der Nebenwirkungen der i.v. Eisentherapie erheblich abgenommen und ist derzeit äußerst gering [144]. Anaphylaktische Reaktionen können in 0,6–0,7 % der Patienten mit hochmolekularem Eisen-Dextran vorkommen. Sie sind sehr selten mit Eisen-Gluconat und extrem selten mit Eisen-Saccharose. Fatale Überempfindlichkeitsreaktionen sind mit diesen beiden Präparaten nicht beobachtet worden [9, 143, 145].

Häufigkeit und Schwere der Nebenwirkungen der i.v. Eisengabe hängen im Allgemeinen von der Dosis und der Geschwindigkeit der Injektion oder Infusion ab. Je langsamer die Medikamente injiziert oder infundiert werden, desto geringer bzw. seltener sind Nebenwirkungen, vor allem akute Reaktionen.

> Es gibt einige Diskussionen bezüglich der i.v. Eisentherapie bei Tumorpatienten, die mit Anthrazyklin-basierten Chemotherapien behandelt werden. Die Grundlage dieser Diskussionen ist die Vermutung, dass oxidativer Stress und die Produktion freier Radikale an der Kardiotoxizität der Anthrazykline beteiligt sind. Die Toxizität der freien Radikale soll wiederum

zunehmen, wenn diese mit Eisen reagieren. Andererseits wird von Anthrazyklinen berichtet, dass sie die Freisetzung von Eisen aus Ferritin hemmen. Die Rolle des Eisens für die Kardiotoxizität der Anthrazykline ist Gegenstand kontroverser Diskussionen. Nach den Ergebnissen einer neueren Studie scheint Eisen nicht in die durch den oxidativen Stress vermittelte Zytotoxizität von Doxorubicin verwickelt zu sein [146].

Eine geeignete Strategie für eine i.v. Eisentherapie bei Tumorpatienten, die mit ESPs behandelt werden und Zeichen eines absoluten oder funktionellen Eisenmangels haben, ist die Applikation von 100 mg Eisen-Saccharose oder 125 mg Eisen-Gluconat pro Woche bzw. 200 mg Eisen-Saccharose oder 250 mg Eisen-Gluconat als langsame Infusion alle 2 Wochen für die Dauer von 4–8 Wochen. Das Ziel der Therapie ist eine TFS zwischen 25 und 35 %. Patienten, die i.v. Eisen erhalten, sollten engmaschig beobachtet werden, damit mögliche Nebenwirkungen erfasst werden. Ferritinspiegel und TFS im Serum sollten wöchentlich kontrolliert und die Therapie sollte abgebrochen werden, wenn der Ferritinwert oder die TFS die Grenze von 1000 µg/l bzw. 50 % als Zeichen einer möglichen Eisenüberladung übersteigen [9, 147].

Sicherheit von ESPs

Epoetin alfa, Epoetin beta, und Darbepoetin alfa sind im Allgemeinen gut verträglich und ohne Nachteile, wenn sie nach geltenden Richtlinien und Fachinformationen angewendet werden. Nebenwirkungen sind in der Regel selten bzw. mild und stellen keinen Grund für ein Absetzen der Behandlung dar [148]. Bei der Therapie der CIA mit ESPs sind in prospektiv-randomisierten Studien Nebenwirkungen wie Anorexie, Asthenie, Müdigkeit, Fieber, grippeähnliche Symptome, Hautausschlag, Gesichtsrötung, Obstipation, Husten, Durchfall, Schwindel, Dyspnoe, Ödeme, Übelkeit, Erbrechen und Knochenschmerzen berichtet worden, die jedoch meist nicht häufiger vorkamen als in den Kontrollgruppen und damit wohl nicht speziell durch ESPs bedingt waren. Schmerzen an der Injektionsstelle sind häufiger bei der Behandlung mit Epoetin alfa und Darbepoetin alfa als bei Epoetin beta. Eine arterielle Hypertonie im Zusammenhang mit einem starken Anstieg des Hb-Wertes kann vorkommen, ist jedoch selten und tritt vor allem bei Patienten mit renaler Anämie auf. Regelmäßige Blutdruckkontrollen sollten jedoch auch bei Tumorpatienten erfolgen, wenn sie mit ESPs behandelt werden, insbesondere bei Patienten mit einem Bluthochdruck oder Herz-Kreislauf-Erkrankungen in der Anamnese [9, 149].

Pure red cell aplasia (PRCA)

Eine mögliche Nebenwirkung der Therapie mit ESPs ist die Entwicklung einer antikörpervermittelten reinen Erythroaplasie (PRCA = „pure red cell aplasia"), die jedoch sehr selten auftritt und bei Patienten mit CIA bisher nicht beobachtet wurde. Zwischen 2001 und 2003 wurde, insbesondere im Zusammenhang mit der Anwendung von Epoetin alfa (EPREX®/ ERYPO®) außerhalb der USA, eine Häufung dieser Komplikation registriert (insgesamt ca. 200 Fälle weltweit). Sie war wahrscheinlich durch Verwendung von unbeschichteten Gummistopfen in vorgefüllten Spritzen bedingt, bei denen Polysorbat 80 anstelle von humanem Serumalbumin als Stabilisator benutzt wurde. Seit 2003 ist die Häufigkeit von PRCA deutlich zurückgegangen, und zwar wegen der korrekten Handhabung des Medikamentes und insbesondere der Beseitigung der produktbezogenen immunogenen Faktoren [150]. Die diagnostischen Kriterien einer durch Anti-ESP-Antikörper induzierten PRCA sind ein rascher Abfall des Hb-Wertes (1 g/dl/Tag), eine Retikulozytenzahl < 10 x 10^9/l, der Nachweis eines neutralisierenden Anti-ESP-Antikörpers im Serum und die Abwesenheit von Erythroblasten in einem sonst unauffälligen Knochenmark [151]. Im Falle einer PRCA muss die Behandlung mit ESPs abgebrochen werden, und der Patient darf ein solches Medikament auch in Zukunft nicht mehr erhalten. Nach einigen klinischen Berichten scheint eine immunsuppressive Therapie in der Lage zu sein, die Erythropoese wiederherzustellen [152].

Thrombembolische Komplikationen

Eine Reihe von prospektiv-randomisierten Studien, die sich mit der Sicherheit und Effizienz der ESPs bei Tumorpatienten beschäftigten, zeigten eine Tendenz zu einer höheren Rate an thrombembolischen Ereignissen (TEE). In drei Metaanalysen dieser Studien fand sich im Vergleich zu Kontrollpatienten ein 1,57- bis 1,68-fach erhöhtes Risiko von TEE, wenn die Patienten mit ESPs behandelt wurden. Der relative Anteil von TEE lag in der ersten Gruppe bei 4 % und in der zweiten Gruppe von Patienten bei 7,5 % [153–155]. Das Risiko von TEE schien bei Hb-Konzentrationen > 13 g/dl zuzunehmen [154]. Diese Metaanalysen schlossen allerdings nicht nur Studien von Patienten mit CIA, sondern auch solche von Patienten mit Radiotherapie sowie Patienten ohne Behandlung ihrer Tumorerkrankung ein. Eine umfassende Metaanalyse von 40 prospektiv-randomisierten und nicht randomisierten Studien bei insgesamt 21378 Patienten mit ausschließlich Chemotherapie-induzierter Anämie zeigte lediglich einen leichten und statistisch nicht signifikanten Anstieg der Häufigkeit an TEE bei ESP-behandelten Patienten (5,2 % vs. 3,1 %) [156]. In einer anderen Metaanalyse von individuellen Daten von 2297 Patienten mit überwiegend CIA aus 12 prospektiv-randomisierten Studien wurden allerdings eine signifikant höhere Rate an TEE (7,1 % vs. 4,4 %) und eine signifikant kürzere Zeit bis zu einem TEE im Zusammenhang mit der Anwendung von ESPs gefunden [157]. Es handelte sich meist um tiefe Venenthrombosen (1,3 % vs. 0,4 %), Thrombophlebitiden (0,6 % vs. 0,3 %) und Lungenembolien (1,2 % vs. 0,9 %). Die Rate der thrombembolisch bedingten Mortalität war jedoch vergleichbar zwischen den Patienten mit und ohne ESPs (jeweils 1 %).

> Die Ergebnisse dieser Studien lassen einen geringen, aber signifikanten Anstieg des TEE-Risikos bei Gabe von ESPs erkennen. Dies sollte vor allem bei Patienten berücksichtigt werden, die eine Prädisposition zu TEE haben – wie z.B. Patienten mit einer Vorgeschichte von Thrombosen, Patienten nach chirurgischen Eingriffen, immobilisierte Patienten und Patienten, die gleichzeitig mit thrombogenen Substanzen wie Thalidomid oder Lenalidomid behandelt werden [106].

Um das Risiko von TEE bei der Behandlung mit ESPs zu reduzieren, sollte die Dosis so gewählt werden, dass Hb-Anstiege von > 1 g/dl innerhalb von 2 Wochen vermieden werden und der cHb-Wert um 12 g/dl eingestellt wird. Letzteres kann erreicht werden durch eine Verlängerung der Intervalle zwischen den ESP-Applikationen und/oder durch die Einstellung der Dosis auf das niedrigst-effektive Niveau zur Erhaltung einer Hb-Konzentration um 12 g/dl [105, 107]. Nach Empfehlungen der *Food and Drug Administration* (FDA) der U.S.A. sollte die ESP-Dosis um 25 % bzw. 40 % reduziert werden, wenn ein Anstieg der Hb-Konzentration > 1 g/dl innerhalb von 2 Wochen auftritt oder die Hb-Konzentration die Obergrenze von 12 g/dl überschreitet. In Fällen mit Hb-Werten > 12 g/dl sollte die Behandlung mit ESPs unterbrochen und erst dann wieder aufgenommen werden, wenn der cHb-Wert ≤ 11 g/dl liegt. Die Dosen sollten dann um 25–40 % niedriger sein als zuvor [106]. Bei CIA sollte die Behandlung mit ESPs spätestens 4 Wochen nach Beendigung der Chemotherapie abgeschlossen werden [105, 107].

EPO-Rezeptor-Expression bei Tumorzellen

Eine Reihe von Studien beschreibt die Existenz von EPO-Rezeptoren in Tumorzelllinien und Biopsiematerial von Patienten mit verschiedenen soliden Tumoren. Einige Studien berichten auch über eine stimulierende Wirkung von ESPs auf die Proliferation von Tumorzellen *in vitro*. Die Ergebnisse dieser Studien sind jedoch wegen der methodischen Probleme des EPO-Rezeptor-Nachweises und der nicht geklärten Funktionalität dieser Rezeptoren höchst fragwürdig. Außerdem haben sich in diesen Studien trotz extrem hoher und klinisch irrelevanter ESP-Konzentrationen lediglich marginale Effekte gezeigt. Darüber hinaus gibt es *In-vitro*-Studien, die diese Effekte nicht zeigen, und insbesondere eine große Zahl von tierexperimentellen Untersuchungen, die mehrheitlich einen positiven Effekt der Behandlung mit ESPs auf die Ergebnisse der Radiotherapie und Chemotherapie zeigen, auch dann, wenn die Tiere EPO-Rezeptor-positive Tumoren trugen [158, 159].

Einfluss auf das Überleben

Ein weiteres kontrovers diskutiertes Thema ist die Auswirkung der Behandlung der CIA mit ESPs auf die Überlebenszeit der Patienten. Wie bereits erwähnt, wurde anfänglich in einer Studie mit Epoetin alfa bei Patienten mit hämatologischen Malignomen oder soliden Tumoren und in einer weiteren Studie mit Darbepoetin alfa bei Patienten mit nichtkleinzelligem Bronchialkarzinom eine tendenziell verlängerte Überlebenszeit bzw. progressionsfreie Überlebenszeit beobachtet [61, 68]. Im Gegensatz hierzu und zu den Ergebnissen weiterer Studien mit einem positiven oder neutralen Effekt auf das Überleben zeigten fünf neuere Studien eine negative Wirkung [97, 99, 100, 160, 161]. In drei dieser Studien – eine bei chemotherapierten Patienten mit Mammakarzinom [97] und zwei bei radiotherapierten Patienten mit Kopf- und Halstumoren [99, 100] – wurden vorwiegend nichtanämische Patienten behandelt. In den beiden letzten Studien wurden zudem noch relativ hohe Ziel-Hb-Werte gewählt und in einer von ihnen eine 2-fach höhere Dosis als üblich von Epoetin beta appliziert. Das Resultat war ein rascher und exzessiver Anstieg der Hb-Konzentration innerhalb weniger Wochen [99]. Zwei weitere Studien erfolgten bei Patienten mit nicht-kleinzelligem Bronchialkarzinom bzw. Patienten mit nichtmyeloischen Malignomen, die keinerlei antitumorale Therapie erhalten sollten [160, 161]. In einer dieser Studien wurden die Patienten nach der Randomisierung z.T. mit platinhaltigen Chemotherapien behan-

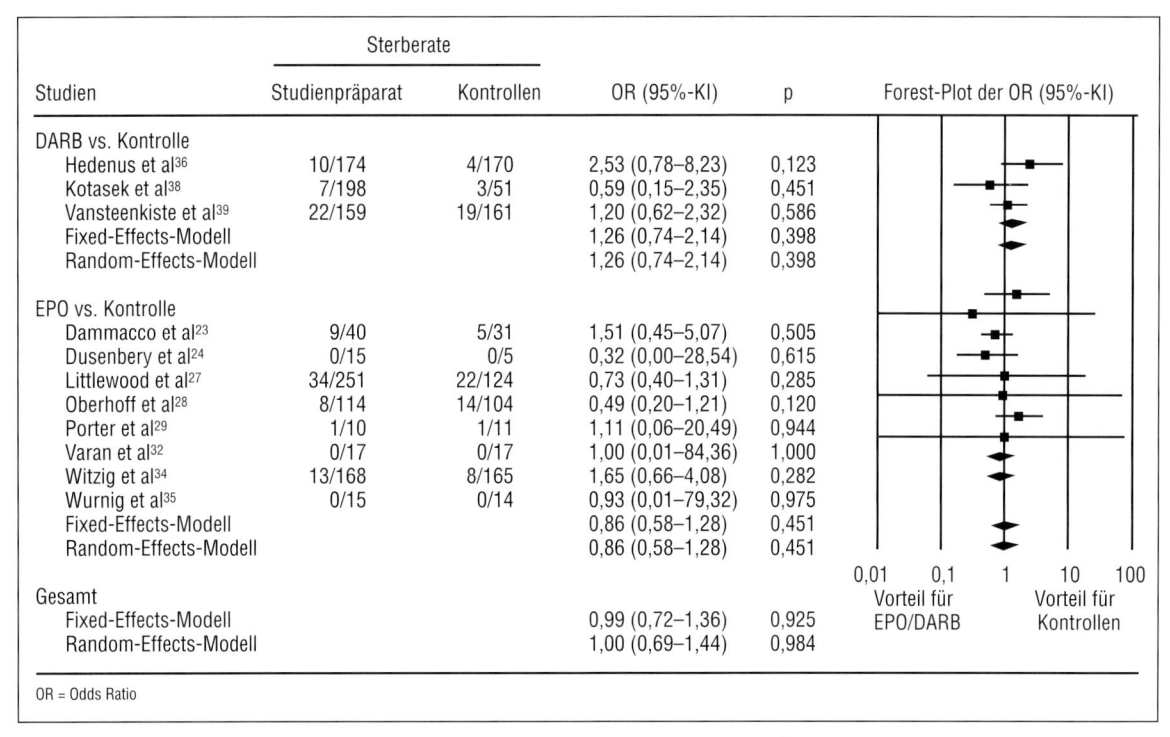

Studien	Sterberate		OR (95%-KI)	p	Forest-Plot der OR (95%-KI)
	Studienpräparat	Kontrollen			
DARB vs. Kontrolle					
Hedenus et al[36]	10/174	4/170	2,53 (0,78–8,23)	0,123	
Kotasek et al[38]	7/198	3/51	0,59 (0,15–2,35)	0,451	
Vansteenkiste et al[39]	22/159	19/161	1,20 (0,62–2,32)	0,586	
Fixed-Effects-Modell			1,26 (0,74–2,14)	0,398	
Random-Effects-Modell			1,26 (0,74–2,14)	0,398	
EPO vs. Kontrolle					
Dammacco et al[23]	9/40	5/31	1,51 (0,45–5,07)	0,505	
Dusenbery et al[24]	0/15	0/5	0,32 (0,00–28,54)	0,615	
Littlewood et al[27]	34/251	22/124	0,73 (0,40–1,31)	0,285	
Oberhoff et al[28]	8/114	14/104	0,49 (0,20–1,21)	0,120	
Porter et al[29]	1/10	1/11	1,11 (0,06–20,49)	0,944	
Varan et al[32]	0/17	0/17	1,00 (0,01–84,36)	1,000	
Witzig et al[34]	13/168	8/165	1,65 (0,66–4,08)	0,282	
Wurnig et al[35]	0/15	0/14	0,93 (0,01–79,32)	0,975	
Fixed-Effects-Modell			0,86 (0,58–1,28)	0,451	
Random-Effects-Modell			0,86 (0,58–1,28)	0,451	
Gesamt					
Fixed-Effects-Modell			0,99 (0,72–1,36)	0,925	
Random-Effects-Modell			1,00 (0,69–1,44)	0,984	

OR = Odds Ratio

Abbildung 5. Metaanalyse der Todesfälle in kontrollierten Studien von anämischen Patienten mit Chemotherapie, die mit oder ohne Erythropoese-stimulierende Proteine (ESPs) behandelt wurden, und Kontrollpatienten. Die Ergebnisse sind als „Forest-Plot" für Epoetin (EPO) alfa und beta sowie Darbepoetin (DARB) alfa getrennt und zusammengefasst dargestellt. Die Mortalität betrug bei Patienten mit EPO bzw. DARB 10,3 % und 7,3 %, verglichen mit 10,6 % und 6,8 % bei den jeweiligen Kontrollpatienten. Die Unterschiede waren in keiner der beiden Gruppen statistisch signifikant. Nach [156].

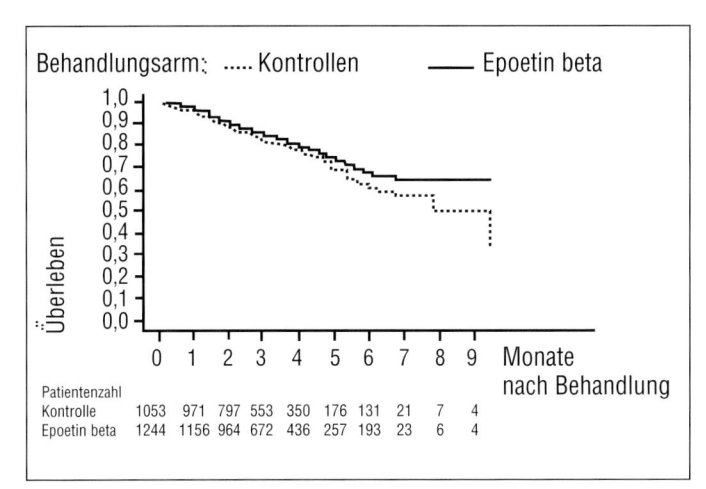

Abbildung 6. Metaanalyse des progressionsfreien Überlebens von anämischen Tumorpatienten, die in 12 kontrollierten Studien mit oder ohne Epoetin beta behandelt wurden. Nach [157].

delt. Alle Studien wurden darüber hinaus zu Fragestellungen durchgeführt, die außerhalb der bislang zugelassenen Indikationen für die Anwendung von ESPs bei Patienten mit malignen Erkrankungen liegen. Außerdem sind zumindest drei Studien mit methodischen Problemen behaftet; insbesondere liegen in ihnen zwischen den ESP-behandelten und den Kontrollpatienten Ungleichgewichtigkeiten bezüglich krankheits- und therapiebezogener Risikofaktoren vor, die das Überleben der Patienten bestimmen [97, 99, 160]. Inzwischen gibt es eine Reihe umfassender systematischer Analysen (einschließlich Metaanalysen von prospektiv-randomisierten Studien, u.a. auch auf der Basis von individuellen Patientendaten), die keine eindeutigen Effekte der Behandlung der TBA mit Epoetin alfa, Epoetin beta oder Darbepoetin auf das Überleben der Patienten zeigen – weder bei Patienten mit soliden Tumoren noch bei Patienten mit hämatologischen Malignomen (Abbildung 5) [153, 156, 157, 162–164]. In drei dieser Metaanalysen fand sich sogar ein Trend zu einer signifikanten Reduktion des Risikos einer schnellen Tumorprogression zugunsten der Therapie mit ESPs (Abbildung 6) [153, 157, 164]. Außerdem zeigen die Ergebnisse einer kürzlich publizierten und auf die Frage des Überlebens angelegten Studie bei Patientinnen mit metastasiertem Mammakarzinom keine negativen Effekte von ESPs auf das Überleben bei der Behandlung der CIA [157]. Das Gleiche gilt auch für die Ergebnisse von zwei weiteren Studien bei Mammakarzinom-Patientinnen bzw. Patienten mit kleinzelligem Bronchialkarzinom und adjuvanter Chemotherapie [96, 165].

> Zusammenfassend lassen die Ergebnisse dieser klinisch und statistisch fundierten und auf die Frage des Überlebens gerichteten Studien keine eindeutigen negativen Effekte der Behandlung der CIA mit ESPs erkennen.

Schlussfolgerungen

Es existiert eine große Zahl von randomisierten und nicht randomisierten klinischen Studien, die zeigen, dass ESPs in der Lage sind, die CIA sicher und erfolgreich zu behandeln, und zwar unabhängig von der Art der zugrunde liegenden malignen Erkrankung und der durchgeführten Chemotherapie. Basierend auf den Daten der Dosisfindungsstudien scheinen geeignete Dosierungen für den Beginn der Therapie 150 U/kg oder 10000 U s.c. dpw oder eine Gesamtdosis von 30000 U s.c. epw für rhEPO sowie 2,25 µg/kg s.c. epw oder eine Gesamtdosis von 500 µg s.c. einmal alle 3 Wochen für Darbepoetin alfa zu sein. Der s.c. Verabreichungsweg ist vorzuziehen, weil er eine Dosisreduktion von bis zu 52 % erlaubt und zudem noch bequemer für den Patienten ist als die i.v. Applikation. Ein wesentlicher Punkt bei der Verbesserung der Ergebnisse der Behandlung mit ESPs scheint die zusätzliche i.v. Gabe von Eisen zu sein, und zwar entweder von Anfang an oder im Falle eines absoluten oder funktionellen Eisenmangels.

Die Ergebnisse der klinischen Studien belegen weiter, dass die Behandlung der CIA mit ESPs die Hb-Konzentration signifikant und anhaltend anhebt, die Notwendigkeit von Bluttransfusionen reduziert und die körperliche Leistungsfähigkeit, die kognitive Funktion sowie die LQ der Patienten erheblich verbessert. Geeignete Patienten für die Behandlung mit ESPs sind diejenigen mit cHb-Werten ≤ 11 g/dl und klinischen Symptomen der Anämie und solche mit abfallenden cHb-Werten < 12 g/dl unter Chemotherapie, insbesondere wenn sie an einer eingeschränkten kardiopulmonalen Reserve, koronaren Herzerkrankung oder Angina pectoris leiden oder eine erheblich reduzierte körperliche Leistungsfähigkeit aufweisen und nicht in der Lage sind, die Aktivitäten des täglichen Lebens zu verrichten. Der Ziel-cHb-Wert sollte 12 g/dl sein. Die Behandlung mit ESPs ist in der Regel gut verträglich und Nebenwirkungen sind selten. Der leichte, aber signifikante Anstieg des Risikos von TEE sollte berücksichtigt werden, vor allem bei Patienten mit einer entsprechenden Vorgeschichte (Thrombosen, chirurgische Patienten, immobile Patienten und Patienten, die zusätzlich mit thrombogenen Substanzen behandelt werden). Das TEE-Risiko kann durch Vermeidung von cHb-Anstiegen > 1 g/dl innerhalb von 2 Wochen und durch individuelle Anpassung der ESP-Dosis zur Einstellung eines cHb-Wertes um 12 g/dl minimiert werden.

Literatur

1. Groopman JE, Itri LM (1999) Chemotherapy-induced anemia in adults: incidence and treatment. J Natl Cancer Inst 91: 1616–1634
2. Barrett-Lee PJ, Bailey NP, O'Brien MER, et al (2000) Large-scale UK audit of blood transfusion requirements and anaemia in patients receiving cytotoxic chemotherapy. Br J Cancer 82: 93–97
3. Ludwig H, Van Belle S, Barrett-Lee P, et al (2004) The European Cancer Anaemia Survey (ECAS): a large, multinational, prospective survey defining the prevalence, incidence, and treatment of anaemia in cancer patients. Eur J Cancer 40: 2293–2306
4. Abels R, Gordon D, Nelson R et al.(1991) Transfusion practice in advanced cancer patients. Blood 78(Suppl 1): 474a
5. Nowrousian MR (1998) Recombinant human erythropoietin in the treatment of cancer-related or chemotherapy-induced anaemia in patients with solid tumours. Medical Oncol 15(Suppl 1): 19–28
6. Nowrousian MR (2008) Significance of anemia in cancer chemotherapy. In: Nowrousian MR (ed) Recombinant human erythropoietin (rhEPO) in clinical oncology – scientific and clinical aspects of anemia in cancer. Springer; Wien, New York: 207–248
7. Daneryd P, Svanberg E, Körner U, et al (1998) Protection of metabolic and exercise capacity in unselected weight-losing cancer patients following treatment with recombinant erythropoietin: a randomized prospective study. Cancer Res 58: 5374–5379
8. Crawford J, Cella D, Cleeland CS, et al (2002) Relationship between changes in hemoglobin level and quality of life during chemotherapy in anemic cancer patients receiving epoetin alfa therapy. Cancer 95: 888–895
9. Nowrousian MR (2008) rhEPO in anemic patients with solid tumors and chemotherapy – efficacy and safety. In: Nowrousian MR (ed) Recombinant human erythropoietin (rhEPO) in clinical oncology – scientific and clinical aspects of anemia in cancer. Springer; Wien, New York: 449–508
10. Nowrousian MR (2008) Impact of anemia and red blood cell transfusion on organ function. In: Nowrousian MR (ed) Recombinant human erythropoietin (rhEPO) in clinical oncology – scientific and clinical aspects of anemia in cancer. Springer; Wien, New York: 317–368
11. Thomas MC, Cooper ME, Rossing K, et al (2006) Anemia

12. Caro JJ, Salas M, Ward A, et al (2001) Anemia as an independent prognostic factor for survival in patients with cancer: a systemic, quantitative review. Cancer 91: 2214–2221
13. Wouters A, Pauwels B, Lardon F, et al (2007) Review: Implications of in vitro research on the effect of radiotherapy and chemotherapy under hypoxic conditions. Oncologist 12: 690–712
14. Jensen LS, Puho E, Pedersen L, et al (2005) Long-term survival after colorectal surgery associated with buffy-coat-poor and leucocyte-depleted blood transfusion: a follow-up study. Lancet 365: 681–682
15. Amato A, Pescatori M (2006) Perioperative blood transfusions for the recurrence of colorectal cancer. Cochrane Database Syst Rev: CD005033
16. Rinker BD, Bowling JT, Vasconez HC (2007) Blood transfusion and risk of metastatic disease or recurrence in patients undergoing immediate TRAM flap breast reconstruction: a clinical study and meta-analysis. Plast Reconstr Surg 119: 2001–2007
17. Taniguchi Y, Okura M (2003) Prognostic significance of perioperative blood transfusion in oral cavity squamous cell carcinoma. Head Neck 25: 931–936
18. Szakmany T, Dodd M, Dempsey GA, et al (2006) The influence of allogenic blood transfusion in patients having free-flap primary surgery for oral and oropharyngeal squamous cell carcinoma. Br J Cancer 94: 647–653
19. Yeh JJ, Gonen M, Tomlinson JS, et al (2007) Effect of blood transfusion on outcome after pancreaticoduodenectomy for exocrine tumor of the pancreas. Brit J Surg; 94: 466–472
20. Bhide SA, Ahmed M, Rengarajan V, et al (2008) Anemia During Sequential Induction Chemotherapy and Chemoradiation for Head and Neck Cancer: The Impact of Blood Transfusion on Treatment Outcome. Int J Radiat Oncol Bio Phys 2008 Aug 7. [Epub ahead of print]
21. Offner PJ (2004) Age of blood: does it make a difference? Crit Care 8(Suppl 2): S24–S26
22. Raghavan M, Marik PE (2005) Anemia, allogenic blood transfusion, and immunomodulation in the critically ill. Chest 127: 295–307
23. Hebert PC, Tinmouth A, Corwin HL (2007) Controversies in RBC transfusion in the critically ill. Chest 131: 1583–1590
24. Klein HG, Spahn DR, Carson JL (2007) Red blood cell transfusion in clinical practice. Lancet 370: 415–426
25. Spiess BD (2004) Risks of transfusion: outcome focus. Transfusion 44: 4S–14S
26. Högman CF, Knutson F, Loof H (1999) Storage of whole blood before separation: the effect of temperature on red cell 2,3 DPG and the accumulation of lactate. Transfusion 39: 492–497
27. Högman CF, Meryman HT (1999) Storage parameters affecting red blood cell survival and function after transfusion. Transfus Med Rev 13: 275–296
28. Högman CF, Meryman HT (2006) Red blood cells intended for transfusion: quality criteria revisited. Transfusion 46: 137–142
29. Suttner S, Piper SN, Kumle K, et al (2004) Allogeneic red blood cell transfusion compared with 100% oxygen ventilation on systemic oxygen transport and skeletal muscle oxygen tension after cardiac surgery. Anesth Analg 99: 2–11
30. Kapp KS, Poschauko J, Geyer E, et al (2002) Evaluation of the effect of routine packed red blood cell transfusion in anemic cervix cancer patients treated with radical radiotherapy. Int J Radiat Oncol Biol Phys 54: 58–66
31. Lubin NLC (2005) Transfusion safety: Where are we today? Ann NY Acad Sci 1054: 325–341
32. Nowrousian MR, Kasper C, Oberhoff C, et al (1996) Pathophysiology of cancer-related anemia. In: Smyth JF, Boogaerts MA, Ehmer BRM (eds) rhErythropoietin in cancer supportive treatment. Marcel Dekker, New York: 13–34
33. Bottomley SS (1998) Secondary iron overload disorders. Semin Hematol 35: 77–86
34. Eschbach JW, Adamson JW (1999) Iron overload in renal failure patients: changes since the introduction of erythropoietin therapy. Kidney Int Suppl 69: S35–S43.
35. Kaltwasser JP, Gottschalk R (1999) Erythropoietin and iron. Kidney Int Suppl 69: S49–S56
36. Weinberg ED (1999) Iron therapy and cancer. Kidney Int Suppl 69: S131–S134
37. Miceli MH, Dong L, Grazziutti ML, et al (2006) Iron overload is a major risk factor for severe infection after autologous stem cell transplantation: a study of 367 myeloma patients. Bone Marrow Transplant 37: 857–864
38. Butt NM, Clark RE (2003) Autografting as a risk factor for persisting iron overload in long-term survivors of acute myeloid leukaemia. Bone Marrow Transplant 32: 909–913
39. Altes A, Remacha AF, Sarda P, et al (2004) Frequent severe iron overload after stem cell transplantation and its possible association with invasive aspergillosis. Bone Marrow Transplant 34: 505–509
40. Armand P, Kim HT, Cutler CS, et al (2007) Prognostic impact of elevated pretransplantation serum ferritin in patients undergoing myeloablative stem cell transplantation. Blood 109: 4586–4588
41. Cermak J (2006) Erythropoietin administration may potentiate mobilization of storage iron in patients on oral iron chelation therapy. Hemoglobin 30: 105–112
42. Glimelius B, Linne T, Hoffman K, et al (1998) Epoetin beta in the treatment of anemia in patients with advanced gastrointestinal cancer. J Clin Oncol 16: 434–440
43. Cazzola M, Messinger D, Battistel V, et al (1995) Recombinant human erythropoietin in the anemia associated with multiple myeloma or non-Hodgkin's lymphoma: dose finding and identification of predictors of response. Blood 86: 4446–4453
44. Gabrilove JL, Cleeland CS, Livingston RB, et al (2001) Clinical evaluation of once-weekly dosing of epoetin alfa in chemotherapy patients: improvements in hemoglobin and quality of life are similar to three-times-weekly dosing. J Clin Oncol 19: 2875–2882
45. Cazzola M, Beguin Y, Kloczko J, et al (2003) Once-weekly epoetin beta is highly effective in treating anaemia patients with lymphoproliferative erythropoietin production. Br J Haematol 122: 386–393
46. Chang J, Couture F, Young S, et al (2005) Weekly epoetin alfa maintains hemoglobin, improves quality of life, and reduces transfusion in breast cancer patients receiving chemotherapy. J Clin Oncol 23: 2597–2605
47. Witzig TE, Silberstein PT, Loprinzi CL, et al (2005) Phase III, randomized, double-blind study of epoetin alfa compared with placebo in anemic patients receiving chemotherapy. J Clin Oncol 23: 2606–2617
48. Aapro M, Leonhard RC, Barnadas A, et al (2008) Effect of once weekly epoetin beta on survival in patients with metastatic breast cancer receiving anthracycline- and/or taxane-

48 based chemotherapy – results of the BRAVE study. J Clin Oncol 26:592–598.
49 Chu E, Einhorn LH, Lefebvre P (2006) Clinical benefits of once-weekly epoetin alfa in anemic patients with colorectal cancer receiving chemotherapy. J Supp Oncol 4: 243–250
50 Morishima Y, Ogura M, Yoneda S, et al (2006) Once-weekly epoetin-beta improves hemoglobin levels in cancer patients with chemotherapy-induced anemia: A randomized, double-blind, dose-finding study. Jpn J Clin Oncol 36: 655–661
51 Pirker R, Lehnert M, Minar W (2006) Once-weekly epoetin beta (30,000 IU) in anemic patients with lung cancer receiving chemotherapy. Lung Cancer 55: 89–94
52 Razzouk BI, Hord JD, Hockenberry M (2006) Double-blind, placebo-controlled study of quality of life, hematologic end points, and safety of weekly epoetin alfa in children with cancer receiving myelosuppressive chemotherapy. J Clin Oncol 24: 3583–3589
53 Abels R (1993) Erythropoietin for anaemia in cancer patients. Eur J Cancer 29A, S2–8
54 Cascinu S, Fedeli A, Del Ferro E, et al (1994) Recombinant human erythropoietin treatment in cisplatin-associated anemia: a randomized, double-blind trial with placebo. J Clin Oncol 12, 1058–1062
55 Henry DH, Abels RI (1994) Recombinant human erythropoietin in the treatment of cancer and chemotherapy-induced anemia: Results of double-blind and open-label follow-up studies. Semin Oncol 21(Suppl 3): 21–28
56 Sevelda P, Kurz C, Marth C, et al (1996) Prospective randomized placebo controlled trial of erythropoietin (Erypo) in patients with chronic tumor anemia and gynaecological cancer. Proc Am Soc Clin Oncol 15: 287
57 Glaspy J, Bukowski R, Steinberg D, et al (1997) Impact of therapy with epoetin alfa on clinical outcomes in patients with nonmyeloid malignancies during cancer chemotherapy in community oncology practice. Procrit Study Group. J Clin Oncol 15: 1218–1234
58 Pawlicki M, Jassem J, Bosze P, et al (1997) A multicenter study of recombinant human erythropoietin (epoetin alpha) in the management of anemia in cancer patients receiving chemotherapy. Anticancer Drugs 8: 949–957
59 Demetri GD, Kris M, Wade J, et al (1998) Quality-of-life benefit in chemotherapy patients treated with epoetin alfa is independent of disease response or tumor type: results from a prospective community oncology study. Procrit Study Group. J Clin Oncol 16: 3412–3425
60 Oberhoff C, Neri B, Amadori D, et al (1998) Recombinant human erythropoietin in the treatment of chemotherapy-induced anemia and prevention of transfusion requirement associated with solid tumors: a randomized, controlled study. Ann Oncol 9: 255–260
61 Littlewood TJ, Bajetta E, Nortier JWR, et al (2001) Effects of epoetin alfa on hematologic parameters and quality of life in cancer patients receiving nonplatinum chemotherapy: Results of a randomized, double-blind, placebo-controlled trial. J Clin Oncol 19: 2865–2874
62 Glaspy J, Degos L, Dicato M, et al (2002) Comparable efficacy of epoetin alfa for anemic cancer patients receiving platinum- and nonplatinum-based chemotherapy: a retrospective subanalysis of two large, community-based trials. Oncologist 7:126–135
63 Glaspy J, Jadeja JS, Justice G, et al (2001) A dose-finding and safety study of novel erythropoiesis stimulating protein (NESP) for the treatment of anaemia in patients receiving multicycle chemotherapy. Br J Cancer 84(Suppl 1): 17–23
64 Glaspy JA, Jadeja JS, Justice G, et al (2002) Darbepoetin alfa given every 1 or 2 weeks alleviates anaemia associated with cancer chemotherapy. Br J Cancer 87: 268–276
65 Kotasek D, Steger G, Faught W, et al (2003) Darbepoetin alfa administered every 3 weeks alleviates anaemia in patients with solid tumours receiving chemotherapy; results of a double-blind, placebo-controlled, randomised study. Eur J Cancer 39: 2026–2034
66 Smith RE, Jaiyesimi IA, Meza LA, et al (2001) Novel erythropoiesis stimulating protein (NESP) for the treatment of anemia of chronic disease associated with cancer. Br J Haematol 84: 24–30
67 Smith RE Jr, Tchekmedyian NS, Chan D, et al (2003) A dose- and schedule-finding study of darbepoetin alpha for the treatment of chronic anaemia of cancer. Br J Cancer 88: 1851–1858
68 Vansteenkiste J, Pirker R, Massuti B, et al (2002) Double-blind, placebo-controlled, randomized phase III trial of darbepoetin alfa in lung cancer patients receiving chemotherapy. J Natl Cancer Inst 94: 1211–1220
69 Canon JL, Vansteenkiste J, Bodoky G, et al (2006) Randomized, double-blind, active-controlled trial of every-3-week darbepoetin alfa for the treatment of chemotherapy-induced anemia. J Natl Cancer Inst 98: 273–284
70 Hesketh PJ, Arena F, Patel D, et al (2004) A randomized controlled trial of darbepoetin alfa administered as a fixed or weight-based dose using a front-loading schedule in patients with anemia who have nonmyeloid malignancies. Cancer 100: 859–868
71 Boccia R, Malik IA, Raja V, et al (2006) Darbepoetin alfa administered every three weeks is effective for the treatment of chemotherapy-induced anemia. Oncologist 11: 409–417
72 Charu V, Saidman B, Ben-Jacob A, et al (2005) Improvements in fatigue are associated with early treatment with darbepoetin alfa every 3 weeks in anemic patients receiving chemotherapy. J Support Oncol 3(Suppl 1): 14–15
73 Rearden T, Schwartzberg L, Mirtsching B, et al (2007) Evaluation of extended dosing intervals versus weekly dosing of darbepoetin alfa (DA): A phase 2 study in cancer patients (pts) with chemotherapy-induced anemia (CIA). Eur J Cancer 154(Suppl 5): Abstract 1141
74 Glaspy J, Henry D, Patel R, et al (2005) Effects of chemotherapy on endogenous erythropoietin levels and the pharmacokinetics and erythropoietic response of darbepoetin alfa: A randomised clinical trial of synchronous versus asynchronous dosing of darbepoetin alfa. Eur J Cancer 41: 1136–1145
75 Cella D (1997) The Functional Assessment of Cancer Therapy-Anemia (FACT-An) Scale: a new tool for the assessment of outcomes in cancer anemia and fatigue. Semin Hematol 34(Suppl 2): 13–19
76 Cella D, Bron D (1999) The effect of Epoetin alfa on quality of life in anemic cancer patients. Cancer Pract 7: 177–182
77 Cella D, Kallich J, McDermott A, et al (2004) The longitudinal relationship of hemoglobin, fatigue and quality of life in anemic cancer patients: results from five randomized clinical trials. Ann Oncol 15: 979–986
78 Cella D, Zagari MJ, Vandoros C, et al (2003) Epoetin alfa treatment results in clinically significant improvements in quality of life in anemic cancer patients when referenced to the general population. J Clin Oncol 21: 366–373
79 Cella D (1998) Factors influencing quality of life in cancer patients: anemia and fatigue. Semin Oncol 25(Suppl 7): 43–46

80 Jacobsen PB, Garland LL, Booth-Jones M, et al (2004) Relationship of hemoglobin levels to fatigue and cognitive functioning among cancer patients receiving chemotherapy. J Pain Symptom Manage 28: 7–18
81 Orhan B, Yalcin S, Nurlu G, et al (2004) Erythropoietin against cisplatin-induced peripheral neurotoxicity in rats. Med Oncol 21: 197–203
82 Vesey DA, Cheung C, Pat B, et al (2004) Erythropoietin protects against ischaemic acute renal injury. Nephrol Dial Transplant 19: 348–355
83 Sharples EJ, Thiemermann C, Yaqoob M (2005) Mechanisms of disease: cell death in acute renal failure and emerging evidence for a protective role of erythropoietin. Nat Clin Pract Nephrol 1: 87–97
84 Bianchi R, Brines M, Lauria G, et al (2006) Protective effect of erythropoietin and its carbamylated derivative in experimental cisplatin peripheral neurotoxicity. Clin Cancer Res 12: 2607–2612
85 Bianchi R, Gilardini A, Rodriguez-Menendez V, et al (2007) Cisplatin-induced peripheral neuropathy: neuroprotection by erythropoietin without affecting tumour growth. Eur J Cancer 43: 710–717
86 Porter JC, Leahey A, Polise K, et al (1996) Recombinant human erythropoietin reduces the need for erythrocyte and platelet transfusions in pediatric patients with sarcoma: a randomized, double-blind, placebo-controlled trial. J Pediatr 129: 656–660
87 Gamucci T, Thorel MF, Frasca AM, et al (1993) Erythropoietin for the prevention of anaemia in neoplastic patients treated with cisplatin. Eur J Cancer 29A: S13–14
88 de Campos E, Radford J, Steward W, et al (1995) Clinical and in vitro effects of recombinant human erythropoietin in patients receiving intensive chemotherapy for small-cell lung cancer. J Clin Oncol 13: 1623–1631
89 Del Mastro L, Venturini M, Lionetto R, et al (1997) Randomized phase III trial evaluating the role of erythropoietin in the prevention of chemotherapy-induced anemia. J Clin Oncol 15: 2715–2721
90 Wurnig C, Windhager R, Schwarmeis E, et al (1996) Prevention of chemotherapy-induced anemia by the use of erythropoietin in patients with primary malignant bone tumors (a double-blind, randomized, phase III study) Transfusion 36: 155–159
91 ten Bokkel Huinink WW, de Swart CA, van Toorn DW, et al (1998) Controlled multicenter study of the influence of subcutaneous recombinant human erythropoietin on anaemia and transfusion dependency in patients with ovarian carcinoma treated with platinum-based chemotherapy. Med Oncol 15: 174–182
92 Dunphy FR, Harrison BR, Dunleavy TL, et al (1999) Erythropoietin reduces anemia and transfusions. A randomised trial with or without erythropoietin during chemotherapy. Cancer 86: 1362–1367
93 Thatcher N, De Campos ES, Bell DR, et al (1999) Epoetin alpha prevents anaemia and reduces transfusion requirements in patients undergoing primarily platinum-based chemotherapy for small cell lung cancer. Br J Cancer 80: 396–402
94 Bamias A, Aravantinos G, Kalofonos C, et al (2003) Prevention of anemia in patients with solid tumors receiving platinum-based chemotherapy by recombinant human erythropoietin (rHuEpo): A prospective, open label, randomized trial by the hellenic cooperative oncology group. Oncology 64: 102–110
95 Grote T, Yeilding AL, Castillo R, et al (2005) Efficacy and safety analysis of epoetin alfa in patients with small-cell lung cancer: A randomized, double-blind, placebo-controlled trial. J Clin Oncol 23: 9377–9386
96 Moebus V, Lueck H, Thomssen C, et al (2007) The impact of epoetin-alpha on anemia, red blood cell (RBC) transfusions, and survival in breast cancer patients (pts) treated with dose-dense sequential chemotherapy: Mature results of an AGO phase III study (ETC trial). J Clin Oncol 25(Suppl): 569 (Abstract)
97 Leyland-Jones B, Semiglazov V, Pawlicki M, et al (2005) Maintaining normal hemoglobin levels with epoetin alfa in mainly nonanemic patients with metastatic breast cancer receiving first-line chemotherapy: A survival study. J Clin Oncol 23: 5960–5972
98 Lönnroth C, Svensson M, Wang W, et al (2008) Survival and erythropoietin receptor protein in tumours from patients randomly treated with rhEPO for palliative care. Med Oncol 25: 22–29
99 Henke M, Laszig R, Rübe C, et al (2003) Erythropoietin to treat head and neck cancer patients with anaemia undergoing radiotherapy: randomised, double-blind, placebo-controlled trial. Lancet 362: 1255–1260
100 Overgaard J, Hoff C, Sand Hansen H, et al (2007) Randomized study of the importance of novel erythropoiesis stimulating protein (Aranesp®) for the effect of radiotherapy in patients with primary squamous cell carcinoma of the head and neck (HNSCC). The Danish Head and Neck Cancer Group DAHANCA 10 randomized trial. Eur J Cancer 5 (Suppl 6): 7 (Abstract 6LB)
101 Vaupel P, Mayer A, Höckel M (2006) Impact of hemoglobin levels on tumor oxygenation: the higher, the better? Strahlenther Onkol 182: 63–71
102 Vaupel P, Mayer A (2007) Hypoxia in cancer: significance and impact on clinical outcome. Cancer Metastasis Rev 26: 225–239
103 Crawford J (2006) Erythropoietin-stimulating protein support and survival. Oncol 20 (8 Suppl 6): 39–43
104 Crawford J (2007) Erythropoietin: High profile, high scrutiny. J Clin Oncol 25: 1021–1023
105 Bokemeyer C, Aapro MS, Courdi A, et al (2007) EORTC guidelines for the use of erythropoietic proteins in anaemic patients with cancer: 2006 update. Eur J Cancer 43: 258–270
106 Rizzo JD, Somerfield MR, Hagerty KL, et al (2007) American Society of Clinical Oncology/American Society of Hematology 2007 Clinical Practice Guideline Update on the Use of Epoetin und Darbepoetin. J Clin Oncol 25: 1–17
107 Aapro MS, Link H (2008) September 2007 update on EORTC guidelines and anemia management with erythropoiesis-stimulating agents. Onkologist 13(Suppl 3): 33–36
108 Skillings JR, Sridhar FG, Wong C, et al (1993) The frequency of red cell transfusion for anemia in patients receiving chemotherapy. A retrospective cohort study. Am J Clin Oncol 16: 22–25
109 Abels R, Larholt K, Nelson R, et al (1994) Risk of transfusion in small cell lung cancer patients receiving chemotherapy. Blood 87(Suppl): 664a (Abstract 2642)
110 Thatcher N (1998) Management of chemotherapy-induced anemia in solid tumors. Semin Oncol 25(Suppl 7): 23–26
111 Carabantes FJ, Benavides M, Trujillo R, et al (1999) Epoetin alpha in the prevention of anemia in cancer patients undergoing platinum-based chemotherapy. A prospective randomised study. Proc Am Soc Clin Oncol 18: 596a (Abstract 2303)

112 Ray-Coquard I, Audhuy B, Facon T, et al (2007) Epoetin beta therapy in anemic patients with solid tumor or non myeloid hematological malignancies receiving chemotherapy: results of a large prospective cohort study. Eur J Cancer 5(Suppl): 154 (Abstract 1140)

113 Hensley ML, Lebeau D, Leon LF, et al (2001) Identification of risk factors for requiring transfusion during front-line chemotherapy for ovarian cancer. Gynecol Oncol 81: 485–489

114 Barrett-Lee PJ, Ludwig H, Birgegard G, et al (2006) Independent risk factors for anemia in cancer patients receiving chemotherapy: Results from the European Cancer Anaemia Survey. Oncol 70: 34–48

115 Couture F, Turner AR, Melosky B, et al (2005) Prior red blood cell transfusions in cancer patients increase the risk of subsequent transfusions with or without recombinant human erythropoietin management. Oncologist 10: 63–71

116 Quirt I, Kovacs M, Couture F, et al (2006) Patients previously transfused or treated with epoetin alfa at low baseline hemoglobin are at higher risk for subsequent transfusion: an integrated analysis of the Canadian experience. Oncologist 11: 73–82

117 NCCN Cancer- and treatment-related anemia (2007). www.nccn.org/professionals/physician:gls/PDF/anemia.pdf

118 European Medicines Agency (EMEA) PRESS RELEASE (2008) EMEA recommends a new warning for epoetins for their use in cancer patients. http://www.emea.europa.eu

119 Ludwig H, Fritz E, Leitgeb C, et al (1994) Prediction of response to erythropoietin treatment in chronic anemia of cancer. Blood 84: 1056–1063

120 Platanias LC, Miller CB, Mick R, et al (1991) Treatment of chemotherapy-induced anemia with recombinant human erythropoietin in cancer patients. J Clin Oncol 9: 2021–2026

121 Cazzola M, Ponchio L, Pedrotti C, et al (1996) Prediction of response to recombinant human erythropoietin (rHuEpo) in anemia of malignancy. Haematologica 81: 434–441

122 Henry D, Abels R, Larholt K (1995) Prediction of response to recombinant human erythropoietin (r-HuEPO/Epoetin-α) therapy in cancer patients. Blood 85: 1676–1678

123 Österborg A, Boogaerts MA, Cimino R, et al (1996) Recombinant human erythropoietin in transfusion-dependent anemic patients with multiple myeloma and non-Hodgkin's lymphoma – a randomized multicenter study. The European Study Group of Erythropoietin (Epoetin Beta) Treatment in Multiple Myeloma and Non-Hodgkin's Lymphoma. Blood 87: 2675–2682

124 Voigtmann R, Nowrousian MR, Essers U, et al (1996) rhEPO in the treatment of anemia associated with malignancy. In: Smyth JF, Boogaerts MA, Ehmer BRM (eds) rhErythropoietin in Cancer Supportive Treatment. Marcel Dekker, New York: 113–127

125 Beguin Y, Van Straelen G (2008) Prediction of response to rhEPO in the anemia of cancer. In: Nowrousian MR (ed) Recombinant human erythropoietin (rhEPO) in clinical oncology – scientific and clinical aspects of anemia in cancer. Springer; Wien, NewYork: 541–582

126 Steinmetz T, Hellmich M, Neise M, et al (2007) Prediction of the responsiveness to treatment with erythropoiesis-stimulating factors: a prospective clinical study in patients with solid tumors. Oncologist 12: 748–755

127 Littlewood TJ, Zagari M, Pallister C, et al (2003) Baseline and early treatment factors are not clinically useful for predicting individual response to erythropoietin in anemic cancer patients. Oncology 8: 99–107

128 Anon JB (2005) Pre-treatment erythropoietin levels cannot be used to predict individual response to epoetin alfa in anaemic cancer patients. Curr Med Res Opin 21(Suppl 2): S19–S21

129 Fishbane S, Galgano C, Langley RC Jr, et al (1997) Reticulocyte hemoglobin content in the evaluation of iron status of hemodialysis patients. Kidney Int 52: 217–222

130 Brugnara C (1998) Use of reticulocyte cellular indices in the diagnosis and treatment of hematological disorders. Int J Clin Lab Res 28: 1–11

131 Schaefer RM, Schaefer L (1999) Hypochromic red blood cells and reticulocytes. Kidney Int Suppl 69: S44–48

132 Tessitore N, Solero GP, Lippi G, et al (2001) The role of iron status markers in predicting response to intravenous iron in haemodialysis patients on maintenance erythropoietin. Nephrol Dial Transplant 16: 1416–1423

133 Arndt U, Kaltwasser JP, Gottschalk R (2005) Correction of iron-deficient erythropoiesis in the treatment of anemia of chronic disease with recombinant human erythropoietin. Ann Hematol 84: 159–166

134 Henry DH, Dahl NV, Auerbach M (2007) Intravenous ferric gluconate significantly improves response to epoetin alfa versus oral iron or no iron in anemic patients with cancer receiving chemotherapy. Oncologist 12: 231–242

135 Hedenus M, Birgegard G, Näsman P, et al (2007) Addition of intravenous iron to epoetin beta increases hemoglobin response and decreases epoetin dose requirement in anemic patients with lymphoproliferative malignancies: a randomized multicenter study. Leukemia 21: 627–32

136 Hedenus M, Adriansson M, San Miguel J, et al (2003) Efficacy and safety of darbepoetin alfa in anaemic patients with lymphoproliferative malignancies: a randomized, double-blind, placebo-controlled study. Br J Haematol 122: 394–403

137 Cavill I (2003) Intravenous iron as adjuvant therapy: a two-edged sword? Nephrol Dial Transplant 18(Suppl 8), viii24–viii28

138 Macdougall IC (2006) Experience with intravenous iron in nephrology. Semin Hematol 43(Suppl 6): S9–S12

139 Oberhoff C, Krumeich B, Petry KU, et al (2000) Effekt von rekombinantem humanen Erythropoetin auf den Transfusionsbedarf und die Hämoglobinkonzentration bei Patienten mit soliden Tumoren und chemotherapieinduzierter Anämie. Tumordiagn Ther 21: 15–25

140 Auerbach M, Ballard H, Trout JR, et al (2004) Intravenous iron optimizes the response to recombinant human erythropoietin in cancer patients with chemotherapy-related anemia: a multicenter, open-label, randomized trial. J Clin Oncol 22, 1301–1307

141 Vandebroek A, Gaede B, Altintas S, et al (2006) A randomized open-label study of darbepoetin alfa administered every 3 weeks with or without parenteral iron in anemic subjects with nonmyeloid malignancies receiving chemotherapy. J Clin Oncol 24(Suppl): 496s (Abstract 8612)

142 Katodritou E, Terpos E, Zervas K, et al (2007) Hypochromic erythrocytes (%): a reliable marker for recognizing iron-restricted erythropoiesis and predicting response to erythropoietin in anemic patients with myeloma and lymphoma. Ann Hematol 86: 369–376

143 Ludwig H (2006) Iron metabolism and iron supplementation in anemia of cancer. Semin Hematol 43(Suppl 6): S13–S17

144 Chertow GM, Mason PD, Vaage-Nilsen O, et al (2006) Update on adverse drug events associated with parenteral iron. Nephrol Dial Transplant 21: 378–382

145 Silverstein SB, Rodgers GM (2004) Parenteral iron therapy options. Am J Hematol 76: 74–78

146 Gascon P (2008) Are there risks for use of iron in cancer patients. In: Nowrousian MR (ed) Recombinant human erythropoietin (rhEPO) in clinical oncology – scientific and clinical aspects of anemia in cancer. Springer; Wien, New York: 703–712

147 Auerbach M, Ballard H, Glaspy J (2007) Clinical update: intravenous iron for anaemia. Lancet 369: 1502–1504

148 Sowade B, Sowade O, Mocks J, et al (1998) The safety of treatment with recombinant human erythropoietin in clinical use: a review of controlled studies. Int J Mol Med 1: 303–314

149 Ludwig H (2006) Epoetin beta in oncology: examining the current evidence. Future Oncol 2: 21–38

150 Boven K, Stryker S, Knight J, et al (2005) The increased incidence of pure red cell aplasia with an Eprex formulation in uncoated rubber stopper syringes. Kid Intern 67: 2346–2353

151 Casadevall N, Cournoyer D, Marsh J, et al (2004) Recommendations on haematological criteria for the diagnosis of epoetin-induced pure red cell aplasia. Eur J Haematol 73: 389–396

152 Bennett CL, Cournoyer D, Carson KR, et al (2005) Long-term outcome of individuals with pure red cell aplasia and antierythropoietin antibodies in patients treated with recombinant epoetin: a follow-up report from the Research on Adverse Drug Events and Reports (RADAR) Project. Blood 106: 3343–3347

153 Bohlius J, Wilson J, Seidenfeld J, et al (2006) Recombinant human erythropoietins and cancer patients: updated meta-analysis of 57 studies including 9353 patients. J Natl Cancer Inst 98: 708–714

154 Agency for Healthcare Research and Quality (AHRQ) (2006) Comparative effectiveness, review number 3: Comparative effectiveness of epoetin and darbepoetin for managing anemia in patients undergoing cancer treatment. www.effectivehealthcare.ahrq.gov/reports/final.cfm.

155 Benett CL, Silver SM, Djulbegovic B, et al (2008) Venous thromboembolism and mortality associated with recombinant erythropoietin and darbepoetin administration for the treatment of cancer-associated anemia. JAMA 299: 914–924

156 Ross SD, Allen IE, Henry DH, et al (2006) Clinical benefits and risks associated with epoetin and darbepoetin in patients with chemotherapy-induced anemia: A systematic review of the literature. Clin Ther 28: 801–831

157 Aapro M, Scherhag A, Burger HU (2008) Effect of treatment with epoetin-β on survival, tumour progression and thromboembolic events in patients with cancer: an updated meta-analysis of 12 randomised controlled studies including 2301 patients. Br J Cancer 99: 14–22

158 Österborg A, Aapro M, Cornes P, et al (2007) Preclinical studies of erythropoietin receptor expression in tumour cells: impact on clinical use of erythropoietic proteins to correct cancer-related anaemia. Eur J Cancer 43: 510–519

159 Sinclair AM, Todd MD, Forsythe K, et al (2007) Expression and function of erythropoietin receptors in tumors. Cancer 110: 477–488

160 Wright JR, Ung CY, Julian JA, et al (2007) Randomized, double-blind, placebo-controlled trial of erythropoietin in non-small-cell lung cancer with disease-related anemia. J Clin Oncol 25: 1027–1032

161 Smith RE Jr., Aapro MS, Ludwig H, et al (2008) Darbepoetin alpha for the treatment of anemia in patients with active cancer not receiving chemotherapy or radiotherapy: results of a phase III, multicenter, randomized, double-blind, placebo-controlled study. J Clin Oncol 26: 1040–1050

162 Hedenus M, Vansteenkiste J, Kotasek D, et al (2005) Darbepoetin alfa for the treatment of chemotherapy-induced anemia: disease progression and survival analysis from four randomized, double-blind, placebo-controlled trials. J Clin Oncol 23: 6941–6948

163 Ludwig H, Crawford J, Österborg A, et al (2007) Patient-level integrated analysis of data from 6 randomized, double-blind, placebo-controlled trials of darbepoetin alfa (DA) in patients (pts) with chemotherapy-induced anemia (CIA). Eur J Cancer 142(Suppl 5): (Abstract 1104)

164 Wilson J, Yao GL, Raffery J, et al (2007) A systematic review and economic evaluation of epoetin alpha, epoetin beta and darbepoetin alpha in anaemia associated with cancer, especially that attributable to cancer treatment. Health Technol Assess 11: 1–202

165 Pirker R, Ramlau R, Schuette W, et al (2007) A phase 3 randomized, double-blind, placebo-controlled study of patients with previously untreated extensive-stage small cell lung cancer (SCLC) treated with platinum plus etoposide chemotherapy with or without darbepoetin alfa. J Thorac Oncol 2(Suppl 4): S433 (Abstract PD6-3-6)

166 Thews G, Vaupel P (2005) Vegetative Physiologie. 5. A., Heidelberg, Springer: 286

167 Macdougall IC, Gray SJ, Elston O, et al (1999) Pharmacokinetics of novel erythropoiesis stimulating protein compared with epoietin alfa in dialysis patients. J Am Soc Nephrol 10: 2392–2395

168 Heatherington AC, Schuller J, Mercer AJ (2001) Pharmacokinetics of novel erythropoiesis stimulating protein (NESP) in cancer patients: preliminary report. Br J Cancer 84(Suppl 1): 11–16

169 Morreale A, Plowmann B, DeLattre M et al (2004) Clinical and economic comparison of epoetin alfa and darbepoetin alfa. Curr Med Res Opin 20: 381–395

170 Gascón P (2005) Evaluating erythropoietic agents for the treatment of anaemia in the oncology setting. Eur J Cancer 41: 2601–2612

171 Greil R, Thödtman R, Roila F, on behalf of the ESMO Guidelines Working Group (2008) Erythropoietins in cancer patients: ESMO Recommendations for use. Ann Oncol 19 (Suppl 2): ii 113–ii 115

M. R. Nowrousian, M. Poser

Die hämatopoetischen Wachstumsfaktoren G-CSF und GM-CSF

Die Hämatopoese wird von einer Reihe von Zytokinen reguliert, die als inter- und intrazelluläre Mediatoren wirken. Sie werden von aktivierten Zellen verschiedenen Typs wie z.B. T-Zellen, Makrophagen, NK-Zellen, Mastzellen, Basophilen, Endothelzellen, Fibroblasten oder Hepatozyten produziert. Wichtige Induktoren der Zytokinproduktion sind exo- oder endogene Pyrogene wie bakterielle oder virale Antigene, Lipopolysaccharide, IL-1 (Interleukin 1) und TNF (Tumornekrosefaktor).

> In der Regel sind Zytokine Glykoproteine mit einem Molekulargewicht von 10 bis 30 kD. Sie werden von spezifischen Rezeptoren an der Oberfläche ihrer Zielzellen gebunden und beeinflussen die Proliferation, Differenzierung, Ausreifung und den Aktivitätszustand dieser Zellen. Oft wirken sie pleotrop und überlappend und häufig auch synergistisch oder additiv. Zum Teil sind sie auch in der Lage, die Produktion und Freisetzung anderer Zytokine zu induzieren.

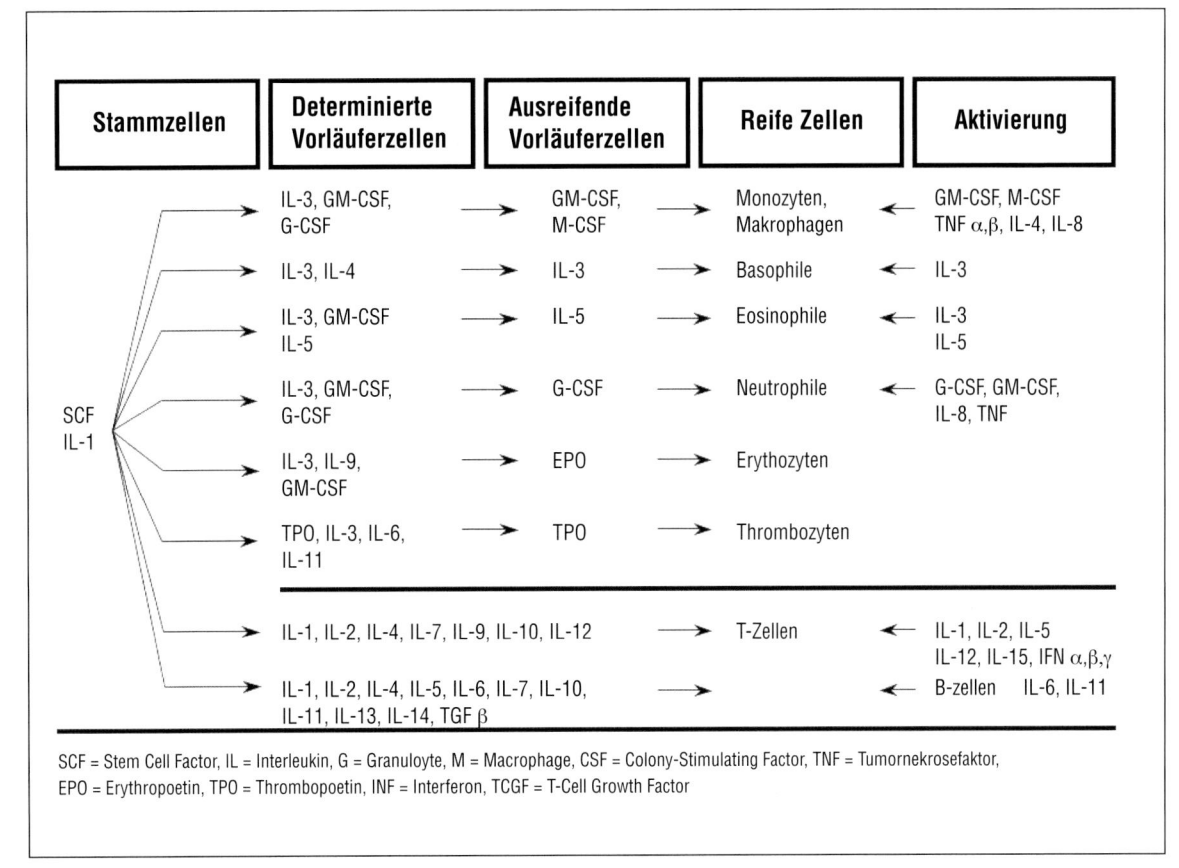

Stammzellen	Determinierte Vorläuferzellen	Ausreifende Vorläuferzellen	Reife Zellen	Aktivierung
	IL-3, GM-CSF, G-CSF	GM-CSF, M-CSF	Monozyten, Makrophagen	GM-CSF, M-CSF TNF α,β, IL-4, IL-8
	IL-3, IL-4	IL-3	Basophile	IL-3
	IL-3, GM-CSF IL-5	IL-5	Eosinophile	IL-3 IL-5
SCF IL-1	IL-3, GM-CSF, G-CSF	G-CSF	Neutrophile	G-CSF, GM-CSF, IL-8, TNF
	IL-3, IL-9, GM-CSF	EPO	Erythozyten	
	TPO, IL-3, IL-6, IL-11	TPO	Thrombozyten	
	IL-1, IL-2, IL-4, IL-7, IL-9, IL-10, IL-12		T-Zellen	IL-1, IL-2, IL-5 IL-12, IL-15, IFN α,β,γ
	IL-1, IL-2, IL-4, IL-5, IL-6, IL-7, IL-10, IL-11, IL-13, IL-14, TGF β			B-zellen IL-6, IL-11

SCF = Stem Cell Factor, IL = Interleukin, G = Granuloyte, M = Macrophage, CSF = Colony-Stimulating Factor, TNF = Tumornekrosefaktor, EPO = Erythropoetin, TPO = Thrombopoetin, INF = Interferon, TCGF = T-Cell Growth Factor

Abbildung 1. Hämatopoetische Wachstumsfaktoren und ihre Zielzellen.

Die im hämatopoetischen System aktiven Zytokine wirken trotz der Vielfältigkeit ihrer Effekte mit unterschiedlichen Schwerpunkten auf die Vorläuferzellen und reifen Zellen der verschiedenen Ziellinien (Abb. 1).

Der Stammzellfaktor stimuliert sowohl die Proliferation der lymphatischen als auch die der myeloischen Vorläuferzellen. Er kann allerdings nur im Synergismus mit einem linienspezifischen Wachstumsfaktor wirken und zu einer starken Proliferation der jeweiligen Zellreihe führen. Das IL-3 stimuliert die Proliferation und Differenzierung der myeloischen Stammzellen und determinierten Vorstufen der Eosinophilen, Basophilen, Megakaryozyten, Granulozyten/Makrophagen und Erythrozyten. Der GM-CSF (Granulocyte/Macrophage Colony-Stimulating Factor) hat ebenfalls eine wachstumsstimulierende Wirkung auf die verschiedenen myeloischen Vorläuferzellen, insbesondere jedoch auf die der Granulozyten und Monozyten. Er ist außerdem in der Lage, Neutrophile und Makrophagen in ihren Funktionen und in der Produktion von anderen Zytokinen, wie z.B. IL-1 und TNF, zu stimulieren. Im Vergleich zu GM-CSF haben G-CSF (Granulocyte Colony-Stimulating Factor) und M-CSF (Macrophage Colony-Stimulating Factor) eine beinahe linienspezifische Wirkung. Der G-CSF stimuliert das Wachstum der granulozytären Vorstufen und die Funktionen der Neutrophilen und der M-CSF das Wachstum der monozytären Vorstufen und die Funktionen der Monozyten und Makrophagen. Das Erythropoetin (EPO) fördert die Proliferation erythrozytärer Vorstufen und die Ausreifung dieser Zellen durch eine Verzögerung ihrer Apoptose. Das Zytokin wird hauptsächlich in der Niere und zu einem kleinen Teil in der Leber gebildet. Das zuletzt identifizierte und klonierte Thrombopoetin (TPO), auch als „Megakaryocyte Growth and Development Factor (MGDF)" bezeichnet, stimuliert die Proliferation der megakaryozytären Vorstufen und die Ausreifung der Thrombozyten. Es weist strukturelle Übereinstimmungen mit dem EPO auf. Die Lymphozytopoese wird von einer Reihe von Interleukinen reguliert, die z.T. auch in der Myelopoese aktiv sind (s. Abb. 1) [1–6].

Die bislang bekannten hämatopoetischen Wachstumsfaktoren sind in ihrer chemischen Struktur und der Struktur ihrer Rezeptoren und der Lokalisation der für sie kodierenden Gene weitgehend aufgeklärt. Sie können mit Hilfe von gentechnologischen Verfahren in größeren Mengen hergestellt und klinisch verfügbar gemacht werden. Ihre klinischen Eigenschaften und Indikationen jedoch sind weitgehend unbekannt und müssen erst in kontrollierten Studien herausgearbeitet werden.

> Bisher sind es lediglich drei Faktoren, die für die klinische Anwendung zugelassen worden sind, und zwar der rekombinante humane G-CSF (rhG-CSF) und der rhGM-CSF zur Verkürzung der Neutropeniedauer und Verminderung des neutropenischen Fiebers bei myelosuppressiver Therapie von nicht-myeloischen, malignen Erkrankungen und das rhEPO zur Therapie von renaler Anämie im Prädialyse- oder Dialyse-Stadium und cisplatininduzierter Anämie.

Dieses Kapitel beschäftigt sich mit der klinischen Anwendung von rhG-CSF und rhGM-CSF.

Neutropenie

Pathophysiologisch kann die Neutropenie Folge einer peripheren Destruktion oder Verteilungsstörung der Neutrophilen oder einer Minderproduktion dieser Zellen im Knochenmark sein. Letztere kann verursacht sein durch eine Knochenmarkerkrankung oder eine Infiltration des Knochenmarkes durch eine maligne Erkrankung oder eine Chemo- oder Radiotherapie. Besonders häufig sind Neutropenien bei Patienten mit hämatologischen Malignomen, insbesondere Patienten mit akuter Leukämie. Intensivierte Chemotherapien können ebenfalls zu schweren und lang anhaltenden Neutropenien führen. Für die Chemotherapie ist die Neutropenie der häufigste dosislimitierende Faktor. Je nach ihrer Schwere und Dauer kann sie die Durchführung der Chemotherapie erschweren oder sogar unmöglich machen. Die Ursache hierfür ist die enge Beziehung zwischen der Neutrophilenzahl im peripheren Blut und der Häufigkeit von Infektionen. Diese nimmt mit dem Abfall der Neutrophilenzahl unter 1000/µl deutlich zu und steigt stark an, wenn sie unter 500/µl oder sogar 100/µl fällt. Mit der Dauer der Neutropenie nimmt die Häufigkeit von Superinfektionen, insbesondere Pilzinfektionen, zu. Bei neutropenischen Infektionen hängt der Erfolg der antibiotischen Therapie nicht selten davon ab, ob die Neutrophilenzahl bald ansteigt oder nicht [7, 8].

Physiologische Funktion von G-CSF und GM-CSF

Physiologisch gesehen haben G-CSF und GM-CSF unterschiedliche Funktionen.
– G-CSF stimuliert vorzugsweise die Proliferation und Ausreifung der granulozytären Vorläuferzellen, beschleunigt den Übertritt der Neutrophilen aus dem Knochenmark in das periphere Blut und

steigert die chemotaktischen und phagozytären Eigenschaften dieser Zellen.
– GM-CSF stimuliert mehrere myeloische Ziellinien, fördert die Produktion von Neutrophilen, Monozyten und Eosinophilen, verlängert die Überlebenszeit der Neutrophilen und reduziert die Motilität dieser Zellen (s. Abb. 1). Er stimuliert außerdem die Produktion anderer, z.T. toxischer Zytokine.

Im Serum ist GM-CSF meist nicht oder nur in geringen Konzentrationen nachweisbar. Dies ist auch dann der Fall, wenn ein gesteigerter Bedarf an Neutrophilen besteht, wie z.B. nach Chemotherapie oder bei neutropenischen oder nicht-neutropenischen Infektionen. G-CSF hingegen ist gewöhnlich im Serum nachweisbar und zeigt ansteigende Konzentrationen, wenn Neutrophile benötigt werden. Er wird außerdem in hohen pharmakologischen Dosen gut vertragen, während GM-CSF schwere systemische Reaktionen hervorrufen kann. Werden vergleichbare Dosen der beiden Substanzen gegeben, führt G-CSF zu einem stärkeren Anstieg der Neutrophilenzahl als GM-CSF. Diese Unterschiede weisen auf G-CSF als den humoralen Faktor für die Produktion von Neutrophilen hin, während GM-CSF auf lokaler Ebene zu wirken und die Granulozytopoese und die Funktionen der Neutrophilen im Sinne einer gesteigerten und zielgerichteten Chemotaxis und einer größeren Ortsgebundenheit zu beeinflussen scheint [2, 3, 7, 9–13].

G-CSF und GM-CSF sind in ihrer natürlichen Form glykosyliert. Ihre rekombinanten Formen jedoch weisen z.T. keine Glykosylierung auf (Tabelle I). Welche physiologische Bedeutung die Glykosylierung hat, ist bislang unbekannt. Im Falle von G-CSF weist seine glykosylierte Rekombinante Lenograstim während der Applikation von 5 µg/kg/d s.c. signifikant niedrigere Konzentrationen im Serum (C_{max}, AUC) auf als seine nicht-glykosylierte Rekombinante Filgrastim. Ein signifikanter Unterschied in der mittleren Eliminationshalbwertzeit der beiden Rekombinanten besteht jedoch nicht. Bei Untersuchungen in vitro zeigt Lenograstim eine höhere spezifische Aktivität als Filgrastim (127 760 vs 100 000 IE/µg). Dieser Unterschied kann mit fehlender Glykosylierung des Filgrastims zusammenhängen, sie kann aber auch Folge des unterschiedlichen Herstellungsprozesses beider Präparate sein. In zwei randomisierten „Crossover"-Studien, die auf Milligrammbasis (10 µg/kg/d s.c. bzw. 5 µg/kg/d s.c.) bei gesunden Personen zur Mobilisierung peripherer hämatopoetischer Stammzellen durchgeführt wurden, bewirkte Lenograstim eine um 25–30 % höhere Konzentration der Stammzellen (CD34+, CFU-GM) als Filgrastim [14, 15]. In einer weiteren „Crossover"-Studie, diesmal mit bioäquivalenten Dosen der Medikamente (0,84 MU/kg/d [8,4 mg/kg/d] von Filgrastim und 0,82 MU/kg/d

[6,4 mg/kg/d] von Lenograstim) zeigte sich kein Unterschied in der Konzentration der mobilisierten Stammzellen [16]. Die Verträglichkeit der beiden Medikamente war in allen drei Studien vergleichbar. Ob der auf Milligrammbasis bei der Mobilisierung der peripheren Stammzellen bei gesunden Personen gefundene Unterschied zwischen Lenograstim und Filgrastim für die Anwendung dieser Medikamente in der primären oder sekundären Prophylaxe der Neutropenie von Bedeutung ist, bleibt offen. Hierzu gibt es bislang keine Studien [9, 12, 17].

Tabelle I. In Deutschland zugelassene Wachstumsfaktoren der Myelopoese.

Zytokin	Exprimierung	Glykosylierung	Handelsname
rhG-CSF:			
Filgrastim	E. coli	Nein	Neupogen
Lenograstim	CHO-Zellen	Ja	Granocyte
rhGM-CSF:			
Molgramostim	E. coli	Nein	Leukomax

rhG-CSF = „recombinant human granulocyte colony-stimulating factor"
rhGM-CSF = „recombinant human granulocyte/macrophage colony-stimulating factor"
CHO = „Chinese hamster ovary"

Für den GM-CSF scheint sich die Glykosylierung des Moleküls in Bezug auf die Mobilisierung peripherer Stammzellen eher nachteilig auszuwirken [18]. Andererseits ist von nicht-glykosylierten oder nur partiell glykosylierten Rekombinanten von GM-CSF bekannt, dass sie die Produktion von Antikörpern induzieren können, die gegen die nicht-glykosylierten Stellen des Moleküls gerichtet sind [17, 19–21].

Von dem rhG-CSF Filgrastim existiert außerdem eine pegylierte Form namens Pegfilgrastim mit etwa doppelt so hohem Molekulargewicht und dadurch nahezu aufgehobener renaler Clearance. Es wird stattdessen rezeptorvermittelt durch die neutrophilen Granulozyten abgebaut. Dies bewirkt eine gleichmäßige Stimulation der Hämatopoese während der gesamten Zeit der Neutropenie, die nach Restitution der Granulozyten rasch beendet wird. Durch diese grundsätzlich unterschiedliche Pharmakokinetik muss Pegfilgrastim wesentlich seltener appliziert werden als Filgrastim. So hat eine einmalige Applikation von 6 mg Pegfilgastrim pro Chemotherapiezyklus eine vergleichbare Wirkung gezeigt wie die tägliche Applikation von 5 µg/kg Filgrastim [22–26].

Indikationen für G-CSF und GM-CSF
Prophylaxe der Neutropenie
Konventionelle Chemotherapie

Primäre Prophylaxe

G-CSF und GM-CSF können chemotherapieinduzierte Neutropenien beeinflussen. Es gibt eine große Zahl von nicht-randomisierten und randomisierten Studien, die dies belegen [27–38]. Beide Wachstumsfaktoren sind in der Lage, die Schwere und Dauer der Neutropenie zu reduzieren, die Zahl der Fieber-, Antibiotika- und Krankenhaustage zu senken und eine begrenzte Steigerung der Dosisintensität der Chemotherapie zu ermöglichen. Ein sicherer Vorteil für das Überleben der Patienten hat sich allerdings in den meisten Studien nicht herausgestellt [9, 27–44]. Dies mag z.T. daran liegen, dass das Ausmaß der erreichten Steigerung der Dosisintensität für eine signifikante Verbesserung der Chemotherapieergebnisse meist nicht ausreicht. In zwei randomisierten Studien jedoch hat die mit Hilfe von G-CSF erreichte Verkürzung der Intervalle zwischen den Chemotherapiezyklen (von 21 auf 14 Tage) zu einer signifikanten Verbesserung der Therapieergebnisse, u.a. auch Überleben, geführt. Es handelte sich um Patienten mit kleinzelligem Bronchialkarzinom, die ACE (Doxorubicin, Cyclophosphamid, Etoposid) erhielten [45], bzw. um ältere Patienten (61–75 Jahre) mit hochmalignem Non-Hodgkin-Lymphom und einem primär erhöhten Laktatdehydrogenase (LDH)-Wert im Serum, die mit CHOP (Cyclophosphamid, Doxorubicin, Vincristin, Prednison) behandelt wurden [46]. Abgesehen von diesen Patientengruppen lassen die bisherigen Daten und die entstehenden Kosten keinen generellen Einsatz von rhG-CSF oder rhGM-CSF bei konventioneller Chemotherapie rechtfertigen (Tabelle II, III). Bei derartigen Chemotherapien liegt die Rate von Infektionen in der Regel unter 15 %. Meist handelt es sich dabei um Infektionen, die antibiotisch erfolgreich behandelt werden können. Die Anwendung von rhG-CSF oder rhGM-CSF würde hier eine Belastung für den Patienten darstellen und auch unnötige Kosten verursachen.

Anders sind die Verhältnisse bei intensivierten Chemotherapien, die regelmäßig mit schweren und lang anhaltenden Neutropenien einhergehen [47]. Nach einer Definition der „*American Society of Clinical Oncology* (ASCO)" sind es Chemotherapien, bei denen in mehr als 20 % der Fälle eine neutropenische Infektion zu erwarten ist (Tabelle II) Hier kann der primäre Einsatz von G-CSF oder GM-CSF eine ca. 50 %ige Reduktion der Infektionsrate bewirken und auch kosteneffektiv sein [48–51].

> Die aktualisierten Richtlinien des „*National Comprehensive Cancer Network* (NCCN)" der USA sowie in Europa die *European Organisation for Research and Treatment of Cancer* (EORTC) empfehlen eine generelle prophylaktische G-CSF-Gabe bereits ab einem 20%igen Risiko, eine febrile Neutropenie zu entwickeln. Bei Vorliegen weiterer Risikofaktoren für eine schwere Infektkomplikation (Tabelle IV) soll die Prophylaxe bereits ab einem Risiko zwischen 10 und 20% in Erwägung gezogen werden.

Hierbei geht auch die Therapieintention (kurativ, palliativ etc.) in die Entscheidungsfindung ein. Für kurativ behandelte Patienten soll die Indikation zur G-CSF-Gabe großzügiger gestellt werden. Im Falle hochpalliativer Konzepte wird eher eine Dosisreduktion der Chemotherapie zur Vermeidung schwerer Neutropenien empfohlen. Das Ziel der NCCN–Empfehlungen liegt dabei in erster Linie in der Vermeidung stationärer Krankenhausaufenthalte (Abbildung 2) [52, 53a].

Tabelle II. Indikationen für rhG-CSF oder rhGM-CSF bei Patienten mit malignen Erkrankungen.

1. Prophylaxe der Neutropenie:

Primäre Prophylaxe:
- Chemotherapien, bei denen in > 20 % der Fälle neutropenische Infektionen zu erwarten sind
- Weniger myelosuppressive Chemotherapie, aber Risikofaktoren für neutropenische Infektionen (s. Tabelle 4)

Sekundäre Prophylaxe:
- Febrile Neutropenien während vorausgegangener Chemotherapiezyklen
- Prolongierte und zur Dosisreduktion oder Intervallverlängerung zwingende Neutropenien während vorausgegangener Chemotherapiezyklen, wenn sie mit einer Verschlechterung der Chemotherapieergebnisse vergesellschaftet sind

2. Neutropenische Infektionen:
- Bei Risikofaktoren für eine Verschlechterung der Infektion, wenn Neutropenie anhält (s. Tabelle 4)

3. Allogene oder autologe Stammzelltransplantation:
- Zur Mobilisierung peripherer Stammzellen und raschen Restitution der Myelopoese nach Transplantation

4. Myelodysplasie:
- Intermittierende Applikation bei schwerer Neutropenie und rezidivierenden Infektionen

5. Akute myeloische Leukämie:
- Bei Risikopatienten wie z.B. älteren Patienten (> 55 Jahre) zur Verkürzung der Neutropeniedauer nach Remissionsinduktion oder -konsolidierung

6. Akute lymphatische Leukämie:
- Im Rahmen von etablierten Therapieprotokollen zur Reduktion der Neutropeniedauer und der Infektreduktionshäufigkeit

Tabelle III. Ungeeignete oder ungesicherte Anwendungen von G-CSF oder GM-CSF.

- Primäre Prophylaxe der Neutropenie bei Chemotherapien mit < 20 % neutropenischen Infektionen und ohne sonstige Risikofaktoren (s. Tabelle 4)
- Sekundäre Prophylaxe der Neutropenie, wenn Dosisreduktion der Zytostatika oder Verlängerung der Intervalle die Ergebnisse nicht verschlechtert
- Zur Steigerung der Dosisintensität außerhalb von klinischen Studien
- Afebrile Neutropenie
- Febrile Neutropenie ohne Risikofaktoren (s. Tabelle 4) für eine Verschlechterung der Infektion, wenn Neutropenie anhält
- Kontinuierliche Behandlung bei Myelodysplasie
- Parallel zur Chemotherapie oder Radiotherapie
- „Priming" leukämischer Zellen bei der akuten myeloischen Leukämie (AML)
- „Priming" hämatopoetischer Stammzellen vor Chemotherapie
- Im Falle von GM-CSF bei Autoimmunerkrankungen oder chronisch-inflammatorischen Prozessen

Nicht indiziert sind rhG-CSF oder rhGM-CSF bei Patienten mit afebriler Neutropenie (s. Tabelle III).

Tabelle IV. Risikofaktoren für die Entwicklung oder Verschlechterung eines neutropenischen Fiebers*.

- Präexistierende Neutropenien (z.B. durch die maligne Erkrankung)
- Extensive Vorchemotherapien
- Vorbestrahlung von Skelettanteilen mit größeren Knochenmarkvolumina (z.B. Becken)
- Wiederholtes neutropenisches Fieber während Chemotherapie in der Vorgeschichte
- Fortgeschrittenes Tumorstadium, schlechter Allgemeinzustand, reduzierte immunologische Abwehrsituation, aktive Infektion oder offene Wunden

Risikofaktoren für die Verschlechterung eines Fiebers bei anhaltender Neutropenie:
- Pneumonie
- Hypotonie
- Multiple Organdysfunktionen
- Systemische Pilzinfektion

* außer Neutropenie selber

In einer prospektiv randomisierten und placebokontrollierten Studie hat sich herausgestellt, dass bei afebrilen Patienten mit schwerer Neutropenie die Applikation von rhG-CSF keinen Einfluss auf die Rate der Hospitalisierung, der bakteriologisch nachgewiesenen Infektionen, der Dauer der parenteralen antibiotischen Behandlung und des Aufenthaltes im Krankenhaus hat [54].

Nicht indiziert sind rhG-CSF oder rhGM-CSF auch zur Steigerung der Dosisintensität der Zytostatika im Bereich der konventionellen Chemotherapie, wenn die Patienten die geplante Dosisintensität gut tolerieren (Tabelle III).

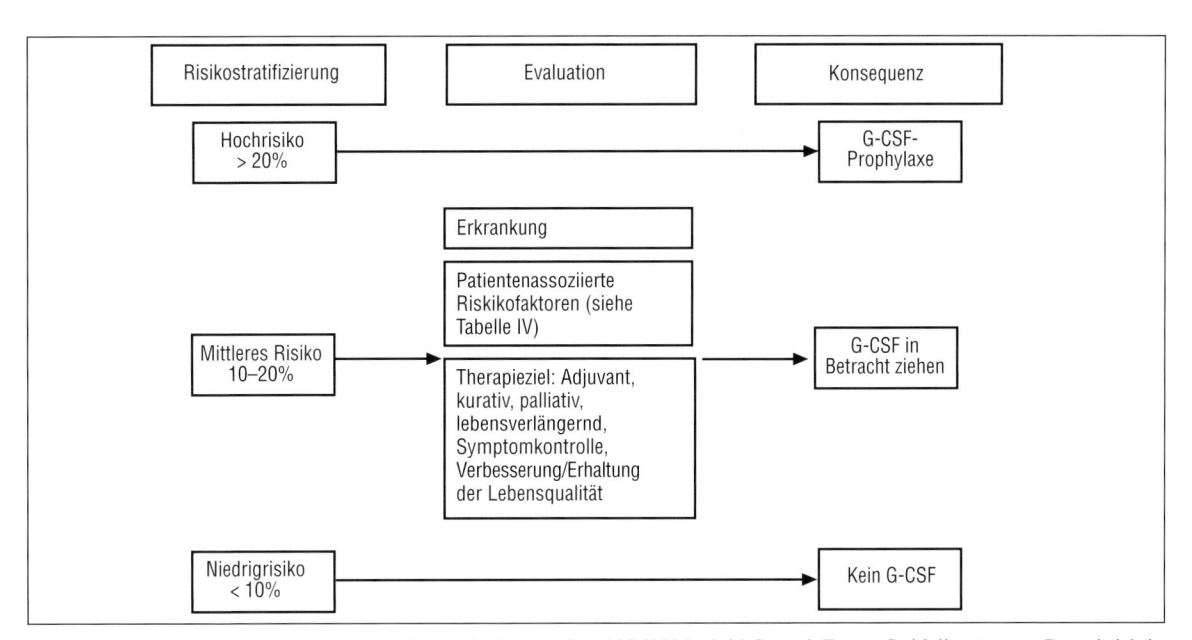

Abbildung 2. Anwendung von G-CSF gemäß Empfehlungen der „NCCN Myeloid Growth Factor Guidelines" unter Berücksichtigung des Risikos, eine febrile Neutropenie zu entwickeln.

In einer randomisierten Studie wurde von einem protektiven Effekt von rhGM-CSF berichtet, wenn das Zytokin für die Dauer von 5 Tagen bis einen Tag vor der Chemotherapie gegeben wurde. Dabei reduzierten sich die Häufigkeit schwerer Neutropenien und die Schwere und Dauer der Thrombozytopenie [55]. Eine Bestätigung dieser Daten liegt bislang nicht vor und eine derartige als „Priming" bezeichnete Anwendung von rhGM-CSF ist experimentell und klinischen Studien vorbehalten (s. Tabelle III).

In einer Studie an 57 Patienten mit Multiplem Myelom wurde das Ansprechen auf eine Einzeldosis von G-CSF (5 µg/kg) nach Hochdosischemotherapie, jedoch vor der Stammzelltransplantation, untersucht. Dabei ergab sich ein signifikanter Zusammenhang zwischen dem Anstieg der Leukozyten innerhalb von 12 bis 14 Stunden nach der Applikation von G-CSF und dem Auftreten von Infektionen in der Neutropenie. Die Autoren beschreiben dies als eine neue Möglichkeit der frühzeitigen Identifikation von Hochrisiko-Patienten noch vor Einsetzen der Granulozytopenie [56]. Ob sich diese Ergebnisse auf andere Krankheitsentitäten übertragen lassen, muss in weiteren Studien geprüft werden.

Sekundäre Prophylaxe

RhG-CSF oder rhGM-CSF werden häufig bei Patienten eingesetzt, bei denen während der Chemotherapie neutropenische Komplikationen wie Infektion, Notwendigkeit einer Dosisreduktion von Zytostatika oder einer Verlängerung der Intervalle zwischen den Chemotherapiezyklen aufgetreten sind. In der Literatur gibt es nur vereinzelt Studien, die sich mit der Effizienz dieses Vorgehens beschäftigt haben. In einer dieser Studien wurden Patienten, bei denen zuvor neutropenische Infektionen aufgetreten waren, mit derselben Zytostatikadosierung weiterbehandelt und erhielten zusätzlich rhG-CSF. Die Rate des neutropenisch bedingten Fiebers sank von 100 % auf 23 % und die Dauer der Neutropenie (Grad IV) von 6 auf 3 Tage [30, 48]. In einer Studie bei Patienten, bei denen die Therapieintervalle wegen Neutropenie verlängert werden mussten, führte eine zwischen den Chemotherapiezyklen durchgeführte Behandlung mit rhG-CSF dazu, dass die Dosisintensität der Zytostatika aufrechterhalten werden konnte [57]. In einer randomisierten Studie erhielten Patienten, bei denen während des ersten Chemotherapiezyklus eine Neutropenie aufgetreten war, ab dem 2. Zyklus rhGM-CSF oder Placebo. Die Behandlung mit rhGM-CSF führte zwar zu einer signifikanten Verkürzung der Neutropeniephase; in 58 % der Fälle jedoch traten Nebenwirkungen auf, meist als Fieber [58].

Bei der Diskussion über die sekundäre Prophylaxe mit rhG-CSF oder rhGM-CSF muss berücksichtigt werden, dass es sich in der Regel um Patienten handelt, die sich bereits als Risikopatienten herausgestellt haben. Bei ihnen besteht eine hohe Wahrscheinlichkeit von neutropenischen Infektionen oder die Notwendigkeit der Reduktion der Dosisintensität der Medikamente. Würde man hier das von ASCO für eine primäre Prophylaxe mit rhG-CSF oder rhGM-CSF festgelegte Kriterium zugrunde legen, wären diese Patienten Kandidaten für eine Behandlung mit rhG-CSF oder rhGM-CSF. Die wenigen Daten in der Literatur zeigen, dass bei diesen Patienten eine sekundäre Prophylaxe, insbesondere mit rhG-CSF, helfen kann, die Chemotherapie unter Reduktion neutropenischer Infektionen und Beibehaltung der Dosisintensität fortsetzen zu können. Dies kann bei Tumorerkrankungen, bei denen die Dosisintensität der Zytostatika auch im konventionellen Bereich eine wichtige Rolle spielt, von erheblicher therapeutischer Bedeutung sein. Deshalb kommen Patienten mit derartigen Malignomen für eine sekundäre Prophylaxe in Frage. Allerdings muss bei Patienten, bei denen die Dosisintensität ohne Nachteile für den therapeutischen Effekt herabgesetzt werden kann, auch an eine Reduktion der Zytostatikadosis oder Verlängerung der Therapiezyklen als Alternative gedacht werden [47, 48, 50, 51] (Tabelle II).

Dosierung und Applikationszeitplan

Die myelopoetischen Effekte von rhG-CSF oder rhGM-CSF sind dosisabhängig. Für den supportiven Einsatz von rhG-CSF bei konventioneller Chemotherapie wird eine Dosierung von 5 µg/kg/d s.c. empfohlen [50, 51, 59–62]. Niedrigere Einzeldosen und weniger häufige Applikationen (z.B. jeden zweiten Tag) sind in einzelnen Studien überprüft worden und könnten bei Patienten mit intermediärem Risiko einer Neutropenie ausreichen [61, 63–66]. In einer prospektiv randomisierten und placebokontrollierten „Crossover"-Studie bei Patienten mit soliden Tumoren und Chemotherapie haben 2 µg/kg/d s.c. Lenograstim den gleichen protektiven Effekt gezeigt wie 5 µg/kg/d s.c. [63]. Für rhGM-CSF wird eine Dosierung von 250 µg/m²/d s.c. empfohlen [30, 31]. Allerdings ist auch hier eine kosteneffektive Dosierung nicht definiert. Jedenfalls sollte sowohl für rhG-CSF als auch für rhGM-CSF die individuell berechnete Dosis zu dem nächstverfügbaren Ampulleninhalt abgerundet werden, um die Kosten der Therapie in Grenzen zu halten. Ein klinisch relevanter

Verlust an Therapieeffizienz ist dabei nicht zu erwarten [50, 51].
Bei Verwendung der pegylierten Form von Filgrastim erscheint eine Festdosis von 6 mg für alle Patienten, unabhängig vom Körpergewicht, ausreichend. Aufgrund der veränderten Pharmakokinetik wird Pegfilgrastim nur einmal pro Chemotherapiezyklus verabreicht, und zwar einen Tag nach Abschluss der Chemotherapie. Die Substanz behält ihre Wirkung durch den Nadir hindurch bei, bis zur Restitution der neutrophilen Granulozyten, von denen sie abgebaut wird. Dies ist vor allem für Patienten mit länger dauernder Neutropenie oder unsicherer Compliance von Vorteil, da die tägliche Applikation der Substanz entfällt. Wegen des deutlich höheren Preises muss Pegfilgrastim jedoch für ausgewählte Patienten vorbehalten bleiben [22–26].
Die Tagesdosen von rhG-CSF oder rhGM-CSF können als Einzelgabe oder aufgeteilt in zwei Dosen verabfolgt werden. Mit der Behandlung wird im Allgemeinen 1–3 Tage nach der letzten Chemotherapiedosis eines jeden Zyklus begonnen. Dieser Zeitpunkt kann jedoch variieren und je nach Chemotherapieprotokoll bis zu 2–3 Tagen vor dem zu erwartenden Nadir der Neutrophilenzahl reichen. Der optimale Zeitpunkt für den Start der rhG-CSF-Gabe scheint um den Tag 6 nach Chemotherapiebeginn zu liegen [67, 68]. G-CSF oder GM-CSF werden in jedem Zyklus abgesetzt, wenn die Neutrophilenzahl zur Norm zurückgekehrt ist.

Nebenwirkungen

RhG-CSF und rhGM-CSF sind bei den hier besprochenen Dosierungen gut verträglich. In 10%–20% der Fälle können Skelettschmerzen auftreten, die sich durch Zweiteilung der Tagesdosis oder Gabe von Analgetika positiv beeinflussen lassen. RhG-CSF kann parallel zu dem Anstieg der Leukozytenzahl einen Anstieg der alkalischen Phosphatase, LDH und Harnsäure im Serum verursachen, der reversibel ist. RhGM-CSF kann in 10–25% der Fälle einen Hautausschlag, eine Lethargie oder eine Myalgie verursachen und in 10–45% der Fälle zu schmerzhaften Rötungen der Injektionsstellen führen [9, 28]. Unter höheren Dosierungen von rhGM-CSF (> 10 µg/kg/d) können Pleura- oder Perikardergüsse auftreten.

RhGM-CSF sollte bei Patienten mit Autoimmunerkrankungen oder chronischen inflammatorischen Prozessen mit Vorsicht angewandt werden, da Reaktivierungen dieser Prozesse beschrieben worden sind [9, 10, 69].

In einer Studie ist eine Assoziation zwischen einer schweren atypischen Neuropathie und der Behandlung mit rhG-CSF oder rhGM-CSF und Vincristin beobachtet worden [70]. Dabei sollen die kumulative Dosis von Vincristin, die Höhe der individuellen Dosierung und die Zahl der Dosen im ersten Zyklus eine besondere Rolle spielen. Die Anwendung von rhG-CSF oder rhGM-CSF während der Mediastinalbestrahlung kann mit einer gesteigerten pulmonalen Toxizität der Letzteren einhergehen. Eine Anwendung von rhG-CSF oder rhGM-CSF bei einer simultan durchgeführten Chemo-/Radiotherapie sollte vermieden werden, da sie eine schwere Thrombozytopenie verursachen kann [50, 51]. Eine sehr seltene aber klinisch nicht einfach zu diagnostizierende Komplikation der Behandlung mit rhG-CSF oder rhGM-CSF ist eine als reversible beschriebene Leukenzephalopathie, die mit fokalem epileptischem Status einhergeht. Das klinische Bild ist gekennzeichnet durch ein akutes, 5–6 Tage nach Therapiebeginn einsetzendes Syndrom mit Desorientiertheit, Agitation, kortikaler Erblindung und fokalem motorischem sowie psychomotorischem Anfall. Der Blutdruck ist normal und die Computertomographie des Gehirns sowie Untersuchungen des Liquors zeigen keine Besonderheiten. Im EEG finden sich im okzipitalen oder okzipitotemporalen Bereich fokale Veränderungen [71]. Differentialdiagnostisch muss an eine zerebrale Ischämie gedacht werden, die durch Kernspintomographie ausgeschlossen werden sollte [72]. Die Behandlung der rhG- oder rhGM-CSF-assoziierten Enzephalopathie besteht in Gabe von Antikonvulsiva und Absetzen des Zytokins. Eine bis zwei Wochen hiernach bilden sich die Symptome und die Auffälligkeiten im EEG komplett zurück. Sie treten allerdings erneut auf, wenn das Zytokin wieder gegeben wird, auch dann, wenn ein Wechsel des Zytokins vorgenommen wird [71]. Deshalb sollten Patienten, die unter rhG-CSF oder rhGM-CSF eine Enzephalopathie entwickelt haben, diese Zytokine nicht mehr erhalten. Eine ebenfalls sehr seltene Komplikation der Behandlung mit rhG-CSF oder rhGM-CSF ist eine Anaphylaxie, die vereinzelt berichtet worden ist [73–75]. Unter der Behandlung mit rhG-CSF ist vereinzelt eine Hypoglykämie beobachtet worden, die mit hoher Leukozytenzahl assoziiert war [76].

Bei einem starken Anstieg der Neutrophilenzahl (> 20000/µl) unter der Behandlung mit rhG-CSF nach Chemotherapie kann es zu einer pulmonalen Sequestration der Neutrophilen und in bis zu 21% der Fälle zur Entwicklung einer interstitiellen Pneumonie und eines sog. „adult respiratory distress syndrome" (ARDS) kommen [77–80].

Klinische und laborchemische Zeichen dieser Entwicklung sind außer ansteigender und hoher Leukozytenzahl Fieber, trockener Husten, Hypoxie, feines Knisterrasseln über den Lungen, Anstieg der Serum-LDH und des C-reaktiven Proteins (CRP) sowie röntgenologische Zeichen einer interstitiellen Pneumonie. Letztere stellen sich im Computertomogramm besser dar als bei konventionellen Aufnahmen. Die Prophylaxe der rhG-CSF-assoziierten Pneumonitis besteht darin, dass hohe Leukozytenzahlen durch rechtzeitiges Absetzen des Medikamentes vermieden werden. Ist einmal eine solche Pneumonitis aufgetreten, kann ihr in den darauf folgenden Chemotherapiezyklen durch eine Reduktion der rhG-CSF-Dosis und Vermeidung hoher Leukozytenzahlen vorgebeugt werden. Die rhG-CSF-assoziierte Pneumonitis ist zwar eine vermeidbare und bezogen auf die Gesamtzahl der behandelten Patienten seltene Komplikation, sie muss jedoch rasch behandelt werden, da vereinzelt Todesfälle berichtet worden sind. Zur Therapie wird neben dem Absetzen des Zytokins eine sofortige Applikation von Corticosteroiden empfohlen [77, 78].

Andere Neutropenien

Myelodysplastisches Syndrom

Myelodysplastische Syndrome (MDS) sind charakterisiert durch eine progrediente und refraktäre Zytopenie, die mit zellulären Dysfunktionen einhergeht und auf einer Reifungsstörung der myeloischen Zellen beruht und mindestens zwei, im Allgemeinen jedoch alle drei Zelllinien betrifft. Über die Effekte von rhG-CSF oder rhGM-CSF bei Myelodysplasien gibt es eine Anzahl von nicht-kontrollierten Studien, die zeigen, dass beide Faktoren in der Lage sind, die Granulozytopoese zu stimulieren [81, 82]. Die Ansprechrate für rhG-CSF oder rhGM-CSF liegt im Mittel bei 77 % bzw. 63 % und die Rate der sich entwickelnden akuten myeloischen Leukämien bei 14 % bzw. 16 % [82]. Letztere ist vergleichbar mit der Rate der akuten Leukämien, die bei MDS auch ohne Behandlung mit einem Wachstumsfaktor vorkommen. Bei etwa 10 % der Patienten, die mit rhGM-CSF behandelt worden sind, ist auch ein Anstieg der Thrombozytenzahl beobachtet worden. Andererseits sind auch fallende Thrombozytenzahlen beschrieben worden, so dass der Effekt dieses Zytokins auf die Thrombozytopoese sehr unsicher ist. Bei einer Therapie mit rhG-CSF oder rhGM-CSF scheinen z.T. niedrige Dosen ($\leq$ 1 µg/kg/d s.c.) der Zytokine für ein Ansprechen der Granulozytopoese auszureichen. Die Therapie sollte deshalb mit einer niedrigen Dosis beginnen. Die Dosis kann gesteigert werden, wenn kein Ansprechen zustande kommt [82]. Bislang fehlen kontrollierte klinische Studien, die Vorteile einer Therapie mit rhG-CSF oder rhGM-CSF für das Überleben der Patienten mit Myelodysplasie zeigen [81, 82]. Eine Reduzierung der Infektionshäufigkeit scheint jedoch erreicht zu werden [83, 84].

> Eine Therapie mit rhG-CSF oder rhGM-CSF sollte deshalb nur bei Patienten erwogen werden, die unter schwerer Neutropenie mit rezidivierenden Infekten leiden, oder Patienten, bei denen die Infektion auf Antibiotika nicht anspricht, und Patienten mit systemischen Pilzinfektionen (s. Tabelle II) [50, 51]. Auch zur Verkürzung der neutropenischen Phase nach einer intensiven Chemotherapie käme eine Behandlung mit rhG-CSF oder rhGM-CSF in Frage [85].

In all diesen Fällen jedoch sollte die Therapie nur intermittierend durchgeführt werden. Eine kontinuierliche Behandlung mit rhG-CSF oder rhGM-CSF ist nicht zu empfehlen (s. Tabelle III) [50, 51].
Einige klinische Studien zeigen, dass bei Myelodysplasie die Ansprechrate der Anämie auf rekombinantes humanes Erythropoetin (rhEPO) durch die zusätzliche Gabe von rhG-CSF gesteigert werden kann [86–90]. Dies mag auf einen synergistischen Effekt der beiden Zytokine zurückzuführen sein, wie er bei In-vitro-Untersuchungen für das Wachstum der frühen erythropoetischen Vorstufen, BFU-E (burst-forming unit erythroid) gezeigt worden ist [91–93]. Es ist auch gezeigt worden, dass unter der Kombination von rhG-CSF und rhEPO im Knochenmark von Patienten mit Myelodysplasie das Ausmaß der ineffektiven Hämatopoese, d.h. der Anteil der apoptotischen Zellen, abnimmt [94]. Ohne rhG-CSF liegt die Ansprechrate der Anämie bei Myelodysplasie nach den Daten einer großen Studie bei 28 % [95, 96] und den Daten einer Metaanalyse von mehreren Studien bei 16 % [95, 97]. Das Ansprechen wird in der Literatur je nach dem untersuchten Patientenkollektiv sehr unterschiedlich angegeben und hängt u.a. vom Subtyp der Myelodysplasie ab [95–99]. Die in der genannten Metaanalyse für refraktäre Anämie (RA), refraktäre Anämie mit Ringsideroblasten (RARS) und refraktäre Anämie mit „Exzess" von Blasten (RAEB) ermittelten Ansprechraten liegen bei 22 %, 8 % bzw. 23 % [97]. Durch eine Kombination von rhEPO mit rhG-CSF steigt die Ansprechquote der Anämien auf insgesamt 41 % an [87–90]. Besonders interessant ist der Anstieg der Ansprechquote bei RAEB, die auf 52 % ansteigen soll [87, 88]. Von GM-CSF wird ebenfalls berichtet, dass er das Ergebnis der Behandlung mit rhEPO ver-

bessert [100–103]. RhGM-CSF wird jedoch weniger gut vertragen als rhG-CSF, und von In-vitro-Untersuchungen ist bekannt, dass rhGM-CSF die Proliferation myelodysplastischer Zellen stärker stimuliert als rhG-CSF [104].

Akute myeloische Leukämie (AML)

Bei der AML gibt es eine Anzahl von randomisierten und z.T. speziell bei älteren Patienten durchgeführten Studien, die in überwiegender Zahl eine Verkürzung der Neutropeniephase durch die Anwendung von rhG-CSF oder rhGM-CSF nach Remissionsinduktion oder Konsolidierung zeigen (Tabelle V) [105–114]. Einige Studien zeigen auch eine signifikante Erniedrigung der Infektionshäufigkeit oder Dauer des Fiebers [107–112]. Aus den bisherigen Studien geht außerdem hervor, dass die Anwendung von rhG-CSF oder rhGM-CSF keinen nachteiligen Effekt auf das Ergebnis der Behandlung im Sinne einer Stimulation leukämischer Zellen hat, wenn sie im Anschluss an die Chemotherapie erfolgt. Die einzige Ausnahme ist eine Studie mit rhGM-CSF, bei der die zytokinbehandelte Gruppe häufiger eine Persistenz der AML und eine niedrigere Rate an kompletten Remissionen zeigte [110]. In vier weiteren Studien mit rhGM-CSF, die bei älteren Patienten durchgeführt wurden, hatte die Behandlung mit diesem Zytokin in allen vier Studien keinen signifikanten Effekt auf die Rate der kompletten Remissionen, während sie in einer Studie eine signifikante Verbesserung des Überlebens und in einer anderen Studie des krankheitsfreien Überlebens bewirkte (Tabelle V) [107–109, 111]. In einer ebenfalls bei älteren Patienten durchgeführten Studie mit rhG-CSF wurde eine signifikant höhere Rate an kompletten Remissionen beobachtet, die sich allerdings auf das Überleben der Patienten nicht auswirkte [106]. Auch in anderen Studien mit rhG-CSF blieb das Überleben der Patienten von der Behandlung mit dem Zytokin unbeeinflusst [105, 111]. In einer dieser Studien, die doppelblind und placebokontrolliert bei 521 erwachsenen Patienten mit AML nach Remissionsinduktion oder Konsolidierung durchgeführt wurde, bewirkte die Applikation von rhG-CSF eine signifikante Verkürzung der Dauer der Neutropenie (um 5 Tage nach der 1. Induktion), des Fiebers (von 8,5 auf 7 Tage), der antibiotischen Therapie (von 18,5 auf 15 Tage) und des Aufenthaltes im Krankenhaus (von 25 auf 20 Tage). Die Notwendigkeit der systemischen antimykotischen Therapie reduzierte sich von 43% auf 34% [111].

> Berücksichtigt man die Daten dieser Studie und die z.T. positiven Ergebnisse anderer Studien, scheint die Behandlung mit rhG-CSF oder rhGM-CSF zwar keine Vorteile für das Überleben der Patienten zu haben; sie reduziert jedoch die Komplikationen und Dauer der Behandlung und dürfte deshalb die Lebensqualität der Patienten verbessern und möglicherweise auch die Gesamtkosten der Behandlung senken.

Aus diesen Gründen ist der Einsatz dieser Zytokine bei AML, wenn auch z.T. kontrovers diskutiert,

Tabelle V. Randomisierte Studien mit rhG-CSF oder rhGM-CSF bei Patienten mit AML

Patienzahl	Alter (Jahre)	Zytokin	Tage mit Neutropenie Z vs K	Infektionshäufigkeit oder -dauer	Frühtod (%) Z vs K	CR (%) Z vs K	Literatur
124	56–70	GM-CSF	13 vs 17*	red.*	6 vs 15*	60 vs 44	108**
388	>60	GM-CSF	15 vs 17*	vergleichbar	20 vs 16	51 vs 54	109
102	>16	GM-CSF	22 vs 25	–	4 vs 8	44 vs 77*	110
318	>60	GM-CSF	23 vs 25*	red.*	14 vs 13	55 vs 56	112
240	55–75	GM-CSF	24 vs 29*	vergleichbar	18 vs 16	63 vs 61	114***
58	>18	G-CSF	25 vs 32*	red.	0 vs 8	54 vs 42	105
173	>65	G-CSF	21 vs 27*	vergleichbar	23 vs 27	70 vs 47*	106
211	>55	G-CSF	um 15% red	red.	vergleichbar	41 vs 50	113
521	>15	G-CSF	20 vs 25*	red.*	8 vs 10	69 vs 68	111

rhG-CSF = recombinant human granulocyte colony-stimulating factor, GM = granulocyte/macrophage, AML = akute myeloische Leukämie, CR = komplette Remission, Z = Zytokingruppe, K = Kontrollgruppe, red. = reduziert,
* signifikanter Unterschied, ** signifikante Verbesserung des Überlebens in der Zytokingruppe (Median 11 vs 5 Monate),
*** signifikante Verbesserung des krankheitsfreien Überlebens nach 2 Jahren in der Zytokingruppe (48% vs 21%)

zumindest bei Risikopatienten, zu denen auch ältere Patienten gehören, gerechtfertigt (s. Tabelle II) [48–51, 115–119].

Die klinische Relevanz des sog. **„Priming-Effektes"**, der durch die Applikation von rhG-CSF oder rhGM-CSF vor oder während der Chemotherapie erzielt werden soll, hat sich bislang nicht bestätigt [105, 107, 110]. Das Ziel einer solchen Applikation ist eine durch das Zytokin hervorgerufene Steigerung der Proliferationsrate leukämischer Zellen und eine dadurch bedingte Steigerung ihrer Sensitivität gegenüber Zytostatika. Eine derartige Applikation muss weiterhin als experimentell angesehen werden und darf nur im Rahmen von klinischen Studien erfolgen. Unter unkontrollierten Bedingungen kann sie sogar eine Verminderung des Chemotherapieeffektes und eine Steigerung der Toxizität bewirken [50, 51, 115–119].

Akute lymphatische Leukämie (ALL)

Über die Anwendung von rhG-CSF bei der ALL liegen sieben randomisierte Studien vor, drei bei Kindern und vier bei Erwachsenen [120–126]. Mit Ausnahme der mit rhGM-CSF bei Kindern durchgeführten Studie [127] lassen alle anderen Studien Vorteile der Behandlung mit rhG-CSF während der Remissionsinduktion oder Konsolidierung erkennen. In vier dieser Studien wird von einer Verkürzung der Neutropeniedauer oder einer zeitgerechteren Handhabung des Chemotherapieprotokolls berichtet und in allen Studien von einer reduzierten Häufigkeit von Infektionen und ihrer Dauer oder einer reduzierten Häufigkeit von klinisch oder bakteriologisch dokumentierten oder schweren Infektionen. In einer Studie wird außerdem berichtet, dass die mit rhG-CSF behandelten Patienten signifikant häufiger komplette Remissionen erreichten und weniger häufig während der Remissionsinduktion verstarben [123]. In anderen Studien wurden keine positiven oder negativen Effekte der Behandlung mit rhG-CSF auf die Ergebnisse der Chemotherapie beobachtet.

> Zusammenfassend kann anhand der vorliegenden Daten davon ausgegangen werden, dass eine während der Remissionsinduktion oder Konsolidierung der ALL durchgeführte Behandlung mit rhG-CSF die Neutropeniedauer verkürzt, die Häufigkeit von Infektionen senkt und eine raschere Durchführung der Chemotherapie ermöglicht [128].

Das Zytokin sollte allerdings im Rahmen von Therapieprotokollen verwendet werden, bei denen es getestet worden ist (s. Tabelle II).

Neutropenische Infektionen

Anwendung von rhG-CSF oder rhGM-CSF

Der additive Effekt von rhG-CSF oder rhGM-CSF zu Antibiotika ist bei neutropenischen Infektionen nach Chemotherapie in einer Anzahl von randomisierten Studien untersucht worden [129–141]. Eine aktuelle Meta-Analyse der Daten aus 13 Studien mit insgesamt 1581 Patienten konnte einen grenzwertig signifikanten Effekt auf die infektassoziierte Mortalität nachweisen, ohne dass die Gesamtmortalität reduziert wurde [142]. Eine signifikante Reduktion der Tage mit Fieber wurde in keiner der Studien erreicht [132, 133, 135, 139, 143, 144]. In 9 Studien wurde eine Verkürzung der Neutropeniedauer um 1–3 Tage und in einer Studie um 9 Tage beobachtet (Tabelle VI). In dieser mit rhG-CSF durchgeführten Studie zeigte sich auch eine signifikante Reduktion der Krankenhaustage (von 27 auf 10) sowie der Häufigkeit von Superinfektionen (von 20 % auf 6 %) und der Letalität (von 15 % auf 5 %) [130]. Die in den anderen Studien als signifikant beschriebenen Effekte wie Reduktion der Neutropeniedauer, des Aufenthaltes im Krankenhaus oder der Dauer der antibiotischen Behandlung waren relativ klein und schwankten zwischen 1–2 Tagen (Tabelle VI). In einer Meta-Analyse von sechs Studien mit 332 Kindern mit akuter lymphatischer Leukämie konnte ebenfalls keine signifikante Reduktion der Tage mit neutropenischem Fieber durch die Hinzunahme von G-CSF zu einer Antibiotikatherapie nachgewiesen werden [145]. In einer Studie wurde eine signifikante Reduktion der Therapiekosten gefunden [137]. In zwei Studien, die mit rhGM-CSF durchgeführt wurden, hatten die Patienten mehr Nebeneffekte bzw. eine reduzierte Lebensqualität [129, 140]. In einer Studie mit rhGM-CSF wurde festgestellt, dass von der Behandlung mit dem Zytokin im Wesentlichen jene Patienten profitierten, die eine weniger intensive Chemotherapie erhalten hatten [138]. Bei diesen Patienten reduzierte sich die Dauer der Neutropenie (< 500/μl) von 4 auf 2 Tage und die Dauer der antibiotischen Therapie und des Aufenthaltes im Krankenhaus jeweils von 7 auf 4 Tage. Zu den Ergebnissen dieser Studie ist zu bemerken, dass gerade diese Patienten keine Kandidaten für eine Therapie mit rhG-CSF oder rhGM-CSF sind, da sie im Allgemeinen mit Antibiotika allein erfolgreich und kosteneffektiver behandelt werden können.

Tabelle VI. Randomisierte Studien zum Einsatz von rhG-CSF oder rhGM-CSF bei neutropenischem Fieber

Patienten-/ Neutrophilen- zahl (/mL)	Zytokin	Verkürzung der Neutropenie*	Verkürzung des Fiebers*	Tage im Krankenhaus*	Literatur
30/<500	rhGM-CSF	keine	keine	keine	132
40/<200	rhGM-CSF	1,5 Tage weniger	1 Tag weniger	1 Tag weniger	139
134/<500	rhGM-CSF	keine	keine	keine	140
107/<1000	rhGM-CSF	keine	keine	nicht berichtet	129
51/<1000	rhGM-CSF	1 Tag weniger	keine	nicht berichtet	138
121/<500	rhGM-CSF rhG-CSF	1 Tag weniger mit rhGM- oder rhG-CSF	keine keine	2 Tage weniger mit rhGM- oder rhG-CSF	136
218/<1000	rhG-CSF	1 Tag weniger	1 Tag weniger	keine	135
119/<100	rhG-CSF	7 Tage weniger	5 Tage weniger	17 Tage weniger	130
186/<500	rhG-CSF	2 Tage weniger	keine	2 Tage weniger	137

* Unterschied zur Kontrollgruppe

Die bisherigen Daten lassen zwar gewisse Vorteile von einer zusätzlichen Gabe von rhG-CSF oder rhGM-CSF zu der antibiotischen Therapie erkennen; die in den meisten Studien beobachteten Effekte jedoch sind von fraglicher klinischer Relevanz. Deshalb und auch wegen der hohen Kosten, die diese Medikamente verursachen, kann ihre reguläre Anwendung bei neutropenischen Infektionen nicht empfohlen werden (s. Tabelle III) [146, 147]. Ausnahmen sind lebensbedrohliche Infektionen, bei denen das Risiko einer Verschlechterung besteht, wenn die Neutropenie länger dauert.

Zu ihnen gehören Pneumonien, Infektionen mit Hypotonie oder multipler Organdysfunktion (Sepsis) und systemische Pilzinfektionen (s. Tabelle II, IV) [50, 51]. In diesen Fällen kommt eine Behandlung mit rhG-CSF wegen seiner geringeren Nebeneffekte in Frage.

Literatur

1. Metcalf D (1993) Hematopoietic regulators: redundancy or subtlety? Blood 82: 3515–3523
2. Mertelsmann R (1993) Hematopoietic cytokines: from biology and pathophysiology to clinical application. Leukemia 7 Suppl 2: 168–177
3. Tobler A (1993) [The role of cytokines in normal and in leukemic hematopoiesis]. Schweiz Med Wochenschr 123: 44–52
4. de Sauvage FJ, Hass PE, Spencer SD et al (1994) Stimulation of megakaryocytopoiesis and thrombopoiesis by the c-Mpl ligand. Nature 369: 533–538
5. Bartley TD, Bogenberger J, Hunt P et al (1994) Identification and cloning of a megakaryocyte growth and development factor that is a ligand for the cytokine receptor. Mpl. Cell 77: 1117–1124
6. Valent P (1996) Hämatopoetische Wachstumsfaktoren – Eine Übersicht. In: Niederle N, Bergmann L, Ganser A (Hrsg) Zytokine, Präklinik und Klinik. Fischer, Jena, Stuttgart, Lübeck, Ulm, S. 271–289
7. Bodey GP, Buckley M, Sathe YS, Freireich EJ (1966) Quantitative relationships between circulating leukocytes and infection in patients with acute leukemia. Ann Intern Med 64: 328–340
8. Nowrousian MR (1995) Prophylaxe und Therapie von Infektionen bei Patienten mit malignen Erkrankungen. In: Zeller J, zur Hausen H (Hg.) Onkologie, Grundlagen, Diagnostik, Therapie, Entwicklungen. Ecomed, Landsberg/Lech, S. 1–35
9. Harmenberg J, Hoglund M, Hellstrom-Lindberg E (1994) G- and GM-CSF in oncology and oncological haematology. Eur J Haematol Suppl 55: 1–28
10. Lieschke GJ, Burgess AW (1992) Granulocyte colony-stimulating factor and granulocyte-macrophage colony-stimulating factor (2). N Engl J Med 327: 99–106
11. Lieschke GJ, Burgess AW (1992) Granulocyte colony-stimulating factor and granulocyte-macrophage colony-stimulating factor (1). N Engl J Med 327: 28–35
12. Fleischman RA (1993) Southwestern Internal Medicine Conference: clinical use of hematopoietic growth factors. Am J Med Sci 305: 248–273
13. Ragnhammar P, Friesen HJ, Frodin JE et al (1994) Induction of anti-recombinant human granulocyte-macrophage colony-stimulating factor (Escherichia coli-derived) antibodies and clinical effects in nonimmunocompromised patients. Blood 84: 4078–4087
14. Watts JM, Addison I, Long SG et al (1997) Crossover study of the haematological effects and pharmacocinetics of glycosylated and nonglycosylated G-CSF in healthy volunteers. Br J Haematol 98: 474–479
15. Höglund M, Smedmyr B, Bengtsson M et al (1997) Mobilization of CD34+ cells by glycosylated and nonglycosylated G-CSF in healthy volunteers – a comparative study. Eur J Haematol 59: 177–183
16. de Arriba F, Lozano ML, Ortuno F et al (1997) Prospective randomized study comparing the efficacy of bioequivalent

doses of glycosylated and nonglycosylated rG-CSF for mobilizing peripheral blood progenitor cells. Br J Haematol 96: 418–420

17. Höglund M (1998) Glycosylated and non-glycosylated recombinant human granulocyte colony-stimulating factor (rhG-CSF) – what is the difference? (Review). Med Oncol 15: 229–233

18. Hussein AM, Ross M, Vredenburgh J et al (1995) Effects of granulocyte-macrophage colony stimulating factor produced in Chinese hamster ovary cells (regramostim), Escherichia coli (molgramostim) and yeast (sargramostim) on priming peripheral blood progenitor cells for use with autologous bone marrow after high-dose chemotherapy. Eur J Haematol 55: 348–356

19. Gribben JG, Devereux S, Thomas NS et al (1990) Development of antibodies to unprotected glycosylation sites on recombinant human GM-CSF. Lancet 335: 434–437

20. Denzlinger C, Tetzloff W, Gerhartz HH et al (1993) Differential activation of the endogenous leukotriene biosynthesis by two different preparations of granulocyte-macrophage colony-stimulating factor in healthy volunteers. Blood 81: 2007–2013

21. Wadhwa M, Skog AL, Bird C et al (1999) Immunogenicity of granulocyte-macrophage colony-stimulating factor (GM-CSF) products in patients undergoing combination therapy with GM-CSF. Clin Cancer Res 5: 1353–1361

22. Biganzoli L, Untch M, Skacel T, Pico JL. (2004) Neulasta (pegfilgrastim): a once-per-cycle option for the management of chemotherapy-induced neutropenia. Semin Oncol 31: 27–34

23. Isidorins A, Tani M, Bonifazi F et al (2005) Phase II study of a single pegfilgrastim injection as an adjunct to chemotherapy to mobilize stem cells into the peripheral blood of pretreated lymphoma patients. Haematologica 90: 225–231

24. Staber PB, Holub R, Linkesch W et al (2005) Fixed-dose single administration of Pegfilgrastim vs daily Filgrastim in patients with haematological malignancies undergoing autologous peripheral blood stem cell transplantation. Bone Marrow Transplant 35: 889–893

25. Vogel CL, Wojtukiewicz MZ, Carroll RR et al (2005) First and subsequent cycle use of pegfilgrastim prevents febrile neutropenia in patients with breast cancer: a multicenter, double-blind, placebo-controlled phase III study. J Clin Oncol 23: 1178–1184

26. Waladkhani AR (2004) Pegfilgrastim: a recent advance in the prophylaxis of chemotherapy-induced neutropenia. Eur J Cancer Care (Engl) 13: 371–379

27. Gerhartz HH, Engelhard M, Meusers P et al (1993) Randomized, double-blind, placebo-controlled, phase III study of recombinant human granulocyte-macrophage colony-stimulating factor as adjunct to induction treatment of high-grade malignant non-Hodgkin's lymphomas. Blood 82: 2329–2339

28. Kotake T, Miki T, Akaza H et al (1991) Effect of recombinant granulocyte colony-stimulating factor (rG-CSF) on chemotherapy-induced neutropenia in patients with urogenital cancer. Cancer Chemother Pharmacol 27: 253–257

29. de Vries EG, Biesma B, Willemse PH et al (1991) A double-blind placebo-controlled study with granulocyte-macrophage colony-stimulating factor during chemotherapy for ovarian carcinoma. Cancer Res 51: 116–122

30. Crawford J, Ozer H, Stoller R et al (1991) Reduction by granulocyte colony-stimulating factor of fever and neutropenia induced by chemotherapy in patients with small-cell lung cancer. N Engl J Med 325: 164–170

31. Pettengell R, Gurney H, Radford JA et al (1992) Granulocyte colony-stimulating factor to prevent dose-limiting neutropenia in non-Hodgkin's lymphoma: a randomized controlled trial. Blood 80: 1430–1436

32. Trillet-Lenoir V, Green J, Manegold C et al (1993) Recombinant granulocyte colony stimulating factor reduces the infectious complications of cytotoxic chemotherapy. Eur J Cancer 29A: 319–324

33. Ogawa M, Masaoka T, Mizoguchi H et al (1990) [A phase III study of KRN 8601 (rhG-CSF) on neutropenia induced by chemotherapy for malignant lymphoma – a multi-institutional placebo controlled double-blind comparative study]. Gan To Kagaku Ryoho 17: 365–373

34. Ohno R, Tomonaga M, Kobayashi T et al (1990) Effect of granulocyte colony-stimulating factor after intensive induction therapy in relapsed or refractory acute leukemia. N Engl J Med 323: 871–877

35. Chung YS, Sowa M, Kato (1991) A clinical study on the effect of recombinant human G-CSF in gastric cancer patients with neutropenia-induced by chemotherapy (EAP). J Jpn Soc Cancer Ther 26: 802–807

36. Oyama A, Ota K, Asano S et al (1990) [A double-blind, cross-over clinical trial of recombinant human G-CSF on neutropenia induced by chemotherapy for non-Hodgkin's lymphoma]. Nippon Gan Chiryo Gakkai Shi 25: 2533–2548

37. Kaplan LD, Kahn JO, Crowe S et al (1991) Clinical and virologic effects of recombinant human granulocyte-macrophage colony-stimulating factor in patients receiving chemotherapy for human immunodeficiency virus-associated non-Hodgkin's lymphoma: results of a randomized trial. J Clin Oncol 9: 929–940

38. Fukuoka M, Takada M, Masuda N (1992) Dose intensive weekly chemotherapy with or without recombinant human granulocyte colony-stimulating factor (G-CSF) in extensive-stage small-cell lung cancer. Proc Am Soc Clin Oncol 11: 967

39. Diaz-Rubio E, Adrover E (1994) Use of granulocyte growth factors in solid tumours. Eur J Cancer 30A: 120–122

40. Patte C, Laplanche A, Bertozzi AI et al (2002) Granulocyte colony-stimulating factor in induction treatment of children with non-Hodgkin's lymphoma: a randomized study of the French Society of Pediatric Oncology. J Clin Oncol 20: 441–448

41. Fumoleau P, Chauvin F, Namer M et al (2001) Intensification of adjuvant chemotherapy: 5-year results of a randomized trial comparing conventional doxorubicin and cyclophosphamide with high-dose mitoxantrone and cyclophosphamide with filgrastim in operable breast cancer with 10 or more involved axillary nodes. J Clin Oncol 19: 612–620

42. Lyman GH, Kuderer NM, Djulbegovic B (2002) Prophylactic granulocyte colony-stimulating factor in patients receiving dose-intensive cancer chemotherapy: a meta-analysis. Am J Med 112: 406–411

43. Doorduijn JK, van der Holt B, Buijt I (2002) Prophylactic granulocyte colony-stimulating factor (G-CSF) added to CHOP in the treatment of elderly patients with aggressive non-Hodgkin-lymphoma (NHL). Ann Oncol 13 (Suppl 2): 28 (Abstr 83)

44. Sternberg CN, de Mulder PH, Schornagel JH et al (2001) Randomized phase III trial of high-dose-intensity metho-

trexate, vinblastine, doxorubicin, and cisplatin (MVAC) chemotherapy and recombinant human granulocyte colony-stimulating factor versus classic MVAC in advanced urothelial tract tumors: European Organization for Research and Treatment of Cancer Protocol no. 30924. J Clin Oncol 19: 2638–2646

45 Thatcher N, Girling DJ, Hopwood P et al (2000) Improving survival without reducing quality of life in small-cell lung cancer patients by increasing the dose-intensity of chemotherapy with granulocyte colony-stimulating factor support: results of a British Medical Research Council Multicenter Randomized Trial. Medical Research Council Lung Cancer Working Party. J Clin Oncol 18: 395–404

46 Pfreundschuh M, Trümper L, Kloess M (2002) 2-weekly CHOP (CHOP14): the new standard regimen for patients with aggressive non-Hodgkin lymphoma (NHL) > 60 years of age. Ann Oncol 13 (Suppl 2): 27 (Abstr 81)

47 Nowrousian MR, Mengelkoch B, Kleine-Herzbruch R et al (1993) Intensified sequential combination chemotherapy (CEBOPP/VIML), G-CSF and radiotherapy in patients with high-grade malignant non-Hodgkin's lymphoma (NHL). Ann Hematol 67 (Suppl): 88

48 Johnston EM, Crawford J (1998) Hematopoietic growth factors in the reduction of chemotherapeutic toxicity. Semin Oncol 25: 552–561

49 Smith TJ (1999) Role of granulocyte- and granulocyte-macrophage colony-stimulating factors in clinical practice: balancing clinical and economic concerns.

50 American Society of Clinical Oncology (1994) Recommendations for the use of hematopoietic colony-stimulating factors: evidence-based, clinical practice guidelines. J Clin Oncol 12: 2471–2508

51 American Society of Clinical Oncology (1996). Update of recommendations for the use of hematopoietic colony-stimulating factors: evidence-based clinical practice guidelines. J Clin Oncol 14: 1957–1960

52 Crawford J, Althaus B, Armitage J et al (2005) Myeloid growth factors clinical practice guidelines in oncology. J Natl Compr Canc Netw 3: 540–555

53a Aapro MS, Cameron DA, Pettengell R et al (2006) EORTC guidelines for the use of granulocyte-colony stimulatig factor to reduce the incidence of chemotherapy-induced febrile neutropenia in adult patients with lymphomas and solid tumours. Eur J Cancer 42: 2433–2453

53 McNeil C (2005) NCCN guidelines advocate wider use of colony-stimulating factor. J Natl Cancer Inst 97: 710–711

54 Hartmann LC, Tschetter LK, Habermann TM et al (1997) Granulocyte colony-stimulating factor in severe chemotherapy-induced afebrile neutropenia. N Engl J Med 336: 1776–1780

55 Kobrinsky NL, Sjolander DE, Cheang MS et al (1999) Granulocyte-macrophage colony-stimulating factor treatment before doxorubicin and cyclophosphamide chemotherapy priming in women with early-stage breast cancer. J Clin Oncol 17: 3426–3430

56 Straka C, Oduncu F, Hinke A et al (2004) Responsiveness to G-CSF before leukopenia predicts defense to infection in high-dose chemotherapy recipients. Blood 104: 1989–1994

57 Ribas A, Albanell J, Bellmunt J et al (1996) Five-day course of granulocyte colony-stimulating factor in patients with prolonged neutropenia after adjuvant chemotherapy for breast cancer is a safe and cost-effective schedule to maintain dose-intensity. J Clin Oncol 14: 1573–1580

58 Kaku K, Takahashi M, Moriyama Y et al (1993) Recombinant human granulocyte-macrophage colony-stimulating factor (rhGM-CSF) after chemotherapy in patients with non-Hodgkin's lymphoma; a placebo-controlled double blind phase III trial. Leuk Lymphoma 11: 229–238

59 Marty M (1994) The optimal dose of glycosylated recombinant human granulocyte colony stimulating factor for use in clinical practice: a review. Eur J Cancer 30A Suppl 3: 20–25

60 Seymour AM, de Campos E, Thatcher N et al (1995) A single-blind, randomised, vehicle-controlled dose-finding study of recombinant human granulocyte colony-stimulating factor (lenograstim) in patients undergoing chemotherapy for solid cancers and lymphoma. Eur J Cancer 31A: 2157–2163

61 Maugard-Louboutin C, Chastang C, Chevallier B (1993) Dose-effect relationship of granulocyte colony-stimulating factor (G-CSF): PE 2601 in patients with advanced breast carcinoma treated by intensive chemotherapy. Proc Am Soc Clin Oncol 12: 90

62 Cascinu S, Del Ferro E, Catalano G (1996) Different doses of granulocyte colony stimulating factor to support a weekly chemotherapeutic regimen in advanced gastric cancer: a randomized study. Anticancer Drugs 7: 43–47

63 Toner GC, Shapiro JD, Laidlaw CR et al (1998) Low-dose versus standard-dose lenograstim prophylaxis after chemotherapy: a randomized, crossover comparison. J Clin Oncol 16: 3874–3879

64 Juan O, Campos JM, Caranana V et al (2001) A randomized, crossover comparison of standard-dose versus low-dose lenograstim in the prophylaxis of post-chemotherapy neutropenia. Support Care Cancer 9: 241–246

65 Oshita F, Yamada K, Nomura I et al (2001) Randomized study of dose or schedule modification of granulocyte colony-stimulating factor in platinum-based chemotherapy for elderly patients with lung cancer. Oncol Rep 8: 861–866

66 Papaldo P, Lopez M, Marolla P et al (2005) Impact of five prophylactic filgrastim schedules on hematologic toxicity in early breast cancer patients treated with epirubicin and cyclophosphamide. J Clin Oncol 23: 6908–6918

67 Soda H, Oka M, Fukuda M et al (1996) Optimal schedule for administering granulocyte colony-stimulating factor in chemotherapy-induced neutropenia in non-small-cell lung cancer. Cancer Chemother Pharmacol 38: 9–12

68 Crawford J, Kreisman H, Garewal H et al (1997) The impact of Filgrastim schedule variation on hematopoietic recovery post-chemotherapy. Ann Oncol 8: 1117–1124

69 Locker GJ, Steger GG, Gnant MF et al (1999) Induction of immunomediated diseases by recombinant human granulocyte-macrophage colony-stimulating factor during cancer treatment? J Immunother 22: 85–89

70 Weintraub M, Adde MA, Venzon DJ et al (1996) Severe atypical neuropathy associated with administration of hematopoietic colony-stimulating factors and vincristine. J Clin Oncol 14: 935–940

71 Kastrup O, Diener HC (1997) Granulocyte-stimulating factor filgrastim and molgramostim induced recurring encephalopathy and focal status epilepticus. J Neurol 244: 274–275

72 Ay H, Buonanno FS, Schaefer PW et al (1998) Posterior leukoencephalopathy without severe hypertension: utility of diffusion-weighted MRI. Neurology 51: 1369–1376

73. Batel-Copel L, Mommeja-Marin H, Oudard S et al (1995) Anaphylactic reaction after a first filgrastim (granulocyte-colony stimulating factor) injection. Eur J Cancer 31A: 2428
74. Bergmann L, Karakas T, Knuth A et al (1995) Recombinant human granulocyte-macrophage colony-stimulating factor after combined chemotherapy in high-grade non-Hodgkin's lymphoma – a randomised pilot study. Eur J Cancer 31A: 2164–2168
75. Adkins DR (1998) Anaphylactoid reaction in a normal donor given granulocyte colony-stimulating factor. J Clin Oncol 16: 812–813
76. Illarramendi JJ, Iruin A, Mitxelena I (1997) Artifactual hypoglycaemia during treatment with filgrastim (rHu-met-G-CSF). Eur J Cancer 33: 1520
77. Niitsu N, Iki S, Muroi K et al (1997) Interstitial pneumonia in patients receiving granulocyte colony-stimulating factor during chemotherapy: survey in Japan 1991–96. Br J Cancer 76: 1661–1666
78. Yokose N, Ogata K, Tamura H et al (1998) Pulmonary toxicity after granulocyte colony-stimulating factor-combined chemotherapy for non-Hodgkin's lymphoma. Br J Cancer 77: 2286–2290
79. Kitamura S, Kinouchi K, Fukumitsu K et al (1997) [A risk of pulmonary edema associated with G-CSF pretreatment]. Masui ; 46: 946–950
80. Ruiz-Arguelles GJ, Arizpe-Bravo D, Sanchez-Sosa S et al (1999) Fatal G-CSF-induced pulmonary toxicity. Am J Hematol 60: 82–83
81. Ganser A, Seipelt G, Eder M et al (1992) Treatment of myelodysplastic syndromes with cytokines and cytotoxic drugs. Semin Oncol 19: 95–101
82. Stein RS (1994) Clinical use of growth factors in the myelodysplastic syndromes. Am J Med Sci 307: 360–367
83. Croockewit AJ, Bronchud MH, Aapro MS et al (1997) A European perspective on haematopoietic growth factors in haemato-oncology: report of an expert meeting of the EORTC. Eur J Cancer 33: 1732–1746
84. Saba HI (1996) Myelodysplastic syndromes in the elderly: the role of growth factors in management. Leuk Res 20: 203–219
85. Ossenkoppele GJ, van der Holt B, Verhoef GE et al (1999) A randomized study of granulocyte colony-stimulating factor applied during and after chemotherapy in patients with poor risk myelodysplastic syndromes: a report from the HOVON Cooperative Group. Dutch-Belgian Hemato-Oncology Cooperative Group. Leukemia 13: 1207–1213
86. Negrin RS, Stein R, Vardiman J et al (1993) Treatment of the anemia of myelodysplastic syndromes using recombinant human granulocyte colony-stimulating factor in combination with erythropoietin. Blood 82: 737–743
87. Hellstrom-Lindberg E, Birgegard G, Carlsson M et al (1993) A combination of granulocyte colony-stimulating factor and erythropoietin may synergistically improve the anaemia in patients with myelodysplastic syndromes. Leuk Lymphoma 11: 221–228
88. Hellstrom-Lindberg E, Negrin R, Stein R et al (1997) Erythroid response to treatment with G-CSF plus erythropoietin for the anaemia of patients with myelodysplastic syndromes: proposal for a predictive model. Br J Haematol 99: 344–351
89. Hellstrom-Lindberg E, Ahlgren T, Beguin Y et al (1998) Treatment of anemia in myelodysplastic syndromes with granulocyte colony-stimulating factor plus erythropoietin: results from a randomized phase II study and long-term follow-up of 71 patients. Blood 92: 68–75
90. Negrin RS, Stein R, Doherty K et al (1996) Maintenance treatment of the anemia of myelodysplastic syndromes with recombinant human granulocyte colony-stimulating factor and erythropoietin: evidence for in vivo synergy. Blood 87: 4076–4081
91. Souza LM, Boone TC, Gabrilove J et al (1986) Recombinant human granulocyte colony-stimulating factor: effects on normal and leukemic myeloid cells. Science 232: 61–65
92. Greenberg P (1991) G-CSF synergizes with erythropoietin (EPO) for enhancing erythroid colony formation (BFU-E) in myelodysplastic syndromes. Blood 78 (suppl1): 38a
93. Hogge DE, Cashman JD, Humphries RK, Eaves CJ (1991) Differential and synergistic effects of human granulocyte-macrophage colony-stimulating factor and human granulocyte colony-stimulating factor on hematopoiesis in human long-term marrow cultures. Blood 77: 493–499
94. Hellstrom-Lindberg E, Kanter-Lewensohn L, Ost A (1997) Morphological changes and apoptosis in bone marrow from patients with myelodysplastic syndromes treated with granulocyte-CSF and erythropoietin. Leuk Res 21: 415–425
95. Casadevall N (1998) Treatment of anaemia with rHuEpo in patients with MDS. Med Oncol 15 Suppl 1: 35–37
96. Rose EH, Abels RI, Nelson RA et al (1995) The use of r-HuEpo in the treatment of anaemia related to myelodysplasia (MDS). Br J Haematol 89: 831–837
97. Hellstrom-Lindberg E (1995) Efficacy of erythropoietin in the myelodysplastic syndromes: a meta-analysis of 205 patients from 17 studies. Br J Haematol 89: 67–71
98. Stasi R, Brunetti M, Bussa S et al (1997) Response to recombinant human erythropoietin in patients with myelodysplastic syndromes. Clin Cancer Res 3: 733–739
99. Italian Cooperative Study Group for rHuEpo in Myelodysplastic Syndromes (1998) A randomized double-blind placebo-controlled study with subcutaneous recombinant human erythropoietin in patients with low-risk myelodysplastic syndromes. Br J Haematol 103: 1070–1074
100. Hansen PB, Johnsen HE, Hippe E et al (1993) Recombinant human granulocyte-macrophage colony-stimulating factor plus recombinant human erythropoietin may improve anemia in selected patients with myelodysplastic syndromes. Am J Hematol 44: 229–236
101. Bernell P, Stenke L, Wallvik J et al (1996) A sequential erythropoietin and GM-CSF schedule offers clinical benefits in the treatment of anaemia in myelodysplastic syndromes. Leuk Res 20: 693–699
102. Stasi R, Pagano A, Terzoli E, Amadori S (1999) Recombinant human granulocyte-macrophage colony-stimulating factor plus erythropoietin for the treatment of cytopenias in patients with myelodysplastic syndromes. Br J Haematol 105: 141–148
103. Economopoulos T, Mellou S, Papageorgiou E et al (1999) Treatment of anemia in low risk myelodysplastic syndromes with granulocyte-macrophage colony-stimulating factor plus recombinant human erythropoietin. Leukemia 13: 1009–1012
104. Nagler A, Binet C, Mackichan ML et al (1990) Impact of marrow cytogenetics and morphology on in vitro hematopoiesis in the myelodysplastic syndromes: comparison between recombinant human granulocyte colony stimulating factor (CSF) and granulocyte-monocyte CSF. Blood 76: 1299–1307

105 Ohno R, Naoe T, Kanamaru A et al (1994) A double-blind controlled study of granulocyte colony-stimulating factor started two days before induction chemotherapy in refractory acute myeloid leukemia. Kohseisho Leukemia Study Group. Blood 83: 2086–2092

106 Dombret H, Chastang C, Fenaux P et al (1995) A controlled study of recombinant human granulocyte colony-stimulating factor in elderly patients after treatment for acute myelogenous leukemia. AML Cooperative Study Group. N Engl J Med 332: 1678–1683

107 Heil G, Chadid L, Hoelzer D et al (1995) GM-CSF in a double-blind randomized, placebo controlled trial in therapy of adult patients with de novo acute myeloid leukemia (AML). Leukemia 9: 3–9

108 Rowe JM, Andersen JW, Mazza JJ et al (1995) A randomized placebo-controlled phase III study of granulocyte-macrophage colony-stimulating factor in adult patients (> 55 to 70 years of age) with acute myelogenous leukemia: a study of the Eastern Cooperative Oncology Group (E1490). Blood 86: 457–462

109 Stone RM, Berg DT, George SL et al (1995) Granulocyte-macrophage colony-stimulating factor after initial chemotherapy for elderly patients with primary acute myelogenous leukemia. Cancer and Leukemia Group B. N Engl J Med 332: 1671–1677

110 Zittoun R, Suciu S, Mandelli F et al (1996) Granulocyte-macrophage colony-stimulating factor associated with induction treatment of acute myelogenous leukemia: a randomized trial by the European Organization for Research and Treatment of Cancer Leukemia Cooperative Group. J Clin Oncol 14: 2150–2159

111 Heil G, Hoelzer D, Sanz MA et al (1997) A randomized, double-blind, placebo-controlled, phase III study of filgrastim in remission induction and consolidation therapy for adults with de novo acute myeloid leukemia. The International Acute Myeloid Leukemia Study Group. Blood 90: 4710–4718

112 Lowenberg B, Suciu S, Archimbaud E et al (1997) Use of recombinant GM-CSF during and after remission induction chemotherapy in patients aged 61 years and older with acute myeloid leukemia: final report of AML-11, a phase III randomized study of the Leukemia Cooperative Group of European Organisation for the Research and Treatment of Cancer and the Dutch Belgian Hemato-Oncology Cooperative Group. Blood 90: 2952–2961

113 Godwin JE, Kopecky KJ, Head DR et al (1998) A double-blind placebo-controlled trial of granulocyte colony-stimulating factor in elderly patients with previously untreated acute myeloid leukemia: a Southwest oncology group study (9031). Blood 91: 3607–3615

114 Witz F, Sadoun A, Perrin MC et al (1998) A placebo-controlled study of recombinant human granulocyte-macrophage colony-stimulating factor administered during and after induction treatment for de novo acute myelogenous leukemia in elderly patients. Groupe Ouest Est Leucemies Aigues Myeloblastiques (GOELAM). Blood 91: 2722–2730

115 Buchner T, Hiddemann W, Wormann B et al (1997) Hematopoietic growth factors in acute myeloid leukemia: supportive and priming effects. Semin Oncol 24: 124–131

116 Estey E (1998) Hematopoietic growth factors in the treatment of acute leukemia. Curr Opin Oncol 10: 23–30

117 Ohno R (1998) Granulocyte colony-stimulating factor, granulocyte-macrophage colony-stimulating factor and macrophage colony-stimulating factor in the treatment of acute myeloid leukemia and acute lymphoblastic leukemia. Leuk Res 22: 1143–1154

118 Rowe JM (1998) Treatment of acute myeloid leukemia with cytokines: effect on duration of neutropenia and response to infections. Clin Infect Dis 26: 1290–1294

119 Dombret H (1998) Granulocyte colony-stimulating factor in combination with intensive chemotherapy in the treatment of acute myeloid leukemia. Leuk Res ; 22: 1137–1142

120 Ottmann OG, Hoelzer D, Gracien E et al (1995) Concomitant granulocyte colony-stimulating factor and induction chemoradiotherapy in adult acute lymphoblastic leukemia: a randomized phase III trial. Blood 86: 444–450

121 Welte K, Reiter A, Mempel K et al (1996) A randomized phase-III study of the efficacy of granulocyte colony-stimulating factor in children with high-risk acute lymphoblastic leukemia. Berlin-Frankfurt-Munster Study Group. Blood 87: 3143–3150

122 Pui CH, Boyett JM, Hughes WT et al (1997) Human granulocyte colony-stimulating factor after induction chemotherapy in children with acute lymphoblastic leukemia. N Engl J Med 336: 1781–1787

123 Larson RA, Dodge RK, Linker CA et al (1998) A randomized controlled trial of filgrastim during remission induction and consolidation chemotherapy for adults with acute lymphoblastic leukemia: CALGB study 9111. Blood 92: 1556–1564

124 Michel G, Landman-Parker J, Auclerc MF et al (2000) Use of recombinant human granulocyte colony-stimulating factor to increase chemotherapy dose-intensity: a randomized trial in very high-risk childhood acute lymphoblastic leukemia. J Clin Oncol 18: 1517–1524

125 Little MA, Morland B, Chisholm J et al (2002) A randomised study of prophylactic G-CSF following MRC UKALL XI intensification regimen in childhood ALL and T-NHL. Med Pediatr Oncol 38: 98–103

126 Holowiecki J, Giebel S, Krzemien S et al (2002) G-CSF administered in time-sequenced setting during remission induction and consolidation therapy of adult acute lymphoblastic leukemia has beneficial influence on early recovery and possibly improves long-term outcome: a randomized multicenter study. Leuk Lymphoma 43: 315–325

127 Calderwood S, Romeyer F, Blanchette V et al (1994) Concurrent RhGM-CSF does not offset myelosuppression from intensive chemotherapy: randomized placebo-controlled study in childhood acute lymphoblastic leukemia. Am J Hematol 47: 27–32

128 Ottmann OG, Hoelzer D (1998) Growth factors in the treatment of acute lymphoblastic leukemia. Leuk Res 22: 1171–1178

129 Anaissie EJ, Vartivarian S, Bodey GP et al (1996) Randomized comparison between antibiotics alone and antibiotics plus granulocyte-macrophage colony-stimulating factor (Escherichia coli-derived in cancer patients with fever and neutropenia. Am J Med 100: 17–23

130 Aviles A, Guzman R, Garcia EL et al (1996) Results of a randomized trial of granulocyte colony-stimulating factor in patients with infection and severe granulocytopenia. Anticancer Drugs 7: 392–397

131 Arnberg H, Letocha H, Nou F et al (1998) GM-CSF in chemotherapy-induced febrile neutropenia – a double-blind randomized study. Anticancer Res 18: 1255–1260

132 Biesma B, de Vries EG, Willemse PH et al (1990) Efficacy and tolerability of recombinant human granulocyte-macro-

phage colony-stimulating factor in patients with chemotherapy-related leukopenia and fever. Eur J Cancer 26: 932–936
133. Garcia-Carbonero R, Mayordomo JI, Tornamira MV et al (2001) Granulocyte colony-stimulating factor in the treatment of high-risk febrile neutropenia: a multicenter randomized trial. J Natl Cancer Inst 93: 31–38
134. Lopez-Hernandez MA, Jimenez-Alvarado R, Borbolla-Escoboza R et al (2000) [Granulocyte colony-stimulating factor in the treatment of febrile neutropenia]. Gac Med Mex 136: 99–105
135. Maher DW, Lieschke GJ, Green M et al (1994) Filgrastim in patients with chemotherapy-induced febrile neutropenia. A double-blind, placebo-controlled trial. Ann Intern Med 121: 492–501
136. Mayordomo JI, Rivera F, Diaz-Puente MT et al (1995) Improving treatment of chemotherapy-induced neutropenic fever by administration of colony-stimulating factors. J Natl Cancer Inst 87: 803–808
137. Mitchell PL, Morland B, Stevens MC et al (1997) Granulocyte colony-stimulating factor in established febrile neutropenia: a randomized study of pediatric patients. J Clin Oncol 15: 1163–1170
138. Ravaud A, Chevreau C, Cany L et al (1998) Granulocyte-macrophage colony-stimulating factor in patients with neutropenic fever is potent after low-risk but not after high-risk neutropenic chemotherapy regimens: results of a randomized phase III trial. J Clin Oncol 16: 2930–2936
139. Riikonen P, Saarinen UM, Makipernaa A et al (1994) Recombinant human granulocyte-macrophage colony-stimulating factor in the treatment of febrile neutropenia: a double blind placebo-controlled study in children. Pediatr Infect Dis J 13: 197–202
140. Vellenga E, Uyl-de Groot CA, de Wit R et al (1996) Randomized placebo-controlled trial of granulocyte-macrophage colony-stimulating factor in patients with chemotherapy-related febrile neutropenia. J Clin Oncol 14: 619–627
141. Yoshida M, Karasawa M, Naruse T et al (1999) Effect of granulocyte-colony stimulating factor on empiric therapy with flomoxef sodium and tobramycin in febrile neutropenic patients with hematological malignancies. Kan-etsu Hematological Disease and Infection Study Group. Int J Hematol 69: 81–88
142. Clark OA, Lyman GH, Castro AA et al (2005) Colony-stimulating factors for chemotherapy-induced febrile neutropenia: a meta-analysis of randomized controlled trials. J Clin Oncol 23: 4198–4214
143. Mayordomo JI, Rivera F, Diaz-Puente MT et al (1993) Re: Decision analysis of hematopoietic growth factor use in patients receiving cancer chemotherapy. J Natl Cancer Inst 85: 1251–1253
144. Berghmans T, Paesmans M, Lafitte JJ et al (2002) Therapeutic use of granulocyte and granulocyte-macrophage colony-stimulating factors in febrile neutropenic cancer patients. A systematic review of the literature with meta-analysis. Support Care Cancer 10: 181–188
145. Sasse EC, Sasse AD, Brandalise S et al (2005) Colony stimulating factors for prevention of myelosuppressive therapy induced febrile neutropenia in children with acute lymphoblastic leukaemia. Cochrane Database Syst Rev CD004139
146. Walton SM (1998) Therapeutic use of colony stimulating factors for established neutropenic fever. W V Med J 94: 26–28
147. Lyman GH, Kuderer NM, Balducci (1998). Economic impact of granulopoiesis stimulating agents on the management of febrile neutropenia. Curr Opin Oncol 10: 291–296

M. R. Nowrousian,
M. Poser

Thrombozytopenie, Thrombozytensubstitution, thrombopoetische Wachstumsfaktoren

Thrombozytopenie

Thrombozyten sind große zytoplasmatische Fragmente (mittlerer Durchmesser 3,6 µm) der Megakaryozyten. Ihre hämostatische Funktion besteht darin, dass sie endotheliale Läsionen der Gefäße abdichten und durch Bildung des Thrombins auch die plasmatische Gerinnung fördern. Unter normalen Bedingungen werden täglich 35×10^9 Thrombozyten pro kg Körpergewicht produziert. Die Produktion kann bei Bedarf bis auf das Achtfache gesteigert werden. Ein Drittel der Thrombozyten befindet sich in der Milz und zwei Drittel im peripheren Blut.

> Die mittlere Lebensdauer der im peripheren Blut zirkulierenden Thrombozyten liegt zwischen 9 und 12 Tagen. Diese kurze Lebensdauer bedingt, dass die Zahl der Thrombozyten rasch absinkt, wenn sie gesteigert verbraucht oder vermindert produziert werden.

Die klinischen Zeichen einer Thrombozytopenie können je nach deren Schweregrad und sonstigen Risikofaktoren für eine Blutung von Petechien bis zur Massenblutung reichen (Tabelle I). Eine Thrombozytopenie kann ein Teilbefund einer generalisierten Störung des hämostatischen Systems sein, wie sie z.B. bei einer disseminierten intravaskulären Koagulation (DIC) vorkommt. Auch eine Blutung, bei der eine Thrombozytopenie besteht, kann durch weitere Beeinträchtigungen der Hämostase mitverursacht oder verstärkt sein (Abb. 1). Deshalb müssen zur Abklärung neben der Thrombozytenzahl auch andere Parameter dieses Systems, insbesondere der plasmatischen Gerinnung und der Fibrinolyse mitüberprüft werden (Tabelle II).

Zu den Zuständen oder Erkrankungen, die mit einem gesteigerten Verbrauch oder Abbau von Thrombozyten einhergehen, gehören Autoimmunthrombozytopenie, Posttransfusionspurpura, heparininduzierte Thrombozytopenie, thrombotisch-thrombozytopenische Purpura (TTP), hämolytisch-urämisches Syndrom (HUS) und DIC (Tabelle III). Die als Reaktion auf den Abbau oder Verbrauch produzierten Thrombozyten sind jung und zeichnen sich im Blutausstrich dadurch aus, dass sie relativ groß sind. Bei TTP, HUS und DIC zeigt der Blutausstrich auch das Bild einer mikroangiopathischen hämolytischen Anämie mit Erythrozytenfragmenten (Schistozyten) und -poly-

Tabelle I. Klinische Zeichen einer Thrombozytopenie oder Thrombozytopathie.

Petechien	Meist symmetrisch
Purpura	Meist symmetrisch
Zahnfleischblutung	Spontan Beim Zähneputzen
Schleimhautblutung	Epistaxis Gastrointestinal Urogenital Pulmonal
Retinale Blutung	
Zerebrale Blutung	

Tabelle II. Laborprogramm zur Diagnostik einer Thrombozytopenie oder einer Blutung.

Thrombozyten – Blutbild einschl. Thrombozytenzahl – Blutausstrich – Retikulozytenzahl
Plasmatische Gerinnung – Thromboplastinzeit (TPZ) – Partielle Thromboplastinzeit (PTT) – Thrombinzeit (TZ)
Fibrinogen
D-Dimere
Antithrombin III
Serum-LDH und evtl. -Haptoglobin

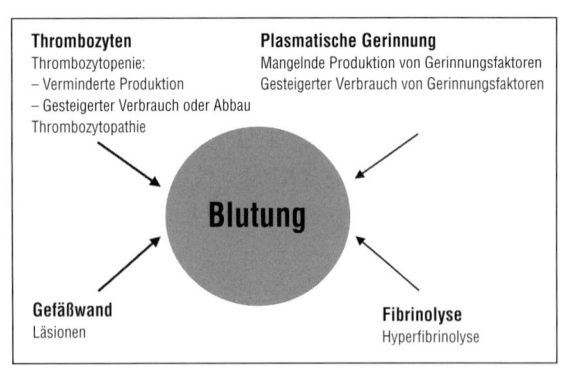

Abbildung 1. Mögliche pathogenetische Mechanismen einer Blutung.

chromasie. Die Zahl der Retikulozyten ist gewöhnlich erhöht. Bei der DIC findet man außerdem eine Verlängerung der Prothrombinzeit (PT) und der partiellen Thromboplastinzeit (PTT) sowie einen Aktivitätsverlust der Faktoren V und VIII, eine Erniedrigung des Fibrinogens und eine Erhöhung der fibrinolytischen Spaltprodukte und D-Dimere. Diese Befunde kommen bei TTP oder HUS selten vor (Tabelle IV) [1, 2]. Die Erhöhung der D-Dimere bei der DIC ist spezifisch und weist auf eine intravaskuläre Fibrinbildung hin. Bei Tumorpatienten kann eine DIC chronisch und kompensiert verlaufen, so dass die Laborergebnisse zunächst normal oder minimal verändert sind und erst im Verlauf auf die DIC hinweisen. Dies kann z.B. der Fall sein, wenn die Thrombozytenzahl und der Fibrinogenspiegel zwar normal sind, aber eine abfallende Tendenz zeigen [1]. Im Falle des Fibrinogens muss noch berücksichtigt werden, dass es sich um ein Akutphaseprotein handelt, dessen Spiegel bei Tumorpatienten oft erhöht ist. Ein sich normalisierender oder im Normbereich befindender Spiegel kann deshalb eine relative Erniedrigung des Proteins bedeuten.

> Eine verminderte Produktion von Thrombozyten ist ein häufiger Teilbefund bei Erkrankungen des hämatopoetischen Systems, wie z.B. der aplastischen Anämie, Myelodysplasie oder akuten Leukämie, und eine häufige Nebenwirkung der Chemo- oder Radiotherapie (Tabelle III).

Von besonderer Bedeutung sind schwere Thrombozytopenien (s. „Indikationen zur Transfusion"), die ein Risiko für Spontanblutungen darstellen. Diese können je nach Lokalisation (Gehirn, Retina, Magen, Darm, Niere, Harnwege) und Ausdehnung zu irreversiblen Schäden, lebensgefährlichen Zuständen oder Tod führen. Schwere Thrombozytopenien treten regelmäßig bei akuten Leukämien zum Zeitpunkt der Diagnosestellung und während der Remissionsinduktion und -konsolidierung sowie bei hoch dosierter Chemotherapie im Intervall zwischen der Behandlung und der Restitution der Blutbildung durch transplantierte hämatopoetische Stammzellen auf. Sie können aber auch bei konventioneller Chemotherapie vorkommen, meist jedoch als Folge der kumulativen Toxizität der Behandlung.

Tabelle III. Mögliche Ursachen einer Thrombozytopenie bei Patienten mit malignen Erkrankungen.

Gesteigerter Verbrauch:
– Infektion
– DIC
– TTP/HUS
– Immunthrombozytopenie
– Posttransfusionspurpura
– Hypersplenismus*
Verminderte Produktion:
– Knochenmarkinfiltration durch Tumorzellen
– Zytostatische Chemotherapie
– Medikamente: Heparin, Antibiotika
– Radiotherapie

DIC = disseminierte intravaskuläre Koagulation
TTP = thrombotisch-thrombozytopenische Purpura
HUS = hämolytisch-urämisches Syndrom
* Keine echte Thrombozytopenie, sondern Umverteilung der Thrombozyten

Tabelle IV. Diagnose und Differenzialdiagnose von DIC und TTP/HUS.

Test	Ergebnis	
	DIC	TTP/HUS*
Thrombozytenzahl	Erniedrigt	Erniedrigt
Schistozyten im Blutausstrich	Vorhanden	Vorhanden
Serum-LDH/-Haptoglobin	Erhöht/erniedrigt	Erhöht/erniedrigt
PT, PTT	Verlängert	Meist normal
Fibrinogen	Erniedrigt	Meist normal
Fibrinolytische Spaltprodukte	Erhöht	Nicht erhöht
D-Dimere	Erhöht	Nicht erhöht

DIC = Disseminierte intravaskuläre Koagulation, TTP = Thrombotisch-thrombozytopenische Purpura, HUS = Hämolytisch-urämisches Syndrom,
PT = Prothrombinzeit, PTT = Partielle Thromboplastinzeit
* Klinisch unterscheiden sich TTP und HUS durch die vorherrschende neurologische Symptomatik bei der TTP und die Niereninsuffizienz beim HUS.

Thrombozytensubstitution

Die Beziehung zwischen Thrombozytenzahl und Blutungshäufigkeit sowie die Effizienz der Thrombozytentransfusionen bei thrombozytopenischen Blutungen wurden erstmals in den 1960er und -70er Jahren beschrieben [3, 4]. Seit dieser Zeit und mit den Fortschritten, die bei der Gewinnung und Lagerung von Thrombozyten gemacht worden sind, hat sich ihre prophylaktische und therapeutische Substitution zu einem festen und unverzichtbaren Bestandteil der supportiven Therapie in der Onkologie entwickelt.

Das Ziel einer Thrombozytentransfusion ist die Anhebung der Thrombozytenzahl über ein bestimmtes, für die Prophylaxe oder Therapie einer Blutung ausreichendes Niveau und die Erhaltung dieses Niveaus, so lange es möglich ist. Um dieses Ziel zu erreichen, müssen eine Reihe von Faktoren berücksichtigt werden, die das Ergebnis der Transfusion beeinflussen. Sie betreffen die Herstellung und Aufbewahrung der Konzentrate, die Menge der zu transfundierenden Thrombozyten, die Kompatibilität zwischen Spender und Empfänger und Zustände, die seitens des Empfängers zu einem gesteigerten Verbrauch oder Abbau der Thrombozyten führen.

Herstellung und Aufbewahrung der Konzentrate

Thrombozytentransfusionen werden gewöhnlich mit Konzentraten durchgeführt, die aus dem Buffycoat eines Einzelspenders, aus gepoolten Buffycoats mehrerer Spender oder aus einer mittels Zellseparator durchgeführten Einzelspenderapherese stammen. Eine Apherese dauert 60–90 Minuten. Das dabei gewonnene Präparat enthält im Allgemeinen etwa 6-mal mehr Thrombozyten (ca. 3×10^{11} in bis zu 300 ml Plasma) als ein Präparat aus dem Buffycoat eines Einzelspenders (ca. $0{,}55 \times 10^{11}$ in ca. 50 ml Plasma). Neuere Apheresegeräte sollen in der Lage sein, Präparate mit der doppelten Menge Thrombozyten ($50\text{–}60 \times 10^{10}$) herzustellen [5, 6].

> Da die heutigen Zellseparatoren eine Reduktion der Leukozyten ermöglichen, ist die Leukozytenkontamination eines Apheresepräparates deutlich geringer als die eines ungefilterten Buffycoatpräparates.

Thrombozytenkonzentrate sind bei einer Temperatur von 22–24°C unter ständiger Agitation bis zu 5 Tagen haltbar. Der Anteil der Thrombozyten, die innerhalb dieses Zeitraums verloren gehen, beträgt 20–30 %. Bei Temperaturen unter 22°C verlieren die Thrombozyten ihre Aggregationsfähigkeit. Sie dürfen deshalb nicht im Kühlschrank aufbewahrt werden. Die ständige Agitation ist wegen des von den Thrombozyten benötigten Gasaustausches erforderlich. Eine Hypoxie, ein Mangel an Energieträgern oder eine Akkumulation von toxischen Produkten im Medium kann den pH-Wert verschieben und zu einem Verlust der biochemischen und funktionellen Aktivität der Thrombozyten führen. Nach neueren Untersuchungen scheint eine längerfristige Lagerung der Thrombozyten durch Kryokonservierung möglich zu sein [7–12].

Indikationen und Kontraindikationen

Für viele Patienten ist die Substitution von Thrombozyten eine elementar wichtige und unverzichtbare supportive Therapie. Die Knappheit der zur Verfügung stehenden Präparate sowie die Risiken und Kosten der Behandlung verlangen jedoch, dass Thrombozytensubstitutionen nur dann durchgeführt werden, wenn sie unter Berücksichtigung der Thrombozytenzahl und der sonstigen Risikofaktoren für eine Blutung indiziert sind. Was die Thrombozytenzahl anbetrifft, unterscheiden sich die Grenzen für eine prophylaktische oder therapeutische Substitution. Als Grenze für eine **prophylaktische Substitution** wurde lange Zeit eine Thrombozytenzahl von 20000/µl angesehen. Diese Grenze ist jedoch wegen der Unsicherheit der ihr zugrunde liegenden Daten zunehmend in Frage gestellt worden [13–18].

> Es gibt Untersuchungen, die zeigen, dass schwerwiegende Blutungen vorwiegend bei Thrombozytenzahlen unterhalb $5 \times 10^9/l$ und nur sehr selten bei Zahlen über $10 \times 10^9/l$ auftreten [3, 19, 20]. Inzwischen gibt es auch vergleichende Studien, die zeigen, dass eine Substitutionsgrenze von 10000/µl kein größeres Risiko für eine Blutung bedeutet, wenn außer der Thrombozytopenie keine weiteren Risikofaktoren bestehen [18, 21–25] (Tabelle V).

Als solche gelten Zustände, die mit einem gesteigerten Thrombozytenverbrauch oder einer verminderten Funktion der Thrombozyten oder des Gerinnungssystems einhergehen (Tabelle VI). Beim Vorliegen von derartigen Risikofaktoren oder der Notwendigkeit von invasiven Eingriffen wie z.B. Anlegen eines zentralvenösen Katheters muss die prophylaktische Substitutionsgrenze höher gesetzt und den klinischen Anforderungen angepasst werden. Bei der therapeutischen Substitution von Thrombozyten wird für den Fall einer massiven Blutung eine Substitutionsgrenze von 50000/µl empfohlen [26–28]. Selbstverständlich müssen hier auch sonstige blutungsstillende Maßnahmen ergriffen werden, wenn sie klinisch indiziert sind.

Knochenmarkbiopsien können auch bei ausgeprägter Thrombozytopenie durchgeführt werden, wenn anschließend eine ausreichende Kompression der Punktionsstelle erfolgt. Bei Lumbalpunktionen, Organbiopsien oder ähnlichen Eingriffen sollte die Thrombozytenzahl über $50 \times 10^9/l$ gehalten werden. Bei ausgedehnten oder besonders risikobehafteten Operationen (z.B. am Auge oder Gehirn) sollte die Thrombozytenzahl über $80 \times 10^9/l$ liegen [20].

Die Applikation von Thrombozyten ist bei Patienten mit heparininduzierter Thrombozytopenie, TTP oder HUS nicht indiziert, weil sie zu einer Verschlechterung des Zustandes führen kann. Bei Patienten mit autoimmunthrombozytopenischer Purpura sollten Thrombozytentransfusionen möglichst vermieden werden. Ausgenommen sind Patienten mit gefährlichen Blutungen wie z.B. im Gastrointestinaltrakt, Gehirn oder Auge.

> Bei aplastischer Anämie sollte aufgrund der geringeren Blutungsgefahr und des Risikos einer Alloimmunisierung und der Abstoßungsgefahr im Falle einer allogenen Knochenmarktransplantation mit Thrombozytentransfusionen Zurückhaltung geübt werden. Sind Transfusionen notwendig, sollten nur leukozytenreduzierte Präparate verwendet werden [20, 26–28].

Tabelle VI. Grenzwerte der Thrombozytenzahl für Thrombozytensubstitution unter Berücksichtigung der sonstigen Konditionen des Patienten.

	Thrombozytenzahl	Sonstige Konditionen des Patienten
I.	$< 10 \times 10^9/l$	– Keine Zeichen einer Blutungsbereitschaft (z.B. Petechien) – Kein rascher Thrombozytenabfall – Keine Hyperleukozytose, keine akute Promyelozytenleukämie – Kein Fieber oder sonstige Zeichen einer Infektion – Keine Koagulopathie oder Behandlung mit Antikoagulanzien – Keine Beteiligung von ZNS, Gastrointestinal- oder Urogenitaltrakt – Keine Alloimmunisierung – Ärztliche Überwachung möglich
II.	$< 20 \times 10^9/l$	– Die unter I. genannten Voraussetzungen sind nicht gegeben
III.	$< 50 \times 10^9/l$	– Blutungen – Stammzellseparation

Kompatibilität

Die Thrombozyten tragen Blutgruppenantigene des ABH-Systems und des Lewis-, P- und I-Systems sowie Antigene der Human Leukocyte Antigen (HLA)-Klasse I und thrombozytenspezifische Antigene. Für ihr Überleben nach der Transfusion jedoch sind ledig-

Tabelle V. Vergleichende klinische Studien mit Thrombozytenzahlen $< 10 \times 10^9/l$ bzw. $< 20 \times 10^9/l$ als Grenzwerte für eine Thrombozytensubstitution.

TZ-Grenzwert	Patientenzahl	Größere Blutungen (%)	Hämorrhagischer Tod	TZ-TF pro Patient	TZ-TF pro TZPT	Einheiten TZ-Konzentrate/Apherese	Kostenersparnis	Literatur
$< 10 \times 10^9/l$	53	22	1	7,1*	–	–	22 %	[73]
$< 20 \times 10^9/l$	52	20	0	9,0	–	–		
$< 10 \times 10^9/l$	58	18	0	–	–	15,4/3,0*	33 %	[88]
$< 20 \times 10^9/l$	47	17	0	–	–	25,4/4,8		
$< 10 \times 10^9/l$	37	–	0	7**	–	–		[38]
$< 20 \times 10^9/l$	41	–	0	11	–	–		
$< 10 \times 10^9/l$	103	12	3	–	0,5*	54*	–	[29]
$< 20 \times 10^9/l$	87	14	4	–	0,8	73		
$< 10 \times 10^9/l$	124***	15	–	–	0,42	–	47 %	[53]
$< 20 \times 10^9/l$		18	–	–	0,49	–		

TZ=Thrombozyten, TF=Transfusion, TZPT=Thrombozytopenietag
*p < 0,05 zugunsten der Transfusion bei einer TZ-Zahl $< 10 \times 10^9/l$, **p = 0,07,
***verteilt auf zwei Studienarme

lich die AB0-, HLA-A- und HLA-B-Antigene sowie thrombozytenspezifische Antigene relevant. Letztere sind allerdings selten die Ursache einer Inkompatibilität. Zudem gibt es keinen Test, der eine sichere Auswahl kompatibler Thrombozyten ermöglicht. Die Kompatibilität im AB0-System kann hingegen überprüft und sollte möglichst angestrebt werden.

> Eine AB0-Inkompatibilität stellt zwar kein Hindernis für eine Thrombozytentransfusion dar, sie ist jedoch mit einigen Risiken verbunden: Die im mittransfundierten Plasma enthaltenen und gegen die Antigene des Patienten gerichteten Anti-A- und/oder Anti-B-Antikörper können, wenn auch selten, zu einer schweren hämolytischen Reaktion führen. Außerdem sind AB0-inkompatible Thrombozytentransfusionen häufiger mit der Entwicklung einer Alloimmunisierung gegen HLA- und thrombozytenspezifische Antigene vergesellschaftet als AB0-kompatible Transfusionen.

Die Berücksichtigung der AB0-Kompatibilität kann deshalb helfen, der Alloimmunisierung vorzubeugen. Der Erythrozytengehalt der Thrombozytenkonzentrate ist im Allgemeinen so gering, dass eine Immunisierung im Rh-System wenig wahrscheinlich ist. Dennoch sollten jüngere, Rh(D)-negative Patientinnen möglichst Rh-kompatible Präparate erhalten.

> Die Produktion von HLA-Antikörpern ist die häufigste Ursache eines immunologisch bedingten Versagens von Thrombozytentransfusionen.

Für eine Alloimmunisierung im HLA-System werden sowohl die Antigene der Klasse I als auch die der Klasse II benötigt. Während beide Antigenklassen von den Leukozyten exprimiert werden, tragen die Thrombozyten nur die HLA-Antigene der Klasse I und die Erythrozyten keine HLA-Antigene.

> Folglich sind es die Leukozytenkontaminationen der Konzentrate, die die Immunisierung verursachen. Nach erfolgter Immunisierung genügt allerdings die alleinige Anwesenheit inkompatibler Thrombozyten, um die Reaktion zu verstärken. Werden Thrombozytentransfusionen ohne eine Leukozytendepletion verabfolgt, ist in 30–100 % der Fälle mit einer Alloimmunisierung zu rechnen. Dabei ist von entscheidender Bedeutung, wie groß die Zahl der mittransfundierten Leukozyten ist. Liegt sie unter 5×10^6 pro Transfusion, tritt in weniger als 5 % der Fälle eine Alloimmunisierung auf.

Deshalb sollte bei Thrombozytentransfusionen versucht werden, die Zahl der mittransfundierten Leukozyten unter dieser Grenze zu halten. Möglichkeiten hierzu sind die Herstellung leukozytenarmer Konzentrate und der Gebrauch von Leukozytenadhäsionsfiltern. Solche Filter sind in der Lage, die Zahl der beigemengten Leukozyten um mehr als 99 % zu reduzieren. Der Verlust an Thrombozyten beträgt etwa 10 %. Leukozytenfilter können vor oder nach der Lagerung der Thrombozyten oder während ihrer Transfusion eingesetzt werden. Der Einsatz vor der Lagerung hat den Vorteil, dass die während der Lagerung entstehenden und später nicht mehr filtrierbaren pyrogenen Zerfallsprodukte der Leukozyten reduziert werden (s. „Risiken"). Eine Filtration in der Blutbank hat außerdem den Vorteil, dass die seltene, aber gefährliche hypotensive Reaktion verhindert wird, die bislang nur bei Leukozytenfiltrationen am Krankenbett beobachtet worden ist (s. „Risiken") [10, 12, 25, 29-32].

Eine gleichwirksame Alternative zur Leukozytenfiltration ist die UV-Bestrahlung der Konzentrate [33, 34]. Durch sie verlieren die Spenderlymphozyten die Fähigkeit, die Lymphozyten des Empfängers zu stimulieren oder von ihnen stimuliert zu werden, obwohl sie weiterhin ihre HLA-Antigene tragen. Eine weitere Möglichkeit, auf die Alloimmunisierung Einfluss zu nehmen, ist die Verwendung von Apheresepräparaten einzelner Spender. Verglichen mit Konzentraten aus gepoolten Buffycoats mehrerer Spender können diese die Entwicklung der Alloimmunisierung hinausschieben. Sie können sie allerdings nicht verhindern. Werden Leukozytenfilter eingesetzt, bringt die Anwendung von Apheresepräparaten einzelner Spender keine zusätzlichen Effekte in Bezug auf eine Verhinderung der Alloimmunisierung [10, 12].

Dosierung

Die Thrombozyten gehen meist an Alterung zugrunde. Nach tierexperimentellen Untersuchungen wird nur ein kleiner und konstanter Anteil von ca. $7,1 \times 10^9$/l/d für die hämostatische Funktion gebraucht. Überträgt man diese Zahl auf den Menschen, würde sie bei einem 70 Kilogramm schweren Erwachsenen mit einem Blutvolumen von 5 Litern einen täglichen Bedarf von $5 \times 7,1 \times 10^9$ oder $3,6 \times 10^{10}$ Thrombozyten bedeuten. Wenn es sich um transfundierte Thrombozyten handelt, muss noch berücksichtigt werden, dass sie bis zu einem Drittel in der Milz hängen bleiben und z.T. auch durch verbrauchende oder abbauende Faktoren aufgefangen werden. Der Anteil, der im peripheren Blut erscheint, beträgt 20–60 %. Das bedeutet, dass von diesen Thrombozyten täglich mindestens 5×10^{10} benötigt werden, um die Hämostase aufrechtzuerhalten. Diese Zahl entspricht in etwa dem Gehalt eines Thrombozytenkonzentrates, der bei ca. $5,5 \times 10^{10}$ liegt.

> Die minimale Menge der Thrombozyten, die transfundiert werden sollten, um einen bestimmten Anstieg der Thrombozytenzahl zu erreichen, lässt sich wie folgt berechnen:
>
> Zu transfundierende Thrombozytenzahl = gewünschtes Inkrement (Anstieg der Thrombozytenzahl/l) × Blutvolumen (l) × 1,5
>
> Der Korrekturfaktor 1,5 ergibt sich daraus, dass auch im Normalfall 33 % der Thrombozyten im Milzpool verbleiben und nur 67 % im peripheren Blut zirkulieren. Das Blutvolumen lässt sich bei Männern mit 77 ml × kg Körpergewicht und bei Frauen mit 67 ml × kg Körpergewicht abschätzen.

Bei nicht-immunisierten Patienten werden im Allgemeinen 6–8 Thrombozytenkonzentrate oder ein Apheresepräparat benötigt, um ein Inkrement von $20–30 \times 10^9/l$ zu erreichen [20]. Die verkürzte Lebenszeit der transfundierten Thrombozyten bedingt, dass pro Woche 2 Transfusionen notwendig sind, um die erreichte Zahl der Thrombozyten konstant zu halten. Es gibt Untersuchungen, die zeigen, dass bei Thrombozytentransfusionen nicht nur der Anstieg der Thrombozytenzahl, sondern auch das Intervall zwischen den Transfusionen von der Zahl der transfundierten Thrombozyten abhängt. Dabei bleibt zwar der Anteil der im peripheren Blut erscheinenden Thrombozyten konstant (ca. 30 %), ihre absolute Zahl jedoch nimmt mit der transfundierten Menge zu und bestimmt das Transfusionsintervall. Dies ist darauf zurückzuführen, dass bei Thrombozytenzahlen unter 100000/µl eine direkte Beziehung zwischen der Lebenszeit der Thrombozyten und ihrer Zahl besteht. Mit der Abnahme der Zahl wird ein immer größer werdender Anteil der Thrombozyten für die hämostatische Funktion benötigt und erreicht nicht die normale Lebenszeit [12, 35]. Auf diesem Mechanismus beruht auch die Abhängigkeit des Transfusionsintervalls von der Menge der transfundierten Thrombozyten. Werden z.B. 46, 65 oder 89×10^{10} (0,8, 1 bzw. $1,4 \times 10^{10}/kg$) Thrombozyten transfundiert, steigt die Zahl der Thrombozyten im peripheren Blut um 33000, 51000 bzw. 62000/µl an und das Intervall zwischen den Transfusionen verlängert sich von 2,6 auf 3,3 bzw. 4,1 Tage. Der positive Effekt der größeren Thrombozytenmenge auf den Anstieg der Thrombozytenzahl und die Dauer des Transfusionsintervalls tritt besonders deutlich bei Patienten auf, die keinen gesteigerten Thrombozytenverbrauch haben. Bei diesen Patienten führt die Transfusion von $0,7 \times 10^{10}$ Thrombozyten/kg (= $49 \times 10^{10}/70\,kg$) in 62 % der Fälle zu einem Anstieg der Thrombozytenzahl um mindestens 50000/µl und in 95 % der Fälle zu einem Transfusionsintervall, das länger ist als 2 Tage. Bei Patienten mit einem gesteigerten Thrombozytenverbrauch führt die Transfusion von $0,6–1,4 \times 10^{10}$ Thrombozyten/kg (= $42–98 \times 10^{10}/70\,kg$) in 72–100 % der Fälle zu einem Anstieg der Thrombozytenzahl um mindestens 20000/µl und in 49–89 % der Fälle zu einem Transfusionsintervall von mehr als 2 Tagen. Werden bei diesen Patienten 1×10^{10} Thrombozyten/kg transfundiert, ist in 72 % der Fälle mit einem Transfusionsintervall von mehr als 2 Tagen zu rechnen. Diese Daten zeigen, dass die Effizienz der Thrombozytensubstitution sowohl vom klinischen Zustand des Patienten als auch von der Zahl der transfundierten Thrombozyten abhängt.

> Die Transfusion einer größeren Thrombozytenmenge hat nicht nur den Vorteil eines stärkeren Anstiegs der Thrombozytenzahl, sondern auch den Vorteil eines längeren Transfusionsintervalls, wodurch die Frequenz der Transfusionen gesenkt, die Entwicklung der Alloimmunisierung hinausgeschoben und das Risiko von Transfusionsmisserfolgen reduziert wird [12, 35, 36].

Refraktärität

Von einer Thrombozytenrefraktärität wird gesprochen, wenn das korrigierte Inkrement 1 oder 24 Stunden nach der Transfusion kleiner ist als $7,5 \times 10^9/l$ bzw. $4,5 \times 10^9/l$ oder der prozentuale Anstieg der Thrombozytenzahl 1 Stunde nach der Transfusion geringer ist als 15–25 %.

> Das korrigierte Inkrement und der prozentuale Anstieg der Thrombozytenzahl lassen sich wie folgt berechnen:
>
> Korrigiertes Inkrement = Inkrement (Anstieg der Thrombozytenzahl/l) × Körperoberfläche (m^2)/Anzahl der transfundierten Thrombozyten (× 10^{11})
>
> Prozentualer Anstieg der Thrombozytenzahl = (Anstieg der Thrombozytenzahl [10^3/µl] × Blutvolumen [l] × 100)/10^{11} transfundierte Thrombozyten

Die Häufigkeit der Thrombozytenrefraktärität bei Patienten, die prophylaktisch behandelt werden, reicht bis zu 50 %. Die Refraktärität ist in 8–40 % der Fälle auf eine immunologische Unverträglichkeit (meist HLA-bedingt) und in den restlichen Fällen auf nicht-immunologische Ursachen wie z.B. Septikämie, Medikamente, DIC oder Hypersplenismus zurückzuführen (Tabelle VII). Nicht alle Patienten, bei denen eine HLA-Antikörperproduktion besteht, zeigen eine Refraktärität. Der Anteil der refraktären Fälle beträgt 30 %. In diesen Fällen kann die Transfusion von HLA-kompatiblen oder „Crossmatched"-Thrombozyten eine erfolgreiche Transfusion ermöglichen. Die Bedeutung der thrombozytenspezifischen Antikörper für die Thrombozytenrefraktärität ist bis heute nicht geklärt. In den Fällen, in denen sie vorkommen, finden sich auch Antikörper gegen HLA-Antigene. Dennoch sollte nach thrombozytenspezifischen Antikörpern gefahndet werden, wenn eine Refraktärität besteht und die Transfusion von AB0- und HLA-kompatiblen Thrombozyten keinen Erfolg bringt. In diesen Fällen können Transfusionen von HLA- und HPA-kompatiblen Thrombozyten erfolgreich sein [10, 12, 20, 31, 37-41].

Risiken

Transfusionsreaktionen

Reaktionen auf Thrombozytentransfusionen sind relativ häufig, insbesondere bei mehrfach vortransfundierten Patienten. Die Auslöser sind im Wesentlichen die in den Konzentraten enthaltenen allogenen Leukozyten und das allogene Plasma (Tabelle VIII). Werden diese Bestandteile ausreichend reduziert, können die Reaktionen zu einem größeren Teil vermieden werden (Tabelle IX) [10, 12, 34, 42-47].

Febrile Reaktion

Fieber (Temperaturanstieg > 1°C), oft begleitet von Schüttelfrost, tritt in bis zu 20 % der Fälle bei mehrfach vortransfundierten Patienten auf. Die Ursache ist meist eine Alloimmunisierung des Empfängers und eine dadurch bedingte Produktion von HLA-Antikörpern gegen Spenderleukozyten. Antikörper gegen Plasmabestandteile des Konzentrates können ebenfalls Fieber auslösen. Weitere mögliche Ursachen des Fiebers sind die während der Lagerung der Thrombozyten aus den Leukozyten freigesetzten Zytokine wie Interleukin (IL)-1, IL-6, IL-8 und Tumornekrosefaktor. Die hierdurch bedingten febrilen Reaktionen können in den meisten Fällen durch eine vor der Lagerung der Thrombozyten durchgeführte Leukozytendepletion, entweder durch Apherese oder durch Buffycoatpräparation, verhindert werden. Da die Häufigkeit der febrilen Reaktionen von der Lagerungsdauer der Thrombozyten abhängt, könnte auch eine verkürzte Lagerungszeit zu einer Reduktion dieser Reaktionen beitragen. Die febrilen Reaktionen sprechen auf eine Therapie mit Antipyretika gut an (Cave: keine Acetylsalicylsäure bei thrombozytopenischen Patienten!).
Bei Patienten mit wiederholten febrilen Reaktionen

Tabelle VII. Mögliche, nicht-immunologische Ursachen einer Thrombozytenrefraktärität.

Mindere Qualität der Thrombozyten (z.B. lange Lagerungszeit, hoher Leukozytengehalt)
Fieber
Infektion (z.B. CMV)
DIC, TTP/HUS
Splenomegalie
Medikamente (z.B. Penicillin, Amphotericin B, Vancomycin)
GvHD bei allogener Knochenmarktransplantation
Zirkulierende Immunkomplexe (z.B. bei Infektionen)
Autoantikörper

CMV = Zytomegalie-Virus, DIC = Disseminierte intravaskuläre Koagulation,
TTP = Thrombotisch-thrombozytopenische Purpura, HUS = Hämolytisch-urämisches Syndrom, GvHD = Graft-versus-Host Disease

Tabelle VIII. Mögliche Komplikationen der Thrombozytentransfusion bezogen auf den Leukozyten- und Plasmabestandteil des Konzentrates.

Leukozyten
– Fieber
– Alloimmunisierung
– Übertragung viraler Infektionen
– Hypotensive Reaktion bei Gebrauch von Leukozytenfiltern am Krankenbett
– GvHR
Plasma
– Allergische Reaktion: Urtikaria, Anaphylaxie
– Posttransfusionspurpura
– Hämolyse
– Akute Lungeninsuffizienz

GvHR = Graft-versus-Host-Reaktion

kann diesen durch eine intravenöse Applikation von Hydrocortison unmittelbar vor der Transfusion vorgebeugt werden [45, 48].

Akute Lungeninsuffizienz
(*„Transfusion-related acute lung injury"*, TRALI)

Hierbei handelt es sich um eine relativ seltene und dem "Acute respiratory distress syndrome" ähnliche Reaktion, die innerhalb der ersten 5 Stunden nach Transfusionsbeginn auftritt und eine intensivmedizinische Behandlung erforderlich machen kann. In bis zu 72 % der Fälle werden die Patienten beatmungspflichtig. Das klinische Bild ist gekennzeichnet durch eine Hypotension und eine akut einsetzende Atemnot. Röntgenologisch finden sich beidseitige pulmonale Infiltrate. Die Auslöser sind granulozytenspezifische Antikörper, die vom Spender stammen und im Plasmaanteil des Konzentrates enthalten sind. Die Diagnose kann anhand des Nachweises dieser Antikörper gestellt werden. Die transfusionsassoziierte akute Lungeninsuffizienz führt selten zum Tode. Die pulmonalen Infiltrate und die Ateminsuffizienz klingen meist innerhalb von 2–5 Tagen ohne residuelle Schäden ab [45, 49, 50].

Transplantat-gegen-Wirt-Reaktion
(*„Graft versus host reaction"*, GvHR)

Diese Komplikation entsteht durch Proliferation und Differenzierung der Spenderlymphozyten im Organismus des Empfängers, wenn dieser immunsupprimiert oder -defizient ist. Sie geht mit Destruktion verschiedener Organe – insbesondere der Haut, der Leber, der Darmschleimhaut und des Knochenmarkes – einher und kann trotz der immunsuppressiven Behandlung in bis zu 90 % der Fälle tödlich sein. Eine nach einer Transfusion entstandene GvHR manifestiert sich innerhalb der ersten 3–30 Tage und verläuft im Allgemeinen rascher als eine durch eine allogene Knochenmarktransplantation verursachte GvHR. Die Gefährlichkeit dieser Komplikation verlangt, dass alle immunsupprimierten oder -defizienten Patienten nur bestrahltes (25 Gy) Blut erhalten. Durch die Bestrahlung verlieren die Spenderlymphozyten ihre Fähigkeit zu proliferieren. Leukozytenfilter sind nicht sicher und stellen keine Alternative zur Bestrahlung der Präparate dar [45, 51–54]. Ob sich die im Tierexperiment als effektiv erwiesene Prävention durch photochemische Behandlung (Psoralen S-59 + UV-Bestrahlung) auch klinisch bewährt, muss noch abgewartet werden [55, 56].

Tabelle IX. Prophylaxe und Therapie der Komplikationen der Thrombozytentransfusion.

Komplikationen	Prophylaxe	Therapie
Fieber*	Reduktion der Leukozyten- und Plasmabestandteile der Konzentrate, Hydrokortison	Antipyretika (Cave: Keine Acetylsalicylsäure bei Patienten mit Thrombozytopenie!)
Bakterielle Infektion	Sorgfältige Gewinnung und Überwachung, kurze Lagerung	Sofortige antibiotische Therapie
Alloimmunisierung	Leukozytenfilter, UV-Bestrahlung	HLA- und erforderlichenfalls auch für Thrombozytenantigene kompatible Konzentrate
GvHR	Bestrahlung (25 Gy)	Immunsuppressive Behandlung
Hypotensive Reaktion	Leukozytenfiltration nicht am Krankenbett, sondern in der Blutbank**	Flüssigkeitszufuhr/Volumen, Katecholamine (wenn erforderlich)
Allergische Reaktionen	Reduktion des Plasmas im Konzentrat Antihistaminika, Kortikoide	Antihistaminika, Kortikoide
Posttransfusionspurpura	HPA-1a-negative Thrombozytenkonzentrate	Kortikoide, i.v. Immunglobulin
Hämolyse	AB0- oder plasmakompatible oder plasmaarme Konzentrate	Transfusion sofort abbrechen, Schockbehandlung (wenn erforderlich)
Akute Lungeninsuffizienz	Reduktion des Plasmas im Konzentrat	Beatmung (wenn erforderlich)
Übertragung viraler Infektionen	Leukozytendepletion, Spenderanamnese und -testung	Nach Virustyp und infektionsaktivität

* Cave: Fieber kann auch Ausdruck einer bakteriellen Infektion sein.
** vor allem bei Patienten mit ACE-Hemmern

Allergische Reaktion

Die Auslöser von allergischen Reaktionen sind die im Plasma des Empfängers enthaltenen und mit Bestandteilen des Spenderplasmas reagierenden Antikörper. Die Symptome reichen von urtikariellen Erscheinungen bis zur Anaphylaxie. Im Allgemeinen setzen schwere Reaktionen früher ein als moderate Reaktionen. Bei den Letzteren kann die Transfusion vorübergehend abgebrochen und nach einer Behandlung des Patienten mit Antihistaminika oder Kortikoiden und Abklingen der Symptome wieder aufgenommen und langsam fortgeführt werden. Bei schweren Reaktionen muss die Transfusion sofort abgebrochen werden. Der venöse Zugang muss jedoch erhalten bleiben, damit, je nach Schwere der Symptome, eine entsprechende medikamentöse Therapie eingeleitet werden kann. Eine Prophylaxe der allergischen Reaktionen ist durch eine Reduktion des Plasmaanteils der Konzentrate möglich. Bei Patienten, die wiederholt urtikarielle Reaktionen zeigen, kann eine Prämedikation mit Antihistaminika oder Kortikoiden helfen, diese zu vermeiden [45].

Posttransfusionspurpura

Diese seltene Komplikation wird verursacht durch Antikörper, die vom Empfänger stammen und gegen spezifische Antigene, meist HPA-1a, der Spenderthrombozyten gerichtet sind. Die Reaktion führt zur Destruktion sowohl der Spender- als auch der eigenen Thrombozyten. Die Folge ist eine 5–10 Tage nach der Transfusion sich entwickelnde Thrombozytopenie mit Neigung zur Blutung. Die Diagnose kann anhand des Nachweises der gegen die Thrombozyten gerichteten Alloantikörper gestellt werden. Die Posttransfusionspurpura ist gewöhnlich eine selbstlimitierte Reaktion. Bei einem Teil der Patienten jedoch können lebensgefährliche Blutungen vorkommen. Therapeutisch kann die Infusion von hohen Immunglobulindosen hilfreich sein. Im Falle einer Blutung sollten HPA-1a-negative Thrombozyten transfundiert werden [57, 58].

Hämolytische Reaktion

Verantwortlich für diese Reaktion sind Alloantikörper gegen Erythrozyten. In Anbetracht des geringen Erythrozytengehaltes der Thrombozytenkonzentrate und der starken Verdünnung ihres Plasmaanteils im Organismus des Empfängers sind hämolytische Reaktionen bei Thrombozytentransfusionen selten. Eine Möglichkeit, sie zu verhindern, ist die Transfusion von AB0-kompatiblen Konzentraten [10, 59].

Hypotensive Reaktion

Eine sehr seltene, aber lebensbedrohliche Komplikation der Leukozytenfiltration ist eine hypotensive Reaktion, die bisher nur bei der Anwendung von Leukozytenfiltern am Krankenbett beobachtet wurde, nicht aber, wenn die Filtration in der Blutbank erfolgte. Als mögliche Ursachen der hypotensiven Reaktion werden die Freisetzung des potenten Vasodilatators Bradykinin durch die Anwendung von Filtersystemen mit negativer Oberflächenladung oder der verzögerte Metabolismus des Bradykinins bei Patienten, die unter der Behandlung mit „Angiotensin-converting enzyme" (ACE)-Hemmern stehen, diskutiert. Hypotensive Reaktionen scheinen allerdings auch bei Filtersystemen mit positiver Oberflächenladung und Patienten ohne ACE-Hemmer vorzukommen. Sie können bei der Transfusion verschiedener Blutprodukte auftreten, werden jedoch meist bei der Transfusion von Thrombozyten beobachtet. Ihre primäre klinische Manifestation ist ein plötzlicher und schwerer Blutdruckabfall innerhalb der ersten Stunde der Transfusion. Dabei kann der systolische Blutdruck innerhalb von wenigen Minuten um mehr als 50 % sinken. Der Blutdruckabfall kann begleitet sein von Atemnot, Gesichtsröte, abdominellen Schmerzen, Übelkeit und Bewusstseinsstörung.

> Um hypotensive Reaktionen zu vermeiden, wird, wie vom Paul-Ehrlich-Institut mitgeteilt, seitens der *Food and Drug Administration* (FDA; Report vom Mai 1999) empfohlen, die Leukozytenfiltration möglichst in der Blutbank durchzuführen.

In den Fällen, wo dies nicht möglich ist, sollte verstärkt auf Zeichen einer Hypotension geachtet werden, um gegebenenfalls die Transfusion sofort abbrechen und eine adäquate Behandlung einleiten zu können [29, 60–62].

Infektionen

Durch Thrombozytentransfusionen können bakterielle, virale und parasitäre Infektionen übertragen werden [7, 8, 63–74]. Während bakterielle Infektionen ein akutes Risiko darstellen, sind virale Infektionen von längerfristiger Bedeutung.

Bakterielle Infektionen

Thrombozytenkonzentrate sind im Vergleich zu anderen Blutprodukten mit einem größeren Risiko von bakteriellen Infektionen behaftet, da sie bei Raumtemperatur aufbewahrt werden müssen.

> Da diese Gefahr mit der Lagerungsdauer wächst, dürfen Thrombozytenkonzentrate nicht länger als 5 Tage aufbewahrt werden.

Das Risiko einer bakteriellen Kontamination wird mit 0,04–0,1 % und das einer Septikämie nach Thrombozytentransfusionen mit 1 zu 12000 angegeben. Beim Letzteren dürfte es sich um eine Unterschätzung handeln, da die übertragenen Keime häufig die gleichen sind, die auch bei Katheterinfektionen vorkommen und oft als solche fehlgedeutet werden. Sie stammen meist von der Haut oder einer okkulten Bakteriämie des Spenders. Deshalb ist das Risiko einer Kontamination größer, wenn die Thrombozyten aus gepoolten Buffycoats mehrerer Spender stammen. Die Mortalität der thrombozytenassoziierten Sepsis liegt bei 26 %. Bei den am häufigsten mit Todesfällen assoziierten Erregern handelt es sich in absteigender Reihenfolge um *Staphylococcus aureus*, *Klebsiella pneumoniae*, *Serratia marcescens* und *Staphylococcus epidermidis*. Die klinischen Zeichen einer thrombozytenassoziierten bakteriellen Infektion sind sehr variabel. Sie können vom Fieber bis zum septischen Schock und Tod reichen. Es gibt bis heute keine allgemein akzeptierte Methode zur Feststellung einer bakteriellen Kontamination von Blutprodukten. Ein viel versprechendes Verfahren zur Sterilisierung dieser Produkte ist der Gebrauch von Psoralenen und ultraviolettem Licht, welcher nicht nur das Risiko einer viralen oder bakteriellen Infektion reduziert, sondern auch das Risiko einer HLA-Alloimmunisierung [7, 8, 39, 64, 66, 67, 71].

Bei jedem Patienten, bei dem innerhalb der ersten 5–6 Stunden nach einer Thrombozytentransfusion Fieber auftritt, muss an die Möglichkeit einer transfusionsbedingten bakteriellen Infektion gedacht werden. Besonders suspekt ist ein Temperaturanstieg um mehr als 2°C oder ein Temperaturanstieg, der mit Schüttelfrost einhergeht. Auch eine Tachykardie und ein Blutdruckabfall oder sonstige Symptome eines Schocks können ein Hinweis auf eine durch die Transfusion verursachte Septikämie sein. In diesen Fällen müssen Blutkulturen angelegt und der Inhalt des Transfusionsbeutels auf Bakterien untersucht werden. Dass es sich um eine transfusionsbedingte Septikämie handelt, lässt sich rasch durch eine Gram-Färbung des Materials aus dem Transfusionsbeutel feststellen. Unabhängig davon jedoch muss unverzüglich eine breite antibiotische Therapie – mit z.B. einer Kombination aus einem Breitbandpenicillin oder –cephalosporin und einem Aminoglykosid – eingeleitet werden. Liegen Schocksymptome vor, müssen auch entsprechende supportive Maßnahmen ergriffen werden.

> Die Blutbank muss sofort über den Vorfall informiert werden, damit weitere Produkte derselben Charge zurückgehalten und auf bakterielle Kontamination überprüft werden [64, 67].

Virale Infektionen

Durch Thrombozytentransfusionen können, wie bei anderen Blutprodukten auch, virale Infektionen wie Hepatitis B, C, D, oder Human Immunodeficiency Virus (HIV) übertragen werden. Das Risiko einer Übertragung von Hepatitis B und C sowie HIV ist heute aufgrund der serologischen Tests, die bei den Spendern durchgeführt werden, sehr klein. Ein Problem ist die Phase zwischen dem Infektionsbeginn und der Produktion von nachweisbaren Antikörpern, in der die Infektion nur durch den direkten Nachweis des Erregers – z.B. mithilfe von molekularbiologischen Verfahren wie der „Polymerase chain reaction" (PCR) – erfasst werden kann. Ein weiteres Virus, welches durch Thrombozytentransfusionen übertragen werden kann, ist das Zytomegalie-Virus (CMV). Die Überträger sind infizierte CD14-positive Monozyten des Spenders. Das Virus stellt vor allem für Neugeborene, Schwangere und immunsupprimierte Patienten ein Problem dar. Bei den Letzteren kann das Virus zu einer lebensbedrohlichen Pneumonie führen. Deshalb sollten immunsupprimierte Patienten nur Thrombozytenkonzentrate von anti-CMV-negativen Spendern erhalten. Eine Übertragung der CMV kann auch durch eine Reduktion der in den Konzentraten enthaltenen Leukozyten erreicht werden. Hierzu ist allerdings eine Reduktion der Leukozytenzahl unter 5×10^6 pro Transfusion erforderlich. Dies kann heute mithilfe von neueren Apheresegeräten oder durch Filtration der Konzentrate erreicht werden [26-28, 65, 69, 72, 74].

Zytokine

Der zunehmende Gebrauch von Thrombozytentransfusionen und die Knappheit der Konzentrate sowie die Kosten und Risiken, die mit ihrer Herstellung bzw. Applikation verbunden sind, führten dazu, dass nach Alternativen gesucht wurde. Zugleich ermöglichte die Entwicklung der rekombinanten Technologie, dass eine Anzahl von Zytokinen, die aufgrund ihrer bekannten Aktivität die Thrombozytopoese beeinflussen, in ausreichender Menge zur Verfügung stehen und klinisch geprüft werden können. Zu diesen Zytokinen gehören Interleukin (IL)-3, Stammzellfaktor (SZF), IL-6, IL-11 und Thrombopoetin (TPO). Während IL-3 und SZF im Wesentlichen auf die frühen hämatopoetischen Vorläuferzellen wirken und die Entwicklung dieser Zellen in Richtung Megakaryozytopoese beeinflussen, stimulieren IL-6 und IL-11 die Proliferation und Differenzierung der Megakaryozyten und die Freisetzung der Thrombozyten. TPO wirkt sowohl auf die frühen als auch auf die späten thrombopoetischen Vorstufen [75-81].

Interleukin (IL)-3, Stammzellfaktor (SZF), Interleukin (IL)-6

Das von T-Zellen, NK (Natural-Killer)-Zellen und Megakaryozyten exprimierte IL-3 stimuliert *in vitro* die Proliferation multipotenter hämatopoetischer Stammzellen und wirkt synergistisch mit SZF und linienspezifischen Zytokinen wie „Granulocyte/macrophage colony-stimulating factor" (GM-CSF), „Granulocyte colony-stimulating factor" (G-CSF) und Erythropoetin in Bezug auf deren koloniebildende Aktivität. Für sich allein hat IL-3 eine nur schwache Megakaryozytenkolonie-stimulierende Wirkung. Seine Bedeutung scheint vielmehr im Zusammenwirken mit TPO zu bestehen. Die Ergebnisse von klinischen Phase-I- und -II-Studien zeigen einen nur bescheidenen Effekt von IL-3 auf die Erholung der Thrombozyten nach Chemotherapie. Außerdem sind die für diesen Effekt erforderlichen Dosen von IL-3 mit erheblichen Nebenwirkungen behaftet.

Der SZF ist ein Ligand von c-kit, einem Tyrosinkinase enthaltenden Rezeptor, der bei verschiedenen frühen hämatopoetischen Vorläuferzellen gefunden wird. Als einzelnes Zytokin zeigt der SZF keinen oder nur einen geringen Effekt auf Knochenmarkzellen. In Kombination mit den jeweiligen linienspezifischen Zytokinen jedoch fördert er das Wachstum myeloischer, erythrozytärer und megakaryozytärer Kolonien *in vitro*. In Phase-I-Studien bewirkte der SZF eine beschleunigte Erholung der Neutrophilen und Thrombozyten nach Chemotherapie. Bei Dosen über 25 µg/kg/d jedoch traten häufiger allergische Reaktionen wie Urtikaria oder respiratorische Symptome auf, die auf eine dosisabhängige Aktivierung von Mastzellen zurückgeführt werden. Besonders prädisponiert sind Patienten mit einer bereits bekannten allergischen Diathese. Eine Prämedikation mit H_1- und H_2-Histaminrezeptorantagonisten und eine Inhalation von H_2-Agonisten können helfen, die Häufigkeit und Schwere der allergischen Reaktionen zu vermindern. Weitere Nebenwirkungen des SZF sind Juckreiz, Erythem, Ödem und Hyperpigmentierung an der Injektionsstelle.

IL-6 wird hauptsächlich von Monozyten und Makrophagen produziert. Es gibt aber auch andere Zellen – wie T-Zellen, endotheliale Zellen, Fibroblasten und Keratozyten –, die in der Lage sind, dieses Zytokin zu produzieren. *In vitro* stimuliert IL-6 die Ausreifung der Megakaryozyten im Sinne einer Zunahme der Größe und Ploidie dieser Zellen. Die in klinischen Studien untersuchten Effekte dieses Zytokins auf die Thrombozytopoese sind allerdings bescheiden. Außerdem ist seine Anwendung häufig mit erheblicher Toxizität und mit Symptomen wie Kopfschmerzen, Fieber, Muskelschmerzen und Stimulation von Akutphasereaktionen verbunden, die die Fortsetzung der Behandlung verhindern. Diese Nebenwirkungen hängen mit der biologischen Aktivität von IL-6 als wichtiger Vermittler der inflammatorischen Reaktionen zusammen. Während der Behandlung mit IL-6 kann sehr früh eine reversible Anämie auftreten, die Ausdruck eines Verdünnungseffektes durch die Expansion des Plasmavolumens ist. Die später auftretende Anämie jedoch hängt mit den inflammatorischen Auswirkungen des Zytokins zusammen und weist Merkmale von Anämien auf, wie sie bei chronischen Erkrankungen vorkommen.

> Berücksichtigt man die Ergebnisse der klinischen Studien mit IL-3, IL-6 und SZF, scheinen die beiden ersten Zytokine wegen ihrer moderaten Effekte im Verhältnis zu ihren erheblichen Toxizitäten keine geeigneten Kandidaten für die Behandlung einer Thrombozytopenie zu sein. Die Rolle des SZF mag darin bestehen, in Kombination mit einem linienspezifischen Zytokin die Effekte dieses Zytokins zu verstärken. Dies muss allerdings in klinischen Studien überprüft werden [76, 79].

Interleukin (IL)-11

IL-11 wird von verschiedenen Zelltypen mesenchymaler Herkunft produziert. *In vitro* stimuliert das Zytokin vorwiegend die Ausreifung der Megakaryozyten. In Kombination mit IL-3, SZF oder TPO jedoch scheint auch ein Effekt auf frühere Vorstufen zu bestehen. Klinisch zeigt das rekombinante humane Interleukin (rhIL)-11 eine dosisabhängige thrombopoetische Wirkung. Bei Dosen über 25 μg/kg/d reduziert es die Schwere der Thrombozytopenie nach zytostatischer Chemotherapie. In einer randomisierten und placebokontrollierten Studie führte die Behandlung mit rhIL-11 zu einer signifikanten Reduktion der Zahl der transfusionsbedürftigen Patienten und der bei ihnen erforderlichen Thrombozytentransfusionen. Die Patienten hatten rhIL-11 vom ersten Tag nach Ende der Chemotherapie für die Dauer von 14–21 Tagen in einer Dosierung von 50 μg/kg/d s.c. erhalten. Es handelte sich um Patienten, die während des vorausgegangenen Chemotherapiekurses eine schwere Thrombozytopenie (≤ 20000/μl) entwickelt hatten [82]. Auch in einer weiteren randomisierten Studie zeigte sich das IL-11 in derselben Dosierung als ein effektiver thrombopoetischer Wachstumsfaktor nach intensivierter Chemotherapie [83]. Die berichteten Toxizitäten der Therapie mit IL-11 sind konstitutionelle Symptome wie Müdigkeit und Kopfschmerzen. Gelegentlich können auch kardiovaskuläre Nebenwirkungen wie Vorhofarrhythmie oder Synkope auftreten. In einer aktuellen Auswertung von 33 Patienten wurde von je einem Fall kardialer Arrhythmie sowie einer transitorischen ischämischen Attacke (TIA) berichtet [84]. Die Ursache der Vorhofarrhythmie könnte eine Volumenexpansion und eine dadurch bedingte Erweiterung des Vorhofes und Steigerung des atrialen Füllungsdruckes sein. Jedenfalls kann eine Behandlung mit Diuretika die kardiovaskulären Nebenwirkungen reduzieren. Eine weitere Folge der Volumenexpansion, diesmal im Sinne eines Verdünnungseffektes, ist die Anämie, die ebenfalls vorkommt [82, 83]. In den USA ist rhIL-11 aufgrund der bisherigen klinischen Ergebnisse zur Behandlung der zytostatikabedingten Thrombozytopenie zugelassen [79]. Für Deutschland liegt eine Zulassung noch nicht vor.

Thrombopoetin (TPO)

TPO wird in der Leber und Niere produziert. Seine Konzentration im Plasma wird durch rezeptorvermittelte Aufnahme, Internalisation und Verbrauch reguliert. Das Zytokin hat nicht nur eine auf die Megakaryozytopoese gerichtete Aktivität, sondern auch eine pleotrope Wirkung. *In vitro* stimuliert es alleine oder in Kombination mit anderen Zytokinen die Proliferation und Expansion von hämatopoetischen Stammzellen (CD34$^+$/CD38$^-$). Sein *In-vitro*-Effekt auf die Megakaryozytopoese ist stärker als der von IL-3, SZF, IL-6 oder IL-11. TPO fördert die Proliferation der megakaryozytären Vorstufen und deren Differenzierung in Megakaryozyten und Thrombozyten [75–79, 81, 85, 86].

Von TPO stehen verschiedene rekombinante Formen zur Verfügung. Die zwei meistuntersuchten Formen sind das „recombinant human thrombopoietin" (rhTPO) und der „recombinant human megakaryocyte growth and development factor" (rhMGDF) mit seiner Variante Polyethylenglykol (PEG)-rhMGDF, bei dem der rhMGDF zur Verstärkung seiner biologischen Aktivität und Verlängerung seiner Halbwertszeit *in vivo* an Polyethylenglykol gekoppelt ist. Das in Säugerzellen hergestellte rhTPO ist ein voll glykosyliertes Protein mit einer identischen Aminosäuresequenz zu dem natürlich vorkommenden TPO. Der in Bakterien (*Escherichia coli*) produzierte und nicht-glykosylierte rhMGDF ist eine auf den Stamm des Moleküls reduzierte Version des menschlichen TPO [79, 81, 86]. Präklinische und klinische Studien mit rhTPO oder PEG-MGDF zeigen, dass beide Wachstumsfaktoren in der Lage sind, die Thrombozytopoese zu stimulieren und in Abhängigkeit von der applizierten Dosis eine Steigerung der Thrombozytenzahl zu bewirken [77, 80, 81, 86–91]. Die mithilfe dieser Wachstumsfaktoren produzierten Thrombozyten scheinen morphologisch und funktionell normal zu sein [86, 92].

> Die Ergebnisse der bisherigen Studien mit rhTPO und PEG-rhMGDF können dahingehend zusammengefasst werden, dass es sich hier um zwei potente Wachstumsfaktoren handelt, die bei nicht-supprimiertem oder mäßiggradig supprimiertem Knochenmark eine signifikante Stimulation der Thrombozytopoese bewirken. Dies zeigt sich z.B. bei Patienten mit konventioneller Chemotherapie. Bei diesen Patienten besteht jedoch im Allgemeinen keine Notwendigkeit für eine prophylaktische oder therapeutische Anwendung eines thrombopoetischen Wachstumsfaktors, da sie selten schwere und behandlungsbedürftige Thrombozytopenien entwickeln.

Solche Thrombozytopenien kommen im Wesentlichen bei Patienten mit akuter Leukämie oder Patienten mit intensivierter Chemotherapie vor. Die bisherigen Ergebnisse bei diesen Patientengruppen sind jedoch entweder wenig ermutigend oder nicht schlüssig [77, 81]. Sie reichen jedenfalls nicht aus, um die klinische Effizienz von rhTPO oder PEG-rhMGDF sicher beurteilen zu können. Ein Problem der Behandlung mit diesen Wachstumsfaktoren, insbesondere mit PEG-rhMGDF als verändertem Molekül, ist die Produktion von neutralisierenden Antikörpern.

Thrombopoetische Wachstumsfaktoren der zweiten Generation

In der Folge kam es zur Entwicklung einer Reihe nicht-antigener thrombopoetischer Wachstumsfaktoren. Dazu gehören Peptid- und Nicht-Peptid-TPO-Mimetika sowie TPO-Agonist-Antikörper.
Zwei Substanzen werden vermutlich in der nächsten Zeit zur Behandlung zugelassen: AMG 531 und Eltrobopag wurden in größeren Phase-II- und -III-Studien an Patienten mit idiopathischer thrombozytopenischer Purpura (ITP) oder Thrombopenien im Rahmen einer Leberzirrhose eingesetzt. Ergebnisse aus Studien zur Therapie der chemotherapieinduzierten Thrombopenie oder bei MDS liegen aktuell noch nicht vor [93].

AMG 531

AMG 531 ist ein Fusionsprotein, welches aus einem an den TPO-Rezeptor bindenden und aktivierenden Peptid-Fragment und einem die Halbwertzeit des Moleküls verlängernden IgG-Fragment (Fc-Teil) besteht. Diese „Peptibody" genannte Struktur führt zur Aktivierung des TPO-Rezeptors und induziert eine Phosphorylierung von JAK-2 und STAT-5. AMG 531 wurde bisher in mehreren Phase-I- bis -III-Studien zur Therapie der ITP eingesetzt. Die Patienten erhielten eine subkutane Gabe von AMG 531, zum Teil zusätzlich zur bestehenden ITP-Therapie (meist in Form von Steroiden). Es kam zu einem dosisabhängigen Anstieg der Thrombozyten nach einer Behandlungsdauer von 3–5 Wochen. Bei einigen Patienten konnte die vorbestehende Medikation reduziert oder beendet werden [94, 95].
Zu den häufigsten Nebenwirkungen zählten Kopfschmerzen am Tag der Therapie. In einigen Fällen entwickelten Patienten unter Therapie mit AMG eine Retikulinfibrose des Knochenmarkes, die zum Teil reversibel war. Die therapeutische Bedeutung dieser Nebenwirkung ist bei der bisher kurzen Nachbeobachtungszeit noch nicht sicher zu beurteilen. Nach Absetzen von AMG 531 fielen bei allen Patienten die Thrombozytenwerte wieder auf den Ausgangswert ab. Vereinzelt kam es auch zu einem Abfall unter den Wert vor der Therapie, der für etwa zwei Wochen anhielt. Die Ursache dafür ist unklar [93].

Eltrombopag

Eltrombopag ist ein Non-Peptid-Agonist, ein so genanntes „Small molecule", das ebenfalls am TPO-Rezeptor die JAK-2- und STAT-5-Signalkaskade aktiviert und so zur Megakaryozytenproliferation und -differenzierung führt. Aufgrund der geringen Molekülgröße steht die Substanz in oraler Form zur Verfügung.
In einer randomisierten Phase-II-Studie wurden 118 ITP-Patienten mit Eltrombopag oder Placebo behandelt. Unter Therapie mit 50 mg Eltrombopag erreichten 70 % der Patienten den primären Studienendpunkt einer Thrombozytenkonzentration von über 50000/µl nach 42 Tagen. Unter der Therapie mit 75 mg Eltrombopag waren es 81 % der Patienten, im Placebo-Arm waren es 11 %. Häufigste Nebenwirkung waren Kopfschmerzen, die jedoch nicht häufiger als im Placebo-Arm auftraten [96].
In einer weiteren randomisierten Studie wurden 74 Patienten mit Hepatitis C über vier Wochen mit Eltrombopag (30, 50 oder 75 mg/die) oder Placebo behandelt. Je nach Dosierung von Eltrombopag kam es bei 75–95 % der Patienten zu einen Anstieg der Thrombozytenwerte auf 100000/µl. Dieser Zielwert war Voraussetzung für eine Therapie mit Ribavirin und pegyliertem Interferon. Im Placebo-Arm konnte kein Patient die Mindestthrombozytenzahl erreichen. Die Therapie mit Eltrombopag (oder Placebo) wurde während der antiviralen Therapie fortgesetzt und hatte keinen Einfluss auf die Rate der Nebenwirkungen der antiviralen Therapie [97].

Sonstige

Weitere Peptid- (z.B. Peg-TPOmp-) und Nicht-Peptid-TPO-Mimetika (z.B. AKR-501) wurden bisher nur an einer kleinen Anzahl gesunder Probanden getestet. Klinische Studien stehen noch aus. Das Peptid FAB 59 und monoklonale TPO-agonistische Antikörper befinden sich noch in der Entwicklung und wurden bisher nicht am Menschen getestet [93].

Zusammenfassung

Die Thrombozytopenie ist eine häufige Begleiterscheinung maligner Erkrankungen, insbesondere hämatologischer Malignome oder ihrer Therapie. Die klinischen Zeichen einer Thrombozytopenie können je nach deren Schweregrad und zusätzlichen Risikofaktoren für eine Blutung von Petechien bis zur Massenblutung reichen. Eine Thrombozytopenie kann verursacht sein durch einen gesteigerten Verbrauch oder eine verminderte Produktion der Thrombozyten. Zu den Zuständen oder Erkrankungen, die mit einem gesteigerten Verbrauch oder Abbau von Thrombozyten einhergehen, gehören Autoimmunthrombozytopenie, Posttransfusionspurpura, hepa-

Tabelle X. Ergebnisse der klinischen Studien mit PEG-rhMGDF oder rhTPO.

Patientenzahl	Malignom	Chemotherapie	mpl-Ligand der Thrombozytenzahl	Nadir und Anstiegsdauer	Literatur
41	Fortgeschrittene Tumoren	Carboplatin Cyclophosphamid	PEG-rhMGDF 0,03–5 mg/kg/d s.c., 7–20 Tage vs. Placebo	Nadir früher, aber gleich tief 18 vs. 22 Tage bis zum Ausgangswert	[90]
53	BC	Carboplatin Paclitaxel	PEG-rhMGDF 0,03–5 mg/kg s.c. vs. Placebo 10 Tage vor und 17 Tage nach Chx	188 vs. 111/nl 14 vs. > 21 Tage bis zum Ausgangswert	[93]
36	AML	Daunorubicin, Ara-C, VP-16	PEG-rhMGDF 2,5/5 mg/kg s.c. vs. Placebo 1 Tag nach Chx bis Thrombozyten > 50000/ml	22 vs. 27 Tage bis Thrombozytenzahl > 20/nl + weniger Transfusionen	[88]
23	Sarkome	Doxorubicin Ifosfamid	rhTPO 0,3–2,4 mg/kg i.v., 1 × vor Chx 0,3–1,2 mg/kg i.v., 1 × vor oder 1 × nach Chx	47 vs. 81/nl 3 vs. 0 Tage mit Thrombozyten < 50/nl	[94]
29	Gynäkologische Tumoren	Carboplatin	rhTPO 0,6–3,6 mg/kg s.c., 1x vor oder 4 × nach Chx. OBD (1,2 mg/kg s.c.), 4x nach Chx als sekundäre Prophylaxe	20 vs. 52/nl 6 vs. 3 Tage mit Thrombozyten < 50/nl Vermeidung der Transfusionsnotwendigkeit bei 71 % der Patienten	[80]
154	Solide Tumoren	Diverse	rhTPO 1,0 mg/kg s.c., 6–24 h nach Chx für bis zu 14 d	Nadir 64,4 (+/-45,4)/nl vs. 52,4 (+/-30,9)/nl Erholung > 50/nl nach 2,5 (+/- 3,9) vs. 3,7 (+/- 5,7) Tagen	[95]
81	Solide Tumoren und Leukämie in Remission	Diverse	rhTPO 1,0 mg/kg/d s.c., 6–24 h nach Chx für bis zu 14 d	Nadir 13/nl vs. 12/nl Erholung > 50/nl nach 11 vs. 13 Tagen	[96]

PEG-rhMGDF = „Pegylated recombinant human megakaryocyte growth and development factor", rhTPO = „Recombinant human thrombopoietin", BC = Bronchialkarzinom, AML = Akute myeloische Leukämie, Chx = Chemotherapie, OBD = „Optimal biologic dose"

rininduzierte Thrombozytopenie, TTP, HUS und DIC. Eine verminderte Produktion ist ein häufiger Teilbefund bei Erkrankungen des hämatopoetischen Systems, wie z.B. der aplastischen Anämie, Myelodysplasie oder akuten Leukämie, und eine häufige Nebenwirkung der Chemo- oder Radiotherapie. Seit der Beschreibung der Beziehung zwischen Thrombozytenzahl und Blutungshäufigkeit sowie der Effizienz der Thrombozytentransfusionen hat sich die prophylaktische und therapeutische Substitution von Thrombozyten zu einem festen und unverzichtbaren Bestandteil der supportiven Therapie in der Onkologie entwickelt. Das Ziel einer Thrombozytentransfusion ist die Anhebung der Thrombozytenzahl über ein bestimmtes, für die Prophylaxe oder Therapie einer Blutung ausreichendes Niveau und die Erhaltung dieses Niveaus, so lange es möglich ist. Um dieses Ziel zu erreichen, müssen eine Reihe von Faktoren berücksichtigt werden, die das Ergebnis der Transfusion beeinflussen. Sie betreffen die Herstellung und Aufbewahrung der Konzentrate, die Menge der zu transfundierenden Thrombozyten, die Kompatibilität zwischen Spender und Empfänger und Zustände, die seitens des Empfängers zu einem gesteigerten Verbrauch oder Abbau der Thrombozyten führen.

Als Grenze für eine prophylaktische Thrombozytensubstitution wurde lange Zeit eine Thrombozytenzahl von 20×10^9/l angesehen. Inzwischen gibt es vergleichende Studien, die zeigen, dass eine Substitutionsgrenze von 10×10^9/l kein größeres Risiko für eine Blutung bedeutet, wenn außer der Thrombozytopenie keine weiteren Risikofaktoren bestehen. Als solche gelten Zustände, die mit einem gesteigerten Thrombozytenverbrauch oder einer verminderten Funktion der Thrombozyten oder des Gerinnungssystems einhergehen. Beim Vorliegen von derartigen Risikofaktoren oder der Notwendigkeit von invasiven Eingriffen wie z.B. dem Anlegen eines zentralvenösen Katheters muss die prophylaktische Substitutionsgrenze höher gesetzt und den klinischen Anforderungen angepasst werden. Bei der therapeutischen Substitution von Thrombozyten wird für den Fall einer Blutung eine Substitutionsgrenze von 50×10^9/l empfohlen.

Thrombozytentransfusionen sind mit den Risiken der Alloimmunisierung und einer Reihe von nicht-immunologischen Komplikationen verbunden. Sie müssen deshalb in ihrer Indikation streng gehandhabt werden. Unter den Zytokinen, die die Thrombozytopoese beeinflussen und klinisch geprüft wurden, hat sich rhIL-11 bei der Prophylaxe der Thrombozytopenie nach intensivierter Chemotherapie als effektiv gezeigt. Die Entwicklung thrombopoetischer Wachstumsfaktoren wurde durch unerwartete Antikörperentwicklungen zurückgeworfen. Klinische Studien mit den TPO-Mimetika der zweiten Generation an Patienten mit Tumorerankungen müssen abgewartet werden. Die Frage, ob ihre Applikation bei einer chemotherapiebedingten und klinisch relevanten Thrombozytopenie zum Erfolg führt, ist noch offen.

Literatur

1. Goad KE, Gralnick HR (1996) Coagulation disorders in cancer. Hematol Oncol Clin North Am 10: 457–484
2. Lusher JM (1996) Screening and diagnosis of coagulation disorders. Am J Obstet Gynecol 175: 778–783
3. Gaydos LA, Freireich EJ, Mantel N (1962) The quantitative relation between platelet count and hemorrhage in patients with acute leukemia. N Engl J Med 266: 905–909
4. Higby DJ, Cohen E, Holland JF, Sinks L (1974) The prophylactic treatment of thrombocytopenic leukemic patients with platelets: a double blind study. Transfusion 14: 440–446
5. Strasser EF, Schuster M, Egler K et al (2005) Frequently used plateletpheresis techniques result in variable target yields and platelet recruitment of donors. Transfusion 45: 788–797
6. Ringwald J, Walz S, Zimmermann R et al (2005) Hyperconcentrated platelets stored in additive solution: aspects on productivity and in vitro quality. Vox Sang 89: 11–18
7. Goodnough LT, Brecher ME, Kanter MH, AuBuchon JP (1999) Transfusion medicine. First of two parts – blood transfusion. N Engl J Med 340: 438–447
8. Goodnough LT, Brecher ME, Kanter MH, AuBuchon JP (1999) Transfusion medicine. Second of two parts – blood conservation. N Engl J Med 340: 525–533
9. Holme S (1998) Storage and quality assessment of platelets. Vox Sang 74(Suppl 2): 207–216
10. Novotny VM (1999) Prevention and management of platelet transfusion refractoriness. Vox Sang 76: 1–13
11. Rebulla P (1998) In vitro and in vivo properties of various types of platelets. Vox Sang 74(Suppl 2): 217–222
12. Slichter SJ (1998) Optimizing platelet transfusions in chronically thrombocytopenic patients. Semin Hematol 35: 269–278
13. Beutler E (1993) Platelet transfusions: the 20,000/microL trigger. Blood 81: 1411–1413
14. Consensus conference (1987) Platelet transfusion therapy. Jama 257: 1777–1780
15. Gmur J, Burger J, Schanz U et al (1991) Safety of stringent prophylactic platelet transfusion policy for patients with acute leukaemia. Lancet 338: 1223–1226
16. Gratwohl A, Tichelli A (1998) Prophylactic platelet transfusions in acute myeloid leukemia. N Engl J Med 338: 1468; author reply 1469–1470
17. Solomon J, Bofenkamp T, Fahey JL et al (1978) Platelet prophylaxis in acute non-lymphoblastic leukaemia. Lancet 1: 267
18. Wandt H, Frank M, Ehninger G et al (1998) Safety and cost effectiveness of a $10 \times 10(9)$/L trigger for prophylactic platelet transfusions compared with the traditional $20 \times 10(9)$/L trigger: a prospective comparative trial in 105 patients with acute myeloid leukemia. Blood 91: 3601–3606
19. Aderka D, Praff G, Santo M et al (1986) Bleeding due to thrombocytopenia in acute leukemias and reevaluation of the prophylactic platelet transfusion policy. Am J Med Sci 291: 147–151
20. Bux J, Mueller-Eckhardt C (1993) [Guidelines for substitution therapy with thrombocytes]. Dtsch Med Wochenschr 118: 1367–1370
21. Gil-Fernandez JJ, Alegre A, Fernandez-Villalta MJ et al (1996) Clinical results of a stringent policy on prophylactic platelet transfusion: non-randomized comparative analysis in 190 bone marrow transplant patients from a single institution. Bone Marrow Transplant 18: 931–935
22. Heckman KD, Weiner GJ, Davis CS et al (1997) Randomized study of prophylactic platelet transfusion threshold during induction therapy for adult acute leukemia: 10,000/microL versus 20,000/microL. J Clin Oncol 15: 1143–1149
23. Lawrence JB, Yomtovian RA, Hammons T et al (2001) Lowering the prophylactic platelet transfusion threshold: a prospective analysis. Leuk Lymphoma 41: 67–76
24. Rebulla P, Finazzi G, Marangoni F et al (1997) The threshold for prophylactic platelet transfusions in adults with acute myeloid leukemia. Gruppo Italiano Malattie Ematologiche Maligne dell'Adulto. N Engl J Med 337: 1870–1875
25. Santoso S, Kiefel V (1998) Human platelet-specific alloantigens: update. Vox Sang 74(Suppl 2): 249–253
26. Contreras M (1998) Consensus conference on platelet transfusion: 27 and 28 November 1997: final statement. Leukemia 12: 1330–1331
27. Contreras M (1998) The appropriate use of platelets: an update from the Edinburgh Consensus Conference. Br J Haematol 101(Suppl 1): 10–12
28. Consensus conference on platelet transfusion: final statement (1998) Br J Cancer 78: 290–291
29. Hume HA, Popovsky MA, Benson K et al (1996) Hypotensive reactions: a previously uncharacterized complication of platelet transfusion? Transfusion 36: 904–909
30. Kroll H, Kiefel V, Santoso S (1998) Clinical aspects and typing of platelet alloantigens. Vox Sang 74(Suppl 2): 345–354
31. McFarland JG (1996) Alloimmunization and platelet transfusion. Semin Hematol 33: 315–328
32. Panzer S (1998) [Thrombocyte alloantigens]. Wien Klin Wochenschr 110: 423–427
33. Pamphilon DH (1998) The treatment of blood components with ultraviolet-B irradiation. Vox Sang 74(Suppl 2): 15–19

34. Morris K, Bharucha C (1997) Influence of filtration on platelet transfusion reactions. Northern Ireland Haematology Audit Group [corrected]. Eur J Med Res 2: 523–526
35. Hanson SR, Slichter SJ (1985) Platelet kinetics in patients with bone marrow hypoplasia: evidence for a fixed platelet requirement. Blood 66: 1105–1109
36. Norol F, Bierling P, Roudot-Thoraval F et al (1998) Platelet transfusion: a dose-response study. Blood 92: 1448–1453
37. Kekomaki R (1998) Use of HLA- and HPA-matched platelets in alloimmunized patients. Vox Sang 74(Suppl 2): 359–363
38. Kekomaki S, Volin L, Koistinen P et al (1998) Successful treatment of platelet transfusion refractoriness: the use of platelet transfusions matched for both human leucocyte antigens (HLA) and human platelet alloantigens (HPA) in alloimmunized patients with leukaemia. Eur J Haematol 60: 112–118
39. Kruskall MS (1997) The perils of platelet transfusions. N Engl J Med 337: 1914–1915
40. McFarland JG (1998) Platelet and neutrophil alloantigen genotyping in clinical practice. Transfus Clin Biol 5: 13–21
41. Panzer S, Maier F, Hocker P et al (1987) [Thrombocyte transfusion: increase in platelets in relation to clinical and immunologic prerequisites]. Infusionsther Klin Ernahr 14(Suppl 2): 10–14
42. Bordin JO, Heddle NM, Blajchman MA (1994) Biologic effects of leukocytes present in transfused cellular blood products. Blood 84: 1703–1721
43. Chambers LA, Kruskall MS, Pacini DG, Donovan LM (1990) Febrile reactions after platelet transfusion: the effect of single versus multiple donors. Transfusion 30: 219–221
44. Heddle NM, Klama L, Meyer R et al (1999) A randomized controlled trial comparing plasma removal with white cell reduction to prevent reactions to platelets. Transfusion 39: 231–238
45. Jeter EK, Spivey MA (1995) Noninfectious complications of blood transfusion. Hematol Oncol Clin North Am 9: 187–204
46. Miller JP, Mintz PD (1995) The use of leukocyte-reduced blood components. Hematol Oncol Clin North Am 9: 69–90
47. Muylle L, Wouters E, Peetermans ME (1996) Febrile reactions to platelet transfusion: the effect of increased interleukin 6 levels in concentrates prepared by the platelet-rich plasma method. Transfusion 36: 886–890
48. Sarkodee-Adoo CB, Kendall JM, Sridhara R et al (1998) The relationship between the duration of platelet storage and the development of transfusion reactions. Transfusion 38: 229–235
49. Bux J, Hoch J, Bindl L et al (1994) [Transfusion associated acute pulmonary insufficiency. Diagnostic confirmation by the demonstration of granulocytic antibodies]. Dtsch Med Wochenschr 119: 19–24
50. Ramanathan RK, Triulzi DJ, Logan TF (1997) Transfusion-related acute lung injury following random donor platelet transfusion: a report of two cases. Vox Sang 73: 43–45
51. Akahoshi M, Takanashi M, Masuda M et al (1992) A case of transfusion-associated graft-versus-host disease not prevented by white cell-reduction filters. Transfusion 32: 169–172
52. Benson K, Marks AR, Marshall MJ, Goldstein JD (1994) Fatal graft-versus-host disease associated with transfusions of HLA-matched, HLA-homozygous platelets from unrelated donors. Transfusion 34: 432–437
53. Takanashi M, Nishimura M, Tadokoro K, Juji T (1995) Graft-versus-host disease associated with transfusions of HLA-matched, HLA-homozygous platelets. Transfusion 35: 276–277
54. Zulian GB, Roux E, Tiercy JM et al (1995) Transfusion-associated graft-versus-host disease in a patient treated with Cladribine (2-chlorodeoxyadenosine): demonstration of exogenous DNA in various tissue extracts by PCR analysis. Br J Haematol 89: 83–89
55. Grass JA, Hei DJ, Metchette K et al (1998) Inactivation of leukocytes in platelet concentrates by photochemical treatment with psoralen plus UVA. Blood 91: 2180–2188
56. Grass JA, Wafa T, Reames A et al (1999) Prevention of transfusion-associated graft-versus-host disease by photochemical treatment. Blood 93: 3140–3147
57. Win N, Matthey F, Slater GP (1996) Blood components – transfusion support in post-transfusion purpura due to HPA-1a Immunization. Vox Sang 71: 191–193
58. Win N, Peterkin MA, Watson WH (1995) The therapeutic value of HPA-1a-negative platelet transfusion in post-transfusion purpura complicated by life-threatening haemorrhage. Vox Sang 69: 138–139
59. Mair B, Benson K (1998) Evaluation of changes in hemoglobin levels associated with ABO-incompatible plasma in apheresis platelets. Transfusion 38: 51–55
60. Mair B, Leparc GF (1998) Hypotensive reactions associated with platelet transfusions and angiotensin-converting enzyme inhibitors. Vox Sang 74: 27–30
61. Moore SB (1996) Hypotensive reactions: are they a new phenomenon? Are they related solely to transfusion of platelets? Does filtration of components play a role? Transfusion 36: 852–853
62. Yenicesu I, Tezcan I, Tuncer AM (1998) Hypotensive reactions during platelet transfusions. Transfusion 38: 410; author reply 413–415
63. Barbara JA (1998) Microbiological safety of blood transfusion. Vox Sang 74(Suppl 2): 11–13
64. Blajchman MA (1998) Bacterial contamination and proliferation during the storage of cellular blood products. Vox Sang 74(Suppl 2): 155–159
65. Bowden RA (1995) Transfusion-transmitted cytomegalovirus infection. Hematol Oncol Clin North Am 9: 155–166
66. Dave J, Brett M, MacLennan S, Shields M (1996) Sepsis associated with blood transfusion. Lancet 347: 1773
67. Chiu EK, Yuen KY, Lie AK et al (1994) A prospective study of symptomatic bacteremia following platelet transfusion and of its management. Transfusion 34: 950–954
68. Corash L (1998) Inactivation of viruses, bacteria, protozoa, and leukocytes in platelet concentrates. Vox Sang 74(Suppl 2): 173–176
69. Dodd RY (1995) Transfusion-transmitted hepatitis virus infection. Hematol Oncol Clin North Am 9: 137–154
70. Dodd RY (1998) Transmission of parasites by blood transfusion. Vox Sang 74(Suppl 2): 161–163
71. Krishnan LA, Brecher ME (1995) Transfusion-transmitted bacterial infection. Hematol Oncol Clin North Am 9: 167–185
72. Przepiorka D, LeParc GF, Werch J, Lichtiger B (1996) Prevention of transfusion-associated cytomegalovirus infection. Practice parameter. American Society of Clinical Pathologists. Am J Clin Pathol 106: 163–169
73. Soldan K, Barbara J (1999) The risks of infection transmission by blood transfusion in England. J Clin Pathol 52: 405–408

74. Williams AE, Sullivan MT (1995) Transfusion-transmitted retrovirus infection. Hematol Oncol Clin North Am 9: 115–136
75. Archimbaud E, Thomas × (1998) Thrombopoietic factors potentially useful in the treatment of acute leukemia. Leuk Res 22: 1155–1164
76. Basser R (1999) Clinical use of thrombopoietic growth factors. In Perry MC (ed): American Society of Clinical Oncology Educational Book, American Society of Clinical Oncology 266–274
77. Hofmann WK, Ottmann OG, Hoelzer D (1999) Megakaryocytic growth factors: is there a new approach for management of thrombocytopenia in patients with malignancies? Leukemia 13: 14–18
78. Kuter DJ (1998) Thrombopoietins and thrombopoiesis: a clinical perspective. Vox Sang 74(Suppl 2): 75–85
79. Maslak P, Nimer SD (1998) The efficacy of IL-3, SCF, IL-6, and IL-11 in treating thrombocytopenia. Semin Hematol 35: 253–260
80. Vadhan-Raj S, Verschraegen CF, Bueso-Ramos C et al (2000) Recombinant human thrombopoietin attenuates carboplatin-induced severe thrombocytopenia and the need for platelet transfusions in patients with gynecologic cancer. Ann Intern Med 132: 364–368
81. Wendling F (1999) Thrombopoietin: its role from early hematopoiesis to platelet production. Haematologica 84: 158–166
82. Tepler I, Elias L, Smith JW, 2nd et al (1996) A randomized placebo-controlled trial of recombinant human interleukin-11 in cancer patients with severe thrombocytopenia due to chemotherapy. Blood 87: 3607–3614
83. Isaacs C, Robert NJ, Bailey FA et al (1997) Randomized placebo-controlled study of recombinant human interleukin-11 to prevent chemotherapy-induced thrombocytopenia in patients with breast cancer receiving dose-intensive cyclophosphamide and doxorubicin. J Clin Oncol 15: 3368–3377
84. Tsimberidou AM, Giles FJ, Khouri I et al (2005) Low-dose interleukin-11 in patients with bone marrow failure: update of the M. D. Anderson Cancer Center experience. Ann Oncol 16: 139–145
85. Kaushansky K, Lok S, Holly RD et al (1994) Promotion of megakaryocyte progenitor expansion and differentiation by the c-Mpl ligand thrombopoietin. Nature 369: 568–571
86. Vadhan-Raj S (1998) Recombinant human thrombopoietin: clinical experience and in vivo biology. Semin Hematol 35: 261–268
87. Archimbaud E, Ottmann OG, Yin JA et al (1999) A randomized, double-blind, placebo-controlled study with pegylated recombinant human megakaryocyte growth and development factor (PEG-rHuMGDF) as an adjunct to chemotherapy for adults with de novo acute myeloid leukemia. Blood 94: 3694–3701
88. Basser RL, Rasko JE, Clarke K et al (1996) Thrombopoietic effects of pegylated recombinant human megakaryocyte growth and development factor (PEG-rHuMGDF) in patients with advanced cancer. Lancet 348: 1279–1281
89. Basser RL, Rasko JE, Clarke K et al (1997) Randomized, blinded, placebo-controlled phase I trial of pegylated recombinant human megakaryocyte growth and development factor with filgrastim after dose-intensive chemotherapy in patients with advanced cancer. Blood 89: 3118–3128
90. Fanucchi M, Glaspy J, Crawford J et al (1997) Effects of polyethylene glycol-conjugated recombinant human megakaryocyte growth and development factor on platelet counts after chemotherapy for lung cancer. N Engl J Med 336: 404–409
91. Vadhan-Raj S, Murray LJ, Bueso-Ramos C et al (1997) Stimulation of megakaryocyte and platelet production by a single dose of recombinant human thrombopoietin in patients with cancer. Ann Intern Med 126: 673–681
92. O'Malley CJ, Rasko JE, Basser RL et al (1996) Administration of pegylated recombinant human megakaryocyte growth and development factor to humans stimulates the production of functional platelets that show no evidence of in vivo activation. Blood 88: 3288–3298
93. Kuter DJ (2007) New thrombopoietic growth factors. Blood 109: 4607–4616
94. Newland A, Caulier MT, Kappers-Klunne M et al (2006) An open-label, unit dose-finding study of AMG 531, a novel thrombopoiesis-stimulating peptibody, in patients with immune thrombocytopenic purpura. Br J Haematol 135: 547–553
95. Bussel JB, Kuter DJ, George JN et al (2006) AMG 531, a thrombopoiesis-stimulating protein, for chronic ITP. N Engl J Med 355: 1672–1681
96. Bussel JB, Cheng G, Saleh MN et al (2007) Eltrombopag for the treatment of chronic idiopathic thrombocytopenic purpura. N Engl J Med 357: 2237–2247
97. McHutchison JG, Dusheiko G, Shiffman ML et al (2007) Eltrombopag for thrombocytopenia in patients with cirrhosis associated with hepatitis C. N Engl J Med 357: 2227–2236

T. Moritz,
D. W. Beelen,
M. Flasshove

Hochdosistherapie und autologe Stammzelltransplantation

Grundlagen

Die technische Durchführbarkeit der peripheren Stammzellseparation, kombiniert mit der Möglichkeit der Retransplantation dieser Zellen im Anschluss an eine dosisintensivierte Hochdosistherapie (HDT), hat in den vergangenen Jahren bei zahlreichen chemotherapiesensitiven Tumorentitäten zur Prüfung von HDT-Konzepten in klinischen Phase-I/II-Studien geführt. Initiale Ergebnisse – oft im Vergleich zu historischen Kontrollen – hatten initial eine positive Einschätzung dieser Therapieform vor allem in Erkrankungssituationen mit ansonsten limitiertem kurativem Potenzial zur Folge. Während diese positive Einschätzung der HDT bei bestimmten hämatologischen Tumorentitäten nach wie vor Bestand hat, hat sich die Situation für andere Erkrankungen, wie insbesondere das Mammakarzinom, mittlerweile jedoch nachhaltig geändert.
Für das Konzept der hoch dosierten antineoplastischen Therapie maligner Systemkrankheiten sprechen dabei vor allem zwei Gründe:
a. Bei einer Vielzahl hämatologischer und solider Neoplasien besitzen viele Zytostatika und insbesondere alkylierende Agenzien steil verlaufende Dosis-Wirkungsbeziehungen.
b. Die bei „konventionell" dosierter antineoplastischer Therapie dosislimitierende Hämatotoxizität wird ausgeschaltet, weil durch die Übertragung der patienteneigenen Stammzellen nach der HDT die Regeneration der physiologischen Hämatopoese sichergestellt werden kann.

Die Übertragung hämatopoetischer Stammzellen ermöglicht dabei eine Eskalation über die bei konventioneller Therapie dosislimitierende Hämatotoxizität hinaus, sodass die Grenzen der Therapieintensivierung dann vorrangig durch toxische Wirkungen auf nicht-hämatopoetische Organe determiniert werden.
Hämatopoetische Stammzellen sind in der Lage, nach myeloablativer, d.h. das hämatopoetische System vollständig ausschaltender Chemo- oder Strahlentherapie die Hämatopoese komplett zu rekonstituieren. Dabei besitzen diese Zellen zum einen die Fähigkeit zur Selbsterneuerung (*self renewal*) als auch das Potenzial, sämtliche reife Funktionszellen des lympho-hämatopoetischen Systems hervorzubringen. Zur Zeit sind drei Quellen solcher hämatopoetischer Stammzellen bekannt, nämlich das Nabelschnurblut, das Knochenmark sowie das periphere Blut nach „Mobilisierung" von Stammzellen aus dem Knochenmark durch Zytokine und/oder Chemotherapie. Prinzipiell können dabei sowohl Knochenmark als auch Stammzellen des peripheren Blutes (PBSZ) im Rahmen der autologen Transplantation eingesetzt werden. Angesichts der erheblich einfacheren Gewinnbarkeit werden im Indikationsbereich HDT mit autologem Stammzellersatz inzwischen jedoch nahezu ausschließlich PBSZ eingesetzt. Dabei werden unter „PBSZ" definitionsgemäß aus peripherem Blut gewonnene hämatopoetische Vorläuferzellen zusammengefasst, die in ausreichender Menge in der Lage sind, nach myeloablativer Vorbehandlung des Empfängers eine adäquate und dauerhafte Rekonstitution der Blutzellbildung zu gewährleisten [1]. Die der Gewinnung dieser PBSZ zugrunde liegenden physiologischen Mechanismen, die technische Durchführung von Mobilisierungstherapien, Stammzellapherese, Stammzelllagerung sowie Stammzellretransplantation einschließlich der in diesem Zusammenhang zu beachtenden herstellungsrechtlichen Vorschriften sind im ersten Teil dieses Kapitels dargestellt. Daran anschließend folgt im zweiten Teil eine kritische Würdigung der derzeitigen Indikationen zum Einsatz dieser Stammzellen im Rahmen von HDT-Konzepten bei einzelnen hämatologischen und nicht-hämatologischen Erkrankungen.
Das Verfahren der autologen Stammzelltransplantation (SZT) mit patienteneigenen (autologen) hämatopoetischen Stammzellen, mit dem sich das hier vorliegende Kapitel beschäftigt, ist dabei prinzipiell von der allogenen Transplantation von Knochenmark oder PBSZ gewebsverträglicher Spender mit den

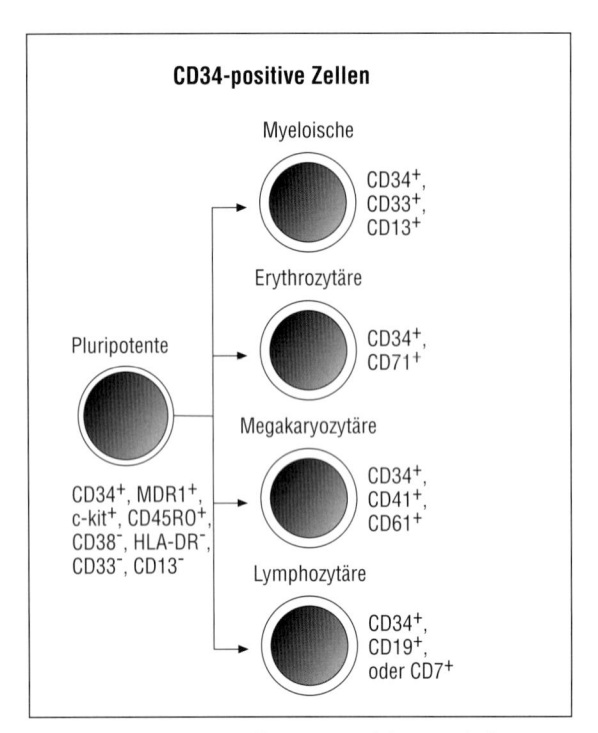

Abbildung 1. CD34+-Zellen setzen sich aus pluripotenten hämatopoetischen Stammzellen (MDR-1+, c-kit+, CD45RO+, aber CD38−, HLA-DR− und linienspezifische Marker) und determinierten Vorstufen der myeloischen (CD33+, CD13+), erythrozytären (CD71+), megakaryozytären (CD41+, CD61+) und lymphozytären (B-lymphozytär CD19+, T-lymphozytär CD7+) Zellen zusammen, die immunologisch anhand ihrer Oberflächenantigene differenziert werden können, nach [17].

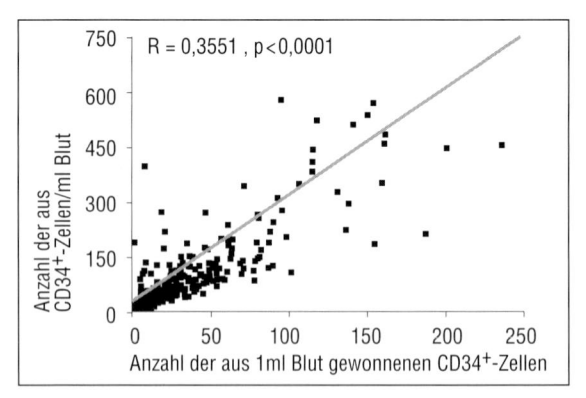

Abbildung 2. Beziehung zwischen der Zahl der CD34+-Zellen im peripheren Blut und der Zahl der separierten CD34+-Zellen. Die Ergebnisse stammen von Zellseparationen bei 265 Patienten mit verschiedenen malignen Erkrankungen, nach [17].

resultierenden Konsequenzen der obligat notwendigen immunsuppressiven Prophylaxe und Therapie immunologischer Komplikationen abzugrenzen. Bezüglich der allogenen Transplantation, auf die hier nicht eingegangen wird, verweisen wir auf die umfangreiche spezielle Fachliteratur.

Gewinnung, Lagerung, Qualitätskontrolle und Retransplantation autologer peripherer Blutstammzellen

Gewinnung peripherer Blutstammzellen (Mobilisierung und Separation)

Die Zahl der hämatopoetischen Stammzellen im peripheren Blut ist normalerweise sehr klein. So beträgt unter physiologischen Bedingungen der Anteil der durch die Expression des CD34-Membranproteins charakterisierten hämatopoetischen Vorläufer- und Stammzellen ca. 1–2‰ der mononukleären Zellfraktion des peripheren Blutes (Abb. 1) [2]. Dieser Anteil kann jedoch durch eine Vorbehandlung mit Zytostatika und/oder Chemotherapie auf deutlich mehr als 1 % gesteigert werden. Hierdurch wird es möglich, mittels Apherese ausreichend CD34+-Zellen (in der Regel 2 x 10^6/kg) für eine hämatopoetische Rekonstitution zu gewinnen (Abb. 2).

Mobilisierung mit Chemotherapie gefolgt von rhG-CSF oder rhGM-CSF

Die Mobilisierung der PBSZ kann mit rhG-CSF, rhGM-CSF oder Chemotherapie allein erfolgen, am effektivsten ist jedoch eine Kombination aus Chemotherapie gefolgt von rhG-CSF oder rhGM-CSF, die eine bis zu 100fache Steigerung der PBSZ bewirken kann. Für beide Wachstumsfaktoren besteht eine Dosis-Wirkungsbeziehung. rhG-CSF scheint jedoch sowohl im Bezug auf die Zahl der mobilisierten PBSZ als auch im Bezug auf eine raschere Rekonstitution der Hämatopoese durch diese Zellen Vorteile zu bieten. Wird rhG-CSF nach einer Chemotherapie gegeben, reicht in der Regel eine Dosierung von 5 µg/kg/d s.c. für die Mobilisierung einer ausreichenden Zahl von CD34+-Zellen aus. Bei unzureichender Mobilisierung kann eine Verdoppelung und Zweiteilung der Tagesdosis versucht werden. Mit rhG-CSF wird in der Regel einige Tage nach Chemotherapieende begonnen und die Behandlung so lange fortgeführt, bis die Separation der CD34+-Zellen erfolgt ist. Tägliche Bestimmungen der Konzentration dieser Zellen im peripheren Blut werden durchgeführt, sobald die Leukozytenzahl die Grenze von 1000/µl überschritten hat. Ab diesem Zeitpunkt besteht die Möglichkeit, dass die Zahl der CD34+-Zellen für eine effektive Leukapherese ausreicht. Eine definitive Aussage hierüber ist allerdings nur anhand der Bestimmung der Konzentration dieser Zellen und nicht der Leukozytenzahl möglich [3, 4] (Tab. I).

Tabelle I. Mobilisierung und Separation peripherer hämatopoetischer Stammzellen.

Mobilisierung	
rhG-CSF allein:	2 × 5–8 mg/kg/d s.c.
rhG-CSF nach Chemotherapie:	5 mg/kg/d s.c.
Dauer der Behandlung mit rhG-CSF:	je nach Protokoll einige Tage nach Chemotherapieende bis zur Leukapherese tägliche Bestimmung der Konzentration
von CD34+-Zellen im peripheren Blut:	sobald Leukozytenzahl > 1000/ml
Separation	
Vorbereitung:	Anlage eines doppellumigen Venenkatheters; Thrombozytenzahl möglichst > 50000/ml
Beginn:	Wenn Anzahl von CD34+-Zellen > 10/ml, besser > 20–50/ml
Die zu gewinnende Zahl von CD34+-Zellen:	mindestens 2–5 × 10^6/kg pro Hochdosiskurs

Die Mobilisierung von CD34$^+$-Zellen hängt dabei sowohl vom Typ, Dosierung und Applikationsplan des verwendeten hämatopoetischen Wachstumsfaktors als auch von der Art und Dosierung der mobilisierenden Chemotherapie ab. Besonders geeignet scheinen Medikamentenkombinationen von Ifosfamid mit Etoposid oder Cytosinarabinosid zu sein. Ein wichtiger Faktor ist die Intensität der vorausgegangenen Chemotherapien. Insbesondere wenn sie mit stammzelltoxischen Zytostatika durchgeführt werden, können sie die Mobilisierung hierdurch erheblich beeinträchtigen oder sogar unmöglich machen. Das Gleiche gilt für eine vorausgegangene Radiotherapie. Deshalb sollte bei Patienten, die Kandidaten für eine HDT und periphere SZT sind, die Gewinnung von peripheren CD34$^+$-Zellen in einer möglichst frühen Phase der Behandlung erfolgen [5].

Mobilisierung mit rhG-CSF oder rhGM-CSF allein

Periphere Stammzellen werden zunehmend auch bei der allogenen Transplantation eingesetzt. Da sie dann von gesunden Spendern gewonnen werden, muss ihre Mobilisierung hier allein durch Gabe von Zytokinen wie rhG-CSF oder rhGM-CSF erfolgen. Auch bei Tumorpatienten kann die alleinige Anwendung dieser Zytokine dazu genutzt werden, PBSZ zu gewinnen. Von den beiden Zytokinen wird dabei rhG-CSF wegen seines stärkeren Mobilisierungseffektes und seiner geringeren Nebenwirkungen bevorzugt. Eine Kombination oder eine sequenzielle Anwendung beider Zytokine bringt keine Vorteile, aber mehr Nebenwirkungen. Unter der Behandlung mit rhG-CSF steigt die Konzentration der PBSZ ab Tag 4 nach Behandlungsbeginn an, erreicht ihren Gipfel am Tag 5 und fällt trotz der Weitergabe des Medikamentes ab Tag 6 ab. Dabei korreliert die Zahl der Zellen mit der Dosierung des Zytokins. Als Standard gelten Dosierungen von 10–16 µg/kg/d s.c. Niedrigere Dosierungen ergeben signifikant geringere Ausbeuten an PBSZ und höhere Dosierungen verursachen stärkere Nebeneffekte. In 80 % der Fälle reicht eine Dosierung von 10 µg/kg/d s.c. aus, um durch eine einzige Leukapherese am Tag 5 eine ausreichende Zahl von PBSZ zu gewinnen. Es gibt Hinweise darauf, dass die Zweiteilung der Tagesdosis von rhG-CSF seinen Mobilisierungseffekt verstärkt und seine Verträglichkeit verbessert. Eine größere Ausbeute kann auch dadurch erreicht werden, dass die Leukapherese innerhalb der ersten 12 Stunden nach der letzten rhG-CSF-Applikation erfolgt. Dies ist z.B. der Fall, wenn das Medikament am Abend oder unmittelbar vor der Leukapherese gegeben wird. Mögliche Nebenwirkungen von rhG-CSF in den hier besprochenen Dosierungen sind Knochenschmerzen, Müdigkeit und Übelkeit, die in 10–40 % der Fälle auftreten [6].

Separation

Die Separation der PBSZ wird heute überwiegend mit Zellseparatoren durchgeführt, die kontinuierlich arbeiten, d.h. in den Kreislauf des Spenders eingebunden sind und während des Blutdurchflusses die gewünschte Zellfraktion isolieren. Vor der Separation erhält der Spender einen doppellumigen Venenkatheter, der einen Blutdurchfluss von mindestens 30 ml/min erlaubt. Während der Separation wird er über diesen Katheter mit einem geschlossenen Einmalsystem von Schläuchen und einer Kammer verbunden, die sich im Zellseparator befinden. In der Kammer findet die Separation der PBSZ statt. Abhängig von ihrer Konzentration wird pro Separation ein Mehrfaches, meist Zwei- bis Vierfaches, an Blutvolumen des Spenders mit einer Durchflussrate von bis zu 150 ml/min durch das System geschickt. Die während der Separation notwendige Antikoagulation des Blutes erfolgt durch Zusatz von Zitratlösung, meist in Form von ACD-A („*acid citrate dextrose*"). Das empfohlene Volumenverhältnis von Antikoagulans zu Vollblut liegt bei mindestens 1 : 12. Generell sollte das infundierte ACD-A-Volumen 4 ml/kg/h (entsprechend ca. 80 mg/kg/h Citrat) zur Vermeidung schwerer Hypokalzämien nicht überschreiten. Zur Durchführung großvolumiger Zytapheresen, bei denen das Körperblutvolumen mehr als drei- bis vierfach prozessiert wird, kann durch zusätzliche Antikoagulation mit 20 bis 30 IE/kg/h Heparinlösung die ACD-A-Zumischung auf ein Verhältnis von 1 : 24 reduziert werden [7]. Die Separation kann an einem Tag oder an mehreren aufeinander folgenden Tagen durchgeführt werden, bis die gewünschte Menge an $CD34^+$-Zellen erreicht ist [6].

Die Zahl der separierten $CD34^+$-Zellen hängt von ihrer Konzentration im peripheren Blut und dem separierten Blutvolumen ab. Effektive Leukapheresen sind erst ab Konzentrationen von mehr als 10 $CD34^+$-Zellen/µl Blut möglich. Liegt sie über 20/µl, können in der Regel bei einer standardmäßig (< 15 Liter prozessiertem Blut) durchgeführten Leukapherese mehr als $2,5 \times 10^6$ Zellen pro kg Körpergewicht des Empfängers gewonnen werden. Bei Konzentrationen über 50/µl und einer großvolumigen (> 15 Liter) Leukapherese („Large-volume leukapheresis [LVL]") ist die zu erwartende Ausbeute deutlich größer (> 5×10^6 $CD34^+$-Zellen/kg). Die LVL kann vor allem bei Spendern mit niedrigen Konzentrationen von PBSZ helfen, ausreichend $CD34^+$-Zellen zu gewinnen. In der Regel werden bei einer LVL mehr $CD34^+$-Zellen separiert als rein rechnerisch aus der Konzentration dieser Zellen im peripheren Blut und dem separierten Blutvolumen ermittelt werden kann. Dies ist dadurch zu erklären, dass die durch Chemotherapie und Zytokine induzierte Mobilisierung von $CD34^+$-Zellen auch während der Leukapherese weitergeht und mit einer Rate von $2 \times 10^{5-6}$ $CD34^+$-Zellen pro Minute für den Nachschub sorgt. Wird diese Rate durch die Aphereserate der Zellen nicht überspielt, bleibt ihre Zahl im peripheren Blut während der Separation konstant. Eine LVL bleibt somit so lange ergiebig, wie die Nachschubrate der $CD34^+$-Zellen ausreicht, um die Konzentration dieser Zellen über der notwendigen Mindestgrenze von 10/µl zu halten. Ein LVL kann je nach separiertem Blutvolumen und der Durchflussrate des Blutes zwei bis sechs Stunden dauern [7].

Das Risiko von Komplikationen bei der Separation peripherer Stammzellen ist relativ gering. Meist sind es Komplikationen, die beim Anlegen des Venenkatheters auftreten (z.B. Pneumothorax, Punktion einer Arterie) oder eine ACD-A-induzierte Hypokalzämie, die passager ist und durch Zugabe von Kalzium in das zurückfließende Blut behoben werden kann.

Durch die Separation, insbesondere, wenn sie als LVL durchgeführt wird, kann die Zahl der Thrombozyten im peripheren Blut bis zu 50 % sinken. Dies ist darauf zurückzuführen, dass die Thrombozyten z.T. mitsepariert werden. Deshalb muss die Thrombozytenzahl vor und nach der Separation bestimmt werden, damit im Bedarfsfall eine Substitution erfolgen kann. Um eine risikoarme Durchführung der Stammzellapherese zu gewährleisten, sollten daher Thrombozyten > 50000/µl bei Erwachsenen bzw. > 30000 bei Kindern angestrebt werden [1]. Bei gesunden Spendern besteht die Möglichkeit der Rückführung der eigenen Thrombozyten aus dem Separationsprodukt.

Kryokonservierung und Lagerung

Für eine Lagerungsdauer von mehr als 72 h ist die Kryokonservierung von PBSZ-Präparaten in gasförmigem oder flüssigem Stickstoff vorgeschrieben [1]. Als kryoprotektive Substanz wird vorwiegend Dimethylsulfoxid (DMSO) in einer Menge von 10 % (v/v) dem Zytapheresepräparat zugefügt. Alternativ kann eine Lösung aus 5 % DMSO, 6 % Hydroxyethylstärke (HAES) und 4 % Humanalbumin zur Kryokonservierung eingesetzt werden [8]. Zum Einfrieren von Stammzellpräparaten finden heute ganz überwiegend Gefrierautomaten Verwendung, die programmgesteuert definierte Kühlraten gewährleisten. Ein besonders kritischer Punkt des Einfriervorgangs ist die Phase der Freisetzung der Kristallisationswärme (Transitionsphase), da eine Wiedererwärmung zu einem Vitalitätsverlust der Zellen aufgrund osmotischer und toxischer Schädigungen führen kann. Durch eine höhere Kühlrate zu Beginn der Freisetzung der Kristallisationswärme („*over-cooling*") kann ein Temperaturanstieg verhindert und die Transitionsphase kurz gehalten werden. Die Lagerung des tiefgefrorenen Transplantates erfolgt in der gasförmigen oder flüssigen Phase von Stickstoff bei konstanten Temperaturen < –120°C, wobei Temperatur und Überwachung der Lagerung regelmäßig dokumentiert werden müssen. Vor der HDT sollte die Zellvitalität des PBSZ-Präparates anhand einer zeitgleich eingefrorenen Referenzampulle überprüft werden.

Der Auftauvorgang muss zur Vermeidung der Rekristallisation möglichst kurz gehalten werden, was durch Einbringen der Einfrierbeutel in ein auf 40°C erwärmtes Wasserbad erreicht wird. Obwohl DMSO nach entsprechender Prämedikation (Antihistaminikum, Glukokortikosteroid, Hydratation und Harnalkalisierung) relativ nebenwirkungsarm mitinfundiert werden kann, können durch Auswaschen der Substanz über schrittweise Verdünnungsstufen eine größere osmotische Stabilität der Zellsuspension erreicht und die direkten zytotoxischen Effekte von DMSO vermindert werden. Die maximal tolerable Dosis von DMSO beim Menschen ist nicht bekannt. Aufgrund tierexperimenteller Untersuchungen sollte jedoch eine Dosis von 1 g DMSO/kg Körpergewicht nicht überschritten werden.

Qualitätssicherung

Die Gewinnung, Qualitätssicherung und Lagerung von PBSZ-Präparaten unterliegen Richtlinien, Verordnungen und Gesetzen, auf die an dieser Stelle ausdrücklich hingewiesen sei und deren Inhalte den Publikationen des wissenschaftlichen Beirates der Bundesärztekammer, der Deutschen Gesellschaft für Transfusionsmedizin und Immunhämatologie, der Deutschen Gesellschaft für Hämatologie und Onkologie, dem Arzneimittelgesetz, dem Transfusionsgesetz sowie dem Medizinproduktegesetz zu entnehmen sind [1]. Die Herstellungsvorschriften für zelluläre Blutprodukte und ihre Kennzeichnungspflicht müssen für PBSZ-Präparate eingehalten werden.

Da PBSZ über ihre Fähigkeit zur hämatologischen Rekonstitution des Patienten *in vivo* definiert werden, müssen für Qualitätsanalysen von Stammzellpräparaten Surrogatmarker herangezogen werden, die mit dieser funktionellen Eigenschaft eng korreliert sind. Hierfür hat sich die durchflusszytometrische Quantifizierung von Zellen, die das CD34-Membranprotein exprimieren, weitgehend durchgesetzt. Eine Expression von CD34-Molekülen findet sich ausschließlich auf hämatopoetischen sowie endothelialen Zellen. Durch den zusätzlichen Nachweis reifungsspezifischer Membranproteine mithilfe der Multiparameter-Durchflusszytometrie erlaubt die Analyse von CD34$^+$-Zellen auch eine indirekte Quantifizierung von *in vitro* koloniebildenden Zellen (*colony forming units* [CFU]) unterschiedlicher Reifungsstufen [9]. Zusammen mit ihrer schnellen und reproduzierbaren Durchführbarkeit ist die durchflusszytometrische Quantifizierung von CD34$^+$-Zellen daher gegenwärtig die Methode der Wahl zur Qualitätsanalyse des Gehaltes an PBSZ in den Zytapheresepräparaten. Gemäß nationalen und internationalen Richtlinien wird für einen effektiven autologen Stammzellersatz nach einer HDT eine Mindestanzahl von 2 x 10^6 CD34$^+$-Zellen/kg Körpergewicht des Patienten als erforderlich erachtet [1]. Die entsprechende Mindestanzahl bei einer allogenen Transplantation von PBSZ beträgt 4 x 10^6 CD34$^+$-Zellen/kg Körpergewicht des Empfängers. Die erforderlichen Untersuchungen zur Qualitätssicherung von PBSZ-Präparaten sind in Tabelle II zusammengefasst aufgeführt.

Tabelle II. Untersuchungen zur Qualitätssicherung von PBSZ-Präparaten.

1. Zellgehalt
   A. Leukozyten mit Differenzierung
   B. Erythrozyten
   C. Thrombozyten
   D. CD34+-Zellen
   E. in der Zellkultur nachgewiesene Progenitorzellen (CFU)*
2. Sterilitätsprüfung
   Mikrobiologische Kulturen
3. Viabilitätsprüfung
   Farbstoffexklusion
4. Volumen
5. (Tumorzellkontamination)*

*nicht obligat vorgeschrieben

Indikationsstellung zur Hochdosistherapie mit nachfolgender autologer Blutstammzelltransplantation

Auch wenn die hämatopoetischen Wachstumsfaktoren und die Blutstammzelltransplantation (PBSZT) die Durchführung von hoch dosierten Therapien erleichtert haben, muss bei der Entscheidung zur HDT weiterhin berücksichtigt werden, dass es sich hierbei in der Regel um experimentelle Konzepte handelt. In Anbetracht der Risiken und der weiterhin offenen Fragen zur Indikation und optimalen Gestaltung solcher Therapien sollten diese daher in der Regel nur im Rahmen klinischer Studien durchgeführt werden. Außerdem sollten diese Verfahren spezialisierten Behandlungszentren vorbehalten bleiben, an denen die gesamte medizinische Infrastruktur (Hämatologie/Onkologie, Strahlentherapie, Transfusionsmedizin, Immunologie und Immunhämatologie, Mikrobiologie und Virologie etc.) für ihre Durchführung sowie die Behandlung ihrer Komplikationen verfügbar ist [1]. Die Indikation zur HDT im Rahmen der Therapiekonzepte hämatologischer und solider Neoplasien ist dabei vorrangig mit kurativer Intention zu vertreten. Als obere Altersgrenze für diese Therapiemaßnahme wird beim autologen Stammzellersatz in der Regel das 65. bis 70. Lebensjahr betrachtet, wobei eine individuelle Beurteilung dieser Altersgrenzen unter Würdigung weiterer Gesichtspunkte (Begleitkrankheiten, Organfunktionseinschränkungen) erfolgen muss.

Indikation zur Hochdosistherapie mit autologer Stammzelltransplantation bei hämatologischen Neoplasien

Stammzellgestützte HDT-Konzepte sind im Bereich der Hämatologie vor allem zur Therapie der hochmalignen Non-Hodgkin-Lymphome und des multiplen Myeloms etabliert. Bei weniger aggressiven Lymphomen stellt hingegen – trotz teilweise durchaus guten Ergebnissen der HDT – die konventionelle Chemo- bzw. Chemoimmuntherapie weiterhin den Therapiestandard dar. Prinzipiell wirksam sind HDT und autologe SZT auch bei den akuten Leukämien. Allerdings steht bei diesen Erkrankungsentitäten die allogene SZT eindeutig im Vordergrund.

Einen Überblick über die etablierten und in Therapieoptimierungsstudien geprüften Indikationen zur HDT bei Erwachsenen mit hämatologischen Erkrankungen in Anlehnung an die Konsensusempfehlungen der Deutschen Arbeitsgemeinschaft für Knochenmark- und Blutstammzelltransplantation (DAG-KBT) (http://www.dag-kbt.de/inkat/Indikationskatalog) verschafft Tabelle III. Dieser Indikationskatalog wird auf der Basis des Erkenntnisgewinns über den therapeutischen Stellenwert der autologen SZT zeitnah überarbeitet und aktualisiert. Die in der DAG-KBT zusammengeschlossenen Transplantationszentren verpflichten sich zur regelmäßigen Meldung ihrer Transplantationsaktivitäten und Ergebnisse an das Deutsche Register für Stammzelltransplantation (DRST Essen/Ulm) [10].

Tabelle III. Indikationen zur Hochdosistherapie.

Diagnose	Krankheitsstadium	Indikation
Akute Myeloische Leukämie	CR 1 (Standardrisiko)	in Studien
	CR 1 (Hochrisiko)	in Studien
	CR 2, CR 3, höhere CR	ja
	beginnendes 1. Rezidiv	wenn SZ aus 1. CR
Akute Lymphatische Leukämie	CR 1 (Standard)	in Studien
	CR 1 (MRD konstant oder erneut ansteigend)	in Studien
	CR 1 (Hoch-, Höchstrisiko), CR 2, CR 3, beginnendes 1. Rezidiv	in Studien
	Induktionsversagen	in Studien
	offenes 1. Rezidiv, späteres Rezidiv oder sekundär chemotherapierefraktär	nein
Chronische Myeloische Leukämie	chronische Phase, Akzeleration, 2. CP	in Studien
	Blastenkrise (chemosensibel)	nein
Andere myeloproliferative Erkrankungen	unterschiedliche Erkrankungsstadien	in Studien
Myelodysplastisches Syndrom	RA, RARS, RAEB	in CR = ja
Chronische Lymphatische Leukämie	ungünstige Prognose oder Rezidiv nach Vortherapie	in Studien
Non-Hodgkin-Lymphom (aggressiv; hoher oder intermediär-hoher IPI) Lymphoblastisches NHL analog ALL-Behandlung	hoch, intermediär CR 1	nein
	sensitives Rezidiv	ja
	partielle Remission am Ende der *First-Line*-Therapie = refraktäre Erkrankung	ja
Non-Hodgkin-Lymphom (indolent)	CR 1 und folgende Remission (Mantelzell-Lymphom)	in Studien
	CR 1 und folgende Remission (follikuläres Lymphom)	in Studien
	PR	ja
Hodgkin-Lymphom	CR 1	nein
	1. Rezidiv	ja
	chemotherapierefraktäres Stadium	in Studien
Multiples Myelom	Standardrisiko	ja
	Hochrisiko	ja

CR: komplette Remission; PR: partielle Remission; SZ: Stammzellen; MRD: *minimal residual disease*, CP: chronische Phase, RA: refraktäre Anämie, RARS: RA mit Ringsideroblasten, RAEB: RA mit Blastenexzess, IPI: internationaler prognostischer Index

Multiples Myelom

Beim multiplen Myelom (MM) ist die stammzellgestützte HDT als wirksame konsolidierende Maßnahme in der Primärtherapie fest etabliert und kann zur Zeit als therapeutischer Standard bewertet werden. Die Überlegenheit der HDT-CTX gegenüber konventionell dosierter Behandlung ist dabei in nicht-randomisierten [11] aber auch randomisierten Studien [12–15] belegt. Die HDT steigert die Rate der kompletten Remission (CR), verlängert die mediane Überlebenszeit der Patienten von zwei bis drei Jahren auf fünf bis sechs Jahre und verbessert ihre Lebensqualität durch eine signifikante Verlängerung der Zeit ohne Krankheitssymptome und Therapie. Für die HDT des MM gilt heute das Melphalan in seiner maximal tolerablen Dosierung von 200 mg/m^2 als Standard [13–18] (siehe auch Abb. 3). Die zusätzliche Anwendung der Ganzkörperbestrahlung unter Reduktion der Melphalan-Dosis (140 mg/m^2) hat zu mehr Toxizität und einer dadurch bedingten Verschlechterung der Ergebnisse geführt [19]. Zur Beurteilung weiterer Zytostatika (Busulfan, Etoposid, Thiotepa) als Bestandteile der HDT liegen zur Zeit keine ausreichenden Daten und vor allem keine vergleichenden Studien vor. Die Anwendung eines zweiten HDT-Kurses (Tandemtransplantation) scheint die Ergebnisse sowohl in Bezug auf die Remissionsrate als auch in Bezug auf die Überlebenszeit zu verbessern. Die Ergebnisse von randomisierten Studien zeigen hier einen Vorteil der Tandemtransplantation, und zwar eine signifikante Verlängerung des ereignisfreien Überlebens in drei Studien und eine signifikante Verlängerung des Gesamtüberlebens in einer Studie [20–22]. Die Tandemtransplantation scheint insbesondere bei Patienten ohne eine komplette oder gute partielle (> 90 % Reduktion des Myeloproteins) Remission nach dem ersten HDT-Kurs Vorteile zu bringen [23]. Um das Überleben der Patienten durch eine zweite HDT zu verbessern, sollte diese vor Auftreten des Rezidivs und innerhalb von 6–12 Monaten nach dem ersten HDT-Kurs erfolgen [24].

Ein wichtiger Aspekt bei der Planung der HDT ist, dass die Patienten zuvor keine stammzelltoxischen Therapien wie z.B. Melphalan als alkylierende Substanz oder Bestrahlungen der hämatopoetisch aktiven Skelettanteile erhalten, damit die Gewinnung der PSZ nicht gefährdet wird bzw. keine Resistenz gegen Melphalan als das entscheidende HDT-Medikament entsteht [16]. Im Allgemeinen erhalten die Patienten vor der HDT eine konventionell dosierte Behandlung, die zur Reduktion von Tumormasse und Kontamination der gewonnenen Stammzellen mit Myelomzellen dient. Eine häufig verwendete Therapie ist die Kombination Vincristin, Adriamycin und Dexamethason (VAD) oder eine ihrer Varianten, die über drei bis vier Monate verabfolgt wird. Auch die alleinige Anwendung des HDT-Dexamethasons hat sich bewährt, da dieses den wesentlichen Anteil des Effektes von VAD ausmacht. Ein unzureichendes Ansprechen auf die Induktionstherapie ist keine Kontraindikation gegen die Durchführung einer HDT. Klinische Studien zeigen, dass auch hier die HDT die Überlebenschance der Patienten signifikant

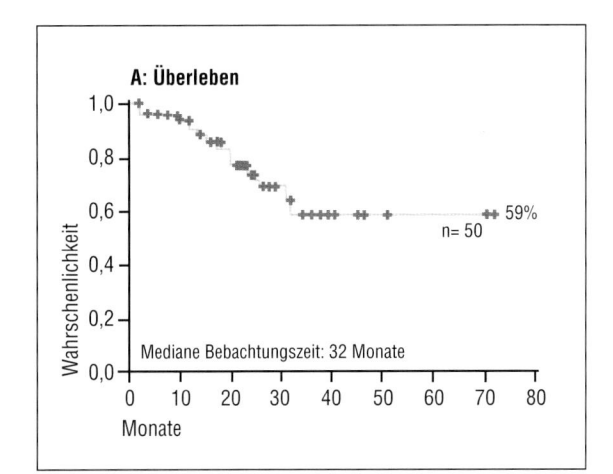

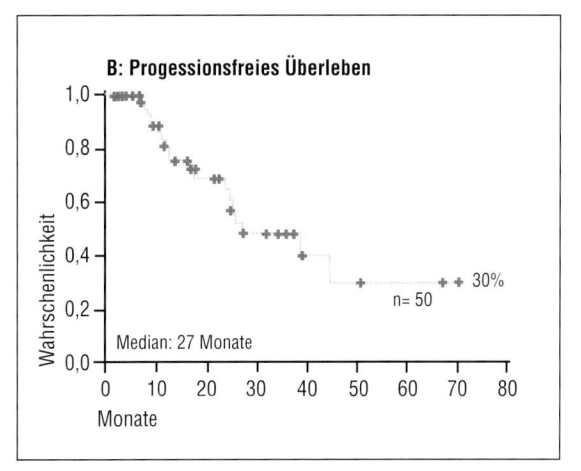

Abbildung 3. Überleben und progressionsfreies Überleben nach Tandem-HDT mit Melphalan. Die Wahrscheinlichkeit des Überlebens (A) und des progressionsfreien Überlebens (B) für 50 Patienten mit einem multiplen Myelom im Anschluss an eine Tandem-HDT mit Melphalan (2 x 200 mg/m^2) ist dargestellt. Die HDT erfolgte im Anschluss an eine Induktionstherapie mit Dexamethason (20 mg/m^2, d 1–4 sowie d 8–11 bis zum maximalen Ansprechen) sowie zwei Zyklen einer Mobilisierungschemotherapie mit Cyclophosphamid (je 2 x 3 g/m^2) gefolgt von G-CSF oder GM-CSF. Die Daten wurden bei Patienten der Inneren Klinik und Poliklinik (Tumorforschung) des Universitätsklinikums Essen erhoben, die im Zeitraum von 1994 bis 2000 behandelt wurden.

verbessert [25]. Im Anschluss an die Induktionstherapie werden dann nach Behandlung mit HDT-Cyclophosphamid und Gabe von G-CSF die peripheren CD34-positiven PBSZ gewonnen. Die optimale Zahl der CD34$^+$-Zellen für einen Kurs HDT liegt dabei zwischen 2,5–5 x 10^6/kg KG des Patienten [17].
Positive prognostische Faktoren für den Erfolg der HDT sind niedrige prätherapeutische Spiegel von β2-MG (< 2,5 mg/l), CRP (< 4 mg/l) und LDH im Serum, das Fehlen von hypodiploiden und Chromosom-13-Anomalien, t(4;14) und myelodysplastischem Myelom-Karyotyp, kürzere Vortherapien (< 12 Monate), das Erreichen einer CR und zwei Kurse der Hochdosis-Melphalantherapie. Im Falle der Tandemtransplantation scheint ein Intervall < 6 Monate zwischen den HDT-Kursen Vorteile in Bezug auf progressfreies und Gesamtüberleben zu bringen [20–23].
Das obere Altersmaximum für eine HDT mit nachfolgender PBSZT ist nicht sicher festgelegt. In einer Studie wurde beobachtet, dass ca. 40 % der Patienten im Alter von 61–65 Jahren nicht in der Lage waren, die geplante HDT zu erhalten [13]. In anderen Studien hingegen schien das Alter keine prognostische Bedeutung zu haben und es wurden auch Patienten im Alter von 65 bis 76 Jahren erfolgreich behandelt. Dass die HDT und autologe PBSZT auch im höheren Alter (65–70 Jahre) signifikante Vorteile bringen kann, wurde in einer randomisierten Studie gezeigt, die eine Tandemtransplantation mit jeweils einer intermediären Melphalan-Dosis (100 mg/m^2) mit konventionell dosierter Chemotherapie verglich. Die HDT führte zu einer signifikanten Verbesserung der CR-Rate, des ereignisfreien Überlebens und Gesamtüberlebens [15]. Deshalb gilt ein Alter über 65 Jahre nicht unbedingt als eine Kontraindikation gegen eine HDT mit PBSZT. Hier entscheidet das biologische Alter des Patienten, d.h. sein Allgemeinzustand und seine Organfunktionen darüber, ob eine HDT durchgeführt werden kann oder nicht. Außerdem besteht die Option der Tandemtransplantation mit einer intermediären Melphalan-Dosis [15]. Eine weitere wichtige Frage ist der Zeitpunkt der HDT. Hier scheint der klinische Nutzen einer solchen Therapie geringer zu sein, wenn sie in späten Phasen der Erkrankung und nach längeren Vortherapien erfolgt [26].

Aggressive Non-Hodgkin-Lymphome

Fasst man die Erfahrungen aus der großen Zahl publizierter Studien zur HDT bei rezidivierten aggressiven Lymphomen zusammen, ist festzustellen, dass die erzielten Therapieresultate im Wesentlichen vom Ausmaß der vorausgegangenen zytotoxischen Therapie, dem Ansprechen („*sensitive relapse*") oder Nicht-Ansprechen („*refractory relapse*") auf konventionelle Chemotherapie im Krankheitsrezidiv, dem Vorliegen von Begleiterkrankungen sowie vom Allgemeinzustand betroffener Patienten abhängen. Bei fehlendem Ansprechen auf konventionelle Chemotherapie und stark reduziertem Allgemeinzustand sind die Häufigkeit therapiebedingter Komplikationen und die Rezidivraten inakzeptabel hoch, sodass die Durchführung der HDT als Ultima ratio in therapierefraktären Endstadien aggressiver Lymphome inzwischen weitgehend abgelehnt wird. Bei rezidivierten, chemotherapiesensitiven aggressiven Lymphomen konnte in einer prospektiven randomisierten Studie (der sog. PARMA-Studie) ein signifikanter Vorteil der HDT mit autologer PBSZT im Vergleich zu einer konventionellen Rezidivtherapie in Bezug auf das krankheitsfreie und Gesamtüberleben nach fünf Jahren dokumentiert werden [27]. Die nach dem altersadjustierten Internationalen Prognostischen Index (IPI) stratifizierte Evaluation dieser Studie zeigt ferner, dass insbesondere Patienten mit mindestens einem Risikofaktor gemäß IPI profitieren [28]. Bei der Interpretation dieser Ergebnisse ist jedoch zu berücksichtigen, dass die PARMA-Studie restriktive Einschlusskriterien hatte (u.a. vollständiges Ansprechen auf die Primärtherapie, kein Lymphombefall des zentralen Nervensystems und des Knochenmarks, kein Burkitt- bzw. lymphoblastisches Lymphom) und bezüglich der histologischen Lymphom-Entitäten ausgesprochen heterogen ist. Sie bildet dennoch die Basis für den Nachweis der Überlegenheit der HDT mit autologer SZT bei rezidivierten aggressiven Lymphomen. In der Primärtherapie aggressiver Lymphome bei jüngeren Patienten mit intermediär hohem Risikoprofil gemäß dem altersadjustierten IPI konnte durch eine HDT mit autologer SZT im Vergleich zur Standardchemotherapie (acht Zyklen CHOP-21) eine signifikante Verbesserung des krankheitsfreien und Gesamtüberlebens nach fünf Jahren nachgewiesen werden [29]. Unbeantwortet bleibt aber in dieser Studie – wie auch in zahlreichen weiteren Studien zum Stellenwert der HDT in der Primärtherapie aggressiver Lymphome – letztlich die Frage, ob die besseren Ergebnisse nicht auch Ausdruck der bereits in der Induktionstherapie substanziell höheren Dosisintensität sind, die der HDT vorausgeht. Ob prognostisch ungünstige aggressive B-Zell-Lymphome bei jüngeren Patienten durch dosis- oder zeitintensivierte Induktionstherapie-Protokolle in Verbindung mit Rituximab zu vergleichbaren Ergebnissen führen wie stammzellgestützte HDT-Konzepte, ist Gegenstand laufender Studien. Da mit den bislang etablierten HDT-Protokollen Krankheitsrezidive weiterhin

Hauptursache des Therapieversagens bei aggressiven Lymphomen bleiben, zielen aktuelle Bestrebungen zur Therapieverbesserung auf eine Steigerung der Therapieintensität durch weitere Dosiseskalation und sequenzielle Applikation stammzellunterstützter HDT-Zyklen ab.

Die allogene SZT spielt bei Patienten mit aggressiven Non-Hodgkin-Lymphomen weiterhin nur eine untergeordnete Rolle und ist in der Primärtherapie auch bei jüngeren Patienten grundsätzlich nicht indiziert. In fortgeschrittenen Stadien wird die allogene SZT vorrangig in klinischen Ausgangssituationen geprüft, in denen eine autologe SZT keine kurative Erfolgsaussicht bietet. Hierzu gehören insbesondere progrediente Lymphome unter adäquater Primärtherapie, Frührezidive (< 12 Monaten nach Primärtherapie) bei Vorliegen weiterer Risikofaktoren gemäß dem IPI, Rezidive nach HDT und autologer SZT, aber auch Rezidive mit einer Indikation zur autologen SZT, wenn kein autologes Stammzellpräparat gewinnbar ist. Die Ergebnisse umfangreicher Analysen bei fortgeschrittenen aggressiven Lymphomen dokumentieren allerdings, dass selbst Patienten mit Rezidiven nach HDT und autologer SZT durch eine allogene SZT stabile Langzeitremissionen erreichen können [30].

Indolente Non-Hodgkin-Lymphome

Die konventionelle Radiochemotherapie primär fortgeschrittener indolenter Lymphome hat ausschließlich palliativen Charakter. Durch eine Studie der „Deutschen Studiengruppe Niedrigmaligne Lymphome" konnte erstmals nachgewiesen werden, dass eine myeloablative Radiochemotherapie mit autologer SZT im Rahmen der Primärtherapie fortgeschrittener follikulärer Lymphome bei primär ansprechenden jüngeren Patienten zu einer signifikanten Verbesserung des progressionsfreien Überlebens im Vergleich zur Induktionschemotherapie mit nachfolgender Interferon-Erhaltungstherapie führt [31]. Ein Vergleich des Gesamtüberlebens ist angesichts der relativ kurzen Nachbeobachtungszeit dieser Studie noch nicht abschließend möglich. Bislang ergeben sich aus dieser Studie jedoch keine Anhaltspunkte für eine kurative Wirksamkeit der stammzellgestützten myeloablativen Radiochemotherapie. Das gleiche, im Rahmen des *European Mantle-Cell Lymphoma Network* untersuchte Studienkonzept ergab auch für Patienten mit Mantelzell-Lymphomen eine signifikante Verbesserung des progressionsfreien Überlebens [32]. Eine Nachfolgestudie prüft das Konzept der myeloablativen Radiochemotherapie mit autologer SZT nach einer Induktionschemotherapie in Kombination mit Rituximab (4–6 Kurse R-CHOP-21) im Vergleich zu einer alleinigen Induktionschemotherapie in Kombination mit Rituximab (6–8 Kurse R-CHOP-21) und nachfolgender Interferon-Erhaltungstherapie. Bei rezidivierten follikulären Lymphomen konnte die Überlegenheit einer stammzellgestützten HDT im Vergleich zur konventionellen Rezidivchemotherapie sowohl bezüglich des progressionsfreien als auch des Gesamtüberlebens gesichert werden und stellt somit den therapeutischen Standard für Patienten dar, die nicht bereits im Rahmen der Primärtherapie mit einer HDT behandelt wurden [33]. Der Stellenwert der stammzellgestützten HDT in frühen Stadien der Chronischen Lymphatischen Leukämie (CLL) ist bei jüngeren Patienten weiterhin unklar und wird gegenwärtig von der „Deutschen CLL-Studiengruppe" in Kooperation mit einer europäischen Studiengruppe (EBMT) als Konsolidationstherapie in erster und zweiter Remission im Vergleich zu einem Beobachtungsarm („*wait and watch*") evaluiert.

Morbus Hodgkin

Die kurative Wirkung konventioneller radiochemotherapeutischer Maßnahmen ist bei Hodgkin-Lymphomen im Vergleich zu den Therapieresultaten bei Non-Hodgkin-Lymphomen insbesondere in lokalisierten, aber auch in disseminierten Ausbreitungsstadien hoch. Patienten in frühen Stadien erleiden nach adäquater lokaler Radiotherapie nur äußerst selten ein Rezidiv. Da selbst in initial fortgeschrittenen Stadien über die Hälfte der Patienten anhaltend krankheitsfrei bleibt und darüber hinaus Patienten mit sehr hohem Rezidivrisiko nicht mit ausreichender Sicherheit identifiziert werden können, wird die HDT nicht im Rahmen der Primärtherapie intermediärer oder fortgeschrittener Hodgkin-Lymphome, sondern ganz überwiegend im Krankheitsrezidiv untersucht. Im Falle eines Rezidivs lassen sich mit konventionellen Therapiemaßnahmen noch langfristige Remissionen und auch Heilungen erzielen, sodass die Indikation zur stammzellgestützten HDT nur in prognostisch ungünstigen Situationen gestellt wird. Kommt es bei erwachsenen Patienten zum Rezidiv, sind die Ergebnisse der konventionellen Rezidivtherapie insbesondere dann ungünstig, wenn das Rezidiv innerhalb der ersten 12 Monate nach Remission auftritt, ein Ausbreitungsstadium III–IV und eine Anämie vorliegen. Der Stellenwert einer stammzellgestützten HDT wurde bei erwachsenen Patienten mit einem chemotherapiesensitiven Rezidiv im Vergleich zu zwei weiteren Zyklen einer intensiven Rezidivtherapie in einer gemeinsamen Studie der „Deutschen Hodgkin-

Studiengruppe" (HDR1-Studie) und der EBMT untersucht [34]. Als wesentliches Studienergebnis konnte eine signifikante Verminderung der Rate des Therapieversagens nach stammzellgestützter HDT (45 %) im Vergleich zur intensiven Rezidivtherapie (66 %) nachgewiesen werden, ohne dass jedoch das Dreijahresgesamtüberleben in den beiden Studienarmen unterschiedlich war. Obwohl die HDR-1 Studie den formalen Nachweis einer höheren antitumoralen Effektivität der HDT bei rezidivierten Hodgkin-Lymphomen erbrachte, ist dieses Ergebnis doch insgesamt enttäuschend. Das aktuelle Studienkonzept (HDR-2) vergleicht bei Patienten mit chemotherapiesensitivem Rezidiv nach primärer Polychemotherapie die stammzellgestützte HDT mit einer hoch dosierten sequenziellen Chemotherapie und nachfolgender stammzellgestützter HDT.

Akute Myeloische Leukämie

Erste Vollremission: Die hoch dosierte Radiochemotherapie mit nachfolgender Retransfusion patienteneigener, im Rahmen der Induktionstherapie gewonnener und kryokonservierter Knochenmark- oder PB-Stammzellen wird gegenwärtig im Rahmen der großen Deutschen AML-Studien als konsolidierende Therapiemaßnahme bei Patienten ohne HLA-identische Geschwisterspender in der ersten CR geprüft. Bislang konnte in zwei großen randomisierten Studien (EORTC/GIMEMA, MRC-10) bei erwachsenen Patienten eine signifikante Reduktion des Rezidivrisikos und eine Verbesserung des krankheitsfreien Überlebens auch unter Berücksichtigung prognostischer Subgruppen nach autologer SZT im Vergleich zur intensiven Konsolidierungstherapie nachgewiesen werden [35, 36]. Eine weitere kooperative Studie (CALGB/ECOG/SWOG) ergab hingegen weder eine Reduktion des Rezidivrisikos noch des krankheitsfreien Überlebens nach autologer SZT [37]. In allen genannten Studien, die zusammen ca. 1000 randomisierte Patienten einschlossen, konnte kein signifikanter Einfluss auf das Gesamtüberleben nachgewiesen werden. Somit muss der Stellenwert der konsolidierenden hoch dosierten Radiochemotherapie mit autologer SZT in der ersten CR der AML (Akute Myeloische Leukämie) weiterhin als nicht gesichert angesehen werden.

Die klinische Bedeutung einer *Ex-vivo*-Behandlung autologer Stammzellpräparate durch aktivierte Cyclophosphamid-Derivate oder monoklonale Antikörper mit dem Ziel der Reduktion des Gehaltes an klonogenen leukämischen Zellen, die nach der Retransfusion ein Rezidiv hervorrufen können, wird weiterhin kontrovers beurteilt. Diese Verfahren gehen aufgrund ihrer geringen Selektivität zwangsläufig mit einem Verlust physiologischer Progenitorzellen einher und können somit zu einer Verzögerung der hämatologischen Rekonstitution beitragen. In den aktuellen Studienkonzepten wird daher ein In-vivo-„Purging" durch die Stammzellsammlung nach dem zweiten Induktions- bzw. nach dem ersten Konsolidierungs-Chemotherapiekurs favorisiert, also zu einem Zeitpunkt der maximalen Leukämiezellreduktion. Untersuchungen bei Patienten mit krankheitsspezifischen molekulargenetischen Markern werden zukünftig darüber Aufschluss geben können, welche Bedeutung kontaminierenden leukämischen Zellen in autologen Stammzellpräparaten oder den nach einer HDT persistierenden leukämischen Zellen für die Rezidiventstehung zukommt. Zieht man die Rezidivraten nach SZT mit eineiigen Zwillingsspendern als Modell für leukämiezellfreie „autologe" Stammzellpräparate heran, liegt der Analogieschluss nahe, dass Rezidive nach einer HDT in erster Linie durch residuelle leukämische Zellen im Patienten hervorgerufen werden.

Andere Krankheitsstadien: Nach HDT und autologer SZT erreichen 10 %–20 % der in zweiter CR behandelten Patienten ein krankheitsfreies Langzeitüberleben, sodass in Anbetracht der bei konventioneller Chemotherapie sehr ungünstigen Therapieresultate die Indikation zur HDT bei Patienten ohne Spender gestellt werden kann. Auch in konsekutiven Remissionen, nicht jedoch bei manifesten Rezidiven, kann in Einzelfällen eine Indikation zur HDT bestehen.

Myelodysplastisches Syndrom

Bei Patienten mit leukämisch transformiertem Myelodysplastischem Syndrom (MDS) ohne geeignete familiäre oder nicht verwandte Spender wurde die Indikation zur konsolidierenden HDT mit autologer SZT nach Erreichen einer hämatologischen CR untersucht. Das Vierjahresüberleben nach autologer SZT betrug 39 % und war damit nicht ungünstiger als nach allogener SZT (33 %) [38]. Die Ergebnisse nach autologer und allogener SZT waren auch innerhalb zytogenetisch definierter Risikogruppen vergleichbar. Somit kann die autologe SZT für Patienten mit leukämisch transformiertem MDS, die eine hämatologische CR durch eine Induktionschemotherapie erreichen, als effektive Konsolidierungstherapie bewertet werden. Eine erfolgreiche Stammzellgewinnung im Rahmen der Primärtherapie gelingt allerdings nur bei ca. 50 % der MDS-Patienten [38].

Akute Lymphatische Leukämie

Der Stellenwert der HDT mit autologer SZT als intensivierte Postremissionstherapie in der ersten CR der Akuten Lymphatischen Leukämie (ALL) bleibt aufgrund der publizierten prospektiven Studien weiterhin offen [39, 40]. Bislang konnte in keiner dieser Studien nachgewiesen werden, dass eine HDT mit autologer SZT zu einer Verminderung der Rezidivhäufigkeit im Vergleich zur konventionellen Konsolidations- und Erhaltungstherapie führt. Bei Patienten ohne HLA-kompatible verwandte oder nicht verwandte Spender wird die Indikation zur HDT im Rahmen der GMALL-07/2003-Therapieoptimierungsstudie analog den Indikationen zur allogenen SZT bei Hoch- und Höchstrisikopatienten geprüft. Die Stammzellgewinnung erfolgt dabei nach der ersten Konsolidierungstherapie und die myeloablative HDT mit autologer SZT im Anschluss an die zweite Konsolidierungstherapie. Ferner besteht im Rahmen dieser Studie bei molekulargenetisch nachgewiesener leukämischer Resterkrankung und nicht verfügbarem Spender eine Indikation zur Durchführung der HDT mit autologer SZT nach Abschluss der sechsten Konsolidierungstherapie. Auch bei konsekutiven Remissionen der ALL ist die Indikation zur HDT mit autologer SZT nicht durch vergleichende Studien abgesichert, wird aber bei Patienten ohne einen histokompatiblen Spender aufgrund der äußerst ungünstigen Therapieresultate der konventionellen Rezidivchemotherapie generell akzeptiert. Neue Therapiemöglichkeiten ergeben sich bei der ALL durch die Beobachtung, dass der c-Abl-spezifische Tyrosinkinase-Inhibitor Imatinib auch bei Patienten mit Ph+ALL wirksam ist. So zielen aktuelle Studienprotokolle auf eine effektivere Reduktion des leukämischen Zellklons in hämatologischer Remission durch eine Imatinib-Mesylat-Therapie ab, um durch das resultierende In-vivo-„Purging" einerseits Stammzellpräparate mit verminderter Leukämiezell-Kontamination gewinnen zu können und andererseits eine geringere leukämische Resterkrankung zu erreichen. Im Anschluss an eine autologe SZT kann Imatinib-Mesylat als Erhaltungstherapie eingesetzt werden.

Indikation zur Hochdosistherapie und autologer Stammzelltransplantation bei soliden Tumorentitäten

Die Ergebnisse randomisierter Studien, soweit sie zum jetzigen Zeitpunkt vorliegen, lassen eine abschließende Beurteilung des Stellenwerts der stammzellgestützten HDT bei den meisten soliden Tumorentitäten nicht zu. Dies gilt insbesondere, wenn die häufig berichteten vielversprechenden Remissionsraten einer HDT gegen deren Akuttoxizität sowie die Spätfolgen wie z.B. Entwicklung einer sekundären AML oder eines MDS abgewogen werden. Darüber hinaus gilt es zu berücksichtigen, dass in den vergangenen Jahren zahlreiche neue Zytostatika und Substanzklassen mit antineoplastischer Wirkung entwickelt wurden. Die HDT unter Verwendung bereits etablierter Zytostatika muss sich dementsprechend auch mit der Effektivität von Kombinationstherapien unter Einschluss dieser neuen Medikamente messen lassen. Außerdem ist auch hier, ähnlich wie bei den hämatologischen Neoplasien, die Rolle einer Tumorzellkontamination im autologen Transplantat sicherlich noch nicht abschließend geklärt. Auch Patienten mit soliden Tumorentitäten, die sich einer stammzellgestützten, dosisintensivierten Therapie unterziehen, sollten daher weiterhin nur in spezialisierten Zentren und im Rahmen klinischer Prüfprotokolle behandelt werden. Die aktuelle Situation für spezifische solide Tumorentitäten ist im Folgenden detailliert dargestellt.

Mammakarzinom

Angesichts der belegten Dosis-Wirkungsbeziehung bei der konventionell dosierten Chemotherapie des Mammakarzinoms einerseits und der unbefriedigenden Therapieoptionen sowohl in der metastasierten als auch in der adjuvanten Situation bei Hochrisikopatientinnen andererseits, erschien die stammzellgestützte HDT gerade beim Mammakarzinom lange Zeit als erfolgversprechend. Nach der initialen Euphorie, die zu einem weltweiten sprunghaften Anstieg dieser Therapieform in den 1990er Jahren führte, wird die Rolle der HDT durch die Veröffentlichung zahlreicher randomisierter Studien in den vergangenen Jahren heute jedoch deutlich zurückhaltender beurteilt.

Metastasierte Erkrankung: Im Gegensatz zu früheren Phase-II-Studien konnte ein Überlebensvorteil durch die HDT in größeren randomisierten Studien nicht belegt werden. So zeigte in der Arbeit von *Stadtmauer et al.* eine hoch dosierte Kombinationstherapie mit Carboplatin, Thiotepa und Cyclophosphamid im Anschluss an 4–6 konventionell dosierte Chemotherapie-Zyklen weder für die Zeit bis zur Progression noch für das Gesamtüberleben einen Vorteil gegenüber der Fortführung der konventionellen Therapie [41]. Auch eine direkt zu Beginn der chemotherapeutischen Behandlung durchgeführte HDT erbrachte keinen Nutzen für die Patientinnen im HDT-Arm im Vergleich zu einer Standardtherapie mit Doxorubicin und Paclitaxel [42]. In einer nicht-randomisierten retrospektiven Analyse wurden die Daten des „Autologous Blood and Marrow Transplant Registry" zur HDT mit Behandlungsdaten der CALGB aus konventionell dosierten Therapieprotokollen verglichen. Nach HDT zeigte sich ein marginaler Vorteil im Fünfjahresüberleben [43]. Angesichts der bekannten und häufig erheblich günstigeren klinischen Charakteristika der Patientinnen, die mit HDT behandelt werden, kann jedoch hieraus keine Empfehlung für diese Therapieform abgeleitet werden.

Adjuvante Therapie: Die adjuvante HDT wurde insbesondere für die Gruppe der Hochrisikopatientinnen mit mindestens zehn involvierten, ipsilateralen axillären Lymphknoten untersucht. Angesichts einer Reihe erfolgversprechender Daten aus Phase-II-Studien wurde die HDT in den 1990er Jahren bei zahlreichen Patientinnen in dieser Therapiesituation durchgeführt. Größere randomisierte Studien, von denen die ersten 1999 auf der Jahrestagung der *American Society of Clinical Oncology* veröffentlicht wurden [44–48], konnten jedoch auch in dieser Situation keinen eindeutigen Vorteil der HDT für das Gesamtüberleben der Patientinnen im jeweiligen HDT-Arm nachweisen. Allerdings repräsentieren nicht alle diese Studien, die teilweise bereits Anfang der 1990er Jahre mit der Patientenrekrutierung begannen, das gegenwärtige Verständnis von effizienter HDT. Darüber hinaus konnte in einigen Studien eine Verbesserung hinsichtlich der Zeit bis zum Rezidiv bzw. des rezidivfreien Überlebens gezeigt werden. So fanden *Rodenhuis et al.* bei der Subgruppe von Patientinnen mit mehr als neun befallenen Lymphknoten ein grenzwertig aber signifikant verlängertes rückfallfreies Überleben [44] und *Tallman et al.* beschrieben ein verlängertes Intervall bis zum Rückfall für die Subgruppe der auswertbaren Patientinnen [45], sodass in der Zukunft hier ein Umdenken nicht ganz ausgeschlossen werden kann. Eine Metaanalyse existiert bislang noch nicht und könnte eine Entscheidungshilfe für das Design zukünftiger Studien darstellen. Zur Zeit kann eine HDT in der adjuvanten Situation bei Hochrisikopatientinnen mit Mammakarzinom außerhalb von Studien nicht empfohlen werden.

Ovarialkarzinom

Trotz der hohen Ansprechrate auf konventionell dosierte Chemotherapie sowie retrospektiver Analysen, welche eine direkte Dosis-Wirkungsbeziehung für intensiv dosierte, konventionelle Therapieschemata nahelegen, ist der Stellenwert einer intensivierten stammzellgestützten Therapie zur Zeit unklar. In der fortgeschrittenen Erkrankungssituation scheinen Patientinnen mit minimaler, Cisplatin-sensitiver Erkrankung am meisten von einer HDT zu profitieren. *Stiff* und Mitarbeiter berichteten über 100 Patientinnen mit fortgeschrittenem Ovarialkarzinom, die bis zu sechs Vortherapien erhalten hatten und mit verschiedenen HDT-Regimen behandelt wurden. Das mittlere progressionsfreie Überleben bzw. Gesamtüberleben lag für alle Patientinnen bei 7 bzw. 13 Monaten und für jene mit Cisplatin-sensitiver Erkrankung und Herden ≤ 1 cm bei 19 bzw. 30 Monaten [49]. Weitgehend bestätigt wurden diese Ergebnisse durch retrospektive Analysen des *Autologous Blood and Bone Marrow Transplant Registry* und der *European Group for Blood and Bone Marrow Transplantation* [50, 51] sowie durch eine neuere Studie mit 96 Patientinnen [52]. In der letztgenannten Studie wurden die besten Ergebnisse nach einer Chemotherapie mit Topotecan, Melphalan und Cyclophosphamid erzielt.

Der Einsatz der HDT im Rahmen der Primärtherapie wurde u.a. in einer Studie von *Legros* und Mitarbeitern untersucht, in der 53 Patientinnen mit fortgeschrittener Erkrankung nach Cisplatin enthaltender Chemotherapie und Second-Look-Operation entweder hoch dosiert Melphalan oder eine Kombinationstherapie aus Carboplatin und Cyclophosphamid mit nachfolgender PBSZT erhielten. Nach fünf Jahren lebten noch 69 % der Patientinnen und 24 % waren in anhaltender Remission. Dabei wurden die besten Resultate bei den 19 Frauen mit pathologisch kompletter Remission nach der Second-Look-Operation erzielt (74 % Gesamtüberleben und 33 % rezidivfreies Überleben nach fünf Jahren) [53]. Auch diese Daten wurden in der Folge durch weitere Studien [54, 55] sowie die retrospektive Analyse der o.g. Registerdaten [50, 51] erhärtet.

Es fehlen jedoch zur Zeit für den Einsatz der HDT beim Ovarialkarzinom sowohl in der Erstlinien- als auch in der Rezidivtherapie Daten aus randomisierten Studien, in denen der Stellenwert dieser Therapieform im Vergleich zu konventionell dosierter Chemotherapie geklärt wird. Die einzige publizierte randomisierte Studie wurde bislang als konsolidierende Erstlinientherapie bei Patientinnen mit geringer Tumorlast und chemotherapiesensitiver Erkrankung im Vergleich zu drei weiteren Kursen einer konventionell dosierten Chemotherapie durchgeführt. Gesamtüberleben und krankheitsfreies Überleben waren nicht signifikant unterschiedlich [56]. Zusammengefasst ist somit für die stammzellgestützte HDT bei Patientinnen mit Ovarialkarzinom ein Überlebensvorteil nicht ausreichend belegt, und im Rahmen der Routinebehandlung des Ovarialkarzinoms kann die HDT zur Zeit nicht empfohlen werden.

Keimzelltumoren

Erstlinientherapie: Die Behandlung der Keimzelltumoren wird prognoseadaptiert durchgeführt. Patienten mit guter oder intermediärer Prognose nach der *International Germ Cell Cancer Collaborative Group* (IGCCCG)-Klassifikation haben eine Heilungschance von 75–90 %. Die Überlebenswahrscheinlichkeit der Patienten mit ungünstiger Prognose ist mit der derzeitigen Standardtherapie – vier Zyklen PEB (Cisplatin, Etoposid, Bleomycin) oder PEI (Cisplatin, Etoposid, Ifosfamid) – mit etwa 50–60 % nach fünf Jahren für diese chemotherapiesensible Erkrankung jedoch unbefriedigend [57]. Zahlreiche Arbeitsgruppen haben daher eine stammzellgestützte Dosisintensivierung unter Verwendung der Substanzen Cisplatin oder Carboplatin in Kombination mit Etoposid sowie Cyclophosphamid oder Ifosfamid untersucht [58–60]. Eine frühe randomisierte Studie mit 114 Patienten konnte keinen Vorteil für eine zusätzliche Hochdosis-Konsolidierung zeigen [60]. *Schmoll et al.* berichteten jedoch ein progressionsfreies und krankheitsspezifisches Überleben von 68 % und 73 % nach fünf Jahren in einer Phase-I/II-Studie bei 221 Patienten mit fortgeschrittener Erkrankung bzw. ungünstiger Prognose. Die Behandlung bestand aus einem Kurs mit konventionell dosiertem PEI gefolgt von 3–4 Kursen Hochdosis-PEI, die behandlungsassoziierte Mortalität betrug 4 % [59]. Eine Matched-Pair-Analyse zwischen der Behandlung mit Hochdosis-PEI innerhalb der deutschen multizentrischen Studie und einer Gruppe von Patienten, die eine Standardtherapie mit PEB oder PEI in den USA erhalten hatten, ergab eine signifikante Verbesserung des progressionsfreien Überlebens um 16 % auf 75 % und des Gesamtüberlebens um 11 % auf 82 % nach zwei Jahren für Patienten mit ungünstiger Prognose nach IGCCCG oder „advanced disease" nach der Indiana-Klassifikation [58]. Zwei große randomisierte Studien in den USA („poor and intermediate risk") und in Europa („poor risk") untersuchen zur Zeit die Effektivität einer HDT im Vergleich zu vier Zyklen PEB [61]. Trotz der vielversprechenden Daten aus nicht-randomisierten Studien müssen die Ergebnisse dieser beiden Studien abgewartet werden, bevor die Rolle der HDT bei der Primärbehandlung fortgeschrittener Keimzelltumoren mit ungünstiger Prognose eindeutig definiert werden kann.

Rezidivierte Erkrankung: Die Erkrankung von Patienten mit rezidiviertem Keimzelltumor ist häufig weiterhin chemotherapiesensibel. Mit konventionell dosierten Behandlungsprotokollen, die Cisplatin enthalten, lassen sich langfristige Remissionsraten von 15–40 % erreichen [62], bei selektionierten Patientengruppen und Verwendung von Paclitaxel möglicherweise sogar mehr als 50 % [63]. Zahlreiche Studien zur HDT des ersten oder höheren Rezidivs mit autologem Knochenmark oder PBSZ wurden seit Beginn der 1990er Jahre durchgeführt und berichten über anhaltende Remissionen bei etwa 25–60 % der Patienten (Übersicht in [61]). Die Chance einer anhaltenden Remission nach HDT unterscheidet sich dabei deutlich in Abhängigkeit von den prognostischen Faktoren: Progression vor Einleitung der HDT, mediastinaler nicht-seminomatöser Keimzelltumor, Refraktärität auf konventionell dosierte Cisplatin enthaltende Therapie und ß-HCG > 1000 U/l vor der HDT [64]. Eine Matched-Pair-Analyse legt einen Überlebensvorteil von etwa 10 % nach zwei Jahren für die HDT im Vergleich zu konventioneller Therapie nahe [62]. Die bislang verfügbaren Daten zu einer randomisierten Studie bei 280 Patienten sind zwar präliminär, lassen aber bislang eine Überlegenheit eines abschließenden konsolidierenden HDT-Kurses mit Carboplatin, Etoposid und Cyclophosphamid anstelle eines weiteren konventionell dosierten Cisplatin enthaltenden Kurses nicht erkennen [61, 65]. Möglicherweise ist die Gabe von mindestens zwei Kursen HDT für diesen Therapieansatz sinnvoller und erklärt die ermutigenden Ergebnisse von Phase-II-Studien, die ein rückfallfreies Überleben von > 50 % berichten [66, 67]. Die endgültige Auswertung der randomisierten Studien bleibt abzuwarten, bevor eine definitive Therapieempfehlung gegeben werden kann. Die Patienten sollten daher weiterhin im Rahmen klinischer Studien und in spezialisierten Zentren behandelt werden.

Bronchialkarzinom

Für das nicht-kleinzellige Bronchialkarzinom gibt es nur wenige und nicht überzeugende Studien zum Stellenwert der HDT. Daher wird im Folgenden ausschließlich die Datenlage beim kleinzelligen Bronchialkarzinom (SCLC) diskutiert. *Humblet* und Mitarbeiter veröffentlichten bereits 1987 die Ergebnisse einer randomisierten Studie mit 101 SCLC-Patienten. Nach fünf Zyklen einer Induktionschemotherapie sowie prophylaktischer Schädelbestrahlung wurden 45 Patienten mit chemosensitiver Erkrankung entweder einer konsolidierenden HDT oder einer konventionellen Therapie mit Cyclophosphamid, BCNU und Etoposid zugeführt. Im HDT-Arm konnte der Anteil CR von 39 % auf 77 % erhöht werden, während kein Patient durch die weitere konventionelle Therapie in eine CR gebracht werden konnte. Außerdem zeigte sich ein verlängertes rezidivfreies Überleben nach HDT sowie ein Trend zur Verlängerung des Gesamtüberlebens. Nahezu alle Patienten entwickelten jedoch ein Lokalrezidiv, da eine konsolidierende Bestrahlung der Primärtumorregion und des Mediastinums nicht erfolgt war. Hinzu kam eine HDT-assoziierte Mortalität von 18 % [68]. In einer Phase-II-Studie von *Elias et al.* erhielten 36 Patienten mit SCLC im Stadium III, die nach konventioneller Chemotherapie mindestens eine partielle Remission erzielt hatten, eine konsolidierende HDT mit Cyclophosphamid, BCNU und Cisplatin sowie eine abschließende Schädel- und Thoraxbestrahlung. Bei einer therapieassoziierten Mortalität von 8 % betrug die Fünfjahresüberlebensrate aller Patienten 41 %. Bei 29 Patienten mit kompletter oder fast kompletter Remission vor Beginn der HDT lag die progressionsfreie Fünfjahresüberlebensrate bei 53 % [69]. Die gleiche Arbeitsgruppe sah keinen Benefit für die Gruppe der Patienten mit „*Extensive-Stage*"-Erkrankung [70]. Ein anderes Hochdosis-Konzept wurde von *Leyvraz et al.* evaluiert. 69 Patienten mit „Limited-" oder „Extensive-Disease"-SCLC erhielten unmittelbar nach einer Mobilisierungstherapie mit Epirubicin drei Kurse einer HDT mit Ifosfamid, Carboplatin und Etoposid. Die therapieassoziierte Mortalität betrug 9 %, die Remissionsrate 81 % (51 % CR). Das mediane Überleben lag bei 18 Monaten für „*limited disease*" und 11 Monaten für „*extensive disease*" [71]. Die Daten prospektiv randomisierter Prüfprotokolle zur HDT beim SCLC liegen zum jetzigen Zeitpunkt noch nicht vor. Angesichts der Altersstruktur und der Komorbidität vieler Patienten wird jedoch allenfalls eine selektionierte Patientengruppe für einen solchen Therapieansatz in Frage kommen.

Sarkome

Weichteilsarkome: Da die Weichteilsarkome histologisch eine sehr heterogene Gruppe von Tumoren darstellen, sind verlässliche Aussagen zur Rolle der HDT noch schwieriger als bei anderen Tumorentitäten. Bei Kindern mit refraktärem Rhabdomyosarkom wurde initial über ein Ansprechen nach HDT mit Thiotepa berichtet. Eine Konsolidierung mit Melphalan enthaltender HDT an Stelle von zusätzlicher konventioneller Chemotherapie konnte bei Patienten mit metastasiertem Rhabdomyosarkom jedoch keine entscheidende Verbesserung des Gesamtüberlebens in nicht-randomisierten Studien bewirken [72]. *Blay et al.* berichteten über eine HDT-Konsolidierung mit Ifosfamid, Etoposid und Cisplatin bei Patienten mit fortgeschrittenem Weichteilsarkom, die bei Patienten in kompletter Remission (CR) nach der konventionellen Therapie in einem Gesamtüberleben von 75 % nach fünf Jahren resultierte [73]. Mit einem ähnlichen Konzept ließ sich mit HDT-Konsolidierung nach sechs Zyklen Adriamycin und Ifosfamid bei chemotherapiesensiblen Patienten mit metastasiertem Weichteilsarkom ein medianes Überleben von 23 Monaten erzielen [74]. Randomisierte Studien fehlen bislang, sodass eine abschließende Beurteilung zum jetzigen Zeitpunkt nicht erfolgen kann. Die Tatsache, dass die Myelosuppression nicht die alleinige dosislimitierende Nebenwirkung der bei dieser Tumorentität wirksamsten Zytostatika Adriamycin und Ifosfamid darstellt, gibt jedoch zu einer zurückhaltenden Beurteilung Anlass.

Osteosarkom: Auch wenn initiale kleinere Serien bei Kindern mit refraktärem Osteosarkom über ein Ansprechen nach HDT mit Thiotepa berichteten, sind die Ergebnisse zweier größerer Studien unbefriedigend. Die Gabe von hoch dosiertem Carboplatin und Etoposid in der Rezidivsituation resultierte in einem krankheitsfreien Überleben von 12 % nach drei Jahren [75]. Nach einem dosisintensivierten Protokoll mit Cisplatin, Ifosfamid und Adriamycin in der Primärtherapie fand sich eine mediane Zeit bis zur Progression von 19 Monaten [76]. Eine HDT kann daher außerhalb klinischer Studien zur Zeit nicht empfohlen werden.

Ewing-Sarkom/primitiver neuroektodermaler Tumor (PNET): Für Patienten mit Ewing-Sarkom/PNET existieren zahlreiche Studien zur Durchführung einer stammzellgestützten HDT (Übersichten in [72, 77]). Der Nutzen einer zusätzlichen konsolidierenden HDT nach Induktionschemotherapie wird unterschiedlich beurteilt und ist möglicherweise von der Selektion der Patienten abhängig. *Fröhlich et al.* sahen bei einer retrospektiven Analyse verschiedener HDT-Behandlungsprotokolle nur einen Vorteil für Patienten mit Metastasen in mehreren Organsystemen oder für Patienten mit Frührezidiven [78]. Zwei weitere Studien konnten ebenfalls einen Nutzen für die HDT-behandelten Patienten sowohl in der Primär- als auch in der Rezidivtherapie nachweisen [79, 80], wohingegen andere Studien keinen Überlebensvorteil zeigen konnten [81]. Letztlich bleibt auch für diese Tumorentität eine Klärung der Datenlage durch die Durchführung randomisierter Studien abzuwarten und Patienten sollten z.B. im Rahmen der EURO-Ewing Studie behandelt werden, die die Rolle der HDT in verschiedenen Krankheitssituationen prospektiv untersucht.

Neuroblastom

Die vorliegenden Daten beziehen sich nahezu ausschließlich auf pädiatrische Patienten. In einer prospektiv randomisierten Studie bei 379 Patienten –

überwiegend im Stadium IV – konnten *Matthay et al.* ein signifikant besseres ereignisfreies Überleben nach drei Jahren für die Patienten nachweisen, die eine konsolidierende myeloablative HDT mit Carboplatin, Etoposid, Melphalan und Ganzkörperbestrahlung an Stelle von drei weiteren Kursen der Induktionschemotherapie erhalten hatten. Das Gesamtüberleben zum Zeitpunkt der Auswertung war nicht unterschiedlich [82]. Nach Gabe von zwei bzw. drei Kursen einer konsolidierenden HDT wurde ein ereignisfreies Überleben von 58 % bzw. 57 % nach drei Jahren bei einer therapieassoziierten Mortalität von etwa 8 % beobachtet [83, 84]. Die zusätzliche Gabe einer konsolidierenden HDT verbesserte das Gesamtüberleben und das ereignisfreie Überleben nach sechs Jahren im Vergleich zu einer historischen Kontrolle signifikant [85]. Auch die *European Neuroblastoma Study Group* beobachtete in einer randomisierten Studie, dass Kinder, die älter als ein Jahr alt waren, mit einem Stadium IV sowie einer CR oder guten PR nach Induktionschemotherapie signifikant von einer konsolidierenden Hochdosis-Melphalantherapie profitierten [86]. Der Wert einer HDT im Behandlungskonzept des Neuroblastoms ist mit den vorliegenden Daten somit besser als für zahlreiche andere solide Tumoren belegt.

ZNS-Tumoren

Die ZNS-Tumoren stellen histologisch eine sehr heterogene Gruppe mit zum Teil deutlich unterschiedlicher Chemotherapiesensitivität dar. Die Überwindung der Blut-Hirn-Schranke durch hohe Dosierungen der wirksamen Zytostatika liefert für diese Tumoren einen zusätzlichen Grund für die Evaluierung stammzellgestützter Hochdosis-Konzepte. Die meisten Daten für den Einsatz der HDT bei der Therapie von ZNS-Tumoren entstammen dabei Studienprotokollen zur Behandlung von Kindern und jungen Erwachsenen (Übersicht in [87]). Frühe Studien zur Evaluierung der HDT haben in der Regel Patienten mit verschiedenen histologischen Tumoren im Rezidiv oder mit einem primär hohen Rückfallrisiko eingeschlossen und konnten die prinzipielle Durchführbarkeit dieses Therapieansatzes bei Einsatz unterschiedlicher Kombinationen und Dosierungen der Substanzen Cyclophosphamid, Melphalan, Busulfan, Carboplatin, Etoposid, Thiotepa oder BCNU nachweisen. Allerdings wurden teilweise erhebliche Toxizitäten beobachtet.

Primitive neuroektodermale Tumoren (PNET): Die PNET des ZNS, zu denen u.a. die infratentoriellen Medulloblastome und die Pineoblastome gehören, scheinen in bestimmten Krankheitssituationen von einer HDT zu profitieren. Bei 23 Patienten mit rezidiviertem Medulloblastom konnte durch eine HDT mit Carboplatin, Etoposid und Thiotepa bei allerdings 13 % therapieassoziierter Mortalität ein ereignisfreies Überleben von 34 % nach drei Jahren erreicht werden [88]. *Strother et al.* berichteten bei 53 Patienten mit neu diagnostiziertem Medulloblastom/PNET über ein Behandlungskonzept, das u.a. vier HDT-Kurse mit Cyclophosphamid, Cisplatin und Vincristin beinhaltete, und für Hochrisiko-Patienten bei geringer Toxizität ein progressionsfreies Überleben von 74 % nach zwei Jahren zeigte [89]. *Chi et al.* konsolidierten Kinder mit neu diagnostiziertem Hochrisiko-Medulloblastom nach konventioneller Chemotherapie mit einer HDT bestehend aus Carboplatin, Etoposid und Thiotepa und erzielten ein ereignisfreies Überleben von 49 % nach drei Jahren [90]. Patienten mit Pineoblastom scheinen zumindest in einer kleineren Serie ebenfalls von einer Konsolidierung mit HDT zu profitieren. Die laufende HIT-2000-Studie der GPOH (Gesellschaft für Pädiatrische Onkologie und Hämatologie) untersucht einige dieser Fragestellungen für Kinder und junge Erwachsene bis 21 Jahre mit Medulloblastom, supratentoriellem PNET und Ependymom.

Maligne Gliome: *Abrey et al.* berichteten über eine sehr hohe therapieassoziierte Mortalität von bis zu 27 % bei Patienten über 30 Jahren mit malignen Hirntumoren – überwiegend maligne Gliome – bei Verwendung verschiedener HDT-Regime [91], wohingegen *Papadopoulos et al.* bei 22 Patienten mit malignen Gliomen eine HDT-assoziierte Mortalität von 9 % beschrieben [92]. In einer größeren retrospektiven Analyse bei 114 Patienten mit unterschiedlichen malignen Gliomen, bei denen die HDT als Teil eines multimodalen Behandlungskonzepts eingesetzt wurde, war das Überleben der Patienten mit Glioblastoma multiforme mit einer medianen Überlebenszeit von nur 12 Monaten deutlich schlechter als das der Patienten mit anaplastischem Astrozytom oder Oligodendrogliom [93]. Insbesondere anaplastische Oligodendrogliome sind chemotherapiesensibel und der Einsatz der HDT nach Induktionschemotherapie könnte zumindest für diesen histologischen Subtyp einen positiven Effekt auf das Überleben bei selektionierten Patientengruppen haben, auch wenn dies bisher nur im Vergleich zu historischen Kontrollen gezeigt werden konnte [94].

Primäre Keimzelltumoren und Lymphome des ZNS: Der Einsatz einer Konsolidierung mit HDT bei rezidiviertem ZNS-Keimzelltumor nach einer meist Platin enthaltenden Induktionstherapie resultierte bei einer kleinen Anzahl von Patienten in einem ereignisfreien Überleben von 67% für Germinome und 42% für Nicht-Germinome nach vier Jahren [95]. Kleinere Serien deuten an, dass auch die Therapie primärer ZNS-Lymphome, möglicherweise durch eine konsolidierende HDT nach konventionell dosierter Therapie in der Primär- und in der Rezidivbehandlung verbessert werden könnte [96, 97].

Weitere Tumorentitäten

Beim Thymom wurde über einzelne Patienten berichtet, bei denen eine dosisintensivierte Therapie meist mit Carboplatin und/oder Etoposid enthaltenden Protokollen durchgeführt worden war. Ein Vorteil gegenüber konventionell dosierter Rezidivtherapie ließ sich bislang nicht zeigen [98]. Nur einzelne Berichte liegen bisher zur stammzellgestützten HDT bei Patienten mit Magenkarzinom, Retinoblastom, Merkelzellkarzinom, Urothelkarzinom, Kolonkarzinom, Melanom oder Wilms-Tumor vor.

Literatur

1. Wissenschaftlicher Beirat der Bundesärztekammer (1997) Richtlinien zur Transplantation peripherer Blutstammzellen. Dtsch Ärztebl 94: C-1177–1185
2. Bender JG, et al (1994) Phenotypic analysis and characterization of CD34+ cells from normal human bone marrow, cord blood, peripheral blood, and mobilized peripheral blood from patients undergoing autologous stem cell transplantation. Clin Immunol Immunopathol 70(1): 10–18
3. American Society of Clinical Oncology (1994) Recommendations for the use of hematopoietic colony-stimulating factors: evidence-based, clinical practice guidelines. J Clin Oncol 12(11): 2471–2508
4. American Society of Clinical Oncology (1996) Update of recommendations for the use of hematopoietic colony-stimulating factors: evidence-based clinical practice guidelines. J Clin Oncol 14(6): 1957–1960
5. Nowrousian MR, et al (2003) Impact of chemotherapy regimen and hematopoietic growth factor on mobilization and collection of peripheral blood stem cells in cancer patients. Ann Oncol 14(1): i29–i36
6. Dreger P, Schmitz N (1999) Stem cell mobilization in healthy donors: current status. Infusionsther Transfusionsmed 17(7): 2160–2172
7. Malachowski ME, et al (1992) Large-volume leukapheresis for peripheral blood stem cell collection in patients with hematologic malignancies. Transfusion 32(8): 732–735
8. Rowley SD (1992) Hematopoietic stem cell cryopreservation: a review of current techniques. J Hematother 1(3): 233–250
9. Serke S., Sauberlich S, Huhn D (1991) Multiparameter flow-cytometrical quantitation of circulating CD34(+)-cells: correlation to the quantitation of circulating haemopoietic progenitor cells by in vitro colony-assay. Br J Haematol 77(4): 453–459
10. Ottinger HD, et al (2000) Transplant activities in Germany in 1998 – a survey facilitated by the National Registry for Hemopoietic Stem Cell Transplantation. Ann Hematol 79(8): 437–443
11. Barlogie B, et al (1997) Superiority of tandem autologous transplantation over standard therapy for previously untreated multiple myeloma. Blood 89(3): 789–793
12. Attal M, et al (1996) A prospective, randomized trial of autologous bone marrow transplantation and chemotherapy in multiple myeloma. Intergroupe Francais du Myelome. N Engl J Med 335(2): 91–97
13. Blade J, Vesole DH, Gertz M (2003) High-dose therapy in multiple myeloma. Blood 102(10): 3469–3470
14. Child JA, et al (2003) High-dose chemotherapy with hematopoietic stem-cell rescue for multiple myeloma. N Engl J Med 348(19): 1875–1883
15. Palumbo A, et al (2004) Intermediate-dose melphalan improves survival of myeloma patients aged 50 to 70: results of a randomized controlled trial. Blood 104(10): 3052–3057
16. Barlogie B, et al (1999) Total therapy with tandem transplants for newly diagnosed multiple myeloma. Blood 93(1): 55–65
17. Nowrousian MR (2000) Einsatz der hämatopoetischen Wachstumsfaktoren G-CSF und GM-CSF. In: Nowrousian MR (Hrsg) Supportive Therapie in der Onkologie. Zuckschwerdt-Verlag, München, S. 37–61
18. Vesole DH, et al (1999) High-dose melphalan with autotransplantation for refractory multiple myeloma: results of a Southwest Oncology Group phase II trial. J Clin Oncol 17(7): 2173–2179
19. Bjorkstrand B, et al (1995) Autologous stem cell transplantation in multiple myeloma: results of the European Group for Bone Marrow Transplantation. Stem Cells 13 Suppl 2: 140–146
20. Attal M, et al (2003) Single versus double autologous stem-cell transplantation for multiple myeloma. N Engl J Med 349(26): 2495–2502
21. Cavo M, et al (2003) Single versus tandem autologous transplants in multiple myeloma: Italian experience. Hematol J 4 (Suppl 1): 560 (Abstract)
22. Sonneveld P, et al (2003) Intensive versus double intensive therapy in untreated multiple myeloma. Updated analysis of the prospective phase III study Hovon 24-MM. Hematol J J 4 (Suppl 1): 559–560 (Abstract)
23. Kyle RA, Rajkumar SV (2004) Multiple myeloma. N Engl J Med 351(18): 1860–1873
24. Morris C, et al (2004) Benefit and timing of second transplantations in multiple myeloma: clinical findings and methodological limitations in a European Group for Blood and Marrow Transplantation registry study. J Clin Oncol 22(9): 1674–1681
25. Alexanian R, et al (2004) Clinical outcomes with intensive therapy for patients with primary resistant multiple myeloma. Bone Marrow Transplant 34(3): 229–234
26. Alexanian R, et al (1994) Limited value of myeloablative therapy for late multiple myeloma. Blood 83(2): 512–516
27. Philip T, et al (1995) Autologous bone marrow transplantation as compared with salvage chemotherapy in relapses of chemotherapy-sensitive non-Hodgkin's lymphoma. N Engl J Med 333(23): 1540–1545
28. Blay J, et al (1998) The International Prognostic Index correlates to survival in patients with aggressive lymphoma in relapse: analysis of the PARMA trial. Parma Group. Blood 92(10): 3562–3568

29. Milpied N, et al (2004) Initial treatment of aggressive lymphoma with high-dose chemotherapy and autologous stem-cell support. N Engl J Med 350(13): 1287–1295
30. Izutsu K, et al (2004) Unrelated bone marrow transplantation for non-Hodgkin lymphoma: a study from the Japan Marrow Donor Program. Blood 103(5): 1955–1960
31. Lenz G, et al (2004) Myeloablative radiochemotherapy followed by autologous stem cell transplantation in first remission prolongs progression-free survival in follicular lymphoma: results of a prospective, randomized trial of the German Low-Grade Lymphoma Study Group. Blood 104(9): 2667–2674
32. Dreyling M, et al (2005) Early consolidation by myeloablative radiochemotherapy followed by autologous stem cell transplantation in first remission significantly prolongs progression-free survival in mantle-cell lymphoma: results of a prospective randomized trial of the European MCL Network. Blood 105(7): 2677–2684
33. Schouten HC, et al (2003) High-dose therapy improves progression-free survival and survival in relapsed follicular non-Hodgkin's lymphoma: results from the randomized European CUP trial. J Clin Oncol 21(21): 3918–3927
34. Schmitz N, et al (2002) Aggressive conventional chemotherapy compared with high-dose chemotherapy with autologous haemopoietic stem-cell transplantation for relapsed chemosensitive Hodgkin's disease: a randomised trial. Lancet 359(9323): 2065–2071
35. Burnett AK, et al (1998) Randomised comparison of addition of autologous bone-marrow transplantation to intensive chemotherapy for acute myeloid leukaemia in first remission: results of MRC AML 10 trial. UK Medical Research Council Adult and Children's Leukaemia Working Parties. Lancet 351(9104): 700–708
36. Zittoun RA, et al (1995) Autologous or allogeneic bone marrow transplantation compared with intensive chemotherapy in acute myelogenous leukemia. European Organization for Research and Treatment of Cancer (EORTC) and the Gruppo Italiano Malattie Ematologiche Maligne dell'Adulto (GIMEMA) Leukemia Cooperative Groups. N Engl J Med 332(4): 217–223
37. Cassileth PA, et al (1998) Chemotherapy compared with autologous or allogeneic bone marrow transplantation in the management of acute myeloid leukemia in first remission. N Engl J Med 339(23): 1649–1656
38. Oosterveld M, et al (2003) The presence of an HLA-identical sibling donor has no impact on outcome of patients with high-risk MDS or secondary AML (sAML) treated with intensive chemotherapy followed by transplantation: results of a prospective study of the EORTC, EBMT, SAKK and GIMEMA Leukemia Groups (EORTC study 06921). Leukemia 17(5): 859–868
39. Avivi I, Rowe JM (2003) Acute lymphocytic leukemia: role of hematopoietic stem cell transplantation in current management. Curr Opin Hematol 10(6): 463–468
40. Thomas X, et al (2004) Outcome of treatment in adults with acute lymphoblastic leukemia: analysis of the LALA-94 trial. J Clin Oncol 22(20): 4075-4086.
41. Stadtmauer EA, et al (2000) Conventional-dose chemotherapy compared with high-dose chemotherapy plus autologous hematopoietic stem-cell transplantation for metastatic breast cancer. Philadelphia Bone Marrow Transplant Group. N Engl J Med 342(15): 1069–1076
42. Schmid P, et al (2005) Up-front tandem high-dose chemotherapy compared with standard chemotherapy with doxorubicin and paclitaxel in metastatic breast cancer: results of a randomized trial. J Clin Oncol 23(3): 432–440
43. Berry DA, et al (2002) High-dose versus standard chemotherapy in metastatic breast cancer: comparison of Cancer and Leukemia Group B trials with data from the Autologous Blood and Marrow Transplant Registry. J Clin Oncol 20(3): 743–750
44. Rodenhuis S, et al (2003) High-dose chemotherapy with hematopoietic stem-cell rescue for high-risk breast cancer. N Engl J Med 349(1): 7–16
45. Tallman MS, et al (2003) Conventional adjuvant chemotherapy with or without high-dose chemotherapy and autologous stem-cell transplantation in high-risk breast cancer. N Engl J Med 349(1): 17–26
46. Zander AR, et al (2004) High-dose chemotherapy with autologous hematopoietic stem-cell support compared with standard-dose chemotherapy in breast cancer patients with 10 or more positive lymph nodes: first results of a randomized trial. J Clin Oncol 22(12): 2273–2283
47. Peters WP, et al (2005) Prospective, randomized comparison of high-dose chemotherapy with stem-cell support versus intermediate-dose chemotherapy after surgery and adjuvant chemotherapy in women with high-risk primary breast cancer: a report of CALGB 9082, SWOG 9114, and NCIC MA-13. J Clin Oncol 23(10): 2191–2200
48. Bergh J, et al (2000) Tailored fluorouracil, epirubicin, and cyclophosphamide compared with marrow-supported high-dose chemotherapy as adjuvant treatment for high-risk breast cancer: a randomised trial. Scandinavian Breast Group 9401 study. Lancet 356(9239): 1384–1391
49. Stiff PJ, et al (1997) High-dose chemotherapy with autologous transplantation for persistent/relapsed ovarian cancer: a multivariate analysis of survival for 100 consecutively treated patients. J Clin Oncol 15(4): 1309–1317
50. Stiff PJ, et al (2000) High-dose chemotherapy and autologous stem-cell transplantation for ovarian cancer: an Autologous Blood and Marrow Transplant Registry report. Ann Intern Med 133(7): 504–515
51. Ledermann JA, et al (2001) High-dose chemotherapy for ovarian carcinoma: long-term results from the Solid Tumour Registry of the European Group for Blood and Marrow Transplantation (EBMT). Ann Oncol 12(5): 693–699
52. Donato ML, et al (2004) Analysis of 96 patients with advanced ovarian carcinoma treated with high-dose chemotherapy and autologous stem cell transplantation. Bone Marrow Transplant 33(12): 1219–1224
53. Legros M, et al (1997) High-dose chemotherapy with hematopoietic rescue in patients with stage III to IV ovarian cancer: long-term results. J Clin Oncol 15(4): 1302–1308
54. Aghajanian C, et al (1998) Phase II study of "dose-dense" high-dose chemotherapy treatment with peripheral-blood progenitor-cell support as primary treatment for patients with advanced ovarian cancer. J Clin Oncol 16(5): 1852–1860
55. Schilder RJ, et al (1999) Phase I trial of multiple cycles of high-dose chemotherapy supported by autologous peripheral-blood stem cells. J Clin Oncol 17(7): 2198–2207
56. Cure H, et al (2004) Phase III randomized trial of high-dose chemotherapy (HDC) and peripheral blood stem cell (PBSC) support as a consolidation in patients (pts) with advanced ovarian cancer (AOC): 5-year follow-up of a GINECO/FNCLCC/SFGM-TC study. Proc Am Soc Clin Oncol 22: 5006

57. Hinton S, et al (2003) Cisplatin, etoposide and either bleomycin or ifosfamide in the treatment of disseminated germ cell tumors: final analysis of an intergroup trial. Cancer 97(8): 1869–1875
58. Bokemeyer C, et al (1999) First-line high-dose chemotherapy compared with standard-dose PEB/VIP chemotherapy in patients with advanced germ cell tumors: A multivariate and matched-pair analysis. J Clin Oncol 17(11): 3450–3456
59. Schmoll HJ, et al (2003) Long-term results of first-line sequential high-dose etoposide, ifosfamide, and cisplatin chemotherapy plus autologous stem cell support for patients with advanced metastatic germ cell cancer: an extended phase I/II study of the German Testicular Cancer Study Group. J Clin Oncol 21(22): 4083–4091
60. Chevreau C, et al (1993) Early intensified chemotherapy with autologous bone marrow transplantation in first line treatment of poor risk non-seminomatous germ cell tumours. Preliminary results of a French randomized trial. Eur Urol 23(1): 213–217
61. De Giorgi U, et al (2003) High-dose chemotherapy in adult patients with germ cell tumors. Cancer Control 10(1): 48–56
62. Beyer J, et al (2002) High-dose versus conventional-dose chemotherapy as first-salvage treatment in patients with non-seminomatous germ-cell tumors: a matched-pair analysis. Ann Oncol 13(4): 599–605
63. Motzer RJ, et al (2000) Paclitaxel, ifosfamide, and cisplatin second-line therapy for patients with relapsed testicular germ cell cancer. J Clin Oncol 18(12): 2413–2418
64. Beyer J, et al (1996) High-dose chemotherapy as salvage treatment in germ cell tumors: a multivariate analysis of prognostic variables. J Clin Oncol 14(10): 2638–2645
65. Rosti G, et al (2002) High-dose chemotherapy (HDC) in the salvage treatment of patients failing first-line platinum chemotherapy for advanced germ cell tumors (GCT): first results of a prospective randomised trial of the European Group for Blood and Marrow Transplantation (EBMT): IT-94 study. Proc Am Soc Clin Oncol 21: 180a
66. Rodenhuis S, et al (1999) A multi-center prospective phase II study of high-dose chemotherapy in germ-cell cancer patients relapsing from complete remission. Ann Oncol, 10(12): 1467–1473
67. Bhatia S, et al (2000) High-dose chemotherapy as initial salvage chemotherapy in patients with relapsed testicular cancer. J Clin Oncol 18(19): 3346–3351
68. Humblet Y, et al (1987) Late intensification chemotherapy with autologous bone marrow transplantation in selected small-cell carcinoma of the lung: a randomized study. J Clin Oncol 5(12): 1864–1873
69. Elias A, et al (1999) Dose-intensive therapy for limited-stage small-cell lung cancer: long-term outcome. J Clin Oncol 17(4): 1175
70. Elias AD, et al (2002) Dose-intensive therapy for extensive-stage small cell lung cancer and extrapulmonary small cell carcinoma: long-term outcome. Biol Blood Marrow Transplant 8(6): 326–333
71. Leyvraz S, et al (1999) Multiple courses of high-dose ifosfamide, carboplatin, and etoposide with peripheral-blood progenitor cells and filgrastim for small-cell lung cancer: A feasibility study by the European Group for Blood and Marrow Transplantation. J Clin Oncol 17(11): 3531–3539
72. Meyers PA (2004) High-dose therapy with autologous stem cell rescue for pediatric sarcomas. Curr Opin Oncol 16(2): 120–5
73. Blay JY, et al (2000) High-dose chemotherapy with autologous hematopoietic stem-cell transplantation for advanced soft tissue sarcoma in adults. J Clin Oncol 18(21): 3643–3650
74. Schlemmer M, et al (2004) Efficacy of consolidation high-dose chemotherapy (HDCT) with ifosfamide, carboplatin and etoposide followed by peripheral blood stem cell rescue (PBSCR) in chemosensitive patients with metastatic soft tissue sarcomas. Proc Am Soc Clin Oncol 22(14S): 9014
75. Fagioli F, et al (2002) High-dose chemotherapy in the treatment of relapsed osteosarcoma: an Italian sarcoma group study. J Clin Oncol 20(8): 2150–2156
76. Patel SR, et al (2004) A phase II study of cisplatin, doxorubicin, and ifosfamide with peripheral blood stem cell support in patients with skeletal osteosarcoma and variant bone tumors with a poor prognosis. Cancer 101(1): 156–163
77. Rodriguez-Galindo C, Spunt SL, Pappo AS (2003) Treatment of Ewing sarcoma family of tumors: current status and outlook for the future. Med Pediatr Oncol 40(5): 276–287
78. Fröhlich B, et al (1999) High-dosage chemotherapy in primary metastasized and relapsed Ewing's sarcoma. (EI)CESS. Klin Padiatr 211(4): 284–290
79. Bertuzzi A, et al (2002) High-dose chemotherapy in poor-prognosis adult small round-cell tumors: clinical and molecular results from a prospective study. J Clin Oncol 20(8): 2181–2188
80. Barker LM, et al (2005) Survival after recurrence of Ewing's sarcoma family of tumors. J Clin Oncol 23(19): 4262–4264
81. Meyers PA, et al (2001) High-dose melphalan, etoposide, total-body irradiation, and autologous stem-cell reconstitution as consolidation therapy for high-risk Ewing's sarcoma does not improve prognosis. J Clin Oncol 19(11): 2812–2820
82. Matthay KK, et al (1999) Treatment of high-risk neuroblastoma with intensive chemotherapy, radiotherapy, autologous bone marrow transplantation, and 13-cis-retinoic acid. Children's Cancer Group. N Engl J Med 341(16): 1165–1173
83. Grupp SA, et al (2000) Tandem high-dose therapy in rapid sequence for children with high-risk neuroblastoma. J Clin Oncol 18(13): 2567–2575
84. Kletzel M, et al (2002) Treatment of high-risk neuroblastoma with triple-tandem high-dose therapy and stem-cell rescue: results of the Chicago Pilot II Study. J Clin Oncol 20(9): 2284–2292
85. Laprie A, et al (2004) High-dose chemotherapy followed by locoregional irradiation improves the outcome of patients with international neuroblastoma staging system stage II and III neuroblastoma with MYCN amplification. Cancer 101(5): 1081–1089
86. Pritchard J, et al (2005) High dose melphalan in the treatment of advanced neuroblastoma: results of a randomised trial (ENSG-1) by the European Neuroblastoma Study Group. Pediatr Blood Cancer 44(4): 348–357
87. Wolff JE, Finlay JL (2004) High-dose chemotherapy in childhood brain tumors. Onkologie 27(3): 239–245
88. Dunkel IJ, et al (1998) High-dose carboplatin, thiotepa, and etoposide with autologous stem-cell rescue for patients with recurrent medulloblastoma. Children's Cancer Group. J Clin Oncol. 16(1): 222–228
89. Strother D, et al (2001) Feasibility of four consecutive high-dose chemotherapy cycles with stem-cell rescue for patients with newly diagnosed medulloblastoma or supra-

tentorial primitive neuroectodermal tumor after craniospinal radiotherapy: results of a collaborative study. J Clin Oncol 19(10): 2696–2704
90. Chi SN, et al (2004) Feasibility and response to induction chemotherapy intensified with high-dose methotrexate for young children with newly diagnosed high-risk disseminated medulloblastoma. J Clin Oncol 22(24): 4881–4887
91. Abrey LE, et al (1999) High dose chemotherapy with autologous stem cell rescue in adults with malignant primary brain tumors. J Neurooncol 44(2): 147–153
92. Papadopoulos KP, et al (1999) A phase I study of high-dose BCNU, etoposide and escalating-dose thiotepa (BTE) with hematopoietic progenitor cell support in adults with recurrent and high-risk brain tumors. J Neurooncol 44(2): 155–162
93. Durando X, et al (2003) High-dose BCNU followed by autologous hematopoietic stem cell transplantation in supratentorial high-grade malignant gliomas: a retrospective analysis of 114 patients. Bone Marrow Transplant 31(7): 559–564
94. Abrey LE, et al (2003) High-dose chemotherapy with stem cell rescue as initial therapy for anaplastic oligodendroglioma. J Neurooncol 65(2): 127–134
95. Modak S, et al (2004) Thiotepa-based high-dose chemotherapy with autologous stem-cell rescue in patients with recurrent or progressive CNS germ cell tumors. J Clin Oncol 22(10): 1934–1943
96. Abrey LE, et al (2003) Intensive methotrexate and cytarabine followed by high-dose chemotherapy with autologous stem-cell rescue in patients with newly diagnosed primary CNS lymphoma: an intent-to-treat analysis. J Clin Oncol 21(22): 4151–4156
97. Soussain C, et al (2001) Results of intensive chemotherapy followed by hematopoietic stem-cell rescue in 22 patients with refractory or recurrent primary CNS lymphoma or intraocular lymphoma. J Clin Oncol 19(3): 742–749
98. Hanna N, et al (2001) High-dose carboplatin with etoposide in patients with recurrent thymoma: the Indiana University experience. Bone Marrow Transplant 28(5): 435–438

W. V. Kern

Bakterielle Infektionen

Pathogenese und Epidemiologie

Bakterielle Infektionen gehören zu den häufigsten Komplikationen bei Patienten mit Tumorerkrankung [1]. Die Pathogenese ist unterschiedlich. Die Durchbrechung von Barrierefunktionen durch invasives Tumorwachstum, Obstruktion mit Verhalt durch tumorbedingte Raumforderung, Superinfektion von Tumornekrosezonen, aber auch kachexiebedingte „allgemeine" Abwehrschwäche, Leukopenie durch Knochenmarksinfiltration oder Antikörpermangelzustände gehören dazu. Es kommen „iatrogene" Risiken durch die verschiedenen Tumorbehandlungsmodalitäten (operative Eingriffe, Strahlentherapie, Chemotherapie) und durch notwendige Supportivmaßnahmen wie Venenkatheterverwendung und häufige Krankenhausaufenthalte dazu (Tab. I). Mittels epidemiologischer Studien, die Krankenhausaufnahmen wegen „Sepsis" untersuchten, wurde für Tumorpatienten eine ~ 10fach erhöhte Infektionsinzidenz im Vergleich zur Normalbevölkerung geschätzt [2, 3]. Meist wird die Neutropenie als Risikofaktor besonders betont. Studien haben aber gezeigt, dass viele Infektionen bei Patienten mit soliden Tumoren außerhalb von Neutropeniephasen auftreten und diese Gruppe insgesamt betrachtet größer ist als die Gruppe der Infektionen bei Neutropenie [1–4].

Neutropenie und bakterielle Infektionen

Schwere und Dauer der Neutropenie bestimmen Häufigkeit und oft auch die Prognose bakterieller Infektionen. Frühere Beobachtungen aus einer Zeit, in der die prompte empirische Therapie der febrilen Neutropenie noch kein Behandlungsstandard war, zeigen, dass innerhalb weniger Tage nach Beginn des Fiebers nahezu alle Patienten mit Neutropenie bakteriämisch werden. Das Fehlen der neutrophilen Granulozyten ist funktionell auf den Schleimhäuten (Eintrittspforten) wie auch im Blut („Clearance") hierfür verantwortlich.

> Auch ohne gesicherte bakterielle Infektion und Nachweis vermehrungsfähiger Bakterien ist das Fieber des Patienten mit Neutropenie meist Ausdruck einer Reaktion auf bakterielle Zellwandbestandteile der Standortflora der Schleimhäute.

Eine schwere Mukositis bei Neutropenie führt so oft zu persistierendem Fieber, obwohl durch Antibiotika die Bakteriämie (beispielsweise durch Mundhöhlenstreptokokken) erfolgreich (im Sinne von Verlust der Vermehrungsfähigkeit der Mikroorganismen im peripheren Blut) behandelt ist [5]. Zirkulierende DNA von Bakterien bei Patienten mit sterilen konventionellen Blutkulturen und der Nachweis von anspruchsvollen Mikroorganismen mit Spezialmethoden zeigen zusätzlich, dass Bakterien der endogenen Flora bzw. ihre Zellwandkomponenten und Stoffwechselprodukte sehr häufige Ursache oder Mitursache von Fieber in der Neutropenie sind [6–8].

Tabelle I. Pathogenesefaktoren bakterieller Infektionen bei Tumorpatienten.

Lokale Faktoren: Verlust von Barrierefunktion durch invasives Tumorwachstum, Obstruktion mit Verhalt durch tumorbedingte Raumforderung
Tumornekrosen (schlechte/fehlende Vaskularisation) mit Risiko der Superinfektion
Tumorkachexie
Neutropenie durch Knochenmarksinfiltration, Neutropenie durch Chemotherapie/Radiation
Antikörpermangel
Medikamentöse Immunsuppression (Störung in Zahl und/oder Funktion von Lymphozyten)
Supportivmaßnahmen wie Venenkatheterverwendung (Venenkatheterinfektion), operative Eingriffe (Wundinfektion)

Solide Tumoren

Die Tumorlokalisation ist zugleich die häufigste Lokalisation einer komplizierenden Infektion. Je größer der Primärtumor ist, umso größer ist das Risiko dort lokalisierter Infektionen. Dies gilt sowohl für primäre als auch für im Rahmen der Behandlung auftretende Infektionen. Lungentumoren beispielsweise führen initial oft zu einer so genannten poststenotischen Pneumonie; sekundär im Rahmen von tumorchirurgischen Eingriffen sind es oft Bronchusleckagen, die dann zu Pleuraempyemen führen – wie zu erwarten insbesondere dann, wenn durch Größe und Lage des Tumors der Eingriff technisch schwieriger ist. Kopf-und-Hals-Tumoren sind sehr häufig mit lokalen infektiösen Komplikationen assoziiert. In sehr vielen Fällen ist die bakterielle Infektion bei großer Tumorlast und erheblicher Raumforderung eine polymikrobielle Infektion mit Beteiligung von Anaerobiern (Mischinfektion), die gerne und rasch Abszesse ausbildet [9–10]. Wenn nekrotische Tumormassen mikrobiologisch aufgearbeitet werden, finden sich ebenfalls in mehr als 50 % der Fälle Mischinfektionen [11].

Splenektomie, Antikörpermangel und T-Zell-Dysfunktion

Die Splenektomie ist bei der Behandlung von Tumorleiden in bestimmten Fällen nicht zu vermeiden. Solche Patienten haben ein erhöhtes Risiko schwerer Infektionen u.a. durch bekapselte Bakterien, in erster Linie Pneumokokken [12, 13]. Durch den Verlust von IgM-B-Gedächtniszellen ist die Immunantwort gegenüber solchen Bakterien schlecht [14]. Dies gilt auch für die Impfung mit Polysaccharid-Impfstoffen. Solche Patienten, ihre Angehörigen und weiterbehandelnden Hausärzte sollten, auch wenn die empfohlenen Impfungen durchgeführt wurden, darüber aufgeklärt werden, dass bestimmte bakterielle Infektionen auch Jahre nach Splenektomie besonders fulminant verlaufen können.

Sekundäre Antikörpermangelsyndrome treten gehäuft bei CLL, Plasmozytom und Morbus Waldenström, gelegentlich bei Thymomen auf [15–17]. Rituximab als Bestandteil einer Lymphomtherapie kann ebenfalls zu einer Absenkung der Gammaglobulinkonzentration führen [18]. Folgen der Hypogammaglobulinämie sind rezidivierende Infektionen durch verschiedene Bakterien, vor allem Pneumokokken, seltener *Haemophilus influenzae*, *Moraxella spp.* und *Klebsiella spp.* Klinisch handelt es sich meist um Atemwegsinfektionen, vielfach mit bakteriämischem Verlauf. Tumorleiden, die *per se* oder durch Behandlung (z.B. mit Purin-Analoga oder Alemtuzumab) zu einer T-Zell-Dysfunktion führen, sind u.a. assoziiert mit Infektionen durch *Listeria monocytogenes*, *Salmonella*, *Nocardia* und Mykobakterien [18–21]. Die CLL ist ein gutes Beispiel dafür, wie sich die Pathogenese im Verlauf der Erkrankung durch Behandlung ändern kann. Initial herrschen antikörpermangelassoziierte Infektionen vor; später sind es die opportunistischen Infektionen, die eine T-Zell-Dysfunktion anzeigen.

Febrile Neutropenie

Das Risiko einer Infektion steigt stark bei Fallen der neutrophilen Granulozyten unter 500/μl. Eine solche Neutropenie, wenn sie länger als zwei Wochen anhält, führt in fast 100 % der Fälle zu Fieber (Abb. 1). Dabei kommt es nicht selten zu mehr als einer Infektion; Zweitinfektionen können bei langdauernden Neutropenien prognosebestimmend sein.

> Es gehört heute zu den anerkannten Behandlungsstandards, Fieber bei Neutropenie (Granulozyten < 500/μl bzw. vermutlich rasch auf solche Werte fallende Granulozytenzahlen) als Notfall zu betrachten und nach einem kurzen diagnostischen Work-up (Tab. II) innerhalb von ~ 2 Stunden eine empirische Therapie mit Antibiotika zu starten, die gegen die wichtigsten bakteriellen Erreger aktiv sein müssen [22, 23].

Zur Diagnostik gehört neben der Messung der Körpertemperatur und klinischen Untersuchung (mit besonderer Beachtung der Haut und Schleimhäute, der perianalen Region, Lunge, und Venenkathetereintrittsstelle, kurzfristig wiederholte Prüfung von Blutdruck und anderen Vitalfunktionen) das Anlegen zweier Blutkulturen und gegebenenfalls die Pro-

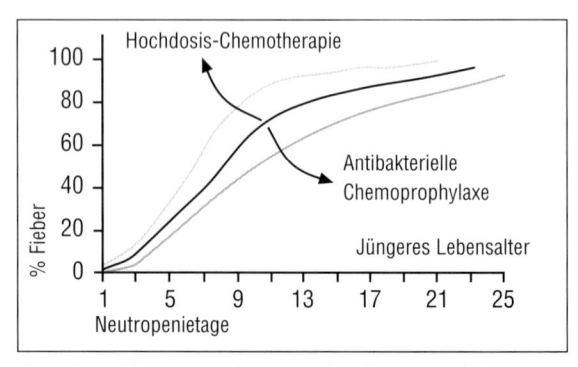

Abbildung 1. Zusammenhang zwischen Neutropeniedauer und Fieber.

Tabelle II. Diagnostisches Work-up bei Patienten mit Fieber und Neutropenie.

Messung der Körpertemperatur: > 38,5°C oder zweimalig ≥ 38°C für mindestens 1 h oder 2× im Abstand bis 24 h.
Klinische Untersuchung (Haut und Schleimhäute, perianale Region, Lunge, Venenkathetereintrittsstelle), kurzfristig wiederholte Prüfung von Blutdruck und anderen Vitalfunktionen
Anlegen von Blutkulturen (mindestens zwei Entnahmen à jeweils zwei Flaschen, mindestens eine Entnahme aus einer peripheren Vene) vor Beginn der empirischen Therapie
Radiologische Untersuchung der Lunge (kann innerhalb der ersten 24–36 h nachgeholt werden)
Einschätzung nach Krankengeschichte und Befunden hinsichtlich Hochrisiko/Niedrigrisiko (Wahrscheinlichkeit von Komplikationen bei ambulanter Therapie) und Möglichkeit oraler Therapie
Je nach klinischen Befunden: Erregernachweis mittels Kultur von Urin, Abstrich der Venenkathetereintrittsstelle, Hautbiopsie, Bronchialsekret, Stuhl
Optional: Entzündungsparameter (wie Procalcitonin, Interleukin-8, Interleukin-6, C-reaktives Protein), Laktat

bennahme an anderen Stellen (Erregernachweis im Urin, Abstriche) vor Therapiebeginn (Tab. II). Die Blutentnahmen für Blutkulturen sollten im 30- bis 60-minütigen Abstand erfolgen. Bei liegendem Venenkatheter kann ein weiteres Volumen aus dem Katheter zur Kultur entnommen werden. Dabei ist besonders der Vergleich der Zeiten zwischen Abnahme und Erregerwachstum in peripheren und so genannten „zentralen" Blutkulturen (Blutentnahmen aus dem Venenkatheter) von Interesse, der Rückschlüsse auf eine katheterassoziierte Bakteriämie ermöglicht [24, 25].

Weitere Untersuchungen, die auch nach Beginn einer empirischen Therapie noch ergänzt werden können, betreffen die Röntgen-Thorax-Übersichtsaufnahme, das Serumkreatinin, Transaminasen und gegebenenfalls Laborparameter der schweren Sepsis (Laktat, plasmatische Gerinnung, eventuell Serumspiegel von Procalcitonin, Interleukin-8 oder Interleukin-6). Die Messung von Entzündungsparametern bei Fieberbeginn hat unterschiedliche Vorhersagekraft [26, 27]. Procalcitonin scheint vor allem die Abwesenheit bakterieller Infektionen gleich welcher Art gut vorherzusagen [28–32], während Interleukin-8 beispielsweise besser eine gramnegative Bakteriämie mit Sepsis vorhersagen kann [33, 34]. Dagegen ist die Vorhersagefähigkeit des C-reaktiven Proteins geringer [26, 35]. Tabelle III gibt einen kleinen Überblick über die Wertigkeit von Entzündungsparametern für die Vorhersage einer Bakteriämie anhand ausgesuchter Studien.

Die klinischen Untersuchungen sollten zusammen mit anamnestischen Angaben eine zumindest vorläufige Einordnung des Patienten in Niedrigrisiko oder Hochrisiko erlauben und damit die Entscheidungsfindung bezüglich stationärer versus ambulanter Therapie erleichtern. Unter den verschiedenen Methoden, die eine Einordnung in unterschiedliche Risikogruppen ermöglichen sollen, hat sich das MASCC-Scoring-System [40] (Tab. IV) als praktikabel und relativ zuverlässig herausgestellt (Tab. V); es ist jedoch nicht frei von subjektivem Urteil und ersetzt nicht ärztlichen

Tabelle III. Positive und negative Vohersagewerte verschiedener Entzündungsparameter und klinischer Algorithmen für Blutstrombahninfektionen (Bakteriämien) bei Patienten mit febriler Neutropenie.

Autor/Quelle	Test mit Grenzwert bzw. klinische Prädiktion	Untersuchte Patientenepisoden, n	Positiver prädiktiver Wert (%)	Negativer prädiktiver Wert (%)
Jimeno et al. [32]	Procalcitonin > 0,5 ng/ml	104	46	94
Persson et al. [36]	Procalcitonin > 0,5 ng/ml	94	50	87
Persson et al. [36]	Procalcitonin > 1,4 ng/ml	94	67	88
Engel et al. [29]	Procalcitonin > 0,5 ng/ml	44	73	86
Persson et al. [36]	Interleukin-6 > 108 pg/ml	94	55	89
Akan et al. (37)	Interleukin-6 > 94 pg/ml	551	40	78
Persson et al. [36]	Interleukin-8 > 262 pg/ml	94	50	87
Kern et al. [33]	Interleukin-8 > 2000 pg/ml	133	60	74
Engel et al. [34]	Interleukin-8 > 1000 pg/ml	147	60	74
Akan et al. [37]	Interleukin-8 > 193 pg/ml	551	46	79
Ammann et al. [38]	Klinischer Algorithmus	364	33	96
Klastersky [39]	MASCC-Score	663	18	92
Jimeno et al. [32]	MASCC-Score	104	31	92

Sachverstand und Erfahrung. Auch ist zu betonen, dass dabei primär das *Risiko für medizinische Komplikationen* unterschiedlicher Art, nicht jedoch das Risiko für das Nichtansprechen auf die Initialtherapie bzw. für persistierendes Fieber abgeschätzt wird [27]. Andere Risikovorhersagemodelle – insbesondere solche mit Einschluss der erwarteten Neutropeniedauer – sind bezüglich der Vorhersage von Komplikationen kaum besser; sie korrelieren allenfalls besser mit der Fieberdauer [27].

FUO versus gesicherte/dokumentierte Infektion

Durch den frühen Beginn der empirischen antibiotischen Therapie lässt sich meist die Entwicklung zu einer lokalisierten oder auch disseminierten bakteriellen Infektion mit positiven Blutkulturen verhindern. Die sehr früh nach Fieberbeginn entnommenen Blutkulturen sind so nur in einem Teil der Fälle bereits positiv. Lokale Zeichen wie Rötung oder Ulzeration, Schwellung, Schmerz, radiologische oder mittels anderer Bildgebung nachweisbare Infiltrationen sind kurz nach Fieberbeginn ebenfalls nur in einem Teil der Fälle feststellbar. Bei Abstrichen ist es oft nur Standortflora, die nachgewiesen werden kann. Bleibt in diesem Sinn das Fieber innerhalb der ersten 3–4 Tage ungeklärt, spricht man von (neutropenischem) Fieber unklarer Ursache (FUO).

> Die Konzeption FUO versus klinisch und/oder mikrobiologisch gesicherte oder dokumentierte Infektion hat mehrere Implikationen. Sie ist prognostisch relevant (Abb. 2) und hat therapeutische Konsequenzen [1, 45]. FUO hat eine gute Prognose. Mikrobiologisch gesicherte Infektionen erlauben eine

Tabelle IV. Einschätzung des Risikos für klinische Komplikationen* mittels des MASCC-Scores# bei Patienten mit Fieber und Neutropenie. Eine Punktzahl von > 20 erlaubt die Einordnung in Niedrigrisiko (< 10 % Komplikationen) unabhängig von Grunderkrankung, Neutrophilenzahl und erwarteter Neutropeniedauer. Ein MASCC-Score von ≤ 20 definiert einen Hochrisikopatienten.

		Punkte
Aktuelle Krankheitsschwere (febrile Neutropenie)	sehr mild	5
	mäßig	3
Keine Hypotension (systolischer Blutdruck > 90 mmHg)		5
Keine aktuell behandlungsbedürftige COPD		4
Solider Tumor oder – im Fall einer hämatologischen Neoplasie – anamnestisch keine invasive Pilzinfektion		4
Keine aktuell behandlungsbedürftige Exsikkose		3
Zum Zeitpunkt des Fieberbeginns ambulanter Patient		3
Alter < 60 Jahre		2

* Hypotension, Ateminsuffizienz, disseminierte Gerinnung, Desorientiertheit, behandlungspflichtige Herzinsuffizienz, transfusionspflichtige Blutung, behandlungspflichtige Herzrhythmusstörung, Nierenversagen, andere ärztlicherseits als schwer eingestufte medizinische Komplikationen, jede Aufnahme auf Intensivstation

MASCC = Multinational Association of Supportive Care in Cancer

Tabelle V. Ergebnisse bei Verwendung des MASCC-Scores für die Einschätzung von Niedrigrisikopatienten und das beobachtete Risiko bezüglich Komplikationen und Todesfällen.

	Klastersky et al. [40]		Uys et al. [41]	Cherif et al. [42]	Klastersky et al. [43]	Girmenia et al. [44]
	Derivation Set	Validation Set				
Niedrigrisikopatienten, n	552*	241*	58	105#	383	90
– Komplikationen	6 %	9 %	2 %	15 %	3/79§ (4 %)	–
– Letalität	1 %	1 %	< 1 %	< 1 %	< 1 %	3 %

* Diese Patienten wurden unter stationären Bedingungen mit parenteralen Antibiotika behandelt.

36 % der Niedrigrisikopatienten erschienen für eine orale Antibiotikatherapie nicht geeignet.

§ Von 383 Patienten erschienen 178 als geeignet für eine orale Therapie; nur 79 wurden früh (d.h. innerhalb von 1–2 Tagen nach Therapiebeginn) mit der oralen Therapie entlassen.

erregerspezifische Anpassung der Therapie. Bei klinisch gesicherten Infektionen, die auf die initiale empirische Therapie nicht ansprechen, ist die Implikation eine je nach Lokalisation unterschiedliche Therapieerweiterung bzw. Therapieänderung.

Zu den wichtigsten dokumentierten Infektionen (siehe auch Abschnitt „Bakterielle Infektionen") gehören:
– die Bakteriämie oder Blutstrombahninfektion (BSI), zugleich die häufigste mikrobiologisch gesicherte Infektion
– venenkatheterassoziierte Infektionen
– die Pneumonie
– Bauchrauminfektionen, vor allem die nekrotisierende Enterokolitis, anale/perianale Abszesse und die C.-difficile-Infektion.

Weiterhin zu beachten sind katheterunabhängige Haut- und Weichteilinfektionen sowie (meist asymptomatische) Harnwegsinfektionen bzw. Bakteriurien mit Fieber, aber (bei Neutropenie) ohne Leukozyturie.
Vor allem Pneumonien – mit oder ohne BSI – haben eine vergleichsweise ungünstige Prognose, sowohl für die Zeit bis zur Entfieberung als auch für das Überleben (Abb. 2). BSI unterscheiden sich je nach Erreger bezüglich der Prognose (siehe unten), sind also wie die lokalisierten Infektionen recht heterogen zu beurteilen. Insgesamt kann man grob mit etwa 30–35 % BSI (oft ohne klaren klinischen Fokus), mit 30–35 % nicht-bakteriämischen lokalisierten Infektionen und mit 30–35 % FUO rechnen [1, 45–50]. Je kürzer die Neutropenie und je früher das Work-up und der Therapiebeginn, umso höher fällt der FUO-Anteil aus.

Einfluss einer antibakteriellen Chemoprophylaxe

Eine antibakterielle Chemoprophylaxe – wie sie heute in > 50 % der Hochrisikopatienten durchgeführt wird, reduziert in erster Linie die Fieberepisoden mit BSI, darunter wiederum in erster Linie die gramnegative BSI [51–53]. Für die Patienten, die nicht der Niedrigrisikogruppe zugeordnet werden können, gibt es hierzu recht konsistente Schätzwerte (Abb. 3): Vor allem Fluorchinolon-Prophylaxe reduziert die Häufigkeit der BSI durch gramnegative Bakterien („gramnegative Sepsis") von erwarteten ~ 15–25 % auf < 3 %, während die Häufigkeit von grampositiven BSI wenig beeinflusst wird durch die üblicherweise verwendeten Chemoprophylaxe-Schemata. Die bakterielle Resistenzentwicklung ist bei diesem Effekt jedoch als eine kritische Größe zu beachten (Tab. VI; siehe unten).
Wann soll eine antibakterielle Chemoprophylaxe verordnet werden? Basierend auf Metaanalysen mit Auswertung der Effekte auf das Überleben im Verhältnis zur so genannten „Number needed to treat" [53] ist eine Chemoprophylaxe mit Fluorchinolonen

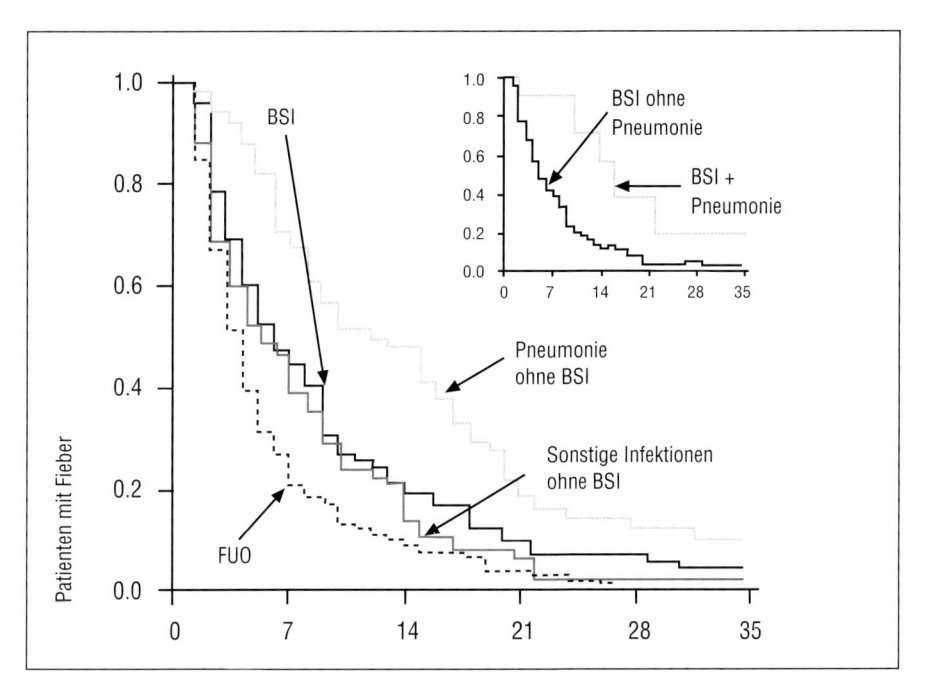

Abbildung 2. Entfieberungskurven bei unterschiedlichen Infektionsarten

Tabelle VI. Häufigkeit bakteriämischer Infektionen in Abhängigkeit von der Fluorchinolon-Prophylaxe bei Hochrisikopatienten (definiert als Patienten mit akuten Leukämien und/oder Stammzelltransplantation); Ergebnisse einer aktuellen Metaanalyse mit insgesamt 2949 Patienten [53].

	Fluorchinolon-Prophylaxe	Placebo bzw. keine Chemoprophylaxe	RR (95%-KI)	p
Gramnegative Bakteriämie	38/598 (6%)	106/592 (18%)	0,36 (0,25–0,50)	< 0,001
Grampositive Bakteriämie	108/605 (18%)	133/603 (22%)	0,81 (0,65–1,01)	n.s.

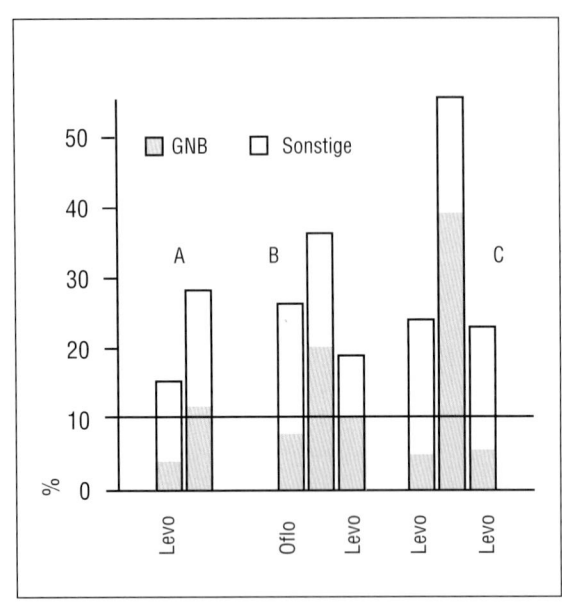

Abbildung 3. Häufigkeit gramnegativer Bakteriämien (GNB) und sonstiger Bakteriämien bei Hochrisikopatienten mit Fluorchinolon-Prophylaxe mittels Levofloxacin (Levo) bzw. Ofloxacin (Oflo). A, eine große italienische vergleichende, placebokontrollierte Multicenter-Studie [96]; B und C, zwei konsekutive Kohortenstudien aus Süddeutschland aus den Jahren 1997–1999 bzw. 2002–2004 [54, 55]. Die Rate an gramnegativen Bakteriämien bei Patienten ohne Fluorchinolon-Prophylaxe ist konsistent > 10%.

Tabelle VII. Kennzahlen für verschiedene Endpunkte bzgl. einer antibakteriellen Chemoprophylaxe mit Fluorchinolonen bei Hochrisikopatienten (definiert als Patienten mit akuten Leukämien und/oder Stammzelltransplantation); die Angaben stammen aus einer aktuellen Metaanalyse [53].

	Relatives Risiko*	NNT[#]
Letalität	0,54 (0,25–1,16)	43
Bakterielle Infektion	0,56 (0,44–0,71)	6
Fieber	0,76 (0,69–0,83)	5

* Im Vergleich zu Placebo bzw. unbehandelten Kontrollgruppen
[#] NNT = *Number needed to treat* = Zahl der Behandlungen, um ein Ereignis zu verhindern

bei Hochrisikopatienten durchaus indiziert – auch in Anbetracht der in Deutschland derzeit beobachteten Resistenzsituation (Tab. VII). Aus den bisherigen Studien gibt es hierfür die beste Evidenz für die Verwendung von Levofloxacin in einer Dosis von 1 × 500 mg pro Tag, beginnend mit oder kurz nach Beginn der Chemotherapie [53–55].

Empirische antibakterielle Therapie der febrilen Neutropenie

Es gibt viele geeignete Substanzen zur Initialtherapie der febrilen Neutropenie [22, 23, 56]. Die Auswahl erfolgt nach unterschiedlichen Kriterien (Tab. VIII). Zu den wichtigsten Regeln gehört dabei die Beachtung der lokalen Häufigkeit von *P. aeruginosa*, der Häufigkeit von ESBL-produzierenden *E. coli* und *Klebsiella spp.*, der Häufigkeit von MRSA, einer kurzfristigen Vorbehandlung mit Fluorchinolonen (als Prophylaxe oder Therapie) sowie der Fähigkeit und Möglichkeit zur oralen Therapie.

Wenig relevant für das initiale Therapieregime ist die Wahrscheinlichkeit einer (katheterassoziierten) Infektion durch oxacillinresistente koagulasenegative Staphylokokken. Vancomycin oder in Zukunft alternative Substanzen hierzu sind in der initialen Therapie hierfür meist nicht notwendig; selbst Patienten mit gesicherten grampositiven Bakteriämien haben im Falle einer nicht-initialen Gabe von Vancomycin kein verlängertes Fieber (Abb. 4) und nicht mehr Komplikationen als Patienten, die Vancomycin „*upfront*" erhalten [57–61]. Die bei Erregersicherung und Austestung nachträglich adaptierte Therapie in Form von Vancomycin-Hinzunahme z.B. bei koagulasenegativen Staphylokokken ist ausreichend.

> Die Häufigkeit von MRSA-Infektionen ist (derzeit noch) zu selten, um eine bereits initiale zusätzliche Gabe von Vancomycin, das hier keine optimal wirksame Substanz darstellt [62], zu rechtfertigen; dies kann jedoch regional unterschiedlich sein und ist international sicher sehr unterschiedlich.

Tabelle VIII. Optionen für die empirische initiale Therapie bei febriler Neutropenie. Die Dosierungsangaben (Tagesdosis) beziehen sich auf einen normalgewichtigen Erwachsenen mit normaler Nieren- und Leberfunktion.

	Niedrigrisiko Orale Therapie*		Hochrisiko Parenterale Therapie	
Empfohlene Initialtherapie	Ciprofloxacin *plus* Amoxicillin/Clavulansäure	2 × 750 mg 2 × 1000 mg	Imipenem[#] *oder* Meropenem[#] *oder* Piperacillin-Tazobactam[#] *oder* Cefepim[#] *oder* Ceftazidim[#]	3 × 1000 mg 3 × 1000 mg 3 × 4500 mg 3 × 2000 mg 3 × 2000 mg
Alternativen	Ciprofloxacin PLUS Cefuroximaxetil Ciprofloxacin PLUS Amoxicillin Moxifloxacin Gatifloxacin Levofloxacin Cefixim	2 × 750 mg 2 × 500 mg 2 × 750 mg 2 × 750 mg 1 × 400 mg 1 × 400 mg 1 × 750 mg 1 × 300 mg[¶]	Ceftriaxon *plus* Aminoglykosid[$]	1 × 2000 mg

* Ggf. nach initialer parenteraler Therapie; eine initiale orale Therapie mit Fluorchinolonen ist bei unmittelbar vorausgegangener Fluorchinolonprophylaxe kontraindiziert.

Ggf. auch initial zusätzliche Gabe eines Aminoglykosids.

$ Netilmicin 1 × 6–7 mg/kg Körpergewicht, Tobramycin 1 × 5–6 mg/kg Körpergewicht, Amikacin 1 × 15–20 mg/kg Körpergewicht.

¶ Überwiegend bei Kindern mit febriler Neutropenie und ausschließlich als Sequenztherapie getestet.

Bezüglich der Notwendigkeit einer initialen Kombinationstherapie aus einem Betalactam plus Aminoglykosid gilt die Regel, dass eine Kombinationstherapie umso vorteilhafter sein wird, je unsicherer die Wirkung des Betalactams ist [56]; d.h., die Verwendung von älteren Betalactamen (wie z.B. Cefuroxim oder Piperacillin) oder Drittgenerations-Cephalosporinen ohne Pseudomonas-Wirksamkeit (z.B. Ceftriaxon) ohne die Gabe eines Aminoglykosids wird nicht empfohlen. Dagegen ist die zusätzliche Gabe eines Aminoglykosids bei Verwendung moderner, breit wirkender, hochaktiver Betalactame ohne wesentlichen Vorteil [56] – hier kann darauf verzichtet werden (vgl. Tab. VIII).

Implikationen Niedrigrisiko versus Hochrisiko

Die Einordnung des Patienten zum Zeitpunkt des Fieberbeginns in eine Niedrigrisikogruppe kann unterschiedliche Konsequenzen haben: ambulante anstelle von stationärer Versorgung und orale anstelle von parenteraler Therapie [27]. Oft wird mit einer parenteralen Therapie unter stationären oder tagesklinischen Bedingungen begonnen und erst nach 4–8 Stunden entschieden, wie weiterverfahren werden soll und kann. Die Einordnung des Patienten in eine Niedrigrisikogruppe braucht oft Zeit, in der jedoch der Beginn der empirischen Therapie nicht verzögert werden sollte.

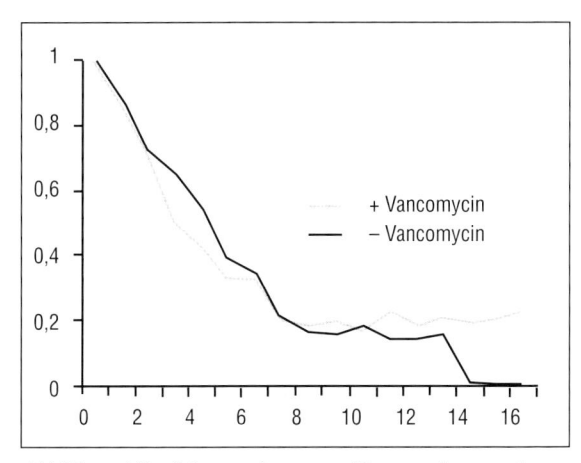

Abbildung 4. Entfieberungskurve von Tumorpatienten mit febriler Neutropenie und grampositiver Bakteriämie bei initialer Behandlung mit Breitspektrumantibiotika plus (+) Vancomycin bzw. ohne (-) Vancomycin [57].

Die Beobachtung des Patienten in dieser Zeit ist wichtig und vielleicht nicht weniger prädiktiv für Komplikationen als eine hastige Bestimmung von Scores mit ggf. zu rascher Entlassung nach Hause.

Orale empirische Therapie

Orale Antibiotika können mit sehr gutem Erfolg bei febriler Neutropenie eingesetzt werden. Eine ganze Reihe vergleichender Studien hat gezeigt, dass es gegenüber einer parenteralen empirischen Therapie keine Nachteile gibt – sofern die Patienten mit medizinischem Sachverstand ausgesucht wurden (Abb. 5). Die bestdokumentierten Erfahrungen gibt es mit der Kombination aus Ciprofloxacin zusammen mit einem oralen Betalactam wie z.B. Amoxicillin/Clavulansäure; Alternativen wurden beschrieben (Tab. VIII). Es ist klar, dass den Fluorochinolonen bei dieser oralen Therapie eine besondere Bedeutung zukommt (Wirksamkeit gegen gramnegative Bakterien) und sich bei Vorbehandlung (z.B. im Rahmen einer Chemoprophylaxe) mit einem Fluorochinolon der therapeutische Einsatz dieser Substanzgruppe verbietet.

Bakterielle Infektionen

Blutstrombahninfektion – Bakteriämie

Bakteriämien entstehen bevorzugt durch Translokation von (aeroben) gramnegativen Stäbchen aus dem Intestinaltrakt in die Blutbahn oder – bei intensiver Chemotherapie – auch von weniger virulenten (oropharyngealen und intestinalen) Schleimhautsaprophyten (z.B. vergrünenden Streptokokken, Enterokokken, *Gemella*, *Stomatococcus*, *Leptotrichia*, *Actinomyces*, *Bacteroides*, *Fusobacterium*). Wird die aerobe gramnegative Darmflora durch Chemoprophylaxe supprimiert, steigt das relative Risiko einer grampositiven Bakteriämie durch Streptokokken und Enterokokken. Venenkatheter erhöhen das Risiko für Bakteriämien durch Staphylokokken.

Die im Rahmen der Initialdiagnostik empfohlene Abnahme von Blutkulturen ist sensitiv, sofern pro Abnahme ein ausreichend hohes Volumen (je nach Blutkultursystem meist mindestens 20 ml bei Erwachsenen, verteilt auf zwei Blutkulturflaschen) verwendet wird und mindestens zwei, am besten drei Entnahmen bei Fieberbeginn erfolgen. Mykobakterien, Leptospiren, Chlamydien, Mykoplasmen, Legionellen sowie Fadenpilze werden in konventionellen Blutkulturmedien nicht oder unzuverlässig angezüchtet.

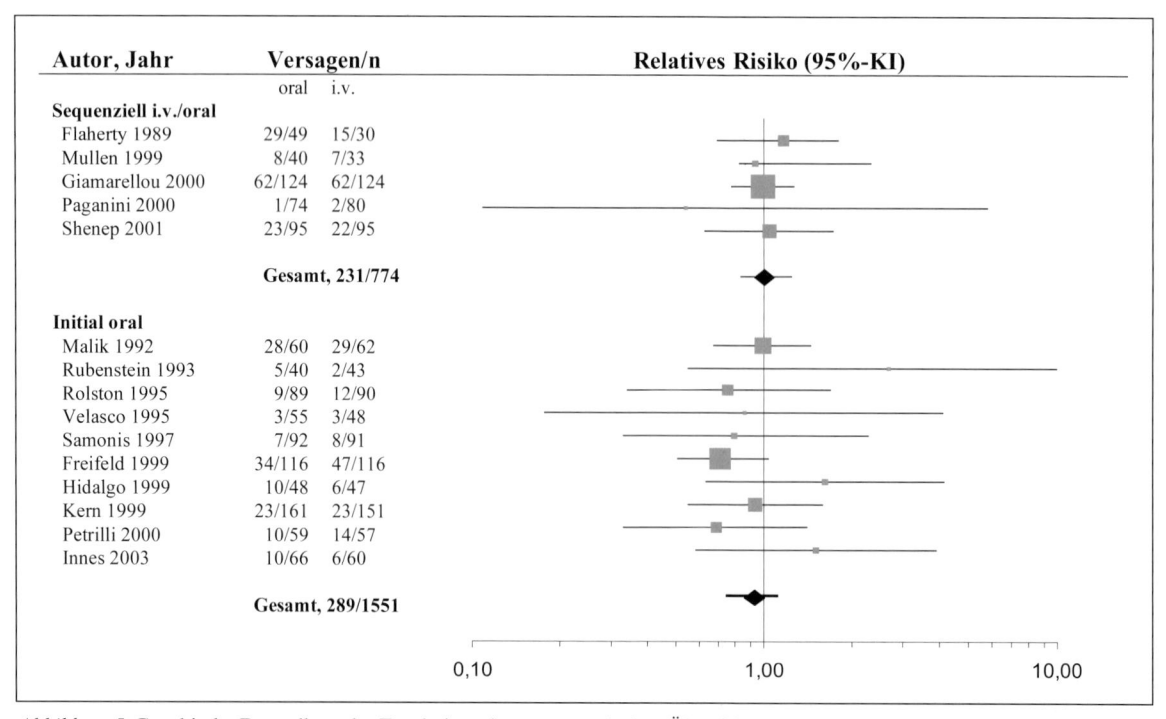

Autor, Jahr	Versagen/n		Relatives Risiko (95%-KI)
	oral	i.v.	
Sequenziell i.v./oral			
Flaherty 1989	29/49	15/30	
Mullen 1999	8/40	7/33	
Giamarellou 2000	62/124	62/124	
Paganini 2000	1/74	2/80	
Shenep 2001	23/95	22/95	
Gesamt, 231/774			
Initial oral			
Malik 1992	28/60	29/62	
Rubenstein 1993	5/40	2/43	
Rolston 1995	9/89	12/90	
Velasco 1995	3/55	3/48	
Samonis 1997	7/92	8/91	
Freifeld 1999	34/116	47/116	
Hidalgo 1999	10/48	6/47	
Kern 1999	23/161	23/151	
Petrilli 2000	10/59	14/57	
Innes 2003	10/66	6/60	
Gesamt, 289/1551			

Abbildung 5. Graphische Darstellung der Ergebnisse einer systematischen Übersicht und Metaanalyse zur oralen versus parenteralen empirischen Therapie der febrilen Neutropenie bei Tumorpatienten [27]. Es werden die Ergebnisse der Per-Protokoll-Beurteilung gezeigt; die Ergebnisse waren in der Intention-to-treat-Beurteilung ähnlich.

> Bei Nachweis von koagulasenegativen Staphylokokken und anderen Hautsaprophyten wie Corynebakterien oder *Propionibacterium spp.* ist eine BSI nur dann als gesichert anzunehmen, wenn mindestens zwei positive Blutkulturen – davon mindestens eine peripher-venöse – mit identischem Erreger und identischem Antibiogramm vorliegen.

Eine frühe Prädiktion von BSI versus andere Infektionen bei Neutropenie ist mittels Laboruntersuchungen schwierig. In einzelnen Untersuchungen wurden Serumbestimmungen bei Fieberbeginn von Procalcitonin oder Interleukin-8 als geeignet für die Prädiktion von BSI bzw. gramnegativen BSI vorgeschlagen. Bisher fehlen jedoch Studien, die eine für den Patienten nutzbringende therapeutische Konsequenz einer solchen Prädiktion beschreiben. Auch der MASCC-Score korreliert mittelgradig mit dem Risiko einer Bakteriämie (Tab. IX)

Klinik

Bei neutropenischen Patienten können BSI sowohl komplikationslos und – abgesehen von Fieber – sehr symptomarm verlaufen als auch rasch zu einem septischen Schock führen. Die Letalität der BSI während Neutropenie beträgt insgesamt etwa 10–15%. Ungünstiger verlaufen polymikrobielle BSI, BSI durch *Pseudomonas aeruginosa* oder Clostridien, BSI mit Entwicklung eines Schocks, BSI mit Pneumonie oder ausgedehnter Weichteilphlegmone [48].

Bei grampositiven Bakteriämien variiert die Rate der Sterblichkeit weit: Während koagulasenegative Staphylokokken nur ausnahmsweise zur schweren Sepsis führen und nur in Einzelfällen als tödliche Infektion beschrieben sind (obwohl sie mit empirischen initialen Antibiotika meist nicht adäquat behandelt werden), sind BSI durch vergrünende Streptokokken (z.B. *Streptococcus oralis* oder *Streptococcus mitis*) häufiger durch die Entwicklung eines lebensbedrohlichen Lungenversagens kompliziert [63]. Auch BSI durch *S. aureus* haben eine sehr viel ungünstigere Prognose als BSI durch koagulasenegative Staphylokokken [64, 65]; sie sind jedoch erstaunlich selten, speziell bei hämatologischen Patienten.

Bakteriämien mit Lungeninfiltraten stellen eine große diagnostische und klinische Herausforderung dar: Neben primären bakteriellen Pneumonien müssen septische pulmonale Embolien und bakteriämieunabhängige Zweitinfektionen (beispielsweise durch Fadenpilze) abgegrenzt werden [66].

Bei etwa 5% der Patienten mit länger dauernden Neutropeniephasen werden Bakteriämien als Superinfektionen (nach Therapiewechsel auf „Schmalspektrumantibiotika") beziehungsweise „Durchbruchbakteriämien" beobachtet. Ursachen sind Erregerresistenz oder -toleranz (fehlende Bakterizidie) und Fremdkörper (Katheter)-Infektionen. Nach 2–3 Tagen persistierenden Fiebers unter antibiotischer Therapie sollten daher erneut Blutkulturen angelegt werden.

Therapie

Bei adäquater Therapie beträgt die (erwartete) Zeit bis zur Entfieberung zwischen 1 und 7 Tagen. Sie ist im Mittel bei Streptokokken-Bakteriämien länger als bei den meisten anderen Erregern [63]. Der Zeitpunkt für Modifikationen bei (gemäß Antibiogramm) adäquater Therapie ist daher nicht starr auf (die oft verwendeten) 3 Tage festzulegen.

Bei gutem Ansprechen sollte die Behandlungsdauer mindestens 3–5 Tage über die Entfieberung hinaus weitergeführt werden (Ausnahme: die Therapiedauer nach einer durch *S. aureus* verursachten Bakteriämie sollte 2 Wochen nicht unterschreiten).

Bakterielle Pneumonie

Wie die BSI gehören Pneumonien beim Tumorpatienten zu den häufigen und kritischen Infektionsarten [49, 50]. Das Erregerspektrum ist bunt. Bei poststenotischen Pneumonien sind es meist Mischinfektionen oder gelegentlich *S. aureus*. Bei neutropenischen Patienten ist die Häufigkeit von *P. aeruginosa* oder – bei Patienten mit sehr langen vorausgehenden Krankenhausaufenthalten – von anderen so genannten Nonfermentern (wie z.B. *Stenotrophomonas maltophi-*

Tabelle IX. Häufigkeit bakteriämischer Infektionen bei Patienten, die mittels MASCC-Score in Niedrigrisiko versus Hochrisiko eingestuft wurden.

	Klastersky et al. [39]	Uys et al. [41]
Niedrigrisikopatienten nach MASCC-Score, n	482	58
– Bakteriämische Infektion	39 (8%)	4 (7%)
– darunter gramnegative Bakteriämie	13 (3%)	0 (<2%)
Hochrisikopatienten nach MASCC-Score, n	181	22
– Bakteriämische Infektion	33 (18%)	8 (36%)
– darunter gramnegative Bakteriämie	20 (11%)	5 (23%)

lia oder *Acinetobacter baumannii*) beachtlich. In vielen Kliniken wird in dieser Situation ein pseudomonaswirksames Antibiotikum, am besten ein Carbapenem (*cave*: unwirksam bei *S. maltophilia*) eingesetzt. Eine Besonderheit ist – wie oben kurz erwähnt – die diffuse Lungeninfiltration mit gleichzeitigem Nachweis von vergrünenden Streptokokken im Blut – manchmal auch in Bronchialsekretkulturen. Oft sind es Patienten mit akuter Leukämie nach Ara-C-Behandlung, die eine solche Komplikation entwickeln. Die Pathogenese ist nicht ganz klar; gleichzeitige Lungentoxizität durch Ara-C könnte eine Rolle spielen, ein massiver Einbruch von vergrünenden Streptokokken, bakteriellen Toxinen und Zellwandbestandteilen in die Blutstrombahn durch akute schwere oropharyngeale Schleimhautnekrosen wurde ebenfalls als Ursache postuliert. Relativ rasch kann es zum Lungenversagen kommen.

Radiologische Diagnostik

Die radiologische Diagnostik mittels CT ist wesentlich sensitiver als die konventionelle Übersichtsaufnahme des Thorax in zwei Ebenen [67]. Einige Kliniken sind inzwischen dazu übergegangen, initial in Abwesenheit von respiratorischen Symptomen und Befunden auf eine Thorax-Übersichtsaufnahme zu verzichten und im Falle mangelhaften Ansprechens nach 3 Tagen empirischer Therapie sogleich ein Thorax-CT anfertigen zu lassen. Bezüglich der im CT beobachteten Verschattungsmuster bei Pneumonien in der Neutropenie gibt es sehr große Überschneidungen zwischen bakterieller Pneumonie und invasiver Aspergillose. Das so genannte Halo-Zeichen (weiche perinoduläre Aufhellungen) ist relativ typisch für die Aspergillose, wohingegen noduläre Muster, infarktähnliche Verschattungen und auch einschmelzungsähnliche Zeichen wie das „Air-Crescent"-Zeichen ähnlich häufig bei bakteriellen Pneumonien gesehen werden.

Invasive Erregerdiagnostik

Trotz invasiver Diagnostik mittels Bronchoskopie wird eine Erregerdiagnose nicht oft gestellt. Viele Lungeninfiltrate entwickeln sich langsam, sodass erst nach einigen Tagen entsprechende Diagnostik, initial oft nur die konventionelle Übersichtsradiologie, veranlasst wird. Bakterielle Pneumonieerreger sind dann oft bereits durch die initiale empirische Therapie bis unter die Nachweisgrenze der Kultur supprimiert. Aufgabe der gezielten Erregerdiagnostik in dieser Situation ist primär der Ausschluss von Erregern, die gegen die initiale Therapie resistent sind, d.h. auch von Pilzen. Das Argument, dass wegen der geringen Ausbeute der Erregersicherung mittels Bronchoskopie und Kultur aus Bronchialsekret oder -lavage auf diese Diagnostik verzichtet werden kann, ist insofern wenig überzeugend.

> Die Sensitivität einer Bronchiallavage mit professioneller Aufarbeitung im Labor kann bei frühem Einsatz durchaus 75 % betragen [50, 68–70].

Vergleichsweise seltene bakterielle Pneumonieerreger sind Legionellen – zumindest in Mittel- und Nordeuropa. Ebenso sind Chlamydien (Abb. 6) oder Mykoplasmen nur ausnahmsweise als Erreger von Pneumonien bei Tumorpatienten beschrieben und bei statio-

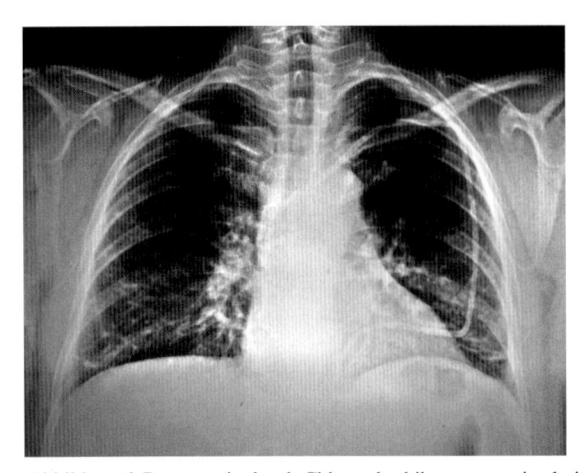

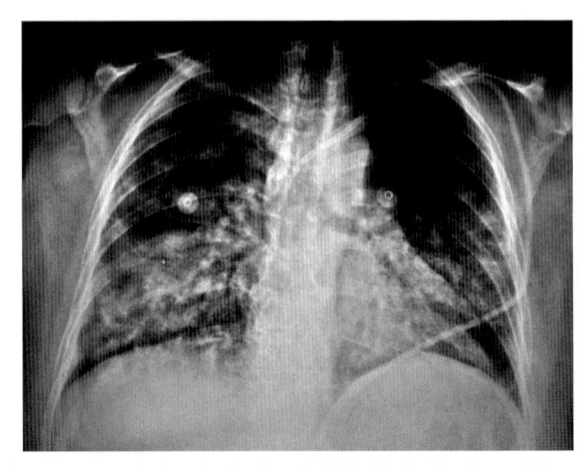

Abbildung 6. Pneumonie durch Chlamydophila pneumoniae bei einer neutropenischen Patientin mit ALL. Die beidseitigen diffusen Infiltrate nahmen zum Zeitpunkt der Leukozytenregeneration vorübergehend deutlich zu (rechtes Bild).

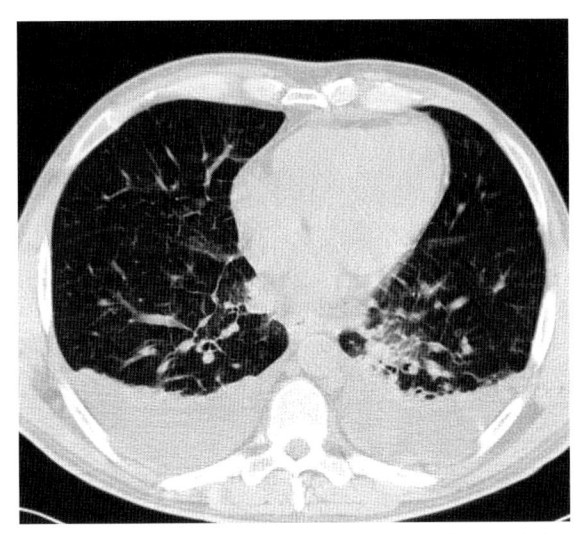

Abbildung 7. Pneumonie durch *Mycobacterium kansasii* bei einem neutropenischen Patienten mit Haarzell-Leukämie. Die linksbetonten diffusen Infiltrate sind wenig spezifisch für eine atypische Mykobakteriose und erfordern eine invasive Diagnostik.

nären Patienten eine extreme Rarität. Eine empirische Behandlung dieser Mikroorganismen mittels Makroliden ist meist nicht notwendig. Häufiger dagegen sind Pneumokokken, vor allem bei nicht-nosokomialem Erwerb der Infektion. Patienten mit Plasmozytom sind hierfür prädestiniert; Legionellen sind eher bei Patienten mit T-Zell-Defekt bzw. medikamentöser Immunsuppression zu erwarten, ebenso Mykobakterien (Abb. 7) inkl. Tuberkulose und *Nocardia*.

Therapie

Die Therapie erfolgt meist im Rahmen der initialen empirischen Therapie, die je nach Erregersicherung gezielt verändert werden kann. Sofern keine schwere Neutropenie vorliegt, kann durchaus auch auf ein Schmalspektrumantibiotikum gezielt umgesetzt werden. Abgesicherte Empfehlungen zur Therapiedauer gibt es nicht; die Entscheidung kann individualisiert getroffen werden [50].

Pneumokokken-Pneumonie: Auch bei Tumorpatienten ist bei Erregersicherung und Empfindlichkeitsprüfung die Therapie mit Penicillin G empfohlen und hochwirksam. Sehr gute Wirksamkeit haben auch Ceftriaxon, Ampicillin bzw. Amoxicillin und Imipenem. Das bei ambulantem Erwerb der Pneumonie oft empirisch zusätzlich verabreichte Makrolid kann bei Erregersicherung und klinischem Ansprechen nach einigen Tagen abgesetzt werden.

Legionellen-Pneumonie: Die neueren Makrolide und Fluorchinolone besitzen eine gute bis sehr gute In-vitro-Aktivität und scheinen auch von der klinischen Wirksamkeit her überzeugend. Fluorchinolon-Prophylaxe wird mit großer Wahrscheinlichkeit auch die meisten Fälle von Legionellen-Pneumonie verhindern.

Chlamydien- und Mykoplasmen-Pneumonie: Diese Mikroorganismen sind sehr seltene Pneumonieerreger im Erwachsenenalter, sowohl bei Patienten ohne wie solchen mit Grundkrankheiten. *In vitro* sind Tetrazykline, Makrolide und Fluorchinolone wirksam. Die meiste Erfahrung besteht mit Doxycyclin und Makroliden.

S.-aureus-Pneumonie: Die meist zum Zeitpunkt der Erregersicherung bereits begonnene empirische Therapie kann und sollte bei Verwendung von Ceftazidim, Piperacillin mit und ohne Tazobactam oder Sulbactam optimiert bzw. angepasst werden: bei oxacillinempfindlichen *S. aureus* gelten Flucloxacillin (4 × 2 g) oder Cefuroxim (4 × 1,5 g) als Mittel erster Wahl. Unter den Breitspektrum-Betalactamen besitzen Imipenem und Cefepim die beste Staphylokokkenwirksamkeit. Im Fall von MRSA-Pneumonien ist die Behandlung mit Linezolid, nicht jedoch mit Daptomycin, eine der Vancomycin-Monotherapie wahrscheinlich überlegene Therapie. In vielen Zentren wird bei einer MRSA-Pneumonie initial bis zur klinischen Stabilisierung Vancomycin plus Rifampicin (2 × 450 mg pro Tag) oder (bei Rifampicin-Resistenz) plus Fosfomycin (3 × 5 g pro Tag) verabreicht und erst dann auf Linezolid umgestellt. Es gibt wenig Erfahrung mit anderen neueren Substanzen wie Tigecyclin.

P.-aeruginosa-Pneumonie: Eine Kombinationstherapie (Betalactam plus Aminoglykosid oder Betalactam plus Fluorchinolon) ist möglicherweise von Vorteil.

Stenotrophomonas-maltophilia-Pneumonie: Es handelt sich oft um Patienten mit vorangegangenem komplizierten Verlauf und mehreren Vortherapien (Carbapenem-Vortherapie ist ein Risikofaktor). Ceftazidim und/oder Trimethoprim-Sulfamethoxazol sind in der Regel die aktivsten Substanzen. Trimethoprim-Sulfamethoxazol muss mittelhoch dosiert werden (3 × 960 mg bis 3 × 1440 mg pro Tag in Abhängigkeit von Körpergewicht und Nierenfunktion).

Venenkatheterassoziierte bakterielle Infektion

Zu unterscheiden sind intravaskuläre Katheter für den kurzzeitigen Einsatz von chirurgisch implantierten Kathetern für den längerfristigen Einsatz (Hickman/Broviac-Katheter, Portsysteme). Bei Kurzzeitkathetern ist die Migration von Mikroorganismen von der Einstichstelle entlang der Katheteraußenfläche bis zur Katheterspitze entscheidend in der Pathogenese der Katheterinfektion; bei Langzeitkathetern ist es dagegen die Kontamination des Katheteransatzstücks mit nachfolgender intraluminaler Besiedlung [24, 25]. Nach einer Liegedauer von 100 Tagen ist das Lumen von über 90 % der tunnelierten Katheter kolonisiert. Das Auftreten einer klinisch manifesten Infektion hängt von der Dichte der bakteriellen Kolonisation ab. Eine klinisch sichtbare Infektion der Austrittsstelle (Rötung, Schwellung, Überwärmung und/oder Druckschmerzhaftigkeit) muss nicht vorliegen. Bei Portsystemen kann sich eine Tascheninfektion entwickeln. Rötung, Druckschmerz und Induration des Gewebes über einem subkutan getunnelten Katheter in einer Entfernung von mehr als 2 cm von der Katheteraustrittsstelle sind Zeichen einer Tunnelinfektion.

Katheterassoziierte Bakteriämien können sich unabhängig davon entwickeln. Die Diagnose ist möglich durch die differenzielle Bestimmung der Keimzahl und/oder der Zeit bis zur Positivität von zentralen gegenüber peripheren Blutkulturen oder – bei Entfernen des Katheters – durch die Bestimmung der Keimzahl an der Katheterspitze nach der so genannten Maki-Methode: Als signifikant gilt der kulturelle Nachweis von > 15 koloniebildenden Einheiten mittels semiquantitativer Kultur des über Agar abgerollten distalen Kathetersegments. Eine derartige Untersuchung sollte jedoch nicht ohne Verdacht erfolgen.

Das Risiko für eine katheterassoziierte Infektion hängt stark von der Art des verwendeten Katheters ab, dazu von der Einhaltung steriler Kautelen bei der Insertion, der Pflege, der Liegedauer des Katheters und Benutzungsintensität und der Schwere der Grunderkrankung.

> Man rechnet mit etwa 0,2 Infektionen pro 100 periphere Venenkatheter und etwa 1–5 Infektionen pro 100 zentrale Venenkatheter; hier sind implantierbare Systeme günstiger. Oft wird das Infektionsrisiko in Infektionen pro 1000 Kathetertage angegeben. So ausgedrückt beträgt die Infektionsinzidenz ~ 1/1000 bei getunnelten Kathetern gegenüber ~ 0,5/1000 bei vollständig implantierten Systemen. Deutlich höhere Zahlen wurden allerdings auch berichtet [71].

Erreger

Alle zur Adhäsion an feste Oberflächen befähigten Mikroorganismen können Katheterinfektionen verursachen; entsprechend der Wahrscheinlichkeit der Kontamination über Haut bzw. Anschlussstücke sind es letztendlich koagulasenegative Staphylokokken, die als häufigste Erreger isoliert werden, daneben *S. aureus*, Enterokokken, Sprosspilze der Gattung *Candida*, verschiedenste gramnegative Stäbchen (*Pseudomonas aeruginosa, Enterobacter cloacae, Klebsiella spp., Serratia spp.*), *Corynebacterium spp.* und *Bacillus spp.* Neben *S. epidermidis* sind einige weitere Blutkulturerreger so typisch für Katheterinfektionen, dass unmittelbar diese Verdachtsdiagnose dringlich gestellt werden kann: *Candida parapsilosis, Agrobacterium radiobacter, Comamonas acidovorans, Flavimonas oryzihabitans, Ochrobactrum anthropi, Mycobacterium fortuitum, Brevibacterium spp.*

Therapie

Das Entfernen des Katheters ist die wichtigste Maßnahme. Dringlich ist dies bei Verdacht auf Infektion eines peripheren Katheters, bei jeder Fungämie, bei *Staphylococcus-aureus*-Bakteriämie, bei Zeichen einer Tunnel-, Taschen- und/oder Austrittsstelleninfektion, ebenso bei Bakteriämien mit den oben genannten typischen Erregern einer katheterassoziierten BSI [24, 25, 72].

Liegt eine unkomplizierte Infektion eines chirurgisch implantierten Katheters vor, kann vor allem bei Nachweis koagulasenegativer Staphylokokken ohne Entfernen des Katheters eine 7-tägige systemische Antibiotikatherapie, begleitet von einer 14-tägigen (oder auch längeren) „Antibiotic-Lock"-Therapie, versucht werden [73, 74]. „Antibiotic-Lock"-Therapie bedeutet das wiederholte Einbringen eines Antibiotika-Depots in hoher Konzentration (> 100fache MHK der Bakterien bei Standardtestung) in das Lumen mit Belassen über > 12 h. Vor allem Vancomycin ist wegen seiner Stabilität hierfür gut geeignet. Es wird in einer Konzentration von 1 mg/ml (entsprechend der Verdünnung der auch für die Infusionstherapie üblicherweise verwendeten Lösung, 500 mg/500 ml) gegeben; es ist kompatibel mit einer niedrigen Menge (100 U/ml) von Heparin, was sinnvoll bei wenig genutzten Kathetern ist, und kann über einen Zeitraum von bis zu > 7 Tagen im Lumen belassen werden. Gentamicin oder andere Aminoglykoside sowie Cefazolin und Ceftazidim, nicht jedoch andere ß-Lactame, sind ebenfalls über einige Tage stabil (Tab. X).

Die Rezidivrate ist mit ~ 50 % nach Absetzen der Therapie nicht unerheblich. Eine solche Behandlung ist nur empfehlenswert nach Negativierung der Blutkulturen und deutlicher klinischer Besserung im Rahmen einer initialen systemischen Therapie. Ein Teil der Katheter kann auf diese Weise „gerettet" werden.

Tabelle X. „Antibiotic-Lock"-Therapie (Antibiotika-Depot) im Fall von katheterassoziierten Infektionen, wenn der zentrale Venenkatheter erhalten werden soll bzw. nicht entfernt werden kann.

	Antibiotikakonzentration*	Mindestdauer	Maximaldauer
Vancomycin	1 mg/ml	12 h bei täglicher	21 Tage
Teicoplanin	1 mg/ml	Katheterbenutzung	7 Tage
Ceftazidim	1 mg/ml		7 Tage
Cefazolin	10 mg/ml		7 Tage
Gentamicin	1 mg/ml		3 Tage
Gesamtdauer vorangehende systemische Therapie	KNS#	5–7 Tage	
	S. aureus	14 Tage$	
	grampositive Stäbchen	5–7 Tage	
	gramnegative Stäbchen	14 Tage	
Gesamtdauer „Antibiotic-Lock"-Therapie:		14 Tage	
Zu instillierendes Volumen:	ZVK, Standard oder tunneliert		1 ml
	ZVK mit implantiertem Port (Port-A-Cath®)		1,5 ml

* mit Heparin (bis 100 U/ml) kompatibel
\# KNS = koagulasenegative Staphylokokken
$ bei nicht nachweisbarer Organinfektion, initial gutem Ansprechen und nur bei fehlenden sonstigen Fremdkörpern

Abdominelle bakterielle Infektionen

Neutropenische Enterokolitis

Die akute Enterokolitis beim Patienten mit Neutropenie (akute neutropenische oder auch – nicht ganz korrekt – nekrotisierende Enterokolitis) ist ein Krankheitsbild, das sich unter dem Bild eines akuten Abdomens präsentiert. Es tritt fast ausschließlich nach chemotherapiebedingter Neutropenie und schwerer intestinaler Mukositis auf [75–80]. Die Häufigkeit beträgt ~ 1–5 %, abhängig von der schleimhauttoxischen Wirkung der Chemotherapie. Meist handelt es sich um eine transmurale Entzündung im Bereich des terminalen Ileums und Zoekums mit rascher Entwicklung einer schweren Sepsis im Rahmen der Translokation von Darmflora in den Portalkreislauf. Nur gelegentlich ist eine lokale nekrotisierende Superinfektion der Darmwand mit Clostridien (*Clostridium perfringens*, *Clostridium septicum*) anzuschuldigen. Die Diagnose ist klinisch zu stellen, gestützt von Bildgebung (Darmwandverdickung, Ileus); die Therapie besteht in der Gabe von Breitspektrumantibiotika inkl. solche mit guter Anaerobierwirksamkeit, Intensivüberwachung und supportiven Maßnahmen, ggf. ist eine operative Revision erforderlich.

Antibiotika-assoziierte Diarrhoe durch *Clostridium difficile*

Durch die intensive Antibiotikatherapie und erhöhten Risiken nosokomialer Übertragung ist die *Clostridium-difficile*-Infektion bei Tumorpatienten nicht selten. Viele Patienten sind wahrscheinlich bereits bei Aufnahme kolonisiert. Bezüglich der manifesten Erkrankung wurden bei Patienten mit Neutropenie Inzidenzen von 3–10 % pro Chemotherapiezyklus geschätzt [81–83].

> Nicht jede Antibiotika-assoziierte Diarrhoe ist jedoch eine *C.-difficile*-Infektion. Viele der Durchfallepisoden sind unspezifischer Natur und beispielsweise im Rahmen osmotischer Diarrhoe zu erklären.

Die für einzelne Antibiotika und Chemotherapeutika spezifischen relativen Risiken sind nicht oder schlecht quantifiziert. Der distale Dickdarm ist die bevorzugte Lokalisation (im Unterschied zur neutropenischen Enterokolitis). Das klinische Ansprechen auf Metronidazol oder oral verabreichtes Vancomycin ist meist gut [84, 86], trotz klinischen Ansprechens ist eine Erregerpersistenz mit erhöhtem Rezidivrisiko jedoch nicht selten. Es gibt eine Reihe von Reservemedikamenten bei Therapieversagen (Tab. XI). Intensivierte krankenhaushygienische Maßnahmen sind bei symp-

Tabelle XI. Medikamentöse Therapie der Clostridium-difficile-Infektion. Eine Beendigung der auslösenden Antibiotikatherapie kann in leichten Fällen auch therapeutisch ausreichend sein.

	Medikament	Tagesdosis
Primärtherapie	Metronidazol	4 × 250 oder 3 × 400 mg
Alternative	Vancomycin	4 × 125 bis 3 × 250 mg
Reserve	Vancomycin Nitazoxanid	4 × 500 mg 2 × 500 mg
Evtl. zusätzlich oder als Nachbehandlung	Rifaximin *Saccharomyces boulardii*-Trockenpulver	2 × 200 mg 2 × 250 mg

tomatischen Patienten wesentlich, da es hier bei erhöhter Keimzahl zu einer nicht unerheblichen Umgebungskontamination mit Sporen kommt.

Anale/perianale Abszesse oder Phlegmone

Es handelt sich um eine seltene Komplikation mit einer geschätzten Häufigkeit von < 2%. Die Erkrankung beginnt langsam mit Schmerzen und Rötung. Nicht selten resultiert eine Bakteriämie, meist mit *E. coli* oder *P. aeruginosa*, lokal handelt es sich meistens um Mischflora. Die Notwendigkeit einer chirurgischen Revision kann bis zu 40% betragen. Die empirische medikamentöse Therapie entspricht der der neutropenischen Enterokolitis [86, 87].

Bakterielle Infektionen der Gallenwege und Leber bei Tumorpatienten

Invasives Tumorwachstum und/oder Obstruktion mit Verhalt durch tumorbedingte Raumforderung verursachen Infektionen der Gallenwege und Leber, sehr selten ist diese Infektionslokalisation bei Patienten ohne lokales Tumorleiden. Meist handelt es sich um Mischflora. Nekrosen im Rahmen von RFTA (*Radiofrequency Thermal Ablation*) oder TACE (*Transarterial Chemoembolization*) können ebenfalls lokal superinfiziert werden; auch hier ist es in der Regel Mischflora, die nachweisbar ist. RFTA ist vermutlich hinsichtlich Infektionskomplikationen deutlich riskanter. In einer Studie aus Korea wurden Infektionen in 2% versus < 0,5% nach den Prozeduren beobachtet [88].

Bakterielle Resistenzentwicklung

Unter klinisch-epidemiologischen Gesichtspunkten ist in erster Linie die Entwicklung von MRSA (methicillin- oder oxacillinresistenten *Staphylococcus aureus*), VRE (vancomycinresistenten Enterokokken), fluorchinolonresistenten *Escherichia coli* sowie von ESBL-produzierenden Enterobacteriaceae (ESBL = *extended spectrum betalactamase*) in Tumorbehandlungszentren und hämatologischen Kliniken zu beobachten.

MRSA

MRSA-Infektionen sind auch unter Berücksichtigung von verschiedenen Patientenvariablen im Vergleich zu Infektionen durch andere *Staphylococcus aureus* mit einer ungünstigeren Prognose assoziiert. Das Sterblichkeitsrisiko ist deutlich höher, zumindest unter den Bedingungen einer häufigen Therapie mit Vancomycin. Zwar könnten neuere Antibiotika wie Linezolid oder Daptomycin die Behandlungsergebnisse bei MRSA verbessern. Die in der Regel ohne Vancomycin (oder neuere alternative Substanzen) erfolgende empirische Therapie von Infektionen bei Tumorpatienten ist gegenüber MRSA inaktiv und insofern nur gerechtfertigt bei einer geringen MRSA-Inzidenz. Spezifische Infektions- und lokale Resistenzstatistiken müssen in der Lageeinschätzung helfen. Ein spezieller Schwellenwert für die Häufigkeit von MRSA-Infektionen, ab dem bereits eine initiale MRSA-wirksame Therapie empfohlen werden muss, ist nicht bekannt.

VRE

Ausbrüche von vancomycinresistenten Enterokokken, meist *Enterococcus faecium*, waren bis vor wenigen Jahren im deutschsprachigen Raum nicht beobachtet worden. Inzwischen wurden mehrere deutsche Kliniken betroffen, meist hämatologische Patienten [89]. Das nosokomiale Übertragungsrisiko bei VRE-Trägerstatus ist hoch, die Umgebungskontamination höher als bei MRSA. Nur sehr strikte Isolier- und Desinfektionsprotokolle können Ausbrüche beenden. Allerdings ist das Erkrankungsrisiko bei Trägern gering (~ 10%), sodass eine Dekolonisierung bei Trägern ohne Krankheitszeichen mittels Antibiotikatherapie nicht empfohlen wird. Oft sind es sehr schwere Grunderkrankungen, im Rahmen derer sich aus dem Trägertum auch einmal eine VRE-Infektion, z.B. der Gallenwege, oder eine BSI entwickelt [90–93].

Die Prognose scheint im Vergleich zu Infektionen durch vancomycinempfindliche Enterokokken etwas schlechter zu sein. Neutropenische Patienten beispielsweise bleiben länger bakteriämisch mit VRE als mit vancomycinempfindlichen Enterokokken, und dies wurde mit einem höheren Letalitätsrisiko assoziiert. Insgesamt ist jedoch die VRE-Infektion oft nur Marker für eine besonders schwere bzw. fortgeschrittene Grunderkrankung, und VRE-infizierte Patienten versterben häufiger an verschiedenen Komplikationen, an denen die VRE-Infektion oft nur einen geringen bis mäßigen Anteil hat. Die Behandlungsergebnisse mit Linezolid sind abhängig von der Entwicklung der Grunderkrankung zufriedenstellend. Die Erfahrungen mit anderen neueren antimikrobiell aktiven Substanzen wie Daptomycin und Tigecyclin sind gering, die Substanzen sind jedoch sicher eine rationale Alternative zu Linezolid.

Fluorchinolonresistente *Escherichia coli*

> Fluorchinolonresistente *Escherichia coli* sind einer der besten Indikator-Mikroorganismen für die effektive Chemoprophylaxe mit Fluorchinolonen. Ihre Häufigkeit sollte in Kliniken, in denen Fluorchinolon-Prophylaxe zum Behandlungsstandard gehört, regelmäßig erfasst und beurteilt werden.

Bei Hochrisikopatienten lässt sich von einer *E.-coli*-BSI-Rate in der Größenordnung von ~ 15 % (pro Patient und Chemotherapie) ausgehen, wenn keine effektive Prophylaxe verordnet wurde [94]. Die Fluorchinolon-Resistenzrate in dieser Situation beträgt in vielen deutschen Kliniken etwa 10–20 %. Unter Fluorchinolon-Prophylaxe werden so in der Regel 80 % der *E.-coli*-BSI verhindert, was in einer Inzidenz von ~ 3 % (pro Patient und Chemotherapie) resultiert; diese Isolate sind dann jedoch in der Regel sämtlich fluorchinolonresistent. Eine hohe Resistenzrate von z.B. > 50–100 % bei den *E.-coli*-Isolaten, die von Patienten mit Fluorchinolon-Prophylaxe kultiviert wurden, sagt also in dieser Situation noch nichts aus über die Wirksamkeit der Prophylaxe. Mit steigender *E.-coli*-Fluorchinolonresistenz im Allgemeinen nimmt die Rate der mittels Chemoprophylaxe verhinderbaren *E.-coli*-BSI natürlich ab [53–55]. Die *E.-coli*-BSI-Inzidenz muss ermittelt werden; beträgt sie trotz Prophylaxe 10 % oder mehr bei Hochrisikopatienten, weist dies auf einen nur noch sehr marginalen Präventionseffekt der Prophylaxe hin.

ESBL

Zu den wichtigen ESBL-Produzenten gehören *E. coli* und *Klebsiella spp.*, d.h. Mikroorganismen, die häufig schwere Infektionen einschließlich BSI mit schwerer Sepsis bei Tumorpatienten verursachen können. ESBL-Produktion bedeutet geringe bis fehlende Aktivität von Cephalosporinen, Penicillinen (incl. Piperacillin-Tazobactam, Piperacillin-Sulbactam und Ticarcillin/Clavulansäure) und Aztreonam, sodass nur Carbapeneme, gelegentlich auch Fluorchinolone, Behandlungssicherheit bieten [95]. Theoretisch bzw. im Labor sind die echten ESBL-Enzyme mit Clavulansäure hemmbar; die Kombination beispielsweise aus Ceftazidim und Amoxicillin/Clavulansäure *in vivo* ist jedoch nicht konsistent als sicher wirksam dokumentiert.

ESBL-Produzenten scheinen sich in vielen Ländern rasch auszubreiten, nicht nur im Krankenhaus, sondern auch im ambulanten Setting. Teilweise beherbergen die Stämme weitere Gene, die für weitere Betalactam-Resistenzmechanismen kodieren, u.a. auch für Resistenz gegenüber Carbapenemen; vor allem *Enterobacter*-Arten produzieren oft ESBL zusätzlich zu den ihnen typischen chromosomalen AmpC-Typ-Betalactamasen (die nicht mit Clavulansäure hemmbar sind).

Die Diagnostik der verschiedenen Betalactamasen ist nicht immer einfach – inzwischen gibt es über 200 ESBL-Enzymvarianten; entsprechend gering kann die Vorhersagemöglichkeit klinischen Ansprechens bei Behandlung mit bestimmten Substanzen sein. Aufmerksamkeit in dieser Angelegenheit und Absprachen mit dem Labor sind notwendig. Auch die unter Kosten-Nutzen-Gesichtspunkten optimalen krankenhaushygienischen Maßnahmen sind nicht gut definiert. Zur Dekolonisierung bietet sich Colistin an. Eine starke Häufung von ESBL-Produzenten in einer Tumorklinik muss zu Überlegungen hinsichtlich der lokalen Leitlinien zur empirischen Therapie führen; oft handelt es sich um Kliniken, in denen lange Jahre Ceftazidim als Mittel der Wahl zur Behandlung der febrilen Neutropenie galt. In dieser Situation sollte eine Änderung der Leitlinie vorgenommen werden (z.B. Carbapeneme als initiale Behandlung, unter Umständen auch Piperacillin-Tazobactam).

Literatur

1   Kern WV (2001) Current epidemiology of infections in neutropenic cancer patients. In: Rolston KVI, Rubenstein EB (eds.) Febrile neutropenia. Martin Dunitz Ltd., London 2001, pp. 57–90

2   Danai PA, Moss M, Mannino DM, et al (2006) The epidemiology of sepsis in patients with malignancy. Chest 129(6): 1432–1440

3. Wisplinghoff H, Seifert H, Wenzel RP, et al (2003) Current trends in the epidemiology of nosocomial bloodstream infections in patients with hematological malignancies and solid neoplasms in hospitals in the United States. Clin Infect Dis 36: 1103–1110
4. Velasco E, Byington R, Martins CA, et al (2006) Comparative study of clinical characteristics of neutropenic and non-neutropenic adult cancer patients with bloodstream infections. Eur J Clin Microbiol Infect Dis 25: 1–7
5. Ruescher T, Sodeifi A, Scrivani SJ, et al (1998) The impact of mucositis on alpha-hemolytic streptococcal infection in patients undergoing autologous bone marrow transplantation for hematologic malignancies. Cancer 82: 2275–2281
6. Ley BE, Linton CJ, Bennett DM, et al (1998) Detection of bacteremia in patients with fever and neutropenia using 16S rRNA gene amplification by polymerase reaction. Eur J Clin Microbiol Infect Dis 17: 247–253
7. Woo PC, Wong SS, Lum PN, et al (2001) Cell-wall-deficient bacteria and culture-negative febrile episodes in bone-marrow-transplant recipients. Lancet 357: 675–679
8. Xu J, Moore JE, Millar BC, et al (2004) Improved laboratory diagnosis of bacterial and fungal infections in patients with hematological malignancies using PCR and ribosomal RNA sequence analysis. Leuk Lymphoma 45: 1637–1641
9. Brook I, Frazier EH (1998) Aerobic and anaerobic infection associated with malignancy. Support Care Cancer 6: 125–131
10. Beebe JL, Koneman EK (1995) Recovery of uncommon bacteria from blood: association with neoplastic disease. Clin Microbiol Rev 8: 336–356
11. Brook I (1990). Bacteria from solid tumours. J Med Microbiol 32: 207–210
12. Bisharat N, Omari H, Lavi I, et al (2001) Risk of infection and death among post-splenectomy patients. J Infect 43: 182–186
13. Kyaw MH, Holmes EM, Toolis F, et al (2006) Evaluation of severe infection and survival after splenectomy. Am J Med 119: 276.e1–7
14. Kruetzmann S, Rosado MM, Weber H, et al (2003) Human immunoglobulin M memory B cells controlling Streptococcus pneumoniae infections are generated in the spleen. J Exp Med 197: 939–945
15. Wadhwa PD, Morrison VA (2006) Infectious complications of chronic lymphocytic leukemia. Semin Oncol 33: 240–249
16. Yel L, Liao O, Lin F, et al (2003) Severe T- and B-cell immune deficiency associated with malignant thymoma. Ann Allergy Asthma Immunol 91: 501–505
17. Paradisi F, Corti G, Cinelli R (2001) Infections in multiple myeloma. Infect Dis Clin North Am 15: 373–384
18. Samonis G, Kontoyiannis DP (2001) Infectious complications of purine analog therapy. Curr Opin Infect Dis 14: 409–413
19. Lee SJ, Yedla P, Kavanaugh A (2003) Secondary immune deficiencies associated with biological therapeutics. Curr Allergy Asthma Rep 3: 389–395
20. Cabanillas F, Liboy I, Pavia O, et al (2006) High incidence of non-neutropenic infections induced by rituximab plus fludarabine and associated with hypogammaglobulinemia: a frequently unrecognized and easily treatable complication. Ann Oncol 17: 1424–1427
21. Klastersky J (2006) Adverse effects of the humanized antibodies used as cancer therapeutics. Curr Opin Oncol 18: 316–320
22. Link H, Böhme A, Cornely OA, et al (2003) Antimicrobial therapy of unexplained fever in neutropenic patients. Guidelines of the Infectious Diseases Working Party (AGIHO) of the German Society of Hematology and Oncology (DGHO), and Arbeitsgemeinschaft Supportivmaßnahmen in der Onkologie (ASO) of the Deutsche Krebsgesellschaft (German Cancer Society). Ann Hematol 82 Suppl 2: S105–S117
23. Hughes WT, Armstrong D, Bodey GP, et al (2002). 2002 Guidelines for the use of antimicrobial agents in neutropenic patients with cancer. Clin Infect Dis 34: 730–751
24. Fätkenheuer G, Buchheidt D, Cornely OA, et al (2003) Central venous catheter (CVC)-related infections in neutropenic patients. Guidelines of the Infectious Diseases Working Party (AGIHO) of the German Society of Hematology and Oncology (DGHO). Ann Hematol 82 Suppl 2: S149–157
25. Seifert H, Abele-Horn M, Fätkenheuer G, et al (2007) Blutkulturdiagnostik. In: Mauch H, Podbielski A, Herrmann M, Kniehl E (Hrsg) MIQ Mikrobiologisch-infektiologische Qualitätsstandards. Urban & Fischer, München/Jena
26. Oude Nijhuis CS, Daenen SM, Vellenga E, et al (2002) Fever and neutropenia in cancer patients: the diagnostic role of cytokines in risk assessment strategies. Crit Rev Oncol Hematol 44: 163–174
27. Kern WV (2006) Risk assessment and treatment of low-risk patients with febrile neutropenia. Clin Infect Dis 42: 533–540
28. Fleischhack G, Kambeck I, Cipic D, et al (2000) Procalcitonin in paediatric cancer patients: its diagnostic relevance is superior to that of C-reactive protein, interleukin 6, interleukin 8, soluble interleukin 2 receptor and soluble tumour necrosis factor receptor II. Br J Haematol 111: 1093–1102
29. Engel A, Steinbach G, Kern P, et al (1999) Diagnostic value of procalcitonin serum levels in neutropenic patients with fever: comparison with interleukin-8. Scand J Infect Dis 31: 185–189
30. Ruokonen E, Nousianen T, Pulkki K, et al (1999) Procalcitonin concentrations in patients with neutropenic fever. Eur J Clin Microbiol Infect Dis 18: 283–285
31. von Lilienfeld-Toal, Dietrich MP, Glasmacher A, et al (2004) Markers of bacteremia in febrile neutropenic patients with hematological malignancies: procalcitonin and IL-6 are more reliable than C-reactive protein. Eur J Clin Microbiol Infect Dis 23: 539–544
32. Jimeno A, Garcia-Velasco A, del Val O, et al (2004) Assessment of procalcitonin as a diagnostic and prognostic marker in patients with solid tumors and febrile neutropenia. Cancer 100: 2462–2469
33. Kern WV, Heiss M, Steinbach G (2001) Prediction of gram-negative bacteremia in patients with cancer and febrile neutropenia by means of interleukin-8 levels in serum: targeting empirical monotherapy versus combination therapy. Clin Infect Dis 32: 832–835
34. Engel A, Knoll S, Kern P, et al (2005) Interleukin-8 serum levels at fever onset in patients with neutropenia predict early medical complications. Infection 33: 380–382
35. Kern WV (2000) Risk assessment and risk-based therapeutic strategies in febrile neutropenia. Curr Opin Infect Dis 14: 415–422
36. Persson L, Engervall P, Magnuson A, et al (2004) Use of inflammatory markers for early detection of bacteraemia in patients with febrile neutropenia. Scand J Infect Dis 36: 365–371
37. Akan H, Paesmans M, Marchetti O, et al (2006) Serum levels of IL-6, IL-8 and IL-10 at fever onset in neutropenic

patients: a rapid test for the prediction of gram-negative bacteraemia? Results of an EORTC Infectious Disease Group multicentre study. In: Program and Abstracts of the 17th European Congress of Clinical Microbiology and Infectious Diseases (ECCMID) & 25th International Congress of Chemotherapy (ICC), Munich, abstract # P 724

38 Ammann RA, Hirt A, Ridolfi Lüthy A, et al (2004) Predicting bacteremia in children with fever and chemotherapy-induced neutropenia. Pediatr Infect Dis J 23: 61–67

39 Klastersky J (2004) Management of fever in neutropenic patients with different risks of complications. Clin Infect Dis 39 (Suppl 1):S32–37

40 Klastersky J, Paesmans M, Rubenstein EB, et al (2000) The Multinational Association for Supportive Care in Cancer risk index: a multinational scoring system for identifying low-risk febrile neutropenic cancer patients. J Clin Oncol 18: 3038–3051

41 Uys A, Rapoport BL, Anderson R (2004) Febrile neutropenia: a prospective study to validate the Multinational Association of Supportive Care of Cancer (MASCC) risk-index score. Support Care Cancer 12: 555–560

42 Cherif H, Johansson E, Bjorkholm M, et al (2006) The feasibility of early hospital discharge with oral antimicrobial therapy in low risk patients with febrile neutropenia following chemotherapy for hematologic malignancies. Haematologica 91: 215–222

43 Klastersky J, Paesmans M, Georgala A, et al (2006) Outpatient oral antibiotics for febrile neutropenic cancer patients using a score predictive for complications. J Clin Oncol 24: 4129–4134

44 Girmenia C, Russo E, Carmosino I, et al (2007) Early hospital discharge with oral antimicrobial therapy in patients with hematologic malignancies and low-risk febrile neutropenia. Ann Hematol 86: 263–270

45 Buchheidt D, Böhme A, Cornely OA, et al (2003) Diagnosis and treatment of documented infections in neutropenic patients. Recommendations of the Infectious Diseases Working Party (AGIHO) of the German Society of Hematology and Oncology (DGHO). Ann Hematol 82 (Suppl 2): S127–S132

46 Toussaint E, Bahel-Ball E, Vekemans M, et al (2006) Causes of fever in cancer patients (prospective study over 477 episodes). Support Care Cancer 14: 763–769

47 Sigurdardottir K, Digranes A, Harthug S, et al (2005) A multi-centre prospective study of febrile neutropenia in Norway: microbiological findings and antimicrobial susceptibility. Scand J Infect Dis 37: 455–464

48 Elting LS, Rubenstein EB, Rolston KV, et al (1997) Outcomes of bacteremia in patients with cancer and neutropenia: observations from two decades of epidemiological and clinical trials. Clin Infect Dis 25: 247–259

49 Ewig S, Glasmacher A, Ulrich B, et al (1998) Pulmonary infiltrates in neutropenic patients with acute leukemia during chemotherapy: outcome and prognostic factors. Chest 114: 444–451

50 Maschmeyer G, Beinert T, Buchheidt D, et al (2003) Diagnosis and antimicrobial therapy of pulmonary infiltrates in febrile neutropenic patients. Guidelines of the Infectious Diseases Working Party (AGIHO) of the German Society of Hematology and Oncology (DGHO). Ann Hematol 82 (Suppl 2): S118–126

51 Cruciani M, Rampazzo R, Malena M, et al (1996) Prophylaxis with fluoroquinolones for bacterial infections in neutropenic patients: a meta-analysis. Clin Infect Dis 23: 795–805

52 Engels E, Lau J, Barza M (1998) Efficacy of quinolone prophylaxis in neutropenic cancer patients: a meta-analysis. J Clin Oncol 16: 1179–1187

53 Leibovici L, Paul M, Cullen M, et al (2006) Antibiotic prophylaxis in neutropenic patients: new evidence, practical decisions. Cancer 107: 1743–1751

54 Kern WV, Klose K, Jellen-Ritter AS, et al (2005) Fluoroquinolone resistance of Escherichia coli at a cancer center: epidemiologic evolution and effects of discontinuing prophylactic fluoroquinolone use in neutropenic patients with leukemia. Eur J Clin Microbiol Infect Dis 24: 111–118

55 Reuter S, Kern WV, Sigge A, et al (2005) Impact of fluoroquinolone prophylaxis on reduced infection-related mortality among patients with neutropenia and hematologic malignancies. Clin Infect Dis 40: 1087–1093

56 Paul M, Yahav D, Fraser A, et al (2006) Empirical antibiotic monotherapy for febrile neutropenia: systematic review and meta-analysis of randomized controlled trials. J Antimicrob Chemother 57: 176–189

57 EORTC International Antimicrobial Therapy Cooperative Group (1991) Vancomycin added to empirical combination antibiotic therapy for fever in granulocytopenic cancer patients. J Infect Dis 163: 951–958

58 Ramphal R, Bolger M, Oblon DJ, et al (1992) Vancomycin is not an essential component of the initial empiric treatment regimen for febrile neutropenic patients receiving ceftazidime: a randomized prospective study. Antimicrob Agents Chemother 36: 1062–1067

59 Dompeling EC, Donnelly JP, Deresinski SC, et al (1996) Early identification of neutropenic patients at risk of gram-positive bacteraemia and the impact of empirical administration of vancomycin. Eur J Cancer 32A: 1332–1339

60 Cometta A, Kern WV, De Bock R, et al (2003) Vancomycin versus placebo for treating persistent fever in patients with neutropenic cancer receiving piperacillin-tazobactam monotherapy. Clin Infect Dis 37: 382–389

61 Simon A, Groger N, Wilkesmann A, et al (2006) Restricted use of glycopeptides in paediatric cancer patients with fever and neutropenia. Int J Antimicrob Agents 28: 417–422

62 Safdar A, Rolston KV (2006) Vancomycin tolerance, a potential mechanism for refractory gram-positive bacteremia observational study in patients with cancer. Cancer 106: 1815–1820

63 Bochud PY, Calandra T, Francioli P (1994) Bacteremia due to viridans streptococci in neutropenic patients: a review. Am J Med 97: 256–264

64 Ghanem GA, Boktour M, Warneke C, et al (2007) Catheter-related Staphylococcus aureus bacteremia in cancer patients: high rate of complications with therapeutic implications. Medicine (Baltimore) 86: 54–60

65 Gopal AK, Fowler VGJr, Shah M, et al (2000) Prospective analysis of Staphylococcus aureus bacteremia in nonneutropenic adults with malignancy. J Clin Oncol 18: 1110–1115

66 Carratala J, Roson B, Fernandez-Sevilla A, et al (1998) Bacteremic pneumonia in neutropenic patients with cancer: causes, empirical antibiotic therapy, and outcome. Arch Intern Med 158: 868–872

67 Heussel CP, Kauczor HU, Ullmann AJ (2004) Pneumonia in neutropenic patients. Eur Radiol 14: 256–271

68 Ramila E, Sureda A, Martino R (2000) Bronchoscopy guided by high-resolution computed tomography for the diagnosis of pulmonary infections in patients with hematologic malignancies and normal plain chest X-ray. Haematologica 85: 961–966

69. Rano A, Agusti C, Jimenez P (2001) Pulmonary infiltrates in non-HIV immunocompromised patients: a diagnostic approach using non-invasive and bronchoscopic procedures. Thorax 56: 379–387
70. Jain P, Sandur S, Meli Y (2004) Role of flexible bronchoscopy in immunocompromised patients with lung infiltrates. Chest 125: 712–722
71. Elishoov H, Or R, Strauss N, et al (1998) Nosocomial colonization, septicemia and Hickman/Broviac catheter-realted infections in bone marrow transplant recipients. Medicine (Baltimore) 77: 83–101
72. Mermel LA, Farr BM, Sherertz RJ, et al. (2001) Guidelines for the management of intravascular catheter-related infections. Clin Infect Dis 32: 1249–1272
73. Carratala J (2002) The antibiotic-lock technique for therapy of „highly needed" infected catheters. Clin Microbiol Infect 8: 282–289
74. Bally F, Ruef C, Troillet N (2004) Möglichkeiten und Grenzen der konservativen Behandlung von Infektionen implantierter venöser Katheter. Swiss-Noso 11: 25–29
75. Gomez L, Martino R, Rolston KV (1998) Neutropenic Enterocolitis. Clin Infect Dis 27: 695–699
76. Sayfan J, Shoavi O, Koltun L, et al (1999) Acute abdomen caused by neutropenic enterocolitis: surgeon's dilemma. Eur J Surg 165: 502–504
77. Baerg J, Murphy JJ, Anderson R, et al (1999) Neutropenic enteropathy: a 10-year review. J Pediatr Surg 34: 1068–1071
78. Jain Y, Arya LS, Kataria R (2000) Neutropenic enterocolitis in children with acute lymphoblastic leukemia. Pediatr Hematol Oncol 17: 99–103
79. Kouroussis C, Samonis G, Androulakis N, et al (2000) Successful conservative treatment of neutropenic enterocolitis complicating taxane-based chemotherapy: a report of five cases. Am J Clin Oncol 23: 309–313
80. Gorschluter M, Marklein G, Hofling K, et al (2002) Abdominal infections in patients with acute leukaemia: a prospective study applying ultrasonography and microbiology. Br J Haematol 117: 351–358
81. Bilgrami S, Feingold JM, Dorsky D, et al (1999) Incidence and outcome of Clostridium difficile infection following autologous peripheral blood stem cell transplantation. Bone Marrow Transplant 23: 1039–1042
82. Gorschluter M, Glasmacher A, Hahn C, et al (2001) Clostridium difficile infection in patients with neutropenia. Clin Infect Dis 33: 786–791
83. Gifford AH, Kirkland KB (2006) Risk factors for Clostridium difficile-associated diarrhea on an adult hematology-oncology ward. Eur J Clin Microbiol Infect Dis 25: 751–755
84. Aslam S, Hamill RJ, Musher DM (2005) Treatment of Clostridium difficile-associated disease: old therapies and new strategies. Lancet Infect Dis 5: 549–557
85. Bouza E, Burillo A, Munoz P (2006) Antimicrobial therapy of Clostridium difficile-associated diarrhea. Med Clin North Am 90: 1141–1163
86. Cohen JS, Paz IB, O'Donnell MR, et al (1996) Treatment of perianal infection following bone marrow transplantation. Dis Colon Rectum 39: 981–985
87. Buyukasik Y, Ozcebe OI, Sayinalp N, et al (1998) Perianal infections in patients with leukemia: importance of the course of neutrophil count. Dis Colon Rectum 41: 81–85
88. Kim MH, Choi MS, Choi YS, et al (2006) Clinical features of liver abscess developed after radiofrequency ablation and transarterial chemoembolization for hepatocellular carcinoma. Korean J Hepatol 12: 55–64
89. Huebner J, Dettenkofer M, Kern WV (2005) Vancomycin-resistente Enterokokken. Dtsch Med Wochenschr 130: 2463–2468
90. Henning KJ, De Lencastre H, Eagan J, et al (1996) Vancomycin-resistant Enterococcus faecium on a pediatric oncology ward: duration of stool shedding and incidence of clinical infection. Pediatr Infect Dis J 15: 848–854
91. Kapur D, Dorsky D, Feingold JM, et al (2000) Incidence and outcome of vancomycin-resistant enterococcal bacteremia following autologous peripheral blood stem cell transplantation. Bone Marrow Transplant 25: 147–152
92. Matar MJ, Tarrand J, Raad I, et al (2006) Colonization and infection with vancomycin-resistant Enterococcus among patients with cancer. Am J Infect Control 34: 534–536
93. Dubberke ER, Hollands JM, Georgantopoulos P, et al (2006) Vancomycin-resistant enterococcal bloodstream infections on a hematopoietic stem cell transplant unit: are the sick getting sicker? Bone Marrow Transplant 38: 813–819
94. Kern WV (1998) Epidemiology of fluoroquinolone-resistant Escherichia coli among neutropenic cancer patients. Clin Infect Dis 27: 235–237
95. Paterson DL, Bonomo RA (2005) Extended-spectrum ß-lactamases: a clinical update. Clin Microbiol Reviews 18: 657–686
96. Bucaneve G, Micozzi A, Menichetti F, et al (2005) Levofloxacin to prevent bacterial infections in patients with cancer and neutropenia, N Engl J Med 353: 977-987

G. Maschmeyer,
A. Haas

Systemische Mykosen

Invasive Pilzinfektionen, vor allem durch *Candida* spp., *Aspergillus* spp. und seltener auch durch Zygomyzeten verursacht, haben in den letzten 20 Jahren stark an Bedeutung gewonnen. Präzise Inzidenzraten sind für Deutschland nicht verfügbar, da die Autopsieraten hier extrem niedrig sind, viele invasive Mykosen aber erst autoptisch nachgewiesen werden [1, 2]. In den USA hat sich die Todesrate durch invasive Mykosen von 1980–97 nahezu verdreifacht und Mykosen liegen hier mittlerweile an 7. Stelle letaler Infektionen [3]. Dies trifft besonders für invasive Aspergillosen (IA) zu, deren Anteil an den Todesursachen bei immunsupprimierten Patienten stetig ansteigt.

> Von Aspergillosen betroffen sind in erster Linie Patienten mit akuten Leukämien, nach allogener Stammzelltransplantation oder Organtransplantation, mit angeborenen Immundefekten oder schweren Verbrennungen, unter denen die Inzidenz bis zu 25 % beträgt [4].

Die Sterblichkeit liegt um 57 %, bei einzelnen Patientengruppen wie allogen stammzelltransplantierten Patienten auch höher [5]. Unter den nosokomialen Infektionen auf internistischen Intensivstationen in den USA fanden sich in den Jahren 1992–97 etwa 19 % Blutstrominfektionen, von denen 12 % durch Pilze verursacht waren [6]. Nach den Ergebnissen konsekutiver Blutkulturstudien der Paul-Ehrlich-Gesellschaft liegt in Deutschland der Anteil von Candidämien an den Septikämien knapp unter 2 % [7]. Die Gesamtsterblichkeit von 35–40 % bei Patienten mit Candidämie liegt darin begründet, dass Candidämien besonders häufig bei sehr schwer kranken Patienten auftreten, die eine hohe Sterblichkeit auch unabhängig von der Candidämie aufweisen [8, 9, 10].

> Von Candidämien sind vor allem Patienten mit Tumorerkrankungen, auf Intensivstationen, unter Hämodialyse und nach Organtransplantation betroffen.

Neben IA und Candidosen spielen Zygomykosen, vor allem *Rhizopus*-, *Cunninghamella*- und *Mucor*-Mykosen, eine zunehmend wichtigere Rolle, wenngleich ihre Bedeutung insgesamt derzeit noch relativ gering ist [11]. Von diesen überwiegend letalen Pilzinfektionen sind insbesondere schwerstkranke immunsupprimierte oder stammzelltransplantierte Patienten und seltener auch Diabetiker mit ketoazidotischer Stoffwechselentgleisung betroffen. Es ist für die betroffenen Patienten prognostisch von entscheidender Bedeutung, dass ihre Erkrankung früh erkannt und wirksam antimykotisch, ggf. auch chirurgisch behandelt wird.

Invasive Candida-Infektionen

Epidemiologie und Pathogenese

Candida spp. kommen im Gastrointestinaltrakt, in Hautfalten, im Oropharynx und im weiblichen Urogenitaltrakt vieler gesunder Menschen vor. Von den etwa 200 verschiedenen Candida-Spezies sind ca. 10 % potenziell humanpathogen. In Deutschland ist *Candida albicans* mit über 60 % der Isolate bei invasiven Candidosen weiterhin stark dominant (Tabelle I), während in zahlreichen anderen Ländern wie den USA und in Japan bereits über 50 % der Candida-Isolate nicht *C. albicans* entsprechen. Dies betrifft in erster Linie die Zunahme von Candidämien durch *C. glabrata* [12, 13, 14], vor allem bei Patienten über 60 Jahren, *C. tropicalis*, *C. parapsilosis* (vor allem bei Kindern) und *C. krusei*. Bedeutsam daran ist vor allem, dass *C. krusei* und *C. glabrata* mit einer Resistenz gegen Fluconazol assoziiert sein können. Bei

Tabelle I. Verteilung der Candida-Spezies in den Blutkulturstudien der Paul-Ehrlich-Gesellschaft [7].

Studie	Candida-Spezies in %	
	PEG III (n = 190)	PEG I (n = 171)
C. albicans	61	63
C. glabrata	16	10
C. parapsilosis	7	9
C. tropicalis	6	12
C. krusei	2	1
Sonstige	8	6
Non-albicans	39	37

oropharyngealer oder ösophagealer Candidiasis muss der Nachweis von Nicht-*albicans*-Candida-Spezies kritisch interpretiert werden, da diese hier nur Teil einer Mischinfektion sein können, wobei *C. albicans* weiterhin den pathogenetisch bedeutenden, invasiven Anteil darstellt [15].

Ösophageale oder invasive Candidosen entstehen in der Regel erst bei anhaltend geschwächter zellulärer Immunabwehr (zum Beispiel T-Zellsuppression durch HIV-Infektion, Glukokortikoide, sonstige Immunsuppressiva wie Nukleosidanaloga oder Radiatio), bei Zerstörung der endogenen mikrobiellen Homöostase durch Antibiotikatherapie und langfristige Magensäureblockade oder Zerstörung natürlicher Haut- bzw. Schleimhautbarrieren. Hämodialyse oder parenterale Ernährung über einen mehrlumigen zentralvenösen Katheter stellen Risikofaktoren für eine invasive Candidose bei Intensivpatienten dar [16-18]. Zur invasiven Infektion kommt es hauptsächlich über die Translokation von *Candida* spp. aus dem Gastrointestinaltrakt in den Portalkreislauf oder die Lymphwege. Fremdkörper wie beispielsweise zentralvenöse Katheter begünstigen die Persistenz der Erreger, die sich nach Adhärenz an Kunststoffmaterial mit einem Biofilm überziehen, der sie gegen die fungistatische oder fungizide Wirkung von Antimykotika schützen kann.

> Etwa 87% aller nosokomialen Blutstrominfektionen sind mit einem zentralvenösen Katheter assoziiert [6, 19].

Diagnostik

Die richtige Bewertung eines Candida-Nachweises bei schwer kranken, intensivmedizinisch behandelten Patienten ist besonders schwierig, da es sich nicht selten um Kolonisation oder Kontamination handelt.

Aus der operativen Intensivmedizin liegen Definitionsvorschläge vor [20]. Hiernach ist eine Candida-Infektion als gesichert zu bewerten, wenn ein histologischer Nachweis einer invasiven Infektion im Rahmen einer Biopsie oder Autopsie oder ein mikrobiologischer Infektionsnachweis aus zwei separaten, normalerweise sterilen, geschlossenen Körperhöhlen oder Organen, unter Ausschluss von Harnblase und Sputum, vorliegt.

Von einer vermuteten Candida-Infektion kann ausgegangen werden, wenn eine positive Blutkultur aus einer peripheren Vene oder eine positive Kultur von Sprosspilzen aus einer einzelnen, normalerweise sterilen Körperhöhle oder einem Organ, unter Ausschluss von Harnblase oder Sputum (wobei positive Kulturen aus liegenden Peritonealdrainagen oder Gallenwegskathetern *nicht* als Infektionen gewertet werden) oder eine Kultur mit > 15 Kolonien von einer intradermal gelegenen Katheterspitze oder eine tiefe chirurgische Infektion mit positiver Kultur oder eine positive Kultur aus zwei Urinproben, die vor und nach dem Wechsel eines Urinkatheters oder mittels Katheterisierung gewonnen wurden, vorliegt. Wird klinisch die Notwendigkeit einer antimykotischen Therapie wegen des Verdachts auf eine Pilzinfektion, Zeichen der Organdysfunktion und Nachweis einer Kolonisation durch Pilze (beispielsweise Sputum-, Urin- oder Gallensekretkultur) gesehen, wird dies als mögliche Candida-Infektion gewertet [20, 21]. Für Patienten mit schwerer Immunsuppression auf der Basis einer hämatopoetischen Stammzelltransplantation oder malignen Grunderkrankung hat eine Konsensusdefinition invasiver Mykosen [22] breiten Eingang in die Bewertung klinischer Studien zur Therapie invasiver Pilzinfektionen gefunden. Zur klinischen Entscheidungsfindung hinsichtlich der vermuteten Diagnose und der Indikationsstellung für Antimykotika sollten diese Kriterien nicht verwendet werden.

> Basis der Diagnose einer invasiven Candida-Infektion ist der mikrobiologische Keimnachweis [23].

Nicht kulturbasierte diagnostische Verfahren wie Antigen-, Antikörper- oder PCR-Nachweis haben bislang keinen Stellenwert als klinische Routineverfahren. Aus klinischen Studien wird für neue Candida-Antigentests eine viel versprechende Sensitivität und Spezifität berichtet [24]. Einige Autoren verwenden den Nachweis einer multilokulären Candida-Kolonisation als Risikokriterium für die Entwicklung einer systemischen Candida-Infektion [25].

Tabelle II. Antimykotika zur Therapie invasiver Pilzinfektionen.

Pilzspezies		1. Wahl	Geeignete Präparate	Dosierung
Candida	albicans	Fluconazol	1. Fluconazol	400–800 mg/d
	glabrata	Caspofungin	2. D-AmB	0,7–1,0 mg/kg × d
	parapsilosis	Fluconazol	3. Caspofungin	1. Tag 70 mg, dann 50 mg/d
	tropicalis	Fluconazol	4. Voriconazol	1. Tag 6 mg/kg alle 12 h, dann 4 mg/kg alle 12 h
	krusei	Caspofungin	5. L-AmB	3 mg/kg × d
			6. ABLC	5 mg/kg × d
			7. Micafungin	50–100 mg/d, 1. Tag doppelte Dosis
			8. Anidulafungin	100 mg/d, 1. Tag doppelte Dosis
Aspergillus	fumigatus	Voriconazol	1. Voriconazol	1. Tag 6 mg/kg alle 12 h, dann 4 mg/kg alle 12 h
	niger	Voriconazol	2. D-AmB	0,5–1,0 mg/kg × d
	flavus	Voriconazol	3. L-AmB	3 mg/kg × d
			4. Itraconazol	oral: 2 × 200 mg/d in Cyclodextrinlösung, i.v.: 1.+2. Tag 2 × 200 mg/d, dann 1/d
			5. Caspofungin	1. Tag 70 mg, dann 50 mg/d
			6. ABLC	5 mg/kg × d
			7. Posaconazol	oral: 2 × 400 mg/d mit fettreicher Nahrung, sonst 4 × 200 mg/d
	terreus	Voriconazol	1. Voriconazol	1. Tag 6 mg/kg alle 12 h, dann 4 mg/kg alle 12 h
			2. Caspofungin	1. Tag 70 mg, dann 50 mg/d
			3. Posaconazol	s.o.
Zygomyces	Rhizopus u.a.	L-AmB	1. L-AmB	5 mg/kg × d und mehr
			2. Posaconazol	s.o.

> Für die Diagnose einer chronisch disseminierten Candidiasis (hepatolienale Candidose) ist die CT-Diagnostik entscheidend.

Antimykotische Therapie bei invasiver Candida-Infektion

Die rasche Einleitung einer antimykotischen Therapie invasiver Candida-Infektionen ist zur Senkung der Letalität [8] und zur Vermeidung von Spätkomplikationen wie Endophthalmitis, Meningitis, Osteomyelitis bzw. Arthritis oder Endokarditis erforderlich [26–28].

> Grundsätzlich sollte jeder Nachweis von *Candida* spp. in Blutkulturen oder sonstigen primär sterilen Körperflüssigkeiten Anlass zur systemischen antimykotischen Behandlung geben.

Nach Möglichkeit muss ein vorhandener Fremdkörper, insbesondere ein Venenkatheter, entfernt werden, anderenfalls ist damit zu rechnen, dass die Fungämie länger persistiert [29, 30]. Zur Therapie bei Patienten mit Nachweis von *C. albicans* stehen Fluconazol (400–800 mg/Tag), Amphotericin B (AmB) (0,5–1,0 mg/kg/Tag) oder Caspofungin (50 mg/Tag nach einer Initialdosis von 70 mg am 1. Tag) zur Verfügung [26, 28] (Tabelle II). Hinsichtlich ihrer Wirksamkeit bei invasiver Candida-Infektion sind Fluconazol und Caspofungin im Vergleich zu konventionellem Amphotericin-B-Desoxycholat (D-AmB) gleichwertig [31–34]. Wegen des vermehrten Nachweises von Nicht-*Candida-albicans*-Spezies wird insbesondere bei klinisch instabilen Patienten nicht Fluconazol, sondern D-AmB oder Caspofungin empfohlen [26, 28]. Sowohl liposomales Amphotericin B (L-AmB) als auch Micafungin haben sich in einer prospektiv-randomisierten Studie bei invasiven Candida-Infektionen als wirksam erwiesen [35], die Ergebnisse liegen noch nicht in publizierter Form vor. Unter Anidulafungin wurde im randomisierten Vergleich bei invasiven Candida-Infektionen eine signifikant höhere Effektivität im Vergleich zu Fluconazol berichtet [36]; allerdings liegen auch diese Ergebnisse noch nicht in publizierter Form vor.

Voriconazol ist zur Behandlung der Candidämie bei nicht-neutropenischen Patienten im Vergleich zu D-AmB mindestens gleich wirksam und besser verträglich [37].

Von einigen Experten wird auch eine Kombination von D-AmB + Flucytosin zur primären Behandlung schwerer Candida-Infektionen empfohlen, wenn der Patient entweder in einem kritischen Zustand ist, neutropenisch ist oder *C. krusei* in der Blutkultur nachgewiesen wurde [28]. Studienergebnisse hierzu liegen nicht vor. Die Kombination von hochdosiertem Fluconazol mit D-AmB zeigte bei nicht-neutropenischen Patienten eine raschere Sterilisierung der Blutkulturen als unter Fluconazol allein, jedoch bei höherer Nephrotoxizität [10].

> Die Dauer der antimykotischen Therapie sollte 14 Tage ab der ersten negativen Blutkultur betragen, bei neutropenischen Patienten bis zu 14 Tage über die Regeneration der neutrophilen Granulozyten auf > 1000/μl hinaus [26].

Bei persistierender Fungämie trotz Entfernung des Venenkatheters wird eine erneute Fokussuche (Leber, Milz, Endokarditis) und der Wechsel auf ein anderes Antimykotikum empfohlen.

Invasive Aspergillosen (IA)

Epidemiologie und Pathogenese

IA entstehen nach Inhalation von Aspergillussporen mit der normalen Atemluft. Besonders belastet ist die Luft bei Baumaßnahmen und anderen, mit ausgeprägter Staubentwicklung verbundenen Aktivitäten (Kompost, Laub, Bioabfall etc.). In Transplantationseinheiten und Bereichen zur Behandlung von Patienten mit akuten Leukämien wird eine effektive Raumluftfilterung empfohlen. Vorzugsweise in den tiefen Atemwegen sowie in den paranasalen Sinus finden die Aspergillussporen geeignete Wachstumsbedingungen und führen nach Gewebeinvasion zur Gefäßokklusion. Die klinische Manifestation entspricht einer ischämischen Nekrose. Unter den zahlreichen bekannten Aspergillus-Spezies steht als Erreger einer IA *Aspergillus fumigatus* weit im Vordergrund. Daneben kommen gelegentlich Infektionen durch *A. niger*, *A. flavus* oder *A. terreus* (resistent gegen AmB) vor [38].

Diagnostik

> Entscheidend für den Behandlungserfolg bei IA ist die frühzeitige Einleitung einer wirksamen antimykotischen Therapie.

Die Kriterien der zweifelsfreien Sicherung einer IA [22] sind zum Zeitpunkt der Therapieentscheidung jedoch nur selten erfüllt. Die Verdachtsdiagnose einer invasiven pulmonalen Aspergillose basiert auf klinischen Symptomen wie akuten atemabhängigen Pleuraschmerzen oder einer antibiotikarefraktären Sinusitis, radiologischen Befunden, den Ergebnissen nicht kulturbasierter Verfahren (Antigennachweis oder DNA-Nachweis) und der mikrobiologischen und/oder histopathologischen Diagnostik von Sekret- oder Gewebeproben [23]. Eine positive Kultur aus Sputum oder Bronchialsekret bzw. bronchoalveolärer Lavage spricht bei immunsupprimierten Patienten (im Gegensatz etwa zu Patienten mit chronischen Lungenerkrankungen oder beatmeten Patienten) für das Vorliegen einer IA. Der histologische Nachweis einer Blutgefäßinvasion mittels Silber- oder PAS-Färbung ist beweisend, wobei die Differentialdiagnose anderer Fadenpilzinfektionen, vor allem Rhizopus-, Mucor- und anderer Zygomykosen, auch hier von besonderer Bedeutung ist. Entscheidendes Instrument zur Diagnose einer invasiven pulmonalen Aspergillose ist die hochauflösende bzw. Mehrzeilen-CT (Abbildung 1), die in der Frühphase ein noduläres, peripher gelegenes Infiltrat mit partieller oder kompletter Umkleidung durch eine milchglasartige Eintrübung („Halo sign") und nach einigen Tagen eine Kavernenbildung mit Luftsichel („Air-crescent sign") zeigt [39, 40]. Die mehrfach wöchentliche Antigenbestimmung mittels eines kommerziell erhältlichen Galactomannan-Sandwich-ELISA hat sich in einigen Studien als hilfreich zur frühzeitigen Erkennung einer IA erwiesen [41, 42], allerdings ist die Interpretation der Ergebnisse problematisch. Wird die in Deutschland zunächst vom Hersteller empfohlene Schwelle einer optischen Dichte von mindestens 1,5 angewendet, besitzt der Test eine hohe Spezifität, jedoch eine geringe Sensitivität. Nähert man sich der mittlerweile standardmäßig verwendeten Schwelle von 0,5 an, wird die Sensitivität erheblich größer, gleichzeitig jedoch auch die Zahl der falsch positiven Ergebnisse [43]. Mehrere deutsche Speziallaboratorien haben PCR-Methoden zum hochsensitiven Nachweis von Aspergillus- bzw. Pilz-DNA entwickelt [44, 45]. Diese Verfahren können zur Frühdiagnose invasiver Pilzinfektionen beitragen, sind bislang jedoch nicht standardisiert oder lizenziert und werden deshalb in der Regel in klinischen Studien verwendet.

Antimykotische Therapie

> Voriconazol hat sich aufgrund der Ergebnisse einer Vergleichsstudie gegen D-AmB als Therapie erster Wahl für die Behandlung von Patienten mit invasiver Aspergillose durchgesetzt [26, 38].

Die Tagesdosis beträgt 6 mg/kg alle 12 Stunden am ersten Tag, anschließend 4 mg/kg alle 12 Stunden. Unter Voriconazol werden erstmals bei Patienten mit einer Aspergillose des zentralen Nervensystems (ZNS) Ansprechraten von bis zu 35 % beobachtet [46, 47]. Ein Vorteil von Voriconazol liegt in der Möglichkeit der oralen Gabe (Bioverfügbarkeit um 95 %). Unter Voriconazol tritt bei bis zu 30 % der Patienten eine passagere, reversible Sehstörung auf. Ferner weist Voriconazol pharmakologische Interaktionen mit anderen Pharmaka auf, bedingt durch die Metabolisierung über das Cytochrom-P450-Isoenzymsystem. Kontraindiziert ist laut Fachinformation die Gabe von Voriconazol zusammen mit Astemizol, lang wirksamen Barbituraten, Carbamazepin, Cisaprid, Chinidin, Rifampicin, Sirolimus oder Terfenadin. Eine Dosisanpassung und/oder ein engmaschiges klinisches Monitoring ist erforderlich bei Kombination von Voriconazol mit Rifabutin, Cumarinderivaten, Ciclosporin oder Tacrolimus (Blutspiegelkontrolle), Sulfonylharnstoffen, „Statinen" (CK-Kontrolle), Benzodiazepinen, Vinca-Alkaloiden, Omeprazol und Phenytoin. Voriconazol kann zu einer Verlängerung des QT-Intervalls führen.

Bis zum Ende der 1990er Jahre wurde konventionelles D-AmB als Therapie der ersten Wahl für die IA angesehen. Die ersten Studien zur Effektivität von D-AmB im randomisierten Vergleich mit anderen Antimykotika bei IA wurden 2002 veröffentlicht und zeigten eine Ansprechrate von maximal 35 % [38, 48].

Problematisch ist die hohe Rate von infusionsassoziierten Nebenwirkungen (Fieber, Schüttelfrost, Hautreaktionen, Dyspnoe etc.) und Nephrotoxizität, wodurch die Behandlung in der Regel nicht ausreichend lange in der vorgesehenen Dosierung von 1,0–1,5 mg/kg täglich möglich ist. Die Verlängerung der Infusionsdauer auf 24 Stunden führt zur Verbesserung der Tolerabilität, der Beleg einer gleichwertigen Wirksamkeit steht jedoch noch aus [49, 50]. Die Applikation von D-AmB in einer einfachen 10 %- oder 20 %-Lipidlösung ist obsolet [51–53].

Alternativ wird zur Therapie der IA häufig L-AmB, welches besser verträglich als D-AmB ist [54], eingesetzt. In einer prospektiv-randomisierten Studie wurde L-AmB in einer Tagesdosis von 3 mg/kg zur Primärtherapie bei invasiven Fadenpilzinfektionen geprüft. Hier wurde bei 50 % der Patienten ein Behandlungserfolg erzielt. Eine Steigerung der Tagesdosis auf 10 mg/kg brachte keine Verbesserung des Ergebnisses [55].

Es ist zu beachten, dass L-AmB bei 10–20 % der Patienten eine signifikante Nephrotoxizität verursacht [54, 56] und die Rate infusionsbedingter Unverträglichkeitsreaktionen bei etwa 30 % liegt. Klinische Kriterien für einen Wechsel von D-AmB zu L-AmB sind in Tabelle III aufgeführt.

> Zur Effektivität von Itraconazol in der Primärtherapie invasiver Aspergillosen existieren keine verlässlichen Daten.

Die meisten publizierten Ansprechraten stammen aus Sammelstatistiken, kleinen oder nicht randomisierten Studien [57]. Die Bioverfügbarkeit ist nach oraler Gabe von Itraconazol in Cyclodextrinlösung (Tagesdosis 2 x 200 mg) deutlich besser, allerdings ist diese Zubereitungsform durch eine schlechte Tolerabilität

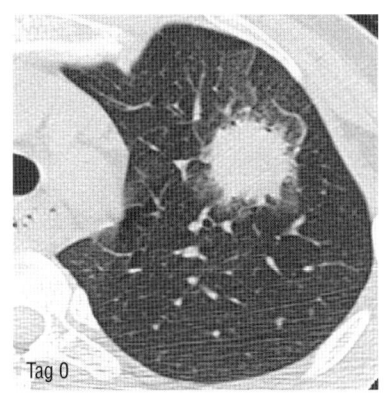

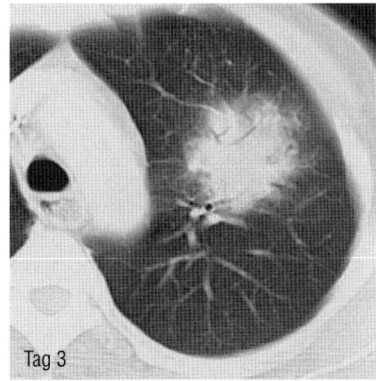

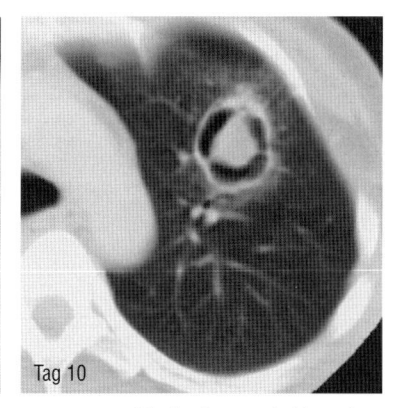

Abbildung 1. Typische Entwicklung pulmonaler Infiltrate in der hochauflösenden Computertomographie der Lungen bei invasiver Aspergillose (nach [39]).

Tabelle III. Gründe für einen Wechsel von konventionellem zu liposomalem Amphotericin B.

- Bereits bestehende Niereninsuffizienz (Kreatinin ≥ 2,5 mg/dl oder Kreatininclearance < 25 ml/min)
- Kreatininanstieg auf 2,5 mg/dl bei Erwachsenen oder 1,5 mg/dl bei Kindern unter Therapie
- Schwere infusionsassoziierte Unverträglichkeit
- AmB-Unverträglichkeit oder -Toxizität in früheren Behandlungsepisoden
- Geplante Behandlung mit nephrotoxischen Pharmaka (z. B. Ciclosporin A)
- Fehlende Hinweise auf klinische Überlegenheit von D-AmB gegenüber L-AmB

limitiert. Es wird empfohlen, die erforderliche Dosierung durch Messung der Plasmaspiegel zu adjustieren, wobei ein Talspiegel von mehr als 500 ng/ml für eine zuverlässige antimykotische Wirksamkeit erforderlich zu sein scheint [58]. Bei der intravenösen Anwendung beträgt die Tagesdosis 200 mg alle 12 Stunden an den ersten beiden Behandlungstagen, anschließend 200 mg alle 24 Stunden. Auch bei Itraconazol ist die Interaktion mit anderen Pharmaka über das Cytochrom-P450-Isoenzymsystem zu beachten.

Bei Patienten mit einer Intoleranz gegen andere Aspergillus-wirksame Antimykotika oder mit einer unter laufender antimykotischer Behandlung progredienten Aspergillose ist die Behandlung mit Caspofungin in 40–50 % der Fälle erfolgreich [59]. Es inhibiert die Synthese der für den Aufbau der Zellwand essenziellen ß-1,3-D-Glucane. Da diese Strukturen in der Zellwand menschlicher Zellen nicht vorkommen und Echinocandine wie Caspofungin nicht relevant mit dem Cytochrom-P450-Isoenzymsystem interagieren, ist die Verträglichkeit der Echinocandine besonders gut und das Interaktionspotenzial mit anderen Pharmaka gering. Oral verabreichtes Posaconazol wurde ebenfalls bei Patienten mit invasiver Aspergillose geprüft, die intolerant oder refraktär gegen ein anderes Aspergillus-wirksames Antimykotikum waren [60]. Hier wurde bei etwa 42 % ein partieller oder kompletter Behandlungserfolg erzielt

Da die genannten Antimykotika unterschiedliche Angriffspunkte an der Pilzzelle besitzen, besteht erstmals die Option einer klinisch effektiven Kombination von Antimykotika in der Therapie invasiver Aspergillosen. Sowohl im Tierexperiment als auch klinisch [61–64] sind Synergismen zwischen Echinocandinen und AmB oder Voriconazol bzw. Itraconazol beobachtet worden. Publizierte Ergebnisse aus prospektiv-randomisierten klinischen Studien hierzu liegen noch nicht vor.

Insbesondere bei Patienten mit lang anhaltender Neutropenie und/oder anderer Immunsuppression ist die antimykotische Therapie einer IA nach wie vor in ca. 50 % aller Fälle erfolglos. Allerdings sollte nicht bereits nach einer Behandlungsdauer von weniger als 2 Wochen von einer Therapierefraktärität ausgegangen werden, da die Ausdehnung pulmonaler Infiltrate in der Computertomographie der Lungen während der ersten zwei Behandlungswochen im Median um das Vierfache zunimmt und bei konsequenter Fortführung der Therapie erst danach zurückgeht [37, 65].

Daneben ist eine pharmakokinetische Resistenz einer IA gegen ein in-vitro Aspergillus-wirksames Antimykotikum möglich. So ist die Penetration der Blut-Hirn-Schranke durch konventionelles AmB minimal, und die Letalität der ZNS-Aspergillose unter dieser Therapie wird mit 99 % angegeben [4].

Antimykotische Prophylaxe

Nach konventioneller Chemotherapie kann die orale Gabe von AmB-Lutschtabletten oder -Suspension die Inzidenz oberflächlicher Mykosen reduzieren. Eine multilokuläre Besiedlung mit Hefepilzen kann einen Risikofaktor für eine systemische Mykose darstellen [25, 66].

> Die Indikation für eine Prophylaxe systemischer Mykosen ist abhängig vom Risikoprofil des Patienten.

Nach allogener Stammzelltransplantation hat Fluconazol in einer Tagesdosis von 400 mg nach wie vor einen anerkannten Stellenwert zur Reduzierung der Morbidität und Sterblichkeit durch Candida-Infektionen [67–69]. Niedrigere Fluconazol-Dosierungen von 50–200 mg/d haben keinen signifikanten Effekt auf die Letalität und reduzieren die Inzidenz invasiver Pilzinfektionen nicht sicher [70–73]. Die prophylaktische Gabe von Posaconazol in einer Dosierung von 3 × 200 mg täglich führt bei Patienten mit moderater bis schwerer Graft-versus-Host-Reaktion nach allogener Stammzelltransplantation zu einer im Vergleich zu Fluconazol signifikant geringeren Rate invasiver Pilzinfektionen und einer Reduktion der Sterblichkeit durch Pilzinfektionen [74] und stellt damit für diese Patienten einen neuen Standard dar. Bei Patienten mit akuter myeloischer Leukämie oder myelodysplastischem Syndrom unter aggressiver Chemotherapie wird durch Posaconazol-Prophylaxe die Inzidenz invasiver Pilzinfektionen, die dadurch bedingte Sterblichkeit sowie die Gesamtsterblichkeit signifikant verringert [75].

Eine Prophylaxe mit Itraconazol oraler Suspension kann die Inzidenz von Candida-Infektionen reduzieren [76] und die Inzidenz invasiver Aspergillosen nach allogener Stammzelltransplantation vermindern [77, 78], sofern dieses Antimykotikum als Langzeitprophylaxe über mehr als 6 Monate toleriert wird und Plasmatalspiegel > 500 ng/ml erreicht werden [58].

Die Inhalation von AmB (2 x täglich 10 mg mittels spezieller Vernebler) kann bei den meisten Patienten ohne gravierende Unverträglichkeit durchgeführt werden, resultiert aber nicht in einer signifikanten Reduktion gesicherter Aspergillosen. Die Inzidenz pulmonaler Infiltrate unklarer Genese wird jedoch deutlich reduziert [79]. Intravenös verabreichtes AmB kann in der Dosierung von 1 mg/kg jeden 2. Tag die Inzidenz invasiver Pilzinfektionen reduzieren [80]. Bezüglich der Effektivität von L-AmB zur Reduktion invasiver Aspergillusinfektionen liegen widersprüchliche Studienergebnisse vor [81–83]. In einer randomisierten Studie zur antimykotischen Prophylaxe bei akuter myeloischer Leukämie hat Caspofungin in einer Tagesdosis von 50 mg die gleiche Effektivität wie intravenös verabreichtes Itraconazol (200 mg) gezeigt [84].

Micafungin in einer Dosis von 1 mg/kg täglich hat sich im Vergleich mit Fluconazol (400 mg täglich) bei Patienten mit diversen malignen Grunderkrankungen in der Phase der Myelosuppression nach autologer oder allogener Stammzelltransplantation als vergleichbar effektiv erwiesen [85].

Literatur

1. Barth PJ, Rossberg C, Koch S et al (2000) Pulmonary aspergillosis in an unselected autopsy series. Pathol Res Pract 196: 73–80
2. Roosen J, Frans E, Wilmer A (2000) Comparison of premortem clinical diagnoses in critically ill patients and subsequent autopsy findings. Mayo Clin Proc 75: 562–567
3. McNeil MM, Nash SL, Hajjeh RA et al (2001) Trends in mortality due to invasive mycotic diseases in the United States, 1980-1997. Clin Infect Dis 33: 641–647
4. Denning DW (1998) Invasive aspergillosis. Clin Infect Dis 26: 781–805
5. Lin SJ, Schranz J, Teutsch SM (2001) Aspergillosis case-fatality rate: systematic review of the literature. Clin Infect Dis 32: 358–366
6. Richards MJ, Edwards JR, Culver DH et al (1999) Nosocomial infections in medical intensive care units in the United States. National Nosocomial Infections Surveillance System. Crit Care Med 27: 887–892
7. Rosenthal EJK und die Arbeitsgemeinschaft „Blutkulturstudie" der Paul-Ehrlich-Gesellschaft für Chemotherapie (2002) Epidemiologie von Septikämie-Erregern. Dtsch med Wschr 127: 2435–2440
8. Nolla-Salas J, Sitges-Serra A, Leon-Gil C et al (1997) Candidemia in non-neutropenic critically ill patients: analysis of prognostic factors and assessment of systemic antifungal therapy. Intensive Care Med 23: 23–30
9. Pappas PG, Rex JH, Lee J et al (2003) A prospective observational study of candidemia: epidemiology, therapy, and influences on mortality in hospitalized adult and pediatric patients. Clin Infect Dis 37: 634–643
10. Rex JH, Pappas PG, Karchmer AW et al (2003) A randomized and blinded multicenter trial of high-dose fluconazole plus placebo versus fluconazole plus amphotericin B as therapy for candidemia and its consequences in nonneutropenic subjects. Clin Infect Dis 36: 1221–1228
11. Roden MM, Zaoutis TE, Buchanan WL et al (2005) Epidemiology and outcome of zygomycosis: a review of 929 reported cases. Clin Infect Dis 41: 634–653
12. Diekema DJ, Messer SA, Brueggemann AB et al (2002) Epidemiology of candidemia: 3-year results from the emerging infections and the epidemiology of Iowa organisms study. J Clin Microbiol 40: 1298–1302
13. Pfaller MA, Diekema DJ, Jones RN et al (2002) Trends in antifungal susceptibility of Candida spp. isolated from pediatric and adult patients with bloodstream infections: SENTRY Antimicrobial Surveillance Program, 1997 to 2000. J Clin Microbiol 40: 852–856
14. Pfaller MA, Messer SA, Boyken L et al (2004) Geographic variation in the susceptibilities of invasive isolates of Candida glabrata to seven systemically active antifungal agents: a global assessment from the ARTEMIS Antifungal Surveillance Program conducted in 2001 and 2002. J Clin Microbiol 42: 3142–3146
15. Ally R, Schürmann D, Kreisel W et al (2001) A randomized, double-blind, double-dummy, multicenter trial of voriconazole and fluconazole in the treatment of esophageal candidiasis in immunocompromised patients. Clin Infect Dis 33: 1447–1454
16. Blumberg HM, Jarvis WR, Soucie JM et al (2001) Risk factors for candidal bloodstream infections in surgical intensive care unit patients: the NEMIS prospective multicenter study. Clin Infect Dis 33: 177–186
17. Borzotta AP, Beardsley K (1999) Candida infections in critically ill trauma patients: a retrospective case-control study. Arch Surg 134: 657–64
18. Peres-Bota D, Rodriguez-Villalobos H et al (2004) Potential risk factors for infection with Candida spp. in critically ill patients. Clin Microbiol Infect 10: 550–555
19. Oude Lashof AM, Donnelly JP, Meis JF et al (2003) Duration of antifungal treatment and development of delayed complications in patients with candidaemia. Eur J Clin Microbiol Infect Dis 22: 43–48
20. Mangram AJ, Horan TC, Pearson ML et al (1999) Guidelines for prevention of surgical site infection, 1999. Infect Control Hosp Epidemiol 20: 250–278
21. Pelz RK, Hendrix CW, Swoboda SM et al (2001) Double-blind placebo-controlled trial of fluconazole to prevent candidal infections in critically ill surgical patients. Ann Surg 233: 542–548
22. Ascioglu S, Rex JH, de Pauw B et al (2002) Defining opportunistic invasive fungal infections in immunocompromised patients with cancer and hematopoietic stem cell transplants: an international consensus. Clin Infect Dis 34: 7–14
23. Ruhnke M, Böhme A, Buchheidt D et al (2003) Diagnosis of invasive fungal infections in hematology and oncology. Guidelines of the Infectious Diseases Working Party (AGI-

HO) of the German Society of Hematology and Oncology (DGHO). Ann Hematol 82 Suppl 2: 141–148
24. Sendid B, Tabouret M, Poirot JL et al (1999) New enzyme immunoassays for sensitive detection of circulating Candida albicans mannan and antimannan antibodies: useful combined test for diagnosis of systemic candidiasis. J Clin Microbiol 37: 1510–1517
25. Safdar A, Armstrong D (2002) Prospective evaluation of Candida species colonization in hospitalized cancer patients: impact on short-term survival in recipients of marrow transplantation and patients with hematological malignancies. Bone Marrow Transplant 30: 931–935
26. Böhme A, Ruhnke M, Buchheidt D et al (2003) Treatment of fungal infections in hematology and oncology. Guidelines of the Infectious Diseases Working Party (AGIHO) of the German Society of Hematology and Oncology (DGHO). Ann Hematol 82 Suppl 2: 133–140
27. Munoz P, Burillo A, Bouza E (2000) Criteria used when initiating antifungal therapy against Candida spp. in the intensive care unit. Int J Antimicrob Agents 15: 83–90
28. Pappas PG, Rex JH, Sobel JD et al (2004) Guidelines for treatment of candidiasis. Clin Infect Dis 38: 161–189
29. Rex JH, Bennett JE, Sugar AM et al (1995) Intravascular catheter exchange and duration of candidemia. Clin Infect Dis 21: 994–996
30. Vincent JL, Anaissie E, Bruining H et al (1998) Epidemiology, diagnosis and treatment of systemic Candida infection in surgical patients under intensive care. Intensive Care Med 24: 206–216
31. Anaissie EJ, Darouiche RO, Abi-Said D et al (1996) Management of invasive candidal infections: results of a prospective, randomized, multicenter study of fluconazole versus amphotericin B and review of the literature. Clin Infect Dis 23: 964–972
32. Mora-Duarte J, Betts R, Rotstein C et al (2002) Comparison of caspofungin and amphotericin B for invasive candidiasis. N Engl J Med 347: 2020–2029
33. Phillips P, Shafran S, Garber G et al (1997) Multicenter randomized trial of fluconazole versus amphotericin B for treatment of candidemia in non-neutropenic patients. Eur J Clin Microbiol Infect Dis 16: 337–345
34. Rex JH, Bennett JE, Sugar AM et al (1994) A randomized trial comparing fluconazole with amphotericin B for the treatment of candidemia in patients without neutropenia. N Engl J Med 331: 1325–1330
35. Ruhnke M, Kuse E, Chetchotisakd P et al (2005) Comparison of micafungin and liposomal amphotericin B for invasive candidiasis. Abstracts of the 45th Interscience Conference on Antimicrobial Agents and Chemotherapy, American Society for Microbiology, Washington DC, 16.–19. Dezember 2005, #M-722c
36. Reboli A, Rotstein C, Pappas P et al (2005) Anidulafungin vs. fluconazole for treatment of candidemia and invasive candidiasis. Abstracts of the 45th Interscience Conference on Antimicrobial Agents and Chemotherapy, American Society for Microbiology, Washington DC, 16.–19. Dezember 2005, #M-718
37. Kullberg BJ, Sobel JD, Ruhnke M et al (2005) Voriconazole versus a regimen of amphotericin B followed by fluconazole for candidaemia in non-neutropenic patients: a randomised non-inferiority trial. Lancet 366: 1435–1442
38. Herbrecht R, Denning DW, Patterson TF et al (2002) Voriconazole versus amphotericin B for primary therapy of invasive aspergillosis. N Engl J Med 347: 408–415
39. Caillot D, Couaillier JF, Bernard A et al (2001) Increasing volume and changing characteristics of invasive pulmonary aspergillosis on sequential thoracic computed tomography scans in patients with neutropenia. J Clin Oncol 19: 253–259
40. Greene RE, Schlamm HT, Oestmann JW et al (2007) Imaging findings in acute invasive pulmonary aspergillosis: clinical significance of the halo sign. Clin Infect Dis 44: 373–379
41. Maertens J, Verhaegen J, Lagrou K et al (2001) Screening for circulating galactomannan as a noninvasive diagnostic tool for invasive aspergillosis in prolonged neutropenic patients and stem cell transplantation recipients: a prospective validation. Blood 97: 1604–1610
42. Mennink-Kersten MA, Donnelly JP, Verweij PE (2004) Detection of circulating galactomannan for the diagnosis and management of invasive aspergillosis. Lancet Infect Dis 4: 349–357
43. Maertens JA, Klont R, Masson C et al (2007) Optimizing the cutoff value for the Aspergillus double-sandwich enzyme immunoassay. Clin Infect Dis 44: 1329–1336
44. Buchheidt D, Baust C, Skladny H et al (2001) Detection of Aspergillus species in blood and bronchoalveolar lavage samples from immunocompromised patients by means of 2-step polymerase chain reaction: clinical results. Clin Infect Dis 33: 428–435
45. Hebart H, Löffler J, Reitze H et al (2000) Prospective screening by a panfungal polymerase chain reaction assay in patients at risk for fungal infections. Implications for the management of febrile neutropenia. Br J Haematol 111: 635–640
46. Denning DW, Ribaud P, Milpied N et al (2002) Efficacy and safety of voriconazole in the treatment of acute invasive aspergillosis. Clin Infect Dis 34: 563–571
47. Schwartz S, Ruhnke M, Ribaud P et al (2005) Improved outcome in central nervous system aspergillosis, using voriconazole treatment. Blood 106: 2641–2645
48. Bowden R, Chandrasekar P, White MH et al (2002) A double-blind, randomized, controlled trial of amphotericin B colloidal dispersion versus amphotericin B for treatment of invasive aspergillosis in immunocompromised patients. Clin Infect Dis 35: 359–366
49. Eriksson U, Seifert B, Schaffner A (2001) Comparison of effects of amphotericin B deoxycholate infused over 4 or 24 hours: randomised controlled trial. BMJ 322: 1–6
50. Imhof A, Walter RB, Schaffner A (2003) Continuous infusion of escalated doses of amphotericin B deoxycholate: an open-label observational study. Clin Infect Dis 36: 943–951
51. Ranchère JY, Latour JF, Fuhrmann C et al (1996) Amphotericin B intralipid formulation: stability and particle size. J Antimicrob Chemother 37: 1165–1169
52. Schöffski P, Freund M, Wunder R et al (1998) Safety and toxicity of amphotericin B in glucose 5% or intralipid 20% in neutropenic patients with pneumonia or fever of unknown origin: randomised study. BMJ 317: 379–384
53. Sievers TM, Kubak BM, Wong-Beringer A (1996) Safety and efficacy of intralipid emulsions of amphotericin B. J Antimicrob Chemother 38: 333–347
54. Walsh TJ, Finberg RW, Arndt C et al (1999) Liposomal amphotericin B for empirical therapy in patients with persistent fever and neutropenia. N Engl J Med 340: 764–771
55. Cornely OA, Maertens J, Bresnik M et al (2007) Liposomal amphotericin B as initial therapy for invasive mold infection: a randomized trial comparing a high-loading dose regimen with standard dosing (AmBiLoad trial). Clin Infect Dis 44: 128–1297

56 Walsh TJ, Pappas P, Winston D et al (2002) Voriconazole compared with liposomal amphotericin B for empirical antifungal therapy in patients with neutropenia and persistent fever. N Engl J Med 346: 225–234

57 Caillot D, Bassaris H, McGeer A et al (2001) Intravenous itraconazole followed by oral itraconazole in the treatment of Invasive pulmonary aspergillosis in patients with hematologic malignancies, chronic granulomatous disease, or AIDS. Clin Infect Dis 33: E83–90

58 Glasmacher A, Prentice A, Gorschlüter M et al (2003) Itraconazole prevents invasive fungal infections in neutropenic patients treated for hematologic malignancies: evidence from a meta-analysis of 3,597 patients. J Clin Oncol 21: 4615–4626

59 Maertens J, Raad I, Petrikkos G et al (2004) Efficacy and safety of caspofungin for treatment of invasive aspergillosis in patients refractory to or intolerant of conventional antifungal therapy. Clin Infect Dis 39: 1563–1571

60 Walsh TJ, Raad I, Patterson TF et al (2007) Treatment of invasive aspergillosis with posaconazole in patients who are refractory to or intolerant of conventional therapy: an externally controlled trial. Clin Infect Dis 44: 2-12

61 Aliff TB, Maslak PG, Jurcic JG et al (2003) Refractory Aspergillus pneumonia in patients with acute leukemia: successful therapy with combination caspofungin and liposomal amphotericin. Cancer 97: 1025–1032

62 Kontoyiannis DP, Hachem R, Lewis RE et al (2003) Efficacy and toxicity of caspofungin in combination with liposomal amphotericin B as primary or salvage treatment of invasive aspergillosis in patients with hematologic malignancies. Cancer 98: 292–299

63 Marr KA, Boeckh M, Carter RA (2004) Combination antifungal therapy for invasive aspergillosis. Clin Infect Dis 39: 797–802

64 Maertens J, Glasmacher A, Herbrecht R et al (2006) Multicenter, noncomparative study of caspofungin in combination with other antifungals as salvage therapy in adults with invasive aspergillosis. Cancer 107: 2888–2897

65 Maschmeyer G, Haas A (2006) Defining clinical failure for salvage studies. Med Mycol 44 Suppl:315–318

66 Martino P, Girmenia C, Micozzi A et al (1994) Prospective study of Candida colonization, use of empiric amphotericin B and development of invasive mycosis in neutropenic patients. Eur J Clin Microbiol Infect Dis 13: 797–804

67 Goodman JL, Winston DJ, Greenfield RA et al (1992) A controlled trial of fluconazole to prevent fungal infections in patients undergoing bone marrow transplantation. N Engl J Med 326: 845–851

68 Slavin MA, Osborne B, Adams R et al (1995) Efficacy and safety of fluconazole prophylaxis for fungal infections after marrow transplantation – a prospective, randomized, double-blind study. J Infect Dis 171: 1545–1552

69 Marr KA, Seidel K, Slavin MA et al (2000) Prolonged fluconazole prophylaxis is associated with persistent protection against candidiasis-related death in allogeneic marrow transplant recipients: long-term follow-up of a randomized, placebo-controlled trial. Blood 96: 2055–2061

70 Philpott-Howard JN, Wade JJ, Mufti GJ et al (1993) Randomized comparison of oral fluconazole versus oral polyenes for the prevention of fungal infection in patients at risk of neutropenia. J Antimicrob Chemother 31: 973–984

71 Rotstein C, Bow EJ, Laverdiere M et al (1999) Randomized placebo-controlled trial of fluconazole prophylaxis for neutropenic cancer patients: benefit based on purpose and intensity of cytotoxic therapy. Clin Infect Dis 28: 331–340

72 Schaffner A, Schaffner M (1995) Effect of prophylactic fluconazole on the frequency of fungal infections, amphotericin B use, and health care costs in patients undergoing intensive chemotherapy for hematologic neoplasias. J Infect Dis 172: 1035–1041

73 Young GA, Bosly A, Gibbs DL et al (1999) A double-blind comparison of fluconazole and nystatin in the prevention of candidiasis in patients with leukaemia. Eur J Cancer 35: 1208–1213

74 Ullmann AJ, Lipton JH, Vesole DH et al (2007) Posaconazole or fluconazole for prophylaxis in severe graft-versus-host disease. N Engl J Med 356: 335–347

75 Cornely OA, Maertens J, Winston DJ et al (2007) Posaconazole vs. fluconazole or itraconazole prophylaxis in patients with neutropenia. N Engl J Med 356:348–359

76 Menichetti F, Del Favero A, Martino P et al (1999) Itraconazole oral solution as prophylaxis for fungal infections in neutropenic patients with hematologic malignancies: a randomized, placebo-controlled, double-blind, multicenter trial. Clin Infect Dis 28: 250–255

77 Marr KA, Crippa F, Leisenring W et al (2004) Itraconazole versus fluconazole for prevention of fungal infections in patients receiving allogeneic stem cell transplants. Blood 103: 1527–1533

78 Winston DJ, Maziarz RT, Chandrasekar PH et al (2003) Intravenous and oral itraconazole versus intravenous and oral fluconazole for long-term antifungal prophylaxis in allogeneic hematopoietic stem-cell transplant recipients. A multicenter, randomized trial. Ann Intern Med 138: 705–713

79 Schwartz S, Behre G, Heinemann V et al (1999) Aerosolized amphotericin B inhalations as prophylaxis of invasive aspergillus infections during prolonged neutropenia: results of a prospective randomized multicenter trial. Blood 93: 3654–3661

80 Karthaus M, Doellmann T, Klimasch T et al (2000) Intensive intravenous amphotericin B for prophylaxis of systemic fungal infections. Results of a prospective controlled pilot study in acute leukemia patients. Chemotherapy 46: 293–302

81 Kelsey SM, Goldman JM, McCann S et al (1999) Liposomal amphotericin (AmBisome) in the prophylaxis of fungal infections in neutropenic patients: a randomised, double-blind, placebo-controlled study. Bone Marrow Transplant 23: 163–168

82 Mattiuzzi GN, Estey E, Raad I et al (2003) Liposomal amphotericin B versus the combination of fluconazole and itraconazole as prophylaxis for invasive fungal infections during induction chemotherapy for patients with acute myelogenous leukemia and myelodysplastic syndrome. Cancer 97: 450–456

83 Penack O, Schwartz S, Martus P et al (2006) Low-dose liposomal amphotericin B in the prevention of invasive fungal infections in patients with prolonged neutropenia: results from a randomized, single-center trial. Ann Oncol 17: 1306-1312

84 Mattiuzzi GN, Alvarado G, Giles FJ et al (2006) Open-label, randomized comparison of itraconazole versus caspofungin for prophylaxis in patients with hematologic malignancies. Antimicrob Agents Chemother 50:143-147

85 van Burik JA, Ratanatharathorn V, Stepan DE et al (2004) Micafungin versus fluconazole for prophylaxis against invasive fungal infections during neutropenia in patients undergoing hematopoietic stem cell transplantation. Clin Infect Dis 39: 1407–1416

D. W. Beelen

Virale Infektionen

Virale Infektionen treten bei Patienten mit hämato-onkologischen Erkrankungen im Vergleich zu bakteriellen oder mykotischen Infektionen wesentlich seltener auf.

> Infolge des zunehmenden Einsatzes von Therapieverfahren, die zu einer Defizienz des spezifischen humoralen und zellulären Immunsystems führen können, muss jedoch zukünftig von einem Anstieg der Häufigkeit viraler Infektionen ausgegangen werden.

Beispielhaft zu nennen sind Glukokortikosteroide, neuere Purinanaloga (z.B. Fludarabin, Cladribin), monoklonale Antikörper mit Spezifität für T- und/oder B-Zellepitope (z. B. Alemtuzumab) oder eine großfeldige Strahlentherapie, die einzeln, aber insbesondere bei kombinierter Anwendung die spezifische antivirale Immunität schwächen und somit zu viralen Infektionen disponieren können [1]. Ein profunder und langfristiger kombinierter Immundefekt besteht regelmäßig bei Patienten nach *allogener* Stammzelltransplantation, der durch die obligat erforderliche prophylaktische oder therapeutische Anwendung immunsuppressiver Substanzen aggraviert wird und eine Vielzahl viraler Infektionen begünstigen kann [2]. Die Immundefizienz nach hochdosierter Radiochemotherapie mit autologem Stammzellersatz ist weitaus geringer ausgeprägt und die Erholung der spezifischen immunologischen Leistungen verläuft wesentlich rascher als nach allogener Stammzelltransplantation [3]. Neben therapieabhängigen Faktoren kann auch die hämato-onkologische Grunderkrankung selbst zur Kompromittierung der virusspezifischen Immunität beitragen, wie z.B. bei fortgeschrittenen Stadien maligner lymphatischer Systemerkrankungen oder bei metastasierten soliden Tumoren, die durch einen direkten Befall lymphatischer Organe oder indirekte tumorassoziierte immunsuppressive Wirkungen virale Infektionen begünstigen können.
Patientenabhängige Faktoren, welche die Entwicklung viraler Infektionen und Erkrankungen beeinflussen, sind das Lebensalter, der Allgemeinzustand, die Adhärenz gegenüber infektpräventiven Maßnahmen, das Expositionsrisiko und insbesondere der Status hinsichtlich viraler Infektionen im Latenzstadium. Grundsätzlich ist bei Infektionen zwischen *exogener Neuinfektion* und *Reaktivierung einer latenten Infektion* zu unterscheiden. Diese Differenzierung ist vorrangig unter prophylaktischen, aber auch unter therapeutischen Gesichtspunkten bedeutsam.

Prophylaxe

Maßnahmen, eine exogene virale Neuinfektion zu verhindern oder ihr Risiko zu minimieren, richten sich gegen die Übertragung infektiöser Viruspartikel durch Körpersekrete, Blut oder Blutprodukte und kontaminierte Nahrungsmittel bzw. Gegenstände. Bei konsequenter Umsetzung dieser Primärprophylaxe (Expositionsprophylaxe) kann das Risiko einer exogenen Infektion bei nicht infizierten Patienten weitestgehend minimiert werden. Tabelle I fasst die Maßnahmen zur Primärprophylaxe der bei hämato-onkologischen Patienten bedeutsamsten Virusinfektionen zusammen.
In Abhängigkeit vom Ausmaß einer sekundären Immundefizienz sollte bei stark gefährdeten hämato-onkologischen Patienten die Umsetzung prophylaktischer hygienischer Maßnahmen zum Schutz vor exogenen Neuinfektionen durch eine gezielte Information und Unterweisung unterstützt werden.

> Bei sehr ausgeprägter Immundefizienz sind die Meidung von Menschenansammlungen, öffentlichen Verkehrsmitteln, Bädern und Sanitäranlagen sowie des Verzehrs potenziell kontaminierter Nahrungsmittel und Getränke zu empfehlen. Das Tragen eines Mundschutzes sollte insbesondere bei unvermeidbarem Kontakt zu infizierten Personen oder bei saisonaler Häufung respiratorischer Virusinfektionen in Betracht gezogen werden.

Tabelle 1. Primärprophylaxe exogener viraler Infektionen

Virusspezies	Übertragungsweg	Primärprophylaxe
Herpes-simplex-Virus 1	oral-enteral	– Vermeidung von direktem Kontakt zu erkrankten Personen
Herpes-simplex-Virus 2	oral-enteral, Sexualkontakte	– Vermeidung von direktem Kontakt zu infizierten oder erkrankten Personen
Varicella-Zoster-Virus (VZV)	oral-enteral, respiratorisch	– Vermeidung von direktem Kontakt zu infizierten oder erkrankten Personen
Zytomegalie-Virus (CMV)	oral-enteral, Sexualkontakte, parenteral	– Vermeidung von direktem Kontakt zu infizierten oder erkrankten Personen – CMV-negative oder Leukozyten-depletierte Blutprodukte (CMV-negative Patienten)
Epstein-Barr-Virus	oral-enteral, respiratorisch	– Vermeidung von direktem Kontakt zu infizierten oder erkrankten Personen
Respiratorische Viren: – Influenza/Parainfluenza – Adenoviren – Respiratory Syncytial Virus	respiratorisch, oral-enteral	– Vermeidung von direktem Kontakt zu infizierten oder erkrankten Personen
Enteroviren: – Coxsackie A und B – ECHO – Polio – Non-Polio-Enterovirus	oral-enteral	– Vermeidung von Infektionsquellen (kontaminierte Gegenstände, Nahrungsmittel u. Ausscheidungen) – Vermeidung von direktem Kontakt zu erkrankten Personen
Hepatitis B (HB) Hepatitis C (HC)	parenteral, Sexualkontakte	– Negative Blutprodukte – Vermeidung anderer Infektionsquellen (z. B. Tätowierung) – Vermeidung von direktem Kontakt zu infizierten oder erkrankten Personen
Hepatitis A (HA)	oral-enteral	– Vermeidung von Infektionsquellen (kontaminierte Nahrungsmittel) – Vermeidung von direktem Kontakt zu erkrankten Personen

Impfungen mit inaktivierten oder rekombinanten Vakzinen stellen eine weitere Möglichkeit dar, exogenen Neuinfektionen vorzubeugen. Bei stark gefährdeten und älteren Patienten wird eine saisonale Impfung mit einer Influenza-A- und -B-Vakzine empfohlen [4–7]. Der Impferfolg der attenuierten Influenza-Vakzine ist bei hämato-onkologischen Patienten allerdings unsicher und variiert zwischen ca. 25 % und 75 %. Eine Hepatitis-B (HB)-Vakzination ist insbesondere bei Patienten in Betracht zu ziehen, die erwartungsgemäß einen hohen Transfusionsbedarf haben werden [5]. Sie ist jedoch meist nicht zeitgerecht realisierbar. Die prophylaktische Wirksamkeit einer attenuierten Varicella-Zoster-Virus (VZV)-Vakzine ist bei hämato-onkologischen Patienten nicht etabliert, wird aber bei seronegativen Patienten und empfänglichen Kontaktpersonen empfohlen [5]. Grundsätzlich kann der Impfschutz aufgrund einer vorliegenden oder sich entwickelnden sekundären Immundefizienz beeinträchtigt werden. Eine ausgeprägte Thrombozytopenie oder Störungen der plasmatischen Gerinnung sind Kontraindikationen für eine intramuskuläre Impfstoffinjektion. Für Patienten nach allogener Stammzelltransplantation wurden vom *Center of Disease Control* nach Patientenalter und Zeitpunkt im Posttransplantationsverlauf differenzierte Impfempfehlungen publiziert [8].

> Bezüglich der aktuell gültigen Empfehlungen der Ständigen Impfkommission wird ausdrücklich auf die Veröffentlichungen des Robert-Koch-Instituts verwiesen (www.rki.de) [5].

Ziel der *Sekundärprophylaxe* viraler Infektionen ist die Vermeidung einer lokalisierten oder generalisierten Erkrankung bei bereits infizierten Individuen. Die Notwendigkeit zur Durchführung einer antiviralen Sekundärprophylaxe richtet sich entscheidend nach dem zu erwartenden Erkrankungsrisiko sowie der Verfügbarkeit einer wirksamen und verträglichen antiviralen Therapie. Zu unterscheiden sind die Postexpositionsprophylaxe nach einem Primärkontakt mit hochkontagiösen Viren (z. B. VZV) und die prophylaktische Behandlung von Virusinfektionen im Latenzstadium, die auf die Vermeidung einer Reaktivierung und Virusvermehrung abzielt. Davon abzugrenzen ist die präemptive Therapie einer replikativ aktiven, jedoch asymptomatischen Virusinfektion. Voraussetzung für die Indikationsstellung zur Sekundärprophylaxe ist die Kenntnis des Infektionsstatus des Patienten, der im Regelfall durch den Nachweis spezifischer Antikörper gegen virale Antigene abgeklärt werden kann. Allerdings ist zu berücksichtigen, dass die Antikörperproduktion infolge der Beeinträchtigung der spezifischen humoralen Immunität im Krankheitsverlauf gestört sein kann, so dass ein negativer Serostatus eine Virusinfektion im Latenzstadium nicht mit letzter Sicherheit ausschließt. Diese Gesichtspunkte spielen insbesondere für die Sekundärprophylaxe von Infektionen durch Herpesviridae und hier insbesondere durch Herpes-simplex-Virus (HSV), VZV und Zytomegalie-Virus (CMV) eine besondere Rolle.

Ob eine Sekundärprophylaxe indiziert ist, muss von der Wahrscheinlichkeit einer Virusreaktivierung und konsekutiven Erkrankung abhängig gemacht werden. Sie orientiert sich im Einzelfall vorrangig an der Ausprägung der sekundären Immundefizienz und den mit einer Erkrankung sowie ihrer Therapie verbundenen potenziellen Gesundheitsrisiken. Dabei sind insbesondere auch unerwünschte Wirkungen antiviraler Medikamente und ihre vielfältigen Interaktionen mit anderen antiinfektiösen Substanzen oder Zytostatika zu berücksichtigen. Die Substanzklasse der virustatischen Nukleosidderivate ist in erster Linie mit nephro-, hämato- und hepatotoxischen Wirkungen verbunden. Da eine Sekundärprophylaxe von Infektionen durch Herpesviridae nicht zur Viruselimination führt, ist bei fortbestehender Immundefizienz u.U. eine längerfristige prophylaktische Behandlung erforderlich. Unter den Gesichtspunkten einer Resistenzentwicklung sowie später Krankheitsmanifestationen nach Abschluss der Prophylaxe muss eine prolongierte Sekundärprophylaxe kritisch bewertet werden.

> Eine generelle Empfehlung zur Sekundärprophlyaxe viraler Infektionen kann bei hämato-onkologischen Patienten somit nicht gegeben werden.

Tabelle II fasst die aktuell verfügbaren sekundärprophylaktischen Optionen bei Infektionen mit Herpesviridae zusammen.

Bei stark immunkompromittierten Patienten – wie nach allogener Stammzelltransplantation, Alemtuzumab-Therapie oder prolongierter Therapie mit Purinanaloga – wird inzwischen eine Sekundärprophylaxe von Herpes-simplex- bzw. VZV-Infektionen aufgrund des hohen Reaktivierungsrisikos und der meist guten Verträglichkeit empfohlen [8, 9].

Bei Patienten mit chronischer Hepatitis B, bei HBs-Antigenträgern oder HBs-Antigen-negativen Patienten mit Anti-Hbc-Antikörpern ist eine Sekundärprophylaxe mit Lamivudin indiziert, da damit das ansonsten hohe Reaktivierungsrisiko (ca. 20–50 %) reduziert und einer fulminant verlaufenden HB effektiv vorgebeugt werden kann [9–12]. Die orale Lamivudin-Prophylaxe mit 100 mg tgl. sollte vor Einleitung einer antineoplastischen Therapie beginnen. Ihre Dauer ist gegenwärtig unklar, sie sollte aber nach den aktuell verfügbaren Angaben in der Literatur über ca. 2–3 Monate nach Abschluss der antineoplastischen Therapie fortgeführt werden, da eine

Tabelle II. Sekundärprophylaxe von Infektionen durch Herpesviridae.

Virusspezies	Infektionsstatus	Sekundärprophylaxe
Herpes-simplex-Virus 1	Seropositivität (Latenz) oder Neuinfektion	– 3 × 5–10 mg/kg Aciclovir i.v. tgl.; *alternativ*: – 3 × 500 mg Valaciclovir p.o. tgl. *oder*: – 3 × 250 mg Famciclovir p.o. tgl.
Herpes-simplex-Virus 2	Seropositivität (Latenz) oder Neuinfektion	– entsprechend Herpes-simplex-Virus 1
Varicella-Zoster-Virus (VZV)	– Neuinfektion < 96 h nach Primärexposition – Seropositivität (Latenz)	– 1 mg/kg VZV-Hyperimmunglobulin i.v. – entsprechend Herpes-simplex-Virus 1
Zytomegalie-Virus (CMV)	Seropositivität (Latenz)	– 1 × 900 mg Valganciclovir p.o. tgl.

frühzeitige Beendigung replikative Infektionen und möglicherweise fulminante Hepatitisverläufe begünstigt. Bei klinischer Lamivudin-Resistenz kann eine Sekundärprophylaxe mit Adefovir in Betracht gezogen werden [13].

Diagnostik

Die serologische Diagnostik zum Nachweis spezifischer Antikörper gegen virale Antigene dient in erster Linie der Dokumentation einer stattgehabten Virusinfektion oder einer Virusinfektion im Latenzstadium. Da die Antikörperproduktion bei Patienten mit hämato-onkologischen Erkrankungen gestört sein kann, ist ein negativer Serostatus zum Infektionsausschluss nur eingeschränkt verwertbar. Bei transfusionsbedürftigen Patienten werden Antikörper des Spenderplasmas mit übertragen, so dass auch ohne vorausgegangene Infektion ein positiver Serostatus resultieren kann. Die Diagnose einer akuten Virusinfektion durch den Nachweis einer Serokonversion mit spezifischen IgA- oder IgM-Antikörpern kann bei einer humoralen Immundefizienz gestört oder verzögert sein, so dass der Antikörperdiagnostik bei akuten Virusinfektionen vorrangig eine bestätigende Bedeutung zukommt. Für den frühzeitigen Nachweis einer Virusvermehrung ist die Antikörperdiagnostik hingegen nicht geeignet.

Der quantitative Nachweis viraler Antigene in Blutgranulozyten stellt ein sensitives und spezifisches Verfahren zur Früherkennung einer replikativ aktiven Infektion durch humane Zytomegalie-Viren dar.

> Als diagnostischer „Goldstandard" gilt der pp65-Antigenämie-Assay mit farbmarkierten Antikörpern, die an Epitope eines Matrixproteins von humanen Zytomegalie-Viren binden [14].

Dieser Assay ermöglicht neben dem frühzeitigen Nachweis einer Virusreplikation auch eine Kontrolle des therapeutischen Ansprechens auf die antivirale Therapie [15]. Antigen-Assays haben darüber hinaus einen diagnostischen Stellenwert zum Nachweis akuter Infektionen durch respiratorische Viren aus tracheobronchialem und pharyngealem Sekret.

Der kulturelle Virusnachweis aus Blut, Liquor und Körpersekreten spielt aufgrund seines hohen methodischen und zeitlichen Aufwandes nur noch eine untergeordnete Rolle für die Diagnostik einer replikativ aktiven Infektion. Eine Ausnahme stellt der kulturelle Nachweis von Herpes-simplex-Virus aus Bläschensekret oder Rachenspülwasser dar, der innerhalb von 24 Stunden zu einem charakteristischen zytopathischen Effekt führt. Die kulturelle Virusanzüchtung ist aber weiterhin Voraussetzung für eine Resistenztestung antiviraler Medikamente.

Der entscheidende diagnostische Fortschritt zum frühzeitigen Nachweis replikativ aktiver Virusinfektionen gelang durch die Entwicklung molekularer Analyseverfahren, mit denen virale Nukleinsäuresequenzen mit hoher Sensitivität und Spezifität detektiert werden können.

> Für die klinische Diagnostik stehen heute insbesondere Verfahren der qualitativen und quantitativen Polymerasekettenreaktion (PCR) und der sog. Hybrid Capture Assays im Vordergrund [16-18]. Beide Verfahren beruhen auf einer sequenzspezifischen Bindung viraler DNA oder RNA an komplementäre Nukleinsäurestränge.

Bei dem quantitativen PCR-Nachweis werden die viralen Nukleinsäuresequenzen vervielfältigt (amplifiziert), während bei Hybrid Capture Assays eine stöchiometrische Bindung viraler Nukleinsäurestränge ohne Amplifikation erfolgt. Beide Verfahren können zur Quantifizierung der Viruslast eingesetzt werden [16, 18]. Die PCR-Verfahren haben eine geringere Detektionsschwelle, sind aber methodisch aufwändiger und störanfälliger. Insgesamt erfüllen die molekularen Nachweisverfahren die Anforderungen an eine schnelle, präzise und reproduzierbare Diagnostik von replikativ aktiven Virusinfektionen bei hämato-onkologischen Patienten. Unter Berücksichtigung einer zeitlichen Latenz von ca. 2 bis 3 Wochen zwischen dem ersten Nachweis einer Virusreplikation und der Entwicklung einer Erkrankung, bilden sie eine wesentliche Grundlage für die Indikation zur präemptiven antiviralen Therapie (s.u.) [19].

Eine Untersuchung von Gewebeproben wird zum Nachweis einer aktiven Virusinfektion nur noch in diagnostisch unklaren Fällen herangezogen werden müssen. Die histopathologische, kulturelle oder molekular-virologische Untersuchung von Biopsien wird häufig erst bei klinisch fassbaren Organschädigungen veranlasst, so dass die resultierenden therapeutischen Konsequenzen eine Endorganschädigung häufig nicht mehr beeinflussen können.

Tabelle III fasst die diagnostischen Verfahren zum Nachweis der bedeutendsten replikativ aktiven Virusinfektionen bei hämato-onkologischen Patienten zusammen. Für die häufigen Herpesviren, Hepatitisviren, respiratorischen sowie Enteroviren stehen sensitive quantitative PCR-Verfahren zur Verfügung [16, 17]. Die insgesamt seltenen Virusinfektionen durch

Tabelle III. Diagnostische Verfahren zum frühen Nachweis einer Virusreplikation.

Virusspezies	Untersuchungsmaterial	Nachweismethode
Herpes-simplex-Virus 1/2	Wundsekret Rachenspülwasser Liquor Bronchiallavage Urin/Stuhl Biopsie	– Viruskultur – DNA-PCR (qualitativ)
Varicella-Zoster-Virus (VZV)	Wundsekret Liquor Bronchiallavage Biopsie	– Antigennachweis – DNA-PCR (qualitativ) – IgA-Antikörperkonversion
Zytomegalie-Virus	Blut Serum Liquor Bronchiallavage Biopsie	– pp65-Antigenämie-Assay – DNA-PCR oder RNA-PCR (quantitativ) – DNA-PCR oder RNA-PCR (qualitativ)
Epstein-Barr-Virus	Serum Liquor Biopsie	– DNA-PCR (quantitativ)
Adenoviren	Rachenspülwasser Bronchiallavage Stuhl Biopsie	– Antigennachweis oder DNA-PCR – Antigennachweis oder DNA-PCR – Antigennachweis – DNA-PCR
Influenza/Parainfluenzaviren Respiratory Syncytial Virus	Rachenspülwasser Bronchiallavage	– Antigennachweis – DNA-PCR
Enteroviren: – Coxsackie A und B – ECHO – Polio – Non-Polio-Enterovirus	Biopsie Liquor Stuhl	– RNA-PCR (qualitativ) – Viruskultur
Hepatitis B (HBV) Hepatitis C (HCV)	Serum	– HBV: DNA-PCR (qualitativ/quantitativ) *oder:* DNA-Hybridisierung (quantitativ) – HCV: RNA-PCR (qualitativ/quantitativ) *oder:* RNA-Hybridisierung (quantitativ)

humanes Herpes-Virus 6 (HHV 6), HHV 8, Polyomaviren, Parvovirus B19 können ebenfalls mit qualitativen und quantitativen PCR-Analysen spezifisch nachgewiesen werden.

Therapie

Ziel der antiviralen Chemotherapie ist eine direkte Hemmung der Virusreplikation und damit eine Verminderung oder Vermeidung der durch Virusinfektionen verursachten Gewebe- und Organschädigungen. Neben der antiviralen Therapie kann auch die Beeinflussung einer begünstigenden Immundefizienz zur Kontrolle einer Virusvermehrung beitragen.

> Wirksame antivirale Chemotherapeutika stehen insbesondere für Infektionen durch Herpesviridae, Influenzaviren und Hepatitis-B/C-Viren (HBV/HCV) zur Verfügung [20].

Die meisten derzeit verfügbaren Substanzen sind Hemmstoffe der viralen Nukleinsäuresynthese, bei denen es sich strukturell in der Mehrzahl um Nukleosidanaloga handelt (Abbildung 1). Die Wirkung der Nukleosidanaloga beruht auf einer indirekten oder direkten Hemmung virusspezifischer DNA-Polymerasen.

Andere Wirkstoffe hemmen die Viruspenetration in die Wirtszelle und die Freisetzung viraler Nukleinsäuren (z. B. Amantadin), die Transkription viraler Nukleinsäuren und die virale Proteinsynthese (z.B. Interferon alfa) oder die Ausschleusung und Freisetzung neu gebildeter Virionen (Neuraminidasehemmer).

Nachfolgend werden die antiviralen Therapieoptionen der bei hämato-onkologischen Patienten häufigsten Virusinfektionen dargestellt.

Herpesviren

Alpha-Herpesviren

Infektionen durch Alpha-Herpesviren (HSV 1 und 2, VZV) manifestieren sich mit einem charakteristischen lokalisierten Haut- oder Schleimhautbefallsmuster. Prädilektionsstellen einer HSV-1-Infektion sind die Schleimhäute im Bereich der Lippen, der Mundhöhle sowie des Naseneinganges, während HSV-2-Infektionen vorrangig die Genital- und Perianalregion befallen. Nach einer Primärinfektion besteht eine lebenslange Viruspersistenz mit ausgeprägter Neigung zu Reaktivierungen.

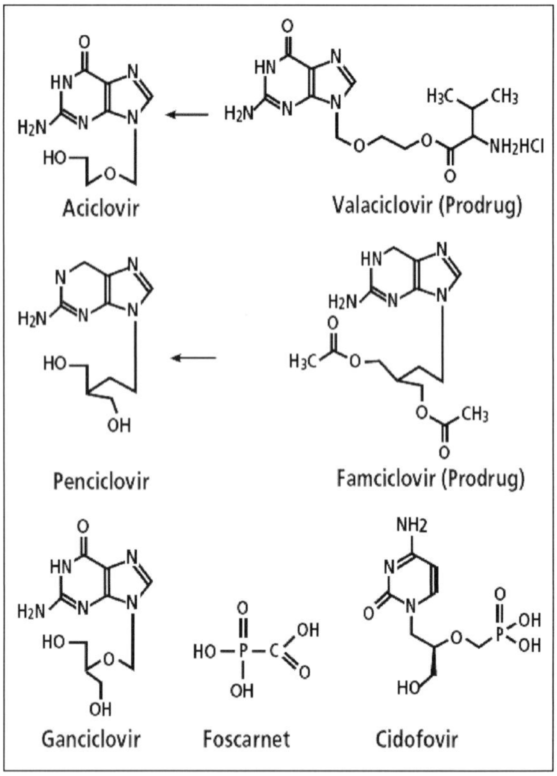

Abbildung 1. Strukturformeln der gegen Herpesviridae wirksamen Nukleosidanaloga. Valaciclovir und Famciclovir sind Prodrugs mit hoher oraler Bioverfügbarkeit, die durch Abspaltung eines Valin-Esters bzw. 6-Desoxy-Diacetyl-Esters in die antiviral wirksamen Nukleosidanaloga umgewandelt werden (modifiziert nach [20]).

> Infektionen durch VZV sind bei hämato-onkologischen Patienten vorwiegend Ausdruck einer Reaktivierung der im Bereich der Spinal- bzw. Hirnnervenganglienzellen persistierenden Virionen und treten als charakteristischer unilateraler dermatombezogener Bläschenausschlag (Herpes zoster) auf, der mit einer typischen lancierend-neuritischen Schmerzsymptomatik einhergeht.

Diese kann auch als einzige Manifestation einer VZV-Reaktivierung auftreten (Zoster sine herpete) oder dem Bläschenausschlag zeitlich vorausgehen (präruptives Stadium). Am häufigsten sind Dermatome des Körperstammes betroffen, der Befall des Nervus trigeminus manifestiert sich als Zoster ophthalmicus. Weitere lokalisierte Befallsmuster sind der Zoster oticus und Zoster maxillaris sowie der Zoster genitalis. Bei ausgeprägter Immundefizienz können sich auch ein disseminierter Hautbefall und eine sekundäre hämatogene Generalisation entwickeln. Generalisierte Infektionen durch Alpha-Herpesviren können jedes Organ befallen (Pneumonitis, Hepatitis, Ösophagitis, Enterokolitis, Myokarditis, Meningoenzephalitis, Retinochorioiditis etc.) und nur durch eine frühzeitige Diagnose und gezielte antivirale Therapie erfolgreich behandelt werden. Bei nicht-infizierten Patienten sind auch exogene Neuinfektionen durch Alpha-Herpesviren bei entsprechender Exposition möglich, die sich im Falle einer VZV-Infektion als Varizellen mit häufig kompliziertem Verlauf manifestieren können [21]. Der Goldstandard zur Therapie von Infektionen mit Alpha-Herpesviren ist Aciclovir (ACV), das sich auch bei schweren Infektionen (z.B. Herpes-simplex-Enzephalitis, generalisierter Zoster) aufgrund seiner hohen Wirksamkeit und des breiten therapeutischen Index bewährt hat. Wegen seiner geringen und variablen oralen Bioverfügbarkeit muss die Primärtherapie mit ACV bei schweren Infektionen und bei Immundefizienz intravenös erfolgen [20, 22]. Nukleosidanaloga mit guter oraler Bioverfügbarkeit sind Valaciclovir, Famciclovir und Brivudin, die insbesondere bei unkomplizierten Infektionen und in der oralen Erhaltungstherapie indiziert sind [20, 22].

> Entscheidend für den Therapieerfolg ist die frühzeitige Diagnose einer VZV-Infektion. Die Häufigkeit und Ausprägung einer meist hartnäckigen und quälenden postherpetischen Neuralgie wird durch eine frühzeitig einsetzende antivirale Therapie ebenfalls vermindert.

Bei begleitenden Schmerzen sollte umgehend eine analgetische Therapie eingeleitet werden, die auch einer Chronifzierung des Schmerzes entgegenwirken kann [23]. Tabelle IV fasst die in Deutschland zur Behandlung von Infektionen mit Herpesviridae zugelassenen antiviralen Substanzen zusammen. Die Therapiedauer sollte 7 Tage nicht unterschreiten und wird bei immundefizienten Patienten meist 14 bis 21 Tage in Anspruch nehmen.

Die antivirale Therapie mit Nukleosidanaloga muss bei hämato-onkologischen Patienten unter strenger Beachtung und Überwachung ihres Nebenwirkungsprofils sowie ihrer Interaktionen mit anderen antiinfektiösen Substanzen oder Zytostatika erfolgen. Dabei erfordern gleichgerichtete Toxizitäten und wechselseitige Beeinflussungen des Arzneimittelmetabolismus ein besonderes Augenmerk.

> Ein nicht-ausreichendes Ansprechen auf die antivirale Therapie sollte auch an eine Resistenzentwicklung denken lassen, die am häufigsten durch resistenzvermittelnde Mutationen der viruskodierten Thymidinkinase hervorgerufen wird und insbesondere durch eine längerfristige oder wiederholte Therapie rezidivierender Infektionen bei immunkompromittierten Patienten begünstigt wird [24, 25].

Eine topische ACV-Therapie kann insbesondere bei Herpes-Keratokonjunktivitis und Herpes labialis unterstützend eingesetzt werden.

Beta-Herpesviren

Humane Zytomegalieviren als Hauptvertreter der Beta-Herpesviren spielen vorrangig als Erreger opportunistischer Infektionen bei immunkompromittierten Patienten eine Rolle. Das Spektrum klinischer Krankheitsmanifestationen ist äußerst vielfältig und reicht von Erkrankungen mit führender Symptomatik an Einzelorganen (Pneumonitis, Hepatitis, Enterokolitis, Nephritis, Myokarditis, Enzephalitis, Retinitis etc.) bis hin zum „CMV-Syndrom" (Fieber, Hinfälligkeit, Knochenmarksuppression).

> Eine manifeste Organerkrankung durch Zytomegalieviren ist meist lebensbedrohlich und auch durch eine gezielte antivirale Therapie häufig nur schwer oder nicht mehr beeinflussbar.

Aus dieser Erkenntnis leitet sich die Strategie der präemptiven Therapie ab, die bereits durch den alleinigen Nachweis einer Virusreplikation begründet wird. Diese Strategie hat sich insbesondere bei Patienten nach Organ- oder Stammzelltransplantationen als hocheffektiv zur Vermeidung einer Zytomegalieerkrankung erwiesen und zu einer deutlichen Verbesserung der Transplantationsergebnisse beigetragen [8, 19, 26, 27]. Voraussetzung für eine erfolgreiche präemptive Therapie ist die frühzeitige Erkennung einer Virusreplikation, die in Abhängigkeit von

Tabelle IV. Antivirale Chemotherapie von HHV-Infektionen.

Virusspezies	Substanz	Dosierung
Herpes-simplex-Virus 1 u. 2 Varicella-Zoster-Virus	Aciclovir	– 3 × 5–10 mg/kg i.v. tgl.; *alternativ*:
		– 4–6 × 800 mg p.o. tgl.
	Valaciclovir	– 3 × 1000 mg p.o. tgl.
	Famciclovir	– 3 × 250 mg p.o. tgl.
	Brivudin	– 1 × 125 mg p.o. tgl. (nicht bei HSV-2)
Zytomegalie-Virus	Ganciclovir	– 2 × 5 mg/kg i.v. tgl.
	Valganciclovir	– 2 × 900 mg p.o. tgl. (Initialtherapie)
		– 1 × 900 mg p.o. tgl. (Erhaltungstherapie)
	Foscarnet	– 3 × 60 mg/kg i.v. tgl. (auch bei HSV, VZV)
	Cidofovir	– 1 × 5 mg/kg wöchentl. (Initialtherapie)
		– 1 × 5 mg/kg 14-tägig (Erhaltungstherapie)
	Fomivirsen	– intravitreale Applikation (Retinitis)

der gewählten diagnostischen Methode einer Erkrankung mit einer zeitlichen Latenz zwischen einer und drei Wochen vorausgehen kann. Je nach Ausprägung und Dauer einer begünstigenden Immundefizienz besteht aber ein Risiko wiederholter Reaktivierungen, die dann weitere präemptive Therapiezyklen erzwingen können. Mittel der Wahl für die Behandlung einer Virusreplikation und Zytomegalieerkrankung ist Ganciclovir (GCV), das eine deutlich höhere Toxizität und geringere therapeutische Breite als ACV besitzt [20]. Als vergleichbar wirksames GCV-Derivat mit erheblich verbesserter oraler Bioverfügbarkeit steht Valganciclovir für die präemptive Therapie und für die Erhaltungstherapie zur Verfügung [20]. Die klinisch bedeutsamsten Organtoxizitäten beider Substanzen sind die Nephro- und Hämatotoxizität, die eine Therapieumstellung erzwingen können. Die wiederholte oder längerfristige GCV-Anwendung ist mit einem erhöhten Risiko von resistenzvermittelnden Mutationen verbunden, die vorrangig die UL_{97}-Kinase humaner Zytomegalieviren betreffen. Dieses virale Enzym katalysiert ebenso wie die Thymidinkinase von Alpha-Herpesviren durch Monophosphorylierung den ersten Aktivierungsschritt von GCV zum antiviral wirksamen Nukleotid. Selten sind Mutationen der CMV-UL_{54}-Polymerase Ursache einer GCV-Resistenz [28].

Im Falle limitierender Nebenwirkungen oder bei klinischem Verdacht bzw. bestätigter Resistenzentwicklung stellt Foscarnet eine wirksame, jedoch ebenfalls toxische Zweitlinientherapie dar, deren Anwendung aufgrund ihrer vielfältigen Nebenwirkungen und der erforderlichen Begleitmaßnahmen meist stationär erfolgen muss. Aufgrund der direkten Hemmung der viralen DNA-Polymerase wirkt Foscarnet auch bei ACV-resistenten HSV- und VZV-Stämmen. Eine weitere therapeutische Option ist das Nukleosidphosphat-Analogon Cidofovir, dessen Einsatzmöglichkeit aufgrund seiner erheblichen Nephrotoxizität allerdings sehr eingeschränkt ist. Die lange intrazelluläre Halbwertszeit von Cidofovir ermöglicht eine Induktionstherapie mit einer wöchentlichen Applikation für zwei Wochen und einer Erhaltungstherapie in zweiwöchentlichen Intervallen. Cidofovir hemmt ebenfalls die virale DNA-Polymerase und besitzt ein breites antivirales Spektrum gegen DNA-Viren [20, 27, 28].

Erste klinische Ergebnisse der adoptiven antiviralen Therapie mit Zytomegalovirus-spezifischen Spender-T-Zellen bei immunkompromittierten Patienten im Rahmen der allogenen Stammzelltransplantation sind viel versprechend, müssen aber derzeit aufgrund des erheblichen methodischen, zeitlichen und logistischen Aufwandes für eine breitere klinische Anwendung als noch nicht ausgereift bewertet werden [29].

Für die Behandlung einer therapierefraktären Retinochorioiditis durch CMV stellt die intravitreale Applikation eines Antisense-Oligonukleotids eine Alternative zur antiviralen Systemtherapie dar [30]. Infektionen durch HHV 6 und 7, die wie CMV zur Subfamilie der Beta-Herpesviren gehören, werden bei hämato-onkologischen Patienten nur selten beobachtet. Sie können sich u.a. als Exanthem, Fieber, interstitielle Pneumonie, Hepatitis, Enzephalomyelitis oder Knochenmarksuppression klinisch manifestieren. Diese Infektionen treten bevorzugt bei stark immunkompromittierten Patienten in Assoziation mit anderen opportunistischen Infektionen auf. Diagnostisch richtungweisend ist der Nachweis einer ansteigenden oder hohen Viruslast im Plasma oder im Liquor mittels quantitativer PCR bei ansonsten nicht erklärbaren klinischen Krankheitssymptomen. Die Behandlung von Infektionen durch HHV 6 und 7 entspricht der Therapie von CMV-Erkrankungen [31, 32].

Das HHV-8-Virus (KSHV: *Kaposi's sarcoma associated virus*) ruft bei einer Primärinfektion unspezifische virale Syndrome wie Fieber, Splenomegalie oder Knochenmarksuppression hervor. Bei stark immunsupprimierten Patienten kann sich eine HHV-8-Reaktivierung als Kaposi-Sarkom manifestieren. Daneben können viszerale und pleurale Lymphome oder eine Epstein-Barr-Virus-negative lymphoproliferative Erkrankung auftreten. Die Diagnosesicherung erfolgt ggf. bioptisch in Verbindung mit einer spezifischen PCR aus Biopsiematerial, Blut oder Körperflüssigkeiten. Die Therapie fortgeschrittener HHV-8-assoziierter Kaposi-Sarkome und Lymphome erfolgt individuell mit zytostatischer und antiviraler Chemotherapie [33].

Die Prävalenz latenter Epstein-Barr-Virus (EBV)-Infektionen beträgt im Erwachsenenalter über 90 %. Das Virus persistiert ganz vorrangig in B-Lymphozyten und unterliegt dort der Kontrolle der EBV-spezifischen T-Zellimmunität.

> Somit disponieren insbesondere Therapieverfahren zu einer replikativen EBV-Infektion, welche mit einer Kompromittierung der spezifischen T-Zellimmunität einhergehen.

Die bei erwachsenen hämato-onkologischen Patienten seltene EBV-Primärinfektion kann unter dem typischen klinischen Bild der infektiösen Mononukleose verlaufen. Bei stark gestörter T-Zellimmunität fehlen jedoch nicht selten die durch aktivierte T-Zellen (Virozyten) hervorgerufenen charakteristischen Blutbildveränderungen, und auch die Beteiligung der lymphatischen Organe (Tonsillitis, Lymphadenopathie,

Splenomegalie) kann nur abortiv ausgeprägt sein oder fehlen. Unter entsprechenden Voraussetzungen kann eine EBV-Reaktivierung zu einer unkontrollierten Proliferation EBV-infizierter B-Lymphozyten führen, die über ein initial polyklonales lymphoproliferatives Stadium in eine oligo- und monoklonale B-Zellneoplasie transformieren kann [34, 35]. Eine EBV-assoziierte lymphoproliferative Erkrankung manifestiert sich neben wechselnd ausgeprägten Allgemeinsymptomen als lokalisierte oder disseminierte Lymphadenopathie, Organomegalie, solitäre oder multilokuläre Lymphome bis hin zur leukämischen Generalisation und zu extralymphatischen Lymphominfiltrationen [35, 36]. Zum Nachweis einer replikativen EBV-Infektion wird inzwischen vorrangig die quantitative DNA-PCR aus Blut, Plasma oder Liquor eingesetzt, wobei in Abhängigkeit vom Ausgangsmaterial und der Bezugsgröße verschiedene Schwellenwerte der Viruslast mit einer EBV-assoziierten lymphoproliferativen Erkrankung in Verbindung gebracht werden [37]. Die Diagnosesicherung einer EBV-assoziierten lymphoproliferativen Erkrankung erfolgt durch den bioptischen Nachweis eines Lymphombefalls ggf. in Kombination mit einer molekulargenetischen Klonalitätsanalyse [35, 36]. Der Nachweis einer monoklonalen Gammopathie kann die Diagnose einer EBV-assoziierten lymphoproliferativen Erkrankung unterstützen.
Obgleich ACV, GCV, Foscarnet und Cidofovir gegen EBV *in vitro* wirksam sind, hat bislang keine dieser Substanzen einen gesicherten Stellenwert bei der Behandlung von EBV-Erkrankungen oder in der präemptiven Therapie einer replikativen EBV-Infektion [20]. Neben einer Verbesserung der spezifischen Immunabwehr durch Verminderung oder Vermeidung einer therapeutischen Immunsuppression hat sich bei EBV-assoziierten lymphoproliferativen Erkrankungen eine Behandlung mit dem gegen reife B-Lymphozyten gerichteten CD20-Antikörper Rituximab allein oder in Kombination mit einer antiviralen Therapie als hochwirksam erwiesen [38]. Bei EBV-assoziierten malignen Lymphomen wird die Kombination von Rituximab mit einer Polychemotherapie (CHOP) empfohlen [39].
Die adoptive Therapie mit autologen oder allogenen EBV-spezifischen zytotoxischen T-Zellen wurde in spezialisierten Behandlungszentren erfolgreich geprüft und stellt eine viel versprechende zelltherapeutische Alternative zur antiviralen Chemotherapie dar. Nach allogener Stammzelltransplantation kann auch der alleinige Transfer unfraktionierter Lymphozyten eines EBV-positiven Spenders zur Therapie einer EBV-Infektion erfolgreich eingesetzt werden [39].

Respiratorische Viren

Aufgrund ihres Hauptinfektionsweges und des gleichartigen klinischen Krankheitsverlaufes werden mehrere virale Erreger unter dem klinischen Oberbegriff der respiratorischen Viren zusammengefasst. Infektionen durch respiratorische Viren erfolgen ganz überwiegend durch Exspirationströpfchen und können sporadisch, vorrangig aber saisonal oder epidemisch gehäuft auftreten. Ihre Kontagiosität ist überwiegend hoch und Erkrankungen bei hämato-onkologischen Patienten resultieren vorrangig aus aerogenen Neuinfektionen. Hauptvertreter der respiratorischen Viren sind Influenza- und Parainfluenzaviren sowie das Respiratory Syncytial Virus (RSV). Die Inkubationszeit ist bei respiratorischen Virusinfektinen überwiegend kurz (1–3 Tage) und die Ansteckungsfähigkeit beginnt bereits vor den ersten klinischen Symptomen. Die klinische Krankheitssymptomatik kann in ihrer Ausprägung sehr variabel sein und ist bei typischem Verlauf durch plötzlich auftretendes hohes Fieber, Schüttelfrost, Myalgien, Kopf- und Halsschmerzen, unproduktiven Husten und allgemeine Schwäche charakterisiert. Die typische Kombination aus plötzlichem Erkrankungsbeginn mit Fieber, Schüttelfrost, trockenem Husten, Muskel- und Kopfschmerzen wird als Influenza-like illness (ILI) zusammengefasst. Komplikationen betreffen in erster Linie Patienten mit disponierenden Grunderkrankungen, wobei Patienten mit hämato-onkologischen Erkrankungen als besonders gefährdet zu bewerten sind. Pneumonien durch bakterielle Superinfektionen (u.a. *Haemophilus influenzae*, Staphylokokken und Pneumokokken) können das Krankheitsbild aggravieren [40].

> Aufgrund der klinischen Ähnlichkeit respiratorischer Viruserkrankungen sollte bei Risikopatienten eine Erregerdiagnostik angestrebt werden, da auch differenzialtherapeutische Konsequenzen resultieren können. Im Vordergrund steht dabei der Nachweis viraler Antigene aus Nasen-, Rachen- oder Alveolarsekret, der frühzeitig nach Erkrankungsbeginn erfolgen sollte.

Die PCR-Diagnostik kann als Multiplex-PCR zur Abgrenzung verschiedener Erreger von Atemwegsinfektionen oder zur Subtypendifferenzierung eingesetzt werden, bleibt aber spezialisierten Laboratorien vorbehalten [41].
Eine frühzeitig, d.h. spätestens 48 Stunden nach Beginn der Krankheitssymptome einsetzende antivirale Therapie ist bei Patienten mit hohem Komplikationsrisiko und begründetem Infektionsverdacht oder

dokumentierter Infektion durch Influenza-A- oder -B-Viren gerechtfertigt. Die Neuraminidasehemmer Oseltamivir und Zanamivir wirken gegen Influenza-A- und -B-Viren durch Blockierung der viralen Neuraminidase, die an der Freisetzung neu gebildeter Influenzavirionen aus den infizierten Epithelzellen beteiligt ist [48]. Die Membranproteinhemmer Amantadin und Rimantadin sind hingegen ausschließlich gegen Influenza-A-Viren wirksam [42]. Die Wirksamkeit der Neuraminidasehemmer ist durch Studien gut abgesichert [43]. Für die durch Parainfluenza- und Respiratory-Syncytial-Viren hervorgerufenen Atemwegserkrankungen ist hingegen keine wirksame antivirale Chemotherapie verfügbar. Die inhalative Anwendung von Ribavirin zur Behandlung von Atemwegsinfektionen durch Respiratory-Syncytial-Viren kann bei entsprechend geschultem Personal in Betracht gezogen werden. Der Wirksamkeitsnachweis in Bezug auf den Verlauf und die Schwere der Infektion konnte jedoch durch placebokontrollierte Studien nicht abgesichert werden [44, 45].

Enteroviren

Die sehr heterogene Gruppe der Enteroviren umfasst virale Erreger, deren Primärinfektion auf oral-enteralem Weg erfolgt und die, ausgehend vom Befall des Intestinaltraktes, andere Organsysteme infizieren können. Hauptvertreter sind Coxsackie-A- und -B-, ECHO-, Polio-, Non-Polio- und nicht-typisierbare Enteroviren, die typischerweise saisonal gehäufte Infektionen im Spätsommer und Herbst hervorrufen. Die durch Enteroviren bedingten Krankheitsbilder sind außerordentlich vielfältig: Nach der Primärinfektion, die als akute Gastroenteritis mit begleitenden Allgemeinsymptomen variabler Ausprägung ablaufen kann, können andere Organsysteme infiziert werden, wobei Coxsackie-B-Viren vorrangig zur Perimyokarditis und ECHO- sowie Polioviren insbesondere zu Erkrankungen des Nervensystems mit unterschiedlichen Krankheitsbildern (z.B. Poliomyelitis, Enzephalitis, aseptische Meningitis, isolierte Hirnnervenlähmungen u.a.) führen können. Andere Erkrankungen durch Enteroviren können sich u.a. als Herpangina, Hand-Fuß-Mund-Krankheit, hämorrhagische Konjunktivitis und Erkrankungen der Atemwege (Sommergrippe, Pharyngitis, Pneumonie) manifestieren [46]. Der diagnostische Nachweis erfolgt durch PCR und Viruskultur. Da eine wirksame antivirale Therapie nicht verfügbar ist, stehen symptomorientierte Behandlungsmaßnahmen nach Maßgabe der führenden Organmanifestation im Vordergrund.

Adenoviren

Primäre Adenovirusinfektionen verlaufen vorrangig unter dem Bild einer okulären, respiratorischen oder gastrointestinalen Infektion. Typische durch Adenoviren verursachte Krankheitsbilder sind Keratokonjunktivitis epidemica, akute Pharyngitis und interstitielle Pneumonie sowie akute Gastroenteritis. Die Übertragung erfolgt überwiegend durch Schmier- oder Tröpfcheninfektion. Übertragungswege können aber auch kontaminierte Hände sowie kontaminierte Gegenstände sein. Bei normalem Immunstatus sind protrahierte und schwere Verläufe selten.

> Bei Patienten nach Organtransplantation, HIV-Erkrankten und hämato-onkologischen Patienten können sich hingegen disseminierte Erkrankungen mit Befall mehrerer Organe entwickeln, was die besondere Bedeutung einer Immundefizienz für den Verlauf und die Ausprägung von Adenovirusinfektionen unterstreicht.

Aufgrund der Typenvielfalt der Adenoviren sind sowohl wiederholte exogene Infektionen als auch endogene Reaktivierungen bei immunkompromittierten Patienten möglich, da Adenoviren im Körper langfristig persistieren können.
Die Diagnose einer aktiven Adenovirusinfektion erfolgt aus zellhaltigen Körperflüssigkeiten oder Abstrichen (Rachenspülwasser, Tracheobronchialsekret, Konjunktivalabstrich, Stuhl) durch den Antigennachweis an Epithelzellen. Mit der quantitativen PCR steht eine sensitive und schnelle Methode zum Nachweis einer replikativen Infektion zur Verfügung, wobei die eingesetzten Primer die häufigsten Serotypen erfassen sollten [47].
Eine wirksame antivirale Therapie lokalisierter oder disseminierter Adenovirusinfektionen ist bislang nicht etabliert [47, 48]. Bei immunkompromittierten Patienten wurden insbesondere Ribavirin und Cidofovir mit inkonsistenten Ergebnissen untersucht. Eine prophylaktische oder präemptive Behandlung mit Ribavirin kann bei hohem Erkrankungsrisiko die Häufigkeit und Schwere von Adenovirus-Infektionen möglicherweise reduzieren, ist jedoch außerhalb von Studien derzeit nicht indiziert [49].

Polyomaviren

Humane Polyomaviren (Typ 1: BK-Virus, Typ 2: JC-Virus) persistieren nach überwiegend asymptomatischer Tröpfchen- oder Schmierinfektion bei Immungesunden vorrangig in den Nieren und ableitenden Harnwegen. Asymptomatische Reaktivierungen mit einer Virusausscheidung im Urin werden mit einer Häufigkeit zwischen 5% (BK-Virus) und 20% (JC-Virus) bei gesunden Erwachsenen nachgewiesen [50, 51]. Bei ausgeprägter, meist therapeutischer, Immunsuppression steigt die Reaktivierungshäufigkeit deutlich an. Organerkrankungen durch Polyomaviren sind dennoch insgesamt selten und werden insbesondere bei Vorliegen pathogenetischer Kofaktoren, z.B. einer intensiven Radiochemotherapie, beobachtet [52]. Eine BK-Virus-Erkrankung kann sich als hämorrhagische Zystitis und als Polyomavirus-assoziierte Nephropathie manifestieren, die neben einem charakteristischen urinzytologischen Befund (sog. „decoy cells") durch den Nachweis einer BK-Virus-Replikation im Urin und Plasma mittels quantitativer PCR diagnostiziert werden kann. Für den PCR-Nachweis der Polyomavirus-assoziierten Nephropathie können Schwellenwerte der BK-Viruslast im Plasma und Urin definiert werden, welche die Diagnose mit einer Sensitivität und Spezifität von über 90% ermöglichen [53]. Die Erkrankung kann – beginnend mit einem fokal betonten entzündlichen Stadium ohne Funktionseinschränkung – über ein partiell reversibles Stadium mit ausgedehnter interstitieller Entzündung bis hin zum irreversiblen Funktionsverlust mit interstitieller Fibrose und Tubulusepithelatrophie fortschreiten [50].

Der Befall des zentralen Nervensystems durch JC-Virus manifestiert sich als progressive multifokale Leukenzephalopathie, die klinisch durch progrediente fokal-neurologische Ausfallserscheinungen und Krampfanfälle charakterisiert ist. Der kernspintomographische Nachweis von subkortikalen Herden in Verbindung mit einer JC-Virusreplikation im Liquor sichern die Diagnose. Die progressive multifokale Leukenzephalopathie hat eine äußerst ungünstige Prognose [51].

> Die entscheidende Maßnahme bei nachgewiesener replikativer Polyomavirus-Infektion ist die Reduktion einer therapeutischen Immunsuppression [52].

Die antivirale Chemotherapie mit Cidofovir hat trotz einer nachgewiesenen Hemmung der *In-vitro*-Polyomavirus-Replikation keine gesicherte klinische Wirksamkeit. Möglicherweise kann jedoch eine sehr frühzeitig begonnene Cidofovir-Therapie eine Krankheitsprogression und Endorganschädigung verhindern [54].

Hepatitisviren

Infektionen durch das Hepatitis-B-Virus (HBV) spielen bei hämato-onkologischen Patienten insbesondere als chronische Infektion eine Rolle, während das Risiko einer exogenen Neuinfektion durch Blutprodukte eines unerkannt infizierten Spenders gegenwärtig auf ca. 1 : 250 000 bis zu 1 : 500 000 geschätzt wird [55]. Plasmaderivate (Gerinnungseinzelfaktoren, PPSB) sind durch die modernen Inaktivierungsverfahren als virussicher zu bewerten. Neuinfektionen durch HBV können insbesondere durch Sexualkontakte übertragen werden und treten bei Angehörigen bestimmter Risikogruppen (i.v. Drogenabhängige, homosexuell aktive Männer, Promiskuitive, Prostituierte, aus Hochprävalenzländern stammende Personen etc.) gehäuft auf [61].

> Immundefiziente Patienten können trotz sehr hoher Virämie keine oder nur abortive Krankheitssymptome aufweisen, die vorrangig durch die gegen infizierte Leberzellen gerichtete zelluläre Immunreaktion und nicht durch das Virus selbst hervorgerufen werden.

Gerade bei fehlender oder schwacher Immunabwehr kann sich das Virus somit besonders stark vermehren [56]. Bei Erholung der Immunabwehr kann sich jedoch eine fulminante Hepatitis entwickeln. Eine antivirale Chemotherapie mit Lamivudin ist bei unkomplizierter akuter Hepatitis B nicht indiziert, jedoch bei fulminanter Hepatitis mit Abfall des Quick-Wertes unter 35% begründet. Die Behandlung einer chronischen HBV-Infektion muss sich bei hämato-onkologischen Patienten u.a. an der Therapie und Prognose der Grunderkrankung orientieren. Eine Therapie mit Interferon alfa wird aufgrund ihrer vielfältigen Nebenwirkungen sowie möglicher Interaktionen mit Zytostatika oder Strahlentherapie häufig kontraindiziert sein. Die neueren Nukleosidanaloga Lamivudin und Adefovir stellen wirksame und überwiegend gut verträgliche therapeutische Alternativen für die Unterdrückung einer HBV-Replikation und -Reaktivierung dar, die auch unter einer intensiven Chemotherapie gut toleriert werden können [9–13]. Allerdings muss die antivirale Chemotherapie längerfristig durchgeführt werden, um das Risiko einer fulminanten Hepatitis nach erfolgreicher Immunrekonstitution zu minimieren [57].

Infektionen durch das Hepatitis-C-Virus (HCV) resultieren ganz überwiegend aus einer parenteralen Inokulation von kontaminiertem Blut. Durch die Einführung des Spenderscreenings ist das Risiko für eine transfusionsassoziierte HCV-Infektion in Deutschland auf < 1 : 1 000 000 abgesunken. Eine sexuelle Transmission ist prinzipiell möglich, das Übertragungsrisiko wird aber außerhalb der genannten Risikogruppen als sehr gering eingeschätzt. Die akute HCV-Infektion verläuft überwiegend symptomarm und nur jeder vierte Infizierte entwickelt eine akute, meist mit nur mäßigen Transaminasenerhöhungen einhergehende Hepatitis [58, 59]. Die Therapie einer akuten HCV-Infektion mit Interferon alfa ist zur Vorbeugung einer chronischen replikativen Infektion zwar grundsätzlich zu empfehlen, muss jedoch bei hämato-onkologischen Patienten besonders kritisch hinsichtlich des potenziellen therapeutischen Nutzens und der damit verbundenen Therapierisiken abgewogen werden. Die Kombinationstherapie einer chronischen replikativen HCV-Infektion mit pegyliertem Interferon und Ribavirin ist nach abgeschlossener kurativer Therapie der Grunderkrankung eine therapeutische Option, sofern die HCV-Infektion als die prognosebestimmende Erkrankung zu bewerten ist [60].

Andere Viruserkrankungen

Seltenere virale Erreger respiratorischer Erkrankungen sind Rhinoviren, Coronaviren und humane Metapneumoviren, die insbesondere saisonale Atemwegsinfektionen hervorrufen können. Da keine antivirale Therapie verfügbar ist, steht die Vermeidung einer Tröpfcheninfektion durch infizierte Kontaktpersonen im Vordergrund. Bei den typischen viral bedingten Kinderkrankheiten Masern, Mumps und Röteln sollten hämato-onkologische Patienten eine strikte Expositionsprophylaxe einhalten. Dies gilt insbesondere auch für frisch geimpfte Kontaktpersonen, die eine potenzielle Infektionsquelle mit attenuierten Impfstämmen darstellen, welche bei gestörter Immunabwehr lebensbedrohliche Erkrankungen hervorrufen können. Weitere virale Erreger enteraler Infektionen sind insbesondere Rotaviren und Norwalkviren, die vorrangig unter dem klinischen Bild einer akuten Gastroenteritis bzw. akuten Durchfallerkrankung verlaufen und symptomorientiert behandelt werden.
Bezüglich Infektionen mit dem humanen Immundefizienzvirus (HIV) bei hämato-onkologischen Patienten wird auf die sehr umfangreiche Spezialliteratur verwiesen. Nach kurativer antineoplastischer Therapie gelten die Behandlungsprinzipien der hochaktiven antiretroviralen Therapie („HAART"). Bei der Chemotherapie HIV-assoziierter Tumorerkrankungen müssen die vielfältigen Interaktionsmöglichkeiten zwischen antiretroviralen Substanzen und Zytostatika berücksichtigt werden [61].

Literatur

1. O'Brien S (2003) Managing infections associated with purine analogues and monoclonal antibodies. The American Society of Hematology Educational Book: p 458–472
2. Ottinger HD, Beelen DW, Scheulen B et al (1996) Improved immune reconstitution after allotransplantation of peripheral blood stem cells instead of bone marrow. Blood 88: 2775–2779
3. Reich G, Mapara MY, Reichardt P et al (2001) Infectious complications after high-dose chemotherapy and autologous stem cell transplantation: comparison between patients with lymphoma or multiple myeloma and patients with solid tumours. Bone Marrow Transplant 27: 525–552
4. Arrowood JR, Hayney MS (2002) Immunization recommendations for adults with cancer. Ann Pharmacother 36: 1219–1229
5. Epidemiologisches Bulletin des Robert-Koch-Instituts (2004) Empfehlungen der Ständigen Impfkommission (STIKO) am Robert-Koch-Institut. 30: 235–250
6. Nordoy T, Aaberge IS, Husebekk A et al (2002) Cancer patients undergoing chemotherapy show adequate serological response to vaccinations against influenza virus and Streptococcus pneumoniae. Med Oncol 19: 71–78
7. Rapezzi D, Sticchi L, Racchi O et al (2003) Influenza vaccine in chronic lymphoproliferative disorders and multiple myeloma. Eur J Haematol 70: 225–230
8. CDC, Infectious Disease Society of America, and the American Society of Blood and Marrow Transplantation (2001) Guidelines for preventing opportunistic infections among hematopoietic stem cell transplant recipients. Recommendations of CDC, the Infectious Disease Society of America, and the American Society of Blood and Marrow Transplantation. Cytotherapy 3: 41–54
9. Sandherr M, Einsele H, Hebart H et al (2006) Antiviral prophylaxis in patients with haematological malignancies and solid tumours: Guidelines of the Infectious Diseases Working Party (AGIHO) of the German Society for Hematology and Oncology (DGHO). Ann Oncol 17: 1051-1059
10. Rossi G, Pelizzari A, Motta M et al (2001) Primary prophylaxis with lamivudine of hepatitis B virus reactivation in chronic HbsAg carriers with lymphoid malignancies treated with chemotherapy. Br J Haematol 115: 58–62
11. Yeo W, Chan P, Ho WM et al (2004) Lamivudine for the prevention of hepatitis B virus reactivation in hepatitis B s-antigen seropositive cancer patients undergoing cytotoxic chemotherapy. J Clin Oncol 22: 927–934
12. Rossi G (2003) Prophylaxis with lamivudine of hepatitis B virus reactivation of chronic HbsAg carriers with hemato-oncological neoplasias treated with chemotherapy. Leuk Lymphoma 44: 759–766
13. Scotto G, Palumbo E, Fazio V et al (2005) Clinical and virological response to adefovir dipovixil for lamivudine-resistant HBeAg-negative hepatitis B. New Microbiol 28: 193–197
14. Grefte JM, van der Gun BT, Schmolke S et al (1992) Cytomegalovirus antigenemia assay: identification of the viral antigen as the lower matrix protein pp65. J Infect Dis 166: 683–684
15. Baldanti F, Revello MG, Percivalle E et al (1998) Use of the human cytomegalovirus (HCMV) antigenemia assay for diagnosis and monitoring of HCMV infections and detection of antiviral drug resistance in the immunocompromised. J Clin Virol 24: 51–60

16. Schutten M, Niesters HG (2001) Clinical utility of viral quantification as a tool for disease monitoring. Expert Rev Mol Diagn 1: 153–162
17. Mackay IM, Arden KE, Nitsche A (2002) Real-time PCR in virology. Nucleic Acids Res 30: 1292–1305
18. Caliendo AM, Yen-Lieberman B, Baptista J et al (2003) Comparison of molecular tests for detection and quantification of cell-associated cytomegalovirus DNA. J Clin Microbiol. 41: 3509–3513
19. Einsele H, Ehninger G, Hebart H et al (1995) Polymerase chain reaction monitoring reduces the incidence of cytomegalovirus disease and the duration and side effects of antiviral therapy after bone marrow transplantation. Blood 86: 2815–2820
20. Preiser W, Berger A, Doerr HW (2000) Therapie viraler Erkrankungen. Signifikante Fortschritte auch bei nicht retroviralen Erkrankungen. Dt Ärztebl 97: A 3433–3439
21. Epidemiologisches Bulletin des Robert-Koch-Instituts (2004) 20. Folge: Varicellen, Herpes Zoster. 46: 365–369
22. Wutzler P, Gross G, Doerr HW (2003) Antivirale Therapie des Zoster. Frühzeitige Behandlung entscheidend für den Therapieerfolg. Dt Ärztebl 100: A 858–860
23. Wulf H, Schattschneider J, Baron R (2001) Zoster und postzosterische Neuralgie. In: Zenz M, Jurna I, (Hrsg): Lehrbuch der Schmerztherapie. 2. Auflage. Wissenschaftliche Verlagsgesellschaft GmbH, Stuttgart, S. 757–768
24. Chibo D, Druce J, Sasadeusz J, Birch C (2004) Molecular analysis of clinical isolates of acyclovir resistant herpes simplex virus. Antiviral Res 61: 83–91
25. Collins P (1993) Mechanisms of herpes virus resistance. Ann Med 25: 441–445
26. Singh N (2006) Cytomegalovirus infection in solid organ transplant recipients: New challenges and their implications for preventive strategies. J Clin Virol (im Druck)
27. Hodson EM, Jones CA, Webster AC et al (2005) Antiviral medications to prevent cytomegalovirus disease and early death in recipients of solid-organ transplants: a systematic review of randomised controlled trials. Lancet 365: 2105–2115
28. Baldanti F, Lurain N, Gerna G (2004) Clinical and biologic aspects of human cytomegalovirus resistance to antiviral drugs. Hum Immunol 65: 403–409
29. Moss P, Rickinson A (2005) Cellular immunotherapy for viral infection after HSC transplantation. Nat Rev Immunol 5: 9–20
30. Henry SP, Miner RC, Drew WL et al (2001) Antiviral activity and ocular kinetics of antisense oligonucleotides designed to inhibit CMV replication. Invest Ophthalmol Vis Sci 42: 2646–2651
31. Dockrell DH (2003) Human herpesvirus 6: molecular biology and clinical features. J Med Microbiol 52: 5–18
32. Black JB, Pellett PE (1999) Human herpesvirus 7. Rev Med Virol 9: 245–62
33. Bhaduri-McIntosh S (2005) Human herpesvirus-8: Clinical features of an emerging viral pathogen. Pediatr Infect Dis J 24: 81–82
34. Young LS, Rickinson AB (2004) Epstein-Barr virus: 40 years on. Nat Rev Cancer 4: 757–768
35. Cohen JI (2003) Benign and malignant Epstein-Barr virus associated B-cell lymphoproliferative diseases. Semin Hematol 40: 116–123
36. Gottschalk S, Rooney CM, Heslop HE (2005) Post-transplant lymphoproliferative disorders. Annu Rev Med. 56: 29–44
37. Stevens SJ, Verkuijlen SA, van den Brule AJ, Middeldorp JM (2002) Comparison of quantitative competitive PCR with LightCycler-based PCR for measuring Epstein-Barr virus DNA load in clinical specimens. J Clin Microbiol 40: 3986–3992
38. Kuehnle I, Huls MH, Liu Z et al (2000) CD20 monoclonal antibody (rituximab) for therapy of Epstein-Barr virus lymphoma after hemopoietic stem-cell transplantation. Blood 95: 1502–1505
39. Heslop HE (2005) Biology and treatment of Epstein-Barr virus–associated Non-Hodgkin lymphomas. Hematology 2005: 260–266
40. Epidemiologisches Bulletin des Robert-Koch-Instituts (1999) RKI-Ratgeber Infektionskrankheiten. 1. Folge: Influenzavirus-Infektionen (Virusgrippe). 7: 42–45
41. Templeton KE, Scheltinga SA, Beersma MF, Kroes AC, Claas EC (2004) Rapid and sensitive method using multiplex real-time PCR for diagnosis of infections by influenza A and influenza B viruses, respiratory syncytial virus, and parainfluenza viruses 1, 2, 3 and 4. J Clin Microbiol 42: 1564–1569
42. Jefferson T, Deeks JJ, Demicheli V et al (2005) Amantadine and rimantadine for preventing and treating influenza A in adults. Cochrane Database Syst Rev CD001169
43. Moscona A (2005): Neuraminidase inhibitors for influenza. N Engl J Med 353: 1363–1373
44. Black CP (2003): Systematic review of the biological and medical management of respiratory syncytial virus infection. Respir Care 48: 209–231
45. Epidemiologisches Bulletin des Robert-Koch-Instituts (2004) RKI-Ratgeber Infektionskrankheiten. Erkrankungen durch Respiratory-Syncytial-Viren (RSV) 3: 23–26
46. Stalkup JR, Chilukuri S (2002) Enterovirus infections: a review of clinical presentation, diagnosis, and treatment. Dermatol Clin 20: 217–223
47. Epidemiologisches Bulletin des Robert-Koch-Instituts (2003) RKI-Ratgeber Infektionskrankheiten. Keratokonjunktivitis epidemica und andere Konjunktivitiden durch Adenoviren 7: 47–49
48. Naesens L, Lenaerts L, Andrei G et al (2005) Antiadenovirus activities of several classes of nucleoside and nucleotide analogues. Antimicrob Agents Chemother 49: 1010–1016
49. Ljungman P (2004) Treatment of adenovirus infections in the immunocompromised host. Eur J Clin Microbiol Infect Dis 23: 583–588
50. Hirsch HH, Steiger J (2003) Polyomavirus BK. Lancet Infect Dis 3: 611–623
51. Major EO, Amemiya K, Tornatore CS, Houff SA, Berger JR (1992) Pathogenesis and molecular biology of progressive multifocal leukoencephalopathy, the JC virus-induced demyelinating disease of the human brain. Clin Microbiol Rev 5: 49–73
52. Hirsch HH (2005): BK Virus: Opportunity makes a pathogen. Clin Infect Dis 41: 354–360
53. Whiley DM, Mackay IM, Sloots TP (2001) Detection and differentiation of human polyomaviruses JC and BK by LightCycler PCR. J Clin Microbiol 39: 4357–4361
54. Hirsch HH, Brenan DC, Drachenberg CB et al (2005) Polyomavirus-associated nephropathy in renal transplantation: interdisciplinary analyses and recommendations. Transplantation 79: 1277–1286

55 Epidemiologisches Bulletin des Robert-Koch-Instituts (2000) RKI-Ratgeber Infektionskrankheiten. 17. Folge: Hepatitis B. 33: 264–267
56 Liaw YF (1998) Hepatitis viruses under immunosuppressive agents. J Gastroenterol Hepatol 13: 14–20
57 Hui CK, Cheung WW, Au WY et al (2005) Hepatitis B reactivation after withdrawal of pre-emptive lamivudine in patients with haematological malignancy on completion of cytotoxic chemotherapy. Gut 54: 1597–1603
58 Epidemiologisches Bulletin des Robert-Koch-Instituts (2004) RKI-Ratgeber Infektionskrankheiten. Hepatitis C. 17: 264–267
59 Lauer GM, Walker BD (2005) Hepatitis C virus infection. N Engl J Med 5: 41–52
60 Hadziyannis SJ, Sette H, Morgan TR et al (2004) Peginterferon-alpha2a and ribavirin combination therapy in chronic hepatitis C: a randomized study of treatment duration and ribavirin dose. Ann Intern Med 140: 346?355
61 Antoniou T, Tseng AL (2005) Interactions between antiretrovirals and antineoplastic drug therapy. Clin Pharmacokinet 44: 111–145

P. Schütt,
M. R. Nowrousian

Prävention von Infektionen durch Vakzinierung

Infektionen durch Bakterien, Viren und Pilze stellen mit die häufigsten und schwerwiegendsten Komplikationen bei Tumorpatienten dar. Neben der durch die Tumorerkrankung bedingten Immunsuppression führt die chemotherapeutische Behandlung zu einer weiteren Immundefizienz. Bei manchen Tumorerkrankungen ist erst durch eine Intensivierung der Chemotherapie – zum Teil mit Einsatz von autologen oder allogenen Blutstammzellen – eine Heilung möglich geworden. Solche Therapiekonzepte bedingen eine ausgeprägte und lang andauernde Immunsuppression, die nicht nur zum gehäuften Auftreten von bakteriellen, sondern auch von viralen und mykotischen Infektionen führt. Neben der Hochdosis-Therapie mit autologer oder allogener Stammzelltransplantation führen aber auch Therapien mit dem Anti-CD52-Antikörper Alemtuzumab und mit Purinantagonisten wie Fludarabin oder Cladribin zu lang anhaltenden Lymphozytendepletionen, die zu einem erhöhten Risiko von opportunistischen Infektionen beitragen [1]. Auch die Splenektomie bedingt eine Immundefizienz, die mit einem erhöhtem Risiko für bakterielle Infektionen, wie z.B. Infektionen durch *Haemophilus influenzae* und *Neisseria meningitidis*, einhergeht. Pathogenetisch scheint hier die fehlende Filterfunktion der Milz bedeutend zu sein, eingekapselte Bakterien aus dem Blutkreislauf zu entfernen [2]. Neben der Antibiotikaprophylaxe stellen aktive und passive Impfungen Möglichkeiten dar, Patienten vor diesen lebensbedrohlichen Infektionen zu schützen. Während bei aktiven Impfungen mit attenuierten Lebendimpfstoffen bei immunsupprimierten Patienten in seltenen Fällen Virusreplikationen mit fatalen klinischen Verläufen beobachtet wer-

Tabelle I. Empfohlene Impfungen nach autologer und allogener Blutstammzelltransplantation (SZT) (modifiziert nach *Ljungman* et al. [3] und *Goldberg* et al. [7]).

Vakzine	Anzahl der Dosen	Zeit nach SZT
Inaktivierte Vakzine oder Toxoid		
Diphtherie, Tetanus, Pertussis[a]	3	6–12 Monate
S. pneumoniae	1	12 Monate
Haemophilus influenzae Typ B	3	6–12 Monate
Hepatitis B[b]		nur bei Risikopatienten, 6–12 Monate
Hepatitis A		nicht generell indiziert, ggf. bei Reisen in endemische Gebiete
Influenza	1	> 4–6 Monaten, Auffrischimpfungen erforderlich
Meningokokken	1	nach individueller Abwägung
Inaktivierter Polio-Impfstoff	3	6–12 Monate
Lebendimpfstoffe		
Masern, Mumps, Röteln	1	> 24 Monaten, nach individueller Abwägung, nur bei Pat. ohne Immunsuppression u. ohne GVHD
Varizellen		derzeit nicht generell indiziert, frühestens > 24 Monate
Tuberkulose (BCG Impfstoff)		kontraindiziert

[a] Pertussis-Impfung empfohlen nur für Kinder jünger als 7 Jahre
[b] nur bei Risikopatienten (siehe Text)

den, werden Totimpfstoffe in der Regel ohne größere Nebenwirkungen gut toleriert. Aufgrund von fehlenden Phase-III-Studien mit klinisch-relevanten Endpunkten kann die Effektivität von aktiven Immunisierungen bei Tumorpatienten nur eingeschränkt beurteilt werden. Der folgende Abschnitt versucht Empfehlungen verschiedener Gesellschaften – wie z.B. der EBMT oder des „Center for Disease Control and Prevention" – zu Impfungen bei Tumorpatienten und im Speziellen nach Blutstammzelltransplantation zusammenzufassen (siehe Tabelle I).

Haemophilus influenzae Typ B

Patienten nach Splenektomie oder nach Stammzelltransplantation haben ein erhöhtes Risiko für schwerwiegende Infektionen durch *Haemophilus influenzae* Typ B. Die HIB-Vakzine besteht aus Kapselpolysacchariden der Bakterien. Eine Impfung wird sowohl bei Patienten vor Splenektomie als auch bei Patienten nach autologer und allogener Stammzelltransplantation empfohlen [3–5].

Neisseria meningitidis

Tumorpatienten und solche nach Splenektomie haben ein erhöhtes Risiko von Infektionen durch Meningokokken. Der vorhandene Impfstoff schützt vor Infektionen durch die Serogruppen A, C, Y und W-135, nicht jedoch gegen die Bakterien mit der Serogruppe Typ B. Eine Impfung kann nach individueller Abwägung präoperativ vor Splenektomie und bei Patienten nach Blutstammzelltransplantation erwogen werden [3–5].

Streptococcus pneumoniae

Eine Impfung gegen Pneumokokken wird bei Tumorpatienten, insbesondere bei solchen mit malignen Lymphomen und bei splenektomierten Patienten empfohlen [2, 6]. Die Impfung sollte möglichst vor Einleitung einer Chemotherapie bzw. präoperativ erfolgen. Auch wird eine einmalige Impfung 12 Monate nach Blutstammzelltransplantation empfohlen [3].

Diphtherie und Tetanus

Diese Erkrankungen werden durch Toxine verursacht, die von den Bakterien *Corynebacterium diphtheriae* und *Clostridium tetani* produziert werden. Beide lebensbedrohliche Erkrankungen können durch Vakzinierungen verhindert werden. Beide Impfungen werden für Tumorpatienten in gleicher Dosis wie für gesunde Personen empfohlen [2]. Eine Impfung für Patienten nach Blutstammzelltransplantation wird 12, 14 und 24 Monate nach Transplantation empfohlen [3, 7].

Hepatitis-B-Virus

Eine Empfehlung für eine Impfung gegen Hepatitis B besteht bei Tumorpatienten, bei denen sexueller und häuslicher Kontakt zu HBsAg-positiven Personen besteht. Eine Impfung bei Tumorpatienten führt – ähnlich wie bei Patienten mit chronischem Nierenversagen oder hohem Alter – zu einem geringeren Ansprechen im Vergleich zu gesunden Personen [8, 9]. Eine Impfung soll nicht während der immunsuppressiven Therapie durchgeführt werden, und für Patienten nach Blutstammzelltransplantation wird die Impfung jeweils 12, 14 und 24 Monate nach Transplantation empfohlen [4].

Poliomyelitis

Seit 1998 wird anstelle des attenuierten Lebendimpfstoffs der inaktivierte Totimpfstoff der Serotypen I, II und III eingesetzt. Hierdurch kann die seltene (iatrogene) Impfpoliomyelitis bei immunsupprimierten Patienten nicht auftreten. Da Patienten nach Blutstammzelltransplantation ihre Immunität gegen Polio verlieren, wird bei diesen Patienten eine erneute Impfung gegen Polio unter Verwendung des inaktivierten Totimpfstoffs empfohlen [3, 4, 10–12].

Influenza

Eine Impfung gegen Influenza wird bei Tumorpatienten, auch bei solchen nach Blutstammzelltransplantation, empfohlen [3, 5, 13]. Die Vakzine gilt als gut verträglich, das Ansprechen auf die Immunisierung ist bei Patienten mit soliden Tumoren ähnlich dem der Allgemeinbevölkerung (ca. 70%), während bei Patienten mit hämatologischen Tumoren eine geringere Ansprechrate erzielt wird [13, 14]. Aufgrund der häufigen Antigenveränderungen sind jährliche (Auffrisch-)Impfungen zu Beginn der kalten Jahreszeit notwendig. Eine Impfung nach Blutstammzelltransplantation wird bereits nach 4–6 Monaten empfohlen [3].

Masern, Mumps, Röteln

Bei Masern, Mumps und Röteln wird ein attenuierter Lebendimpfstoff verwendet. Dieser kann bei immundefizienten Personen in seltenen Fällen zu einer verstärkten Virusreplikation mit tödlichem Ausgang führen [15]. Bei einer Studie an Patienten nach allogener Stammzelltransplantation wurden bei der Verwendung dieses Impfstoffes jedoch keine schwerwiegenden Nebenwirkungen beobachtet [16]. Die Impfung kann für Patienten 24 Monate nach Blutstammzelltransplantation nach individuellem Ermessen erwogen werden, eine begleitende Immunsuppression oder eine chronische GVHD gelten jedoch als Kontraindikationen [3, 7].

Tuberkulose

Eine Impfung gegen Tuberkulose unter Verwendung von Bacillus Calmette-Guérin (BCG) ist bei immunsupprimierten Patienten oder bei Patienten innerhalb von 24 Monaten nach Blutstammzelltransplantation kontraindiziert [7]. Unter Verwendung dieses Impfstoffes wurden disseminierte und fatale Infektionen bei immunsupprimierten Patienten beobachtet [17].

Literatur

1. Thursky KA, Worth LJ, Seymour JF, et al (2006) Spectrum of infection, risk and recommendations for prophylaxis and screening among patients with lymphoproliferative disorders treated with alemtuzumab*. Br J Haematol 132: 3–12
2. Arrowood JR, Hayney MS (2002) Immunization recommendations for adults with cancer. Ann Pharmacother 36: 1219–1229
3. Ljungman P, Engelhard D, de la Camara R et al (2005) Vaccination of stem cell transplant recipients: recommendations of the Infectious Diseases Working Party of the EBMT. Bone Marrow Transplant 35: 737–746
4. Sullivan KM, Dykewicz CA, Longworth DL et al (2001) Preventing opportunistic infections after hematopoietic stem cell transplantation: the Centers for Disease Control and Prevention, Infectious Diseases Society of America, and American Society for Blood and Marrow Transplantation Practice Guidelines and beyond. Hematology (Am Soc Hematol Educ Program) 392–421
5. Ullmann AJ, Karthaus M, Cornely OA (2004) [Vaccination of the immunocompromised host]. Wien Med Wochenschr 154: 218–225
6. Prevention of pneumococcal disease: recommendations of the Advisory Committee on Immunization Practices (ACIP). MMWR Recomm Rep 1997; 46: 1–24
7. Goldberg SL, Cicogna CE, Rowley SD et al (2003) Vaccinations against infectious diseases in hematopoietic stem cell transplant recipients. Oncology (Williston Park) 17: 539–554, 559; discussion 559–560, 564–565
8. Desmyter J, Colaert J, De Groote G et al (1983) Efficacy of heat-inactivated hepatitis B vaccine in haemodialysis patients and staff. Double-blind placebo-controlled trial. Lancet 2: 1323–1328
9. Hepatitis B virus: a comprehensive strategy for eliminating transmission in the United States through universal childhood vaccination. Recommendations of the Immunization Practices Advisory Committee (ACIP). MMWR Recomm Rep 1991; 40: 1–25
10. Ljungman P, Duraj V, Magnius L (1991) Response to immunization against polio after allogeneic marrow transplantation. Bone Marrow Transplant 7: 89–93
11. Parkkali T, Ruutu T, Stenvik M et al (1996) Loss of protective immunity to polio, diphtheria and Haemophilus influenzae type b after allogeneic bone marrow transplantation. APMIS 104: 383–388
12. Pauksen K, Hammarstrom V, Ljungman P et al (1994) Immunity to poliovirus and immunization with inactivated poliovirus vaccine after autologous bone marrow transplantation. Clin Infect Dis 18: 547–552
13. Ortbals DW, Liebhaber H, Presant CA et al (1977) Influenza immunization of adult patients with malignant diseases. Ann Intern Med 87: 552–557
14. Gross PA, Gould AL, Brown AE (1985) Effect of cancer chemotherapy on the immune response to influenza virus vaccine: review of published studies. Rev Infect Dis 7: 613–618
15. Watson JC, Hadler SC, Dykewicz CA et al (1998) Measles, mumps, and rubella – vaccine use and strategies for elimination of measles, rubella, and congenital rubella syndrome and control of mumps: recommendations of the Advisory Committee on Immunization Practices (ACIP). MMWR Recomm Rep 47: 1–57
16. Shaw PJ, Bleakley M, Burgess M (2002) Safety of early immunization against measles/mumps/rubella after bone marrow transplantation. Blood 99: 3486
17. Talbot EA, Perkins MD, Silva SF et al (1997) Disseminated bacille Calmette-Guerin disease after vaccination: case report and review. Clin Infect Dis 24: 1139–1146

A. Haas,
G. Maschmeyer

Onkologische Notfälle

Metabolische Entgleisungen

Hyponatriämie

Die Hyponatriämie kann eine lebensbedrohliche Komplikation einer Tumorerkrankung darstellen. Bei protrahierter Entstehung bleibt sie jedoch bis zu niedrigen Serumwerten um 120 mmol/l lange asymptomatisch. Die klinischen Symptome reichen von neurologischen Ausfallserscheinungen wie Erbrechen, Reizbarkeit, Verwirrtheit über generalisierte Krämpfe bis hin zum Koma.

Zunächst sind folgende Ursachen der Hyponatriämie zu bedenken:
- hypotone Hyperhydratation, hypotone Hypovolämie
- Nebenniereninsuffizienz
- Hypothyreose
- Nierenversagen, Diuretikanebenwirkungen
- SIADH.

Bei Tumorpatienten jedoch ist das Syndrom der inadäquaten ADH-Sekretion (SIADH) die häufigste Ursache einer Hyponatriämie. Für die Diagnose SIADH müssen folgende Kriterien erfüllt sein:
- Hypoosmolarität
- Urinosmolarität höher als Plasmaosmolarität
- Urin-Na über 24 h ohne Diuretika > 20 mmol/l
- Euvolämie, normale Nebennierenfunktion, normale Schilddrüsenfunktion, normale Nierenfunktion.

Das Syndrom der inadäquaten ADH-Sekretion kann vielfältige Ursachen haben. Sie sind in Tabelle I zusammengefasst [1]. Die Inzidenz beträgt beim kleinzelligen Bronchialkarzinom 15 %, beim nichtkleinzelligen Bronchialkarzinom dagegen nur 0,7 % und bei den Kopf-Hals-Tumoren 3 % [1, 4].

Angesichts der Vielfalt der Ursachen sind nach der Diagnosestellung des SIADH eine genaue Anamneseerhebung und der Einsatz bildgebender Verfahren erforderlich, sofern noch keine zugrunde liegende Tumorerkrankung bekannt ist.

Tabelle I. Ursachen eines SIADH [4].

Malignome
– Kleinzelliges Bronchialkarzinom
– Kopf-Hals-Tumoren
Medikamente
– Neuroleptika
– Carbamazepin
– Vincristin/ Vinorelbin
– Opiate
– Cyclophosphamid
Hirnerkrankungen
– Schädel-Hirn-Trauma/Hirnblutung
– Enzephalitis
– Zerebrale Thrombose
Lungenerkrankungen
– Bakterielle Pneumonie
– Tuberkulose
– Asthma
– Pilzpneumonie

Therapie

Die Substitutionsgeschwindigkeit des Natriums sollte sich unbedingt nach der Dynamik des Entstehens der Hyponatriämie richten. Anderenfalls ist bei zu rasch erfolgtem Ausgleich des Natriumserumspiegels in den Normbereich ein Dysäquilibrierungssyndrom zu befürchten [2]. Bei einem Ausgangswert von unter 110 mmol/l Natrium im Serum ist eine Anstiegsgeschwindigkeit von 0,5 mmol/l pro Stunde bis 120 mmol/l unproblematisch. Die Behandlung dieser Patienten sollte wegen der Gefahr einer pontinen Myelinolyse innerhalb einer Intensivtherapieeinheit erfolgen. Bei einer akuten Hyponatriämie können diese Dosierungen auch gefahrlos überschritten werden [3]. Bei protrahiert eingetretener, chronischer Hyponatriämie sollten in den ersten 24 Stunden nicht mehr als 10 mmol/l und in den ersten 48 Stunden nicht mehr als 18 mmol/l ausgeglichen werden [4].

Neben der Natriumzufuhr steht die Behandlung der Grunderkrankung im Vordergrund. Sollte aber die Therapie der zugrunde liegenden Erkrankung oder ein Absetzen des auslösenden Pharmakons nicht möglich oder nicht erfolgreich sein, kann das SIADH auch mit NaCl-Tabletten, Schleifendiuretika und einem ADH-Antagonisten bei Flüssigkeitsrestriktion durchgeführt werden. Zu den ADH-Antagonisten gehören Lithiumcarbonat (900–1200 mg) oder das Tetrazyklin Democlocyclin (600–1200 mg/d) [1]. Democlocyclin kann über eine internationale Apotheke bezogen werden.

Zusammenfassung

Die häufigste Ursache einer symptomatischen Hyponatriämie bei Tumorpatienten ist ein SIADH. Aber auch nicht-maligne Ursachen wie Medikamentennebenwirkungen oder Infektionen kommen bei derselben Patientengruppe als Auslöser in Frage. Die Ausgleichsgeschwindigkeit der Natriumsubstitution richtet sich nach der Dynamik der Entstehung der Hyponatriämie. Therapierefraktäre Fälle können mit Lithium behandelt werden.

Tumorkompressionsbedingte Notfälle

Vena-cava-superior-Syndrom – Obere Einflussstauung

Die Bezeichnung „obere Einflussstauung" bezieht sich auf einen vielgestaltigen Symptomenkomplex, der durch die mechanische Obstruktion der oberen Hohlvene entsteht. Im angloamerikanischen Sprachraum wird eher vom Vena-cava-superior-Syndrom gesprochen. Häufiger stellt eine externe Kompression durch raumfordernde Veränderungen im Hals- und oberen Thoraxbereich die Ursache dar. Seltener handelt es sich um intraluminale Obstruktionen wie Thrombosen oder direkten Tumoreinbruch.

Ätiologie

Noch bis vor ca. 100 Jahren waren es mehrheitlich benigne, entzündliche Erkrankungen, z.B. tuberkulöse Lymphknotenschwellungen, die zu einer oberen Einflussstauung führten. Die erste Beschreibung des Symptomenkomplexes findet sich bei William *Hunter* 1757 im Zusammenhang mit einem syphilitischen Aortenaneurysma [5].

Die symptomatische und auch zuweilen bedrohliche Abnahme des venösen Blutflusses aus dem Stromgebiet des Kopfes, Halses und der Arme ist gegenwärtig zu mehr als 90% der Fälle auf maligne Tumoren zurückzuführen. Zu den häufigsten Malignomen gehören über alle Altersgruppen mit 85% kleinzellige Bronchialkarzinome und Plattenepithelkarzinome der Lunge [6]. Etwa 10% der Patienten mit einem kleinzelligen Bronchialkarzinom und 2% der Patienten mit nicht-kleinzelligem Bronchialkarzinom zeigen bei der Erstdiagnose ihrer Erkrankung eine symptomatische Reduktion des venösen Rückstroms aus der oberen Hohlvene [7].

Bei den jungen Erwachsenen handelt es sich bei der obstruierenden Ursache am häufigsten um lymphoproliferative Erkrankungen. Aus unbekannten Gründen führt ein primär mediastinales Non-Hodgkin-Lymphom (PMNHL) in höherem Prozentsatz zu einem Vena-cava-superior-Syndrom als ein ebenfalls im Mediastinum lokalisierter Morbus Hodgkin. Es ist nur zu vermuten, dass hier die beim PMNHL in höherem Maß auftretende Sklerosierung verantwortlich zu machen ist (Tab. II).

Tabelle II. Ursachen der oberen Einflussstauung (Häufigkeit in %).

Maligne 90%	Benigne 10%

Bronchialkarzinom
– nicht-kleinzelliges
  Bronchialkarzinom 20–40%
– kleinzelliges
  Bronchialkarzinom 30–50%
	Gefäßbedingte Ursachen
	– ZVK/Port-Thrombose
	– Aortenaneurysma
	– Hämatom

Lymphom
– Non-Hodgkin-Lymphom
  (primär mediastinales NHL)
– Morbus Hodgkin
	Entzündliche Ursachen
	– Tuberkulose
	– Abszess
	– Sarkoidose
	– Histoplasmose
	– Lues
	– fibrosierende
	  Mediastinitis
	– Perikarditis

Lymphknotenmetastasen und andere Tumoren – extragonadaler Keimzelltumor – Sarkom	Tumoren – Mammakarzinom – Struma – Thymom – Dermoidzyste

Bei jüngeren Männern sollte immer auch an die Möglichkeit eines extragonadalen Keimzelltumors gedacht werden (Seminom, Teratom oder auch Mischtumoren). In der Klinik werden selten Metastasen solider Tumoren, die mediastinale Lymphknotenschwellungen verursachen, als Ursache für eine obere Einflussstauung erlebt. Bei einer solchen Konstellation sollte auch nach einer Thrombose gefahndet werden. Thrombotische Verschlüsse großer Gefäße als gelegentliche Ursache einer oberen Einflussstauung haben bei Tumorpatienten durch die in den letzten Jahren regelhafte Benutzung venöser Portsysteme und anderer zentralvenöser Katheter deutlich zugenommen [8]. In einem solchen Falle droht bei gleichzeitigem Vorhandensein eines zellulären und/oder humoralen Immundefekts zusätzlich die Infektion solcher Thrombosen. Benigne mediastinale Veränderungen wie eine radiogene fibrosierende Mediastinitis oder eine Histoplasmose stellen Raritäten unter den Ursachen für ein Vena-cava-superior-Syndrom dar.

Symptome

Die möglichen Symptome der oberen Einflussstauung sind in Tabelle III aufgeführt. Ob der Patient überhaupt die in jedem Falle vorhandene ödematöse Schwellung des Halses, Kopfschmerzen oder andere Zeichen wie eine vermehrt sichtbare Venenzeichnung der Schulter, Oberarme und später auch des Rumpfes bemerkt, hängt von der Dynamik des zugrunde liegenden Krankheitsprozesses ab. Bei langsamer Progredienz der mediastinalen Raumforderung bemerkt ein Teil der Patienten keinerlei Symptome bzw. registriert z.B. lediglich am Morgen vorübergehende Lidschwellungen oder eine Halsschwellung, die sich zunächst noch in den Tagesstunden zurückbildet. Eher zum Arzt führen solche Krankheitszeichen wie Heiserkeit, Dyspnoe und Hustenreiz. Auch beim Fehlen bedrohlicher Symptome wie Larynx- oder Zungenödem kann bereits eine ausgeprägte Kompression der Vena cava mit nur noch schlitzförmigem Restlumen bestehen. Neurologische Symptome reduzieren sich neben der Rekurrensparese meist auf Allgemeinsymptome wie Lethargie, Benommenheit und Kopfschmerzen. Insgesamt berichten lediglich 10–20 % der Patienten überhaupt über neurologische Veränderungen [9]. Ein typisches Zeichen bei der Selbstbeobachtung ist die subjektive und objektive Exazerbation aller Symptome bei flacher Lagerung. Die Patienten bevorzugen bereits spontan eine aufrechte Bett- und Schlafhaltung. Die gezielte Beobachtung der Lageabhängigkeit der beschriebenen Symptome ist auch für den erfahrenen Untersucher wegweisend. Bei der körperlichen Untersuchung fällt eine Stauung der Halsvenen und das Vorhandensein von Kollateralvenen an der ventralen Brustwand, im Schulterbereich und am proximalen Oberarm auf. In besonders ausgeprägtem Fall kann neben einer Zyanose auch ein Exophthalmus und Larynxödem zu beobachten sein. Sollte die Gefäßobstruktion proximal der Vena azygos liegen, ist mit einer weniger deutlich ausgeprägten Symptomatik zu rechnen. Eine vital bedrohliche Ausprägung nimmt die obere Einflussstauung mit der Entwicklung eines stauungsbedingten Hirnödems an. Aber auch in einer solchen Phase sind zerebrale Krampfanfälle seltene Ereignisse (siehe auch Tabelle III).

Tabelle III. Symptomatik einer oberen Einflussstauung.

Schwellung des Gesichts
Schwellung des Halses
Kopfschmerz
Rekurrensparese
Kongestion der Nasenschleimhaut
Periorbitale Schwellung
Zungenschwellung
Husten, Dyspnoe
Heiserkeit
Epistaxis, Hämoptoe
Kollapsneigung
Lethargie
Schmerzen
Benommenheit
Dysphagie

Diagnostik

Die Diagnose der oberen Einflussstauung ist bereits klinisch sicher möglich. Die radiologische Untersuchung zeigt typischerweise eine eher rechtsbetonte Verbreiterung des oberen Mediastinums, wobei ein unauffälliges p.a. Röntgen-Thoraxbild eine obere Einflussstauung keineswegs ausschließt. Bei bis zu 16 % der Patienten bleibt das Thoraxröntgenbild unauffällig [10]. Die anatomiebedingte Abflussbehinderung durch einen rechtsseitig lokalisierten Tumor ist etwa viermal häufiger [7].

Bei der Mehrheit der Patienten ist bei Diagnosestellung der Einflussstauung kein Tumorleiden bekannt. In den allermeisten Fällen, die typischerweise nicht perakut lebensbedrohend diagnostiziert werden, steht zunächst die exakte Diagnosestellung im Vordergrund vor der Therapieeinleitung. Nur in wenigen Ausnahmefällen vitaler Bedrohung ist eine sofortige Behandlung ohne vorherige definitive Diagnose zu rechtfertigen.

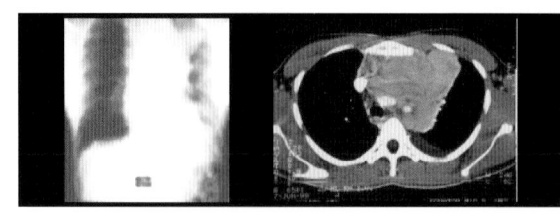

Abbildung 1. Junge Frau bei Erstdiagnose eines Morbus Hodgkin mit schwerer oberer Einflussstauung.

Bereits bei der Computertomographie des Thorax und der Halsweichteile ist in vielen Fällen eine artspezifische Einordnung, ob es sich um ein Lymphom, ein zentrales Bronchialkarzinom oder mediastinale Lymphknotenmetastasen handelt, möglich. Die Magnetresonanztomographie ist lediglich beim Vorhandensein von Kontraindikationen zur CT-Kontrastmittelanwendung indiziert. Beide Verfahren sehen neben der mediastinalen Raumforderung die typischen Kollateralen und die schlitzförmige Einengung oder fehlende Abgrenzbarkeit der Vena cava superior. Zwar lässt die Computertomographie im Kontext mit einer gründlichen anamnestischen Befragung, der bildgebenden Untersuchung des Abdomens und eventuell auch Tumormarkern wie NSE, AFP, β-HCG in vielen Fällen bereits sichere Schlüsse auf die Grunderkrankung zu, jedoch sollte auf eine histologische Untersuchung keinesfalls verzichtet werden. Bronchoskopische transbronchiale und CT-gestützte Nadelbiopsien erscheinen bei vordringlichem Verdacht auf ein solides Tumorleiden am besten geeignet. Beim Verdacht auf ein malignes Lymphom ist zu berücksichtigen, dass die Materialmenge und -qualität, die durch eine Nadelbiopsie gewonnen werden kann, nicht ausreichend ist für die zur Therapieplanung erforderlichen immunhistochemischen und bei T-Zell-Non-Hodgkin-Lymphomen unverzichtbaren molekularpathologischen Untersuchungen. Mediastinoskopien und Thorakotomien sind durchaus auch ohne Komplikationen möglich, erfordern jedoch besonders bei der Allgemeinanästhesie Rücksicht auf die verringerte therapeutische Breite der verwendeten Sedativa und Narkotika im Sinne eines Kreislauf- oder pulmonalen Versagens.

Therapie

Die Auswahl der Therapie hängt sowohl von der Schnelligkeit, mit der sich die Symptomatik entwickelt hat, als auch von der Art und dem Stadium der zugrunde liegenden Erkrankung ab. Darüber hinaus sind die Gesamtprognose und u.U. auch persönliche Wünsche des Patienten zu berücksichtigen. Bei Patienten mit malignen Lymphomen und Keimzelltumoren sollte die potenzielle Kurabilität beachtet werden. Transportfähigkeit und die Verfügbarkeit einer Strahlentherapie sind ebenso mitentscheidende Faktoren. Die Hochlagerung des Oberkörpers, Furosemid und andere Schleifendiuretika, eine Kochsalzrestriktion und O_2-Naseninsufflation sind nur eine geringe Hilfe [7]. Die forcierte Diurese kann bei thrombosebedingter Obstruktion die Situation auch eher verschlechtern. Im Falle einer thrombotischen Obstruktion als Ursache der oberen Einflussstauung steht die therapeutische Antikoagulation mit unfraktioniertem oder niedermolekularem Heparin außer Frage [12]. Die Indikation zur prophylaktischen Antikoagulation nach Cava-Stentimplantation wird bei unsicherer Datenlage von vielen Klinikern positiv entschieden [13]. Bei ZVK- oder portassoziierter Thrombose der Vena cava superior mit oberer Einflussstauung muss die Entfernung des Katheters unter Antikoagulation erfolgen. Bei auftretenden Embolien ist eine Fibrinolysetherapie zu erwägen.

Möglichst erst nach Vorliegen einer definitiven Histologie sollte über die Durchführung einer Chemotherapie und/oder Strahlentherapie entschieden werden. Unter der Voraussetzung einer ausreichenden Materialgewinnung kann bei den Patienten mit deutlich beeinträchtigender Symptomatik eine Behandlung begonnen werden. Problematischer sind die Therapieentscheidungen bei Manifestation der oberen Einflussstauung mit vital bedrohlichen Symptomen. Neben dem Hirnödem ist auch die Trachealkompression lebensbedrohlich und erfordert die Anlage eines Trachealstents. In einzelnen Fällen ist auch vor invasiver Diagnostik eine Dekompression der Vena cava superior mittels Stentimplantation erforderlich. Mit der Stentimplantation kann der Patient innerhalb kürzester Zeit eine Besserung seiner Beschwerden erfahren [7, 14]. Die Steroidmedikation sollte zur sicheren histologischen Diagnose bis zur Gewinnung repräsentativen Materials im Falle eines malignen Lymphoms auf die Behandlung vital bedrohlicher Zustände beschränkt bleiben.

Die Chemotherapie ist die Behandlung der Wahl für Lymphompatienten, Patienten mit kleinzelligem Bronchialkarzinom und Keimzelltumoren. Bei rechtzeitiger Histologie kann auch bei ausgeprägter Initialsymptomatik auf eine kombinierte Strahlentherapie verzichtet werden. Bei hoch malignen Lymphomen kann bereits innerhalb von 12–24 Stunden mit einer Symptomlinderung gerechnet werden. Beim kleinzelligen Bronchialkarzinom erreicht die alleinige Chemotherapie bei 80 % der Patienten eine ebenso rasche Besserung [7, 11]. Platinhaltige Chemotherapieschemata sind wegen der notwendigen intensiven intravenösen Hydrierung und der damit verbundenen Verstärkung der Stauung schwieriger durchführbar. Bei dringend notwendiger Prophylaxe eines Tumorlysesyndroms kann unter den Bedingungen von begrenzter Hydrierung neben der üblichen Harnalkalisierung das seit einiger Zeit verfügbare Präparat Rasburicase (Fasturtec®) erfolgreich angewendet werden (siehe auch Kapitel „Tumorlysesyndrom").

Bei Patienten mit nicht-kleinzelligem Bronchialkarzinom und Lymphknotenmetastasen anderer solider Tumoren ist eine primäre Strahlentherapie am raschesten in der Lage, die Symptome unter Kontrolle zu bringen. Bei der Behandlung des aggressiven Non-Hodgkin-Lymphoms sollte die Strahlentherapie lediglich eine notfallmäßige Behandlung vor Eingang der Histologie darstellen, anderenfalls ist durch eine reduzierte Perfusion eventuell eine beeinträchtigte Chemotherapiewirkung in Kauf zu nehmen. Das Zeitintervall bis zur Besserung der Symptomatik unter der Bestrahlung ist von der Grunderkrankung abhängig. Bereits 10–20 Tage nach Bestrahlungsbeginn tritt bei 80 % der Patienten mit kleinzelligem Bronchialkarzinom und bei 60 % der Patienten mit nicht-kleinzelligem Bronchialkarzinom eine Remission der Einflussstauung ein. Auch bei soliden Tumoren berichten Patienten bei Radiatio mit einer Steroidbegleitmedikation von 3 x 4–8 mg Dexamethason/Tag bereits nach wenigen Tagen eine Symptombesserung. Diese ist auf die antiödematöse und antiinflammatorische Wirkung zurückzuführen (reaktive inflammatorische Veränderungen in der Tumorumgebung und Prophylaxe eines radiogenen Ödems) [17–19]. Ergebnisse randomisierter Studien fehlen allerdings zur Steroidbegleitmedikation bei soliden Tumoren unter Bestrahlung [7].

Die Fraktionierung der Strahlendosis wird unterschiedlich gehandhabt. Einerseits werden unter der Annahme einer durchgreifenden antitumorösen Wirkung gerade in den ersten Behandlungstagen 3–5 Gy pro Sitzung appliziert. Andere Autoren bevorzugen die Anwendung hochfraktionierter Einzeldosen von bis zu 1 Gy zur Vermeidung eines zusätzlichen radiogenen Ödems [15, 16]. Die Anwendung höherer Einzeldosen wird eher bei bedrohlichen Ausmaßen der oberen Einflussstauung bevorzugt. Die höhere Inzidenz strahlenbedingter Nebenwirkungen ist mit den Verbesserungen der supportiven Therapie der letzten Jahre eher in den Hintergrund getreten. Vergleichende Studien für die verschiedenen Fraktionierungen existieren nicht.

Die Rezidivhäufigkeit des Vena-cava-superior-Syndroms beträgt ca. 1/10 bis 1/3 aller Patienten. Auch im Rezidiv kann ein selbstexpandierender Vena-cava-Stent erfolgreich zum Einsatz kommen. Andere Therapiestrategien hängen von der zugrunde liegenden Erkrankung ab.

Zusammenfassung

Die obere Einflussstauung beschreibt einen Symptomenkomplex reduzierten venösen Rückstroms aus dem Kopf, Hals und den oberen Extremitäten durch eine zentrale Venenokklusion mit Schwellung des Gesichts, Zunahme des Halsumfangs, Kollateralenbildung und Zyanose. In über 90 % liegt dieser Situation eine maligne Erkrankung, meist ein Bronchialkarzinom zugrunde. Sehr selten besteht bei der Manifestation eine perakute Notfallsituation, so dass im Regelfall eine Punktionshistologie vor Therapiebeginn zu gewinnen ist. Die Indikation zu operativen Maßnahmen sollte sehr zurückhaltend gestellt werden. Bei schwerer und rasch progredienter Symptomatik und in der Rezidivsituation ist die Stentimplantation in die Vena cava superior empfehlenswert. Bei kleinzelligen Bronchialkarzinomen, aggressiven Lymphomen und Keimzelltumoren kann die primäre Therapie eine reine chemotherapeutische Behandlung sein, bei anderen malignen Grunderkrankungen ist die primäre Strahlentherapie oder auch die kombinierte Strahlenchemotherapie vorteilhafter.

Intrakranielle Drucksteigerung

Bei jedem vierten Patienten mit letalem Malignom kommt es im Krankheitsverlauf zu einer Hirnmetastasierung, insbesondere bei Bronchial- und Mammakarzinomen sowie beim malignen Melanom [21]. Oft führen die Hirnfiliae zum Tode.

Symptome

Die klinische Symptomatik von Hirnmetastasen ist wie auch bei anderen Raumforderungen, die den Hirndruck steigern, meist mit Kopfschmerzen, Übelkeit, Erbrechen, Wesensveränderungen, Krampfanfällen (Tab. IV) und fokal-neurologischen Ausfällen verbunden. Ein vom Patienten berichtetes morgendliches Nüchternerbrechen ist ein deutlicher klinischer Hinweis auf die Hirndrucksteigerung. Hämorrhagische Komplikationen (Einblutungen in die Metastasen) führen zu insultähnlichen klinischen Bildern und kommen besonders bei Melanommetastasen, Keimzelltumoren und Nierenzellkarzinomen vor. Sehstörungen sind häufig bei einem Papillenödem zu finden und Nackensteife deutet auf eine Liquorzirkulationsstörung mit Ausbildung eines Hydrozephalus hin. Zu einer vital bedrohlichen Situation kommt es im Rahmen einer Einklemmung im Bereich der Schädelforamina.

Tabelle IV. Differentialdiagnose Krampfanfall beim Tumorpatienten.

Metastasen	z.B Bronchialkarzinom, Mammakarzinom, Melanom, Keimzelltumor
Metabolische Ursachen	z.B. Hyponatriämie
Medikamentennebenwirkung	Zytostatika (Busulfan, Ifosfamid, Etoposid, Chlorambucil)
Chinolone	
Opiate, Xanthinoxidasehemmer	
Zerebrale Infarkte	Thrombophilie (paraneoplastisch, Asparaginase)
ZNS-Infektionen	septische Embolien
Aspergillom	
Disseminierte bakterielle, mykotische oder parasitäre Infektion	
ZNS-Blutungen	in der Thrombopenie, DIC
bei arteriellem Hypertonus	
Paraneoplastische Enzephalitis	Limbische Enzephalitis u.a. bei Mammakarzinom, Bronchialkarzinom
Radiogen	fakultativ reversible Demyelinisierung

Diagnostik

Die Diagnose ist zwar im Kontrastmittel-Computertomogramm im positiven Falle rasch, aber durch falsch-negative Darstellung nicht immer zuverlässig zu stellen. Typischerweise bilden Hirnfiliae ringförmige Läsionen mit Randenhancement, umgeben von einer hypodensen, ödematösen Schwellungszone. Bei stärkerem Hirndruck kommt es zum Verstreichen der Gyri. Besonders bei nur fokal-neurologischen Ausfällen ohne die vorbeschriebenen Allgemeinsymptome kann eine Metastase bei falschnegativem Computertomogramm allein in der Magnetresonanztomographie darstellbar sein.

Therapie

Auch ohne klare ätiologische Zuordnung ist bei einer drohenden Einklemmung, insbesondere bei deutlichem Umgebungsödem, die hoch dosierte Gabe von Dexamethason (anfangs 2–3 × täglich 24 mg) erforderlich. Patienten mit unklarer Ätiologie der Herde sollten einer stereotaktischen Biopsie unterzogen werden. Bei multilokulärem Hirnbefall durch Metastasen ist eine Ganzhirnbestrahlung unter begleitender Dexamethasongabe indiziert. Die Dexamethasondosis kann bei klinischer Besserung von anfangs 3 × 8 mg auf 3 × 4 mg reduziert und je nach Therapieerfolg nach Abschluss der Radiatio ausschleichend beendet werden. Solitäre Metastasen sollten, besonders bei jüngeren Patienten, reseziert und anschließend nachbestrahlt werden.

Auf die Therapie der differentialdiagnostisch neben den Metastasen möglichen anderen Ursachen der Hirndrucksteigerung kann an dieser Stelle nur in wenigen, zusammenfassenden Sätzen eingegangen werden.

Zusammenfassung

Hinter einer intrakraniellen Drucksteigerung verbirgt sich beim Tumorpatienten häufig eine intrazerebrale Metastasierung. Die Differentialdiagnose reicht von anderen tumorassoziierten Veränderungen über therapiebegleitende Ursachen bis zu Erkrankungen, die von Tumoren völlig unabhängig auftreten. Hirnmetastasen sollten als solitäre Metastase reseziert, bei multiplem Auftreten (bei unbekanntem Primärtumor nach histologischer Sicherung) ganzhirnbestrahlt werden. Eine effektive symptomatische Therapie ist meist bereits mit der antiödematösen Dexamethasongabe möglich.

Bei kardialen Embolien und anderen thromboembolischen Veränderungen ist eine Heparinisierung indiziert, bei ZNS-Infektionen unter Immunsuppression eine antiinfektive Behandlung mit ZNS-gängigen Substanzen und eine Sekundärprophylaxe erforderlich. Metabolische Enzephalopathien sind meist rasch reversibel. Medikamente mit möglicherweise die Krampfschwelle senkender Nebenwirkung sollten vor allem in der Therapieplanung mit ihren möglichen Interaktionen sorgfältig Beachtung finden. Bei Verfügbarkeit kann ein Blutspiegelmonitoring hilfreich sein.

Kompression des Spinalkanals

Die gefürchtete Komplikation einer spinalen Kompression mit drohendem Querschnittssyndrom betrifft 5–10% aller Patienten mit malignen Erkrankungen (Tab. V, Abb. 2) [22]. Bei jedem 10. Tumorpatienten ist eine solche Symptomatik sogar die Erstmanifestation der malignen Erkrankung. Das Achsenskelett ist häufiger als andere Skelettabschnitte von der meist epidural wachsenden Metastasenmanifestation betroffen. Die mediane Überlebenszeit dieser Patientengruppe liegt bei nur 2–6 Monaten [23].

Tabelle V. Häufigkeit der Tumoren, die eine spinale Kompression verursachen [25].

Mammakarzinom (oft multilokulär) 22 %
Bronchialkarzinom 15 %
Prostatakarzinom (oft multilokulär) 10 %
Lymphome, Multiples Myelom 10 %
Sarkome 9 %
Nierenzellkarzinom 7 %
Gastrointestinale Tumoren 5 %
Melanom 4 %
CUP 4 %
Kopf-Hals-Tumoren 3 %
Andere 11 %

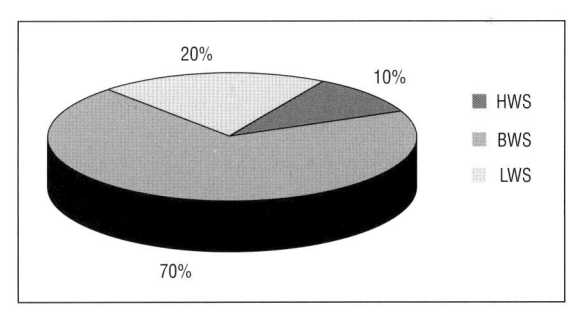

Abbildung 2. Häufigkeit der Lokalisation im Achsenskelett.

Die Myelonkompression entsteht in den meisten Fällen über die Vergrößerung des Pediculus arcus vertebrae mit nachfolgendem Druck auf die darunterliegende Dura mater oder auch durch das Wachstum der Metastase *per continuitatem* über die Hinterkante des Wirbelkörpers hinaus. Das kontinuierliche Wachstum durch das Foramen ovale hindurch ist besonders bei Patienten mit Lymphomen und Myelomen zu finden [22, 24]. Die Schädigung des Myelons hat pathophysiologisch mehrere Aspekte. Einerseits kommt es zur Obstruktion des epiduralen Gefäßsystems und einem Ödem. Die lokale inflammatorische Zytokinausschüttung verstärkt den Blutfluss und wiederum die Ödembildung. Die mechanische Kompression des Blutflusses führt aber andererseits auch zu einer ischämischen Schädigung des Myelons.

Symptome

Initial berichten die Patienten über lokale Schmerzen, im Thoraxbereich oft ringförmig. Typischerweise verstärken sie sich beim Husten, Niesen und bei Bewegungen. Radikuläre Symptome im Hals- und Lumbalbereich können ein- oder beidseitig auftreten. Diese Lokalsymptome bleiben zum Teil Monate ohne neurologische Ausfallserscheinungen. Das Lhermitte-Zeichen (Dysästhesien wie Kribbelmissempfindungen oder einschießende elektrische Impulse im Rumpfbereich) ist bereits ein klinisch zuverlässiger Hinweis auf eine spinale Kompression. Störungen der Blasen- und Mastdarmfunktion sind in den meisten Fällen bereits Spätzeichen [26]. Leider leiden auch einige Patienten bereits an einer Tetraplegie bei der Manifestation einer spinalen Kompression.

Bereits bei der körperlichen Untersuchung lässt sich durch vorsichtige passive Bewegungen und damit eine Schmerzprovokation die Lokalisation der Kompression eingrenzen. Gelegentlich sind neben quantitativen Einschränkungen (Taubheit) auch Störungen der Sensibilitätsqualitäten wie Tiefensensibilität und Vibrationsempfinden zu beobachten. Motorische Lähmungen deuten sich oft mit Verspannungen, Muskelschwäche oder Spastik an. Im LWS-Bereich ist neben den radikulären Zeichen des Nervus ischiadicus auf Zeichen eines Caudasyndroms zu achten. In Zweifelsfällen kann insbesondere bei der Frau auch eine sonographische Restharnbestimmung hilfreich sein. Eine Restharnmenge von mehr als 150 ml kann auf eine spinale Kompression hindeuten.

Alle Patienten mit typischen Schmerzsymptomen oder auch beginnenden neurologischen Ausfällen bedürfen der umgehenden Einleitung geeigneter diagnostischer Maßnahmen und bei motorischen oder vegetativen Paresen parallel auch gezielter therapeutischer Intervention. Bei begründetem klinischem Verdacht auf eine spinale Kompression ist die Medikation mit Dexamethason zu empfehlen. Dosierungen können je nach klinischer Situation von 3 × 8 mg bis 4 × 24 mg/Tag gewählt werden. Bei der Therapieeinleitung ist zu bedenken, dass bereits nach 24- bis 48-stündigem Bestehen der initialen motorischen Ausfälle von einer Irreversibilität ausgegangen werden muss. Besonders wenn die weiterführende Untersuchungstechnik am Ort nicht verfügbar ist und der Patient verlegt werden muss, sollte der Behandlungsbeginn nicht verzögert werden.

Differentialdiagnostisch ist auch bei bekanntem Tumorleiden und den oben beschriebenen Symptomen an folgende Erkrankungen zu denken:
– osteoporotische Sinterungsfrakturen
– Bandscheibenvorfälle

- Spondylodiszitis und Abszess
- ossäre Tuberkulose
- Lymphangiosis carcinomatosa bzw. lymphomatosa
- epidurale Hämatome
- intraspinale Zysten, spinale Lipomatose und andere benigne Tumoren
- radiogene Myelopathie

Diagnostik

Die erste bildgebende Diagnostik sollte ein konventionelles Röntgenbild sein. Darin kann die Auslöschung der kleinen Wirbelgelenke, auch als zwinkernde Eule („winking-owl sign") bezeichnet, ein typisches Zeichen der Zerstörung des Pediculus arcus vertebrae, zu sehen sein. Ein Normalbefund schließt keinesfalls eine tumoröse Spinalkompression aus. Die Magnetresonanztomographie der Wirbelsäule ist die zuverlässigste Methode zur Abklärung der suspekten Beschwerden. Sie detektiert bei 10–25 % der Patienten mit spinaler Kompression multiple epidurale Raumforderungen [27]. Da die Methode einen zuverlässigen Kontrast zwischen den Geweben bietet, kann sie differenziert intraspinale, extra- oder intradurale Tumoren darstellen. Bei der Stabilitätsbeurteilung infiltrierter oder gesinterter Wirbelköper ist die Computertomographie der Magnetresonanztomographie überlegen. Nur bei Kontraindikationen gegen das MRT ist eine Myelographie sinnvoll. Bei Patienten ohne bereits bekannten Primärtumor sind Thoraxröntgenbild, Mammographie, PSA und abdominelles CT die nächsten sinnvollen weiterführenden Untersuchungen. Eine histologische Sicherung per CT-gestützte Nadelbiopsie ist bei unbekanntem Primärtumor zwar wünschenswert, darf aber besonders bei progredienter Neurologie die Therapie nicht verzögern. Bei nicht-tumoröser Genese ist im Allgemeinen eher die chirurgische Therapie indiziert.

Therapie

Neben der Schmerzlinderung sind die Wiederherstellung intakter neurologischer Funktionen bzw. die Vermeidung von neurologischen Ausfällen die vordringlichen Behandlungsziele. In den meisten Fällen wird sich nach der Dexamethasongabe die lokale Bestrahlung anschließen. Retrospektive Studien konnten in Bezug auf die Funktionalität keinen Vorteil des kombinierten operativen und strahlentherapeutischen Vorgehens gegenüber der alleinigen Bestrahlung feststellen [29]. In einer randomisierten Untersuchung an 101 Patienten 2003 wurde eine Überlegenheit des kombinierten Vorgehens bei nicht gehfähigen Patienten festgestellt [30]. Wenn zum Zeitpunkt der Diagnosestellung der spinalen Kompression eine ambulante Radiatio möglich ist, so können ca. drei Viertel der Patienten auch weiterhin ambulant bestrahlt werden. Dagegen werden nur etwa 10 % der Patienten mit Paraplegie wieder gehfähig [22]. Bei perakuter Verschlechterung der neurologischen Symptome, intraspinalen Knochenfragmenten, unklarer Ätiologie und nicht-strahlensensiblen Tumoren wie Nierenzellkarzinomen und Melanomen sollte eine primär operative Entlastung des Myelons angestrebt werden. Auch bei einer funktionellen Verschlechterung der Symptomatik unter der Radiatio sollte erneut Rücksprache mit den Operateuren genommen werden. Der lange üblichen Laminektomie wird heute eher die Resektion des anterioren Wirbelkörpers mit stabilisierenden Maßnahmen vorgezogen [28]. Dabei ist eine Schnellschnittuntersuchung vor ausgedehnten Resektionen empfehlenswert. Eine systemische Chemotherapie ist bei Patienten mit chemosensiblen Tumoren wie Myelom oder Lymphomen indiziert, wenn ein operativer Eingriff nicht in Frage kommt.

Zusammenfassung

Patienten mit einem spinalen Kompressionssyndrom bedürfen einer sofortigen umfassenden Diagnostik unter Einschluss der Magnetresonanztomographie. Das weitere Vorgehen ist interdiziplinär und individuell festzulegen (alleinige Strahlentherapie, kombinierte operative Therapie und anschließende Radiatio). Eine alleinige Chemotherapie ist nur in seltenen Fällen erfolgversprechend. Operative Entlastung ist indiziert bei rasch progredienten neurologischen Ausfällen und unbekanntem Primärtumor.

Atemwegsobstruktion

(Siehe auch Kapitel „Pneumologische interventionelle Therapie".)

Die Atemwegsobstruktion im Rahmen von Malignomen kann in jeder Etage des Respirationstrakts durch lokales Tumorwachstum oder eine Kompression von außen verursacht werden. Die häufigste Ursache einer malignen Obstruktion der oberen Atemwege ist die Invasion durch ein Larynxkarzinom, Bronchialkarzinom, aber auch durch einen Ösophagustumor, eine Schilddrüsenraumforderung und mediastinale Tumoren. Metastasen anderer Primärtumoren wie Mammakarzinome, Nierenzellkarzinome und Kolonkarzinome obstruieren ebenfalls entweder durch endobronchiales Wachstum oder auch durch Kompression von außen bei Lymphknotenmetastasen [31, 32].

Symptome

Die Patienten beklagen Luftnot, fallen gelegentlich aber auch durch ihren Stridor, Hustenreiz oder die veränderte Stimme auf. Hämoptysen sind als Erstmanifestation besonders bei Bronchialkarzinomen möglich [31]. Die postobstruktive Pneumonie führt bei obstruierten tiefen Atemwegen oft zur Diagnose eines Bronchialkarzinoms. Bei unplausiblen rezidivierenden Pneumonien sollte immer auch eine tumoröse Genese gesucht werden.

Diagnostik

Die Röntgenthoraxaufnahme kann nur in fortgeschrittenen Tumorstadien Aufklärung bieten. Dagegen wird die Computertomographie neben der Diagnose der Obstruktion auch die Ausdehnung zeigen und auch bereits artdiagnostische Hinweise geben. Eine Panendoskopie ist die Untersuchung der Wahl bei Larynxprozessen. Die Bronchoskopie ist zum Teil erst nach symptomlindernder Therapie möglich, dann aber umso wichtiger für eine Gewebediagnose. Bei der Ösophagoskopie kann die makroskopische und histologische Verdachtsdiagnose eines die Trachealwand infiltrierenden Ösophaguskarzinoms bestätigt werden. Fisteln mit Aspirationen als Ursache einer Atemwegsobstruktion lassen sich allerdings schlecht in der Endoskopie darstellen [33]. Hier ist die radiologische bariumfreie Kontrastmitteldarstellung des Schluckaktes hilfreich.

Therapie

Sauerstoffinsufflationen im Gemisch mit befeuchteter Luft, Dexamethason und eine anxiolytische Therapie können dem Patienten Linderung verschaffen. Oberhalb des Larynx ist die Tracheotomie unumgänglich. Tiefer gelegene, intraluminale tumoröse Obstruktionen können mittels endobronchialer Nd-Yag-Lasertherapie oder Argon-Plasma-Koagulation angegangen werden. Die Argon-Plasma-Koagulation hat jedoch eine geringe Eindringtiefe. Mittels YAG-Laser ist auch eine Blutstillung bei Hämoptysen möglich [31]. Nach Desobliteration kann es sinnvoll sein, das Ergebnis wegen des rasch wieder zu erwartenden Tumorwachstums mit einem Stent oder einer lokalen Radiatio zu konsolidieren. Auf die insbesondere bei externer Kompression indizierte Tracheal- oder Bronchialstentimplantation muss der Patient gut vorbereitet werden, da mit fremdkörperbedingtem Hustenreiz trotz Antitussiva wie z.B. Codein zu rechnen ist. Der Stent darf nicht zu klein gewählt werden, da sonst die Dislokationsrate höher ist [34]. Eine perkutane Bestrahlung oder auch eine endoluminale Brachytherapie führen meist zu rascher Besserung. Immer ist auch je nach Gesamtsituation der Tumorerkrankung eine chirurgische Intervention zu prüfen und bei lokalisierten Prozessen zu bevorzugen.

Zusammenfassung

Im Bereich der Atemwegsobstruktionen ist die Erkennung sich anbahnender Prozesse für den Tumorpatienten lebenswichtig. Neben der Computertomographie ist die Bronchoskopie die wichtigste diagnostische Methode um endoluminale Obstruktionen von einer externen Kompression zu differenzieren und histologisch abzuklären. Behandlungsmöglichkeiten bestehen bei endoluminalen Prozessen in mechanischer Rekanalisation, dem Einsatz des Nd-YAG-Lasers, der Argon-Plasma-Koagulation und der Brachytherapie. Die perkutane Radiatio und Stentimplantation werden eher bei einer Kompression von außen angewendet. Die Therapieschritte sollten interdisziplinär abgestimmt werden.

Gastrointestinale Stenosen

(Siehe auch Kapitel „Gastroenterologische interventionelle Therapie".)

Rezidivierende Darmverschlüsse kommen sehr häufig in den Spätstadien von kolorektalen Karzinomen und Ovarialkarzinomen vor, gelegentlich aber auch bei Tumoren anderer Primärlokalisation und abdomineller Metastasierung (Abb. 3 und 4). In diesen Fällen handelt es sich dann aber häufig um eine Pseudoobstruktion bei Infiltration der Mesenterialwurzel, direkter Infiltration der Muskulatur der Darmwand oder auch einer toxischen vegetativen Polyneuropathie durch Vincaalkaloide oder um eine paraneoplastische Polyneuropathie beim kleinzelligen Bronchialkarzinom. Bei Dünndarmstenosen muss auch an die seltene Möglichkeit von Melanommetastasen gedacht werden.

Typisch für die abdominelle Metastasierung mit nachfolgendem Ileus sind multilokuläre Obstruktionen. Dies ist auch bei den im Dünndarmbereich sich manifestierenden malignen Lymphomen zu beobachten [35].

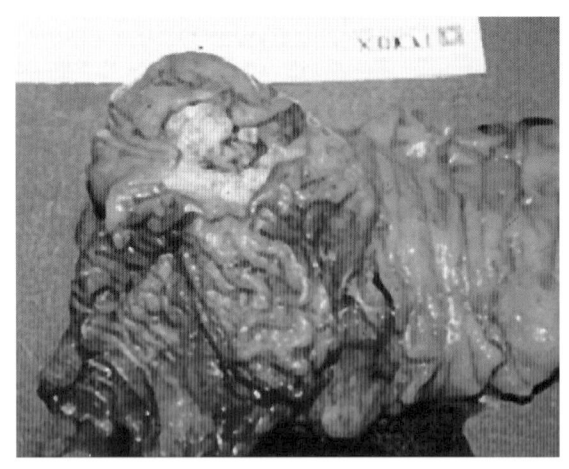

Abbildung 3. Appendixkarzinoid.

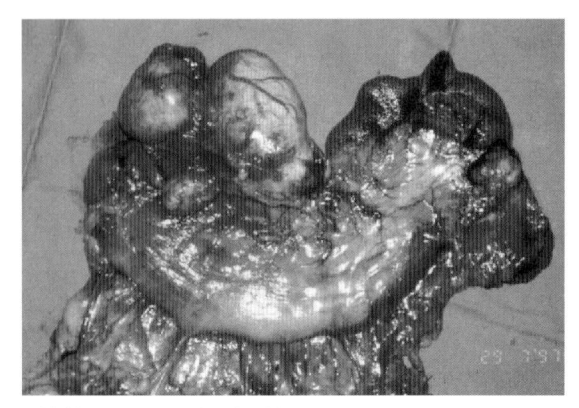

Abbildung 4. Magenkarzinoid.

Symptome

In den meisten Fällen geht dem Ileus eine Phase wechselnden Stuhlverhaltens zwischen Diarrhöepisoden und Obstipation voraus, wobei die Patienten bereits über krampfartige Schmerzen klagen. Differentialdiagnostisch können diese Schmerzen aber auch durch Leberkapselschmerz bei hepatischer Metastasierung, Meteorismus oder Plexusinfiltration verursacht sein. Die abdominellen Schmerzen sind bei sich entwickelndem Darmverschluss meist von intermittierendem Erbrechen begleitet. Bei komplettem Darmverschluss besteht ein Stuhlverhalt.

Diagnostik

Die körperliche Untersuchung zeigt regelmäßig ein geblähtes Abdomen mit tympanitischem Klopfschall, nicht in allen Fällen mit Peritonealkarzinose auch den erwarteten Aszites, zum Teil hochgestellte Darmgeräusche oder auch eine Darmparalyse. Die Abdomenleeraufnahme zeigt erweiterte Darmschlingen im Dünn- und/oder Dickdarmbereich und multiple Flüssigkeitsspiegel in den Darmschlingen.

Therapie

Die Therapie sollte immer interdisziplinär erfolgen und sich an den Gesamtzustand des Patienten und den Status der Grunderkrankung anpassen. Die mittlere Lebenserwartung von Patienten mit einer intestinalen Obstruktion beträgt nur 3–4 Monate. Unilokuläre Obstruktionen sollten wenn möglich chirurgisch reseziert werden, ansonsten sollte prästenotisch abgeleitet (Witzel-Fistel, PEG, Jejunalkatheter, perkutane Gallenwegsdrainage, doppelläufiger Anus praeter) oder ein innerer Bypass angelegt werden (biliodigestive Anastomose, Gastroenterostomie, Enteroenterostomie). Bei multilokulären Obstruktionen stellt eine chirurgische Intervention oft nur kurzfristige Hilfe dar [36]. Selbstexpandierende Metallstents sind im Bereich des Ösophagus oder Magens unproblematisch möglich und bedeuten eine rasche Linderung. Je nach Krankheitsstatus und Allgemeinzustand des Patienten werden sie auch zur Vorbereitung der definitiven operativen Versorgung benutzt [37]. In jüngerer Zeit sind auch gute Erfahrungen mit dieser überbrückenden Versorgung mit Stents im linken Kolonrahmen berichtet worden [38, 39]. Neben der eigentlichen Stenose sind auch gleichzeitig die Folgekrankheiten der Stenosen zu behandeln, wie z.B. Cholangitis, Pankreatitis, Durchwanderungsperitonitis, Aspirationspneumonie.

Zusammenfassung

Gastrointestinale Obstruktionen kommen sowohl als direkte Tumorfolge – wie bei Peritonealkarzinose oder intraluminalem Tumorwachstum – als auch indirekt als Folge einer muskulären oder Innervationsstörung des Darmtonus vor. Sie sind bei den kolorektalen Karzinomen und bei den Ovarialkarzinomen am häufigsten und charakteristischerweise multilokulär. Die Therapieschritte sind sehr vom Tumorstatus und Allgemeinzustand des Patienten bestimmt und bestehen in sowohl chirurgischer Resektion, prästenotischer Ableitung als auch innerer Bypassanlage. Ebenfalls sind als Palliativ- oder Überbrückungsmaßnahme Stentimplantationen möglich.

Tumorbedingte obstruktive Nephropathie – postrenales Nierenversagen

Eine Harnabflussstörung tritt häufig bei Patienten mit Malignomen der Prostata oder bei Patientinnen mit Zervixkarzinom auf. Auch die raumfordernde Metastasierung anderer Tumoren in die ureternahen retroperitonealen Lymphknoten kann eine obstruktive Nephropathie zur Folge haben. Gelegentlich führt eine nach Bestrahlung eintretende Fibrosierung zu einer Striktur des Ureters. Die retroperitoneale Fibrosierung kommt auch im Rahmen eines paraneoplastischen Morbus Ormond vor. Die Harnwegsobstruktion kann durch eine meist schleichende, zuweilen aber auch akute, ein- oder beidseitige Hydronephrose mit druckbedingter Atrophie des Nierenparenchyms bis zum terminalen Nierenversagen führen.

Symptome

Die Patienten berichten je nach Dynamik über leicht ziehende oder heftig einsetzende Flankenschmerzen. Rezidivierende Harnwegsinfektionen, ein langsam stetiger Anstieg der Retentionswerte sowie eine anhaltende Proteinurie und Hämaturie sollten bei Patienten mit Tumorerkrankungen auch an die Möglichkeit einer Harnwegsobstruktion denken lassen. Bei einer Makrohämaturie kann auch die direkte tumoröse Ureteren- oder Blaseninfiltration Ursache der Obstruktion darstellen [40]. Einzelne Patienten berichten auch über einen unplausiblen Wechsel der Harnmenge bis zu alternierenden anurischen und polyurischen Phasen.

Diagnostik

Eine einfache Ultraschalluntersuchung gibt meist bereits Aufschluss über die Ureterobstruktion und das Ausmaß der Nierenstauung. Vor invasiven Entlastungen bei beidseitiger Stauung kann eine Seitendifferenzierung mittels einer Nierenfunktionsszintigraphie sinnvoll sein. Bei der retroperitonealen Fibrosierung im Rahmen eines paraneoplastischen Morbus Ormond kommt es erst spät zur beidseitigen Verengung der Ureteren. Ein Frühzeichen dieser Erkrankung ist die Medialisierung und Parallelisierung der Ureteren im Ausscheidungsurogramm oder in der Spätaufnahme nach Kontrastmittel-CT.

Therapie

Heftige Flankenschmerzen bei rascher Dynamik, eine Infektion des gestauten Harns mit der Gefahr einer Urosepsis und eine Fistelbildung sind Indikationen zur sofortigen Wiederherstellung des Harnflusses. Sogenannte JJ-Katheter schienen den Ureter und können in lokaler Anästhesie und Sedierung eingelegt werden. Lediglich bei sehr derben Raumforderungen ist der Kompressionsdruck unter Umständen höher als die Steife der Schiene, so dass es nach 1–2 Tagen erneut zur Obstruktion kommen kann [41]. Daher sind sonographische Verlaufskontrollen sinnvoll. In den ersten Tagen nach Anlage einer solchen Schiene beklagen die meisten Patienten prozedur- und fremdkörperbedingte dysurische Beschwerden, die jedoch auf eine Behandlung z.B. mit Indometacin gut ansprechen [42]. Alternativ ist auch die Anlage eines Nephrostoma möglich. Bei Harnblasen- oder Harnröhrenobstruktion ist ein suprapubischer Blasenkatheter indiziert. Besonders unangenehm ist eine Harnblasentamponade bei hämorrhagischer Zystitis. Seit der prophylaktischen Anwendung von 2-Mercaptoethansulfonat (Mesna) und Prävention durch hohe Harnvolumina ist diese Komplikation ein in der Onkologie seltenes Ereignis geworden [43]. In diesem Falle sind nach endoskopischer Extraktion der Koagel Blasenspülkatheter hilfreich. Der Harnverhalt durch opiathaltige Schmerzmittel ist durch die vorübergehende Anlage eines Blasenkatheters und Umstellung der Medikation leicht zu überwinden.

Zusammenfassung

Eine chronische Harnabflussstörung kann zum terminalen Therapieversagen führen und ist daher obligat entlastungsbedürftig. Dabei ist die innere Harnleiterschienung dem Nephrostoma vorzuziehen. Bei infizierter Harnstauung ist neben der antibiotischen Behandlung eine sofortige Entlastung notwendig.

Literatur

1. Garrett CA, Simpson TAJ (1998) Syndrome of inappropriate antidiuretic hormone associated with vinorelbine therapy. Ann Pharmacother 32: 1306–1309
2. Norenberg MD, Leslie KO, Robertson AS (1982) Association between rise in serum sodium and central pontine myelinolysis. Ann Neurol 11: 128–135
3. Moritz ML, Ayus JC (2003) The pathophysiology and treatment of hyponatraemic encephalopathy: an update. Nephrol Dial Transplant 18: 2486–2491
4. Adrogue HJ, Madias NE (2000) Hyponatremia. N Engl J Med 25: 342(21):1581–1589

5. Hunter W (1757) The history of an aneurysm of the aorta, with some remarks on aneurysms in general. Med Obser Inq 1: 323
6. Chamberlain MC, Kormanik PA (1999) Epidural spinal cord compression: a single institution's retrospective experience. Neuro Oncol 1: 120–123
7. Ostler PJ, Clarke DP, Watkinson AF et al (1997) Superior vena cava obstruction: a modern management strategy. Clin Oncol 9: 83–89
8. Rowell NP, Gleeson FV (2002) Steroids, radiotherapy, chemotherapy and stents for superior vena cava obstruction in carcinoma of the bronchus. Clin Oncol (R Coll Radiol) 14: 338–351
9. Otten TR, Stein PD, Patel KC et al (2003) Thromboembolic disease involving the superior vena cava and brachiocephalic veins. Chest 123: 809–812
10. Yellin A, Rosen A, Reichert N, Lieberman Y (1990) Superior vena cava syndrome. The myth – the facts. Am Rev Respir Dis 141: 1114–1118
11. Escalante CP (1993) Causes and management of superior vena cava syndrome. Oncology (Huntingt) 7: 61–68
12. Urban T, Lebeau B, Chastang C et al (1993) Superior vena cava syndrome in small-cell lung cancer. Arch Intern Med 153: 384–387
13. Adelstein DJ, Hines JD, Carter SG et al (1988) Thromboembolic events in patients with malignant superior vena cava syndrome and the role of anticoagulation. Cancer 62: 2258–2262
14. Dyet JF, Nicholson AA, Cook AM (1993) The use of the wallstent endovascular prosthesis in the treatment of malignant obstruction of the superior vena cava. Clin Radiol 48: 381–385
15. Urruticoechea A, Mesia R, Dominguez J et al (2004) Treatment of malignant superior vena cava syndrome by endovascular stent insertion. Experience on 52 patients with lung cancer. Lung cancer 43: 209–214
16. Rodriguez CI, Njo KH, Karim AB (1993) Hypofractionated radiation therapy and the treatment of superior vena cava syndrome. Lung cancer 10: 221–228
17. Sörensen JB, Stenbygaard LE, Dahlberg J et al. (1997) Short fraction radiotherapy for superior vena cava syndrome (SVCS). Lung cancer 18: 125
18. Armstrong BA, Perez CA, Simpson JR et al (1987) Role of irradiation in the management of superior vena cava syndrome. Int J Radiat Oncol Biol Phys 13: 531–539
19. Beck C, Berberich A, Bauknecht A et al (1990) Die obere Einflußstauung als Notfall in der Strahlentherapie. Strahlenther Onkol 166: 798–802
20. Chan RH, Dar AR, Yu E et al (1997) Superior vena cava obstruction in small-cell lung cancer. Int J Radiat Oncol Biol Phys 38: 513–520
21. Posner JB (1995) Neurologic complications of cancer. Davis, Philadelphia, pp 199–229
22. Byrne TN (1992) Spinal cord compression from epidural metastases. N Engl J Med 327: 614–619
23. Gilbert RW, Kim JH, Posner JB (1998) Epidural spinal cord compression from metastatic tumor: diagnosis and treatment. Ann Neurol 3: 40–51
24. Posner JB (1995) Neurologic Complications of Cancer. Davis, Philadelphia
25. Helweg-Larsen S, Sorensen PS (1994) Symptoms and signs in metastatic spinal cord compression: a study of progression from first symptom until diagnosis in 153 patients. Eur J Cancer 30: 396–398
26. Loblaw DA, Laperriere NJ (1998) Emergency treatment of malignant extradural spinal cord compression: an evidence-based guideline. J Clin Oncol 16: 1613–1624
27. Klimo P, Schmidt MH (2004) Surgical management of spinal metastases. Oncologist 9: 188–196
28. Sorensen S, Borgesen SE, Rohde K et al (1990) Metastatic epidural spinal cord compression. Results of treatment and survival. Cancer 65: 1502–1508
29. Patchell R, Tibbs PA, Regine WF et al (2003) A randomized trial of direct decompressive surgical resection in the treatment of spinal cord compression caused by metastases. Proc Am Soc Clin Oncol 22: 1
31. Chen K, Varon J, Wenker OC (1989) Malignant airway obstruction: recognition and management. J Emerg Med 16: 83–92
32. Duhamel DR, Harrell JH (2001) Laser bronchoscopy. Chest Surg Clin N Am 11: 769–789
33. Freitag L, Tekolf E, Steveling H (1996) Management of malignant esophagotracheal fistulas with airway stenting and double stenting. Chest 110: 1155–1160
34. Heitz M (2003) Stents in den Atemwegen. Therap Umsch 60: 211–217
35. Daum S, Ullrich R, Heise W et al (2003) Intestinal non-Hodgkin's lymphoma: a multicenter prospective clinical study from the German study group on intestinal non-Hodgkin's Lymphoma. JCO 21: 2740–2746
36. Chen HS, Sheen-Chen SM (2000) Obstruction and perforation in colorectal adenocarcinoma: an analysis of prognosis and current trends. Surgery 127: 370–381
37. Ely CA, Arregui ME (2003) The use of enteral stents in colonic and gastric outlet obstruction. Surg Endoscop 17: 89–94
38. Harris GJC, Senagore AJ, Lavery IC et al (2001) The management of neoplastic colorectal obstruction with colonic endoluminal stenting devices. Am J Surg 181: 499–506
40. Anderson P (2003) Macroscopic haematuria and urological cancer. Br J Gen Pract 53: 242
41. Hyppolite JC, Daniels ID, Freidman EA et al (1995) Obstructive uropathy in gynecologic malignancy. Detrimental effect of intrauretral stent placement and value of percutaneous nephrostomy. ASAIO J 41: M 318–323
42. Keidan RD, Greenberg RE, Hoffman JP et al (1988) Is percutaneous nephrostomy for hydronephrosis appropriate in patients with advanced cancer? Am J Surg 156: 206–208
43. Luce JK, Simons JA (1988) Efficacy of mesna in preventing further cyclophosphamide-induced hemorrhagic cystitis. Med Pediatr Oncol 16: 372–374

M. Poser,
M. R. Nowrousian

Tumorlysesyndrom

Das Tumorlysesyndrom (TLS) beschreibt eine durch schnellen Tumorzellzerfall ausgelöste metabolische Störung. Dabei kommt es durch das Freisetzen großer Mengen Zellinhaltes – insbesondere von Kalium und Phosphat – sowie eine gesteigerte Harnsäuresynthese zu teilweise lebensbedrohlichen Komplikationen, wie Herzrhythmusstörungen, Nierenversagen u.a. (Abb. 1). Das größte Risiko für das Auftreten eines TLS besteht in den ersten Stunden bis Tagen nach Beginn der antitumoralen Therapie (Tab. I) [1–6].

Vorkommen

Die Gefahr eines TLS besteht grundsätzlich bei jeder Therapie eines schnell wachsenden Tumors mit großer Tumormasse [6, 7]. Besonders gefährdet sind jedoch Patienten mit akuter Leukämie und hoher Leukozytenzahl sowie Patienten mit hoch malignen Non-Hodgkin-Lymphomen (insbesondere Burkitt-Lymphom und lymphoblastisches Lymphom), bei denen eine zytostatische Chemotherapie begonnen wird [1–26].

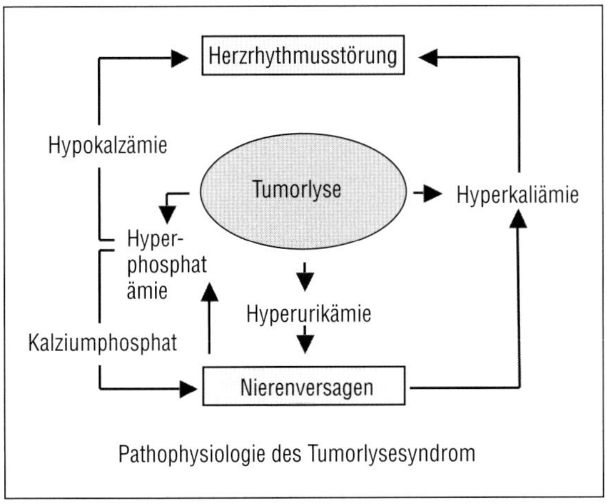

In selteneren Fällen kann ein TLS auch bei niedrig malignen Non-Hodgkin-Lymphomen [27–34], chronischen Leukämien [29–36], multiplem Myelom [37–39] und auch fortgeschrittenen soliden Tumoren [40–52] auftreten, wenn eine genügend große Tumorlast besteht und die eingesetzte antitumorale Therapie wirksam genug ist, um zu einem raschen Ansprechen mit hoher Zelluntergangsrate zu führen. In einigen Fällen, v.a. bei akuten Leukämien, treten auch spontane TLS noch vor Therapiebeginn auf [53–58].

> Wichtigste Risikofaktoren für die Entwicklung eines TLS sind eine größere Tumormasse (z. B. eine hohe Leukozytenzahl bei akuten Leukämien), eine hohe Proliferationsrate sowie erhöhte Werte für Laktatdehydrogenase (LDH) und Kreatinin im Serum (s. Tab. I).

Darüber hinaus besteht ein Zusammenhang zwischen der Höhe des Harnsäurespiegels im Serum, insbesondere einer vorbestehenden Hyperurikämie, und der Wahrscheinlichkeit des Auftretens eines TLS.

Abbildung 1. Pathophysiologie des Tumorlysesyndroms.

Tabelle I. Risikofaktoren für ein TLS

Rasch wachsender Tumor
Große Tumormasse
Bei Leukämien hohe Leukozytenzahl
Notwendigkeit der unverzüglichen Therapieeinleitung
Rasch wirkende zytoreduktive Therapie
Erhöhte LDH
Vorbestehende Hyperurikämie
Vorbestehende Niereninsuffizienz
Komorbiditäten: – Herzinsuffizienz – Z.n. Nierentransplantation – Harnwegsobstruktion

Pathophysiologie

Hyperphosphatämie, Hypokalzämie

Alle Zellen enthalten reichlich Phosphat, besonders hoch ist der Gehalt dieses Anions jedoch in Lymphoblasten. Sie enthalten viermal soviel Phosphat wie reife Lymphozyten [17]. Bei einem raschen Zellzerfall werden große Mengen intrazellulären Phosphates freigesetzt und es kommt zu einer Hyperphosphatämie (s. Abb. 1). In der Folge wird Kalzium an Phosphat gebunden und es entsteht eine Hypokalzämie. Wird die Löslichkeitsgrenze des Kalziumphosphat-Komplexes überschritten (4,6 mmol/l), kommt es zur Präzipitation dieses Produktes in Weichteilen und Organen, u.a. auch in den Nieren [59]. Dies führt zu einer Niereninsuffizienz mit resultierender weiterer Steigerung der Hyperphosphatämie. Eine darüber hinaus bestehende beeinträchtigte Hydroxylierung von Calciferol in den proximalen Tubuluszellen der Nieren scheint die Hypokalzämie zu unterhalten.

Hyperkaliämie

Neben Phosphat werden durch den Zelluntergang große Mengen intrazellulären Kaliums in den Blutkreislauf freigesetzt. Im Falle einer vorbestehenden oder im Rahmen der oben genannten Faktoren verursachten Niereninsuffizienz kommt es zu einer signifikanten Hyperkaliämie. Diese kann, insbesondere bei gleichzeitig vorliegender Hypokalzämie, lebensbedrohliche Herzrhythmusstörungen auslösen.

Hyperurikämie, Nierenversagen

Die im Rahmen des Zellzerfalls freigesetzten Nukleinsäuren werden zu Harnsäure abgebaut und führen so zu einer Hyperurikämie (Abb. 1). Diese kann zu einer Uratnephropathie bis hin zum Nierenversagen führen. Dadurch wiederum können die Symptome der Hyperphosphatämie und Hyperkaliämie verstärkt werden [3–7, 26].

Klinik

Die klinischen Symptome des TLS sind zunächst unspezifisch. Es besteht eine allgemeine Schwäche, Appetitlosigkeit und Übelkeit. Im späteren Verlauf kommen Herzrhythmusstörungen, zerebrale Symptome wie Verwirrtheit oder Bewusstlosigkeit, Muskelkrämpfe und eine Oligo- oder Anurie als Ausdruck der Niereninsuffizienz hinzu. Bei den Herzrhythmusstörungen handelt es sich zum Teil um ventrikuläre Arrhythmien, die im Extremfall zum plötzlichen Herztod durch Kammerflimmern führen können. Laborchemisch imponieren erhöhte Werte für Harnsäure, Phosphat, Kalium, Laktatdehydrogenase (LDH) und Kreatinin sowie eine Hypokalzämie (s. Tab. I). Der Patient ist darüber hinaus gefährdet, eine Gerinnungsstörung im Sinne einer Verbrauchskoagulopathie oder ein "Adult Respiratory Distress Syndrome" (ARDS) zu entwickeln [1–7, 60–63]. Auslöser der DIC ist a.e. die Freisetzung des sog. "Tissue Factor" (TF). Dabei handelt es sich um ein Glykoprotein, das von Tumorzellen exprimiert wird und zusammen mit dem Gerinnungsfaktor VIIa den Faktor X aktiviert und die Gerinnung in Gang setzt. Die Prophylaxe eines TLS sollte deshalb auch eine Prophylaxe der DIC – z.B. mittels niedrig dosiertem Heparin (50–100 IE/h) – einschließen [60–62, 64–66]. Ein entscheidender diagnostischer Hinweis auf ein TLS ist der zeitliche Zusammenhang zwischen den klinischen und laborchemischen Auffälligkeiten und der vorausgegangenen zytoreduktiven Therapie. Dabei kann es bei akuten Leukämien oder Lymphomen bereits innerhalb weniger Stunden zu massiven

Tabelle II. Prävention des TLS

– Flüssigkeitsbilanzierung Flüssigkeitszufuhr i.v. 3–5 Liter/24 h Urinvolumen 3–4 Liter/24 h Gewichtskontrolle
– Allopurinol (300-400 mg/m²/d)
– Bei sehr hohem Risiko überlappend Rasburicase (0,2 mg/kg KG i.v./d)
– Tägliche Kontrollen von Kalium Phosphat Kalzium Magnesium Harnsäure Kreatinin Gerinnungsstatus
– Kontrolle des Urin-pH nach jeder Miktion und Einstellung auf 7–7,5
– EKG-Kontrollen bei fallenden Kalzium- oder steigenden Kaliumwerten
– Blutgasanalyse und Röntgen-Thoraxuntersuchung bei V.a. ARDS
– Vorsichtiger Beginn der zytoreduktiven Therapie (Vorphase!)
– Keine nephrotoxischen Medikamente
– DIC-Prophylaxe mit niedrigen Heparindosen (50–100 E/h)

laborchemischen Entgleisungen kommen, während im Fall solider Tumoren bis zu zwei Wochen vergehen können, bis der Zellzerfall einsetzt.

Prophylaxe

Da es keine kausale Therapie des TLS gibt, kommt seiner Prävention eine entscheidende Bedeutung zu (Tab. II). Dabei spielt in erster Linie die Beachtung der Risikofaktoren zur Erkennung eines gefährdeten Patienten eine Rolle. Bei Vorliegen größerer Tumormassen, insbesondere solcher mit erhöhter Proliferationsrate, sowie erhöhter Werte für LDH und Kreatinin und einer vorbestehenden Hyperurikämie sollte das Auftreten eines TLS in Betracht gezogen werden.

> Grundlage der Prophylaxe des TLS ist eine ausreichende Flüssigkeitszufuhr.

Die Zusammensetzung der Hydrierung wird dabei kontrovers diskutiert. Die früher übliche Alkalisierung ist umstritten und wird nur im Fall einer bestehenden Hyperurikämie empfohlen [20, 22, 23, 67]. Denn der ideale pH-Wert im Hinblick auf die Löslichkeit von Harnsäure liegt bei 7,5 und eine stärkere Alkalisierung des Urins sollte vermieden werden, um die Symptome der Hypokalzämie nicht zu verstärken und das Risiko einer Präzipitation von Kalziumphosphat und Xanthin in den Nierentubuli nicht zu erhöhen. Die Alkalisierung sollte beendet werden, sobald sich der Harnsäurespiegel im Serum normalisiert hat. Die Alkalisierung erfolgt durch Zusatz von Natriumbikarbonat zu der intravenös verabreichten Flüssigkeit. Besteht gleichzeitig die Notwendigkeit einer Kalzium- oder Magnesiumzufuhr, kann Natriumbikarbonat durch Natriumazetat ersetzt werden. Insbesondere bei Patienten mit einer metabolischen Alkalose und/oder reduzierter Nierenfunktion kann eine Alkalisierung des Urins zusätzlich durch die orale oder intravenöse Gabe von Acetazolamid erreicht werden [67].

Die Flüssigkeitszufuhr sollte möglichst ein bis zwei Tage vor Einleitung der zytotoxischen Therapie beginnen. Bei einer vorbestehenden Herzinsuffizienz muss ggf. zusätzlich ein Diuretikum (z. B. Furosemid) verabreicht werden, um Flüssigkeitsretentionen zu vermeiden. Damit kann gleichzeitig der Entstehung einer Hyperkaliämie vorgebeugt werden.

> Eine weitere wichtige Präventionsmaßnahme ist die Kontrolle der Harnsäurespiegel.

Hierzu kommen zwei Medikamente mit sehr unterschiedlichem Wirkmechanismus in Betracht. Auf der einen Seite das Allopurinol und andererseits die Uratoxidase. Allopurinol ist ein Xanthinanalogon, das an die Xanthinoxidase bindet und so die Umwandlung von Hypoxanthin und Xanthin zu Harnsäure verhindert. Nachteilig ist dabei der fehlende Einfluss auf bereits gebildete Harnsäure und die Tatsache, dass das kumulierende Hypoxanthin und Xanthin ebenso wie die Harnsäure in den Nierentubuli ausfallen und zu einer Verschlechterung der renalen Funktion führen kann.

Die Therapie mit Allopurinol wird im Idealfall zwei bis drei Tage vor Beginn der Chemotherapie begonnen und so lange fortgesetzt, bis die Gefahr einer hyperurikämischen Nephropathie vorüber ist. Der Harnsäurespiegel sollte dabei möglichst im Normbereich liegen. Die Gabe von Allopurinol kann grundsätzlich p.o. (Zyloric® u.a.) erfolgen, wobei die Bioverfügbarkeit bei ca. 50% liegt. Sollte eine orale Einnahme nicht möglich oder die enterale Resorption unsicher sein, ist die intravenöse Applikation zu empfehlen [68, 69]. Die intravenöse Formulierung des Allopurinols (Apurin®) ist jedoch in Deutschland nicht verfügbar und muss bei Bedarf über eine internationale Apotheke bezogen werden (z. B. aus den Niederlanden). Bei einer bestehenden Niereninsuffizienz muss eine Anpassung der Dosis von Allopurinol erfolgen [69, 70]. Ebenfalls berücksichtigt werden müssen Interaktionen mit anderen Substanzen, wie z.B. Dicumarol, Urikosurika, Mercaptopurin, Azathioprin, Thiazid-Diuretika, Ampicillin/Amoxicillin, oder Cyclosporin A [69].

Alternativ zum Allopurinol ist die Therapie mit Uratoxidase, einem proteolytischen Enzym, das Harnsäure zu Allantoin abbaut. Allantoin ist zehnmal wasserlöslicher als Harnsäure und kann daher leicht über die Nieren ausgeschieden werden. Eine rekombinante Form der Uratoxidase, namens Rasburicase, ist in Deutschland und der Europäischen Union unter dem Handelsnamen Fasturtec® zugelassen. Der Vorteil der Rasburicase gegenüber Allopurinol ist eine raschere Senkung des Harnsäurespiegels (innerhalb von 4 Stunden verglichen mit 19 Stunden) und eine Verbesserung sowohl der Nierenfunktion als auch der Hyperphosphatämie [71–74]. In einer multizentrischen randomisierten Studie wurden 52 pädiatrische Patienten mit Leukämien und Lymphomen, bei denen ein erhöhtes Risiko für die Entwicklung eines Tumorlysesyndroms vorlag, mit Allopurinol oder Rasburicase therapiert. Vier Stunden nach Beginn der Therapie war der Harnsäurewert im Plasma in der mit Rasburicase behandelten Gruppe um 86% abgesunken, bei den mit Allopurinol therapierten Patienten dagegen nur um 12% (P < 0,0001) [71–74].

Rasburicase eignet sich gleichermaßen für die Prophylaxe bei Patienten mit einem hohen Risiko eines TLS und einer unverzüglich erforderlichen zytoreduktiven Therapie wie für die Therapie eines bereits bestehenden TLS (Tab. II). Medizinisch und wirtschaftlich effizient erscheint dabei eine niedrige Dosierung und Beschränkung der Behandlung bis zur Normalisierung der Harnsäurewerte im Serum. Aus eigenen Erfahrungen und gemäß internationaler Erfahrungsberichte genügt eine Überbrückung der ersten beiden Tage bei gleichzeitiger überlappender Aufsättigung mit Allopurinol [75–77]. Die Anwendung sollte in jedem Fall solchen Patienten vorbehalten bleiben, die ein hohes Risiko für ein TLS haben oder bei denen Kontraindikationen gegen Allopurinol vorliegen [78].

Ein entscheidender Schritt in der Prävention des TLS ist ein vorsichtiger Beginn der zytoreduktiven Therapie im Sinne einer sog. Vorphase mit nur wenigen Medikamenten und reduzierten Dosen, damit der Zellzerfall weniger massiv einsetzt [23, 79]. Die Applikation von nephrotoxischen Substanzen sollte in der Anfangsphase der Behandlung möglichst vermieden werden (s. Tab. II).

Zu den präventiven Maßnahmen gegen ein TLS gehört auch, den Patienten in den ersten Tagen nach Beginn der zytoreduktiven Therapie sorgfältig zu beobachten und die relevanten Laborparameter regelmäßig zu kontrollieren (Tab. II). Bei abfallenden Kalzium- oder ansteigenden Kaliumwerten sind regelmäßige elektrokardiographische Kontrollen notwendig [1–7].

Tabelle III. Therapie des TLS.

Bilanzierte Flüssigkeitszufuhr (siehe Prävention)
Allopurinol (siehe Prävention), falls erforderlich auch Uratoxidase (als Rasburicase 0,2 mg/kg KG i.v.) in den ersten 1–2 Tagen
Korrektur der Hypokalzämie und Hyperkaliämie (siehe Text)
Therapie der Koagulopathie (siehe Prävention)
Frühzeitige Einleitung einer Hämodialyse bei persistierender Hyperkaliämie oder rascher Verschlechterung der Nierenfunktion
Frühzeitige maschinelle Beatmung bei Entwicklung eines ARDS

Therapie

> Eine kausale Therapie des TLS steht derzeit nicht zur Verfügung. Die Behandlung besteht daher in einer Regulation der einzelnen metabolischen Störungen und ihrer Folgeerscheinungen (Tab. III). Wichtigste Maßnahme ist wie auch in der Prävention die ausreichende Flüssigkeitszufuhr.

Zur Senkung der erhöhten Harnsäurewerte eignen sich sowohl Allopurinol als auch Rasburicase. In schweren Fällen eines klinisch relevanten TLS ist dabei der Rasburicase der Vorzug zu geben, da sie deutlich schneller und effizienter wirkt als Allopurinol. Bei der Bestimmung der Harnsäurewerte unter Therapie mit Rasburicase ist darauf zu achten, dass die enzymatische Aktivität auch nach der Blutabnahme erhalten bleibt. Bei Raumtemperatur ist nach etwa 20 Minuten jegliche Harnsäure in der Serumprobe abgebaut und die Messung als Verlaufsparameter nicht zu verwerten. Daher ist es erforderlich, die Bestimmung aus vorgekühlten und im Eiswasserbad transportierten Probenröhrchen vorzunehmen, um falsch-niedrige Messergebnisse zu vermeiden.

Die erforderliche Dosis ist derzeit Gegenstand der Diskussion. Dabei hat sich gezeigt, dass eine Senkung der Harnsäure in den Normbereich ausreicht, um Komplikationen wie eine Uratnephropathie zu verhindern. Eine darüber hinausgehende Absenkung führt zu keinem weiteren Vorteil.

Die Verträglichkeit von Rasburicase ist im Allgemeinen sehr gut und nur selten kommt es zu Nebenwirkungen wie Kopfschmerzen, Übelkeit und allergischen Reaktionen [71–74]. Die klinische Bedeutung einer bei etwa 15% der behandelten Patienten beobachteten Antikörperentwicklung ist unklar, da nur bei etwa 5% der mehrfach exponierten Patienten allergische Reaktionen beobachtet wurden. Dennoch sollte die Behandlung mit Rasburicase deutlich in den Patientenunterlagen vermerkt werden und eine Reexposition mit der gegebenen Vorsicht erfolgen [73, 80].

Neben der Behandlung der Hyperurikämie kommt der Korrektur des Elektrolythaushaltes eine wichtige Rolle zu. Die Regulierung der Hyperkaliämie erfolgt mittels intravenöser Applikation von Natriumbikarbonat, Glukose und Altinsulin sowie Kalziumglukonat. Darüber hinaus kommen Ionenaustauscher und Schleifendiuretika zum Einsatz. Sollte mit diesen Maßnahmen keine ausreichende Reduktion der Kaliumspiegel erreicht werden oder sich die Nierenfunktion deutlich verschlechtern, sollte frühzeitig die Einleitung einer Hämodialyse erwogen werden, um eine weitere Entgleisung auch der Kalzium- und Phosphatspiegel zu vermeiden [1–7, 81]. Die erniedrigten Kalziumwerte werden über intravenöse Substitution von Kalziumglukonat ausgeglichen. Dabei muss möglichst ein zentraler Zugang gewählt werden, da ansonsten Ausfällungen von Kalziumphosphat zu peripheren Nekrosen führen.

Die Regulation der Elektrolyte sollte unter Monitorkontrolle oder zumindest wiederholten EKG-Kontrollen erfolgen, um Reizleitungsstörungen rechtzeitig erkennen und behandeln zu können. Darüber hinaus muss eine engmaschige Kontrolle der Gerinnungsparameter erfolgen, da es gelegentlich zu einer behandlungsbedürftigen DIC kommt. Ein sich entwickelndes ARDS macht die frühzeitige Einleitung einer maschinellen Beatmung erforderlich [6, 7, 81].

Literatur

1. Arrambide K, Toto RD (1993) Tumor lysis syndrome. Semin Nephrol 13: 273–280
2. Cohen LF, Balow JE, Magrath IT et al (1980) Acute tumor lysis syndrome. A review of 37 patients with Burkitt's lymphoma. Am J Med 68: 486–491
3. Lorigan PC, Woodings PL, Morgenstern GR, Scarffe JH (1996) Tumour lysis syndrome, case report and review of the literature. Ann Oncol 7: 631–636
4. Silverman P, Distelhorst CW (1989) Metabolic emergencies in clinical oncology. Semin Oncol 16: 504–515
5. Ezzone SA (1999) Tumor lysis syndrome. Semin Oncol Nurs 15: 202–208
6. Altman A (2001) Acute tumor lysis syndrome. Semin Oncol 28: 3–8
7. Jeha S (2001) Tumor lysis syndrome. Semin Hematol 38: 4–8
8. Jaffe N, Paed D, Kim BS, Vawter GF (1972) Hypocalcemia – a complication of childhood leukemia. Cancer 29: 392–398
9. Arseneau JC, Bagley CM, Anderson T, Canellos GP (1973) Hyperkalaemia, a sequel to chemotherapy of Burkitt's lymphoma. Lancet 1: 10–14
10. Fennelly JJ, Smyth H, Muldowney FP (1974) Letter: Extreme hyperkalaemia due to rapid lysis of leukaemic cells. Lancet 1: 27
11. Meyers AM, Jowesy J (1974) Hyperphosphatemia and hypocalcemia in neoplastic disorders. N Engl J Med 299: 858–859
12. Muggia FM, Chia GA, Mickley DW (1974) Hyperphosphatemia and hypocalcemia in neoplastic disorders. N Engl J Med 299: 857–858
13. Cadman EC, Lunberg WB, Bertino JR (1977) Hyperphosphatemia and hypocalcemia accompanying rapid cell lysis in a patient with Burkitt's lymphoma and Burkitt cell leukemia. Am J Med 62: 283–290
14. Tsokos GC, Balow JE, Spiegel RJ, Magrath IT (1981) Renal and metabolic complications of undifferentiated and lymphoblastic lymphomas. Medicine (Baltimore) 60: 218–229
15. Cervantes F, Ribera JM, Granena A et al (1982) Tumour lysis syndrome with hypocalcaemia in accelerated chronic granulocytic leukaemia. Acta Haematol 68: 157–159
16. Vogler WR, Morris JG, Jr., Winton EF (1983) Acute tumor lysis in T-cell leukemia induced by amsacrine. Arch Intern Med 143: 165–166
17. Zusman J, Brown DM, Nesbit ME (1973) Hyperphosphatemia, hyperphosphaturia and hypocalcemia in acute lymphoblastic leukemia. N Engl J Med 289: 1335–1340
18. Ettinger DS, Harker WG, Gerry HW et al (1978) Hyperphosphatemia, hypocalcemia, and transient renal failure. Results of cytotoxic treatment of acute lymphoblastic leukemia. Jama 239: 2472–2474
19. Stapleton FB, Strother DR, Roy S, 3rd et al (1988) Acute renal failure at onset of therapy for advanced stage Burkitt lymphoma and B cell acute lymphoblastic lymphoma. Pediatrics 82: 863–869
20. Hande KR, Garrow GC (1993) Acute tumor lysis syndrome in patients with high-grade non-Hodgkin's lymphoma. Am J Med 94: 133–139
21. Razis E, Arlin ZA, Ahmed T et al (1994) Incidence and treatment of tumor lysis syndrome in patients with acute leukemia. Acta Haematol 91: 171–174
22. Koduri PR (1995) Acute tumor lysis syndrome and alkali therapy. Am J Med 98: 417; discussion 418
23. Aviles A (1995) Acute tumor lysis syndrome and alkali therapy. Am J Med 98: 417–418
24. Keuzenkamp-Jansen CW, Bokkerink JP, De Abreu RA, Trijbels JM (1995) High-dose 6-mercaptopurine infusions and tumor lysis syndrome. Leuk Res 19: 489–490
25. Rohaly-Davis J, Johnston K (1996) Hematologic emergencies in the intensive care unit. Crit Care Nurs Q 18: 35–43
26. Hogan DK, Rosenthal LD (1998) Oncologic emergencies in the patient with lymphoma. Semin Oncol Nurs 14: 312–320
27. Boccia RV, Longo DL, Lieber ML et al (1985) Multiple recurrences of acute tumor lysis syndrome in an indolent non-Hodgkin's lymphoma. Cancer 56: 2295–2297
28. Gomez GA, Han T (1987) Acute tumor lysis syndrome in prolymphocytic leukemia. Arch Intern Med 147: 375–376
29. McCroskey RD, Mosher DF, Spencer CD et al (1990) Acute tumor lysis syndrome and treatment response in patients treated for refractory chronic lymphocytic leukemia with short-course, high-dose cytosine arabinoside, cisplatin, and etoposide. Cancer 66: 246–250
30. List AF, Kummet TD, Adams JD, Chun HG (1990) Tumor lysis syndrome complicating treatment of chronic lymphocytic leukemia with fludarabine phosphate. Am J Med 89: 388–390
31. Frame JN, Dahut WL, Crowley S (1992) Fludarabine and acute tumor lysis in chronic lymphocytic leukemia. N Engl J Med 327: 1396–1397
32. Dann EJ, Gillis S, Polliack A et al (1993) Brief report: tumor lysis syndrome following treatment with 2-chlorodeoxyadenosine for refractory chronic lymphocytic leukemia. N Engl J Med 329: 1547–1548
33. Nomdedeu J, Martino R, Sureda A et al (1994) Acute tumor lysis syndrome complicating conditioning therapy for bone marrow transplantation in a patient with chronic lymphocytic leukemia. Bone Marrow Transplant 13: 659–660.
34. Nakhoul F, Green J, Abassi ZA, Carter A (1996) Tumor lysis syndrome induced by fludarabine monophosphate: a case report. Eur J Haematol 56: 254–255
35. Jensen M, Winkler U, Manzke O et al (1998) Rapid tumor lysis in a patient with B-cell chronic lymphocytic leukemia and lymphocytosis treated with an anti-CD20 monoclonal antibody (IDEC-C2B8, rituximab). Ann Hematol 77: 89–91

36. Yang H, Rosove MH, Figlin RA (1999) Tumor lysis syndrome occurring after the administration of rituximab in lymphoproliferative disorders: high-grade non-Hodgkin's lymphoma and chronic lymphocytic leukemia. Am J Hematol 62: 247–250
37. Fassas AB, Desikan KR, Siegel D et al (1999) Tumour lysis syndrome complicating high-dose treatment in patients with multiple myeloma. Br J Haematol 105: 938–941
38. Cany L, Fitoussi O, Boiron JM, Marit G (2002) Tumor lysis syndrome at the beginning of thalidomide therapy for multiple myeloma. J Clin Oncol 20: 2212
39. Terpos E, Politou M, Rahemtulla A (2004) Tumour lysis syndrome in multiple myeloma after bortezomib (VELCADE) administration. J Cancer Res Clin Oncol 130: 623–625
40. Vogelzang NJ, Nelimark RA, Nath KA (1983) Tumor lysis syndrome after induction chemotherapy of small-cell bronchogenic carcinoma. Jama 249: 513–514
41. Cech P, Block JB, Cone LA, Stone R (1986) Tumor lysis syndrome after tamoxifen flare. N Engl J Med 315: 263–264
42. Stark ME, Dyer MC, Coonley CJ (1987) Fatal acute tumor lysis syndrome with metastatic breast carcinoma. Cancer 60: 762–764
43. Dirix LY, Prove A, Becquart D et al (1991) Tumor lysis syndrome in a patient with metastatic Merkel cell carcinoma. Cancer 67: 2207–2210
44. Bilgrami SF, Fallon BG (1993) Tumor lysis syndrome after combination chemotherapy for ovarian cancer. Med Pediatr Oncol 21: 521–524
45. Drakos P, Bar-Ziv J, Catane R (1994) Tumor lysis syndrome in nonhematologic malignancies. Report of a case and review of the literature. Am J Clin Oncol 17: 502–505
46. Boisseau M, Bugat R, Mahjoubi M (1996) Rapid tumour lysis syndrome in a metastatic colorectal cancer increased by treatment (CPT-11). Eur J Cancer 32A: 737–738
47. Castro MP, VanAuken J, Spencer-Cisek P et al (1999) Acute tumor lysis syndrome associated with concurrent biochemotherapy of metastatic melanoma: a case report and review of the literature. Cancer 85: 1055–1059
48. Wigmore SJ, Madhavan KK, Redhead DN, Garden OJ (1999) Cytolysis following chemoembolization for hepatocellular carcinoma. Br J Surg 86: 1100
49. Kalemkerian GP, Darwish B, Varterasian ML (1997) Tumor lysis syndrome in small cell carcinoma and other solid tumors. Am J Med 103: 363–367
50. Rostom AY, El-Hussainy G, Kandil A, Allam A (2000) Tumor lysis syndrome following hemi-body irradiation for metastatic breast cancer. Ann Oncol 11: 1349–1351
51. Kallab AM, Jillella AP (2001) Tumor lysis syndrome in small cell lung cancer. Med Oncol 18: 149–151
52. Habib GS, Saliba WR (2002) Tumor lysis syndrome after hydrocortisone treatment in metastatic melanoma: a case report and review of the literature. Am J Med Sci 323: 155–157
53. Jasek AM, Day HJ (1994) Acute spontaneous tumor lysis syndrome. Am J Hematol 47: 129–131
54. Sklarin NT, Markham M (1995) Spontaneous recurrent tumor lysis syndrome in breast cancer. Am J Clin Oncol 18: 71–73
55. Lotfi M, Brandwein JM (1998) Spontaneous acute tumor lysis syndrome in acute myeloid leukemia? A single case report with discussion of the literature. Leuk Lymphoma 29: 625–628
56. Feld J, Mehta H, Burkes RL (2000) Acute spontaneous tumor lysis syndrome in adenocarcinoma of the lung: a case report. Am J Clin Oncol 23: 491–493
57. Pentheroudakis G, O'Neill VJ, Vasey P, Kaye SB (2001) Spontaneous acute tumour lysis syndrome in patients with metastatic germ cell tumours. Report of two cases. Support Care Cancer 9: 554–557
58. Woo IS, Kim JS, Park MJ et al (2001) Spontaneous acute tumor lysis syndrome with advanced gastric cancer. J Korean Med Sci 16: 115–118
59. Herbert LA, Leman J, Petersen JR (1996) Studies of the mechanism by which phosphate infusion lowers serum calcium concentration. J Clin Invest 45: 1886–1894
60. Goad KE, Gralnick HR (1996) Coagulation disorders in cancer. Hematol Oncol Clin North Am 10: 457–484
61. Levi M, Ten Cate H (1999) Disseminated intravascular coagulation. N Engl J Med 341: 586–592
62. Kikuchi T, Miyata A, Fujii S (2003) [Acute myelogenous leukemia complicated with severe tumor lysis syndrome after a single day of idarubicin/cytarabine chemotherapy]. Rinsho Ketsueki 44: 1113–1116.
63. Marenco JP, Nervi A, White AC (1998) ARDS associated with tumor lysis syndrome in a patient with non-Hodgkin's lymphoma. Chest 113: 550–552
64. Sütterlin R, Barthels D (1996) Empfehlungen zur initialen Diagnostik und Therapie bei akuten Gerinnungsstörungen. Anaesthesiol Reanimat 21: 76–80
65. Nowrousian MR (2000) Tumorlysesyndrom. In: Nowrousian MR (Hrsg): Supportive Therapie in der Onkologie. Zuckschwerdt, München, Bern, Wien, New York, S. 179–185
66. Nowrousian MR (2000) Disseminierte intravaskuläre Koagulation (DIC), Hyperfibrinolyse, mikroangiopathische hämolytische Anämie (MAHA). In: Nowrousian MR (Hrsg): Supportive Therapie in der Onkologie. Zuckschwerdt, München, Bern, Wien, New York, S. 186–191
67. Flombaum CD (2000) Metabolic emergencies in the cancer patient. Semin Oncol 27: 322–334
68. Smalley RV, Guaspari A, Haase-Statz S et al (2000) Allopurinol: intravenous use for prevention and treatment of hyperuricemia. J Clin Oncol 18: 1758–1763
69. Feusner J, Farber MS (2001) Role of intravenous allopurinol in the management of acute tumor lysis syndrome. Semin Oncol 28: 13–18
70. Hande KR, Noone RM, Stone WJ (1984) Severe allopurinol toxicity. Description and guidelines for prevention in patients with renal insufficiency. Am J Med 76: 47–56
71. Goldman SC, Holcenberg JS, Finklestein JZ et al (2001) A randomized comparison between rasburicase and allopurinol in children with lymphoma or leukemia at high risk for tumor lysis. Blood 97: 2998–3003
72. Pui CH (2001) Urate oxidase in the prophylaxis or treatment of hyperuricemia: the United States experience. Semin Hematol 38: 13–21
73. Pui CH, Jeha S, Irwin D, Camitta B (2001) Recombinant urate oxidase (rasburicase) in the prevention and treatment of malignancy-associated hyperuricemia in pediatric and adult patients: results of a compassionate-use trial. Leukemia 15: 1505–1509
74. Pui CH, Mahmoud HH, Wiley JM et al (2001) Recombinant urate oxidase for the prophylaxis or treatment of hyperuricemia in patients with leukemia or lymphoma. J Clin Oncol 19: 697–704
75. Arnold TM, Reuter JP, Delman BS, Shanholtz CB (2004) Use of single-dose rasburicase in an obese female. Ann Pharmacother 38: 1428–1431

76 Liu CY, Sims-McCallum RP, Schiffer CA (2005) A single dose of rasburicase is sufficient for the treatment of hyperuricemia in patients receiving chemotherapy. Leuk Res 29: 463–465
77 Macfarlane RJ, McCully BJ, Fernandez CV (2004) Rasburicase prevents tumor lysis syndrome despite extreme hyperleukocytosis. Pediatr Nephrol 19: 924–927
78 Krych M, Dreyling M, Kneba M et al (2004) [Prophylaxis and differential therapy of tumorlysis syndrome]. Dtsch Med Wochenschr 129: 1440–1445
79 Hoelzer D, Ludwig WD, Thiel E et al (1996) Improved outcome in adult B-cell acute lymphoblastic leukemia. Blood 87: 495–508
80 Jeha S, Kantarjian H, Irwin D et al (2005) Efficacy and safety of rasburicase, a recombinant urate oxidase (Elitek), in the management of malignancy-associated hyperuricemia in pediatric and adult patients: final results of a multicenter compassionate use trial. Leukemia 19: 34–38
81 Sallan S (2001) Management of acute tumor lysis syndrome. Semin Oncol 28: 9–12

P. Schmid

Tumorinduzierte Hyperkalzämie

Hintergrund

Die Hyperkalzämie ist eine der häufigsten tumorinduzierten Stoffwechsel-Komplikationen. Sie kann Folge einer ausgedehnten Knochenmetastasierung oder einer paraneoplastischen Produktion knochenstoffwechselaktivierender Mediatoren sein.
Während noch vor wenigen Jahren bei bis zu einem Drittel aller Tumorpatienten mindestens eine hyperkalzämische Episode im Verlauf der Erkrankung auftrat, ist die Inzidenz in den letzten Jahren deutlich gesunken. Dies ist vor allem auf den konsequenten Einsatz von Bisphosphonaten zur Behandlung tumorinduzierter Knochenveränderungen zurückzuführen. Eine tumorinduzierte Hyperkalzämie kann grundsätzlich bei allen Tumorerkrankungen auftreten, wird jedoch gehäuft bei Mamma-, Bronchial- und Nierenzellkarzinomen, sowie bei Multiplen Myelomen und Lymphomen beobachtet.

Pathogenese

Die der tumorinduzierten Hyperkalzämie zugrunde liegenden Mechanismen sind komplex. Durch parakrine oder humorale Sekretion osteoklastenstimulierender Faktoren wie z.B. parathormonverwandtes Peptid (PTH-rP), Interleukin 1 und 6 oder transformierender Wachstumsfaktor α (TGF-α) kommt es zu einer vermehrten Kalziumfreisetzung aus dem Knochen und zu einer verminderten renalen Kalziumausscheidung. Verstärkt werden diese Mechanismen häufig durch eine zusätzliche Hemmung der Osteoblastenaktivität.
Eine Schlüsselrolle scheint in der Pathogenese der tumorinduzierten Hyperkalzämie dem parathormonverwandten Peptid PTH-rP zuzukommen, das an Parathormonrezeptoren von Osteoblasten und Nierentubuluszellen binden kann. Durch Ausschüttung von Zytokinen wie z.B. TGF-α stimulieren die PTH-rP-aktivierten Osteoblasten die Osteoklasten, die selbst keine Parathormonrezeptoren besitzen und induzieren so die Knochenresorption und die Kalziummobilisierung. Durch die Bindung von PTH-rP an die Parathormonrezeptoren der Nierentubuluszellen kommt es zu einer Steigerung der tubulären Kalziumrückresorption und zu einer Vermehrung der Phosphatausscheidung.

Symptomatik

Die Symptomatik der tumorinduzierten Hyperkalzämie ist abhängig vom Serumkalziumgehalt. Bei einer leichten Hyperkalzämie, die oft als Zufallsbefund bei routinemäßigen Laborkontrollen diagnostiziert wird, sind die meisten Patienten beschwerdefrei. Erste klinische Zeichen einer Hyperkalzämie sind häufig Müdigkeit sowie Polyurie und Polydipsie als Folge der verminderten renalen Konzentrationsfähigkeit. Bei nicht ausreichendem Volumenersatz kann der vermehrte Flüssigkeitsverlust zu einer

Tabelle I. Leitsymptome der Hyperkalzämie.

Gastrointestinale Symptomatik	Inappetenz, Übelkeit, Erbrechen, Obstipation, abdominelle Schmerzen durch peptische Ulzera, Pankreatitis
Renale Symptomatik	Polyurie, Polydipsie, Nykturie, Exsikkose
Kardiale Symptomatik	Arrhythmien, QT-Verkürzung im EKG, Digitalisüberempfindlichkeit
Neuromuskuläre Symptomatik	Müdigkeit, Adynamie, Muskelschwäche, Hyporeflexie, Verwirrtheit, Muskelschwäche, Verhaltensstörung, Depression, Bewusstseinstrübung, Koma

Exsikkose des Patienten führen. Bei weiterem Kalziumanstieg kann es vor allem zu gastrointestinalen, renalen, neurologischen und kardialen Beschwerden kommen (Tabelle I). Eine schwere Hyperkalzämie kann zu einem lebensbedrohlichen Zustand führen, der unverzüglich behandelt werden muss.

Diagnostik

Die tumorinduzierte Hyperkalzämie wird über die Bestimmung des Serumkalziumspiegels diagnostiziert. Entscheidend für die Symptomatik ist dabei das ionisierte, nicht proteingebundene Kalzium. Da der größte Teil des Serumkalziums proteingebunden vorliegt, muss bei der Beurteilung des Schweregrads der Hyperkalzämie auch das Serum-Albumin berücksichtigt werden. Bei einer Hypoalbuminämie, die gerade bei fortgeschrittenen Tumorerkrankungen nicht selten besteht, kann zum Beispiel das ionisierte Kalzium unterschätzt werden.

Im Idealfall sollte deshalb das ionisierte Kalzium (Ca^{++}) bestimmt werden. Ist dies nicht möglich, so kann mit Hilfe von Nomogrammen der so genannte „korrigierte" Kalziumspiegel, der den Protein- bzw. Albumingehalt berücksichtigt, bestimmt werden.

Alternativ kann der albuminspiegelkorrigierte Serumkalziumspiegel mit folgender Formel berechnet werden:

$Ca^{++}_{korrigiert}$ = Serumkalziumspiegel (mmol/l) − [0,2 × Albuminspiegel (g/l)] + 0,8

$Ca^{++}_{korrigiert}$ = Serumkalziumspiegel (mg/dl) + 0,8 × [4 − Albuminspiegel (g/dl)] + 0,8

Wenngleich in den meisten Fällen die Diagnose der tumorinduzierten Hyperkalzämie relativ eindeutig ist, kann in manchen Fällen die Bestimmung des Serum-Parathormons, das bei primärem oder tertiärem Hyperparathyreoidismus erhöht ist, für die Differentialdiagnose hilfreich sein. In der seltenen Situation einer okkulten Tumorerkrankung kann zudem eine Bestimmung des paraneoplastisch produzierten PTH-rP weiterführend sein. Vitamin D-Metabolite können zum Ausschluss einer Vitamin-D-Intoxikation bestimmt werden, die eine relativ häufige Differentialdiagnose darstellt. Vitamin $1,25(OH)_2D_3$ kann außerdem im Zusammenhang mit einer Sarkoidose oder anderen granulomatösen Erkrankungen erhöht sein.

Therapie

Allgemeine Prinzipien

Die Prinzipien der Behandlung der tumorinduzierten Hyperkalzämie sind die Hemmung der Knochenresorption bzw. Kalziummobilisierung, die Steigerung der Urinkalziumausscheidung und die Reduktion der enteralen Kalziumresorption.

Dabei finden folgende Methoden ihren Einsatz:
- Rehydratation mit 0,9%iger NaCl-Lösung. Die optimale Flüssigkeitsmenge muss unter Berücksichtigung der kardialen Situation und anderer potenzieller Komorbiditäten individuell eingeschätzt werden. Ein Richtwert sind 3–4 Liter während der ersten 24 Stunden und 2–3 Liter/Tag während der nächsten Tage, bis eine adäquate Diurese von etwa 2 l/d erreicht wird. Die Rehydrierung hat unter engmaschiger Kontrolle der Elektrolyte und der Retentionswerte zu erfolgen.
- Forcierte Diurese mit isotoner Kochsalzlösung und Schleifendiuretika, wenngleich der kalziumsenkende Stellenwert der Diuretika umstritten ist. Manche Autoren beschränken den Einsatz von Diuretika auf Patienten mit eingeschränkter kardiovaskulärer Reserve.
- Bisphosphonate (Details s.u.)
- Kalzitonin (2–8 IE/kg KG s.c. oder i.m. in 2–4 Fraktionen verteilt über den Tag; bei hyperkalzämischer Krise 1 IE/kg KG/h in 0,9%iger NaCl-Lösung oder in 5%iger Glukoselösung i.v. als Infusion). Kalzitonin kann zusammen mit Bisphosphonaten eingesetzt werden.
- Kortikosteroide (v.a. bei hämatologischen Erkrankungen), ca. 1 mg/kg KG/Tag, i.d.R. 40–100 mg Prednisolon).
- Mithramycin (z.B. 25 µg/kg KG i.v.) und Phosphatinfusion (nur in Ausnahmefällen).

Die wichtigste primäre Behandlungsmaßnahme ist die Rehydratation der exsikkierten Patienten. Zudem wird durch Forcieren der Diurese und Hemmung der tubulären Rückresorption versucht, die Urinkalziumausscheidung zu steigern. Die medikamentöse Behandlungsform der ersten Wahl stellen derzeit die Bisphosphonate dar, die rasch und effektiv die Kalziummobilisierung aus dem Knochen hemmen. Sie werden im Folgenden eingehend beschrieben. Andere Substanzen wie z.B. Kalzitonin kommen aufgrund der hohen Wirksamkeit der Bisphosphonate nur noch selten zum Einsatz.

Die angeführten kurzfristigen Therapiemaßnahmen führen zwar in der Regel zu einer Senkung der erhöhten Kalziumspiegel. Allerdings werden die zugrunde liegenden Mechanismen wie z.B. die PTH-rP-Spiegel nicht relevant beeinflusst. Aus diesem Grund ist zur

Tabelle II. Bisphosphonate zur Therapie der tumorinduzierten Hyperkalzämie; RCT = randomisierte klinische Studie.

Bisphosphonat	Empfohlene Dosierung	Ansprechrate	Mittlere Wirkdauer	Bemerkung
Etidronat	5 mg/kg/d d1–3	15–45 %	10–12 Tage	Wird in vielen Ländern für diese Indikation nicht mehr eingesetzt
Clodronat	1500 mg	40–80 %	12–14 Tage	Kürzere Wirkungsdauer als Pamidronat in RCT
Pamidronat	30–90 mg	30–100 %	15–30 Tage	30 mg und 60 mg signifikant effektiver als Etidronat in RCT; 90 mg mit längerer Wirkungsdauer als Clodronat in RCT
Ibandronat	2–6 mg	50–77 %	25–30 Tage	Kein randomisierter Vergleich mit Pamidronat/Zoledronat
Zoledronat	4–8 mg	86–88 %	30–80 Tage	4 mg und 8 mg mit höherer Ansprechrate und längerer Wirkungsdauer als Pamidronat in RCT

längerfristigen Beherrschung der Hyperkalzämie unbedingt eine gezielte lokale oder systemische Tumortherapie erforderlich.

Bisphosphonate

Die Bisphosphonate konnten sich innerhalb kürzester Zeit einen festen Platz in der Therapie der tumorinduzierten Hyperkalzämie sichern. Als Analoga des anorganischen Pyrophosphats zeigen die Bisphosphonate eine hohe Affinität zur Mineralsubstanz des Knochens und können die antiresorptive Aktivität von Osteoklasten effektiv hemmen. Allen Bisphosphonaten ist ein Grundgerüst gemeinsam, das aus zwei an ein zentrales Kohlenstoffatom gebundene Phosphatgruppen besteht, während sich die einzelnen Präparate wiederum durch zwei Seitenketten unterscheiden (siehe Kapitel „Bisphosphonate beim multiplen Myelom"). Die R1-Seitenkette, die bei der Mehrzahl der gängigen Bisphosphonate aus einer Hydroxylgruppe besteht, bestimmt die Affinität zu Festphasen-Kalziumphosphat an der Knochenoberfläche. Die R2-Seitenkette ist hingegen ausschlaggebend für die antiresorptive Aktivität. Durch den Einbau einer primären Aminogruppe kann gegenüber einer reinen Alkyl-Seitenkette die antiresorptive Aktivität deutlich gesteigert werden. Die derzeit wirksamsten Verbindungen weisen heterozyklische Seitenketten auf.

Bisphosphonate hemmen vor allem die osteoklastäre Knochenresorption. Sie führen über eine Beeinträchtigung der Reifung und Differenzierung und durch Induktion von Apoptose zu einer Verringerung der Osteoklastenzahl. Zudem beeinträchtigen Bisphosphonate die Chemotaxis, Adhäsion und Aktivität der Osteoklasten. Diese Wirkungen führen letztendlich zu einer positiven Kalziumbilanz und einer Zunahme des Knochenmineralgehaltes.

Gegenwärtig sind fünf Bisphosphonate für die Behandlung der tumorinduzierten Hyperkalzämie zugelassen. Neben den Bisphosphaten der 1. Generation, Etidronat und Clodronat, sind dies vor allem die Aminobisphosphonate Pamidronat, Ibandronat und Zoledronat, die *in vitro* eine 100–20000fach höhere Aktivität aufweisen als Etidronat (Tab. II).

Etidronat wurde als erstes Bisphosphonat eingesetzt, zeigte sich aber den neueren Präparaten Clodronat oder Pamidronat deutlich unterlegen [2, 8]. Clodronat kann sowohl intravenös als auch oral verabreicht werden. Die orale Anwendung ist jedoch bisher nicht ausreichend systematisch untersucht und deshalb nicht für die Therapie der Hyperkalzämie zu empfehlen. Das am häufigsten eingesetzte Therapieregime sieht eine tägliche intravenöse Infusion von 300 mg Clodronat für maximal 10 Tage vor und senkt bei ca. 80–90 % der Patienten das Serumkalzium in den Normbereich. Die Einzelinfusion zeigt jedoch bei gleicher Gesamtdosis die gleiche Wirksamkeit wie die auf mehrere Tage verteilte Gabe [5].

Aufgrund ihrer besseren Wirksamkeit werden inzwischen bevorzugt die Aminobisphosphonate Pamidronat, Ibandronat oder Zoledronat eingesetzt. Sie führen bei etwa 70–90 % der Patienten zu einer Normalisierung der Serumkalziumwerte [2, 4, 6, 9]. Zudem weisen sie einen im Vergleich zu den älteren Präparaten Etidronat oder Clodronat rascheren Wirkungseintritt und ein längeres Anhalten des Therapieeffekts auf [2, 7, 8].

Mehrere Studien zeigen eine deutliche Dosis-Wirkungsbeziehung bei Einsatz von Aminobisphosphonaten. Aus diesem Grund ist eine Anpassung der Bisphosphonatdosierung an den Schweregrad der Hyperkalzämie sinnvoll (Tab. III).

Die Wirkung setzt je nach verwendetem Bisphosphonat mit einer zeitlichen Verzögerung von 2–4 Tagen ein und führt innerhalb von 4–7 Tagen zu einer Normalisierung der Kalziumwerte. Die senkende Wir-

Tabelle III. Dosierungsrichtlinien in Abhängigkeit vom initialen Serumkalziumspiegel bei der Therapie der tumorinduzierten Hyperkalzämie.

Clodronat	
Verabreichungsform:	
300 mg/Tag über 5–7 Tage oder 1500 mg als einmalige Infusion üüber 2 Stunden	

Pamidronat	
Verabreichungsform	Dosierung in Abhängigkeit vom initialen Kalziumwert
15–90 mg, in 500 ml 0,9 % NaCl oder 5 % Glukoselösung	
Infusionsgeschwindigkeit 15 mg/Stunde	Kalziumspiegel — Dosis
	2,6–3,0 mmol/l — 15–30 mg
	3,0–3,5 mmol/l — 30–60 mg
	3,5–4,0 mmol/l — 60–90 mg
	> 4,0 mmol/l — 90 mg

Ibandronat	
Verabreichungsform	Dosierung in Abhängigkeit vom initialen Kalziumwert
2–4 mg, in 500 ml 0,9 % NaCl oder 5 % Glukoselösung	2,6–3,0 mmol/l — 2 mg
	3,0–3,5 mmol/l — 3 mg
	> 3,5 mmol/l — 4 mg

Zoledronat
Verabreichungsform:
4 mg in 100 ml 0,9 % NaCl oder 5 % Glukoselösung über 15 Minuten

kung auf den Kalziumspiegel hält für etwa 2 bis 4 Wochen an und erreicht eine Effektivität zwischen 80 % und 100 %.

Wenngleich mehrere randomisierte Studien die Wirksamkeit der Aminobisphosphonate belegen, ist ein direkter Effektivitätsvergleich bisher lediglich für Pamidronat und Zoledronat möglich, während der Stellenwert von Ibandronat im Vergleich zu Pamidronat oder Zoledronat derzeit nicht weiter eingeordnet werden kann.

Zoledronat wurde in zwei gemeinsam ausgewerteten, randomisierten Studien in zwei verschiedenen Dosierungen (4 mg und 8 mg) mit 90 mg Pamidronat verglichen. Ziel der Studien war der Vergleich der Wirksamkeit und der Verträglichkeit der beiden Präparate. Es wurden insgesamt 287 Patienten mit mäßiger oder schwerer tumorinduzierter Hyperkalzämie ($Ca_{korrigiert} \geq 3{,}0$ mmol/l) bei verschiedenen zugrunde liegenden malignen Erkrankungen in die Studie eingeschlossen. Dabei konnte gezeigt werden, dass Zoledronat signifikant häufiger zu einer Normalisierung der Serumkalziumwerte führt (Zoledronat 4 mg 88,4 %, Zoledronat 8 mg 86,7 %, Pamidronat 69,7 %; p = 0,015). Der Effekt setzte bei den mit Zoledronat behandelten Patienten zudem rascher ein und hielt signifikant länger an als unter Pamidronat, wobei sich kein relevanter Unterschied zwischen den beiden Dosierungen von Zoledronat ergab. Bezüglich der Nebenwirkungsprofile konnten keine relevanten Unterschiede zwischen den drei Behandlungsgruppen gezeigt werden. Zoledronat scheint somit entsprechend der aktuellen Datenlage die wirksamste Substanz zu sein, wenngleich ein direkter Vergleich mit Ibandronat derzeit nicht möglich ist.

Problematisch kann eine Bisphosphonattherapie bei tumorinduzierter Hyperkalzämie und gleichzeitig bestehender Nierenfunktionsstörung sein. So kann bei hohen Bisphosphonat-Konzentrationen, die z.B. bei sehr rascher Infusion hochdosierter und konzentrierter Bisphosphonat-Lösungen, kurzzeitig die Gefahr der Bildung von Kalzium-Bisphosphonat-Komplexen bestehen. Als Präzipitate können diese dann zu einer weiteren Verschlechterung der Nierenfunktion führen. Im Allgemeinen führt jedoch eine Bisphosphonattherapie bei tumorinduzierter Hyperkalzämie zu einer nachhaltigen Verbesserung der Nierenfunktion. In einem ausreichenden Volumen und über eine ausreichende Zeit infundiert kommt es selbst bei eingeschränkter Nierenfunktion nicht zu einer weiteren Verschlechterung der Nierenfunktion. Nach Normalisierung der Serumkalziumwerte empfiehlt sich in der Regel eine Fortführung der Bisphosphonatbehandlung zur Vorbeugung weiterer hyperkalzämischer Episoden und zur Prävention skelettaler Ereignisse bei Vorliegen einer Knochenmetastasierung. Die optimale Behandlungsdauer ist dabei bisher nicht klar definiert.

Literatur

1. Berenson JR, Hillner E, Kyle RA, et al for the American Society of Clinical Oncology Bisphosphonates Expert Panel (2002) American Society of Clinical Oncology Clinical Practice Guidelines: The Role of Bisphosphonates in Multiple Myeloma. J Clin Oncol 20: 3719–3736
2. Gucalp R, Ritch P, Wiernik PH, et al (1992) Comparative study of pamidronate and etidronate disodium in the treatment of cancer-related hypercalcemia. J Clin Oncol 10: 134–142
3. Hillner BE, Ingle JN, Chlebowski RT, et al (2003) American Society of Clinical Oncology 2003 Update on the role of bisphosphonates and bone health issues in women with breast cancer. J Clin Oncol 21: 4042–4057
4. Major P, Lortholary A, Hon J, et al (2001) Zoledronic acid is superior to pamidronate in the treatment of hypercalcemia of malignancy: a pooled analysis of two randomized, controlled clinical trials. J Clin Oncol 19(2): 558–567
5. O'Rourke NP, McCloskey EV, Vasikaran S, et al (1993) Effective treatment of malignant hypercalcaemia with a single intravenous infusion of clodronate. Br J Cancer 67: 560–563
6. Pecherstorfer M, Herrmann Z, Body JJ, et al (1996) Randomized phase II trial comparing different doses of the bisphosphonate ibandronate in the treatment of hypercalcemia of malignancy. J Clin Oncol 14: 268–276
7. Purohit OP, Radstone CR, Anthony C, et al (1995) A randomised double-blind comparison of intravenous pamidronate and clodronate in the hypercalcemia of malignancy. Br J Cancer 72: 1289–1293
8. Ralston SH, Gallacher SJ, Patel U, et al (1989) Comparison of three intravenous bisphosphonates in cancer-associated hypercalcemia. Lancet 2: 1180–1182
9. Ralston SH, Thiebaud D, Herrmann Z, et al (1997) Dose-response study of ibandronate in treatment of cancer-associated hypercalcaemia. Br J Cancer 75: 295–300

U. Hügle,
M. R. Nowrousian,
M. Flasshove

Prophylaxe und Therapie von Gerinnungsstörungen

Schon 1865 erkannte *Armand Trousseau* den Zusammenhang zwischen bösartigen Erkrankungen und thrombembolischen Ereignissen. Es besteht ein komplexes Netzwerk zwischen den Tumorzellen und dem hämostatischen System. Tumoren können mittels Faktorenexpression und Mediatorenfreisetzung die Gerinnungskaskade aktivieren. Möglicherweise spielen diese Mechanismen eine wesentliche Rolle für das lokale Tumorwachstum und die Metastasierung. Während bei hämatologischen Erkrankungen Blutungskomplikationen im Vordergrund stehen, überwiegen bei soliden Tumoren die thrombembolischen Komplikationen. Diese Gerinnungsprobleme können den Verlauf der Erkrankung komplizieren und zu lebensbedrohlichen Situationen führen. Nicht selten führt die Gerinnungsanomalie als erstes Symptom zur klinischen Diagnose.

Pathophysiologie der Hyperkoagulabilität

Grundlegend für die Pathophysiologie der Gerinnungsstörungen ist bei soliden Tumoren die Virchowsche Trias zur Thromboseentwicklung. Hier spielen Veränderungen der Gefäßwand, des Blutstroms und der Blutzusammensetzung die entscheidende Rolle. Eine ausführliche Darstellung findet sich unter [1].
Die gesunde Gefäßwand mit intaktem Endothel verhält sich bedingt durch unterschiedliche Mechanismen normalerweise thrombophob. Durch Tumorwachstum kann dieses Endothel aktiviert werden und vermehrt Mediatoren wie Interleukin-1, Tissue Factor, Adhäsionsmoleküle und Plasminogen-Aktivator-Inhibitoren bilden. Das zuvor intakte Endothel wird zur thrombophilen Oberfläche, was eine Adhäsion und Aggregation von Thrombozyten zur Folge hat. Auch mechanische Faktoren wie der direkte Einbruch von Tumorgewebe in die Gefäßwand spielen hier eine Rolle. Durch die Plättchenaktivierung werden wiederum Faktoren freigesetzt, die die Aktivierung des Gerinnungssystems unterhalten und das intrinsische System aktivieren [2].

Durch venöse Stase wird der Blutstrom nachhaltig gestört. Neben krankheitsbedingter Immobilisation kann hierfür eine tumorbedingte Kompression der entsprechenden Gefäße verantwortlich gemacht werden. Hyperviskositätssyndrome treten hauptsächlich bei hämatologischen Erkrankungen wie z.B. akuten myeloischen Leukämien mit deutlich erhöhten Leukozytenzahlen oder M. Waldenström mit einer Paraproteinämie auf.
Eine Erhöhung einzelner Gerinnungsfaktoren, eingeschränkte Clearance aktivierter Faktoren sowie die verminderte Synthese von Gerinnungsinhibitoren (Antithrombin [AT] III, Protein C und Protein S) scheinen eine Änderung der Blutzusammensetzung und des Gerinnungspotenzials zu verursachen [1].

> Neben den Pathomechanismen der Virchow'schen Trias gibt es noch Mechanismen, die speziell bei Karzinomen beobachtet werden können.

Bei 30–40 % der Tumorpatienten kann ein Anstieg der Thrombozytenzahlen verzeichnet werden. Diese Thrombozytose kann bereits bei Diagnosestellung bestehen, zusätzlich finden sich nach Chemotherapie-induzierter Myelosuppression überschießende Thrombozytenzahlen. In Abhängigkeit von Tumorart und -ausdehnung kommt es zu einem Anstieg der Gerinnungsbereitschaft durch Freisetzung von „Cancer Coagulant" und „Tissue Factor". Das klinische Korrelat der Aktivierung ist das thrombembolische Ereignis [2]. Der Tissue Factor oder Gewebsthromboplastin ist ein Glykoprotein, das sowohl als Oberflächenrezeptor als auch als Kofaktor für den Faktor VIIa dient. Der Aktivierungsgrad des Tissue Factor ist abhängig von der Expression auf der Tumorzelle als Zeichen der malignen Transformation. Neuere Untersuchungen deuten auf eine wichtige Funktion in der Tumorangiogenese hin [3]. Die als „Cancer Coagulant A" bezeichnete Protease wird in Kolon-, Mamma-,

Bronchial- und Nierenzellkarzinomen gefunden. Ebenfalls konnten Antiphospholipidantikörper nachgewiesen werden. Besonders hohe Konzentrationen von Gewebsthromboplastin findet man in den Promyelozyten der akuten Leukämie des French-American-British (FAB)-Typs M3, aber auch in Zellen von Magen- und Kolonkarzinomen. Es besteht eine kontinuierliche Ausschwemmung des Gewebsthromboplastins in die Blutbahn dieser Patienten.

Inzidenz und klinisches Bild von thrombembolischen Ereignissen

Es erleiden bei weitem nicht alle Patienten im Rahmen ihrer bösartigen Erkrankung ein klinisch manifestes thrombembolisches Ereignis. Es besteht eine Abhängigkeit von der Art des jeweiligen Primärtumors, dem Tumorstadium, der Lokalisation der Metastasierung und der durchgeführten Behandlung. Die Häufigkeit des Auftretens thrombembolischer Ereignisse variiert zwischen 1% und 30% und liegt im Mittel bei 15% [4].

An erster Stelle sind hier Patienten mit Bronchialkarzinomen, Adenokarzinomen des Gastrointestinaltraktes, Pankreaskarzinomen und Ovarialkarzinomen zu nennen (Tab. I). Die Inzidenz wird zusätzlich durch weitere Faktoren wie Bettlägerigkeit, Exsikkose, kardiale Insuffizienz, Tumorlyse unter Chemo- und Strahlentherapie, chirurgische Eingriffe und fortgeschrittenes Alter beeinflusst. Beim Kolonkarzinom konnten *Alcalay* und Mitarbeiter die höchste Inzidenz in den ersten sechs Monaten nach Diagnose bei Patienten im metastasierten Stadium und Komorbidität nachweisen [5]. Nach ihrer Ansicht spiegelt ein thrombembolisches Ereignis die Aggressivität eines Karzinoms wider.

> Das Risiko eines venösen thrombembolischen Ereignisses ist bei aktiver bösartiger Erkrankung um den Faktor 4–7 gegenüber gesunden Personen erhöht [7].

Tabelle I. Inzidenz von thrombembolischen Ereignissen bei Patienten mit verschiedenen malignen Tumoren [6].

Primarius	(%)
Bronchial	27,9
Pankreas	18,4
Magen	17,0
Kolon	15,7
Ovar/Uterus	7,2
Prostata	7,1

Umgekehrt führt oftmals die Diagnose einer idiopathischen tiefen Beinvenenthrombose oder einer Lungenembolie zur initialen stationären Aufnahme und zur Diagnose der malignen Erkrankung. Bei etwa 10% der Patienten mit idiopathischer Thrombose wird die Diagnose einer bösartigen Erkrankung innerhalb der nächsten Jahre gestellt [8]. So fanden sich z.B. in einer Untersuchung von 153 Patienten mit neu aufgetretener Thrombose bei 5 (3,3%) zum Zeitpunkt der Klinikaufnahme und bei 11 von 145 (7,6%) nach 2 Jahren eine maligne Grunderkrankung [9]. In einer prospektiven Kohortenstudie bei 864 Patienten mit idiopathischem thrombembolischem Ereignis ließ sich bei 5,4% der Patienten frühzeitig eine maligne Erkrankung durch Routinediagnostik und eine begrenzte Tumorsuche (Ultraschall und Tumormarker zusätzlich zur gründlichen Anamnese und körperlichen Untersuchung sowie Routinelabor und Röntgen-Thorax) entdecken. 14 Patienten, die negativ im Screening waren, entwickelten innerhalb eines Jahres klinisch apparente Karzinome [10]. In einer randomisierten Studie bei 201 Patienten wurde der klinische Nutzen einer intensiven Tumorsuche mittels Computertomographie (CT), Mammographie, urologischer Untersuchung, Tumormarkern, Sputumzytologie und Endoskopie gegen eine Kontrollgruppe ohne Screening untersucht. Auch wenn die Zeit bis zur Diagnosestellung einer Tumorerkrankung verkürzt und die Erkrankungen in einem früheren Stadium entdeckt wurden, wurde kein statistisch signifikanter Unterschied in Bezug auf die tumorassoziierte Mortalität zwischen den beiden Gruppen (3,9% versus 2%) gefunden [11]. Dennoch sollte bei Patienten mit zunächst ungeklärter Ursache einer Thrombose oder Lungenembolie eine gründliche Anamnese und körperliche Untersuchung erfolgen, gefolgt von einer patientenspezifischen Labor- und bildgebenden Diagnostik: Routinelabor, Röntgen-Thorax, Abdomensonographie, Haemoccult und Tumormarker sowie weiteren Untersuchungen in Abhängigkeit von den erhobenen Befunden [8].

Bei der Thrombophlebitis migrans handelt es sich um eine typische paraneoplastische Hämostasestörung. Es treten Thrombophlebitiden mit wechselnden Lokalisationen auch am Körperstamm auf, die innerhalb von wenigen Tagen unbeeinflusst von Heparin verschwinden können. In den meisten Fällen liegt ein Malignom des Gastrointestinaltraktes vor. Weitere thrombembolische Manifestationen von malignen Erkrankungen sind das Budd-Chiari-Syndrom, die Pfortaderthrombose, die nicht-bakterielle Endokarditis, die primäre Sinusvenenthrombose sowie zerebrale und digitale Embolien (Übersicht in [1]).

Auch antineoplastische Therapien können thrombembolische Komplikationen verursachen. Ein Beispiel ist die Behandlung mit Thalidomid oder Lenalidomid bei Patienten mit Multiplen Myelomen. In einer Studie mit 535 Patienten waren 82 Patienten (15%) betroffen. Die höchste Inzidenz wurde unter der Einnahme von Thalidomid bei Patienten mit neu diagnostiziertem Myelom, gleichzeitiger Applikation einer Anthrazyklin-haltigen Chemotherapie oder Dexamethason und bestimmten Chromosomenaberrationen beobachtet [12]. In einer anderen Studie zeigten 5 von 23 Patienten ein venöses und 2 Patienten ein arterielles thrombembolisches Ereignis, wohingegen nach Hinzugabe von Warfarin keine Komplikationen mehr beobachtet werden konnten [13]. Nach einer kürzlich publizierten Metaanalyse steigt das Risiko für ein venöses thrombembolisches Ereignis um den Faktor 8 für Plasmozytom-Patienten, die Thalidomid und Dexamethason erhalten. Die prophylaktische Gabe von niedermolekularen Heparinen (NMH) oder Warfarin senkt das Risiko [14, 15]. In letzter Zeit wurden verstärkt thrombembolische Komplikationen bei therapeutischen Substanzen beobachtet, die mit dem „Vascular Endothelial Growth Factor" (VEGF) interagieren, wie z.B. dem monoklonalen Antikörper Bevacizumab [16]. Unter einer antihormonellen Therapie mit *Tamoxifen* zeigt sich eine erhöhte Inzidenz für Thrombosen bei Patientinnen mit Mammakarzinom [17]. Im Vergleich dazu findet man bei adjuvanter Hormontherapie mit dem Aromataseinhibitor Anastrozol eine signifikant niedrigere Rate venöser thrombembolischer Komplikationen [18].

Diagnostik der Gerinnungsstörungen

Bei Thrombozytenzahlen über 450000/μl muss zwischen einer reaktiven Thrombozytose im Rahmen einer Grunderkrankung, z.B. einem entzündlichen Prozess oder einem Malignom, und der klonalen Vermehrung der Megakaryopoese bei myeloproliferativen Erkrankungen unterschieden werden.
Die routinemäßige Diagnostik thrombembolischer Komplikationen beinhaltet die Bestimmung der Thrombozytenzahl, des Quickwerts und der aktivierten partiellen Thromboplastinzeit (aPTT). Eine bei Tumorpatienten häufig beobachtete chronische „*disseminated intravascular coagulation*" (DIC) ist in der Regel kompensiert oder sogar überkompensiert und zeigt eine verkürzte aPTT, erhöhte Thrombozyten- und Fibrinogenwerte. Diese Marker eignen sich zwar zur Abschätzung des Blutungsrisikos, gelten jedoch nicht als prädiktive Marker für thrombembolische Ereignisse wie die neueren spezifischen Marker der Gerinnung Fibrinopeptid A, Fragment 1+2 und Thrombin-Antithrombin Komplex [1]. Erhöhte D-Dimere, Spaltprodukte des Fibrins, finden sich bei Tumorerkrankungen als Ausdruck der im Tumor ablaufenden fibrinolytischen Aktivität und sind wenig geeignet zum Nachweis von Thrombembolien [19].

Therapie und Prophylaxe thrombembolischer Ereignisse

Die initiale Therapie einer akuten tiefen Beinvenenthrombose bei Patienten mit malignen Erkrankungen besteht in der Regel in der Gabe von Heparin [7]. Basierend auf einer Vielzahl von Studien haben die NMH (Tab. III) das unfraktionierte Heparin (UFH) in der Primärtherapie von tiefen Beinvenenthrombosen verdrängt. Eine gewichtsadaptierte subkutane Applikation ist sicher und effektiver als eine PTT-gesteuerte, kontinuierliche intravenöse Gabe des UFH. Man muss allerdings anmerken, dass in diesen Studien lediglich 20% der Patienten an einem Karzinom erkrankt waren. Die Anwendung von NMH erlaubt eine frühzeitige ambulante Betreuung und trägt somit deutlich zu einer verbesserten Lebensqualität insbesondere in der palliativen Krankheitssituation bei. Auch bei hämodynamisch stabilen Patienten mit einer Lungenembolie zeigten Studien, dass die Therapie mit NMH adäquat ist [7, 20, 21]. Eine Dosisreduktion der Antikoagulation muss für Patienten mit erhöhtem Blutungsrisiko – z.B. ZNS-Metastasen, Thrombopenie, Makrohämaturie, Tumorblutung oder -arrosion in Hohlorgane – beachtet werden (Tab. II) [21, 22]. Die Möglichkeit des Monitorings und der Antagonisierung lassen die Gabe von unfraktioniertem Heparin für instabile, hospitalisierte, möglicherweise niereninsuffiziente Patienten weiterhin als sinnvolle Alternative erscheinen [4].
Die Indikation zur Implantation eines Vena-Cava-Filters wird kontrovers diskutiert [4]. Bei Patienten mit aktiver Blutung und akutem thrombembolischen Ereignis oder bei Rezidivembolien trotz effektiver Antikoagulation stellt die Implantation des Vena-

Tabelle II. Risikofaktoren für eine gesteigerte Blutungsbereitschaft bei Patienten mit malignen Erkrankungen [21].

Tumor oder Metastasen im Gehirn
Tumorbedingte oder sonstige Ulzerationen in den Hohlorganen, z.B. Magen, Darm, Harnblase
Makrohämaturie bei Nierenzellkarzinom
Blutender Tumor
Hereditäre oder erworbene Koagulopathie
Thrombozytopenie (< 50 000/μl)

Cava-Filters eine therapeutische Option dar [20]. Patienten mit Vena-cava-Filter haben jedoch ein erhöhtes Risiko einer erneuten tiefen Beinvenenthrombose [21]. Ist die Blutung unter Kontrolle, muss schnellstmöglich mit einer Antikoagulation begonnen werden [4].

Einer Langzeitbehandlung, z.B. als Sekundärprophylaxe nach thrombembolischem Ereignis mit Vitamin-K-Antagonisten (Marcumar) steht bei Tumorpatienten zwar prinzipiell nichts entgegen, solange keine Kontraindikationen vorliegen [4], bei einer Vielzahl von Patienten treten jedoch häufig Probleme bei der Durchführung der Therapie auf. Übelkeit, Erbrechen, Anorexie, chronische intravasale Gerinnung, hepatische Metastasierung, Blutbildveränderungen oder Medikamenteninteraktion im Rahmen der Chemotherapie können die Wirkung und damit den *„International normalized ratio"* (INR)-Wert beeinflussen [20, 21]. Auch invasive Eingriffe wie Punktionen, lokale Therapieverfahren oder geplante Operationen sind unter Dauertherapie mit Marcumar kontraindiziert. Außerdem zeigte sich in einer randomisierten Studie zur Sekundärprophylaxe bei Tumorpatienten nach akuter symptomatischer tiefer Beinvenenthrombose oder Lungenembolie eine signifikante Reduktion der Rezidivthromboserate unter NMH (Dalteparin 200 U/kg s.c., 1×/d für 1 Monat, gefolgt von Dalteparin 150 U/kg für weitere 5 Monate) – im Vergleich zu Warfarin ohne Erhöhung der Blutungsrate [23]. Für Tinzaparin wurden ähnliche Daten aus einer randomisierten Studie berichtet [24].

Die Dauer der Therapie sollte von der Aktivität der Tumorerkrankung als thrombogenem Stimulus und von eventuell im Laufe der Behandlung auftretenden Kontraindikationen gegen eine Antikoagulation abhängig gemacht werden [4, 20]. Die Dosis des NMH kann der jeweiligen Situation angepasst werden (Tab. III). Bei akuten Blutungen, wie sie bei Tumoren des Gastrointestinal- oder Urogenitaltraktes vorkommen können, oder bei erniedrigten Thrombozytenzahlen (s.o.) wird man auf eine Antikoagulation verzichten bzw. diese individuell anpassen müssen [21].

Eine entscheidende Rolle spielt die postoperative primäre Thromboseprophylaxe bei Tumorpatienten. Hier stellt sich die Frage der Art und der Dauer der Therapie. In einer Metaanalyse konnte bezüglich des Auftretens einer Thrombose, Lungenembolie, Blutung oder Tod kein signifikanter Unterschied zwischen der Anwendung von NMH oder unfraktioniertem Heparin gefunden werden [25]. Ebenfalls konnte eine deutlich verminderte Thromboserate bei Patienten mit vierwöchiger Thromboseprophylaxe verglichen mit 7 Tagen gezeigt werden. Somit stellt eine einmal tägliche subkutane Injektion eines NMH über einen längeren Zeitraum eine einfache und effektive postoperative Prophylaxe dar [26]. Für nicht-operierte Tumorpatienten, die mit akuter Erkrankung bettlägerig hospitalisiert sind, sollte eine Prophylaxe entsprechend den Empfehlungen des *American College of Chest Physicians* durchgeführt werden [7, 17, 21]. Die Studienlage zur Prophylaxe bei ambulanten Patienten z.B. unter Chemotherapie ist nicht eindeutig. Das Risiko für ein venöses thrombembolisches Ereignis steigt für Tumorpatienten deutlich bei Vorliegen der Risikofaktoren stationäre Behandlung, Thrombose in der Eigen- oder Familienanamnese, Chemotherapie, Fieber oder CRP-Anstieg [27].

Permanente Zentralvenenkatheter sind in der Hämato-Onkologie weit verbreitet. Eine häufige Komplikation ist die katheterassoziierte Thrombose. Fünf Studien wurden zu diesem Thema erhoben [28]. In zwei Studien konnte eine Reduktion der Thromboserate durch prophylaktische Gabe von 1 mg Warfarin oder NMH gezeigt werden, hier lag die Thromboserate zwischen 37 und 62%. In zwei weiteren Erhebungen zeigte sich keine Reduktion, hier lag der Anteil der Patienten mit Katheterthrombose jedoch nur bei 18 bzw. 4%. In einer jüngst publizierten fünften Studie konnte ebenfalls kein Vorteil durch die prophylaktische Gabe von Dalteparin nachgewiesen werden [29].

Tabelle III. Niedermolekulare Heparine.

Präparat	Handelsname	Dosierung zur Therapie tiefer Beinvenenthrombosen	HWZ
Nadroparin	Fraxiparin®	0,4–0,9 ml s.c. 2×/Tag	3–4 h
Certoparin*	MonoEmbolex®	8000 IE s.c. 2×/Tag	4–5 h
Dalteparin*	Fragmin®	200 U/kg s.c. 1×/Tag oder 100 U/kg s.c. 2×/Tag	3–5 h
Enoxaparin	Clexane®	1 mg/kg s.c. 2×/Tag	4–7 h
Tinzaparin	Innohep®	175 I.E./kg s.c. 1×/Tag	3–5 h
Fondaparinux	Arixtra®	5–10 mg s.c. 1×/Tag	17–21 h

Zugelassene Indikationen und detaillierte Dosierungsempfehlungen für den therapeutischen und prophylaktischen Bereich siehe aktuelle Fachinformationen.

> Eine Empfehlung zur routinemäßigen prophylaktischen Antikoagulation bei Zentralvenenkatheter kann daher zurzeit nicht gegeben werden [21].

Liegt die Anzahl der katheterassoziierten Thrombosen einer Institution über dem Durchschnitt, so sollte der Umgang bei der Anlage und späteren Benutzung überprüft werden. Bleibt die Funktion des Katheters trotz Thrombose erhalten und wird er weiterhin benötigt, so kann von einer routinemäßigen Explantation Abstand genommen werden [20]. Studien haben gezeigt, dass Fibrinablagerungen in oder um den Katheter Ursache nicht nur thrombotischer Verschlüsse, sondern auch katheterassoziierter Infektionen sein können. Durch eine wöchentliche Spülung von zentralen Venenkathetern bei Kindern mit Urokinase zusätzlich zur täglichen Heparinspülung ließ sich die Rate von Katheterkomplikationen signifikant reduzieren, ohne die Rate von Blutungskomplikationen zu steigern [30].

Das Risiko einer thrombembolischen Komplikation bei myeloproliferativen Erkrankungen, speziell der essenziellen Thrombozytose (ET) und der Polycythaemia vera (PV), ist weit größer als das einer Blutungskomplikation. Die Prävalenz liegt zwischen 3 und 37 %. Meistens sind diese im arteriellen System lokalisiert. Bei der PV treten sie hauptsächlich zerebrovaskulär oder abdominell auf, während bei der ET mikrovaskuläre Störungen beobachtet werden. Als Risikofaktoren gelten ein Alter über 60 Jahre und eine stattgehabte Thrombose. Hier konnte die Wirksamkeit von Hydroxyharnstoff nicht nur als zytoreduktive Therapie nachgewiesen werden. Während im Therapiearm nur 9 % thrombembolische Ereignisse beobachtet werden konnten, traten diese in der Kontrollgruppe bei 45 % auf [31]. Durch eine zytoreduktive Therapie mit Anagrelide wird das Auftreten von thrombembolischen Ereignissen verhindert. Aufgrund des fehlenden leukämogenen Potenzials im Vergleich zu Hydroxyharnstoff eignet sich dieses Medikament z.B. zur Therapie von jungen Patienten mit ET. Asymptomatische Patienten mit Niedrigrisikokonstellation und < 1500 × 10^9 Thrombozyten bedürfen keiner Therapie [32].

Ob Acetylsalicylsäure – wie in der ECLAP-Studie (*European Collaboration on Low-dose Aspirin*) für die Polycythaemia vera gezeigt werden konnte – auch bei der ET effektiv thrombotischen Komplikationen vorbeugen kann, ist nicht belegt [33]. Eine mögliche Gefahr besteht in einer Steigerung der Blutungsneigung. Die Autoren empfehlen daher, Acetylsalicylsäure unter folgenden Umständen nur mit Vorsicht zu verabreichen: beim Vorliegen einer erhöhten Blutungsneigung, bei einer bekannten Ulkuserkrankung, bei gleichzeitiger Anagrelide-Therapie oder sehr hohen Plättchenzahlen (> 1500 × 10^9/l) [34, 35, 36]. Mikrozirkulationsstörungen und Erythromelalgie sprechen in aller Regel gut auf ASS an [32]. Bei sehr hohen Thrombozytenzahlen sollte ein erworbenes von-Willebrand-Syndrom vor Therapiebeginn ausgeschlossen werden [37].

Die reaktive oder sekundäre Thrombozytose bedarf vor allem einer Therapie der Grunderkrankung. Auf spezifische, die Thrombozyten beeinflussenden Maßnahmen kann in der Regel verzichtet werden [32].

Hypokoagulabilität und disseminierte intravasale Gerinnung (DIC)/Verbrauchskoagulopathie

Im Gegensatz zum Auftreten von thrombembolischen Komplikationen bei Patienten mit soliden Tumoren werden bei hämatologischen Systemerkrankungen häufiger Blutungskomplikationen beobachtet. Durch die Beeinträchtigung der gesunden Hämatopoese besteht eine Thrombozytopenie bei Patienten mit akuten Leukämien, multiplem Myelom und Lymphomen im fortgeschrittenen Krankheitsstadium. Auch myelodysplastische Syndrome und aplastische Anämien gehen mit Thrombozytopenie einher. Ursache einer Thrombozytopenie können darüber hinaus immunologische Mechanismen – wie z.B. bei der chronischen lymphatischen Leukämie (CLL) – oder z.B. ein Zytostatika-induziertes hämolytisch-urämisches Syndrom sein (siehe Kapitel „Mikroangiopathische hämolytische Anämie").

Bei einer z.B. neutropenisch bedingten Sepsis oder einer akuten Promyelozytenleukämie kann häufig eine DIC beobachtet werden, die als fulminante und lebensbedrohliche Komplikation auftreten kann. Latente Verlaufsformen der DIC mit nur diskreter oder fehlender klinischer Symptomatik sind ebenfalls möglich [37].

Die Pathophysiologie der DIC beruht auf der Freisetzung von Gewebsthromboplastin aus Makrophagen oder zerstörten Gewebs- und Endothelzellen, was via Faktor VIIa zur Bildung von Thrombin und damit zu Fibringerinnseln in der Mikrozirkulation führt (Abb. 1). Auf diese frühe thrombogene Phase der DIC folgt die Phase des Verbrauchs von Gerinnungsfaktoren und der sekundären Hyperfibrinolyse. Die anhaltende Fibrinbildung und Fibrinolyse führt infolge des Verbrauchs von Gerinnungsproteinen und Thrombozyten sowie durch die antihämostatische Wirkung der Fibrinspaltprodukte zum Vollbild der Erkrankung. Dieses ist durch eine generalisierte Blutungsneigung, Schockzustände jeder Art, Organmanifestationen insbesondere der Nieren, der Lunge und der Leber sowie Hautnekrosen gekennzeichnet [37]. Auch Hämolyse und Fragmentozyten im Differenzialblutbild können beobachtet werden, wodurch die Abgrenzung zum hämolytisch-urämischen Syndrom, das auch als Zytostatika-induziertes Krankheitsbild auftreten kann, erschwert wird.

Zur Diagnostik und zur Therapiekontrolle gehören wiederholte und kurzfristige Untersuchungen unter Berücksichtigung des klinischen Bildes. Eine einmalige Untersuchung mit negativem Befund schließt eine Verbrauchskoagulopathie nicht aus. Es gibt keinen Test, der pathognomonisch für eine Verbauchskoagulopathie ist. Die Diagnose erfolgt durch Nachweis der Konzentrationen spezifischer Reaktionsprodukte der Gerinnung (Tab. IV) [37].

Je nach Ausmaß und Stadium der DIC können alle drei Globaltests (Quick, PTT, Thrombinzeit) pathologisch ausfallen. Da diese jedoch durch viele andere Einzelfaktoren beeinflusst werden, eignen sie sich nur eingeschränkt zur Steuerung der Therapie.

An erster Stelle der Therapie (Tab. V) steht die Behandlung der Grunderkrankung. Erst mit der Einführung der All-Trans-Retinolsäure (ATRA) in der Therapie der Promyelozytenleukämie konnte eine effektive Normalisierung der Blutgerinnung und somit eine Reduktion der Mortalität dieser Erkrankung erzielt werden. Die Diagnose einer akuten Promyelozytenleukämie insbesondere bei hohen Leukozytenzahlen stellt die Indikation zur sofortigen Einleitung einer Therapie mit ATRA und zytostatischer Chemotherapie unter Substitution von Gerinnungsfaktoren dar. Innerhalb weniger Tage tritt in aller Regel eine Normalisierung der Hämostase ein [22, 39, 40].

Ein wesentlicher Auslöser der DIC ist eine neutropenisch bedingte Septikämie. Insbesondere gehen Septikämien durch gramnegative Bakterien in 30–50 % der Fälle mit einer DIC einher. Die auslösenden Faktoren sind Membranbestandteile der Bakterien wie Lipopolysaccharide und Endotoxine oder bakterielle Exotoxine wie Hämolysin der Streptokokken, die über die Aktivierung des inflammatorischen Systems und Freisetzung entsprechender Zytokine die Gerinnung einleiten. Die sofortige Einleitung einer umfangreichen antibiotischen Therapie ist wesentlicher Bestandteil der Therapie.

Bei Überwiegen von Mikrozirkulationsstörungen in der Anfangsphase kann die Gabe von sehr niedrig dosiertem Heparin die DIC günstig beeinflussen; Vorsicht ist bei Blutungsneigung oder -gefährdung geboten. Der prophylaktische Einsatz von niedrig dosiertem Heparin in der Induktionsphase von akuten Leukämien ist durch Studien nicht gesichert.

Niedrige Thrombozytenzahlen und Gerinnungsfaktoren können das Risiko einer Blutung erhöhen. Die Substitutionstherapie mit Thrombozyten und Gerinnungsfaktoren sollte sich nicht nur an Labortests, sondern auch am klinischen Bild orientieren. Sie ist indiziert bei aktiver Blutung, vor invasiven Eingriffen oder anderen Situationen mit erhöhter Blutungsneigung. Die Vorstellung, dass hierdurch eine Verstärkung der DIC initiiert wird im Sinne von „*add fuel to fire*", konnte nicht bestätigt werden. Es können große Mengen von gefrorenem Frischplasma notwendig sein, um den Gerinnungsdefekt zu korrigieren. Auf den Einsatz von Faktorenkonzentraten sollte bei möglicher Kontamination durch aktivierte Gerinnungsfaktoren verzichtet werden [37]. Ein Vitamin-K-Defizit muss ausgeglichen werden [38].

Einer der wichtigsten Inhibitoren der Gerinnung ist das AT III, dessen Spiegel bei Patienten mit DIC erniedrigt ist. Es gibt eine Anzahl von klinischen Stu-

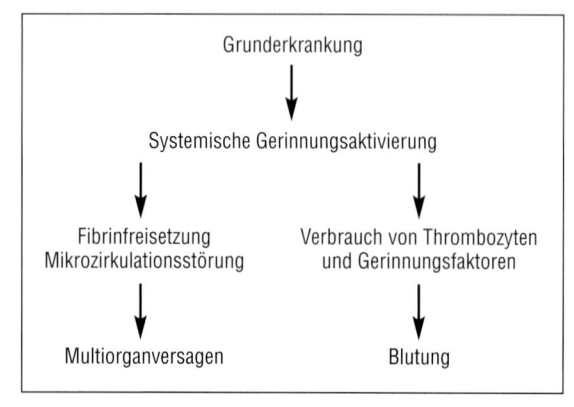

Abbildung 1. Pathophysiologie der DIC [38].

Tabelle IV. Labordiagnostik der DIC.

1. D-Dimere: Aktivitätsprodukt der Gerinnung
2. Thrombozytenabfall: erstes Symptom einer DIC
3. Antithrombinabfall: Ausdruck eines erhöhten Thrombinverbrauchs
4. Fibrinogenabfall: Ausdruck systemischer Fibrinogenolyse, seltener bedingt durch abnorme Fibrinbildung in der Mikrozirkulation

Tabelle V. Therapie der DIC

Therapie der Grunderkrankung (z.B. Sepsis, akute Promyelozytenleukämie)
Erhalt der Organfunktionen (Katecholamine, Beatmung, Hämodialyse)
evtl. sehr niedrig dosiertes Heparin (cave: Patienten mit Blutungsneigung)
Thrombozytensubstitution bei Werten unter 30 000/µl
gefrorenes Frischplasma, AT-III-Substitution

dien, meist bei Patienten mit Septikämie oder septischem Schock, die zeigen, dass eine Substitution mit AT III zu einer Verbesserung der pathologischen Gerinnung und manchmal auch der Organfunktion führt.

Ziel sollte eine Anhebung der Aktivität auf über 80 % der Norm sein. Eine sehr hohe, überphysiologische AT-III-Substitution führte in klinischen Studien bei Patienten mit septischem Krankheitsbild zu einer Reduktion der Sterblichkeit, jedoch ohne statistische Signifikanz zu erreichen. In einer Studie konnte dieser Effekt nur in einer Subgruppe beobachtet werden, die nicht gleichzeitig mit Heparin behandelt wurden [41]. Eine neuere und sehr teure Therapieoption besteht in der Verabreichung von rekombinantem, aktiviertem Protein C bei Patienten mit schwerer Sepsis [42]. Hierdurch konnte die 28-Tage-Mortalität von 31 % auf 25 % signifikant reduziert werden. Ebenfalls besteht eine direkte antiinflammatorische Wirkung. Das erhöhte Blutungsrisiko unter der Therapie ist zu beachten (siehe aktuelle Fachinformation).

Bei der DIC sind Antifibrinolytika (Aprotinin, Tranexamsäure) problematisch, da die sekundäre Hyperfibrinolyse für das Auflösen von multiplen Fibrinthromben und den Erhalt der Organfunktion wichtig ist. Antifibrinolytika können bei einer isolierten erhöhten fibrinolytischen Aktivität eingesetzt werden [37].

Weitere Ursachen für eine Gerinnungstörung mit erhöhter Blutungsneigung bei Tumorpatienten können u.a. Hemmkörperhämophilien, z.B. im Rahmen einer Paraproteinämie bei Morbus Waldenström, bei „Graft versus Host Disease" (GvHD) nach allogener Stammzelltransplantation und bei Amyloidosen sein. Das erworbene von-Willebrand-Syndrom bei lympho- und myeloproliferativen Erkrankungen zeichnet sich durch Blutungsneigung (Schleimhaut und Weichteile) ohne Veränderung der globalen Gerinnungsparameter aus. Eine verlängerte Blutungszeit sollte Anlass zur Bestimmung der Plasmaaktivität des v.-Willebrand-Faktors (vWF) geben. Die elektrophoretische Darstellung der verschiedenen vWF-Multimere zeigt ein pathologisches Muster.

Neue Antikoagulanzien

In den letzten 50 Jahren waren unfraktioniertes Heparin und Cumarin-Derivate die Säulen der antithrombotischen Therapie. Die NMH haben sich zwischenzeitlich etabliert. Sie zeigen eine verminderte Eiweißbindung und können ohne Labormonitoring in gewichtsadaptierter Dosierung bei vielen thrombembolischen Erkrankungen verabreicht werden. Aber auch sie können eine immunologisch verursachte, Heparin-induzierte Thrombozytopenie (HIT) und Osteoporose verursachen. Das Pentasaccharid Fondaparinux inhibiert als erster Vertreter einer neuen Substanzklasse den Faktor Xa selektiv. Dieses Medikament wird ebenfalls subkutan einmal täglich verabreicht und bedarf keiner Dosisanpassung mittels Laborkontrollen. In Studien zeigten sich Fondaparinux und Enoxaparin bezüglich der Wirksamkeit beim akuten Koronarsyndrom sowie der Wirksamkeit und Sicherheit bei tiefen Venenthrombosen äquivalent [43, 44]. Die Gabe von Fondaparinux ist zudem der Gabe des NMH Dalteparin in der postoperativen Prophylaxe nach abdominellen Eingriffen einschließlich Tumoroperationen gleichwertig [45].

Ausblick

> Tumorzellen benutzen das Hämostasesystem zur lokalen Infiltration und Ausbreitung. Eine wichtige Rolle nimmt hierbei das Thrombin ein. Die Überlegung, durch eine Thrombinhemmung mittels Heparin oder Warfarin das Tumorwachstum, die Angiogenese und die Metastasierung zu beeinflussen, liegt somit nahe. Im Tiermodell konnte eine maßgebliche Rolle von Antikoagulanzien auf die Tumorbiologie nachgewiesen werden.

In der FAMOUS-Studie mit 385 Patienten, die an einem fortgeschrittenen soliden Tumor erkrankt waren, konnte zwar kein Überlebensvorteil für das mit Dalteparin für ein Jahr behandelte Patientenkollektiv über einen Beobachtungszeitraum von ein bis drei Jahren gesehen werden. Viele Patienten wiesen jedoch eine Lebenserwartung von unter 12 Monaten auf, sodass ein möglicher Nutzen nicht erreicht werden konnte. Bei einer Subgruppe von Patienten mit besserer Prognose zeigte sich jedoch nach zwei und drei Jahren ein signifikanter Überlebensvorteil für die Verumgruppe [46]. Weitere klinische Studien lassen einen möglichen Effekt der NMH auf das Überleben von Tumorpatienten unabhängig vom Auftreten thrombembolischer Komplikationen vermuten, eine generelle Empfehlung kann jedoch noch nicht ausgesprochen werden [21, 47].

Literatur

1. Hiller E (2006) Gerinnungsstörungen bei Tumorpatienten. In: Schmoll HJ, Höffken K, Possinger K (Hrsg.) Kompendium Internistische Onkologie, Springer Verlag, 4. Aufl., S. 1273–1289
2. Levine MN, Lee AY, Kakker AK (2003) From Trousseau to targeted therapy new insights and innovations in thrombosis and cancer. J Thromb Haemost 1: 1456–1463
3. Fernandez PM, Patierno SR, Rickles FR (2004) Tissue factor and fibrin in tumor angiogenesis. Semin Thromb Hemost 30: 31–44
4. Prandoni P (2005) How I treat venous thromboembolism in patients with cancer. Blood 106: 4027–4033
5. Alcalay A, Wun T, Khatri V, et al (2006) VTE in patients with colorectal cancer: Incidence and effect on survival. J Clin Oncol 24: 1112–1118
6. Rickles FR, Edwards RL (1983) Activation of blood coagulation in cancer: Trousseaus syndrome revisited. Blood 62: 14–31
7. Dotsenko O, Kakkar AK (2006) Thrombosis and cancer. Ann Oncol 17 (suppl. 10): x81–x84
8. Lee AY (2006) Thrombosis and cancer: The role of screening for occult cancer and recognizing the underlying biological mechanisms. Hematology Am Soc Hematol Educ Program: 438–443
9. Prandoni P, Lensing AWA, Büller HR (1992) Deep vein thrombosis and the incidence of subsequent symptomatic cancer. N Engl J Med 327: 1128–1133
10. Monreal M, Lensing AWA, Prins MH, et al (2004) Screening for occult cancer in patients with acute deep vein thrombosis or pulmonary embolism. J Thromb Haemost 2: 876–881
11. Piccioli A, Lensing AWA, Prins MH (2004) Extensive screening for occult malignant disease in idiopathic venous thromboembolism: a prospective randomized clinical trial. J Throm Haemost 2: 884–889
12. Zangari M, Barlogie B, et al (2003) Thalidomide and deep vein thrombosis in multiple myeloma: risk factors and effect on survival. Clin Lymphoma 4: 32–35
13. Bowcock SJ, Rassam SM, Ward SM, et al (2002) Thromboembolism in patients on thalidomide for myeloma. Hematology 7: 51–53
14. El Accaoui RN, Shamseddeen WA, Taher AT (2007) Thalidomide and thrombosis. A meta-analysis. Thromb Haemost 97: 1031–1036
15. Palumbo A, Rajkumar SV, Dimopoulos MA, et al (2008) Prevention of thalidomide- and lenalidomide-associated thrombosis in myeloma. Leukemia 22: 414–423
16. Falanga A (2005) Thrombophilia in cancer. Seminars in thrombosis and hemostasis 31: 104–110
17. Geerts WH, Pineo GF, Heit JA, et al (2004) Prevention of venous thromboembolism: The seventh ACCP conference on antithrombotic and thrombolytic therapy. Chest 126: 338–400
18. Baum M, Buzdar A, Cuzick J et al (2003) Anastrozole alone or in combination with tamoxifen versus tamoxifen alone for adjuvant treatment of postmenopausal women with early-stage breast cancer: Results of the ATAC (Arimidex, Tamoxifen alone or in combination) trial efficacy and safety update analysis. Cancer 98: 1802–1810
19. Dempfle CE (2005) Bestimmung des D-Dimer-Antigens in der klinischen Routine. Dtsch Aerztebl 102: A428–432
20. Schafer AI, Levine MN, Konkle BA, et al (2003) Thrombotic disorders: Diagnosis and treatment. Hematology Am Soc Hematol Educ Program: 520–539
21. Hiller E (2006) Cancer and thrombosis: Managing the risks and approaches to thromboprophylaxis. Onkologie 29: 474–478
22. Falanga A, Rickles FR (2007) Management of thrombohemorrhagic syndromes (THS) in hematologic malignancies. Hematology Am Soc Hematol Educ Program: 165–171
23. Lee AY, Levine MN, Baker RI, et al (2003) Low-molecular-weight heparin versus coumarin for the prevention of recurrent venous thromboembolism in patients with cancer. N Engl J Med 349: 146–153
24. Hull RD, Pineo GF, Brant RF, et al (2006) LITE trial investigators: Long-term low-molecular-weight heparin versus usual care in proximal-vein thrombosis patients with cancer. Am J Med 119: 1062–1072
25. Mismetti P, Laporte S, Darmon JY, et al (2001) Metaanalysis of low molecular weight heparin in the prevention of venous thromboembolism in general surgery. Br J Surg 88: 913–930
26. Bergqvist D, Agnelli G., Cohen AT, et al (2002) Duration of prophylaxis against venous thromboembolism with enoxaparin after surgery for cancer. N Engl J Med 346: 975–980
27. Kröger K, Weiland D, Ose C, et al (2006) Risk factors for venous thromboembolic events in cancer patients. Ann Oncol 17: 297–303
28. Levine M, Kakkar AK (2005) Catheter-associated Thrombosis: Prophylaxis or not? J Clin Oncol 23: 4006–4008
29. Karthaus M, Kretzschmar A, Kröning H, et al (2006) Dalteparin for prevention of catheter-related complications in cancer patients with central venous catheters: final results of a double-blind, placebo-controlled phase III trial. Ann Oncol 17: 289–296
30. Dillon PW, Jones GR, Bagnall-Reeb HA, et al (2004) Prophylactic urokinase in the Management of long-term venous access devices in children. J Clin Oncol 22: 2718–2723
31. Cortelazzo S, Finazzi G, Ruggeri M, et al (1995) Hydroxyurea for patients with ET and a high risk of thrombosis. N Engl J Med 332: 1132–1136
32. Schafer AI (2004) Thrombocytosis. N Engl J Med 350: 1211–1219
33. Landolfi R, Marchioli R, Kutti J, et al and European Collaboration on Low-Dose Aspirin in PV (2004) Efficacy and safety of low-dose aspirin in polycythemia vera. N Engl J Med 350: 114–124
34. Spivak JL, Barosi G, Tognoni G, et al (2003) Chronic myeloproliferative disorders. Hematology Am Soc Hematol Educ Program: 200–24
35. Finazzi G, Harrison C (2005) Essential thrombocythemia. Semin Hematol 42: 230–238
36. Brière JB (2007) Essential thrombocythemia. Orphanet J Rare Dis 2: 3
37. Barthels M, von Depka M (2003) Das Gerinnungskompendium, Thieme Verlag, Stuttgart
38. Levi M, de Jonge E, van der Poll T (2004) New treatment strategies for DIC based on current understanding of the pathophysiology. Ann Med 36: 41–49
39. Fenaux P, Chastang C, Chevret S, et al (1999) A randomized comparison of all transretinoic acid (ATRA) followed by chemotherapy and ATRA plus chemotherapy and the role of maintenance therapy in newly diagnosed acute promyelocytic leukemia. Blood 94: 1192–1200

40 Sans MA (2006) Treatment of acute promyelocytic leukemia. Hematology Am Soc Hematol Educ Program: 147–155
41 Warren BL, Eid A, Singer P, et al (2001) Caring for the critically ill patient. High-dose antithrombin III in severe sepsis: a randomized controlled trial. JAMA 286: 1869–1878
42 Bernard GR, Vincent AL, Laterre PF, et al (2001) Efficacy and safety of recombinant human activated protein C for severe sepsis. N Eng J Med 344: 699–709
43 Fifth Organization of assess strategies in acute ischemic syndromes (2006) Comparison of Fondaparinux and Enoxaparin in acute coronary syndromes. N Engl J Med 354: 1464–1476
44 Buller HR, Davidson BL, Decousus H, et al (2004) Fondaparinux or enoxaparin for the initial treatment of symptomatic deep venous thrombosis. Ann Intern Med 140: 867–873
45 Agnelli G, Bergqvist D, Cohen AT, et al (2005) Randomized clinical trial of postoperative fondaparinux versus perioperative dalteparin for prevention of venous thromboembolism in high-risk abdominal surgery. Br J Surg 92: 1212–1220
46 Kakkar AK, Levine MN, Kadziola Z, et al (2004) Low molecular weight heparin therapy with dalteparin, and survival in advanced cancer: the fragmin advanced malignancy outcome study (FAMOUS). J Clin Oncol 22: 1944–1948
47 Lazo-Langner A, Goss GD, Spaans JM, et al (2007) The effect of low-molecular-weight heparin on cancer survival. A systematic review and meta-analysis of randomized trials. J Thromb Haemost 5: 729–737

S. Müller,
O. Witzke,
M. R. Nowrousian

Mikroangiopathische hämolytische Anämie (MAHA)

Die Gruppe der MAHA umfasst unter anderem die thrombotisch-thrombozytopenische Purpura (TTP, syn. Moschkowitz-Syndrom), das hämolytisch-urämische Syndrom (HUS, syn. Gasser-Syndrom), die Eklampsie und das HELLP-Syndrom (**h**emolysis, **e**levated **l**iver **e**nzymes, **l**ow **p**latelet count). Auf die Eklampsie und das HELLP-Syndrom als spezielle Erkrankungen im gynäkologischen Patientengut soll hier nicht weiter eingegangen werden. Während in der Vergangenheit die TTP und das HUS auch in Therapiestudien nicht ausreichend voneinander abgegrenzt waren, konnte pathologisch-anatomisch eine Differenzierung beider Krankheitsbilder im individuellen Fall erfolgen. Neue Erkenntnisse zur Pathogenese beider Erkrankungen erlauben nunmehr nicht nur die klinische Differenzierung; vielmehr scheint in der Zukunft eine an der Pathogenese orientierte Therapie denkbar zu sein.

Hämolytisch-urämisches Syndrom (HUS)

Das HUS wurde erstmalig von *Gasser* [1] bei Kindern im Anschluss an eine Enterokolitis mit verotoxinbildenden Escherichia coli (VETC, O157:H7) und hämorrhagischen Diarrhöen beschrieben. Es ist eine seltene Erkrankung, die unbehandelt in der Regel fatal verläuft.

Diagnostik

> Das HUS ist charakterisiert durch die Trias einer Coombs-negativen MAHA (Fragmentozyten im peripheren Blutausstrich, erhöhte LDH, Erhöhung der Retikulozytenzahl und erniedrigtes Haptoglobin im Serum), Thrombozytopenie und eines akuten Nierenversagens (Abb. 1 und 2).

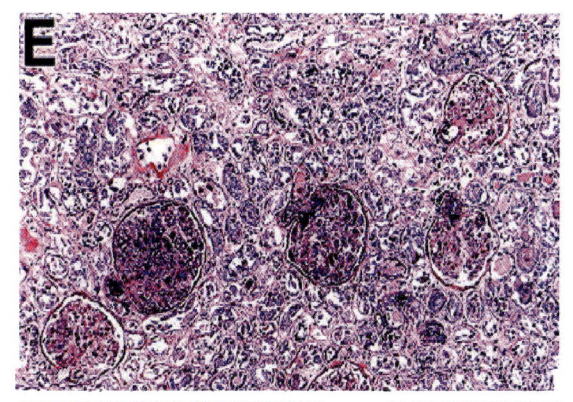

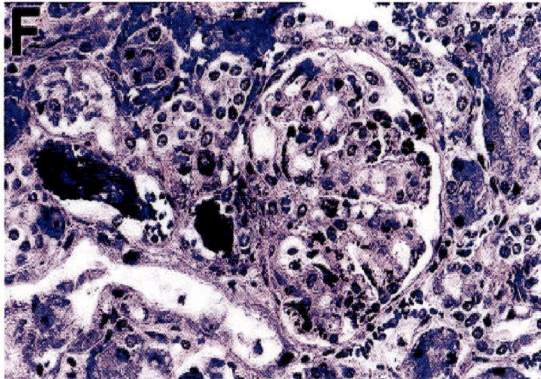

Abbildung 1. Histologischer Befund HUS. Nach [47] mit freundlicher Genehmigung.

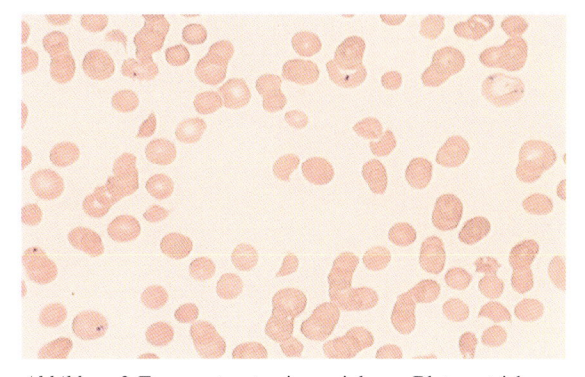

Abbildung 2. Fragmentozyten im peripheren Blutausstrich.

Fragmentozyten können auch bei schwerer disseminierter intravaskulärer Koagulation (DIC) vorkommen, ihr Auftreten ist jedoch ein obligatorischer Befund der MAHA.

Aufgrund der intravasalen Thrombozytenaggregation mit dadurch erklärbarer Thrombozytopenie sind petechiale Einblutungen ein nahezu immer vorhandenes Symptom.

> Beim HUS findet die intravasale Thrombozytenaggregation nicht selten exklusiv in der renalen Mikrostrombahn statt, so dass im Gegensatz zur TTP ausgeprägte Organbeteiligungen und Dysfunktionen als Folge der Mikrothrombosierung primär selten auftreten.

Klinisch kann die Unterscheidung zur TTP im Einzelfall schwierig sein (Tab. I). Wesentliches differentialdiagnostisches Merkmal des HUS ist das Auftreten einer Nierenfunktionsstörung, die bis zum akuten Nierenversagen gehen kann. Bei der TTP tritt eine Nierenfunktionseinschränkung meist in geringerer Ausprägung auf. Hier stehen neurologische und andere systemische Organkomplikationen im Vordergrund.

Erscheinungsformen und Pathophysiologie

Beim HUS wird unterschieden zwischen einer epidemischen Form, welche mit Prodrominalerkrankungen wie hämorrhagischen Diarrhöen assoziiert ist (D+-HUS), und der sporadischen oder atypischen Form (D--HUS), welche ohne Diarrhöen auftritt. Das D+-HUS wird meistens durch verotoxinbildende E. coli ausgelöst. Das D--HUS kann hereditär (Komplementfaktor-H-Mangel), im Rahmen von bakteriellen oder viralen Infektionen, kollagen-vaskulären Erkrankungen (systemischer Lupus erythematodes,

Tabelle I. Differentialdiagnose HUS und TTP.

	Idiopathische TTP	Hereditäre TTP	Sekundäre TTP	Shigatoxin HUS (D+HUS)	Atypische HUS (D-HUS)
Auftreten	sporadisch	sporadisch	sporadisch	endemisch	sporadisch
Alter	Kinder-Erwachsene	Kleinkinder	Kinder-Erwachsene	Kinder/ junge Erwachsene	Kinder-Erwachsene
Vererbung	keine	autosomal rezessiv	keine	keine	hereditäre Form: autosomal dominant mit variabler Penetranz
Hämolyse	++	++	++	++	++
Thrombopenie	+++	+++	+++	++	++
Koagulopathie	–	–	–	–	–
Hypertonie	+/–	+/–	+/–	+/–	+/–
Fieber	+/–	+/–	+/–	+/–	+/–
ZNS-Beteiligung	+++	+++	+++	+/–	+/–
Nierenbeteiligung	+/–	+/–	+/–	+++	+++
Leberbeteiligung	+/–	+/–	+/–	+/–	+/–
Gastrointestinale Symptome	+/–	+/–	+/–	+++	+/–
Molekuläre Diagnostik	ADAMTS13 Aktivität	ADAMTS13 Aktivität; genetische Analyse ADAMTS13		Shigatoxin+ E. coli; Antikörper gegen O157 Antigen	genetische Analyse der Komplementaktivität; Antikörpernachweis gegen Faktor H
Ansprechen auf Plasmaseparation	+	+	+	–	+/–

Sklerodermie), postpartalen Erkrankungen, im Anschluss an allogene Transplantationen oder Radiotherapie sowie bei verschiedenen Tumorentitäten auftreten. Zu diesen gehören insbesondere das metastasierte Adenokarzinom des Magens, das kolorektale Karzinom, das Mammakarzinom und das Bronchialkarzinom [2–7]. Eine große Anzahl von Medikamenten und Toxinen können ebenfalls die Entstehung eines HUS induzieren. Zu den beschriebenen auslösenden Noxen gehören Pentostatin, Interferon α, Heroin, sowie mehrere Zytostatika wie Mitomycin-C, Gemcitabine, 5-Fluorouracil (5-FU), Fludarabin und Bleomycin [2, 8–12] (Tab. II).
Die Pathophysiologie des HUS unterscheidet sich in Abhängigkeit von den auslösenden Faktoren. Beim toxininduzierten (D+-HUS) kommt es über einen Endothelschaden und Zytokinproduktion zur Ausbildung fibrinreicher Thromben. In einer erst kürzlich veröffentlichten Arbeit konnten bei Patienten mit HUS Antikörper gegen CD36 – ein Antigen, welches auf den Thrombozyten und mikrovaskulären Endothelzellen exprimiert ist – nachgewiesen werden. Diese primär gegen Verotoxin gebildeten Antikörper interagieren möglicherweise aufgrund struktureller Homologien mit CD36 und können so zur Thrombozytenaggregation führen [13]. Bei den hereditären Formen spielen ein Defizit an Faktor H und die Aktivierung des Komplementsystems die entscheidende Rolle bei der Entstehung der Mikrothromben [14, 15].

Standardtherapie

Das HUS ist eine Erkrankung, die bei frühzeitiger Diagnosestellung Therapieoptionen bietet, bei Diagnoseverschleppung aber innerhalb kürzester Zeit zu fatalem Ausgang führt. Wesentlich für die Behandlung des HUS ist eine allgemeine supportive Therapie mit Ausgleich des Wasser- und Elektrolythaushalts, Einstellung der häufig vorhandenen arteriellen Hypertonie, Substitution von Erythrozytenkonzentraten und gegebenenfalls einer Dialysebehandlung (*Grad C Level IV*). Bei Patienten mit HUS sind größere Blutungen trotz schwerer Thrombozytopenie selten.

> Eine Thrombozytensubstitution ist hier kontraindiziert, da sie rasch zu einer Verschlechterung des mikroangiopathischen Prozesses führen kann.

Tabelle II. Auslösende Faktoren des HUS.

Infektionen	Medikamente
E. coli O157:H7	Pentostatin
HIV	Interferon
	Orale Kontrazeption
Toxine	Zytostatika
Heroin	Mitomycin C
	Gemcitabine
	5-FU
	Fludarabin
	Bleomycin
	Cisplatin
Diverses	
Malignome	
Vaskulitiden/ Kollagenosen	
RTX	
Stammzelltransplantation	
Schwangerschaft	

Bei schweren Verlaufsformen wird in der Regel eine Plasmaseparationsbehandlung versucht. Beim D--HUS konnten in einigen Studien mit diesem Verfahren Ansprechraten von 29–82 % erzielt werden, allerdings fehlen weiterhin größere kontrollierende Studien, die diese Ergebnisse bestätigen. Dennoch kann der Plasmaaustausch derzeit als Therapiestandard angesehen werden (*Grad C Level IV*). Insbesondere in Anbetracht des CD36-Antikörpernachweises erscheint dieses Verfahren sinnvoll. Der Einsatz des Plasmaaustausches beim Knochenmarktransplantation- (KMT), Chemotherapie- oder tumorbedingten HUS wird kontrovers diskutiert [16, 17]. Die Ansprechraten liegen mit 20–30 % deutlich niedriger als bei den anderen Formen des HUS. In diesen Fällen könnte die Protein-A-Immunadsorption mit berichteten Ansprechraten von 45–75 % effektiver sein, auch wenn diese Daten nicht aus randomisiert kontrollierten Studien stammen [18, 19].
Für die Therapie des D+-HUS ist wesentlich, dass Motilitätshemmer und Antibiotika kontraindiziert sind, da sie ebenfalls den Verlauf verschlechtern können [20]. Der Einsatz einer Plasmatherapie (Plasmainfusionen/Plasmaseparation) ist nicht indiziert, der spontane Verlauf ist meist günstig [21].

Therapie bei refraktären Verläufen

Aspirin, Kortikoide, Vincristin sowie Splenektomie sind als therapeutische Optionen in der refraktären Situation beschrieben, es fehlen aber bisher belegende Studien [22–24]. Erste Studien mit einem humanisierten, monoklonalen Antikörper zur Neutralisierung des Verotoxins von E. coli (O157:H7; EHEC) für die Prophylaxe eines D$^+$-HUS sind bisher negativ ausgefallen.

Prognose

Innerhalb der letzten 30 Jahre konnte die Prognose des HUS durch die Verbesserung der allgemein-supportiven Therapie deutlich verbessert werden. Unbehandelt verläuft das HUS weiterhin in 90 % der Fälle fatal. Mittels effektiver Therapie konnte die Mortalitätsrate des D$^+$-HUS auf 2–3 % und des D$^-$-HUS auf 10–20 % gesenkt werden.

> In dieser Gruppe ist allerdings die Prognose des zytostatikainduzierten HUS derzeit mit einer Mortalitätsrate von 40–90 % immer noch deutlich schlechter [25–28].

Weitere ungünstige prognostische Faktoren mit einem erhöhten Risiko für dauerhafte Nierenfunktionseinschränkungen sind hohe Neutrophilenzahlen bei Erstdiagnose [29] und eine prolongierte Thrombozytopenie von mehr als 10 Tagen sowie eine persistierende Proteinurie nach einem Jahr [30].

Thrombotisch-thrombozytopenische Purpura (TTP)

Die TTP wurde erstmalig von *Moschkowitz* 1924 beschrieben und ist mit einer Inzidenz von 1 : 1000000 ebenfalls eine seltene Erkrankung. Der Altersgipfel befindet sich zwischen dem 30. und 40. Lebensjahr.

Diagnostik

Die TTP wird charakterisiert durch eine mikroangiopathische Anämie, Thrombozytopenie, Fragmentozyten im peripheren Blutausstrich, ZNS-Symptomatik und – seltener als beim HUS – auch eine Nierenfunktionsstörung.

> Die neurologische Symptomatik ist charakteristisch für die TTP und kann sich vielseitig in Form von Kopfschmerzen, Verwirrtheitszuständen, Krampfanfällen oder Paresen ausdrücken.

Erscheinungsformen und Pathophysiologie

> In neueren Untersuchungen konnte die TTP mit der verminderten Aktivität einer Metalloproteinase, „*a **d**isintegrin **a**nd **m**etallopro**t**ease with **t**hrombo**s**pondin type 1 motif **13**"* (**ADAMTS-13**) assoziiert werden, die für die Degradierung von großen Multimeren des von-Willebrand-Faktors (**vWF**) verantwortlich ist.

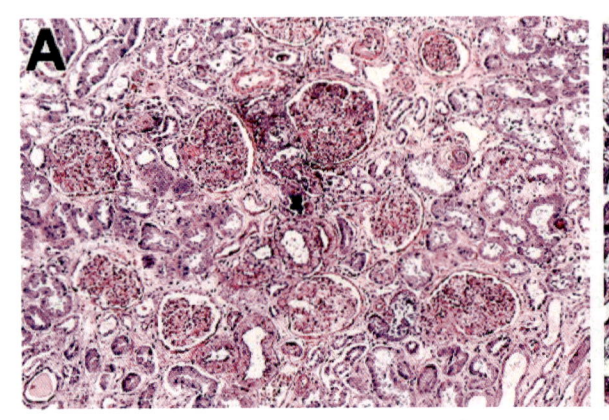

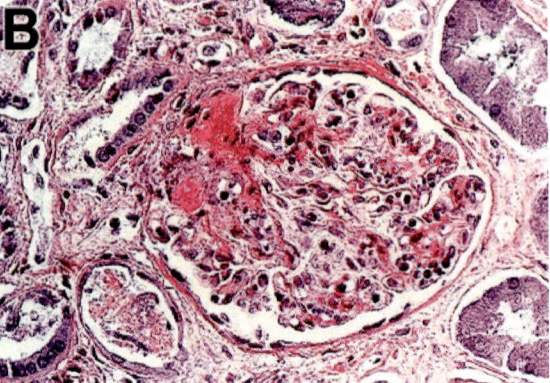

Abbildung 3. Histologischer Befund TTP. Nach [47] mit freundlicher Genehmigung.

Tabelle III. Pathophysiologische Differenzierung der TTP und des HUS.

Pathologie	Mechanismus	Erkrankung
Systemische Thromben	Unfähigkeit der Degradierung von großen vWF-Multimeren durch verminderte ADAMTS-13 Aktivität	TTP
Hauptsächlich renale Thromben	Shigatoxin-induzierter Endothelschaden Faktor H-Mangel und Komplementaktivierung	D⁺-HUS hereditäres HUS
Systemische und renale Thromben	Medikamente, Toxine, KMT, Radiotherapie mit Endothelschaden	andere Formen TTP und HUS

Die TTP kann aufgrund einer genetisch bedingten oder erworbenen („idiopathischen") oder durch Bildung von Anti-ADAMTS-13-Antikörpern verminderten Aktivität der Metalloproteinase ADAMTS-13 verursacht werden. Sekundäre Formen der TTP können durch die gleichen Faktoren wie das HUS ausgelöst werden. Sie treten im Rahmen verschiedener Grunderkrankungen (Kollagenosen, Vaskulitiden), durch Medikamente (Immunsuppressiva, Zytostatika, Ticlopidin, Clopidogrel) oder nach Transplantation – insbesondere Knochenmarktransplantation – auf [7].

Bei der idiopathischen TTP führt der Mangel an ADAMTS-13 zu einer unkontrollierten Thromboyztenaggregation [31–35]. Durch die entstandene Mikrothrombosierung kommt es zu sekundären ischämischen Schäden an einer Vielzahl von Organen. Bei weiteren Formen der TTP – ausgelöst durch Toxine, Medikamente, Viren oder Autoimmunerkrankungen – finden sich normale ADAMTS-13-Spiegel. Der auslösende Mechanismus dieser Formen der TTP ist letztendlich nicht geklärt; in einigen Fällen konnte ein Endothelschaden als Ursache gefunden werden.

Therapie

Wie in der Therapie des HUS ist eine unverzüglich begonnene Therapie wesentlich in der Behandlung des TTP. Bei leichten Fällen (milde, insbesondere neurologische Symptomatik, geringe Thrombozytopenie) kann zunächst eine Therapie mit Glukokortikoiden 2 mg/kgKG/d p.o. eingeleitet werden (*Grad C Level IV*) [22, 36]. In allen anderen Fällen muss unverzüglich eine Plasmatherapie erfolgen. Dabei ist die Plasmaaustauschbehandlung der alleinigen Plasmainfusion vermutlich überlegen. Trotzdem sollte sofort bei Diagnosestellung eine Plasmainfusion (30 ml/kg/Tag) begonnen werden, bis eine Plasmaaustauschtherapie durchgeführt werden kann. (*Grad C Level IV*). Mit intensivem Plasmaaustausch konnte die Mortalitätsrate des TTP auf < 25 % gesenkt werden. Die Plasmaaustauschtherapie wird täglich durchgeführt bis zu einer Remission (Fehlen einer klinischen Symptomatik, Thrombozyten > 150000/nl, Normalisierung der LDH). Sollten die Thrombozytenzahlen über 50000/µl liegen, ist zusätzlich zur Prophylaxe von Mikrothromben die Applikation eines Thrombozytenaggregationshemmers, z.B. Acetylsalicylsäure 100 mg/d, indiziert (*Grad C Level IV*). Modifikationen der Plasmaaustauschtherapie mit kryopräzipitierten Plasmen können bei refraktären Verläufen versucht werden; die Beschaffung solcher Plasmen ist jedoch organisatorisch sehr schwierig. Bei refraktären Fällen oder Rezidiven der TTP konnte in unkontrollierten Studien eine Wirksamkeit von intensiver Immunsuppression mittels Cyclosporin, Vincristin und Cyclophosphamid gezeigt werden (*Grad C Level IV*) [23, 37, 38].

> Wir bevorzugen bei refraktären oder rezidivierenden Fällen der TTP jedoch eine (laparoskopische) Splenektomie, nach der es in einer klinischen Studie in allen acht Fällen zu einer Remission der Erkrankung kam.

Ein weiterer neuer Therapieansatz ist die Applikation des humanisierten, monoklonalen CD20-Antikörpers (Rituximab). In einigen Fällen konnte ein Ansprechen bei therapierefraktären TTP gezeigt werden. Eine prospektive Studie ist initiiert, die Ergebnisse stehen jedoch noch aus. Für das HUS liegen derzeit noch kaum Daten für den Einsatz von Rituximab vor. In lediglich einem Fallbericht konnte eine Stabilisierung der Erkrankung gezeigt werden [39], aber möglicherweise stellt Rituximab auch hier eine interessante Therapieoption dar [39–44].

Prognose

Die Prognose der TTP konnte mit derzeitigen Mortalitätsraten von 10–20 % ebenfalls in den letzten Jahrzehnten deutlich verbessert werden. In einigen Arbeiten konnte gezeigt werden, dass die Prognose von der ADAMTS-13-Aktivität abhängt. Patienten mit niedriger ADAMTS-13-Aktivität hatten eine niedrigere Mortalitätsrate, allerdings war in diesem Patientenkollektiv die Rezidivrate höher [35, 45, 46]. Insgesamt allerdings bleibt der auslösende Mechanismus wichtig für die Prognose der Erkrankung.

Literatur

1. Gasser C et al (1995) [Scientific raisins from 127 years SMW (Swiss Medical Weekly). Hemolytic-uremic syndrome: bilateral kidney cortex necrosis in acute acquired hemolytic anemia. 1925]. Schweiz Med Wochenschr 125(51–52): 2528–2532
2. Gordon LI, Kwaan HC (1997) Cancer- and drug-associated thrombotic thrombocytopenic purpura and hemolytic uremic syndrome. Semin Hematol 34(2): 140–147
3. Lewin SN et al (2005) Three cases of hemolytic uremic syndrome in ovarian cancer patients treated with combination gemcitabine and pegylated liposomal doxorubicin. Gynecol Oncol 97(1): 228–233
4. Meyrier A et al (1991) Hemolytic-uremic syndrome with anticardiolipin antibodies revealing paraneoplastic systemic scleroderma. Nephron 59(3): 493–496
5. Segonds A et al (1979) Postpartum hemolytic uremic syndrome: a study of three cases with a review of the literature. Clin Nephrol 12(5): 229–242
6. Remuzzi G, Ruggenenti P (1995) The hemolytic uremic syndrome. Kidney Int 48(1): 2–19
7. Furlan M, Lammle B (2001) Aetiology and pathogenesis of thrombotic thrombocytopenic purpura and haemolytic uraemic syndrome: the role of von Willebrand factor-cleaving protease. Best Pract Res Clin Haematol 14(2): 437–454
8. Hui YF, Reitz J (1997) Gemcitabine: a cytidine analogue active against solid tumors. Am J Health Syst Pharm 54(2): 162–170; quiz 197–198
9. Muller S et al (2005) Hemolytic uremic syndrome following prolonged gemcitabine therapy: report of four cases from a single institution. Ann Hematol 84(2): 110–114
10. Schiebe ME et al (1998) Mitomycin C-related hemolytic uremic syndrome in cancer patients. Anticancer Drugs 9(5): 433–435
11. Verwey J et al (1984) Recovery from mitomycin C-induced hemolytic uremic syndrome. A case report. Cancer 54(12): 2878–2881
12. Desrame J et al (2005) [Hemolytic uremic syndrome as a complication of gemcitabine treatment: report of six cases and review of the literature]. Rev Med Interne 26(3): 179–188
13. Rock G et al (2005) Haemolytic uraemic syndrome is an immune-mediated disease: role of anti-CD36 antibodies. Br J Haematol 131(2): 247–252
14. Caprioli J et al (2003) Complement factor H mutations and gene polymorphisms in haemolytic uraemic syndrome: the C-257T, the A2089G and the G2881T polymorphisms are strongly associated with the disease. Hum Mol Genet 12(24): 3385–3395
15. Noris M et al (2005) Complement factor H mutation in familial thrombotic thrombocytopenic purpura with ADAMTS13 deficiency and renal involvement. J Am Soc Nephrol 16(5): 1177–1183
16. Allford SL et al (2003) Guidelines on the diagnosis and management of the thrombotic microangiopathic haemolytic anaemias. Br J Haematol 120(4): 556–573
17. von Baeyer H (2002) Plasmapheresis in thrombotic microangiopathy-associated syndromes: review of outcome data derived from clinical trials and open studies. Ther Apher 6(4): 320–328
18. Borghardt EJ et al (1998) Protein A-immunoadsorption in chemotherapy associated hemolytic-uremic syndrome. Transfus Sci 19 Suppl: 5–7
19. Snyder HW Jr et al (1993) Treatment of cancer chemotherapy-associated thrombotic thrombocytopenic purpura/hemolytic uremic syndrome by protein A immunoadsorption of plasma. Cancer 71(5): 1882–1892
20. Cimolai N et al (1994) A continuing assessment of risk factors for the development of Escherichia coli O157:H7-associated hemolytic uremic syndrome. Clin Nephrol 42(2): 85–89
21. Gordjani N et al (1997) Hemolytic uremic syndromes in childhood. Semin Thromb Hemost 23(3): 281–293
22. Bell WR et al (1991) Improved survival in thrombotic thrombocytopenic purpura-hemolytic uremic syndrome. Clinical experience in 108 patients. N Engl J Med 325(6): 398–403
23. Ferrara F et al (2002) Vincristine as treatment for recurrent episodes of thrombotic thrombocytopenic purpura. Ann Hematol 81(1): 7–10
24. Cuttner J (1974) Splenectomy, steroids, and dextran 70 in thrombotic thrombocytopenic purpura. Jama 227(4): 397–402
25. Melnyk AM, Solez K, Kjellstrand CM (1995) Adult hemolytic-uremic syndrome. A review of 37 cases. Arch Intern Med 155(19): 2077–2084
26. Palmisano J, Agraharkar M, Kaplan AA (1998) Successful treatment of cisplatin-induced hemolytic uremic syndrome with therapeutic plasma exchange. Am J Kidney Dis 32(2): 314–317
27. Schieppati A et al (1992) Renal function at hospital admission as a prognostic factor in adult hemolytic uremic syndrome. The Italian Registry of Haemolytic Uremic Syndrome. J Am Soc Nephrol 2(11): 1640–1644
28. Siegler RL (1995) The hemolytic uremic syndrome. Pediatr Clin North Am 42(6): 1505–1529
29. Walters MD et al (1989) The polymorphonuclear leucocyte count in childhood haemolytic uraemic syndrome. Pediatr Nephrol 3(2): 130–134
30. Moghal NE et al (1998) The late histologic findings in diarrhea-associated hemolytic uremic syndrome. J Pediatr 133(2): 220–223
31. Bianchi V et al (2002) Von Willebrand factor-cleaving protease (ADAMTS13) in thrombocytopenic disorders: a severely deficient activity is specific for thrombotic thrombocytopenic purpura. Blood 100(2): 710–713
32. Furlan M, Lammle B (1998) Deficiency of von Willebrand factor-cleaving protease in familial and acquired thrombotic thrombocytopenic purpura. Baillieres Clin Haematol 11(2): 509–514
33. Furlan M et al (1998) von Willebrand factor-cleaving protease in thrombotic thrombocytopenic purpura and the hemolytic-uremic syndrome. N Engl J Med 339(22): 1578–1584

34. Furlan M (2003) Deficient activity of von Willebrand factor-cleaving protease in thrombotic thrombocytopenic purpura. Expert Rev Cardiovasc Ther 1(2): 243–255
35. Rieger M et al (2005) ADAMTS13 autoantibodies in patients with thrombotic microangiopathies and other immunomediated diseases. Blood 106(4): 1262–1267
36. Perotti C et al (1996) Cryoprecipitate-poor plasma fraction (cryosupernatant) in the treatment of thrombotic thrombocytopenic purpura at onset. A report of four cases. Haematologica 81(2): 175–177
37. Pasquale D et al (1988) Chronic relapsing thrombotic thrombocytopenic purpura: role of therapy with cyclosporine. Am J Hematol 57(1): 57–61
38. Welborn JL, Emrick P, Acevedo M (1990) Rapid improvement of thrombotic thrombocytopenic purpura with vincristine and plasmapheresis. Am J Hematol 35(1): 18–21
39. Yassa SK et al (2005) Anti-CD20 monoclonal antibody (Rituximab) for life-threatening hemolytic-uremic syndrome. Clin Transplant 19(3): 423–426
40. Fakhouri F et al (2005) Efficiency of curative and prophylactic treatment with rituximab in ADAMTS13 deficient-thrombotic thrombocytopenic purpura: a study of 11 cases. Blood 106(6): 1932–1937
41. Koulova L et al (2005) Rituximab for the treatment of refractory idiopathic thrombocytopenic purpura (ITP) and thrombotic thrombocytopenic purpura (TTP): report of three cases. Am J Hematol 78(1): 49–54
42. Reddy PS et al (2005) Rituximab in the treatment of relapsed thrombotic thrombocytopenic purpura. Ann Hematol 84(4): 232–235
43. Ahmad A et al (2004) Rituximab for treatment of refractory/relapsing thrombotic thrombocytopenic purpura (TTP). Am J Hematol 77(2): 171–176
44. Yomtovian R et al (2004) Rituximab for chronic recurring thrombotic thrombocytopenic purpura: a case report and review of the literature. Br J Haematol 124(6): 787–795
45. Zheng XL et al (2004) Effect of plasma exchange on plasma ADAMTS13 metalloprotease activity, inhibitor level, and clinical outcome in patients with idiopathic and non-idiopathic thrombotic thrombocytopenic purpura. Blood 103(11): 4043–4049
46. Vesely SK et al (2003) ADAMTS13 activity in thrombotic thrombocytopenic purpura-hemolytic uremic syndrome: relation to presenting features and clinical outcomes in a prospective cohort of 142 patients. Blood 102(1): 60–68
47. Hosler MD et al (2003) Thrombotic thrombocytopenic purpura and hemolytic uremic syndrome are distinct pathologic entities. A review of 56 autopsy cases. Arch Pathol Lab Med 127: 834–839

J. Stattaus,
W. Becker

Interventionelle Radiologie

Die Radiologie mit den Schnittbildverfahren Computertomographie (CT) und Magnetresonanztomographie (MRT) spielt eine entscheidende Rolle in der modernen Onkologie, sowohl im initialen Tumorstaging als auch in der Therapiekontrolle und Nachsorge. Durch die fortwährende technische Verbesserung werden mit CT und MRT zunehmend auch kleinere Läsionen entdeckt, die für Radiologen und Onkologen das Dilemma der Dignitätsbeurteilung aufwerfen: Nicht jeder kleine Lungenherd ist maligne und nicht jede hypodense Leberläsion ist eine Metastase. Das Ziel der modernen interventionellen Radiologie muss die weitere histopathologische Abklärung dieser Herde durch eine Gewebeentnahme unter Bildgebungskontrolle sein. Bei der supportiven Therapie eines Tumorpatienten liegt der Wert der Methode in einer minimal-invasiven Abklärung eines unklaren Befundes, z.B. in der Differenzierung zwischen Tumorrezidiv und narbigen Veränderungen, im Nachweis eines Entzündungsprozesses oder bei der Frage nach einem Zweittumor bei diskordanter Therapieansprache.

Ein weiteres interventionelles Verfahren, das im Rahmen einer supportiven Therapie hilfreich sein kann, ist die perkutane Abszessdrainage. Sehr interessant sind auch die Möglichkeiten der Vertebroplastie in der Behandlung osteolytischer Prozesse bei Tumorpatienten. In diesem Rahmen nicht abgehandelt werden können die Fülle der Methoden zur lokalen Tumortherapie, die in palliativer oder potenziell kurativer Intention angewandt werden (u.a. Alkoholinstillation, Chemoembolisation, Radiofrequenzablation, Kryotherapie). Dieses Kapitel soll den aktuellen Kenntnisstand vermitteln und über Ergebnisse der Methoden sowie über ihre Gefahren informieren, damit der onkologisch tätige Arzt eine Risiko-Nutzen-Abwägung für seine Patienten durchführen kann.

Perkutane Biopsie

Die perkutane Biopsie von fokalen Läsionen in Leber, Lunge und anderen Organen ist seit mehreren Jahrzehnten als Standardmethode etabliert, um zuverlässig und komplikationsarm Material zur histologischen Untersuchung zu gewinnen. Während in den 1980er Jahren noch die Feinnadelaspiration zur Zytologiegewinnung favorisiert wurde, kommen heute überwiegend großlumigere Schneidbiopsiekanülen (16–18 G) zur Histologiegewinnung zum Einsatz, mit denen eine diagnostische Treffsicherheit von 90–95 % erreicht werden kann [1–3]. In vielen Studien konnte die Überlegenheit der Schneidbiopsie gegenüber der Feinnadelaspiration belegt werden [4–6]. Für die Therapieentscheidung in einem modernen onkologischen Behandlungskonzept ist allerdings nicht nur relevant, ob eine Läsion maligne ist, sondern auch, welche genaue histopathologische Artdiagnose bzw. Subtypisierung vorliegt. Diese eindeutige Zuordnung kann die Schneidbiopsie mit halbautomatischen Systemen – am Beispiel der Leberläsionen – in etwa 90 % der richtig-positiven Biopsien liefern [1, 2, 7].

> Voraussetzung für eine perkutane Biopsie sollte eine interdisziplinär geprüfte Indikation zur Histologiegewinnung sein. Um eine potenziell risikobehaftete Intervention zu rechtfertigen, muss sich aus dem pathologischen Ergebnis eine therapeutische Konsequenz ableiten lassen. Eine aktuelle Schnittbildgebung (CT oder MRT) sollte vorliegen und anhand der Aufnahmen sollten Biopsiemethode und Biopsiezugang ausgewählt werden.

Die Kernpunkte, die vor, während und nach einer Biopsie zu beachten sind, sind in Form einer Checkliste in der Tabelle I dargestellt.

Tabelle I. Checkliste für die Intervention.

Vor der Intervention	Indikation? Therapeutische Konsequenz?
Patientenaufklärung 24 h vor dem Eingriff	Aktueller Gerinnungsstatus: „5er-Regel" (Thrombozyten > 50 000/µl, Quick > 50%, PTT < 50 s) Strengere Indikationsstellung bei Lungenbiopsie; ggf. Thrombozytenkonzentrate ordern Thrombozytenaggregationshemmer 7 Tage zuvor absetzen
Planung der Intervention	Auswahl der geeigneten Kontrollmethode Auswahl eines möglichst komplikationsarmen Zugangsweges Auswahl der geeigneten Anästhesie Lagerung in Abhängigkeit vom gewählten Zugang
Intervention	Bei ängstlichem Patienten frühzeitig Sedierung Bei Thrombozytopenie parallel Thrombozytenkonzentrate verabreichen Pneumothorax? ggf. Pleuracath anlegen Blutung? ggf. Kompression durch entsprechende Lagerung
Nach der Intervention	Patientenüberwachung für minimal 4–6 h, besser 24 h 4–6 h nach Lungenpunktion Röntgen-Thorax 4–6 h nach Leberpunktion bei Risikopatient Sonographiekontrolle 4–6 h nach Vertebroplastie CT des/der Wirbelkörper(s) Schmerzsymptomatik ernstnehmen, Abklärung!

Bildgebende Methoden als Zielverfahren

Verschiedene Methoden werden zur Biopsiesteuerung eingesetzt (Tab. II). Die klassische Röntgendurchleuchtung, früher vor allem bei Lungenpunktionen verwendet, hat mittlerweile keine Bedeutung mehr. Die Sonographie bietet den Vorteil der fehlenden Strahlenbelastung für Patient und Untersucher, der Echtzeitbildgebung und der breiten Wahlmöglichkeit beim Zugangsweg. Probleme entstehen bei schlecht einsehbaren Körperregionen wie dem Retroperitoneum oder bei schlechten Schallbedingungen, z.B. bei Adipositas und Meteorismus. Ultraschallpunktionen können in Freihandtechnik oder apparativ unterstützt mit speziellen Punktionsschallköpfen oder Biopsieadaptern durchgeführt werden.

Die CT wird bevorzugt bei Punktionen in der Lunge, im Retroperitoneum oder bei Knochenläsionen eingesetzt. Ihre Stärke ist die übersichtliche Darstellung von Nadel und Läsion unabhängig von einem „Schallfenster", Nachteil ist die Limitation auf einen axialen Zugang in der transversalen Schnittebene. Indikationen für die MR-gesteuerte Punktion ergeben sich in Fällen, in denen Herde mit den anderen Verfahren nicht sicher abgegrenzt werden können oder der Zugang z.B. zu einem subphrenischen Herd nicht ohne Pleuraverletzung eingestellt werden kann.

> Die Wahl der jeweiligen Methode hängt auch von lokalen Gegebenheiten ab. Grundsätzlich ist die Methode zu favorisieren, mit der vor Ort die meiste Erfahrung existiert und mit der auch unter schwierigen Bedingungen eine hohe Zuverlässigkeit erreicht werden kann.

Biopsiesysteme

Heutzutage kommen vorwiegend großlumigere Schneidbiopsienadeln zum Einsatz, die regelhaft eine histologische Diagnostik und auch eine immunhistochemische Aufarbeitung erlauben. Überwiegend wird die Verwendung eines 18G-Biopsiesystems (Außendurchmesser 1,2 mm) empfohlen [8, 9]. Halbautomatische Schneidbiopsiekanülen nach dem „TruCut"-Prinzip arbeiten folgendermaßen: die geschlossene Nadel wird vor dem Biopsieziel positioniert, dann wird manuell das Stilett mit der seitlich liegenden Probenkerbe in die Läsion vorgeschoben. Anschließend wird die zuvor gespannte Außenkanüle ausgelöst und schnell durch Springfederkraft vor, wodurch ein ca. 2 cm langer und je nach Kaliber mehr oder weniger als 1 mm breiter Gewebszylinder in der Probenkerbe abgeschnitten wird. Die Nadel wird entfernt, das Material entnommen und in Formalinlösung asserviert. Es ist sinnvoll, mehrere Gewebszylinder mit leicht geänderter Nadelposition zu entnehmen.

Tabelle II. Bildgebende Verfahren zur perkutanen Biopsie.

Verfahren	Vorteile	Nachteile	Hauptindikation
Ultraschall	Breite Verfügbarkeit Echtzeit-Bildgebung Keine Strahlenbelastung Niedrige Kosten	Mäßiger Läsionskontrast Limitiertes Schallfenster Überlagerung durch Luftstrukturen	Leber
CT	Hohe Ortsauflösung Überlagerungsfreie Darstellung	Mäßiger Läsionskontrast Strahlenbelastung Limitation auf axialen Punktionszugang	Lunge Retroperitoneum Knochen
MRT	Ausgezeichneter Läsionskontrast Keine Strahlenbelastung Freie Wahl der Punktionsebene	Hohe Systemkosten Räumliche Enge (bei geschlossenem MRT) Zeitaufwand	Alternative, wenn US oder CT nicht möglich

Meist wird die Koaxialtechnik verwendet, bei der zunächst eine Führungsnadel am Rand der Läsion platziert wird und dann die Schneidbiopsienadel nach Entfernung des Mandrins koaxial durch die Führungsnadel eingebracht wird. Diese Technik bietet die Möglichkeit, mit einer einzigen Punktion durch die Organkapsel (bzw. die Pleura bei einer Lungenpunktion) schnell mehrere Proben zu gewinnen [10]. Dafür kann der Nachteil des etwas größeren Kalibers der Außenkanüle (z.B. 17G-Führungsnadel, Außendurchmesser 1,5 mm, bei 18G-Schneidbiopsie) in Kauf genommen werden. Auch technische Vorteile ergeben sich bei der Koaxialtechnik: Die leichtere Führungsnadel ist sicherer und einfacher als ein unhandliches Biopsieschneidsystem zu platzieren, insbesondere bei schwierigem Zugangsweg in Nachbarschaft zu sensiblen Strukturen. Auch der automatisierte Vorschub der Außenkanüle geschieht leichter in einer Koaxialnadel als direkt im Gewebe, das manchmal eine relevante Abbremsung, z.B. bei einer Passage durch derbe Muskelfaszien, auslösen und damit eine Qualitätsminderung der Biopsiezylinder verursachen kann.

Bei den seltener verwendeten vollautomatischen Systemen geschieht auch der Vorschub des Stiletts auf Knopfdruck automatisiert mit Federkraft. Eine mögliche Anwendung sind z.B. lageverschiebliche Lungenherde, die durch den automatisierten Vorschub bei einem vollautomatischen System wie mit einer Harpune getroffen werden können. Nachteil ist die fehlende Möglichkeit zur Korrektur der eigentlichen Biopsielage. Erst nach dem Auslösen der Biopsienadel kann kontrolliert werden, wo die Biopsie entnommen wurde.

Vorgehensweise

Regelhaft erfolgt einen Tag vor der Punktion ein ausführliches Aufklärungsgespräch mit dem Patienten, das schriftlich dokumentiert wird. Von der 24-h-Frist kann in Einzelfällen abgewichen werden, wenn eine massive Tumorlast mit entsprechender Symptomatik (z.B. oberer Einflussstauung oder schwerer Dyspnoe) einen sofortigen Therapiebeginn verlangt und eine vorherige Materialentnahme nötig ist (z.B. bei Verdacht auf hoch malignes Lymphom).

> Voraussetzung für eine Biopsie ist ein aktueller Gerinnungsstatus mit folgenden Werten: Quick > 50 %, PTT < 50 sec und Thrombozyten > 50 000/µl („5er-Regel").

Im Einzelfall kann bei ausgeprägter Thrombozytopenie eine Gabe von Thrombozytenkonzentraten, am besten parallel zur Punktion, durchgeführt werden. Die Intervention erfolgt in Lokalanästhesie, ggf. können bei äußerst ängstlichen oder unruhigen Patienten noch zusätzlich intravenös Sedativa (Midazolam, Diazepam) verabreicht werden. Bei der CT-gesteuerten Intervention wird anhand der Planungsaufnahmen ein Zugangsweg unter Vermeidung empfindlicher Strukturen ausgewählt und nach Bestimmung der Punktionsstelle mit Hilfe eines röntgendichten Gitters, Hautdesinfektion und steriler Abdeckung eine tiefe Lokalanästhesie durchgeführt. Dann werden Führungs- und Punktionsnadel unter intermittierender CT-Kontrolle eingebracht, die Lage im Herd dokumentiert und anschließend mehrere Gewebsstanzen gewonnen. Abschließend wird mit einer CT-Spirale der Punktionsbereich kontrolliert, um mögliche Komplikationen wie eine Blutung zu erfassen.

Eine technische Weiterentwicklung ist die CT-Fluoroskopie, die annähernd in Echtzeit Schnittbilder während des Nadelvorschubs erzeugen kann. Da die Methode mit einer Strahlenbelastung für den Untersucher verbunden ist, die Werte einer Herzkatheteruntersuchung erreichen kann [11], hat sie bisher keine weite Verbreitung gewonnen. Ihr Einsatz kann bei einem schwierigen Zugang zu kleinen, atemverschieblichen Herden sinnvoll sein, im Regelfall ist aber das herkömmliche Vorgehen mit intermittierender Kontrolle ausreichend schnell und aufgrund der fehlenden Strahlenbelastung für den Untersucher vorzuziehen.

Risiken und Komplikationen

> Prinzipielle Risiken einer perkutanen Biopsie sind die Blutung, die Verletzung von Strukturen auf dem Punktionsweg (z.B. von Darmstrukturen im Abdomen oder der Pleura bei einer Lungenpunktion), die Verschleppung von Infektionserregern von außen oder im Körper sowie die Absiedlung von Tumorzellen im Punktionskanal.

Über letale Komplikationen bei abdominellen Biopsien wird in größeren Sammelstatistiken in 0,01–0,1 % berichtet [12–14]. Ein erhöhtes Risiko ist bei schlechter Gerinnungssituation oder kompromittierenden Erkrankungen anzunehmen. So steigt das Letalitätsrisiko bei Vorliegen einer Malignomerkrankung auf 0,4 % [12]. Auch die Verwendung größerer Nadelkaliber weist ein tendenziell höheres Risiko auf.

Das Risiko einer Tumorzellverschleppung wurde in einer großen Sammelstatistik auf weniger als 0,01 % ermittelt [14]. Kritisch bei dieser Studie, deren Daten auf einer Umfrage unter 86 Lehrkrankenhäusern in den USA beruhen, ist sicher die Frage nach einer suffizienten Nachkontrolle. Auch eine Abhängigkeit vom Tumortyp ist anzunehmen: So zeigte eine aktuelle Studie beim hepatozellulären Karzinom (HCC) eine Rate von 0,8 % Metastasen im Stichkanal, die im Median nach 6 Monaten nachweisbar waren [15]. Stichkanalmetastasen traten allerdings nur bei Verwendung von sog. End-Cutting-Nadeln und nicht bei Verwendung der o.g. TruCut-Nadeln auf. Als Ursache für die fehlende Verschleppung bei TruCut-Nadeln wurde angegeben, dass der Gewebszylinder bei Nadelentfernung konstruktionsbedingt komplett umschlossen ist. Durch den Einsatz der Koaxialtechnik ist das Risiko noch weiter zu minimieren, so dass es bei entsprechender Technik insgesamt vernachlässigbar ist. Auch in unserer eigenen Serie von ca. 500 perkutanen TruCut-Biopsien ist keine Tumorverschleppung im Stichkanal aufgefallen.

Leberbiopsie

Die perkutane Biopsie unter CT- oder Ultraschallkontrolle, insbesondere bei Verwendung von halbautomatischen Schneidbiopsienadeln, hat sich als zuverlässige und komplikationsarme Methode in der Abklärung von fokalen Leberläsionen erwiesen (Abb. 1) [1, 2, 7, 16, 17]. Für die Leberbiopsie werden überwiegend 18G-Nadeln empfohlen, weil sie in mehreren Studien die gleiche diagnostische Sicherheit wie großlumigere Systeme bei tendenziell geringerer Komplikationsrate erreichten [1, 9]. Im Gegensatz dazu zeigten eigene Untersuchungen [2] eine statistisch signifikante Überlegenheit der 16G-Biopsienadel: Sensitivität, Spezifität und Treffsicherheit betrugen beim 16G-System 97,2 %, 100,0 % und 97,5 %, hingegen beim 18G-System nur 78,6 %, 100,0 % und 85,7 %. Auch die Ergebnisse anderer Autoren weisen bei großlumigeren Biopsiesystemen um ca. 10 % bessere Werte für Sensitivität und Treffsicherheit auf [3, 7]. Übereinstimmend zeigte sich allerdings auch eine tendenziell höhere Rate von Blutungskomplikationen (wenngleich ohne statistische Signifikanz) mit dem größeren Kaliber. Verschiedene Autoren führen Leberbiopsien ambulant mit mehrstündiger postinterventioneller Überwachung durch, was unter Kostenaspekten Vorteile bietet, aber ein Restrisiko in der Nachkontrolle beinhaltet [1, 17]. Verbindliche Richtlinien fehlen, aber zwei aktuelle Übersichtsarbeiten befürworten, dass Leberbiopsien im Rahmen eines eintägigen stationären Aufenthalts durchgeführt werden sollen [8, 9].

> Unter der Voraussetzung einer suffizienten stationären Überwachung ist der Einsatz eines 16G-Biopsiesystems zu empfehlen, bei ambulantem Vorgehen erscheint eher eine Feinstanzbiopsie mit 20–22G sinnvoll.

Blutungen sind die wichtigste Komplikation einer Leberbiopsie und treten bei Schneidbiopsienadeln im Vergleich zu Feinnadelpunktionen häufiger auf, andere Risiken stellen Pneumothorax, Cholangitis oder biliäre Peritonitis dar. Die Angaben über die Komplikationshäufigkeit schwanken, naturgemäß auch in Abhängigkeit vom Schweregrad der erfassten Komplikationen. Leichte Komplikationen finden sich in ca. 7 % [3], relevante Blutungskomplikationen in 1,5–3 % der Fälle [1, 5]. Einzelstudien berichten über

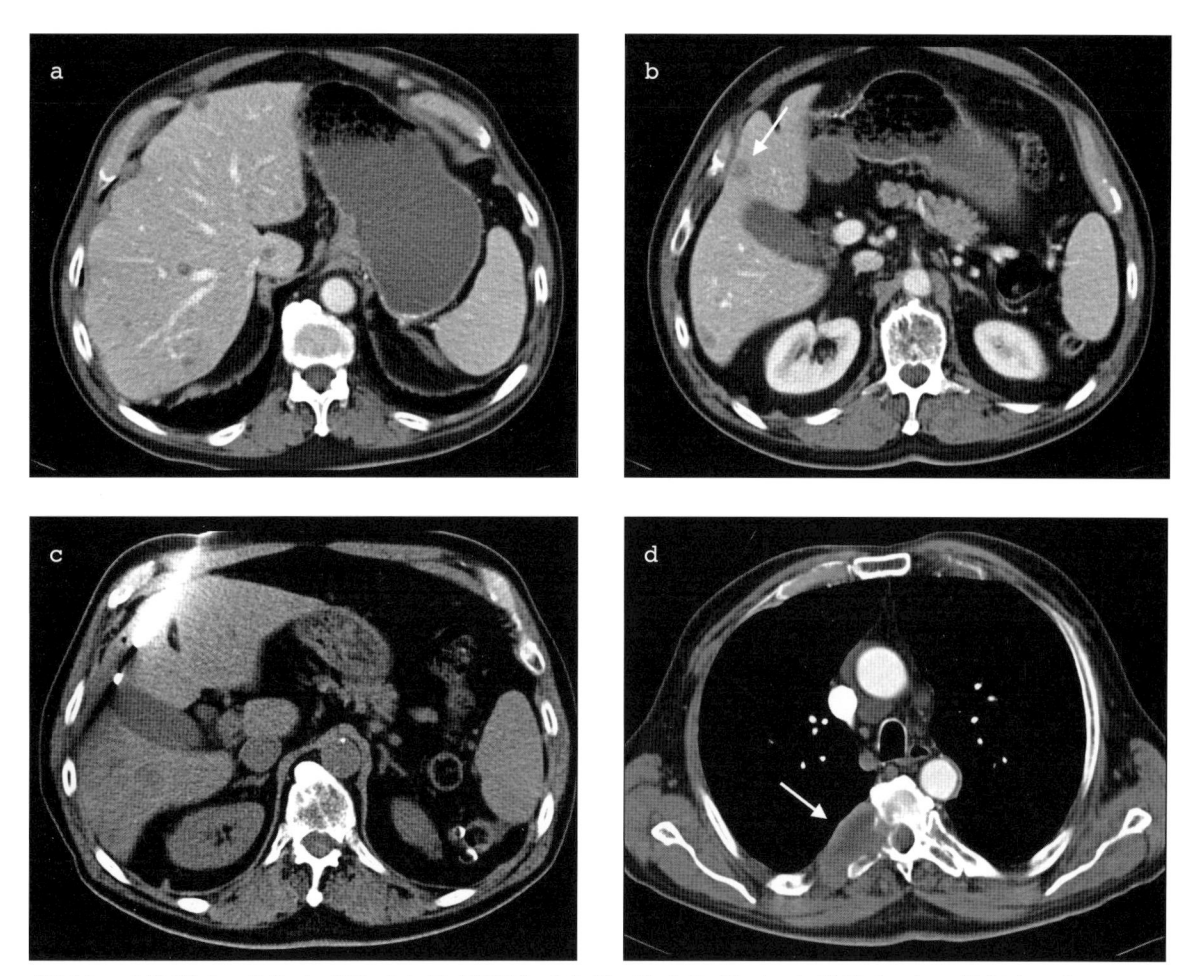

Abbildung 1. 73-jähriger Patient mit Prostata-Ca T2N0Mx, definitive Radiatio. Staging. **(a-b)** Nachweis multipler hypodenser Leberherde; größter Befund in Segment 4b (Pfeil). V.a. metastasierten Zweittumor. **(c)** CT-gesteuerte Biopsie des größten Herdes: Biopsienadel mit ausgefahrener Probenkerbe im Leberherd. Histologie: Metastase eines kleinzelligen Karzinoms. **(d)** CT Thorax: Bronchialkarzinom im rechten Unterlappen mit Infiltration der Thoraxwand (Pfeil).

eine Letalitätsrate von 0,4–0,6 % [2, 4]. Empfehlenswert erscheint es, die Patienten 4–6 Stunden engmaschig zu überwachen und bei Risikopatienten Oberbauchsonographie, Thoraxröntgenaufnahme und Blutbildkontrolle durchzuführen [9]. Unsere Erfahrung zeigt, dass über 99 % der Punktionen ohne therapiebedürftige Komplikation ablaufen, aber sogar nach unauffälliger postinterventioneller CT-Kontrolle eine relevante Blutung auftreten kann.

> Alle Komplikationen traten bei interkostalem Zugang auf. Der epigastrische Zugang zum linken Leberlappen erscheint vergleichsweise risikoarm und sollte, wenn möglich, gewählt werden. Wichtig erscheint auch, den Patienten sowie die behandelnden Ärzte und Pflegekräfte zu instruieren, dass eine abdominelle Schmerzsymptomatik ernst zu nehmen ist und eine Abklärung erfolgen muss.

Ein diagnostisches Problem für die CT-gesteuerte Biopsie stellen kleine, nicht ausreichend abgrenzbare Leberherde dar. Der Weichteilkontrast im nativen CT ist gering, und eine Kontrastmittelgabe ist nicht hilfreich aufgrund einer nach der venösen Phase auftretenden Maskierung der Läsionen. Da in diesen Fällen die Treffsicherheit bei kleineren Herden in der CT sinkt, besteht hier eine Indikation für eine Biopsie in der MRT [18, 19]. Ein weiteres Problem der CT-gesteuerten Punktion liegt in der Wahl des Punktionsweges bei Herden unter der Zwerchfellkuppel, da der übliche, der Schicht folgende axiale Zugang der CT hier transpleural verlaufen würde. Erste Studien konnten zeigen, dass in diesen Fällen erfolgreich die MRT-gesteuerte Punktion mit koronarer oder sagittaler Schichtführung durchgeführt werden kann [20].

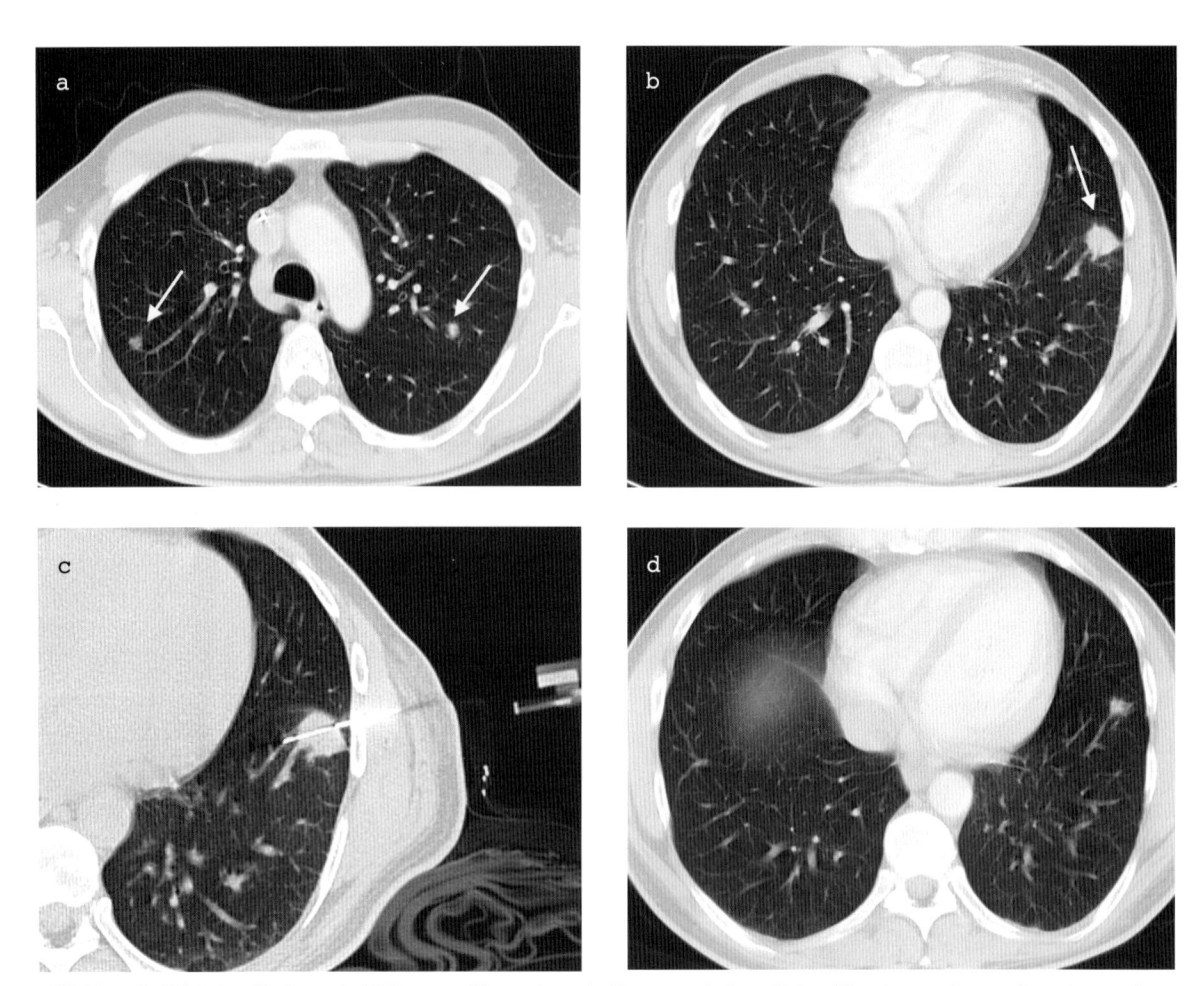

Abbildung 2. 40-jähriger Patient mit AML, unter Chemotherapie Neutropenie, jetzt Fieber. Knochenmarktransplantation geplant. **(a-b)** Nachweis herdförmiger Infiltrate bipulmonal (Pfeile): DD Pilzpneumonie, leukämische Infiltrate. **(c)** CT-gesteuerte Biopsie des größten Herdes im linken Unterlappen: Biopsienadel mit ausgefahrener Probenkerbe im Lungenherd. Histologie: karnifizierte Pneumonie. **(d)** CT-Kontrolle nach 4 Wochen: Rückbildung der Herde unter antimykotischer Therapie.

Lungenbiopsie

Die Hauptindikation für eine perkutane Lungenbiopsie sind peripher gelegene Lungenherde, die mit der Bronchoskopie nicht erreicht werden können (Abb. 2). Hier stellt die CT-gesteuerte Biopsie eine sinnvolle Alternative zur Thorakoskopie und Mediastinoskopie dar. Die diagnostische Treffsicherheit liegt bei 90–95 % [21–23]. Meist verwendet werden kleinlumigere halbautomatische Schneidbiopsiesysteme (18–19G) oder Aspirationsnadel (20–22G).

Die häufigste Komplikation ist ein Pneumothorax, der vorwiegend bei einer Nadelpassage durch die belüftete Lunge mit Verletzung der Pleura visceralis auftritt; bei pleuraständiger Herdlage liegt das Risiko fast bei Null [24]. Die Angaben für die Häufigkeit eines Pneumothorax schwanken je nach verwendetem Nadelkaliber und Lage der Herde.

> Eine Pneumothoraxrate von 15–30 % erscheint bei Punktion intrapulmonaler Herde realistisch, eine Anlage einer Thoraxdrainage ist in bis zu 9 % der Biopsien nötig [21, 22, 24].

Ggf. kann die Thoraxdrainage (Pleuracath) auch direkt im Rahmen der Biopsie über den vorbereiteten Zugangsweg angelegt werden. Eine Röntgen-Thoraxaufnahme zum Ausschluss eines Pneumothorax 4–6 Stunden nach Biopsie ist üblich; bei Punktion eines pleuraständigen Herdes kann sie ggf. entfallen.

Blutungskomplikationen treten seltener als Pneumothoraces auf und werden evtl. durch Hämoptysen symptomatisch. Im Unterschied zu anderen Organen wird bei der Lunge eine Blutung nicht durch umgebendes Parenchym behindert und das Blut verteilt sich frei im Bronchialsystem. Dies kann schnell zu

Tabelle III. Eckdaten der perkutanen Biopsie bei Leber und Lunge.

Leber	Biopsiesystem	16–18 G (1 Tag stationär), alternativ 20–22 G (4–6 h Überwachung)
	Zutreffende Dignitätsbestimmung	90–95 %
	Artdiagnostik, Subtypisierung	davon 90 %
	Blutungen (relevant)	1,5–3 %
	Letalität	0,1–0,5 %
	Stichkanalmetastasen	<< 1 %
Lunge	Biopsiesystem	18 G oder 20–22 G
	Treffsicherheit	90–95 %
	Blutungen (relevant)	*Cave*: hohes Risiko bei subnormalen Gerinnungswerten
	Pneumothorax	15–30 % bei Lungenpassage; 0 % bei pleuraler Herdlage; insg. < 10 % Thoraxdrainagen

einer vitalen Bedrohung führen, wenn eine Blutung bei einer subnormalen Gerinnungssituation nicht sistiert. Auf jeden Fall ist das Übertreten der Blutung auf die Gegenseite mit der Gefahr einer globalen respiratorischen Insuffizienz zu verhindern, z.B. durch Seitenlagerung oder seitengetrennte Intubation. Eine stabile Gerinnungssituation sollte unbedingte Voraussetzung für eine Lungenpunktion sein und im Einzelfall muss die Indikation strenger als z.B. bei einer abdominellen Punktion geprüft werden (s.a. Tabelle III).

Abszessdrainage

Die operative Abszessausräumung ist inzwischen als Standardmethode abgelöst. Abszesse in den parenchymatösen Organen oder im umgebenden Weichteilgewebe sowie postoperativ entstandene Flüssigkeitsansammlungen (Abszesse, Biliome, Serome) können zuverlässig minimal-invasiv durch eine perkutane Drainageanlage therapiert werden [25, 26]. Eine Ausnahme stellen noch Fälle dar, bei denen bei operativem Vorgehen gleichzeitig die Abszessursache behoben werden kann (z.B. Divertikulitis, Appendizitis) [27]. Eine alleinige (ein- oder zweizeitige) Aspiration der Abszessflüssigkeit zeitigt nur in 60 % Erfolg, hingegen bewirkt eine Drainageanlage in bis zu 100 % der Fälle eine Abszessrückbildung [25]. Eine Entfieberung ist nach 1–2 Tagen zu erreichen, eine komplette Rückbildung benötigt Wochen. Sowohl die CT- als auch die Ultraschallkontrolle sind als Methode zur Drainageanlage etabliert.

Vorgehensweise

Weitgehend gelten die Vorbedingungen, wie oben für die Intervention ausgeführt (Tab. I). Da eine Abszessentlastung von klinischer Seite oft als Notfalleingriff definiert wird, entfällt meist die 24-h-Aufklärungsfrist. Nach Auswahl eines geeigneten Zugangsweges wird der abszessverdächtige Befund mit einer Hohlnadel (18–20 G) unter Bildgebungskontrolle punktiert. Nach Lagekontrolle wird der Mandrin entfernt, etwas Flüssigkeit aspiriert und für eine mikrobiologische Untersuchung asserviert (Kulturröhrchen oder nativ). Anhand des ersten Eindrucks (Aussehen, Geruch) kann ein abszessverdächtiger Befund identifiziert und von einer klaren, serösen Flüssigkeit (Serom, Lymphozele) differenziert werden.

> Sinnvollerweise wird bereits vor der Intervention interdisziplinär besprochen, wann eine Drainageanlage erfolgen soll. Bei einem Serom reicht ggf. die einfache Entleerung durch Aspiration, eine trübe Flüssigkeit sollte mit einer Drainage angegangen werden.

Zur Drainageanlage wird in Seldinger-Technik durch die Hohlnadel ein Führungsdraht eingebracht (Abb. 3), die Nadel wird zurückgezogen, und dann werden nach ausreichend breiter kutaner Stichinzision über den Draht Kunststoffdilatatoren von zunehmendem Kaliber eingebracht. Zum Schluss wird der Drainagekatheter (10–12F, 3–4 mm) eingewechselt, der Draht entfernt und der Katheter an der Haut durch Naht oder Verklebung fixiert.

Nachbehandlung

Essenziell für einen Therapieerfolg der Abszessdrainage ist eine suffiziente Nachbehandlung, denn durch das alleinige Einbringen der Drainage ist der Abszess noch nicht geheilt [28]. Da eine komplette Reinigung

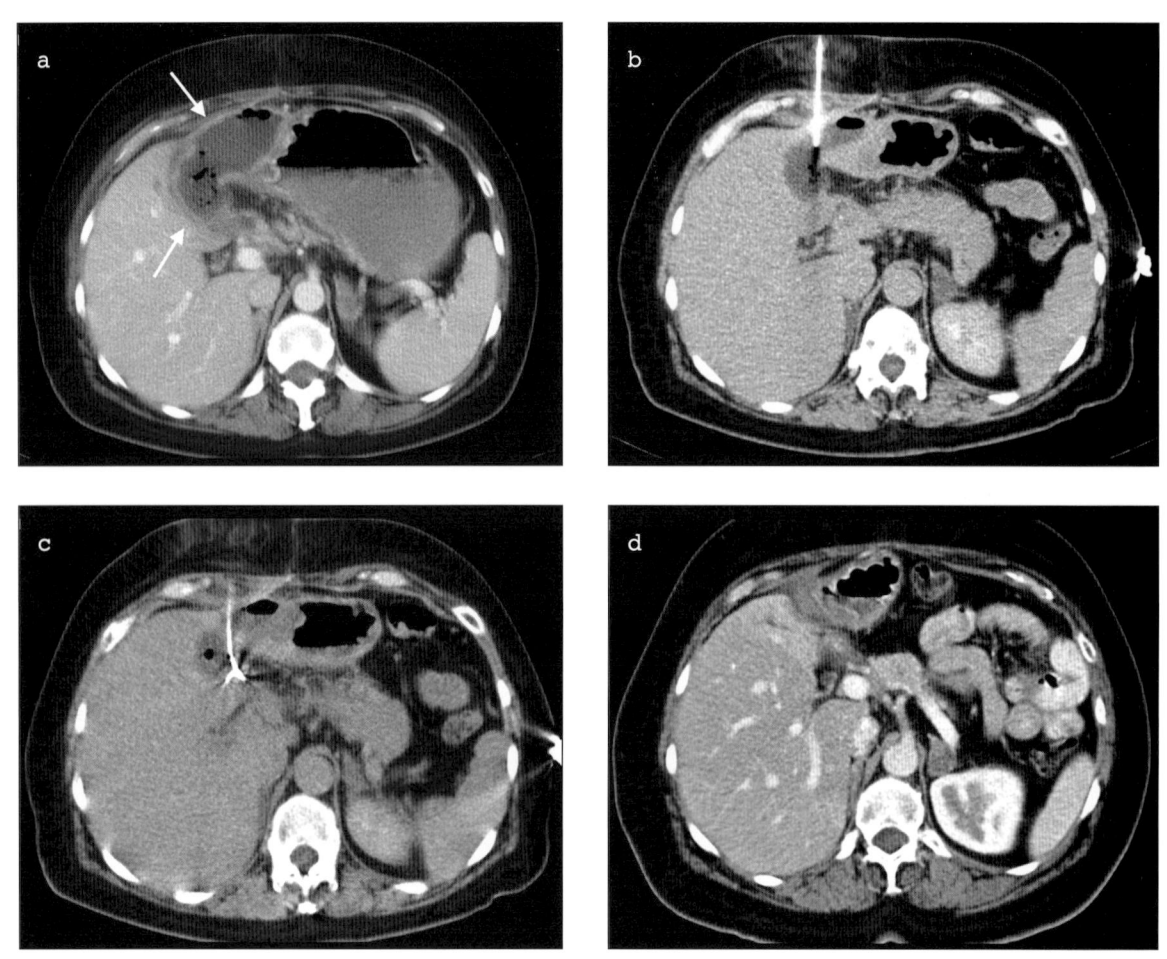

Abbildung 3. 58-jährige Patientin, Mamma-Ca mit hepatischer Metastasierung. Z.n. Hemihepatektomie links vor 4 Wochen; adjuvante Chemotherapie. **(a)** Nachweis eines Abszesses mit Gasbildung am Resektionsrand (Pfeile). **(b)** CT-gesteuerte Drainageanlage: Punktionsnadel im Leberabszess platziert. **(c)** Führungsdraht in Seldinger-Technik eingewechselt, anschließend Anlage eines Körbchenkatheters. Deutliche Größenrückbildung des Abszesses nach 4 Wochen (nicht dargestellt) **(d)** Kontrolle nach 4 Monaten: Abszess nicht mehr nachweisbar.

gerade bei sehr visköser, eingedickter Flüssigkeit nicht durch eine passive, der Schwerkraft folgende Entleerung erreicht wird, muss nachgeholfen werden. Eine Abszessdrainage sollte 1–2 x täglich mit NaCl-Lösung (je nach Abszessgröße mind. 100 ml) gespült werden, wobei am einfachsten über einen Dreiwegehahn jeweils intermittierend Flüssigkeit abgelassen werden kann. Auch Lageänderungen während der Spülung sind hilfreich. Der Prozess wird wiederholt, bis weitgehend klare Spülflüssigkeit zurückläuft. Nach 5–7 Tagen sollte eine Kontrolle mittels Ultraschall oder CT stattfinden. Wenn eine deutliche Größenrückbildung auftritt und die Spülflüssigkeit sauber ist, kann die Drainage entfernt werden. Üblicherweise verbleibt eine Abszessdrainage 1–2 Wochen im Patienten.

Risiken und Komplikationen

Trotz intensivierter Therapie stellen abdominelle Abszesse, insbesondere bei Vorliegen von zusätzlichen Risikofaktoren, eine lebensbedrohliche Erkrankung dar. Bei der Mortalitätsrate besteht naturgemäß eine starke Abhängigkeit vom untersuchten Kollektiv: In der Literatur werden Werte zwischen 3 % und 21 % angegeben [26, 27, 29]. In einer Arbeit ergab sich bei Leberabszessen sogar eine Mortalität von 40 % bei gleichzeitig vorliegender Malignomerkrankung sowie von 56 % bei Auftreten einer Sepsis [26]. Übereinstimmend wird berichtet, dass eine hohe Letalität weit überwiegend Folge der Grunderkrankung ist und nur zu einem sehr geringen Teil auf prozedurale Komplikationen zurückzuführen ist.

Mögliche Komplikationen einer perkutanen Abszessdrainage sind die Verletzung anderer Strukturen, z.B.

von Darmanteilen. Bei subphrenisch gelegenen Herden ist ein Zugang ohne Verletzung des Pleuraraums gefordert. Angestrebt wird deshalb ein Zugang, der unterhalb des Pleurarezessus verläuft und ggf. anguliert nach kranial in den subphrenischen Raum führt. Dieser Zugang ist in der CT aufgrund der axialen Schichtführung kaum möglich, und auch unter Ultraschallkontrolle ist er nicht sicher einzuhalten: Eine retrospektive Analyse konnte zeigen, dass in 60 % der Fälle mit geplant extrapleuralem Zugang der Drainageverlauf sich nachträglich als transpleural erwies [30]. Die Risiken eines transpleuralen Zugangs liegen in der Entwicklung eines Pneumothorax, eines Pleuraergusses und vor allem in der Keimverschleppung in den Pleuraraum mit der Entwicklung eines Pleuraempyems [26]. Hier liegt ein Vorteil der MR-Kontrolle, da bei koronarer oder sagittaler Schichtführung die Zwerchfellkuppel sicher dargestellt und ein extrapleuraler Zugang gewählt werden kann. Die bisher vorliegenden Daten sind Erfolg versprechend, allerdings nur kasuistisch; die größte veröffentlichte Studie umfasst 4 Patienten [31].

Vertebroplastie

Die perkutane Vertebroplastie als minimal-invasives Stabilisationsverfahren hat über die letzten 15 Jahre deutlich an Akzeptanz gewonnen [32, 33]. Schmerzhafte Sinterungsfrakturen von Wirbelkörpern auf Grund einer Verringerung der Knochensubstanz stehen im Fokus der Methode. Nach perkutaner, transpedikulärer Punktion des Wirbelkörpers mit einer Hohlnadel wird der Binnenraum durch Injektion von Knochenzement aufgefüllt und stabilisiert. Behandlungsziel ist eine suffiziente und dauerhafte Schmerztherapie bei Frakturen, die eine pathologische Mobilität und damit Affektion der umgebenden Knochenhaut zur Folge haben, durch dem Erhalt bzw. die Wiederherstellung der Stabilität [34–36].
Metabolische Systemerkrankungen wie die Osteoporose oder renale Osteopathien sind klassische Grunderkrankungen bei der Indikationsstellung zur Vertebroplastie. Auch benigne und maligne Tumorerkrankungen der Wirbelkörper mit einhergehenden Schmerzen werden zunehmend vertebroplastisch behandelt. Eine signifikante Reduktion oder sogar Aussetzung der Schmerzmedikation wird bei Malignompatienten in 70–95 %, bei symptomatischen Hämangiomen in 80 % und bei osteoporotischen Frakturen in 90 % der Fälle beschrieben [36–40]. Einen kurativen Ansatz zeigt die Methode in Kombination mit einer adjuvanten Radiotherapie. Die entstehende Hitze mit Temperaturen von über 80 °C bei der Zementaushärtung hat einen thermoablativen Effekt sowohl auf schmerzhafte Nervenendigungen als auch auf die vorhandenen Tumorzellen. Die hitzebedingte Zytotoxizität der Zementapplikation im Zentrum des Tumors und die konsekutive Bestrahlung im Randbereich führen nicht selten zur vollständigen Tumornekrose [37, 38, 40–42].

Indikationsstellung

Primäres Behandlungsziel der Vertebroplastie ist die Schmerztherapie. Bei schmerzhaftem osteolytischen Knochenbefall kann die Indikation zur Vertebroplastie innerhalb eines zumeist palliativen Gesamttherapiekonzepts gestellt werden. Die Erhaltung der Stabilität asymptomatischer Wirbelkörperosteolysen als Präventivmaßnahme gilt zwar nicht als anerkannte Indikation, wird aber in Einzelfällen besonders im amerikanischen Raum unternommen [33, 43]. Absolute Kontraindikationen sind instabile Frakturen unter Beteiligung der hinteren Säule, bakterielle Infektionen in dem betroffenen Wirbelkörpersegment sowie Koagulopathien [32, 33, 36].

> Zur Therapieplanung einer Vertebroplastie muss die gesamte kortikale Rahmenkontur des Wirbelkörpers sicher beurteilt werden können.

Eine Zerstörung der Wirbelkörperhinterkante ist nur eine relative Kontraindikation, da ein Zementaustritt nach intraspinal oder intraforaminal mit konsekutiver Nervenkompression bei adäquater Vorgehensweise vermieden werden kann. Die Computertomographie ist für die Darstellung der knöchernen Strukturen am besten geeignet und sollte zur Therapieplanung vorliegen. Multiplanare Rekonstruktionen erlauben eine genaue Lokalisation und Beurteilung der ossären Ausbreitung der Tumormanifestation. Die Beurteilung der gesamten Kortikalis sowie der Grund- und Deckplatten zur genauen Interventionsplanung und Risikoabschätzung ist so sicher möglich.
Eine Ausbreitung der Tumormanifestation auf das umgebende Weichteilgewebe stellt ebenfalls eine relative Kontraindikation dar. Eine klinisch inapparente epidurale Tumormanifestation kann durch zusätzliche intravertebrale Zementapplikation zu einer kompressionsbedingten neurologischen Symptomatik führen. Dieses Risiko muss genau abgewogen werden und ist lediglich unter adjuvanter Therapie gerechtfertigt. Bei bereits bestehender neurologischer Symptomatik muss zusätzlich eine dekompressive Therapie erfolgen. Die MRT bietet die beste

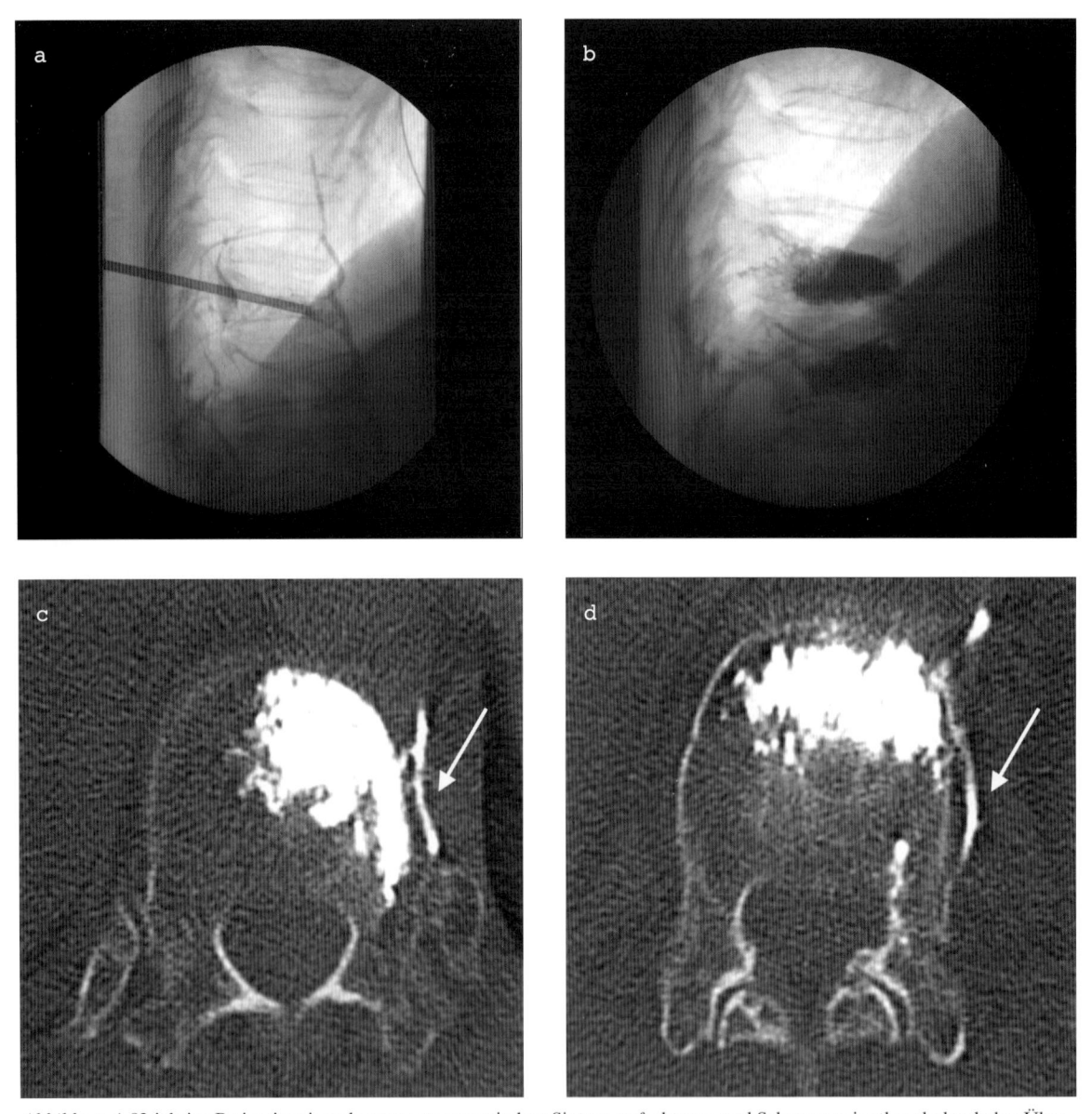

Abbildung 4. 82-jährige Patientin mit mehreren osteoporotischen Sinterungsfrakturen und Schmerzen im thorakolumbalen Übergang. Entscheidung zur Vertebroplastie bei BWK 12 und LWK 1. **(a)** Platzierung der Hohlnadel im vorderen Drittel des BWK 12 unter Durchleuchtungskontrolle. **(b)** Röntgenkontrolle der Zementapplikation in BWK 12 und LWK 1. **(c-d)** Postinterventionelle CT-Kontrolle von BWK 12 (c) und LWK 1 (d). Diskreter Zementnachweis im paravertebralen Venenplexus (Pfeile).

Weichteildarstellung und lässt eine sichere Diagnose der paraossären Tumormanifestation zu. Zudem erlaubt sie eine Differenzierung aktiver und inaktiver Herde beim multiplen Myelom sowie den Ausschluss einer floriden Entzündung.

Vorgehensweise

Der Patient muss ausführlich und im gesetzlich festgelegten Zeitraum von 24 h vor der Intervention über Nutzen und Risiken des Eingriffs informiert werden. Dem interventionell tätigen Arzt müssen Krankengeschichte, Medikationen, klinisch-neurologische Untersuchungsergebnisse und Laborparameter des Patienten bekannt sein. Der Eingriff kann sowohl in Allgemein- als auch in Lokalanästhesie erfolgen. Die Wahl der Narkoseform sollte zusammen mit dem Patienten unter Berücksichtigung seiner physischen und psychischen Konstitution getroffen werden. Eine Bauchlage für den Zeitraum von 1–2 Stunden muss bei der Lokalanästhesie toleriert werden können. Blutdruck, Puls und Sauerstoffsättigung sind Standardparameter des periinterventionellen Monitorings. Bei simultaner Behandlung von mehr als zwei Wirbelkörpern sollte eine Vollnarkose erfolgen, um die Belastung des Patienten möglichst gering zu halten.

Nach Bauchlagerung und steriler Abdeckung des Patienten wird der Zugangsweg unter Durchleuchtungskontrolle bis auf die dorsale Knochenhaut des betreffenden Pedikels anästhesiert. Je nach Tumorausbreitung und zu erwartender Zementverteilung wird eine uni- bzw. bipedikuläre Punktion des Wirbelkörpers gewählt. Bei unipedikulärer Punktion sollte die Nadelspitze die Mittellinie des Wirbelkörpers für eine gleichmäßige Zementverteilung überschreiten. Die Hohlnadel wird unter biplanarer Durchleuchtung durch den Pedikel mit Hammerschlägen im vorderen Drittel des Wirbelkörpers, respektive innerhalb des Tumors platziert (Abb. 4). Eine Venographie durch Infusion eines Kontrastmittels über die Punktionsnadel(n) zur Darstellung des epiduralen Plexus ist bei der Wahl der Zementviskosität hilfreich und sollte durchgeführt werden. Mit einem entsprechenden Biopsiesystem kann ggf. eine histologische Diagnosesicherung ohne zusätzliches Risiko in Koaxialtechnik durch die eingebrachten Vertebroplastienadeln durchgeführt werden. Durch Rotation der Schrägschliffnadel kann sowohl die Richtung während der Punktion als auch die spätere Zementverteilung während der Injektion beeinflusst werden. Bei liegender Hohlnadel wird der Zement angemischt und über eine Druckspritze, nach Erreichen der gewünschten Viskosität, unter Durchleuchtung appliziert. Bei ungewünschtem Zementübertritt in das venöse System oder den Paravertebralraum muss eine sofortige Dekompression der Spritze erfolgen, um eine weitere Zementverschleppung zu vermeiden. Die Nadel sollte unter ständigen Drehbewegungen entfernt werden, um eine retrograde, transpedikuläre „Zementspitze" und eine konsekutive Weichteilverletzung zu vermeiden. Nach der Aushärtungszeit des Zements kann der Patient, abhängig von der Narkoseform, mobilisiert werden. Eine postinterventionelle CT der behandelten Wirbelkörper sollte zur Beurteilung der Zementverteilung und einer eventuellen Verschleppung angefertigt werden (Abb. 4).

Risiken und Komplikationen

Ein Zementübertritt in die Zwischenwirbelräume erhöht die Stabilität der Wirbelsäule bei vorgeschädigten Grund- und Deckplatten und ist somit eher wünschenswert. Ein Übertritt in den ventralen und lateralen Paravertebralraum bleibt klinisch meistens inapparent, kann in Einzelfällen jedoch zur Verletzung des umgebenden Weichteilgewebes führen. Im mediastinalen und retroperitonealen Raum sind hier insbesondere die großen Gefäße und die Pleura gefährdet. Ein Zementaustritt nach dorsal in den Spinalkanal oder die Verschleppung über den paravertebralen Venenplexus nach epidural mit konsekutiver Einengung des Spinalkanals oder der Neuroforamina stellt die wichtigste klinisch relevante Komplikation der Vertebroplastie dar. In diesen Fällen kann eine sofortige operative Dekompression nötig sein. Venöse Embolien bis hin zu Lungenembolien sind selten und häufig Zufallsbefunde in Kontrolluntersuchungen.

> In einer Metaanalyse von 4669 Vertebroplastien zeigten sich technische Komplikationen wie Pedikel- oder Rippenfrakturen in unter 1% der Fälle. Ein paravertebraler Zementaustritt trat in 41% der Fälle auf, davon waren jedoch 98% asymptomatisch [44].

Eine Infektion kann durch strikte Sterilität vermieden werden. Immunsupprimierte Patienten können durch eine periinterventionelle Antibiotikagabe zusätzlich geschützt werden. Das Beimischen des Antibiotikums zu dem Zement ist eine zusätzliche, jedoch nicht gesicherte Präventivmaßnahme, die Applikation in eine floride Entzündung bleibt jedoch kontraindiziert. Die zunehmende Stabilität der behandelten Wirbelkörper kann zu konsekutiven Frakturen der angrenzenden, oftmals ebenfalls kompromittierten Wirbelkörper führen; dies stellt eine Langzeitkomplikation der Vertebroplastie dar. In der Nachbehandlung sollte deshalb eine adjuvante medikamentöse Aufbautherapie zur Stabilisation der angrenzenden Wirbelkörper weitergeführt oder angesetzt werden [36].

Literatur

1. Haage P, Piroth W, Staatz G et al (1999) CT-gesteuerte perkutane Biopsien zur Klassifizierung von fokalen Leberläsionen: Vergleich zwischen 14G- und 18G-Stanzbiopsienadeln. Rofo 171: 44–48
2. Stattaus J, Kühl H, Hauth EA et al (2007) Leberbiopsie mit Hilfe der Mehrschicht-Computertomographie: Vergleich zwischen 16G- und 18G-Biopsienadeln. Radiologe 47: 430-438
3. Wutke R, Schmid A, Fellner F et al (2001) CT-gesteuerte perkutane Schneidbiopsie: effektive Genauigkeit, diagnostischer Nutzen und effektive Kosten. Rofo 173: 1025–1033
4. Moulton JS, Moore PT (1993) Coaxial percutaneous biopsy technique with automated biopsy devices: value in improving accuracy and negative predictive value. Radiology 186: 515–522
5. Martino CR, Haaga JR, Bryan PJ et al (1984) CT-guided liver biopsies: eight years' experience. Work in progress. Radiology 152: 755–757
6. Pagani JJ (1983) Biopsy of focal hepatic lesions. Comparison of 18 and 22 gauge needles. Radiology 147: 673–675
7. Knöpfle E, Bohndorf K, Wagner T (1997) Erlaubt die Stanzbiopsie solider Leberherde eine exakte histologische Klassifizierung? Ergebnisse einer prospektiven Untersuchung unter klinischen Routinebedingungen. Rofo 167: 406–411
8. Feuerbach S, Schreyer A, Schlottmann K (2003) Standards radiologisch bildgesteuerter Biopsien – Indikationsstellung, Technik, Komplikationen. Radiologie up2date 3: 207–224
9. Kettenbach J, Blum M, El-Rabadi K et al (2005) Perkutane Leberbiopsie: Übersicht über verschiedene Verfahren. Radiologe 45: 44–54
10. Hopper KD, Grenko RT, TenHave TR et al (1995) Percutaneous biopsy of the liver and kidney by using coaxial technique: adequacy of the specimen obtained with three different needles in vitro. AJR Am J Roentgenol 164: 221–224
11. Silverman SG, Tuncali K, Adams DF et al (1999) CT fluoroscopy-guided abdominal interventions: techniques, results, and radiation exposure. Radiology 212: 673–681
12. McGill DB, Rakela J, Zinsmeister AR et al (1990) A 21-year experience with major hemorrhage after percutaneous liver biopsy. Gastroenterology 99: 1396–1400
13. Piccinino F, Sagnelli E, Pasquale G et al (1986) Complications following percutaneous liver biopsy. A multicentre retrospective study on 68,276 biopsies. J Hepatol 2: 165–173
14. Smith EH (1991) Complications of percutaneous abdominal fine-needle biopsy. Review. Radiology 178: 253–258
15. Chang S, Kim SH, Lim HK et al (2005) Needle tract implantation after sonographically guided percutaneous biopsy of hepatocellular carcinoma: evaluation of doubling time, frequency, and features on CT. AJR Am J Roentgenol 185: 400–405
16. Feuerbach S, Gmeinwieser J, Gerhardt P et al (1989) CT-gesteuerte Biopsie – Methoden, Resultate und Komplikationen. Rofo 151: 4–9
17. Francque SM, De Pauw FF, Van den Steen GH et al (2003) Biopsy of focal liver lesions: guidelines, comparison of techniques and cost-analysis. Acta Gastroenterol Belg 66: 160–165
18. Silverman SG, Collick BD, Figueira MR et al (1995) Interactive MR-guided biopsy in an open-configuration MR imaging system. Radiology 197: 175–181
19. Adam G, Bucker A, Nolte-Ernsting C et al (1999) Interventional MR imaging: percutaneous abdominal and skeletal biopsies and drainages of the abdomen. Eur Radiol 9: 1471–1478
20. Lu DS, Lee H, Farahani K et al (1997) Biopsy of hepatic dome lesions: semi-real-time coronal MR guidance technique. AJR Am J Roentgenol 168: 737–739
21. Geraghty PR, Kee ST, McFarlane G et al (2003) CT-guided transthoracic needle aspiration biopsy of pulmonary nodules: needle size and pneumothorax rate. Radiology 229: 475–481
22. Laurent F, Latrabe V, Vergier B et al (2000) CT-guided transthoracic needle biopsy of pulmonary nodules smaller than 20 mm: results with an automated 20-gauge coaxial cutting needle. Clin Radiol 55: 281–287
23. Yeow KM, Tsay PK, Cheung YC et al (2003) Factors affecting diagnostic accuracy of CT-guided coaxial cutting needle lung biopsy: retrospective analysis of 631 procedures. J Vasc Interv Radiol 14: 581–588
24. Haramati LB, Austin JH (1991) Complications after CT-guided needle biopsy through aerated versus nonaerated lung. Radiology 181: 778
25. Rajak CL, Gupta S, Jain S et al (1998) Percutaneous treatment of liver abscesses: needle aspiration versus catheter drainage. AJR Am J Roentgenol 170: 1035–1039
26. Ogawa T, Shimizu S, Morisaki T et al (1999) The role of percutaneous transhepatic abscess drainage for liver abscess. J Hepatobiliary Pancreat Surg 6: 263–266
27. Seeto RK, Rockey DC (1996) Pyogenic liver abscess. Changes in etiology, management, and outcome. Medicine (Baltimore) 75: 99–113
28. van Sonnenberg E, Ferrucci JT Jr, Mueller PR et al (1982) Percutaneous drainage of abscesses and fluid collections: technique, results, and applications. Radiology 142: 1–10
29. Treutner KH, Truong S, Klose K et al (1989) Intraabdominal abscesses – percutaneous catheter drainage versus operative treatment. Klin Wochenschr 67: 486–490
30. McNicholas MM, Mueller PR, Lee MJ et al (1995) Percutaneous drainage of subphrenic fluid collections that occur after splenectomy: efficacy and safety of transpleural versus extrapleural approach. AJR Am J Roentgenol 165: 355–359
31. Gehl HB, Frahm C, Schimmelpenning H et al (1996) Technik der MRT-gesteuerten abdominellen Drainage an einem offenen Niederfeldmagneten: Durchführbarkeit und erste Ergebnisse. Rofo 165: 70–73
32. Burton AW, Rhines LD, Mendel E (2005) Vertebroplasty and kyphoplasty: a comprehensive review. Neurosurg Focus 18: e1
33. Peh WC, Gilula LA (2003) Percutaneous vertebroplasty: indications, contraindications, and technique. Br J Radiol 76: 69–75
34. Jensen ME, Evans AJ, Mathis JM et al (1997) Percutaneous polymethylmethacrylate vertebroplasty in the treatment of osteoporotic vertebral body compression fractures: technical aspects. AJNR Am J Neuroradiol 18: 1897–1904
35. Tschirhart CE, Roth SE, Whyne CM (2005) Biomechanical assessment of stability in the metastatic spine following percutaneous vertebroplasty: effects of cement distribution patterns and volume. J Biomech 38: 1582–1590

36 Bierschneider M, Sabo D, Weißkopf M et al (2005) Interdisziplinäres Konsenuspapier zur Vertebroplastie/Kyphoplastie. Rofo 177: 1590–1592
37 Hentschel SJ, Burton AW, Fourney DR et al (2005) Percutaneous vertebroplasty and kyphoplasty performed at a cancer center: refuting proposed contraindications. J Neurosurg Spine 2: 436–440
38 Jang JS, Lee SH (2005) Efficacy of percutaneous vertebroplasty combined with radiotherapy in osteolytic metastatic spinal tumors. J Neurosurg Spine 2: 243–248
39 Lieberman I, Reinhardt MK (2003) Vertebroplasty and kyphoplasty for osteolytic vertebral collapse. Clin Orthop Relat Res: 176–186
40 Togao O, Mihara F, Yoshiura T et al (2005) Percutaneous vertebroplasty in the treatment of pain caused by metastatic tumor. Fukuoka Igaku Zasshi 96: 93–99
41 Halpin RJ, Bendok BR, Sato KT et al (2005) Combination treatment of vertebral metastases using image-guided percutaneous radiofrequency ablation and vertebroplasty: a case report. Surg Neurol 63: 469–474; discussion 474–465
42 Mont'Alverne F, Vallee JN, Cormier E et al (2005) Percutaneous vertebroplasty for metastatic involvement of the axis. AJNR Am J Neuroradiol 26: 1641–1645
43 Mehbod A, Aunoble S, Le Huec JC (2003) Vertebroplasty for osteoporotic spine fracture: prevention and treatment. Eur Spine J 12 Suppl 2: 155–162
44 Proschek DP, Hochmuth K, Schwarz W et al (2005) Komplikationen der perkutanen Vertebroplastie: Systematische Evaluierung der Literatur und Metaanalyse. Rofo 177: 335

P. C. Bauer

Pneumologische interventionelle Therapie

> Interventionelle bronchologische Eingriffe haben kurzfristig drei wesentliche Ziele:
> - Sicherstellung der Ventilation
> - Sicherstellung der Bronchusdrainage
> - Blutstillung bei Hämoptysen oder Hämoptoen.

Die Methoden zum Erreichen dieser Ziele sind weniger von der Art maligner Grunderkrankung abhängig, sondern orientieren sich an der Form und Größe des lokalen Prozesses. Dennoch ist als häufigste maligne Erkrankung das Bronchialkarzinom zu nennen, das den interventionell tätigen Bronchologen in erster Linie beschäftigt. Das Instrumentarium ist das starre Bronchoskop. Dieses Instrument hat in der Medizin eine mehr als hundertjährige Geschichte. Die berührungsfreien Abtragungs- und Rekanalisierungstechniken sowie die Platzhalter (Stents) bei Prozessen der zentralen Atemwege sind allerdings erst in den letzten 20–30 Jahren entwickelt und mit neuen Methoden ergänzt und verfeinert worden.

Klinik

Eindrücklichste Befunde sind Atemnot und Stridor. Das Ausmaß des Stridors ist abhängig von der Größe des Restlumens und der Lage der Atemwegsstenose. Trachealstenosen mit einem Restlumen von weniger als 0,5 cm^2 (Norm > 1,5 cm^2) sind bereits in Ruhe aus der Distanz zu hören (Distanzstridor).
Die isoliert auftretende und langsam zunehmende Atemnot lässt eher an einen Verschluss einer der beiden Hauptbronchien mit später auftretender Atelektase denken. Eine langsam zunehmende Atemnot wird nicht selten der fortschreitenden malignen Grunderkrankung zugerechnet, insbesondere, wenn sie mit einer Tumoranämie einhergeht. Fieber und Atemnot sind häufig Hinweise auf eine tumorbedingte poststenotische Pneumonie.

Husten ist vielfach Ausdruck der Infiltration der zentralen Atemwege durch einen Tumor mit mehr oder weniger ausgeprägter lymphangischer Ausbreitung in die Nachbarbereiche. Tritt der Husten jedoch in unmittelbarem Zusammenhang mit der Essensaufnahme auf, ist eine Fistelbildung zwischen Ösophagus und den zentralen Atemwegen sehr wahrscheinlich. Hämoptysen oder eine Hämoptoe lassen bei bekannter maligner Grunderkrankung im Thoraxbereich an einen Einbruch in das Tracheobronchialsystem denken. Sie bedürfen einer schnellen Abklärung. Sind klinische Zeichen sehr diskret, führt nicht selten eine radiologische Überprüfung zur weiteren Klärung (Tab. I).

Tabelle I. Indikationen zur Intervention.

Klinisch	Radiologisch
1. Stridor	1. Atelektase Hemithorax (Übersicht)
2. Atemnot	2. Infiltrat über Lappengrenze (Übersicht)
3. Fieber	3. Stenose Trachea (CT)
4. Husten	4. Stenose Hauptbronchus (CT)
5. Hämoptysen	
6. Hämoptoe	

Tumorerkrankungen

Führend ist die häufigste Krebserkrankung, das Bronchialkarzinom. Mit großem Abstand folgen die pulmonalen Metastasen extrapulmonaler Tumoren und schließlich die malignen Systemerkrankungen.

Karzinome des Atemwegstraktes

> Die therapeutischen Möglichkeiten beim Bronchialkarzinom haben sich in den letzten Jahren nicht wesentlich verbessert. Lediglich 25 % sind primär kurabel.

In 20–30 % der Fälle erfolgt die Erstdiagnose über eine poststenotische Pneumonie oder eine Atelektase [1]. In bis zu 40 % der Fälle ist die Todesursache ein lokoregionales Rezidiv [2]. In 30 % sind Hämoptysen das Leitsymptom [3]. Im weiteren Krankheitsverlauf tritt in 17 % der Fälle mit Bronchialkarzinom eine Obstruktion der größeren Atemwege auf.
Die Mehrzahl der primären Trachealtumoren sind adenoid-zystische Karzinome. Das Karzinoid wiederum findet sich eher distal der Bifurkation am häufigsten [4].

Pulmonale Metastasen extrapulmonaler Tumoren

Eine ganze Anzahl extrapulmonaler Tumoren metastasiert in die Lungen. Liegen einzelne pulmonale Metastasen in den zentralen Bereichen der Atemwege vor, kann durch geeignete Maßnahmen eine Rekanalisierung erfolgen (Tab. II). Bei monolokulärem Nachweis einer Metastase kann von einem lokal begrenzten Prozess ausgegangen werden, der allerdings immer wieder zu Rezidiven führt. Häufig resultiert eine Überlebenszeit von deutlich mehr als 2 Jahren.

Ösophaguskarzinom

Eine besondere Bedeutung kommt dem Ösophaguskarzinom zu. In unmittelbarer Nachbarschaft zu den zentralen Atemwegen führt das fortgeschrittene lokale Wachstum des Karzinoms zu einem Befall des Tracheobronchialsystems. Dabei spielt weniger eine mögliche Obstruktion der Atemwege durch den Tumor eine Rolle als vielmehr die Entwicklung einer ösophagotrachealen Fistel. Klinisch fallen diese Patienten in erster Linie durch Husten während der Essensaufnahme auf. Zunächst wird dieses Symptom nicht selten als Kehlkopffunktionsstörung fehlgedeutet, da in der Frühphase der Fistelbildung der Husten nicht permanent vorhanden ist. Feste Speisen können häufig noch eingenommen werden, ohne dass kleine Teile über die Fistel ins Tracheobronchialsystem wandern. Nicht selten wird die Annahme durch den radiologischen Nachweis einer Aspirationspneumonie belegt. Die Einlage einer Endoprothese ösophageal und endotracheal scheint zu einer größeren Überlebenszeit zu führen (Abb. 1).

Tabelle II. Die häufigsten endoluminalen oder kompressionsinduzierenden Metastasen extrathorakaler Tumoren und thorakaler Tumoren (Häufigkeit in absteigender Reihenfolge).

Extrapulmonal	Thorakal
Schilddrüsenkarzinom	Bronchialkarzinom
Hypernephrom	Larynxkarzinom
Kolonkarzinom	Ösophaguskarzinom
Mammakarzinom	Lymphom
Sarkom	Thymuskarzinom

Indikationen zur Intervention

Stenose der zentralen Atemwege

Tumorwachstum kann zu drei unterschiedlichen Stenosetypen führen, zur intraluminalen Stenose durch exophytisches Tumorwachstum oder zur Kompressionsstenose durch extraluminales Tumorwachstum. Wird die komprimierte Wand der Stenose zusätzlich durch Tumor infiltriert und wächst dieser durch die Wand, entsteht ein Mischtyp (Abb. 2).

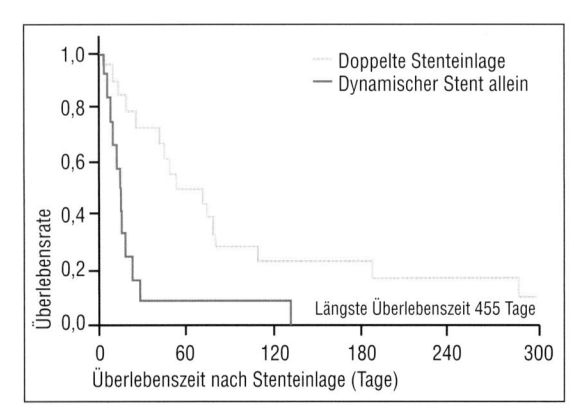

Abbildung 1. Überlebenszeiten nach doppelter Endoprotheseneinlage (Ösophagus und Trachea) und Einlage eines isolierten trachealen Platzhalters [5].

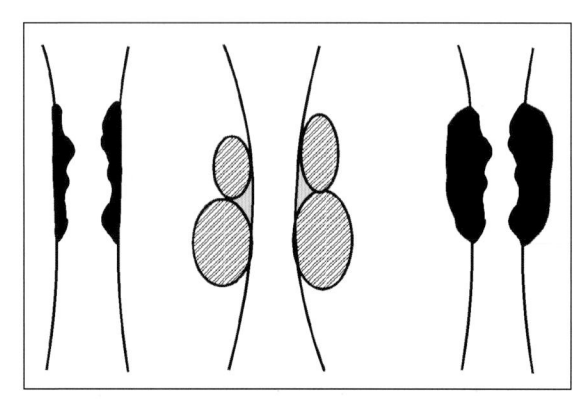

Abbildung 2. Links: primär exophytisches Tumorwachstum. Mitte: primär extraluminales Wachstum mit Kompression. Rechts: Mischtyp.

Tabelle III. Wann ist Rekanalisierung erwünscht? Vorgehen bei Dyspnoe und subtotaler bis totaler Stenose der zentralen Atemwege.

Verschluss der zentralen Gefäße durch Tumorkompression oder Infiltration	Pneumonie, Fieber (Klinik, Rö-Thorax)	Rekanalisierung der Atemwegsstenose erwünscht?
ja	nein	Nein! – da durch die mit der Rekanalisierung verbundene Totraumerhöhung die Dyspnoe des Pat. zunehmen würde
ja	ja	Ja – zur Bronchusdrainage
nein	ja	Ja – zur Reduktion der Dyspnoe und zur Bronchusdrainage
nein	nein	

Alle drei Stenosetypen führen zu einer unterschiedlichen Vorgehensweise bei der Rekanalisierung der Stenose. Der exophytische Anteil wird abgetragen. Der Kompressionsanteil wird, wenn er eine funktionell relevante Stenose aufweist, mit einem Stent versorgt.

Stenosen im Bereich der Trachea bedürfen einer umgehenden Therapie, klinisch liegt meistens eine deutliche Beeinträchtigung vor. Stenosen distal der Bifurkation werden langsamer symptomatisch, nicht selten sind erst ein pathologischer Auskultationsbefund oder Fieber Anlass für eine Röntgen-Übersichtsaufnahme. Der Zeitpunkt einer vollständigen Stenosierung mit Totalatelektase eines Hemithorax kann nicht immer zeitlich bestimmt oder eingegrenzt werden. Dieser ist aber wichtig, um eine Entscheidung über eine mögliche Rekanalisierung zu treffen. Je länger einer Stenose besteht, desto eher ist eine Wiedereröffnung erschwert oder mit Komplikationen wie Gewebseinriss im Rekanalisierungsbereich oder Pneumothorax behaftet. Ein weiteres wichtiges Beurteilungskriterium zur Frage der Wiedereröffnung ist das Ausmaß des infiltrativen Wachstums mit Verschluss zentraler Gefäße (Tab. III).

Fistelbildung

Die Fistelbildung ist eine typische Komplikationserscheinung beim Ösophaguskarzinom. Sie tritt in der Regel als ösophagotracheale oder als ösophagobronchiale Fistel in Erscheinung. Die häufigste Lokalisation ist im Bereich der gesamten Trachea und des linken Hauptbronchus. Die Fistel imponiert endoskopisch meistens als Lumen mit unterschiedlich großem Durchmesser von 5–10 mm. Um diese Öffnung imponiert nicht selten ein nekrotischer Randsaum. Auch größere Fistelöffnungen sind bekannt. Vereinzelt sind die Fisteln makroskopisch nicht erkennbar, können jedoch durch die Methylenblau-Probe lokalisiert werden. Der radiologische Nachweis mit Hilfe von Kontrastmittel ist ebenfalls möglich, gewährleistet jedoch nicht immer die genaue endoskopische Lokalisation. Wichtigstes Ziel ist die möglichst vollständige Abdichtung der Fistel von Ösophagusseite und Tracheobronchialseite.

Besondere Probleme bereiten bronchogastrische Fistelbildungen, da hier eine Abdichtung der gastralen Seite mittels Stent nicht möglich ist. Zudem weisen diese Patienten besonders häufig einen massiven Reflux auf, da eine unmittelbare Verbindung zum Gastroduodenaltrakt besteht. In der Regel bereitet hier auch die enterale Versorgung über eine PEG-Sonde erhebliche Schwierigkeiten.

Hämoptysen und Hämoptoen

> Hämoptysen (Bronchialsekret mit Blutbeimengungen) sind kurzfristig, d.h. innerhalb von 12 Stunden auf Ursache und Lokalität abzuklären, Hämoptoen (frisches Blut oder Blutkoagel) sind als Notfall zu behandeln und bedürfen einer unmittelbaren Intervention.

Dabei spielt weniger der systemische Blutverlust eine Rolle als vielmehr die Behinderung der Oxygenierung durch Blut im Atemwegtrakt. Frisches Blut kann den Weg bis in den Alveolarraum finden, Blutkoagel führen zu einem Verschluss einzelner Lungenlappen oder eines gesamten Lungenflügels.

Auch hier entscheidet die Lokalisation über das weitere Vorgehen. Ist die Blutungsquelle primär in der Peripherie, d.h. der gesamte endobronchiale Bereich distal der Lappenbronchien betroffen, ist das oberste Ziel, mittels Bronchusblocker einen unmittelbaren Blutungsstopp zu erreichen. In den zentralen Anteilen wird nach den Akutmaßnahmen wie großflächiger Koagulation durch Einlage eines gedeckten Platzhalters (häufig einer Silikonendoprothese) versucht, Rezidive einer Blutung durch Kompression zu verhindern.

Interventionelle bronchologische Methoden

Neben den konventionellen Methoden der Tumorbehandlung durch Chemotherapie und perkutane Radiotherapie stehen für die lokale palliative Therapie verschiedene Methoden zur Verfügung (Tab. IV). Jede Form der interventionellen Technik hat ihr umschriebenes Indikationsfeld. Nicht selten werden verschiedene Methoden kombiniert. Das Vorgehen und die Auswahl hängen von der Art des Stenoseprozesses ab (Abb. 3).

Unabdingbare Voraussetzung zur Beurteilung des malignen Prozesses ist ein Computertomogramm der Thoraxorgane. Lediglich in Notfällen kann zunächst die Akutsituation behoben werden, bevor eine weitere Diagnostik zu Klärung des Lokalbefundes erfolgt

Tabelle IV. Therapiemöglichkeiten bei lokal fortgeschrittenen Lungentumoren.

endobronchial	endo-/peribronchial	parenchymal
Nd-YAG-Laser	Endoprothesen (Stents)	Ballonkatheter
Elektrokauter (E-Kauter)	Brachytherapie	
Kryotherapie	photodynamische Therapie	
Argon-Plasma-Koagulation (APK)		

Thermische Verfahren

Die Abtragung endoluminaler Tumoren erfolgt mit verschiedenen Techniken wie Nd-YAG-Laser, Argon-Plasma-Koagulation (APK), Elektrokauter oder Kryotherapie. Die beiden erstgenannten sind aktuell die Methoden der Wahl. Vor- und Nachteile sind in

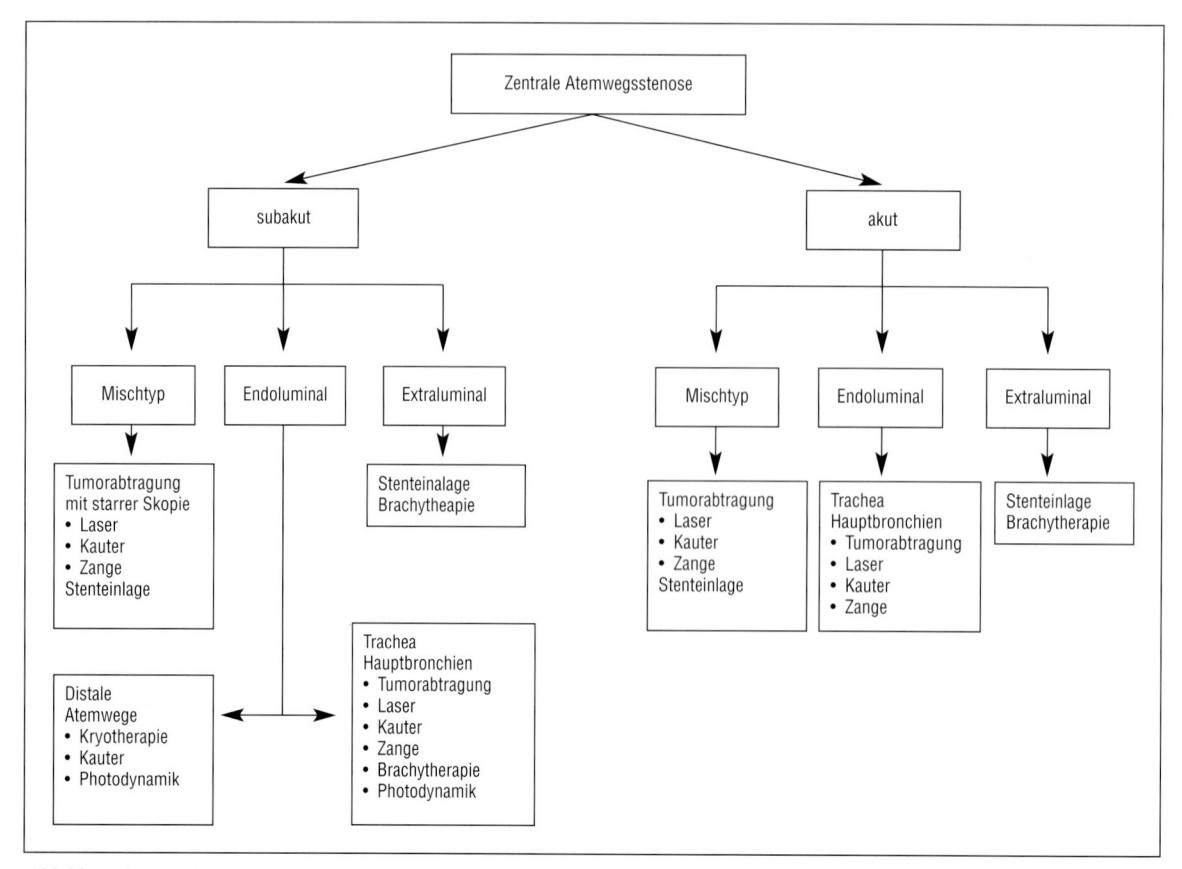

Abbildung 3. Vorgehensweise bei zentraler Atemwegsstenose in Abhängigkeit des Stenosetyps und des Auftretens einer klinischen Symptomatik. [6]

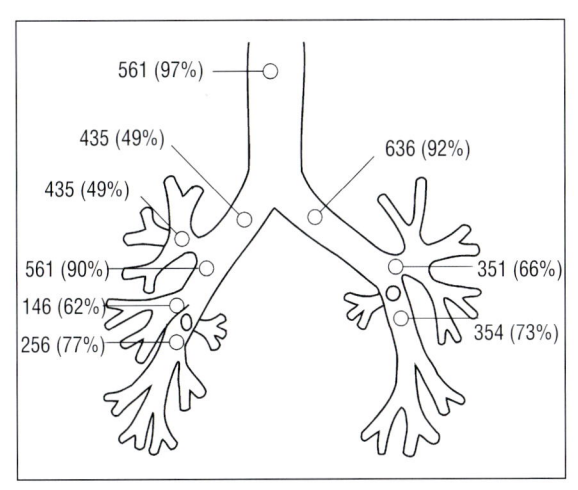

Abbildung 4. Erfolgsquoten der Rekanalisierung bei zentralen Prozessen [7].

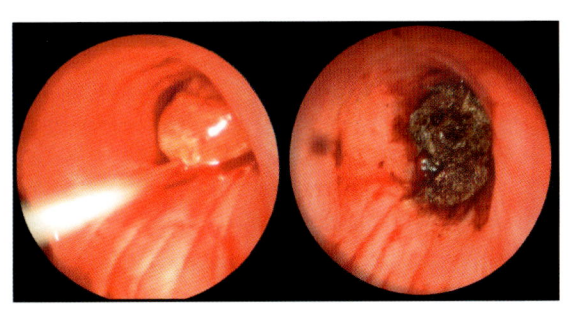

Abbildung 5. Vaporisation eines Tumors im rechten Hauptbronchus mittels Nd-YAG-Laser.

Tabelle V. Gewebeeffekte verschiedener thermischer Verfahren.

Effekt	Nd-YAG-Laser	APK	E-Kauter	Kryo
Vaporisation	ja	ja	nein	nein
Schnitt	+++	+	++	-
Koagulation	+++	+++	+++	+++
Wirkung	sofort	sofort	sofort	verzögert
Koagulationstiefe	+++	++	++	+
Kontakt	nein	nein	ja	ja
Entzündung	ja	ja	+/-	nein
Zentraler Tumor + Dyspnoe	++++	+++	+++	nein
Peripherer Tumor	+	+++	++	+++

Tabelle V aufgeführt. Das koagulierte oder verschorfte Gewebe wird mechanisch mit einer Zange entfernt. Alle erwähnten Methoden lassen sich sowohl mit dem starren Bronchoskop für die zentralen Bereiche als auch mit dem flexiblen Bronchoskop für die Bereiche distal der Bifurkation durchführen.

Die Einführung des Neodym-YAG-Lasers leitete eine neue Ära der interventionellen Bronchologie ein und führte gleichzeitig zur Renaissance der starren Bronchoskopie. Auf diesem Gebiet liegen auch die umfangreichsten Ergebnisse zur Rekanalisierung zentraler Atemwegsstenosen vor.

Eine akute Besserung nach Rekanalisierung bei exophytischen Prozessen ist in den allermeisten Fällen möglich.

> Das Ausmaß des Erfolges hängt von der Lage des Prozesses ab (Abb. 4–6). Grundsätzlich gilt: je zentraler der Prozess, desto erfolgreicher der Eingriff.

Auch bei Stenteinlage kann zunächst in 100 % der Fälle dann eine akute Besserung erreicht werden, wenn der Prozess in der Trachea liegt [8, 9]. Endoprothesen in den Hauptbronchien führen zu 90 % und mehr zur Akutbesserung.

Endoprothesen

Eine große Vielfalt von Stenttypen steht dem Bronchologen zur Verfügung. Sie können aus Silikon oder Metall bestehen. Die Metallstents wurden aus der interventionellen Angiologie entliehen, die Silikonstents wurden eigens für die interventionelle Bronchologie entwickelt.

Jeder Stenttyp hat seine spezifischen Vor- und Nachteile (Tab. VI).

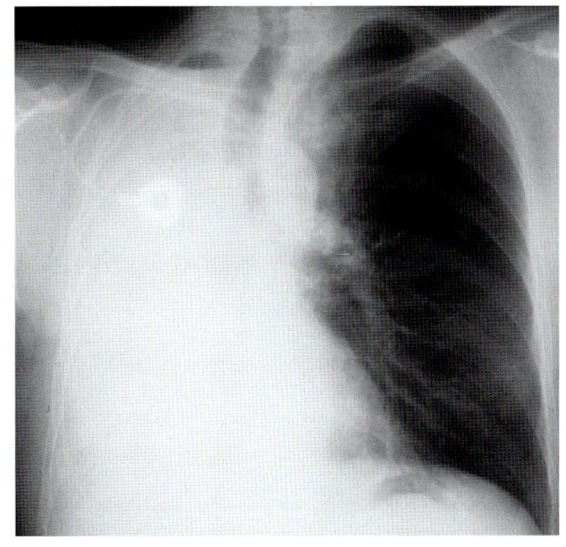

Abbildung 6. Totalatelektase rechts, nach Rekanalisierung demaskiert sich ein Tumor im rechten Oberlappen.

Tabelle VI. Vor- und Nachteile verschiedener Stenttypen (Silikon und Metall).

	Vorteile	Nachteile
Silikon	Auswechselbar	Migration und Dislokation möglich
	Kein Durchwachsen von Gewebe	Sekretverhalt häufiger
	Niedrige Kosten	Größere Wanddicke auf Kosten des freien Lumens
	Geringe Tendenz zu Granulationsgewebe	
Metallstent	Leicht zu platzieren	Permanent, kaum entfernbar
	Günstiges Verhältnis von Wanddicke zu freiem Lumen	Durchwachsen von Tumorgewebe (nicht gedeckt)
	Günstige Form Angleichung von Lumenwand	Migration von gedeckten Stents
	Tendenz zur Epithelialisierung	Materialermüdung mit Brüchen (Trachea)
		Perforationsgefahr

Die Auswahl für einen bestimmten Stenttyp hängt von verschiedenen Faktoren ab. Zunächst ist der Stenosetyp von Bedeutung (Abb. 7). Liegt ein primärer Kompressionstyp vor, ist ein nicht-gedeckter Platzhalter die erste Wahl. Bei exophytischen Anteilen wird eine gedeckte Endoprothese vorgezogen. Liegt die Stenose im Bifurkationsbereich, ist eine Y-Endoprothese die einzige Möglichkeit eine Ventilation sicherzustellen. Bei langstreckiger Stenose in der Trachea, insbesondere bei Mitbeteiligung der Bifurkation, kann lediglich die dynamische Endoprothese nach *Freitag* [8] suffizient die Strecke überbrücken. Tabaksbeutelförmige Stenosen führen häufiger zur Migration von Silikonendoprothesen, hier ist den gedeckten Metallendoprothesen der Vorzug zu geben.

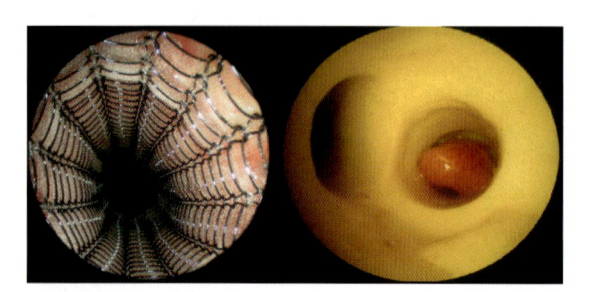

Abbildung 7. Links: gedeckter Metallmaschenstent aus Nitinol. Rechts: Dumon-Y-Stent aus Silikon mit zapfenförmigem Tumorrezidiv, aus dem rechten Hauptbronchus kommend.

Im Vordergrund des klinischen Bildes stehen trockener wie auch produktiver Husten. Der trockene Reizhusten ist aber auch als Folge der Infiltration des malignen Gewebes in die Tracheobronchialwand zu interpretieren. Somit sind zwei Faktoren als Ursache anzusehen, entscheidend ist die Änderung der Hustenqualität und -häufigkeit nach Einlage des Stents. Gelegentlich beschreiben die Patienten auch ein nicht exakt zu lokalisierendes Druckgefühl endothorakal. Über Stentdislokationen bei malignen Prozessen wird unterschiedlich häufig berichtet. Führend sind hierbei die Silikonprothesen, bei denen in bis zu 15 % von Dislokationen berichtet wird. Die Metallstents zeigen mit 10 % eine geringere Dislokationstendenz. Zudem liegt eine ganze Anzahl von Arbeiten vor, die bei Metallendoprothesen, im Gegensatz zu den Silikonendoprothesen, keine Dislokation beschreiben.

> Generell kann gesagt werden, dass beim Silikonplatzhalter die Migration – besonders in der Trachea – und die Sekretretention als Nachteil zu verzeichnen sind. Beim nicht-gedeckten Metallplatzhalter sind es das Einwachsen des Tumors in den Platzhalter und das erschwerte Entfernen des Platzhalters. Gedeckte Metallplatzhalter stellen derzeit einen guten Kompromiss dar.

Granulationen sind eine weitere relativ häufige Ursache der Endoprotheseneinlage. Sie entwickeln sich jeweils am distalen proximalen Ende der Endoprothesen und sind vorwiegend druckabhängig. Abtragungswürdig sind allerdings nur solche Granulationsformationen, die funktionell eine Auswirkung auf den Atemwegsquerschnitt haben. Durch ungedeckte Metallendoprothesen können sowohl polypoide Granulationen als auch Tumorgewebe durchwachsen und das Lumen einengen, und zwar um so häufiger, je länger die Prothesen in den Atemwegen verbleiben. Ursache ist die Unterschiedlichkeit des Materials, aber auch der unterschiedliche mechanische Aufbau der Prothesen. Vor- und Nachteile der beiden großen Endoprothesegruppen sind in den Tabellen VII und VIII dargestellt.

Die in den letzten 20 Jahren gesammelten Erfahrungen zur Verwendung von Endoprothesen im Tracheobronchialsystem sind retrospektive Untersuchungen von einzelnen Zentren oder verschiedenen Arbeitsgruppen. Bis jetzt sind allerdings keine methodischen Standards entwickelt worden, die zu einem allgemeinen Konsens über Indikationsstellung und Stentauswahl geführt haben. Auch fehlen vergleichende Untersuchungen zwischen den verschiedenen Stenttypen.

Tabelle VII. Studienübersicht Silikonstents.

Anzahl	Akute Wirkung	Mittlere Überlebenszeit	Migration	Granulation	Sekrethaftung	Letale Blutung	Sonstige	Quelle
34	k.A.	k.A.	10%	0%	2%			[10]
31	90%	2,5 Monate	13%	0%	5%	3%	Br[2]	[11]
23	93%	10,5 Monate	9%	0%	4%		A[3] 9%	[12]
698	k.A.	3 Monate	10%	8%	4%	4%		[13]
10	100%	8 Monate	5%	0%	0%			[9]
135	100%	4 Monate	3%	4%	0%	4%	Stbp[4]	[8]
46	100%	k.A.	0%	3%	~100%[5]			[14]
66	92%	98 Tage	0%	0%	k.A.			[15]

[1] endobronchialer Brand; [2] ein Todesfall; [3] Aushusten; [4] unilaterale Stimmbandparese; [5] nicht-obstruktive Sekrethaftung in fast allen Stents

Tabelle VIII. Studienübersicht Metallstents.

Anzahl	Akute Wirkung	Mittlere Überlebenszeit	Migration	Granulation	Sekrethaftung	Tumor	Letale Blutung	Sonstige	Quelle
12	93%	47 Tage	0%	0%	25%	42%[1]	17%		[16]
6	k.A.	k.A.	17%	0%	0%	0%			[17]
40	86%	k.A.	14%	0%	34%	16%[2]		A[3] 9%	[18]
11	k.A.	k.A.	0%	0%	18%	9%[1]			[19]
51	k.A.	3 Monate	0%	2%	39%[4]	7%[4]			[20]
					27%[5]	76%[5]		Sb[6] 2%	

[1] Tumoreinwachsen; [2] Tumorüberwachsen; [3] Aushusten; [4] früh. ≤ 7 Tage; [5] spät. > 7 Tage; [6] Stentbruch

Brachytherapie

Die endoluminale Brachytherapie hat im Gegensatz zu den bisher erwähnten Rekanalisierungstechniken einen länger wirkenden Effekt. Haupteinsatzgebiet sind zentral wachsende Tumoren mit oder ohne Stenosesymptomatik. Häufig erfolgt eine Brachytherapie nach vorhergegangener Rekanalisierung mittels Lasertechnik. Die am häufigsten verwendete Methode ist die Brachytherapie mittels High Dose Rate (HDR: mehr als 2 Gy/min). Als radioaktive Quelle wird Iridium-192 verwendet. Dieses Isotop hat die Eigenschaft einer sehr hohen Strahlendosis im Zentrum der Bestrahlung mit einem steilen Dosisabfall in der Peripherie. So können beispielhaft bei einer angenommenen Strahlendosis von 30 Gy in 1 cm Abstand nur noch 3,3 Gy in 3 cm Abstand wirksam werden. Diese Form der Einwirkung kann deshalb nur bei lokal begrenzten Tumoren erfolgreich sein. Die Größe des Lokalrezidivs muss vorher durch ein Computertomogramm der Thoraxorgane bestimmt werden.

Die Applikation der Sonde erfolgt über ein zuvor gelegtes Kathetersystem, dessen Lage endoskopisch kontrolliert wird. Die Bestrahlungslänge wird mittels Durchleuchtung am röntgendichten Katheter oder Sondenplatzhalter festgelegt. Sie kann aber auch über die endoskopische Kontrolle an Markierungsringen des Katheters festgemacht werden. Ein Sicherheitsabstand von jeweils 1 cm proximal und distal des Lokalrezidivs werden mit in die Bestrahlung einbezogen.

Bei einer kleinen Zahl von Patienten kommt es nach endobronchialer Brachytherapie zu einer bestrahlungsinduzierten Bronchitis oder Stenosierung. Letztere bedarf eventuell einer erneuten Rekanalisierung. Die Erfolgsquoten liegen zwischen 60% und über 90% für den radiologischen, bronchoskopischen und klinischen Befund (Übersicht bei [21]).

Erwähnenswert ist die Häufung der letalen Hämoptoe nach längerer Überlebenszeit. Es werden über Häufigkeiten von 8% bis 50% berichtet [22]. Als Ursache kommt entweder ein tumorbedingtes Ereignis oder die applizierte Strahlendosis in Frage. Es hat den Anschein, dass Letzteres als Ursache wahrscheinlicher ist.

Photodynamische Therapie

Die Indikation zur photodynamischen Therapie ist in erster Linie beim lokalisierten Bronchialkarzinom mit kurativem Ansatz bei funktionell nicht-operablen Patienten gegeben. Die Erfolgsraten liegen bei 80 %. Der besondere Reiz der Therapie liegt in der selektiven Behandlung. Die phototoxische Reaktion führt zu einem Absterben der malignen Zellen. Verabreicht wird ein Photosensitzer, der intravenös appliziert wird und in einem Zeitfenster von 24–48 Stunden danach zu einer Anreicherung in den malignen Zellen führt. Werden diese angereicherten Zellen mit einem monochromatischen Licht von 630 mm Wellenlänge bestrahlt, wird ein Eindringen von 5–7 mm erreicht.

Palliativmedizinisch macht die photodynamische Therapie nur Sinn, wenn bisherige etablierte Therapiemethoden Vorteile bieten. Es existieren einzelne Studien mit PDT bei prognostisch nicht-operablen Patienten mit Bronchialkarzinom, die einen guten palliativen Erfolg aufweisen (Tab. IX).

Diese Therapieform kommt den Patienten am meisten zugute, die für einen operativen Eingriff oder eine Allgemeinnarkose nicht geeignet sind. Die PDT ist nicht geeignet bei zentralen Läsionen in der Trachea oder bei pneumonektomierten Patienten mit Rezidiv oder beidseitigem Befall der Hauptbronchien. Bis eine nachhaltige Lumeneröffnung nach Einsatz des Photosensitzers erreicht wird, vergehen einige Tage. Der weitere Nachteil liegt in der länger anhaltenden Photosensitivität der Haut, sie dauert in der Regel 4–8 Wochen. In diesem Zeitbereich dürfen sich die Patienten keiner direkten Sonnenbestrahlung aussetzen.

Tabelle IX. Photodynamische Therapie bei Patienten mit malignen zentralen Atemwegsstenosen.

Indikation	Anzahl	Ergebnis	Quelle
Kompletter bronchialer Verschluss	20	33 % Abnahme der Stenose 100 % klinische Besserung (Dyspnoe, Husten)	[23]
Tracheale (7) oder bronchiale (39) Stenose	46	46 % Abnahme der Stenose	[24]
Befall von Trachea (15), Hauptbronchien und Lappenbronchien (85)	100	67 % Abnahme der Stenose 100 % symptomatische Besserung	[25]

Tamponade und Bronchusblocker

Hämoptysen aus dem Tumorbereich werden mit thermischen Verfahren behandelt (s.o.). Eine Hämoptoe aus dem Tumorbereich kann nur dann erfolgreich angegangen werden, wenn unter der Blutung die Ventilation sichergestellt bleibt. Blutungen im Bereich der Trachea sind schwer zu behandeln. Hier hilft zunächst eine Intubation mit einem Tubus zur Behebung der Akutsituation. Ist die Blutung distal der Bifurkation, kann ebenfalls kurzfristig mit einem Doppellumentubus die Situation beherrscht werden. Im blutungsfreien Intervall ist dann mit gegebener Vorsicht ein Ausräumen der Blutkoagel möglich. Alternativ kann die Blutung durch einen Bronchusblocker zum Stillstand gebracht werden (Abb. 8). Ist eine Stabilisierung des Patienten gelungen und die Prognose der Erkrankung vorwiegend vom lokalen Tumorprogress abhängig, sollte eine Embolisation der Gefäße durch einen interventionellen Radiologen erfolgen. Hämoptoen im fortgeschrittenen Stadium einer Tumorerkrankung sind meistens durch ihre Massivität nicht zu beherrschen und nehmen einen letalen Ausgang. Grund ist die Arrosion tumorinfiltrierter zentraler Pulmonalgefäße.

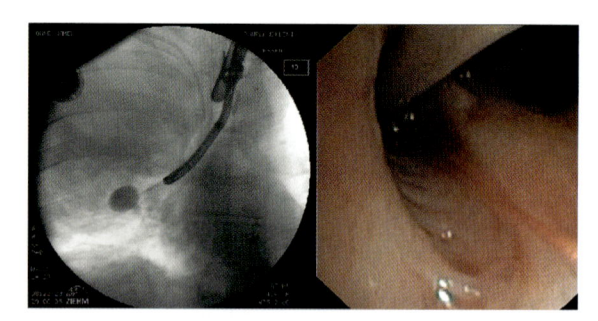

Abbildung 8. Bronchusblocker im rechten Oberlappen, der Oberlappen läuft sofort voll, es zeigt sich eine vollständige Verschattung. Endoskopisch sieht man den Abgang und den nach rechts abgehenden Katheter mit Blutspur.

Aussichten

Trotz 20-jähriger Erfahrung mit Rekanalisierungstechniken der zentralen Atemwege bei lokal auftretenden malignen Prozessen liegen kaum allgemein akzeptierte Standards vor.

Inwieweit zum Beispiel die Lebensqualität durch die Stenteinlage eine Besserung erfahren hat, ist in älteren Untersuchungen nur unzureichend untersucht. Diesem Komplex wurde bisher wenig Aufmerksamkeit geschenkt. Hier werden Verbesserungen lediglich deskriptiv wiedergegeben. Der Dyspnoe- und Karnofsky-Index wurden in zwei Studien von *Bolliger* eingesetzt [11, 26]. *Monnier* untersuchte in einer prospektiven Multicenter-Studie den Karnofsky-Index, *Miyazawa* lediglich den Dyspnoe-Index [18, 27]. Die in den letzten Jahren für die Palliativmedizin entwickelten Messinstrumente der EORTC haben noch keinen Eingang bei Untersuchungen mit palliativmedizinischem Ansatz im pneumologischen Fachbereich gefunden.

Es liegen nur wenige Untersuchungen vor, die die Kombination verschiedener Techniken auf ihren Erfolg hin untersuchen. [28].

Weiter verbesserungsbedürftig ist die Biokompatibilität der Endoprothesen. Im Vordergrund stehen hierbei die Verhinderung des Sekretverhaltes und die lokal induzierten Granulationsgewebe oder das lokal auftretende Tumorrezidiv. Beide führen zu einer teilweisen oder vollständigen Verlegung des Stents. Inwieweit hier lokal deponierte Proliferationshemmer erfolgreich sein werden, werden die nächsten 10 Jahre zeigen. Auch der strukturelle und biomechanische Aufbau der Stents ist weiter verbesserungsbedürftig. Von weiterhin bestehendem Interesse ist die photodynamische Therapie mit selektiver Zerstörung der malignen Zellen. Dieser Ansatz sollte aber dort verfeinert und ausgebaut werden, wo er nachhaltigeren Erfolg verspricht, nämlich bei dem okkulten bzw. Frühkarzinom.

Literatur

1. Ginsberg RJ, Vokes EE, Ruben A (1997) Non–small cell lung cancer. In: DeVita VT, Hellman S, Rosenberg SA, (eds). Cancer: principles and practice of oncology, 5th ed, Lippincott-Raven, Philadelphia, p 858–911
2. Noppen M, Meysman M, D'Haese J et al (1997) Interventional bronchoscopy: 5-year experience at the Academic Hospital of the Vrije Universiteit Brussel (AZ-VUB). Acta Clin Belg 52: 371–380
3. Belani CP (1993) Multimodality management of regionally advanced non-small-cell lung cancer. Semin Oncol. 20(4): 302–314
4. Wood DE (2002) Management of malignant tracheobronchial obstruction. Surg Clin North Am 82: 621–642
5. Freitag L, Tekolf E, Steveling H et al (1996) Management of malignant esophagotracheal fistulas with airway stenting and double stenting. Chest 110: 1155–1160
6. Seijo LM, Sterman DH (2001) Interventional pulmonology. N Engl J Med. 344: 740–749
7. Cavaliere S, Dumon J-F (2000) Laser Bronchoscopy. In: Bolliger CT Mathur PN (eds) Progress in Respiratory Research. Karger, Basel
8. Freitag L, Tekolf E, Stamatis G et al (1997) Clinical evaluation of a new bifurcated dynamic airway stent: a 5-year experience with 135 patients. Thorac Cardiovasc Surg 45: 6–12
9. Wassermann K, Eckel HE, Michel O et al (1996) Emergency stenting of malignant obstruction of the upper airways: long-term follow-up with two types of silicone prostheses. J Thorac Cardiovasc Surg 112: 859–866
10. Dumon JF (1990) A dedicated tracheobronchial stent. Chest 97: 328–332
11. Bolliger CT, Probst R, Tschopp K et al (1993) Silicone stents in the management of inoperable tracheobronchial stenoses. Indications and limitations. Chest 104: 1653–1659
12. Sonett JR, Keenan RJ, Ferson PF et al (1995) Endobronchial management of benign, malignant and lung transplantation airway stenoses. Ann Thorac Surg 59: 1417–1422
13. Dumon JF, Cavaliere S, Diaz-Jimenez JM et al (1996) Seven-year experience with the Dumon prosthesis. J Bronchology 3: 6–10
14. Noppen M, Meysman M, Claes I, D'Haese J et al (1999) Screw-thread vs Dumon endoprosthesis in the management of tracheal stenosis. Chest 115: 532–535
15. Cosano Povedano A, Munoz Cabrera L, Cosano Povedano FJ et al (2005) [Endoscopic treatment of central airway stenosis: five years' experience] Arch Bronconeumol. 41(6): 322–327
16. Schmitz E, Hurter T, Bohndorf K et al (1992) Metallendoprothesen zur endoskopischen Therapie bei malignen Bronchialtumoren. Dtsch Med Wochenschr 117: 1663–1668
17. Müller C, Dienemann H, Hoffmann H, Berger H et al (1993) Expandierbare Metallmaschenstents zur Behandlung von Trachealstenosen und Tracheomalazie. Zentralbl Chir 118: 543–548
18. Monnier P, Mudry A, Stanzel F et al (1996) The use of the covered wallstent for the palliative treatment of inoperable tracheobronchial cancers. A prospective multicenter Study. Chest 110: 1161–1168
19. Wang KP (1997) Preliminary experiences of self-expandable wire stent or „Wall-Stent" for bronchial obstruction. J Bronchology 4: 120–124
20. Hauck RW, Lembeck RM, Emslander HP, Schomig A (1997) Implantation of Accuflex and Strecker stents in malignant bronchial stenoses by flexible bronchoscopy. Chest 112: 134–144
21. Ernst A, Feller-Kopman D, Becker HD et al (2004) Central airway obstruction. Am J Respir Crit Care Med 169: 1278–1297
22. Macha HN, Bach P, Wahlers B et al (2005) Überleben und Todesursachen nach palliativer endobronchialer Brachytherapie mit Iridium-192-High dose bei rezidivierendem Bronchialkarzinom. Pneumologie 59: 12–17
23. Zwirewich CV, Muller NL, Lam SC (1988) Photodynamic laser therapy to alleviate complete bronchial obstruction: comparison of CT and bronchoscopy to predict outcome. AJR Am J Roentgenol 151: 897–901
24. McCaughan JS Jr, Hawley PC, Brown DG, et al (1992) Effect of light dose on the photodynamic destruction of endobronchial tumors. Ann Thorac Surg 54: 705–711
25. Moghissi K, Dixon K, Stringer M et al (1999) The place of bronchoscopic photodynamic therapy in advanced unresectable lung cancer: experience of 100 cases. Eur J Cardiothorac Surg 15: 1–6
26. Bolliger C, Heitz M, Hauser R et al (1996) An airway wallstent for the treatment of tracheobronchial malignancies. Thorax 51: 1127–1129
27. Miyazawa T, Yamakido M, Ikeda S et al (2000) Implantation of ultraflex nitinol stents in malignant tracheobronchial stenoses. Chest 118: 959–965
28. Freitag L, Ernst A, Thomas M et al (2004) Sequential photodynamic therapy (PDT) and high dose brachytherapy for endobronchial tumour control in patients with limited bronchogenic carcinoma. Thorax 59: 790–793

T. Zöpf

Gastroenterologische interventionelle Therapie

Die interventionelle Gastroenterologie bietet eine Vielzahl von effektiven und wenig eingreifenden palliativen Therapiemöglichkeiten. Bei den meisten palliativ-interventionellen Verfahren handelt es sich um endoskopische Verfahren. Ziele der palliativen endoskopischen Therapie sind die Wiederherstellung der Passage bei malignen Stenosen, die Abdichtung maligner Fisteln (z.B. ösophagotracheale Fisteln), die Verbesserung dysphagischer Beschwerden, die Aufrechterhaltung einer enteralen Ernährung, die Blutstillung in blutenden Tumorarealen, die Vermeidung von Sekundärkomplikationen (z.B. Cholangiosepsis bei Gallenwegstumoren) und die Vermeidung eingreifender chirurgischer Interventionen.

Ziel aller Palliativmaßnahmen ist die bestmögliche Lebensqualität des Patienten, mit möglichst geringer Hospitalisation und möglichst seltenen Interventionen, wobei der Aspekt der Lebensverlängerung eine untergeordnete Rolle spielt.

Schwierig zu therapieren sind hoch sitzende zervikale Stenosen, Stenosen von großer Länge oder extremer Enge, Stenosen mit Achsenknick und/oder Stenosen mit begleitenden Varizen. Weiterhin problematisch sind vorbestrahlte Tumoren, Rezidiv- und Anastomosenstenosen sowie blutende Tumoren. Eine besondere Herausforderung stellen Trachealinfiltrationen und die drohende oder manifeste Fistel ins Tracheobronchialsystem oder ins Mediastinum dar.

Bougierung und Dilatation

Bougierung und (Ballon-)Dilatation sind Verfahren zur Behandlung von Engstellen. Zur Vorbereitung sind ein ausführliches Aufklärungsgespräch, eine mindestens 6-stündige Nüchternphase, ein aktuelles Blutbild und Gerinnungsparameter sowie idealerweise ein aktueller Röntgen-Breischluck nötig. Da bei den interventionellen Eingriffen die Bakteriämierate hoch ist (bis zu 45 %), sollte bei entsprechender Disposition eine Endokarditisprophylaxe durchgeführt werden.

Die Bougierung wird fast ausschließlich bei Stenosen im Ösophagus angewendet. Die Untersuchung lässt sich in der Regel bei ausreichender Sedierung und schonender Vorgehensweise ambulant durchführen. Initial wird ein möglichst kleinkalibriges Endoskop vor die Stenose geführt und anschließend durch den Arbeitskanal des Endoskops – idealerweise unter Röntgendurchleuchtung – ein Führungsdraht durch die Stenose gelegt. Das Endoskop wird nachfolgend über den liegenden Führungsdraht ausgeleitet. Anschließend werden konische PVC-Bougies (nach *Savary-Gilliard*) in ansteigendem Durchmesser über den Führungsdraht unter Röntgenkontrolle durch die Stenose geführt und somit die Stenose aufbou-

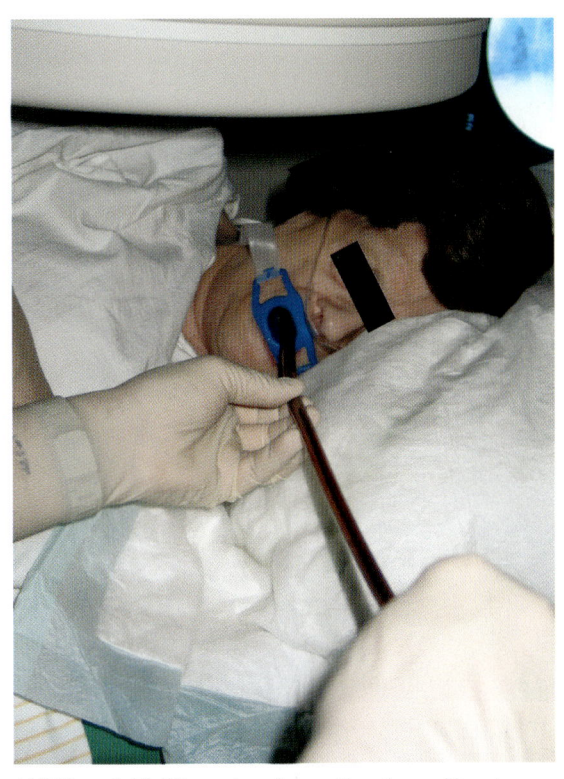

Abbildung 1. Einführen eines Savary-Bougies zur Bougierung einer malignen Ösophagusstenose.

giert. Die PVC-Bougies stehen mit Durchmessern von 5–20 mm zur Verfügung. Die Wahl des Durchmessers des zuerst verwendeten Bougies richtet sich nach dem Endoskopdurchmesser, mit dem die Stenose gerade noch passiert werden kann. Die weitere Bougierung erfolgt schrittweise, wobei pro Therapiesitzung zur Vermeidung einer Perforation jeweils nur über zwei Durchmesserstufen aufbougiert werden sollte. Zum Abschluss der Sitzung erfolgt üblicherweise eine Gastrographin-Röntgen-Passage, um eine postinterventionelle Leckage auszuschließen. Nach jeweils 2–3 Tagen kann die Fortsetzung der Bougierung erfolgen. In aller Regel müssen die Bougierungssitzungen je nach klinischer Symptomatik alle 4–8 Wochen wiederholt werden. Falls Therapieintervalle von unter 3 Wochen erforderlich werden, ist dies eine Indikation für eine Stenteinlage.

Bei der pneumatischen Dilatation wird ein Ballonkatheter unter Röntgenkontrolle entweder über einen endoskopisch eingelegten Führungsdraht (z.B. Rigiflex-Ballon), oder aber direkt durch den Arbeitskanal eines Endoskops über einen Führungsdraht („through the scope" – TTS) in das Stenoseareal geführt und anschließend mit Druck (bis zu 300 mmHg) üblicherweise über 1–3 Minuten dilatiert. Hierbei treten im Gegensatz zur Bougierung reine Radialkräfte und keine Scherkräfte auf.

> Die Hauptkomplikation beider Verfahren ist die Perforation. Diese tritt in 0,5–1 % aller Fälle auf.

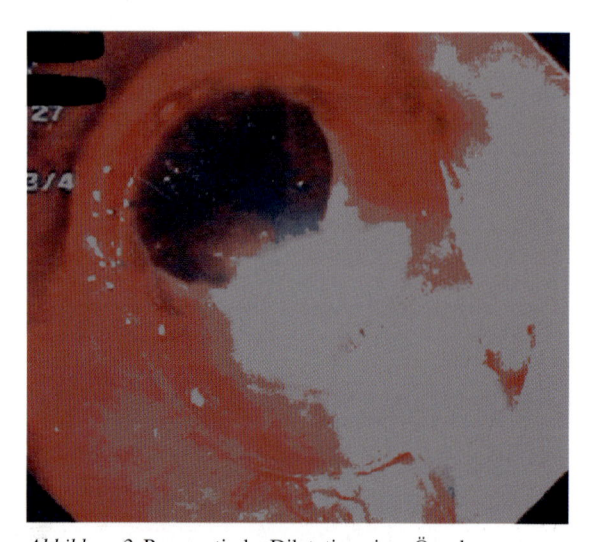

Abbildung 2. Pneumatische Dilatation einer Ösophagusstenose.

Lasertherapie von Stenosen

Seit rund 20 Jahren wird der Neodym:YAG-Laser zur palliativen Desobliteration bei stenosierenden Malignomen im Ösophagus und Rektosigmoid eingesetzt. Der Nd:YAG-Laser ist ein Infrarotlaser mit einer Wellenlänge von üblicherweise 1064 nm, der eine Lichteindringtiefe in Gewebe von etwa 6 mm aufweist und in Abhängigkeit von der verwendeten Laserleistung zu Koagulation, Vaporisation und Karbonisation des Gewebes führt. Da bei anterogradem Vorgehen die Gefahr einer Perforation hoch ist, wird retrograd abgetragen. Hierbei wird zunächst ein Führungsdraht durch die Stenose gelegt und bei Bedarf das Restlumen für die Passage des Endoskops bougiert. Über den Führungsdraht wird dann das Endoskop sicher durch den stenosierten Bezirk geführt und beim Zurückgehen das Tumorareal zirkulär photoabladiert. Laserleistungen von 80–90 Watt mit Einzelpulsdauern von 3–5 Sekunden und einem Gewebeabstand von 0,5–1 cm sind üblich.

> Es werden Rekanalisationsraten von über 90 % mit einer Verbesserung der Symptomatik bei rund 75 % der behandelten Patienten erzielt. Üblicherweise muss die Behandlung alle 4–10 Wochen wiederholt werden.

Bei sehr kurzen erforderlichen Therapieintervallen sollte die Einlage eines selbstexpandierenden Stents erwogen werden. Kombinationen von palliativer Lasertherapie mit Strahlen- und Chemotherapie sind beschrieben worden, ohne dass hieraus zur Zeit eine eindeutige Empfehlung abgeleitet werden kann.
Die Komplikationsrate liegt bei 2–6 % und beinhaltet Perforation, Abszess- oder Fistelbildung und klinisch relevante Bakteriämien.

Blutstillung von Tumorblutungen

Lokalisierbare Tumorblutungen, z.B. aus einem arrodierten Gefäßstumpf, lassen sich analog zu benignen Ulzera mittels endoskopischer Injektion von verdünnter Adrenalinlösung, Fibrinkleber oder Applikation von Hämoklipps behandeln.
Ein häufiges und schwer zu behandelndes Problem in der Palliativmedizin sind diffuse Tumorblutungen aus dem Gastrointestinaltrakt. Diese kommen häufig bei Ösophagus-, Magen- und kolorektalen Karzinomen vor. Prinzipiell eignen sich hier thermische Non-Kontakt-Verfahren.

Bei der Argonplasma-Koagulation (APC) wird thermischer Hochfrequenzstrom über ein Plasma aus ionisiertem Argongas auf das Gewebe appliziert. Die thermische Energie erzeugt eine Koagulation bis in eine Tiefe von ca. 2 mm. Die APC ist relativ leicht handhabbar und preiswert. Es lassen sich hiermit streifige Koagulationsflächen erzeugen.

Etwas dankbarer ist die Thermokoagulation mittels Nd:YAG-Laser, welche eine tiefer gehende Koagulation als die APC erzeugt.

Unglücklicherweise hält der Blutstillungseffekt nicht längerfristig an, so dass letztlich häufig ein zusätzliches Verfahren wie die Resektion oder die angiographische Gefäßobliteration erfolgen muss.

Einlage von Stents im Intestinaltrakt

Stenting bei Ösophagusstenosen

> Obwohl Bougierung und Lasertherapie effektive Maßnahmen zur Lumenerweiterung sind, hält deren Effekt oft nur sehr kurzzeitig an. Um die für eine adäquate Ernährung erforderliche Lumenweite von 10–13 mm anhaltend sicherzustellen, muss häufig als dauerhafte Lösung ein Stent eingelegt werden.

In den siebziger Jahren wurden semirigide Kunststoff-Tuben zur Behandlung maligner Tumorstenosen im Ösophagus eingesetzt. Diese waren aber oft nur schwer einsetzbar und für den Patienten kaum tolerierbar. Seit den neunziger Jahren stehen selbstexpandierbare Metallgitterstents zur Verfügung. Diese lassen sich mittels eines speziellen, sehr kleinkalibrigen Applikationssystems ohne ausgeprägte Vorbougierung durch die Stenose führen und besitzen nach Freisetzung eine hohe Expansionskraft und Flexibilität. Sie werden in aller Regel nach wenigen Tagen gut vom Patienten toleriert.

Die so genannten „gecoverten" Metallgitterstents, bei denen eine dünne Kunststofffolie auf das Metallgitter aufgebracht ist, reduzieren die Gefahr der Tumorüberwucherung durch die Metallgittermaschen und können zum Abdichten von Fisteln verwendet werden. Sie dislozieren dadurch allerdings auch deutlich leichter.

Seit wenigen Jahren steht auch ein flexibler, selbstexpandierender, gecoverter Kunststoffstent zur Verfügung, der wesentlich leichter in seiner Lage korrigierbar oder entfernbar ist.

> Als Komplikationen der Stent-Therapie werden Perforationen (2–5 %), Blutungen (5–10 %), Stentdislokationen (5–15 %), Schleimhautulzera und Tumorüberwucherung beobachtet. Die Komplikationsrate erhöht sich deutlich bei vorausgegangener Radio- und/oder Chemotherapie.

Bei Tumorüberwucherung kann versucht werden, mit dem Argonplasma-Koagulator das Tumorgewebe innerhalb des Stentlumens abzutragen. Die Vaporisation der Tumorüberwucherung mit dem Nd:YAG-Laser führt häufig zur Zerstörung des Metallgitters mit Stentfraktur und nachfolgenden Komplikationen. Die stentassoziierte Mortalität liegt bei 0,5–2 %.

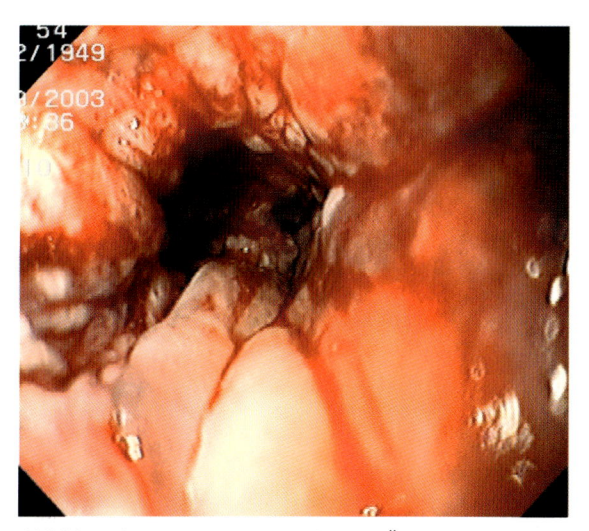

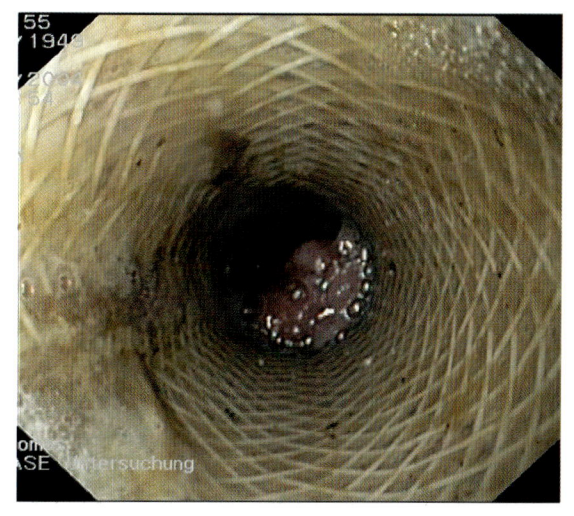

Abbildung 3. Tumorstenose des mittleren Ösophagus. Links vor, rechts nach Einlage eines Kunststoffstents.

Stenting bei Magenausgangsstenose

Die größte Erfahrung mit selbstexpandierenden Metallstents liegt bei Ösophagusstrikturen vor. Aber in den letzten Jahren werden sie auch zunehmend bei Magenausgangsstenosen und Duodenalstenosen eingesetzt. Üblicherweise wird die maligne Magenausgangsstenose chirurgisch mittels gastrojejunalem Bypass behandelt, dieser weist aber eine signifikante Morbidität und Mortalität in einer Größenordnung von 10 % auf. Die Folgen einer Magenausgangsstenose lassen sich meist nur unzureichend konservativ behandeln. Die Stenteinlage kann hier sofortige und anhaltende Erleichterung bringen. Allerdings ist die Stenteinlage technisch oft schwierig wegen des abgewinkelten anatomischen Verlaufs.

> Bei Patienten mit Duodenalstenose mit simultaner Gallenwegsstenose kann zunächst ein selbstexpandierender Metallstent in die Gallenwege und nachfolgend ein enteraler Metallstent eingelegt werden. Diese Reihenfolge ist entscheidend, da es bei liegendem enteralen Stent oft nicht mehr möglich ist, Zugang zum Gallenwegssystem über die Papille zu erzielen.

Die Erfolgsrate der enteralen Stents liegt bei ungefähr 70 %.

Stenting bei kolorektalem Karzinom

Selbstexpandierende Metallstents (SEMS) werden bei obstruierendem kolorektalen Karzinom zur reinen Palliation oder aber zur Überbrückung bis zu einer elektiven chirurgischen Intervention unter optimierten Bedingungen eingesetzt. Bislang wurden die SEMS überwiegend im Colon descendens oder Rektosigmoid eingesetzt, sie sind aber auch für das rechtsseitige Kolon geeignet. Lediglich sehr weit distale Stenosen lassen sich wegen der damit verbundenen Irritation des Anoderms nicht mit SEMS behandeln. Langzeitergebnisse bezüglich der kolorektalen Stents stehen bislang aber noch aus.

Biliäre Drainagetechniken

Bei extrahepatischer Kompression des Gallenwegssystems kommt es zu einer Abflussbehinderung von Galle in den Dünndarm. Hieraus resultiert ein Aufstau der Galle mit konsekutivem, für den Patienten sehr stigmatisierendem Skleren- und Hautikterus.

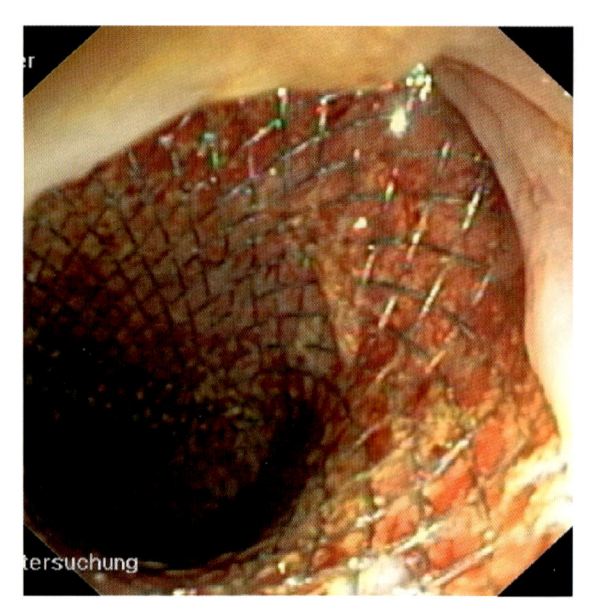

Abbildung 4. Einliegender selbstexpandierender Metallstent in einer malignen Rektumstenose.

Durch die verminderte Gallesekretion in den Dünndarm kommt es zu einer verminderten Resorption fettlöslicher Vitamine – speziell von Vitamin K – und somit zu einer deutlich beeinträchtigten Blutgerinnung, messbar in einer verlängerten INR. Weiterhin ist ein aufgestautes Gallenwegssystem der wichtigste Risikofaktor für eine aszendierende bakterielle Cholangitis. Die Cholangitis ist ein schwer zu diagnostizierendes und zu behandelndes Krankheitsbild, schreitet rasch zur Cholangiosepsis fort und limitiert häufig die Prognose von Patienten mit Verschlussikterus.

Aus den oben genannten Gründen ist die endoskopische Gallenwegsdrainage ein unverzichtbarer Bestandteil der palliativen Therapie. Da die Folgen des Gallenwegsverschlusses nicht selten ursächlich für den Tod eines Patienten sind, kann durch eine konsequente und technisch erfolgreiche Drainagetherapie sogar eine Lebensverlängerung erzielt werden.

Drainagetechniken werden angewendet bei Pankreaskarzinomen, Kompressionsstenosen durch Lebermetastasen, primären Gallenwegskarzinomen und Rezidivtumoren nach vorausgegangener chirurgischer biliodigestiver Anastomose. Weit periphere Gallenwegsstenosen lassen sich in aller Regel nicht ausreichend drainieren.

Grundsätzlich kommen peroral-transpapilläre und perkutan-transhepatische Drainageverfahren zur Anwendung.

Peroral-transpapilläre Gallenwegsdrainage

Die Basis für diese Drainagetechnik stellt die endoskopische retrograde Cholangiopankreatikographie (ERCP) dar. Hierbei handelt es sich um eine kombinierte endoskopische und radiologische Technik. Zuvor sollte immer eine perkutane Ultraschalluntersuchung erfolgen, um die Erweiterung des Gallenwegssystems zu verifizieren und differentialdiagnostisch einen parenchymatösen Ikterus auszuschließen. Ein spezielles Seitblickendoskop wird bis vor die Papilla Vateri geführt. Ein spezieller Kontrastmittelkatheter wird entweder direkt selektiv oder unter Zuhilfenahme eines Führungsdrahtes über den Arbeitskanal des Endoskops in den Gallengang eingeführt. Unter Röntgendurchleuchtung wird dann das Gallenwegssystem über den Kontrastmittelkatheter selektiv mit Kontrastmittel angefüllt und Lokalisation, Art und Ausdehnung der Stenose werden verifiziert.

> Hierbei sollte dringend darauf geachtet werden, dass nur diejenigen Anteile des Gallenwegssystems kontrastiert werden, die auch sicher anschließend drainiert werden können. Da das Kontrastmittel praktisch immer Keime enthält, kann es ansonsten in den nicht drainierbaren, aber kontrastierten Arealen zu schweren, letal verlaufenden Cholangitiden kommen.

Die Stenose kann dann mit dem Führungsdraht überwunden und anschließend mit Bougierungskathetern oder Dilatationsballons erweitert werden.

Distale und subbifurkale Stenosen sind meist mit einer einzigen Endoprothese suffizient zu drainieren. Hiläre Stenosen sind technisch meist sehr viel schwieriger zu überbrücken als distale Stenosen. Bei Stenosen der hilären Bifurkation sollte eine bilaterale Drainage angestrebt werden. Ein weiterer Vorteil von mehreren einliegenden Endoprothesen ist, dass bei Okklusion des Endoprothesenlumens durch den Zwischenraum zwischen beiden Prothesen noch ein gewisser Galleabfluss erfolgen kann.

Über den Führungsdraht wird ein so genannter Führungskatheter geschoben und über diesen dann eine in Länge und Durchmesser passende Kunststoffendoprothese geführt. Parallel zu dieser können dann eine oder bei Bedarf mehrere weitere Endoprothesen eingeführt werden.

> Kunststoffendoprothesen neigen durch ausfällende Gallensalze und Biofilmbildung zur Okklusion. Diese tritt meist nach 3–4 Monaten auf. Daher sollte – um Cholangitiden zu vermeiden – ein festes Intervall zum Wechsel der Endoprothesen von 3 Monaten eingehalten werden.

Außer den erwähnten Kunststoffstents können auch selbstexpandierende Metallgitterstents zur Überbrückung biliärer Stenosen verwendet werden. In den bislang verfügbaren Vergleichsstudien konnte kein Vorteil der Metallstents bezüglich des Überlebens aufgezeigt werden. Allerdings zeigen Metallstents eine deutlich geringere Okklusionsrate. Bei den Me-

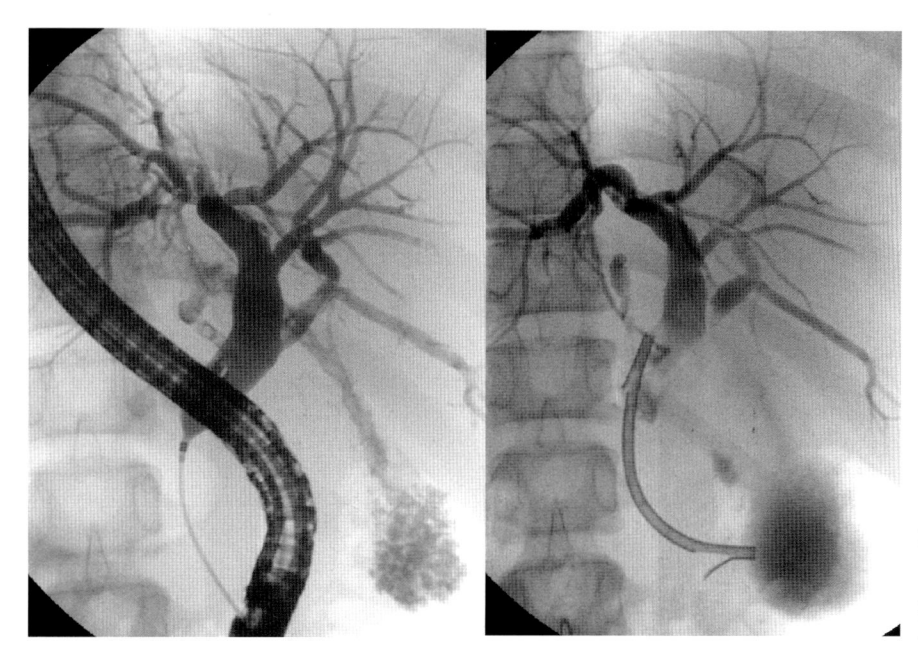

Abbildung 5. Distale Tumorstenose des Gallengangs: links vor, rechts nach Einlage einer Kunststoffendoprothese.

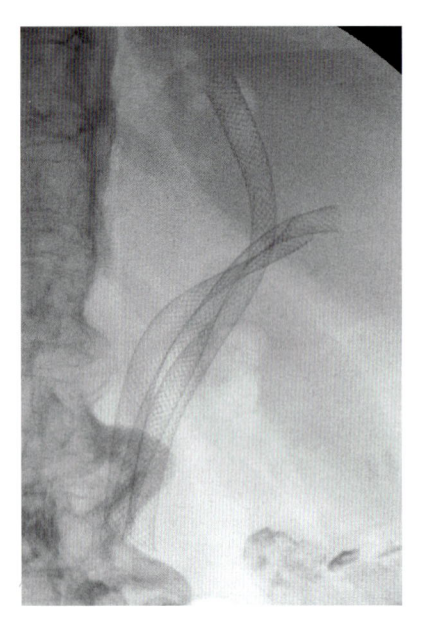

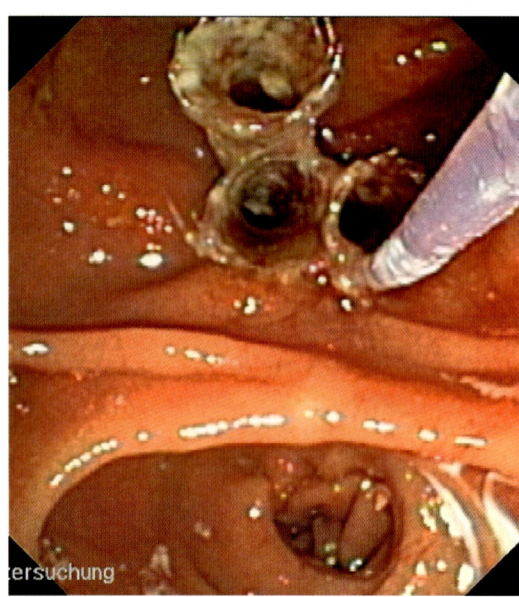

Abbildung 6. Einliegende Metallstents bei hilärem Gallengangskarzinom. Links: Röntgenansicht; rechts: Blick auf die Papille mit den herausragenden Stentenden.

tallstents kommt es zu einer Tumorüberwucherung, die dann jedoch meist schwierig zu behandeln ist. Insgesamt sollte die Indikation zur Einlage eines biliären Metallgitterstents – nicht zuletzt wegen der sehr hohen Kosten – kritisch gestellt werden.

Perkutan-transhepatische Gallenwegsdrainage

Die perkutan-transhepatische Cholangiographie/-drainage (PTC/D) ist invasiver und zeitaufwändiger als die ERCP. Daher sollte die Indikationsstellung hierzu von einem erfahrenen Gastroenterologen erfolgen. Indikationen für die PTC(D) sind die Unerreichbarkeit der Papilla Vateri aufgrund von Magenausgangs- und Duodenalstenosen, infolge vorausgegangener gastroduodenaler Operationen (Billroth-II-Resektion, Y-Roux-Anastomose mit langer zuführender Schlinge), bei Unerreichbarkeit einer biliodigestiven Anastomose und bei Gallengangsstrikturen, die von transpapillär nicht überwunden werden können.

Bei der PTC(D) wird nach Hautdesinfektion und steriler Abdeckung v.a. von der rechten vorderen Axillarline aus eine dünne Chiba-Hohlnadel unter Röntgendurchleuchtung in Richtung linke Schulter in die Leber vorgeführt. Nach Entfernen des Mandrins wird unter vorsichtiger Kontrastmittelapplikation die Chiba-Nadel zurückgezogen, bis sich das Gallenwegssystem kontrastiert. Hierzu sind oft mehrere Versuche nötig. Sobald die Chiba-Nadel stabil in einem möglichst peripheren Gallenwegsast liegt, wird ein dünner Platindraht durch die Hohlnadel in das Gallenwegssystem eingeführt. Idealerweise gelingt es bereits mit diesem Draht, die eigentliche Stenose zu überwinden. Die Chiba-Nadel wird bei belassenem Draht entfernt und ein etwas dickerer Teflonkatheter über den Platindraht in das Gallenwegssystem geschoben. Nun kann auf einen rigideren Führungsdraht gewechselt werden und hierüber der kutanhepatische Trakt und die Stenose langsam in Stufen aufbougiert werden. Gelingt es, den Führungsdraht und die nachfolgenden Katheter durch die Stenose in das Duodenum oder Jejunum vorzuführen, spricht man von einer internalisierten PTCD. Diese erlaubt die Einlage einer so genannten „Yamakawa-Prothese", die durch ihre Seitlöcher proximal und distal der Stenose eine orthograde Galleableitung „nach intern" erlaubt. Gelingt die Internalisierung aufgrund der zu derben Stenose nicht, so kann durch Einlage einer Pigtail-Drainage eine Galleableitung nach außen in einen Beutel erfolgen. Hierbei ist jedoch zu beachten, dass es dabei zu einem Flüssigkeitsverlust von ca. 1–2 Litern pro Tag kommt, der bei fehlender Flüssigkeitszufuhr leicht in einem prärenalen Nierenversagen resultieren kann.

Diese Technik kann auch für das linksseitige Gallenwegssystem über einen Zugang vom Epigastrium aus erfolgen. Die weitere Bougierung der Stenose und des Traktes erfolgt dann in Intervallen bis zum gewünschten Durchmesser. Regelmäßiger Verbandwechsel der Einstichstellen und Spülen der Drainagen gehören zur erforderlichen Pflege.

Auch die perkutanen Drainagen neigen zur Okklusion und sollten in 3-monatigen Intervallen gewech-

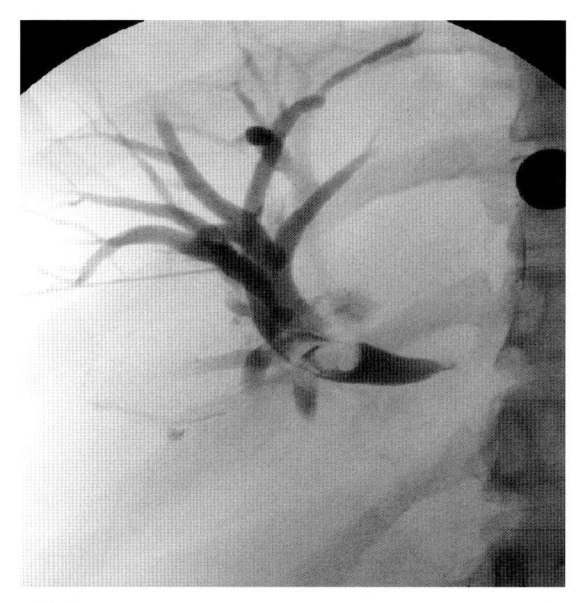

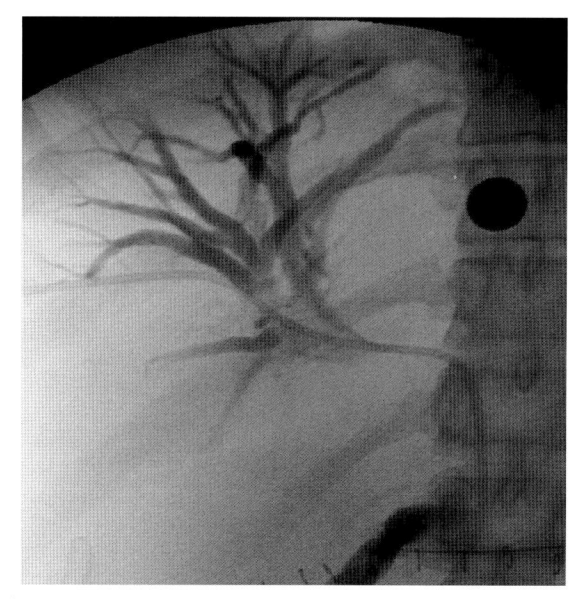

Abbildung 7. Perkutan-transhepatische Cholangiodrainage (PTCD). Links: Darstellung der Gallenwege; rechts: liegende extern-interne Drainage.

selt werden. Für die von perkutan-transhepatisch eingelegten selbstexpandierenden Metallgitterstents gilt ebenfalls das zuvor Genannte.

Rendez-vous-Technik

Bei manchen Patienten, bei denen über den peroral-transpapillären Zugangsweg keine erfolgreiche Drainage erzielt werden konnte, kann eine Kombination aus perkutanem und transpapillärem Verfahren angewandt werden. Hierzu wird über einen perkutan-transhepatischen Zugangsweg ein Führungsdraht durch die Stenose und durch die Papille in das Duodenum geführt. Das distale Ende des Führungsdrahtes wird dann mittels einer Zange über ein Seitblick-endoskop durch dessen Arbeitskanal ausgeleitet. Nun kann über diesen stabil einliegenden Führungsdraht eine Drainage von transpapillär eingesetzt werden.

Palliative photodynamische Therapie von hilären Gallengangskarzinomen

Hiläre Gallengangskarzinome (Klatskin-Tumoren) sind zum Zeitpunkt der Diagnosestellung in mehr als 2/3 der Fälle inoperabel. Trotz aller Fortschritte in der palliativen Chemotherapie und Strahlentherapie bleiben die Ergebnisse beim hilären Gallengangskarzinom enttäuschend. Ein neuer Ansatz ist hier die palliative photodynamische Therapie (PDT). Hierbei wird ein photosensibilisierendes Arzneimittel (Photosensi-bilisator) – in aller Regel ein Hämatoporphyrinderivat – systemisch appliziert, welches in Tumorgewebe mit einer gewissen Selektivität akkumuliert. Dieser Photosensibilisator wird durch ein geeignetes Laserlicht, welches über Glasfaserapplikatoren mittels ERCP oder PTC(D) in die Gallengangsstenose eingebracht wird, über einen photochemischen Prozess „aktiviert". Der aktivierte Photosensibilisator führt zur lokalen Tumordestruktion. Obwohl mit dieser Technik zur Zeit nur Eindringtiefen von 4–6 mm erzielt werden können, zeigen die Patienten in den ersten beiden kürzlich publizierten prospektiv-randomisierten Studien eine hochsignifikant verlängerte Überlebenszeit (im Median 20 versus 4 Monate). Wenngleich die Erfahrung mit dieser Methode noch sehr limitiert ist, handelt es sich doch um einen viel versprechenden neuen Ansatz, der auch in Grundlagenexperimenten ein Potenzial hinsichtlich der Kombination mit Radiotherapie und/oder Chemotherapie besitzt.

Intestinale Dekompression

Bei stenosierenden Prozessen des Kolorektums kann es zu akuten Obstruktionszuständen kommen. Diese machen meist eine akute chirurgische Intervention erforderlich, die meist in einer Kolostomie oder zweizeitigem Vorgehen resultiert. Zur Überbrückung der Akutsituation und damit zur Ermöglichung einer adäquaten präoperativen Darmvorbereitung kann eine endoskopische Dekompression erfolgen. Hierzu kann entweder eine Kolon-Dekompressionssonde über die Stenose geführt und/oder eine Ballondilatation der Striktur durchgeführt werden. Die endoskopische Kolondekompression ist eine oft unangenehme und zeitaufwändige Methode. Sie ist, insbesondere bei komplett okkludierenden Tumoren, mit dem Risiko der Perforation verbunden. Es kann jedoch hiermit in den meisten Fällen eine Notfalloperation vermieden und ein einzeitiger operativer Eingriff mit adäquater Darmvorbereitung erreicht werden. In der Akutsituation kann auch ein selbstexpandierender Kolorektalstent eingelegt werden.

Platzierung von gastroenteralen Sonden

Die enterale Ernährung spielt in der supportiven onkologischen Therapie eine große Rolle. Durch die Versorgung mit einer Ernährungssonde kann die Alimentation bei Patienten mit stenosierenden Tumoren im Hals-Nasen-Ohren Bereich oder Ösophagus oder unzureichender Kalorienzufuhr bei Tumorkachexie sichergestellt werden. Neuere Techniken und verbessertes Equipment haben die Möglichkeiten zur endoskopisch-interventionellen Anlage von Ernährungstuben deutlich erweitert.

Die enterale wird der parenteralen Ernährung vorgezogen, weil hierdurch die Darmintegrität und -funktion erhalten bleiben, wegen des geringeren Komplikationsprofils sowie der geringeren Kosten. Dennoch sollte die Indikationsstellung zur enteralen Ernährungstherapie unter Berücksichtigung aller den Patienten betreffenden Aspekte stets kritisch und am Patientenwunsch orientiert erfolgen.

Es gibt unterschiedliche Techniken und Zugangswege zur enteralen Ernährung, die im Folgenden dargestellt werden.

Transnasale Sonden

Die einfachste technische Form der enteralen Ernährungssonden stellt die nasogastrische Sonde dar. Diese kann meist einfach transnasal eingeführt werden und stellt eine adäquate Möglichkeit zur kurzfristigen enteralen Ernährung dar.

Bei starkem Nahrungsmittelreflux und/oder bei Magenentleerungsstörungen sollte eine nasoenterische Sonde verwendet werden. Diese kann „blind", radiologisch kontrolliert oder unter direkter endoskopischer Sicht in das Duodenum oder Jejunum vorgeführt werden. Meist gelingt das „blinde" Vorführen in das Duodenum/Jejunum nicht und es muss auf radiologische oder endoskopische Führung zurückgegriffen werden.

Die transnasalen Sonden eignen sich nur begrenzt zur längerfristigen Ernährung, da sie ein Fremdkörpergefühl im Pharynx erzeugen sowie Refluxösophagitis und Druckulzera auslösen können. Weiterhin weisen sie eine hohe Tendenz zur Dislokation auf und können für den Patienten durch ihre Sichtbarkeit und die damit verbundene Stigmatisierung eine psychische Belastung darstellen. Aus all diesen Gründen werden transnasale Sonden im Allgemeinen nur für die enterale Kurzzeiternährung unter 6 Wochen verwendet.

Die Komplikationsrate bei transnasalen Sonden liegt in der Größenordnung von 10 % und beinhaltet nasopharyngeale Läsionen, Epistaxis, Sinusitis und Aspirationen.

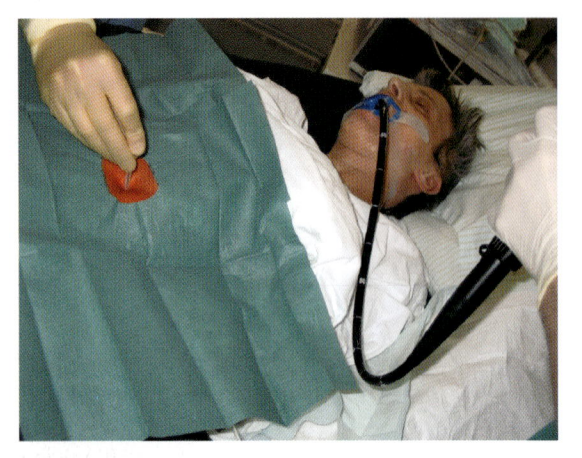

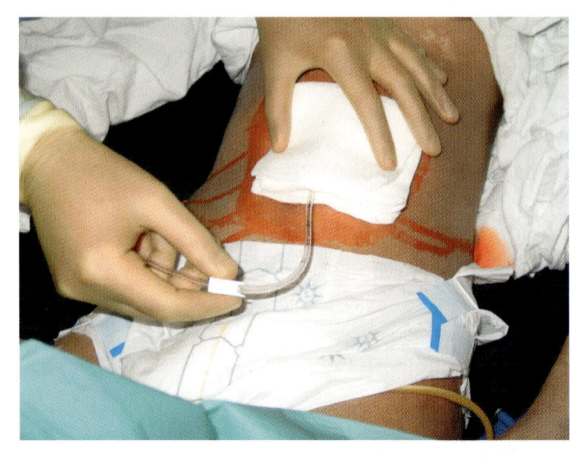

Abbildung 8. Perkutan-endoskopische Gastroskopie (PEG). Oben links: Anlage des Zugangsweges. Oben rechts: Kutanes Ende der angelegten PEG. Unten: Gastrale Halteplatte der PEG.

Perkutane endoskopische Gastrostomie (PEG)

> Die PEG wird zur langfristigen enteralen Ernährung (> 30 Tage) bei Patienten mit funktionell intaktem Gastrointestinaltrakt verwendet.

Die am weitesten verbreitete Technik ist die Fadendurchzugstechnik, welche die chirurgische Gastrostomie weitestgehend ersetzt hat. Hierbei wird zunächst mit einem Endoskop im Bereich des Magenkorpus eine Diaphanoskopie zur Bauchdecke hin erzielt. Nach Hautdesinfektion und Lokalanästhesie wird über einen Trokar ein Faden durch die Bauchdecke in den Magen geführt und mit dem Endoskop transoral ausgeleitet. Am Faden wird dann die eigentliche PEG-Sonde befestigt und durch Zug am bauchdeckennahen Fadenende durch die Bauchwand gezogen, bis die Halteplatte an der Mageninnenwand anliegt.

Um Bauchdeckeninfektionen zu vermeiden, sollte zumindest bei Risikopatienten eine periinterventionelle Antibiotikaprophylaxe durchgeführt werden. Ein wesentlicher Beitrag zur Reduktion von Komplikationen ist die optimale und sorgfältige Pflege der PEG. Hierzu gehört, dass die Sonde unmittelbar nach Anlage mittels Fixierung eng adaptiert wird, spätestens aber nach 3 Tagen wieder mit einem Spiel von ca. 1,5 cm gelockert wird. Regelmäßige Verbandwechsel und Bewegen der Sonde verhindern Wundinfektionen und das Einwachsen der PEG-Halteplatte (Buried-Bumper-Syndrom).

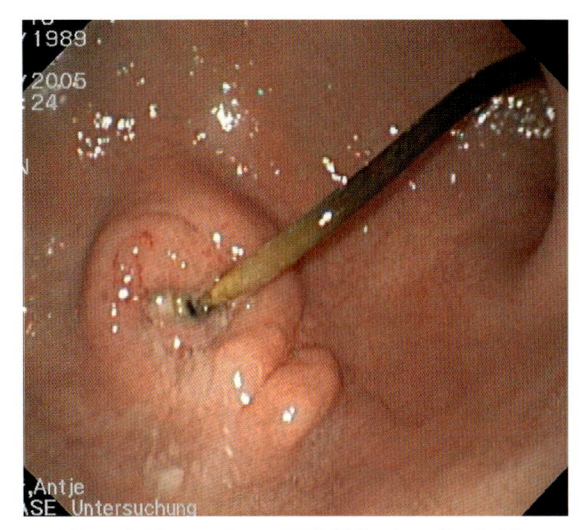

Abbildung 9. Eingewachsene PEG-Halteplatte (Buried-Bumper-Syndrom) bei mangelnder Pflege.

Bei hochgradigen Stenosen des Pharynx oder Ösophagus kann es unmöglich sein, die Halteplatte in Fadendurchzugstechnik durch die Stenose zu führen. Für diese Fälle steht seit kurzer Zeit eine neue Direktpunktionstechnik zur Verfügung (Freka Pexact®). Der Vorteil dieser Methode ist eine Kombination aus einer transkutanen Gastropexie, gefolgt von einer Direktpunktion des Magenlumens.
Absolute Kontraindikationen zur PEG-Anlage sind eine fehlende Möglichkeit, die Magenwand direkt an die Bauchwand zu bringen, pharyngeale oder ösophageale Obstruktion, nicht-korrigierbare Koagulopathien. Relative Kontraindikationen der perkutan-endoskopischen Methoden sind neoplastische, infiltrative oder entzündliche Veränderungen der Magen-

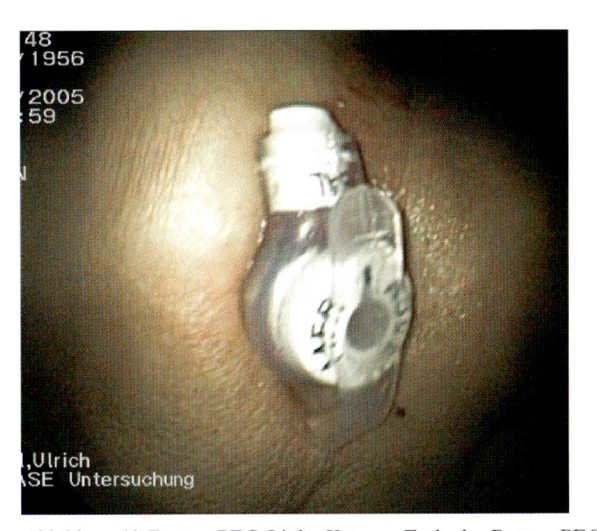

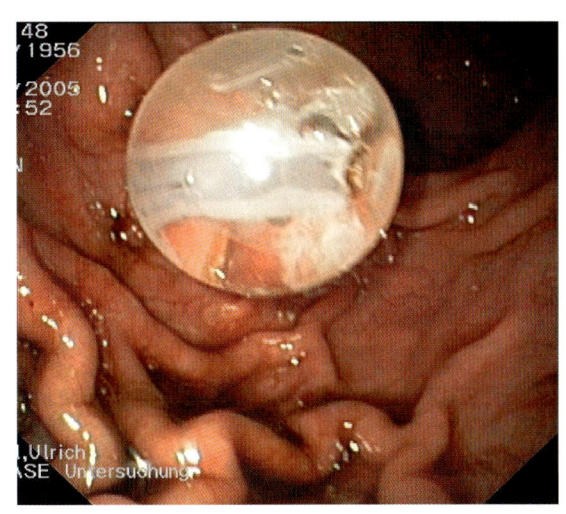

Abbildung 10. Button-PEG. Links: Kutanes Ende der Button-PEG. Rechts: Gastraler Halteballon.

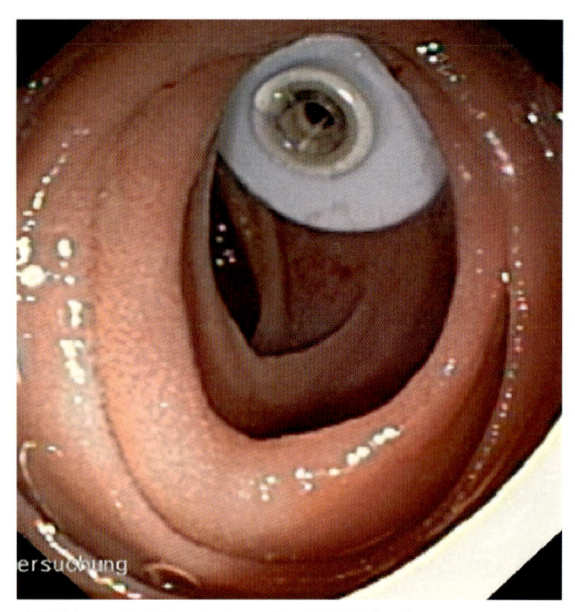

Abbildung 11. Jejunale Lage der PEJ-Halteplatte.

oder Bauchwand. Ebenso eine relative Kontraindikation ist eine fehlende Diaphanoskopie. In diesen Fällen kann der Nadelaspirationstest hilfreich sein. Aszites kann vor dem Eingriff drainiert werden und sollte an sich keine Kontraindikation darstellen.

> 13–40% der Patienten erleiden nach PEG-Anlage so genannte Minorkomplikationen wie Hautmazeration durch Mageninhalt entlang der Sonde und Schmerzen. Ernste Komplikationen treten in 0,4–4,4% der Eingriffe auf und umfassen nekrotisierende Fasziitis, Magenblutung, Organverletzung, gastrokolokutane Fisteln, Tumoraussaat und Tod. Die Mortalität des Eingriffs liegt bei 0–2% mit einer 30-Tage-Mortalität von 6–26% bei meist hoher Komorbidität.

Button-PEG

Um Hautirritationen zu reduzieren, Granulationsgewebe zu minimieren und die Lebensqualität der Patienten zu erhöhen, wurden die so genannten „skin-level devices" eingeführt. Diese sind vor allem im pädiatrischen Bereich gut etabliert. Indikationen sind peristomale Probleme und der Patientenwunsch nach mehr kosmetischem Komfort. Der Button kann erst nach Stabilisierung des PEG-Traktes, d.h. frühestens 4 Wochen nach Anlage einer Standard-PEG eingelegt werden. Kontraindikationen sind aktive peristomale Infektionen, fistulöse Stomata und ein Stomatrakt, der länger als 4,5 cm ist.

Perkutane endoskopische Jejunostomie (PEJ)

Bei Patienten mit rezidivierendem Erbrechen, Aspiration von Sondennahrung, schwerem gastroösophagealen Reflux, Gastroparese, Magenausgangsstenose oder totaler oder partieller Gastrektomie kann die langfristige enterale Ernährung mittels PEJ erfolgen. Grundsätzlich gibt es hierzu zwei unterschiedliche endoskopische Techniken:

Die perkutane endoskopische transgastrische Jejunostomie nutzt eine einliegende PEG, durch die eine dünne Ernährungssonde geführt und endoskopisch in das Duodenum oder Jejunum vorgeführt wird. Obwohl es häufig initial gut gelingt, die Sonde hinter das Treitz'sche Band zu führen, kommt es bei dieser Technik häufig zur retrograden Dislokation der Sonde in den Magen oder Dysfunktion aufgrund eines Abknickens der Sonde.

Zur langfristigen jejunalen Ernährung erscheint die direkte PEJ ideal geeignet zu sein. Hierbei wird mittels eines Kinderkoloskops oder Enteroskops in das Jejunum vorgespiegelt und analog zur PEG an der Stelle der Diaphanoskopie das Jejunum von außen punktiert. Die Ernährungssonde wird dann ebenfalls in Fadendurchzugstechnik eingebracht. Die direkte PEJ ist technisch deutlich schwieriger, aber in großen Serien in bis zu 88% erfolgreich durchzuführen.

Literatur

Soehendra N, Binmoeller KF, Seifert H et al (1996) Praxis der therapeutischen Endoskopie – Operative Technik im Gastrointestinaltrakt. 1. Aufl., Thieme, Stuttgart, New York

Classen M, Tytgat GNJ, Lightdale CJ (2004) Gastroenterologische Endoskopie. 1. Auflage, Thieme, Stuttgart, New York

Mergener K, Kozarek RA (2002) Stenting of the gastrointestinal tract. Dig Dis 20: 173–181

Zöpf T, Riemann JF (1997) Wandel der Laseranwendungen in der Gastroenterologie – Stand 1997. Z Gastroenterol 35(11): 987–97

Zöpf T, Jakobs R, Arnold JC, Apel D, Riemann JF (2005) Palliation of non-resectable bile duct cancer: improved survival after photodynamic therapy. Am J Gastroenterol 100(11): 2426–2430

Ortner MA, Caca K, Berr F, Liebetruth J, Mansmann U et al (2003) Successful photodynamic therapy for non-resectable cholangiocarcinoma: A randomized prospective study. Gastroenterology 125: 1355–1363

Schröder O, Hoepffner N, Stein J (2004) Enteral nutrition by endoscopic means: I. Techniques, indications, types of enteral feed. Z Gastroenterol 42: 1385–1392

Hoepffner N, Schröder O, Stein J (2004) Enteral nutrition by endoscopic means: II. Complications and management. Z Gastroenterol 42: 1393–1398

G. Täger,
S. Ruchholtz

Chirurgisch-orthopädische supportive Therapie

Supportive Therapie und Pflege sind heutzutage essenzielle Bestandteile moderner onkologischer Therapieverfahren. Der Begriff „supportive chirurgische Therapie" impliziert möglicherweise zunächst rein chirurgische Behandlungsarten. Erst bei stärkerer Gewichtung des Adjektivs „supportiv" wird aber jene enge Verzahnung zwischen den verschiedenen medizinischen und paramedizinischen Fachdisziplinen erkennbar, die sowohl zum Erreichen sehr guter objektivierbarer (Tumorregression, Rezidivraten, Überlebenskurven etc.) als auch subjektiver Behandlungsergebnisse (Zufriedenheit, Funktionalität, Lebensqualität etc.) unabdingbare Voraussetzung geworden ist. Analog zur aktuell stattfindenden Synchronisation der bislang strikt getrennten Fachrichtungen Unfallchirurgie und Orthopädie wird in diesem Beitrag terminologisch und inhaltlich nicht mehr zwischen diesen Bereichen unterschieden. Ohnehin sollte der operative Teil einer Tumortherapie eher an die vorhandene Logistik einer entsprechenden Zentrumsstruktur als nur an eine bestimmte Facharztbezeichnung gebunden sein.

Allgemeine Aspekte

Supportive chirurgische Therapiemaßnahmen finden nicht nur in palliativen Situationen ihre Anwendung, obwohl sie statistisch betrachtet im Rahmen von palliativen Therapiekonzepten sicherlich ihren höchsten Stellenwert haben. Dabei sollte aber beachtet werden, dass in terminalen Krankheitsstadien chirurgisch supportive Maßnahmen nur unter sorgfältiger Analyse von Risiken und Nutzen angewendet werden sollten und oftmals gegenüber anderen Möglichkeiten supportiver, nicht-chirurgischer Therapieoptionen in den Hintergrund treten können.

Damit wird bereits deutlich, dass der chirurgische Part supportiver Behandlungsstrategien weit mehr bedeutet als lediglich, allein und einzig die operative Maßnahme. In der optimalen Situation einer interdisziplinären Therapieplanung wird durch das Zusammenwirken unterschiedlicher Kompetenzbereiche erkennbar, dass chirurgische Therapiemöglichkeiten als Module innerhalb der Therapiekonzepte zu begreifen sind. Um dabei nun rein operationstechnisch machbare Prozeduren zu sinnvollen supportivchirurgischen Indikationen reifen lassen zu können, ist die kritische Reflexion der folgend umrissenen Faktoren unbedingt erforderlich.

Individualität

Für die Indikationsstellung steht die Aufklärung der Patienten oder des unmittelbaren Umfeldes über die tatsächliche Situation der Erkrankung im Vordergrund. Dies beinhaltet das Krankheitsstadium, therapeutische Möglichkeiten und zu empfehlende beziehungsweise zu erwartende Veränderungen der bisherigen Lebensführung. Es ist das Ziel dieser Aufklärung, den Patienten oder ihrem unmittelbaren Umfeld (Angehörigen, Vertrauenspersonen) eine reale Einschätzung der Gesamtsituation zu ermöglichen, damit sie aktiv an den Entscheidungsprozessen chirurgischsupportiver Therapieoptionen beteiligt werden können.

> In diesem ärztlichen Handlungsbereich kommt der Beachtung interindividueller Faktoren wie beispielsweise intellektueller, psychischer und physischer Kapazität, persönlicher Einstellung (Ablehnung, Aufklärungswillen etc.) und dem sozialen Umfeld unter Reflexion des aktuellen Krankheitsstadiums wohl die größte Bedeutung zu. Dies scheint angesichts ganz unterschiedlicher chirurgischer Therapieoptionen mit entsprechend unterschiedlicher Invasivität, Komplikationsrate, Hospitalisationsdauer und teils gravierend unterschiedlichen Behandlungsergebnissen besonders angebracht.

Prinzipiell sollte deswegen von Seiten der Chirurgie bei diesen Patienten ein besonders hohes Maß an

Bereitschaft zur Abwägung zwischen prinzipieller chirurgischer Machbarkeit einerseits sowie individuell angepasstem und abgestuftem Therapiekonzept andererseits vorliegen.

Morbidität, Operationstrauma und Immunonutrition

Die Einschätzung der individuellen Operationsfähigkeit tumorkranker Patienten orientiert sich prinzipiell an den klassischen Indikatoren zur Beurteilung des Operationsrisikos. Es handelt sich dabei um die Indikatoren Lebensalter, kardiale oder chronisch respiratorische sowie zahlreiche andere innere Erkrankungen [1]. Durch Anwendung validierter Bewertungssysteme wie dem ASA-Score (*American Society of Anesthesiology*) lassen sich diese Indikatoren und damit die Komorbidität objektivieren, wodurch die operationsbezogene Morbidität des einzelnen Patienten bewertet werden kann [2].

Diese stellen bei der Indikationsstellung zur Abwägung zwischen den erhöhten operationsbezogenen Risiken tumorkranker Patienten und dem potenziellen Nutzen chirurgisch-supportiver Maßnahmen für die verantwortlichen Chirurgen mittlerweile unverzichtbare Instrumente dar.

In Ergänzung zu den Erkenntnissen über den operationsbedingten Postaggressionsstoffwechsel haben *Waydhas et al.* in ihren 1995 publizierten Untersuchungen den Einfluss des spezifischen Traumas bei muskuloskeletalen Operationen auf die Schwere postoperativer inflammatorischer Reaktionen nachgewiesen. Aus diesen Untersuchungen geht hervor, dass beispielsweise Operationen an Becken, Wirbelsäule und Oberschenkel durch Freisetzung von Zytokinen (TNF-α, IL-1, IL-6, PGE-2) derart gravierende systemische inflammatorische Reaktionen im Organismus hervorrufen können, dass allein daraus konsekutive Minderperfusionen verschiedener Organsysteme resultieren können [3]. Diese inflammatorischen Reaktionen, die in ihrer Intensität mittleren bis schweren Mehrfachverletzungen vergleichbar sind, können ebenso bei ausgedehnten onkologischen Operationen auftreten.

> Entsprechend kann bei bereits bestehender Alteration von Organfunktionen durch die Tumorerkrankung bei ausgedehnten Tumoroperationen das Risiko für operationsbedingte systemische Inflammation mit konsekutiven Organfunktionsstörungen (SIRS) bis hin zum Organ- und Multiorganversagen (MOV) unkalkulierbar ansteigen.

Erschwerend kommt bei tumorkranken Patienten die Alteration der Hämostase hinzu. Blutungen wie auch Thrombenbildung und die Kombination dieser beiden Mechanismen (DIC) können schwerwiegende Funktionsstörungen der Organe verursachen [4], die durch Summation mit den oben beschriebenen Mechanismen ein schwer kalkulierbares Risiko darstellen.

Dies findet seinen Niederschlag in höheren systemischen und lokalen Komplikationsraten. Wegen der Wechselwirkungen zwischen metabolischem Status und Immunantwort hat deswegen die Immunonutrition in der onkologischen Chirurgie einen immens hohen Stellenwert erlangt. Beispielsweise führt eine präoperative Malnutrition bei ausgedehnten onkochirurgischen Eingriffen zu einer signifikanten Steigerung des intraoperativen metabolischen Risikos mit erhöhter intra- und postoperativer Komplikationsrate. In gleicher Weise bedingt auch die postoperative Malnutrition eine Steigerung der Komplikationsrate. Mehrere Untersucher haben nachgewiesen, dass durch immunmodulatorische präoperative Ernährungstherapie von sieben bis zehn Tagen Dauer sowohl die perioperative Morbidität als auch Mortalität signifikant abgesenkt werden kann [5]. Die Optimierung des Nutritionsstatus, die auch ambulant durchführbar ist, muss bereits bei der Indikationsstellung berücksichtigt werden, um durch Integration dieser Maßnahme in die Zeitachse der chirurgisch-supportiven Therapie eine Verbesserung der chirurgischen Behandlungsergebnisse erreichen zu können.

Supportive Chirurgie bei Extra- und Paravasation

Die meisten lokalen Komplikationen nach Extra- und Paravasation von Chemotherapeutika können mit Hilfe topischer Maßnahmen, wie beispielsweise durch Kühlung oder Applikation von Hyaluronidase, Hydrocortison 1 % oder Dimethylsulfoxid (DMSO) beherrscht werden. Im Vergleich zu den Chemotherapeutika mit geringer (Asparaginase, Oxazaphosphorine, Dacarbazin, Melphalan, Methotrexat, Fluorouracil, Cytarabin, Pentostatin, Topotecan, Irinotecan, Gemcitabin) und moderater Gewebetoxizität (Platinverbindungen, Taxane, Etoposid, Thiotepa, Carmustin, Mitoxantron) drohen nach Paravasation von Anthrazyklinen, Mitomycin, Dactinomycin, Vinca-Alkaloiden und Amsacrin jedoch gravierendere Komplikationen. Bei Extravasation der letztgenannten Chemotherapeutika entstehen durch die aggressiven Metabolite meist schwerwiegende Gewebenekrosen; der Faktor Zeit bis zum Beginn einer adäquaten lokalen Therapie spielt hier die zentrale

Rolle. Im frühen Stadium kann mit einem chirurgischen Wash-out die Entstehung von Gewebenekrosen wirkungsvoll und zuverlässig verhindert werden [6]. Durch subkutanes Platzieren eines Spülkatheters und Anlegen multipler kleiner Inzisionen (≤ 1 cm) im Bereich der Extravasation kann das Gewebe mit Kochsalzlösung gespült und drainiert werden; die Inzisionen werden nicht verschlossen sondern der Sekundärheilung überlassen.

> Die überragenden Ergebnisse dieser Maßnahme mit zuverlässiger Vermeidung operationspflichtiger Gewebedefekte erfordern aber ein suffizientes Komplikationsmanagement mit Angabe der verwendeten Substanzen, Abschätzung der Flüssigkeitsmenge, Zeitpunkt des Schadensereignisses und vor allen Dingen sofortigem Informationsfluss zur chirurgischen Behandlungseinheit.

Wenn sich bereits Nekrosen ausgebildet haben, sollte nicht weiter abgewartet werden. Die hohe Aggressivität der Metabolite (Superoxidradikale), insbesondere bei Anthrazyklinen, Mitomycin, Dactinomycin, Vinca-Alkaloiden und Amsacrin, würde eine Progredienz der Nekrosen, auch mit Erfassung tiefer gelegener Strukturen (sensorische Nerven, Sehnenfächer, Sehnen), bedingen. In diesen Situationen liegt das Therapieziel darin, offensichtlich irreversibel geschädigtes Gewebe zügig und radikal zu entfernen, gleichzeitig aber den entstehenden Weichteildefekt so gering als möglich zu halten. Die Balance in diesem Grenzbereich wird durch die Verfügbarkeit von Verbänden und Systemen zur temporären Weichteildeckung (Mepilex, V.A.C.) ermöglicht. Dies erlaubt die Entfernung makroskopisch zerstörter Gewebeanteile in der so genannten Grenzzone zu makroskopisch nicht geschädigtem Gewebe. Weil sich bei diesem zweizeitigen Vorgehen bis zur nächsten chirurgischen Intervention die nicht-erhaltungsfähigen Weichteile demarkiert haben oder die Wundränder konditioniert sind, kann dann die gefahrlose Deckung des Weichteildefektes erfolgen. Liegen nach Konditionierung gut granulierende Wundflächen vor, kann die Defektdeckung durch Transplantation von Spalthaut erfolgen. Bei frei liegenden Sehnen, Knochen und anderen bradytrophen Strukturen müssen aber Lappenplastiken zur Anwendung gebracht werden (Abb. 1). Während kleine Defekte in Abhängigkeit von umgebenden Ödemen durch lokale Rotations- oder Verschiebelappenplastiken beherrscht werden können, sind bei großen Defekten lokale gestielte Lappenplastiken (Radialis-Lappen) oder sogar gestielte Fernlappenplastiken, wie in Abbildung 1 gezeigt, erforderlich [7].

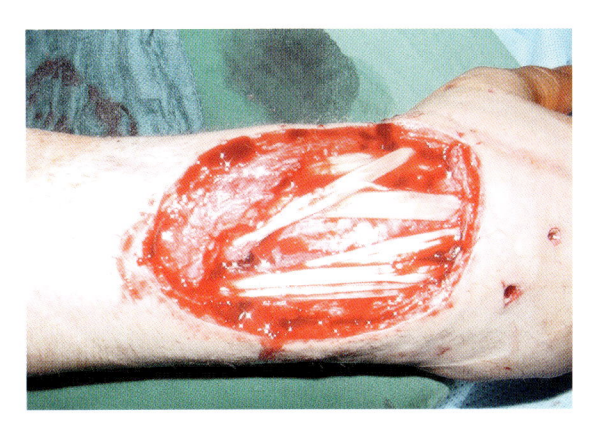

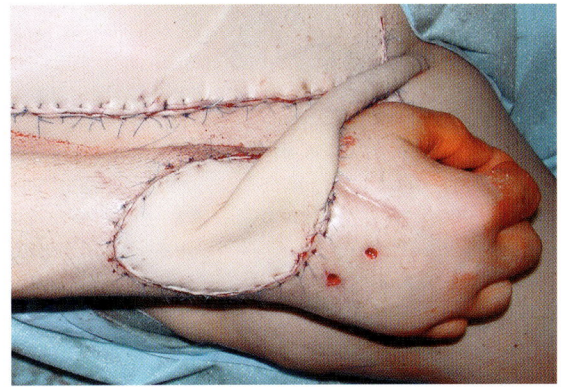

Abbildung 1. a) Ausgedehnter Weichteildefekt nach Paravasation. Frei liegende Strecksehnen, vitale Wundränder nach Resektion der Nekrosen und Konditionierung mittels V.A.C. *b)* Defektdeckung mit einem gestielten Fernlappen (Leistenlappen).

Supportive Chirurgie bei Läsionen des Knochens

Sekundäre Absiedlungen maligner Tumoren im Knochen finden sich beim Gros der Patienten, die einer operativen Intervention supportiver Natur am Bewegungsapparat bedürfen. Supportive Maßnahmen sind bei primären Knochentumoren aufgrund des meist kurativen Behandlungsansatzes nur selten indiziert; bei bereits primär metastasierter Erkrankung eines primären Knochentumors sind die Prinzipien analog zur supportiven chirurgischen Therapie sekundärer Knochentumoren (Metastasen).
Bei ossärer Manifestation einer Tumorerkrankung wird durch Hyperkalzämie, Auftreten von Schmerzen, Beeinträchtigung der Bewegungsfunktionen, neurologischen Defiziten bis hin zu pathologischen Frakturen die Lebensqualität der betroffenen Patienten drastisch reduziert. Ossäre Metastasen bedeuten auch grundsätzlich eine signifikante Verschlechterung der Gesamtprognose im Vergleich zu einer nicht metastasierten Tumorerkrankung.

Die Intention zur kurativen Therapie weicht damit einer palliativen Therapiestrategie, was im Hinblick auf die „Metastasenchirurgie" seinen Niederschlag in der Wahl möglichst wenig belastender Behandlungsstrategien finden sollte.

Das Ziel dieser supportiven Maßnahmen liegt demnach in der Reduktion oder sogar Eliminierung von Schmerzen, der Restitution beeinträchtigter Bewegungsfunktionen und dem Erhalt eines ambulanten Status. Einhergehend zur verbesserten Palliation der Krebserkrankungen über die letzten drei Dekaden steigt die Inzidenz klinisch apparenter Knochenmetastasen. Dabei haben sich die Überlebenszeiten nach Erleiden der ersten Knochenmetastasen mehr als verdreifacht [8]. Trotz Verbesserung der Möglichkeiten zur konsolidierenden Strahlentherapie bei entsprechend sensitiven Tumoren und trotz der weiter zunehmenden Verbreitung der protektiv wirksamen Bisphosphonate zur Hemmung der osteoklastären exzessiven Resorptionen erleiden aber die meisten Patienten unmittelbar frakturgefährdete Osteolysen, spinale oder radikuläre Kompressionssyndrome sowie pathologische Frakturen, die einer chirurgischen Therapie bedürfen. Die meisten Metastasen treten bei multiplem Myelom, Lymphomen, Brust-, Prostata-, Lungen-, Nieren- und Schilddrüsenkarzinom auf.

Es sollte eine Selbstverständlichkeit darstellen, dass die Therapiestrategien bei ossären Metastasen in enger Abstimmung mit Onkologie und Strahlentherapie festgelegt werden. Außerdem sollte die chirurgische Strategie zur Stabilisierung einer drohenden oder bereits manifesten pathologischen Fraktur unter Beachtung der biomechanischen Erfordernisse der betroffenen Region, unter Beachtung der Qualität des Knochens, unter Beachtung möglicherweise kompromittierter umgebender Strukturen und letztlich unter Beachtung der jeweiligen Krankheitssituation individualisiert erfolgen [8]. Dabei hat die Verlängerung der Überlebenszeiten eine tiefgreifende Veränderung der Behandlungsstrategie bewirkt. Im metaphysären Bereich ist die „klassische" Verbundosteosynthese mittlerweile gegenüber modernen modularen Implantaten mit Ersatz der angrenzenden Gelenke in den Hintergrund getreten.

Lange Röhrenknochen der unteren Extremität

Ossäre Metastasen der langen Röhrenknochen treten meist an Femur und Humerus auf. An der unteren Extremität müssen stabilisierende Verfahren die Druckbelastung sowie Rotationskräfte neutralisie-

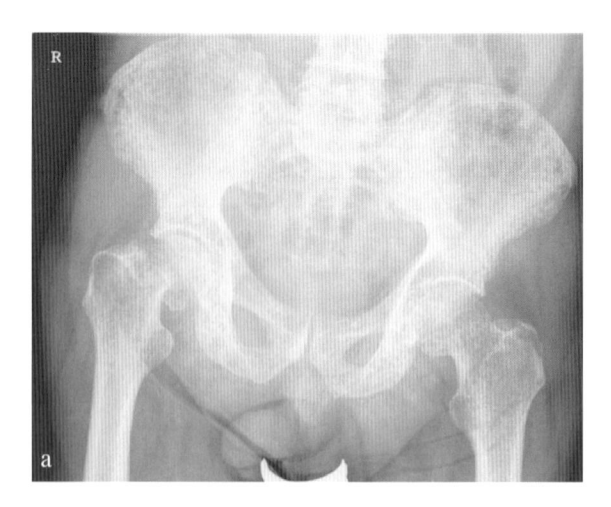

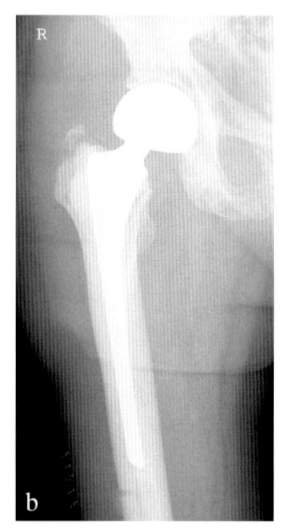

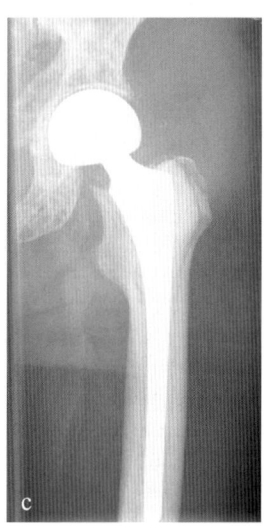

Abbildung 2. a) Prostatakarzinom mit generalisierter ossärer Filiarisierung und pathologischer Schenkelhalsfraktur rechts. *b)* Implantation einer Duokopf-Prothese wegen fortgeschrittener Tumorerkrankung mit diffuser pelviner Infiltration.
c) Innerhalb von acht Wochen pathologische Schenkelhalsfraktur links mit gleichsinniger Versorgung.

ren, um die unmittelbare und volle Belastbarkeit der Extremität zu erlangen.

Bei pathologischen Frakturen des Schenkelhalses kann aufgrund der biomechanischen Voraussetzungen und mangels periostaler Heilung keine knöcherne Konsolidierung eintreten, weswegen Osteosynthesen hier keinen Stellenwert haben. Durch Implantation einer Hüftgelenks-Totalendoprothese (TEP) unter Verwendung von Knochenzement kann eine sofortige Übungs- und Belastungsstabilität erlangt werden. Bei Vorhandensein von metaphysären Osteolysen sollten längere femorale Schaftkomponenten implantiert werden. Wenn die Verankerung der Pfannenkomponente im Azetabulum wegen diffuser Tumorinfiltration des Beckens nicht suffizient mög-

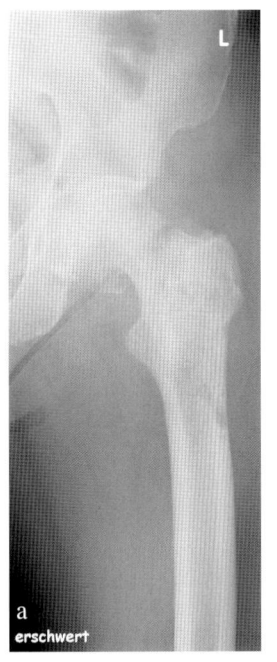

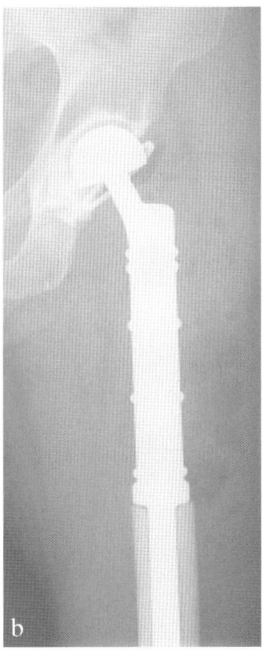

Abbildung 3. a) Pathologische Schenkelhalsfraktur mit per- und subtrochanterer Osteolyse und Infiltration der pelvitrochanteren Weichteile. b) Rekonstruktion des proximalen Femurs durch Implantation einer modularen Tumorprothese (MUTARS® und Constrained-Liner®) nach En-bloc-Resektion.

lich ist (Abb. 2a), können auch durch Implantation bipolarer Endoprothesen (Duokopf-Prothese) Mobilität und Schmerzfreiheit zufriedenstellend erreicht werden (Abb. 2a-c).

Problematisch ist die Situation, wenn bei Metastasen des proximalen Femurs eine gravierende Infiltration der pelvitrochantären Weichteile vorliegt: Intraläsionale Manipulationen können bei hoch vaskularisierten Tumoren zu intraoperativ schwer beherrschbaren Blutungen führen; Nachblutungen, nekrotisches und proliferierendes Tumorgewebe erhöhen das Risiko von Komplikationen mit Wundheilungsstörungen und Infektionen; die Insuffizienz der befallenen pelvitrochanteren Muskulatur erhöht das Risiko der Luxation [9]. Bei derartiger Konstellation stellt die radikale En-bloc-Resektion des proximalen Femurs mitsamt der betroffenen Muskulatur eine sinnvolle Maßnahme dar. Unter Verwendung modularer Prothesensysteme kann dann die Rekonstruktion des knöchernen Defektes erfolgen (Abb.3). Zur Prävention gegen Luxationen stehen geführte Artikulationskomponenten (sog. Constrained-Liner) zur Verfügung.

Osteosynthesen mit Verriegelungsmarknägeln können an der unteren Extremität sowohl Druck- als auch Zug- als auch Torsionsbeanspruchungen kompensieren. Diese Osteosynthesen können wegen der Möglichkeit regionaler Anästhesieverfahren und aufgrund kleiner Operationszugänge mit minimalem Blutverlust mit minimaler Invasivität und entsprechend geringer Morbidität durchgeführt werden. Prinzipiell können Frakturen auf jeder Höhe des Femurschaftes mit Marknagelosteosynthese erfolgreich behandelt werden [9, 10]. Durch periostale Kallusbildung können auch pathologische Frakturen konsolidieren. Das in Abbildung 4 gezeigte Beispiel

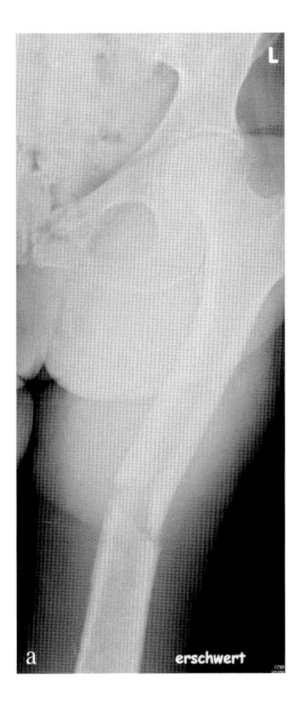

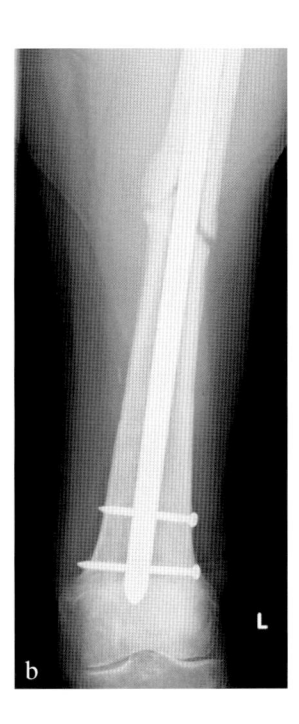

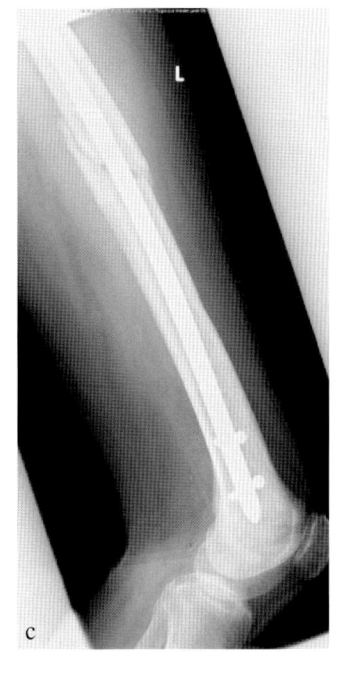

Abbildung 4. (a) 72-jährige Patientin mit pathologischer Femurfraktur bei Lymphom. Ungebohrte Verriegelungsmarknagelung mit suffizienter Stabilisierung und Gewährleistung der Vollbelastung. Kallusbildung in a.p. und lateraler Projektion unter Chemotherapie (b und c).

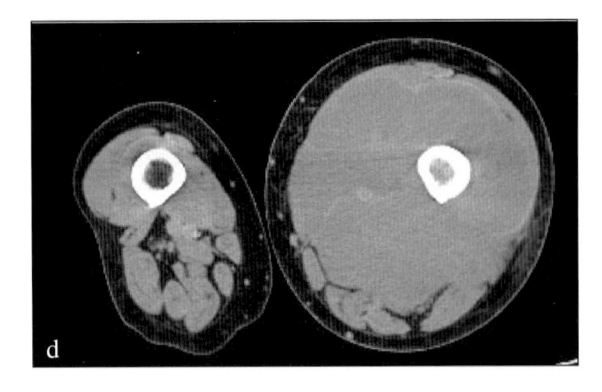

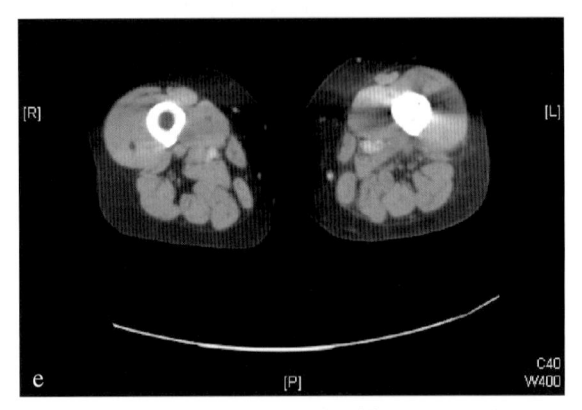

Abbildung 4. Ausgangssituation im CT(*d*) und Status der Remission nach Chemotherapie (*e*).

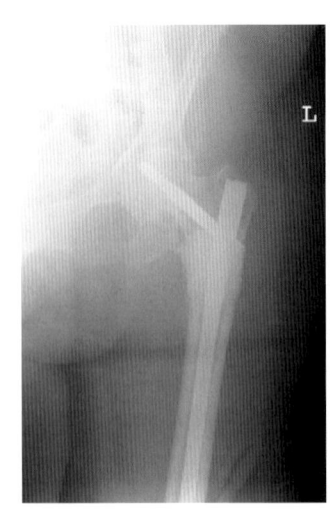

Abbildung 5. Verbundosteosynthese bei subtrochanterer pathologischer Fraktur mit ausgedehntem Knochendefekt: Knöcherne Defekte bei Marknagelosteosynthese pathologischer Frakturen bedürfen einer Augmentierung der Defektstrecke mit Polymethylmethacrylat (Knochenzement).

einer ungebohrten Marknagelosteosynthese wegen pathologischer Femurfraktur bei Lymphom veranschaulicht auf besonders eindrucksvolle Weise den supportiven Charakter dieser Operation: Aufgrund der minimalen mit der Marknagelung verbundenen Operationsbelastung konnte unmittelbar (2. postoperativer Tag) mit der Chemotherapie begonnen werden, bis zu deren Abschluss mit kompletter Remission des Tumorleidens die Fraktur kallös abgebunden war. Handelt es sich bei Grundleiden mit geringer Lebenserwartung um drohende oder manifeste Frakturen des per- und subtrochanteren Femurs, können Marknägel mit Hüftkomponenten verwendet werden (Gamma-Nagel, proximaler Femur-Nagel, Targon-Nagel etc.). Eine derartige Osteosynthese mittels Marknagel mit Hüftkomponente bei einer subtrochanteren Fraktur ist in Abbildung 5 dargestellt.

Im Hinblick auf die geringe Morbidität liegt der entscheidende Vorteil der Osteosynthese mit Marknagel in der geschlossenen Reposition und indirekten Osteosynthese [9, 10]. Dies ist aber nur möglich, solange mit der Marknagelosteosynthese zumindest ein partieller Kontakt der knöchernen Fragmente erreicht werden kann. Sind die knöchernen Defekte zu groß, droht durch die anhaltende Biegebelastung des Nagels im Defektbereich der Bruch des Implantates (Ermüdungsbruch). Wie in Abbildung 5 dargestellt, muss dann der Vorteil der geschlossenen Osteosynthese aufgegeben werden, um eine Überbrückung des Defektes im Sinne einer so genannten Verbundosteosynthese mit Knochenzement vornehmen zu können [8, 10]. Eine weitere Indikation, den Frakturbereich offen darzustellen, ist die Reduktion von Tumormassen mit dem Ziel, die Effektivität einer konsekutiven Strahlentherapie zu steigern. Auch kann bei Frakturen, die in unmittelbarem zeitlichen Gefolge einer lokalen Strahlentherapie auftreten, die Anlagerung von Spongiosa im Frakturbereich zur Verbesserung der Osteoinduktivität erwogen werden; vor geplanter Strahlentherapie ist sie dagegen obsolet [8].

Lange Röhrenknochen der oberen Extremität

Die Vorgehensweise an der oberen Extremität unterscheidet sich wegen biomechanischer Anforderungen und anatomischer Gegebenheiten deutlich von der Vorgehensweise an der unteren Extremität.

Durch die hebende Funktion des Armes wirken am Humerus im Gegensatz zur unteren Extremität translationale und distrahierende Kräfte; durch die Notwendigkeit zur Verwendung von Unterarmgehstützen können auch immense Druckbelastungen resultieren. Zudem sind bei ossären Metastasen am proximalen Humerus meist die Tuberkula und somit die Rotatorenmanschette infiltriert mit entsprechend starker Schmerzsymptomatik und schwerem Funktionsdefizit.

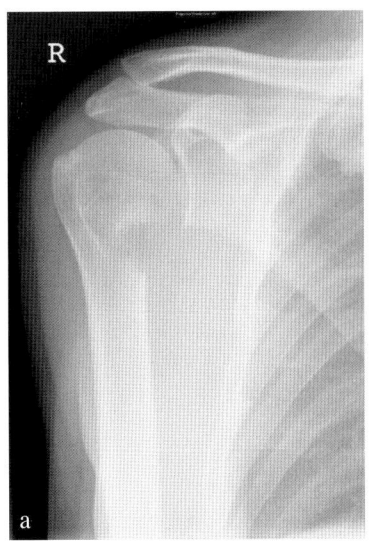

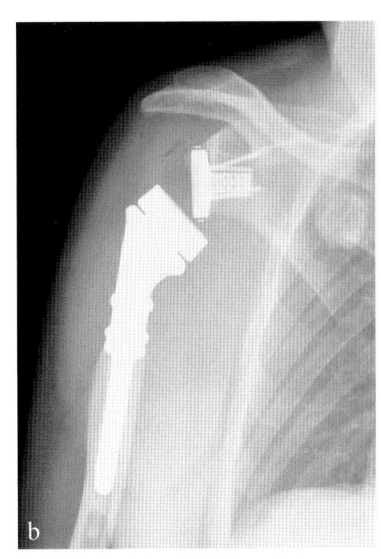

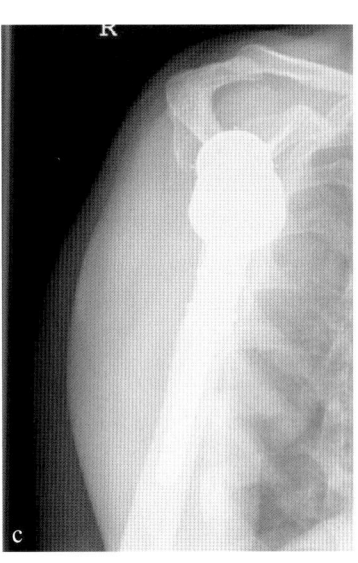

Abbildung 6. a) Drohende subkapitale Humerusfraktur bei metastasiertem Bronchialkarzinom mit komplettem Funktionsverlust bei Infiltration der Rotatorenmanschette. *b)* und *c)* Resektion und Rekonstruktion des proximalen Humerus mit einer inversen modularen Tumorendoprothese (MUTARS®) mit kompletter Schmerzfreiheit und Wiederherstellung der Funktion der Schulter.

Von daher liegt das Augenmerk bei Metastasen am proximalen Humerus nicht nur auf dem Erreichen von Schmerzfreiheit, sondern auch auf der weitestgehenden Wiederherstellung der Schulter- und Armfunktion. Metastasenbedingte Frakturen der Tuberkula können durch Osteosynthesen nicht zur Konsolidierung gebracht werden [8]. Auch mit den bis vor wenigen Jahren ausschließlich verfügbaren Schulterendoprothesen war eine Integration der Tuberkula bzw. der Rotatorenmanschette nicht möglich; dies hatte schlechte funktionelle Resultate zur Folge. Erst die Verwendung der in Abbildung 6 gezeigten inversen Deltaprothese kann mit hoher Zuverlässigkeit und gut vertretbarem operativem Trauma sehr gute Ergebnisse hinsichtlich Schmerzreduktion und Funktionsgewinn erzielen [11].

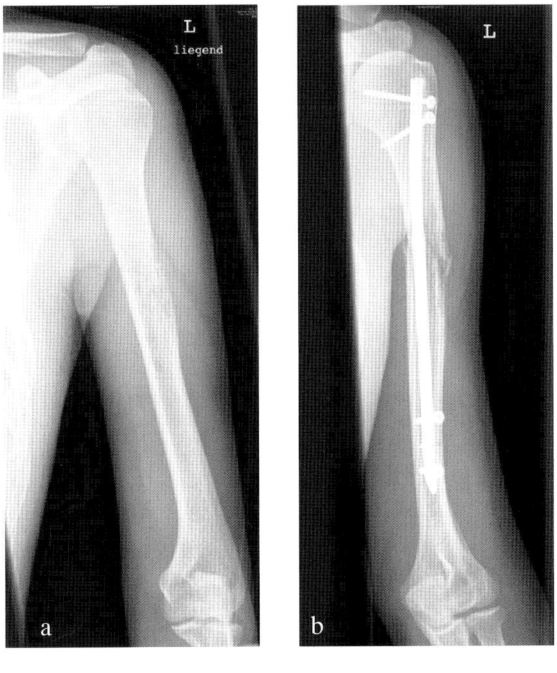

Läsionen des proximalen Humerus ohne Beteiligung der Tuberkula und diaphysäre Frakturen können mittels Marknagelung behandelt werden [12]. Dabei gilt es zu beachten, dass aufgrund der anatomischen Form des Humerusschaftes nur bedingt eine langstreckige Verklemmung durch intramedulläre Kraftträger erreicht werden kann. Im Vergleich zur unteren Extremität bedingt die geringere Rigidität dieser Osteosynthese vermehrt verzögerte Konsolidierungen mit entsprechender klinischer Beschwerdesymptomatik und Komplikationen [8]. Die Indikation zur

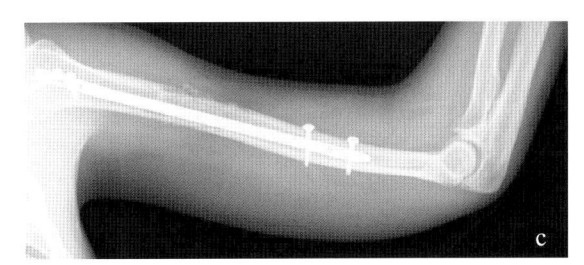

Abbildung 7. a) Pathologische Fraktur des Humerus bei CUP im terminalen Krankheitsstadium. *b)* und *c)* Osteosynthese durch Verriegelungs-Marknagel mit sofortiger Schmerzfreiheit und Funktion. Tumorbedingtes Versterben innerhalb 4 Monaten.

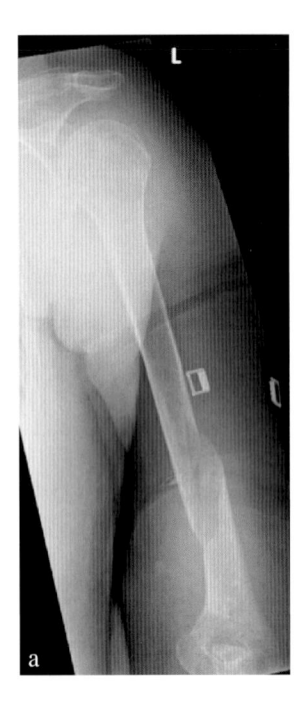

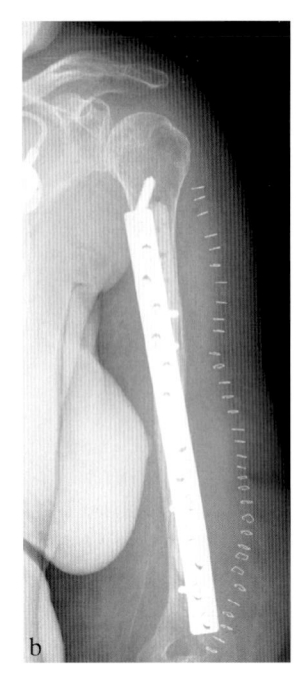

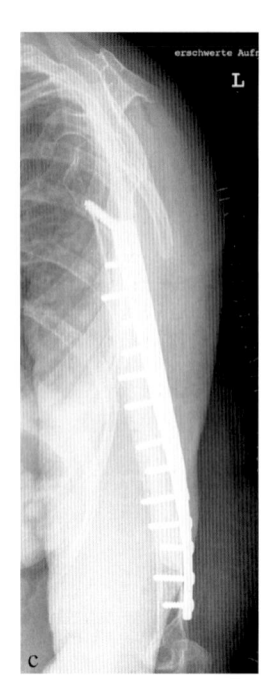

Abbildung 8. a) 68-jährige Patientin mit ossärer Filia und pathologischer Fraktur im distalen Drittel bei Mammakarzinom. *b)* und *c)* Osteosynthese aus Verbund durch Platte und Knochenzement.

Marknagelosteosynthese am Humerus hängt sehr viel mehr von individuellen Faktoren und der Frakturmorphologie ab als an der unteren Extremität. Bei geeigneter Indikation stellt sie aber aufgrund der geringeren Invasivität das zu bevorzugende Verfahren dar (Abb. 7).

Wegen der unterschiedlichen Kräfte, der eingeschränkten Verklemmung des Marknagels und der mangelnden Möglichkeit der Stabilisierung distaler Osteolysen oder Frakturen hat die Plattenosteosynthese am Oberarm nach wie vor einen sehr hohen Stellenwert [8, 12]. Besonders bei Frakturen der distalen Hälfte und noch mehr des distalen Drittels ist diese ohne Zweifel invasivere Osteosynthesetechnik der Marknagelung überlegen. Durch die Verwendung von Knochenzement (Verbundosteosynthese) wird eine sofortige Belastbarkeit des lädierten Armes erreicht (Abb. 8); die erreichte Stabilität wird durch die in der Regel notwendige Strahlentherapie nicht kompromittiert [12].

Artikuläre Osteolysen und Frakturen

Bei supportiven Maßnahmen wegen drohender oder manifester pathologischer Fraktur der großen Gelenke liegt das primäre Therapieziel in der Erhaltung des Gelenks und somit der Funktionalität der Gliedmaße, um Mobilität und Lebensqualität für die Patienten zu erhalten. Durch Tumorinfiltration zerstörte Gelenkflächen können aber mit Osteosynthesen oder Verbundosteosynthesen nicht rekonstruiert werden. Hier erlauben modulare Tumorendoprothesen, wie in Abbildung 9 bei einer pathologischen Kondylenfraktur dargestellt, die komplikationsarme Rekonstruktion eines betroffenen Gelenkes, solange eine suffiziente Weichteildeckung gewährleistet ist [13]. Häufig sind aber periartikuläre Strukturen infiltriert. Dann sind aufwändigere Operationen notwendig, insbesondere besteht bei supportiver chirurgischer Therapie pathologischer Frakturen am Azetabulum ein stark erhöhtes Risiko für operationsbedingte und allgemeine Komplikationen [8]. Deswegen sollten Patienten mit diesen Operationen im Hinblick auf Rehabilitationsfähigkeit, Morbidität und krankheitsbedingtes Überleben präoperativ insgesamt eine günstigere Prognose aufweisen. Bei Patienten mit deutlich ungünstigerer Prognose im Hinblick auf Morbidität und Überleben sollten weniger belastende Operationen zur Anwendung kommen. Besondere Achtsamkeit ist bei der Operation gut vaskularisierter Tumoren, beispielsweise beim Hypernephrom, erforderlich. Durch präoperative Embolisation kann das Risiko für schwerwiegende bis lebensbedrohende Komplikationen drastisch gesenkt werden. Komplikationen betreffen sowohl intraoperative schwer beherrschbare Blutungen als auch postoperative Nachblutungen und durch Hämatome bedingte Infektionen. Abbildung 10 zeigt das Beispiel einer Hypernephrommetastase, die nach mehrfacher arterieller Embolisation problemlos und erfolgreich durch Tumorresektion und Gelenkersatz behandelt werden konnte.

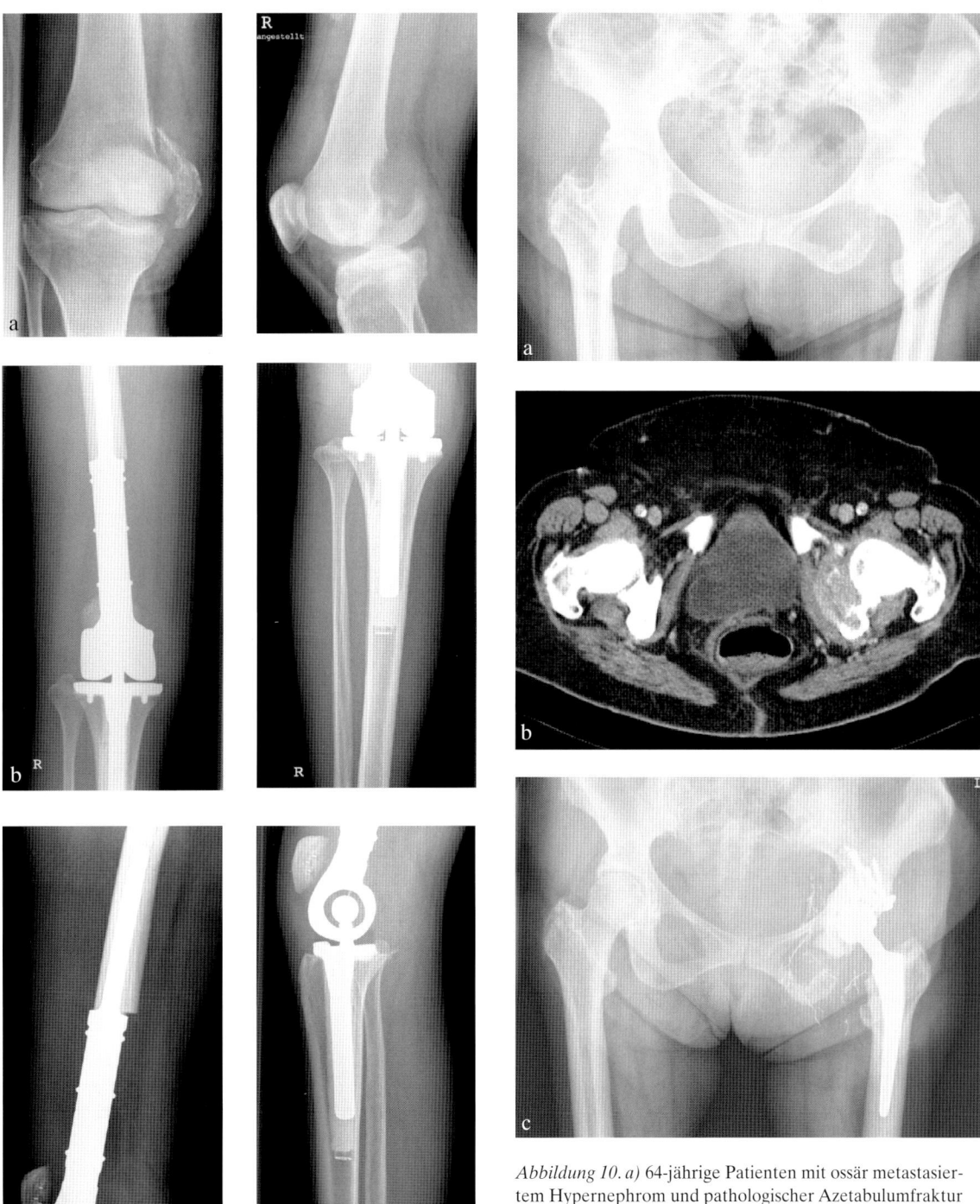

Abbildung 9. a) Ossäre Metastase mit pathologischer Fraktur der medialen Femurkondyle bei Bronchialkarzinom. *b)* und *c)* Situation nach En-bloc-Resektion des tumortragenden Kondylenmassivs und Rekonstruktion des Kniegelenks mit zementiert implantierter modularer Tumorendoprothese (MUTARS®).

Abbildung 10. a) 64-jährige Patienten mit ossär metastasiertem Hypernephrom und pathologischer Azetabulumfraktur links sowie Osteolyse des aufsteigenden Sitzbeinastes. *b)* Computertomographie (KM) mit Darstellung der hochvaskularisierten periartikulären Weichteilinfiltration mit hoher Kontrastmittelaffinität. *c)* Beckenübersicht nach repetitiver Embolisation des Tumors über die A. pudenda sowie die A. glutea superior et inferior mit Ablagerung des Embolisats. Dadurch problemlose Ausräumung des Tumors und stabile Verankerung einer Totalendoprothese mittels Verbund aus Abstützschale, Knochenzement und Pfahlschrauben.

Osteolysen und Frakturen der Wirbelsäule

Spinale Metastasen treten bei bis zu 70 % der Patienten mit disseminierter Karzinomerkrankung auf und stellen deswegen in dieser Patientengruppe die größte Entität dar. Die Lebensqualität dieser Patienten wird durch Kollaps der Wirbelkörper mit Schmerzen, Funktionsminderung und neurologischen Symptomen bis hin zu Lähmungserscheinungen drastisch reduziert [14]. Durch Anwendung von Schmerztherapie, supportiver Strahlentherapie oder Korsettbehandlung kann diese Symptomatik angesichts der progredienten Systemerkrankung mit limitierter Überlebensprognose häufig beherrscht werden [15]. Deswegen stellt die Kombination dieser Behandlungsmöglichkeiten grundsätzlich die supportive Therapiestrategie der ersten Wahl dar. Bei Vorliegen therapierefraktärer Schmerzen, zunehmender Zerstörung der Wirbelkörper oder neurologischer Symptome sind dagegen operative Behandlungsstrategien indiziert.

Die zur Verfügung stehenden supportiven chirurgischen Behandlungsmöglichkeiten weisen ein sehr unterschiedliches Profil im Hinblick auf biomechanische Belastbarkeit, Invasivität und damit operationsbedingte Morbidität und Dysfunktion auf. Deswegen hat die Einschätzung der Prognose der zugrunde liegenden Erkrankung bei der Wahl eines operativen supportiven Verfahrens oberste Priorität. Ebenso große Sorgfalt muss auf die Bewertung der Morphologie der tumorösen Läsion verwendet werden. Metastasen der Wirbelkörper (vordere Säule) mit drohenden schmerzhaften oder bereits eingetretenen pathologischen Frakturen sind am häufigsten. Das Therapieprinzip besteht aus der Augmentation der Defektzone oder aus der überbrückenden Stabilisierung des betroffenen Wirbelsäulensegmentes. Wegen ihrer vergleichsweise minimalen operationsbedingten Invasivität besitzen die Vertebroplastie und die Ballonkyphoplastie bei diesen Läsionen einen besonders hohen Stellenwert. Voraussetzung für diese Therapieform, die ihren höchsten Stellenwert bei limitierter Überlebensprognose besitzt, sind eine ausschließlich im Wirbelkörper liegende Pathologie und fehlende neurologische Symptome [16, 17]. Bei beiden Verfahren sind lediglich kleine Hautinzisionen erforderlich. Unter radiologischer Kontrolle werden dann perkutan Arbeitstrokare über die Bogenwurzeln in den tumorbedingten Defekt des Wirbelkörpers eingebracht (Abb. 11a). Dann wird der Defekt mit Knochenzement aufgefüllt, wodurch die weitere pathologische Kompression des Wirbelkörpers verhindert und eine Schmerzreduktion bis hin zur Schmerzfreiheit erreicht werden kann (Abb. 11b und c). Der entscheidende Unterschied zwischen diesen beiden Maßnahmen liegt in der kontrollierten Applikation des Knochenzements bei der Kyphoplastie. Bei diesem Verfahren wird über den liegenden Arbeitstrokar zunächst ein dilatierbarer und radiologisch sichtbarer Ballon in den knöchernen Defekt eingebracht (Abb. 11). Nach Dilatation wird dann der Knochenzement in diesen Ballon eingespritzt. Dadurch kann der unkontrollierte Austritt von Knochenzement nach paravertebral, in den Spinalkanal oder sogar in den Blutkreislauf wirkungsvoll verhindert werden.

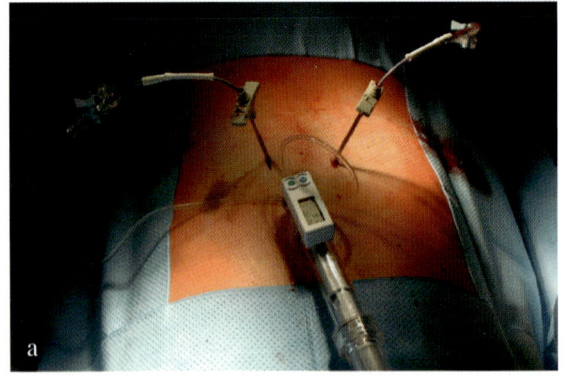

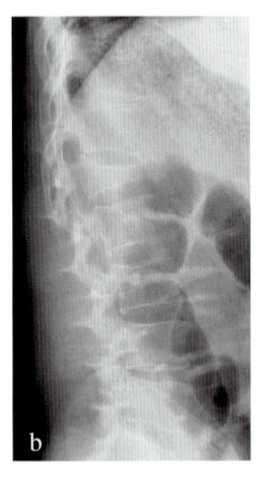

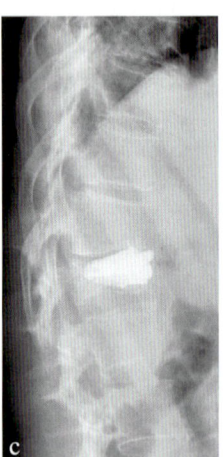

Abbildung 11. a) Platzierung der Arbeitstrokare zur perkutanen Auffüllung eines pathologisch frakturierten Wirbelkörpers. Im unteren Bildabschnitt ist das Druckmanometer zur Dilatation des Kyphoplastie-Ballons zu erkennen. Diese Operation erfordert nicht prinzipiell eine Intubationsnarkose. *b)* Pathologische Fraktur des thorakolumbalen Übergangs (LWK 1). Keine Beteiligung der Hinterkante und keine neurologische Symptomatik, aber invalidisierendes und refraktäres Schmerzbild mit zunehmender Kyphosebildung. *c)* Abstützung des thorakolumbalen Übergangs ohne weitere Zunahme der kyphotischen Deformität an der mit Knochenzement augmentierten ehemaligen Deckplatte. Nahezu komplette Schmerzfreiheit.

> Bei der gleichsam ungeschützten Applikation des Knochenzements bei der Vertebroplastie sind dagegen fatale Komplikationen bis hin zu Querschnittslähmung, Lungenembolie und Todesfolge möglich und auch beschrieben [17]. Wegen

der Möglichkeit zur Anwendung auch durch medizinisches Personal ohne entsprechende operative Expertise (Radiologie etc.) und wegen der vergleichsweise niedrigen Sachkosten wird die Vertebroplastie großzügig angewendet und in ihrer Ergebnisqualität durch unkritische Anwendung durchaus gefährdet [16, 17].

Die in früheren Jahren sehr häufig angewendete dorsale Instrumentierung mittels Fixateur interne ist durch die Möglichkeiten der Kyphoplastie bei alleinigem Befall des Wirbelkörpers deutlich in den Hintergrund getreten [8, 17]. Einen sehr hohen Stellenwert hat die Stabilisierung mit Fixateur interne aber bei Tumormanifestationen mehrerer benachbarter Wirbelkörper, bei Beteiligung der hinteren Säule (Bogenwurzel, Ligamente, Dornfortsätze) und bei neurologischen Symptomen oder bei Kompression des Myelons [8]. Bei der dorsalen überbrückenden Stabilisierung des tumortragenden Wirbelsäulensegmentes kann im Bedarfsfall die Dekompression des Myelons durch Entfernung der Laminae erfolgen.

Die biomechanische Belastbarkeit der mit Zement augmentierten Wirbelkörper und der rein dorsalen Instrumentierungen mit Fixateur externe ist allerdings limitiert, so dass diese Verfahren für Patienten mit günstiger Prognose *quo ad vitam* nur bedingt geeignet sind [2, 9].

Bei dieser Subgruppe ist durch Kombination des dorsalen Fixateur interne mit den weiterentwickelten Operationsverfahren an der ventralen Wirbelsäule auch die supportive Therapie bei komplexeren Situationen möglich. Neben thorakoskopisch gestützten Operationsverfahren an der Brustwirbelsäule sind durch Verwendung von Spreizsystemen auch die Operationen an der ventralen Lendenwirbelsäule bei Patienten in gutem Allgemeinzustand mit einer nur noch sehr geringen operationsbedingten Morbidität und Dysfunktion verbunden [18]. Die Verfügbarkeit von Implantaten zum Wirbelkörperersatz ermöglicht die langfristige Überbrückung der Wirbeldefekte, die durch Vertebrektomie, beispielsweise solitärer Metastasen, entstanden sind (Abb. 12).

Supportive Chirurgie bei Weichteiltumoren

Metastasen der Weichteile

Weichteilmetastasen solider Organtumoren und hämatologischer Erkrankungen, die einer supportiv-chirurgischen Therapie bedürfen, sind mit Ausnahme des malignen Melanoms im Vergleich zu ossären Metastasen deutlich seltener. Metastasen der Weichteile bedeuten meist keine relevanten funktionellen Einschränkungen und weisen nur selten ausgeprägte Schmerzbilder auf. In der Regel treten derartige Absiedlungen in fortgeschrittenen und terminalen Krankheitsstadien auf, weswegen die Indikation zu chirurgischem Vorgehen zurück-

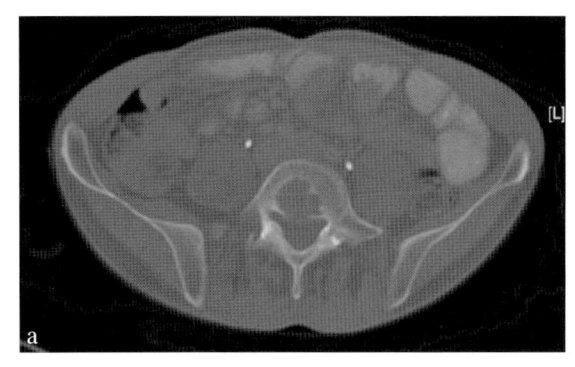

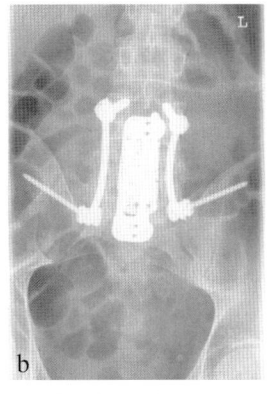

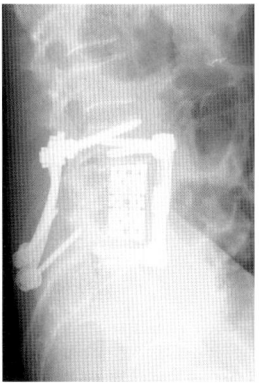

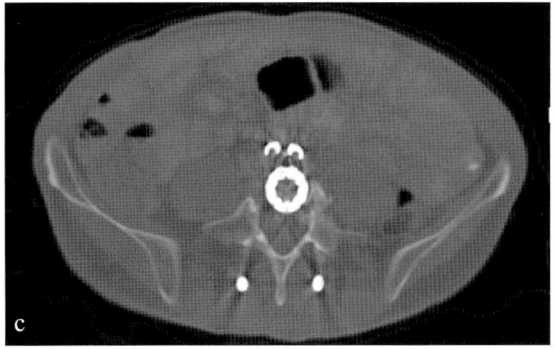

Abbildung 12. a) Ossäre, vitale Metastase eines GIST. Drohende Fraktur und Durchbruch der Hinterkante mit beginnender Neurologie bei sehr guter partieller Remission des Primärtumors. *b)* Dorsale Instrumentierung (LWK4–S1) zur Überbrückung und anschließende Vertebrektomie LWK5 mit den ventralen Anteilen der Bogenwurzel. Rekonstruktion durch Wirbelkörperersatz, zusätzliche ventrale Abstützung durch ein winkelstabiles Implantat. *c)* Nachsorgeuntersuchung mittels Computertomographie. Zunehmende knöcherne Integration des Wirbelkörperersatzes.

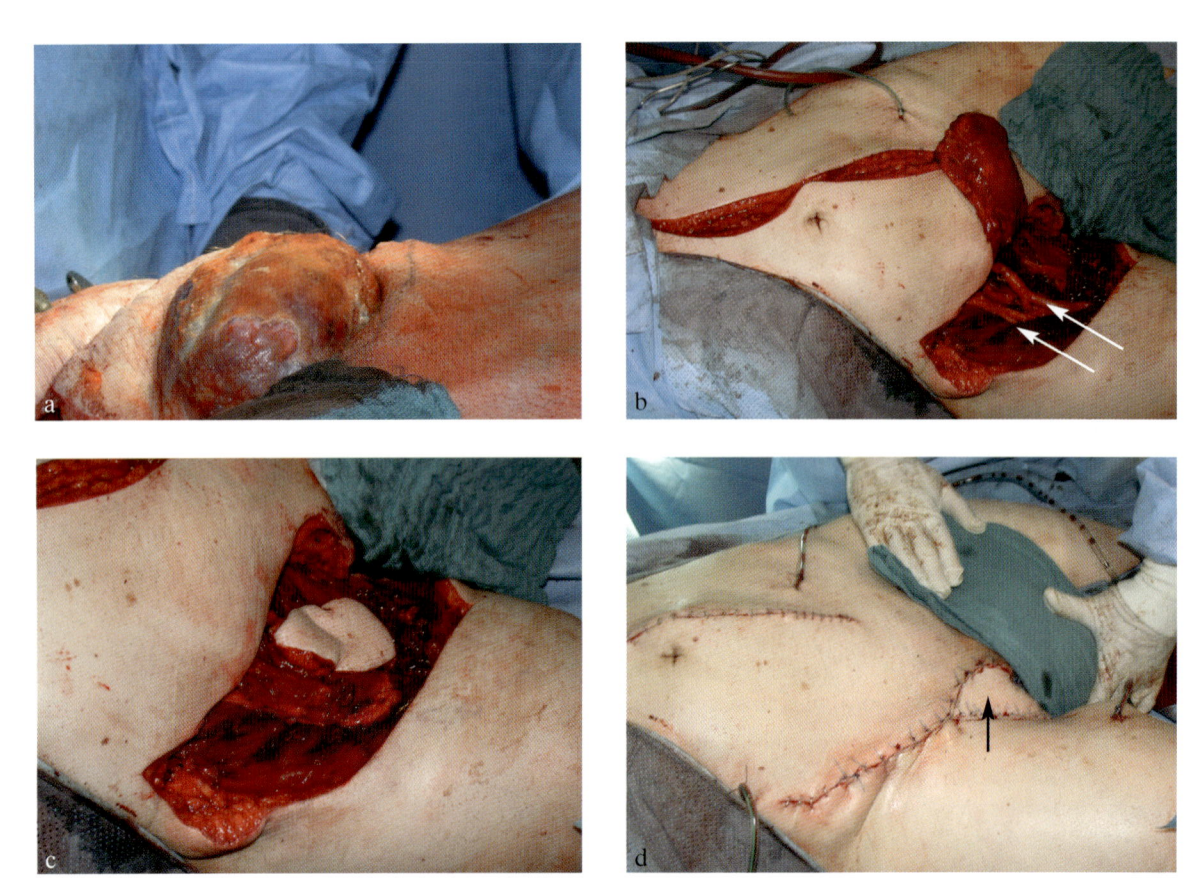

Abbildung 13. a) Ulzerierende exophytäre Metastase (Plattenepithelkarzinom) in der rechten Leistenbeuge bei einem 69-jährigen Mann. *b)* Situation nach kompletter Resektion des Tumors: Defektsituation in der Leiste mit frei liegendem N. femoralis und A./V. femoralis (Pfeile). Links paramedianer Längsschnitt mit Hebung eines lokal gestielten Lappens (VRAM). *c)* Transposition des VRAM mit anhängender Hautspindel in den Defekt. *d)* Suffiziente Defektdeckung zur Tiefe durch den Muskelbauch und problemloser Verschluss der Haut im ehemaligen Weichteildefekt durch die Hautinsel des Lappens (Pfeil).

haltend gestellt wird und auf reine Palliation begrenzt ist. Dies steht im Gegensatz zu Weichteilmetastasen beim malignen Melanom. Bei diesen Patienten besitzt die komplette Resektion keinen rein supportiven Charakter, sondern bedeutet selbst im Stadium IV eine Verbesserung der Prognose [19].

Symptomatische Weichteilmetastasen und insbesondere ulzerierte Tumormanifestation an Stamm und Extremitäten erfordern aber die supportive chirurgische Therapie, deren Zielsetzung nur symptomorientiert ist. Weichteilmetastasen geringer Größe und solche mit intaktem Weichteilmantel können ohne großen Aufwand und mit geringer Morbidität reseziert werden. In gleicher Weise können kutane Weichteilmetastasen problemlos entfernt werden, solange durch Mobilisation der Wundränder ein spannungsfreier Verschluss des entstandenen Defektareals möglich ist. Alle anderen Situationen erfordern aber eine kritische Einschätzung der eigenen Kompetenz hinsichtlich der operationstechnischen Möglichkeiten zum effizienten und raschen Verschluss von Weichteildefekten. Zur Verfügung stehen beispielsweise lokale Verschiebeplastiken (fasziokutane Lappen), die einen sofortigen Wundverschluss mit primärer Wundheilung und entsprechend kurzer Hospitalisationsdauer gewährleisten. Großflächige und oberflächliche Defekte mit ausreichend gut vaskularisiertem Untergrund erfordern die Deckung mit Hauttransplantaten (Spalthaut). Frei liegende bradytrophe Gewebsstrukturen (Knochen, Sehnen, Gefäße etc.) und Substanzdefekte erfordern weitreichendere rekonstruktive Maßnahmen, die bestenfalls in entsprechend versierten Zentren vorgenommen werden sollten. Wie in Abbildung 13 beispielhaft gezeigt, können auch große Defekte nach Resektion ulzerierter Tumoren in problematischen Regionen mühelos verschlossen werden. Die Verfügbarkeit der Vakuum-Therapie, die zur Konditionierung problematischer Defekte und Wundregionen hervorragend geeignet ist, bietet auch die Möglichkeit, Patienten mit unerwartet schwierigen Anforderungen an die Rekonstruktion doch noch in entsprechenden Zentren vorzustellen [20].

Primäre Weichteiltumoren

Diese malignen mesenchymalen Tumoren können in der Tiefe der Extremitäten zu enormer Größe heranwachsen, bevor sie symptomatisch werden und letztlich erkannt werden. Dies führt dazu, dass ein Großteil dieser Patienten zum Zeitpunkt der Diagnosestellung bereits Fernmetastasen hat oder sie später erleiden wird. Die früher propagierte Amputation der Gliedmaße kann bei lokal sehr weit fortgeschrittenen Sarkomen die Prognose der Erkrankung nicht positiv beeinflussen [21]. Unter dem Aspekt supportiv-chirurgischer Therapiestrategien stellen damit weder Amputationen noch ausgedehnteste Resektionen, die mit erheblichen Mutilationen verbunden sind, sinnvolle chirurgische Maßnahmen dar. Um einerseits die Extremität in ihrer funktionellen und strukturellen Integrität retten und gleichzeitig aber den Tumor wirksam zerstören zu können, steht die isolierte Extremitätenperfusion mit TNF-α und Mel-

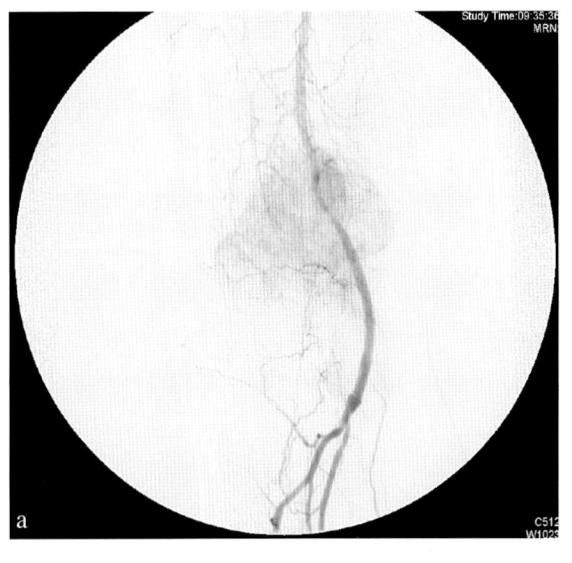

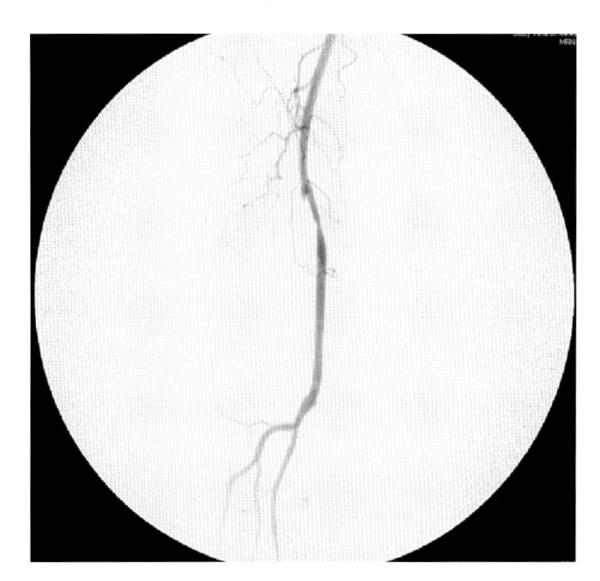

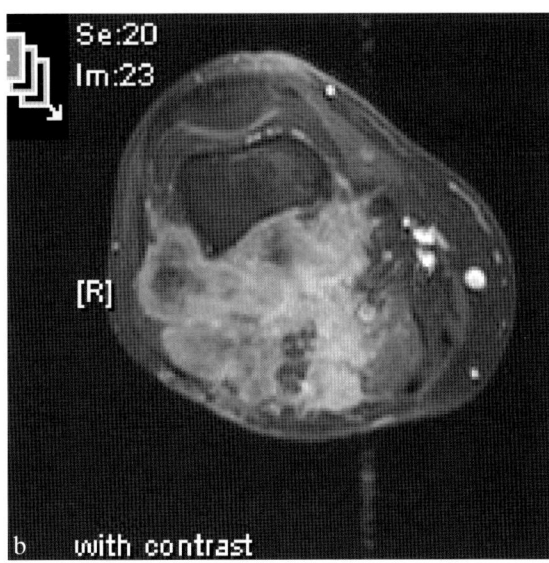

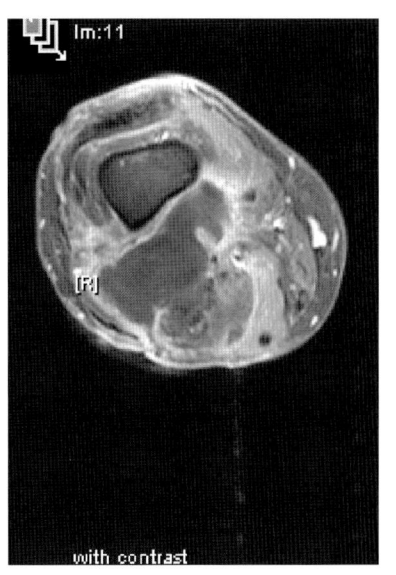

Abbildung 14. a) Irresektables Leiomyosarkom in der Kniekehle. Angiographie vor Durchführung der ILP mit Darstellung der Vaskularisation des Tumors (links). Angiographische Kontrolle sechs Wochen nach ILP (rechts) mit selektiver, kompletter Eradikation der Vaskularisation des Tumors. *b)* Darstellung der Tumorausdehnung vor ILP (links, dynamisches Gd-MRT) und sechs Wochen nach ILP (rechts) mit kompletter Remission des Leiomyosarkoms; dadurch Resektabilität mit Deckung des Weichteildefektes durch M.-latissimus-dorsi-Lappenplastik. Histopathologisch komplette Tumornekrose.

phalan (ILP) einer wachsenden Zahl von Tumorzentren zur Verfügung [22, 23]. Dabei wird durch Anschluss der großen Blutleiter der tumortragenden Extremität an einen extrakorporalen Kreislauf der Einsatz hoher Konzentrationen tumorselektiver Medikamente (TNF-α) und Chemotherapeutika (Melphalan) ermöglicht. Die kombinierte Wirkung von Melphalan und TNF-α, wobei dessen Wirkung hinsichtlich der tumorselektiven Zerstörung der Gefäßarchitektur im Vordergrund steht (Abb. 14), führt mehreren internationalen Untersuchungen nach zu objektivierbaren Ansprechraten von 55–80 % [22, 24]. Damit kann insbesondere bei Patienten mit bereits metastasierter Erkrankung lokal fortgeschrittener Weichteilsarkome eine lokale Remission mit Funktions- und Gliedmaßenerhalt der Extremität im Sinne einer supportiven chirurgischen Therapiemaßnahme erreicht werden.

Literatur

1 Goldman L, Caldera DL, Nussbaum SR, et al (1977) Multifactorial index of cardiac risk in noncardiac surgical procedures. N Engl J Med 297(16): 845–850
2 Vacanti CJ, VanHouten RJ, Hill RC (1970) A statistical analysis of the relationship of physical status to postoperative mortality in 68,388 cases. Anesth Analg 49(4): 564–566
3 Waydhas C, Nast-Kolb D, Kick M, et al (1995) [Postoperative homeostatic imbalance after trauma surgical interventions of various degrees in polytrauma]. Unfallchirurg 98(9): 455–463
4 DeSancho MT, Rand JH (2001) Bleeding and thrombotic complications in critically ill patients with cancer. Crit Care Clin 17(3): 599–622
5 Gianotti L, Braga M, Nespoli L, et al (2002) A randomized controlled trial of preoperative oral supplementation with a specialized diet in patients with gastrointestinal cancer. Gastroenterology 122(7): 1763–1770
6 Vandeweyer E, Deraemaecker R (2000) Early surgical suction and washout for treatment of cytotoxic drug extravasations. Acta Chir Belg 100(1): 37–38
7 Cedidi C, Hierner R, Berger A (2001) Plastic surgical management in tissue extravasation of cytotoxic agents in the upper extremity. Eur J Med Res 6(7): 309–314
8 Harrington KD (1997) Orthopedic surgical management of skeletal complications of malignancy. Cancer 80(8 Suppl): 1614–1627
9 Narazaki DK, de Alverga Neto CC, Baptista AM, et al (2006) Prognostic factors in pathologic fractures secondary to metastatic tumors. Clinics 61(4): 313–320
10 Dijstra S, Wiggers T, van Geel BN, et al (1994) Impending and actual pathological fractures in patients with bone metastases of the long bones. A retrospective study of 233 surgically treated fractures. Eur J Surg 160(10): 535–542
11 Boileau P, Watkinson DJ, Hatzidakis AM, et al (2005) Grammont reverse prosthesis: design, rationale, and biomechanics. J Shoulder Elbow Surg 14(1 Suppl S): 147S–161S
12 Frassica FJ, Frassica DA (2003) Evaluation and treatment of metastases to the humerus. Clin Orthop Relat Res (415 Suppl): S212–S218
13 Eckardt JJ, Kabo JM, Kelly CM, et al (2003) Endoprosthetic reconstructions for bone metastases. Clin Orthop Relat Res 415 (Suppl): S254–S262
14 Kasai Y, Uchida A (2006) [Quality of life in patients with metastatic spinal tumors]. Clin Calcium 16(4): 598–603
15 Drobil-Unterberger A (2006) [Palliative radiation of bone metastasis in the spine for symptom control and stabilisation: indication and limits]. Wien Med Wochenschr 156(9-10): 245–250
16 Burton AW, Rhines LD, Mendel E (2005) Vertebroplasty and kyphoplasty: a comprehensive review. Neurosurg Focus 18(3): e1
17 Taylor RS, Taylor RJ, Fritzell P (2006) Balloon kyphoplasty and vertebroplasty for vertebral compression fractures: a comparative systematic review of efficacy and safety. Spine 31(23): 2747–2755
18 Huang TJ, Hsu RW, Li YY, et al (2006) Minimal access spinal surgery (MASS) in treating thoracic spine metastasis. Spine 31(16): 1860–1863
19 Ollila DW (2006) Complete metastasectomy in patients with stage IV metastatic melanoma. Lancet Oncol 7(11): 919–924
20 Webb LX (2002) New techniques in wound management: vacuum-assisted wound closure. J Am Acad Orthop Surg 10(5): 303–311
21 Williard WC, Hajdu SI, Casper ES, et al (1992) Comparison of amputation with limb-sparing operations for adult soft tissue sarcoma of the extremity. Ann Surg 215(3): 269–275
22 Eggermont AM, Brunstein F, Grunhagen D, et al (2004) Regional treatment of metastasis: role of regional perfusion. State of the art isolated limb perfusion for limb salvage. Ann Oncol 15 Suppl IV: 107–112
23 Taeger G, Ruchholtz S, Niebel W, et al (2004) [Isolated extremity perfusion with TNF-alpha and melphalan in unresectable soft tissue sarcoma. Indications, principles and technique]. Unfallchirurg 107(7): 619–623
24. Grunhagen DJ, de Wilt JH, ten Hagen TL, et al (2006) Technology insight: Utility of TNF-alpha-based isolated limb perfusion to avoid amputation of irresectable tumors of the extremities. Nat Clin Pract Oncol 3(2): 94–103

K. Oechsle,
C. Bokemeyer

Zytostatikainduziertes Erbrechen

Trotz der großen Zahl an verfügbaren antiemetisch wirksamen Substanzen, wie Kortikosteroide, Dopamin- und 5-HT$_3$-Antagonisten und in neuerer Zeit den NK$_1$-Antagonisten, gehören Übelkeit und Erbrechen noch immer zu den häufigen und von den Patienten am meisten gefürchteten chemotherapieinduzierten Nebenwirkungen. Retrospektive Analysen zeigten, dass bei Patienten mit mäßig oder hochemetogener Chemotherapie selbst bei strikter Einhaltung der zu diesem Zeitpunkt aktuellen Leitlinien, die den Einsatz von Dexamethason und 5-HT$_3$-Antagonisten für diese Patienten vorsehen, noch immer in 20–30 % die akute und in 40–60 % die verzögerte Form von chemotherapiebedingter Übelkeit und/oder Erbrechen auftreten [1, 2].

Das Auftreten von zytostatikainduziertem Erbrechen führt nicht nur zu einer deutlichen Reduktion der Lebensqualität der betroffenen Patienten, sondern erhöht auch das Risiko für Folgekomplikationen wie Exsikkose, Elektrolytentgleisungen und Anorexie.

Charakteristik und Risikofaktoren

Prinzipiell lassen sich drei Formen von zytostatikainduzierter Übelkeit und Erbrechen unterscheiden. Die akut-toxische Form tritt definitionsgemäß innerhalb der ersten 24 Stunden, meist bereits 1–2 Stunden nach Applikation der Chemotherapie auf und erreicht ihre maximale Intensität nach 4–8 Stunden. Als verzögerte Übelkeit oder Erbrechen werden die Ereignisse gewertet, die später als 24 h nach Chemotherapieapplikation auftreten. Solche Ereignisse können bis 5 Tage nach Applikation der Therapie andauern und sind vor allem bei den hochemetogenen Zytostatika, wie Platinderivaten und hoch dosiertem Cyclophosphamid, bzw. bei Anthrazyklinen bekannt. Die Bedeutung des verzögerten Erbrechens wurde lange Zeit deutlich unterschätzt, da sich die Patienten bei dessen Auftreten häufig bereits nicht mehr unter direkter ärztlicher Aufsicht befinden und die Ereignisse retrospektiv dissimuliert darstellen. Diese Fehleinschätzung in der ärztlichen Wahrnehmung konnte erst in den letzten Jahren im Rahmen von klinischen Untersuchungen nachgewiesen werden. Eine Analyse der subjektiven Wahrnehmung der Inzidenz von chemotherapieinduzierter Übelkeit von *Grunberg* im Jahr 2004 zeigte, dass im untersuchten Kollektiv 41 % der Patienten angaben, an verzögerter Übelkeit nach Chemotherapie gelitten zu haben, während die behandelnden Ärzte die Häufigkeit nur auf 9 % schätzten [3].

Die dritte Form des zytostatikainduzierten Erbrechens stellt das sog. antizipatorische Erbrechen infolge klassischer Konditionierung auf vorangegangene Übelkeit oder Erbrechen bei früheren Chemotherapieapplikationen dar. Sie ist häufig refraktär gegenüber antiemetischer Therapie und Prophylaxe, da dieser „erlernten" Form andere pathophysiologische bzw. -psychologische Mechanismen zugrunde liegen als den beiden anderen Formen. Eine effektive antiemetische Prophylaxe vom ersten Therapietag an zur Verhinderung einer solchen Konditionierung ist deshalb besonders entscheidend für das weitere Auftreten von Übelkeit und Erbrechen unter Chemotherapie.

Im Gegensatz zur akuten und verzögerten Form des zytostatikainduzierten Erbrechens ist das antizipatorische Erbrechen unabhängig vom verwendeten Zytostatikum, von den eingesetzten Antiemetika und von patientenbezogenen Faktoren. Bisher bekannte patientenbezogene Faktoren, die das Risiko für das Auftreten von nicht-antizipatorischer, zyostatikainduzierter Übelkeit und Erbrechen erhöhen, sind das weibliche Geschlecht, ein junges Alter, ein geringer oder fehlender Alkoholkonsum, eine ängstliche Persönlichkeitsstruktur und das anamnestische Vorliegen von Schwangerschaftserbrechen oder See- bzw. Reisekrankheit. Weitere Ursachen, die insbesondere bei Tumorpatienten Übelkeit und Erbrechen zusätzlich verstärken können, sind Medikamentennebenwirkungen, wie z.B. bei Opiaten, eine additive Strahlentherapie, ein erhöhter Hirndruck beispielsweise durch zerebrale Metastasierung, tumorbedingte

Obstruktionen oder Paresen im Gastrointestinaltrakt und metabolische Entgleisungen oder Elektrolytverschiebungen.

Pathophysiologie des zytostatikainduzierten Erbrechens

Bisher konnten die pathophysiologischen Mechanismen, die dem zytostatikainduzierten Erbrechen zugrunde liegen, noch nicht vollständig geklärt werden. Prinzipiell spielen aber periphere und zentrale Mechanismen in seiner Entstehung eine Rolle. Im zentralen Nervensystem sind vor allem zwei Regionen beteiligt: das sog. Brechzentrum in der Formatio reticularis im Hirnstamm und die sog. Chemorezeptortriggerzone (CTZ) in der Area postrema am Boden des vierten Ventrikels. Dem Hirnstamm übergeordnete Strukturen, wie zum Beispiel das limbische System, spielen wohl nur dann eine Rolle, wenn, wie vor allem beim antizipatorischen Erbrechen, psychopathologische Aspekte mit einwirken.

Das Brechzentrum wird durch afferente Impulse vom Pharynx, über den Nervus vagus vom Gastrointestinaltrakt, der CTZ und höheren kortikalen Strukturen getriggert und koordiniert über efferente motorische Bahnen im gastrointestinalen und respiratorischen System den Vorgang des Erbrechens. Eine direkte Stimulation des innerhalb der Blut-Hirn-Schranke lokalisierten Brechzentrums über chemische Reize konnte bisher nicht nachgewiesen werden. Dagegen kann die CTZ, die außerhalb der Blut-Hirn-Schranke liegt, von chemischen Substanzen aus Blut und Liquor erreicht werden und dann über efferente Bahnen das Brechzentrum stimulieren. Zusätzlich wird die CTZ direkt über vagale Afferenzen oder indirekt über den Nucleus tractus solitarii bei Aktivierung des Nervus vagus und der Splanchnikusnerven stimuliert (Abb. 1) [4]. Ob die Serotoninfreisetzung aus den enterochromaffinen Zellen der Dünndarmmukosa infolge lokaler Stimulation durch die zytostatischen Substanzen außer über die Stimulation der vagalen Afferenzen auch direkt auf humoralem Wege in der CTZ Übelkeit und Erbrechen induzieren kann, ist derzeit noch umstritten.

Obwohl die genauen neurobiochemischen Mechanismen in der CTZ noch nicht detailliert bekannt sind, weiß man heute, dass eine Vielzahl an Transmittersubstanzen eine Rolle spielt. Bisher konnten in der CTZ Rezeptoren für Dopamin (D2), Serotonin (5-Hydroxytryptamin = 5-HT), Substanz P/Neurokinin-1 (NK$_1$), Opioide, Histamin (H1) und Muskarin (M1) nachgewiesen werden [5]. Dass die beiden letzteren Substanzen tatsächlich eine Rolle bei der chemotherapieinduzierten Übelkeit spielen, wird aber zunehmend in Frage gestellt.

Während die dargestellten pathophysiologischen Mechanismen die Entstehung von akuter Übelkeit und Erbrechen durch Zytostatika erklären können, bleiben die des verzögerten Erbrechens weiterhin unzureichend geklärt, wobei vor allem die Rolle von Substanz P in verschiedenen klinischen Studien untersucht wurde.

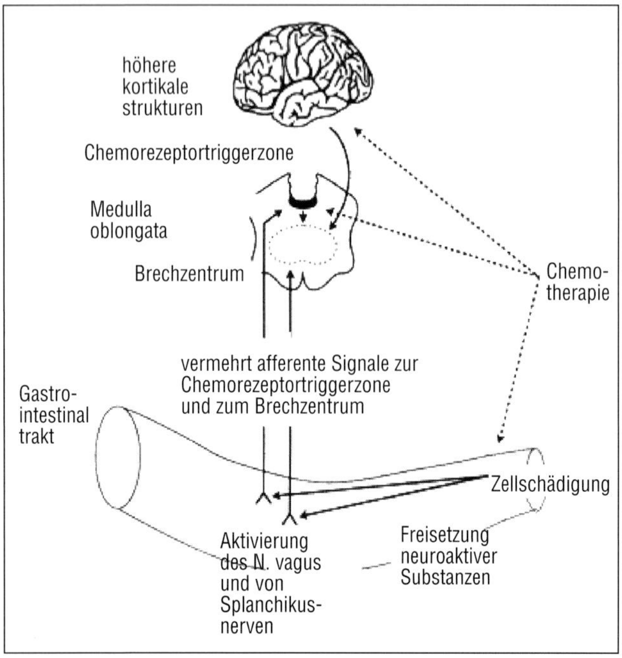

Emetogenes Potenzial von Zytostatika

Den wichtigsten Risikofaktor für das Auftreten von zytostatikainduzierter Übelkeit stellt das emetogene Potenzial der einzelnen Zytostatika dar. Bereits in den 90er Jahren stellten *Hesketh* et al. eine Einteilung der Zytostatika nach ihrem emetogenen Potenzial in 5 bzw. in neuerer Zeit in 4 Risikogruppen vor, die regelmäßig um neuentwickelte Substanzen ergänzt wird [6]. Die letzte Aktualisierung durch die Konsensuskonferenz der „*Multinational Association for Supportive Care in Cancer*" (MASCC) erfolgte im März 2004 [7], und im Mai 2005 wurden die Guidelines des *National Comprehensive Cancer Network* (NCCN), die sich in ihren Einteilungen, allerdings bei Gliederung in 5 Risikogruppen, ähneln, herausgegeben [8]. Zuletzt wurden sie in den Leitlinien der ASCO 2006 in aktualisierter Form aufgeführt [9].

Abbildung 1. Pathophysiologie des chemotherapieinduzierten Erbrechens (modifiziert nach [4]).

Eine tabellarische Darstellung der MASCC-Einteilung in 4 Risikogruppen für orale und intravenös zu applizierende Monosubstanzen zeigen die Tabellen I und II. Dabei wird das emetogene Potenzial über die Häufigkeit von Übelkeit und Erbrechen, verursacht durch die jeweilige Substanz ohne den prophylaktischen Einsatz von antiemetisch wirksamen Substanzen, definiert.

Ein minimales emetogenes Potenzial weist eine Substanz definitionsgemäß dann auf, wenn ohne antiemetische Prophylaxe bei weniger als 10% der Patienten Übelkeit oder Erbrechen auftritt. Ein geringes emetogenes Potenzial führt entsprechend bei 10–30% der Patienten zu Übelkeit und/oder Erbrechen und ein mäßiges bzw. mittelgradiges bei 30–90% der Patienten. Eine Substanz wird dann als hochemetogen eingestuft, wenn über 90% der Patienten ohne antiemetische Prophylaxe an Übelkeit oder Erbrechen leiden würden.

Bei Kombinationstherapien richtet sich das Risiko für zytostatikainduziertes Erbrechen stets nach der am stärksten emetogen wirkenden Substanz des Regimes.

Bei verschiedenen Substanzen, wie z.B. Cyclophosphamid und Cytarabin, ist das emetogene Potenzial dosisabhängig, so dass bei Übersteigen einer bestimmten Dosierung eine Umklassifizierung in eine höhere Emetogenitätsrisikogruppe erfolgen muss. So ist zum Beispiel eine Chemotherapie mit Cyclophosphamid bis 1500 mg/m² als mäßig emetogen einzustufen; bei mehr als 1500 mg/m² ist das Risiko für chemotherapiebedingte Übelkeit aber > 90%, also als hohes emetogenes Risiko anzusehen.

Antiemetisch wirksame Substanzen

Heutzutage steht im klinischen Alltag eine große Zahl an Substanzen zur Verfügung, deren antiemeti-

Tabelle I. Emetogenes Potenzial antineoplastischer Substanzen zur intravenösen Applikation (MASCC Konsensus 2004 [7]).

Minimal (< 10%)	Gering (10–30%)	Mäßig (30–90%)	Hoch (> 90%)
Bevacizumab	Bortezumib	Anthrazykline	Carmustin
Bleomycin	Cetuximab	Cisplatin (< 50 mg/m²)	Cisplatin (≥ 50 mg/m²)
Busulfan	Cytarabine (< 1 g/m²)	Cyclophosphamid (< 1500 mg/m²)	Cyclophosphamid (≥ 1500 mg/m²)
Cladribin	Docetaxel	Carboplatin	Dacarbacin
Fludarabin	Etoposid	Cytarabin (≥ 1 g/m²)	Mechlorethamin
Vinblastin	5-Fluorouracil	Ifosfamid	Streptozotozin
Vincristin	Gemcitabine	Irinotecan	
Vinorelbin	Methotrexat	Oxaliplatin	
	Mitomycin C		
	Paclitaxel		
	Pemetrexed		
	Topotecan		
	Trastuzumab		

Tabelle II. Emetogenes Potenzial antineoplastischer Substanzen zur oralen Applikation (MASCC Konsensus 2004 [7]).

Minimal (< 10%)	Gering (10–30%)	Mäßig (30–90%)	Hoch (> 90%)
Chlorambucil	Capecitabine	Cyclophosphamid	Hexamethylamin
Gefitinib	Fludarabin	Etoposid	Procarbazin
Hydroxyurea		Imantinib	
Methotrexat		Temozolamid	
6-Thioguanin		Vinorelbin	

sche Wirksamkeit in klinischen Studien belegt werden konnte. Sie unterscheiden sich in ihrer antiemetischen Potenz, ihrer prophylaktischen Wirkung in Bezug auf die akute bzw. verzögerte Form, ihren Nebenwirkungsprofilen und in den zur Verfügung stehenden Applikationsformen. Eine Übersicht über die Applikationsformen und Dosierungen der verschieden Substanzen zeigt die Tabelle III.

Kortikosteroide

Kortikosteroide sind seit vielen Jahren ein wichtiger Bestandteil der antiemetischen Therapie und Prophylaxe, obwohl der Wirkmechanismus weitgehend unbekannt ist. Vermutet werden in diesem Zusammenhang Einflüsse auf die Prostaglandin- und Tryptophansynthese.

Dexamethason, als wichtigster Vertreter der Kortikosteroide in der antiemetischen Prophylaxe, wird den derzeitigen Richtlinien zufolge sowohl als Monosubstanz oder in Kombination mit Dopaminantagonisten (bei gering emetogener Chemotherapie) als auch in Kombination mit 5-HT_3-Antagonisten (bei mäßig oder hochemetogenen Substanzen) eingesetzt. In neuerer Zeit wird Dexamethason bei cisplatinhaltigen Therapien außerdem mit NK_1-Rezeptorantagonisten kombiniert. Das antiemetische Potenzial von Dexamethason bezüglich sowohl der akuten als auch der verzögerten Übelkeit wurde in einer großen Zahl klinischer Studien belegt [10, 11]. Zur Dexamethason-Dosierung gibt es in der Literatur eine Vielzahl verschiedener Applikationsschemata mit ein- bis dreimal täglicher Gabe von jeweils 4 mg bis 24 mg intravenös oder oral. In einer randomisierten Studie von *Roila* et al. 2004 wurde bei mäßig und hochemetogener Chemotherapie in Kombination mit einem 5-HT_3-Antagonisten 8 mg Dexamethason i.v. am Therapietag plus 2 × 4 mg p.o. an den ersten beiden Folgetagen zumindest für mäßig emetogene Chemotherapie empfohlen, da eine weitere Dosissteigerung keine Verbesserung der antiemetischen Wirksamkeit erbrachte [12].

Dopaminantagonisten

Vor der Entwicklung der 5-HT_3-Antagonisten waren die Dopaminantagonisten, insbesondere die substituierten Benzamide, zusammen mit den Steroiden die Hauptpfeiler der antiemetischen Prophylaxe. Sie sind ebenfalls sowohl bezüglich der akuten als auch der verzögerten Übelkeit nach Chemotherapie effektiv. Die wichtigsten Substanzen in dieser Gruppe sind Metoclopramid (z.B. Gastrosil®, Paspertin®) und Alizaprid (Vergentan®), die zur oralen und intravenösen Applikation zur Verfügung stehen. Die alleinige antiemetische Wirkung durch den Dopaminantagonismus ist vergleichsweise mäßig ausgeprägt und auch in Kombination mit Dexamethason in der Prophylaxe der akuten Übelkeit bei mäßig oder hochemetogenen Substanzen nicht ausreichend. Obwohl

Tabelle III. Dosierungsempfehlung der wichtigsten antiemetisch wirksamen Substanzen.

Substanzgruppe	Wirkstoff (Handelsname)	Dosierungsempfehlung (pro Tag)
Kortikosteroide	Dexamethason (Fortecortin)	1–2 × 4–8 mg, 1 × 20 mg i.v. 1–3 × 4–8 mg p.o.
Dopaminantagonisten: substituierte Benzamide	Metoclopramid (Gastrosil, Paspertin) Alizaprid (Vergentan)	3–4 × 10 mg p.o. (= 30 Tr. bzw. 1 Tbl.) hoch dosiert: 2 mg/kg alle 2–4 h (bis 10 mg/kg/d) 100 mg (2 Amp.) i.v. vor und 4 h nach Chemotherapie
5-HT_3-Antagonisten	Ondansetron (Zofran) Granisetron (Kevatril) Tropisetron (Navoban) Dolasetron (Anemet) Palonosetron (Aloxi)	3 × 8 (–32) mg i.v. (oder p.o.) 1 × 1 (–3) mg i.v. (oder 2 mg p.o.) vor Chemotherapie 3 × 5 mg i.v. (oder p.o.) 3 × 100–200 mg i.v. (oder p.o.) vor Chemotherapie 0,25 mg Tag 1 30 min vor Chemotherapie i.v.; keine Wiederholung bis Tag 7
NK_1-Antagonisten	Aprepitant (Emend)	125 mg p.o. eine Stunde vor Chemotherapie + 80 mg p.o. jeweils an Tag 1 + 2 nach Chemotherapie
Benzodiazepine	Lorazepam (Tavor)	1–6 × 0,5–2 mg p.o. oder i.v. (bis 7,5 mg/Tag)
Antihistaminika	Dimenhydrinat (Vomex A)	1–4 × 50–100 mg p.o., i.v., rectal
Neuroleptika	Haloperidol (Haldol)	4–6 × 1–3 mg i.v. oder p.o.

sie in höherer Dosierung zusätzlich auch am Serotoninrezeptor antagonistisch wirken, sind sie den spezifischen 5-HT$_3$-Antagonisten in ihrer Monoeffektivität deutlich unterlegen. Metoclopramid findet heute in niedriger Dosis in Kombination mit Dexamethason in der Prophylaxe des verzögerten Erbrechens noch Verwendung, auch wenn dieses Einsatzfeld keineswegs evidenzbelegt ist.

Als Vorteil der Dopaminantagonisten kann bei Patienten mit tumorbedingter Gastroenteroparese die motilitätsfördernde Wirkung genutzt werden. Die Nebenwirkungsrate, insbesondere die Häufigkeit extrapyramidalmotorischer Störungen, steigt bei Dopaminantagonisten dosisabhängig an: Frühdyskinesien, die bereits bei der Erstapplikation auftreten können und sich nach dem Absetzen rasch zurückbilden, finden sich unter höher dosiertem Metoclopramid bei bis zu 5 % der Erwachsenen und 30 % der Kinder. Bei akut auftretenden Dyskinesien kann die Applikation von Biperidenlactat (Akineton®) (2,5–5 mg langsam i.v.) hilfreich sein. Spätdyskinesien treten vor allem bei älteren Patienten und nach längerer Anwendung auf und sind therapeutisch nur schwer zu beeinflussen.

5-HT$_3$-Antagonisten

Die klinische Einführung der 5-HT$_3$-Antagonisten in den 1990er Jahren war ein erster großer Durchbruch in der Prophylaxe und der Therapie des akuten zytostatikainduzierten Erbrechens, da sie gegenüber den hoch dosierten Dopaminrezeptorantagonisten bei verbesserter Effektivität ein deutlich geringeres Nebenwirkungsprofil – insbesondere kein Risiko für extrapyramidalmotorische Störungen – aufweisen [13]. Der wichtigste Nachteil der 5-HT$_3$-Antagonisten ist aber die geringe Effektivität in der Prophylaxe der verzögerten chemotherapieinduzierten Übelkeit. Zahlreiche Studien zeigen, dass eine Fortführung der 5-HT$_3$-Antagonisten über den Chemotherapietag hinaus das Auftreten von verzögertem Erbrechen nicht reduziert [10]. Deshalb wird in der Regel der Einsatz von 5-HT$_3$-Antagonisten nur am Tag der Chemotherapieapplikation in Kombination mit Kortikosteroiden zur Prophylaxe der akuten Übelkeit empfohlen. Die einzige Ausnahme – mit Effektivität auch auf das verzögerte Erbrechen – ist der Serotoninantagonist Palonosetron, der bei hochemetogenen Chemotherapien zur Prophylaxe von akuter Übelkeit und Erbrechen und bei mäßig emetogenen Chemotherapien zur Prävention von akuter und verzögerter Übelkeit und Erbrechen zugelassen ist [14, 15].

Die in den letzten Jahren entwickelten fünf verschiedenen 5-HT$_3$-Antagonisten differieren vor allem in der Rezeptoraffinität und Pharmakokinetik: Granisetron (Kevatril®), Dolasetron (Anemet®) und Palonosetron (Aloxi®) sind isolierte Antagonisten am 5-HT$_3$-Rezeptor. Ondansetron (Zofran®) und Tropisetron (Navoban®) antagonisieren den HT$_3$- und den HT$_4$-Rezeptor. Obwohl alle 5-HT$_3$-Antagonisten über Cytochrom P450 metabolisiert werden, bestehen auch in der Pharmakokinetik Unterschiede zwischen den einzelnen Substanzen, da die Art und Zahl der involvierten Enzymsubgruppen stark variieren: Während Granisetron und Tropisetron jeweils nur durch ein einziges Enzym – nämlich von den Cytochrom-P450-Enzymen 3A4 bzw. 2D6 – verstoffwechselt werden, sind am Metabolismus der anderen 5-HT$_3$-Antagonisten mehrere Enzyme einschließlich des 2D6-Enzyms beteiligt. Dies muss insbesondere unter dem Gesichtspunkt berücksichtigt werden, dass mit steigender Zahl an beteiligten Subenzymen das Risiko für Interaktionen mit anderen Arzneimitteln steigt.

Dass die unterschiedlichen Metabolisierungswege für die individuelle Effektivität der 5-HT$_3$-Antagonisten von Bedeutung sein können, zeigte eine Arbeit von *Kaiser* et al. 2002, in der bei Patienten mit Polymorphismen für das Cytochrom-P450-2D6-Gen signifikant mehr Übelkeit und Erbrechen und deutlich erniedrigte Tropisetronspiegel nachgewiesen wurden, während sich die Granisetronspiegel nicht vom Gesamtkollektiv unterschieden [16]. Dieser Polymorphismus betrifft etwa 1–1,5 % der Bevölkerung, die als sog. „Rapid Metabolizer" gelten. Bei weiteren 1,5 % der Patienten, die auf Antiemetika refraktär sind, ist vermutlich ein Genpolymorphismus für den 5-HT$_3$-Rezeptor – der so genannte 5HT$_{3B}$-Rezeptorsubtyp – verantwortlich. Welchen Stellenwert Screeninguntersuchungen auf solche Genpolymorphismen zukünftig einnehmen können, ist noch unklar. In jedem Fall ist aber bei Ineffektivität eines 5-HT$_3$-Antagonisten das Umsetzen auf einen anderen 5-HT$_3$-Antagonisten sinnvoll.

Die häufigsten unerwünschten Nebenwirkungen von 5-HT$_3$-Antagonisten sind Kopfschmerzen und Obstipation (bei jeweils etwa 10–20 % der Patienten) sowie abdominelle Krämpfe, Sedierung, Transaminasen- oder Bilirubinerhöhung und QT-Strecken-Veränderungen im EKG, deren klinische Relevanz noch unklar ist. Der Austausch der einzelnen 5-HT$_3$-Antagonisten untereinander kann zur Reduktion solcher unerwünschter Nebenwirkungen führen.

Trotz dieser pharmakologischen Unterschiede gilt die Effektivität der 5-HT$_3$-Antagonisten auf der Basis zahlreicher Studien als relativ vergleichbar. Eine aktuelle Metaanalyse von über 50 randomisierten Studien zeigte keine Unterschiede in der Effektivität von Granisetron, Ondansetron und Dolasetron [17]. Eine Subanalyse, die 3 mg Granisetron und

8 mg Ondansetron verglich, ergab jedoch einen signifikanten Vorteil für Granisetron bei nicht-platinhaltiger Chemotherapie. Im Jahre 2001 hatte außerdem eine klinische Studie gezeigt, dass Patienten mit ondansetronrefraktärer Übelkeit durch Umsetzen auf Granisetron zu knapp 50% komplett vor cisplatininduzierter Übelkeit geschützt werden konnten [18]. Weitere Vorteile von Granisetron sind die nur einmal-tägliche Gabe und die vergleichsweise niedrigeren Tagestherapiekosten, da neuere Studien zeigten, dass bei nicht-platinhaltiger Therapie 1 mg Granisetron i.v. pro Tag ausreicht.

Palonosetron, der neueste Vertreter der 5-HT$_3$-Antagonisten, hat eine Halbwertzeit von über 35 Stunden und weist eine 100-mal höhere Rezeptorbindungsaffinität auf als Ondansetron. Palonosetron ist der einzige bisher nur zur intravenösen Applikation verfügbare 5-HT$_3$-Antagonist; alle anderen stehen zur oralen und zur intravenösen Applikation zur Verfügung. Die Empfehlungen lauten, Palonosetron in einer Dosierung von 0,25 mg als Bolus 30 Minuten vor der geplanten Chemotherapie intravenös zu applizieren und frühestens nach Ablauf einer Zeitspanne von 7 Tagen zu wiederholen.

In randomisierten Studien war die einmalige Gabe von 0,25 mg Palonosetron der einmaligen Gabe von 32 mg Ondansetron – allerdings ohne Kombination mit einem Kortikosteroid – hinsichtlich der Prophylaxe der akuten und verzögerten Übelkeit bei mäßig emetogener Chemotherapie signifikant überlegen [19]. Vergleichbar war auch die Überlegenheit gegenüber Dolasetron. Bei hochemetogener Chemotherapie konnte Palonosetron mit Steroid einen begrenzten Vorteil gegenüber Ondansetron plus Steroid erzielen [20]. Im Gegensatz dazu zeigte eine Studie, die eine Kombination aus Palonosetron und Dexamethason bei Keimzelltumorpatienten mit mehrtägigen cisplatinhaltigen Kombinationschemotherapien untersuchte, keinen Vorteil von Palonosetron gegenüber den historischen Erfahrungen mit Ondansetron [21].

Neurokinin-1 (NK$_1$)-Rezeptorantagonisten

Das Neuropeptid Substanz P spielt als Mitglied der Tachykininfamilie eine wichtige Rolle in der Pathophysiologie des chemotherapieinduzierten Erbrechens. Physiologisch kann es im Darm und im zentralen Nervensystem nachgewiesen werden und führt nach Zuführung von außen, wie man im Tierversuch zeigen konnte, zur Auslösung von Übelkeit und Erbrechen. Dieser Mechanismus wird durch die Substanz P im zentralen Nervensystem am Neurokinin-1 (NK$_1$)-Rezeptor ausgelöst.

Der erste, seit Ende 2003 in Deutschland zugelassene NK$_1$-Rezeptorantagonist ist Aprepitant (Emend®). Dieses steht ausschließlich zur oralen Applikation zur Verfügung. Seine Effektivität in der Prävention sowohl von akuter als auch von verzögerter Übelkeit bei guter Tolerabilität und Nebenwirkungsprofil konnte in zahlreichen präklinischen und frühen klinischen Studien gezeigt werden [22] Die häufigsten hierbei registrierten Nebenwirkungen von Aprepitant sind Neutropenie, Schluckauf, Müdigkeit, Transaminasenerhöhungen, Obstipation, Kopfschmerzen und Appetitlosigkeit bei jeweils 2–5% der Patienten. Aus diesen Daten ergab sich die Dosisempfehlung, Aprepitant bei eintägigen Chemotherapieregimen mit 125 mg am Therapietag und 80 mg an den beiden Folgetagen zu applizieren [22]. Pharmakologische Untersuchungen zeigten, dass es in der Kombination von Aprepitant mit Dexamethason zur Erhöhung der Dexamethason-Plasmaspiegel kommt. Deshalb wird für die Kombination mit Aprepitant eine Dexamethason-Dosierung von maximal 12 mg pro Tag empfohlen [23].

Zwei große randomisierte Phase-III–Studien bei Patienten mit hochemetogener cisplatinhaltiger Chemotherapie zeigten eine signifikante Reduktion von akutem und verzögertem Erbrechen durch die Kombination von Aprepitant mit einem Serotoninantagonisten und Dexamethason im Vergleich zum Standardarm aus Dexamethason und einem 5-HT$_3$-Antagonisten allein [24, 25]. Insbesondere die Reduktion der verzögerten Übelkeit von 66% auf 52% bzw. von 61% auf 44% in diesen beiden Studien zeigt den großen Fortschritt in der antiemetischen Prophylaxe durch die Zugabe von Aprepitant bei hochemetogener Chemotherapie. Eine randomisierte Studie zum Einfluss von Aprepitant auf das verzögerte Erbrechen zeigte außerdem, dass die Zugabe von Aprepitant zu Dexamethason im Vergleich zu einer verlängerten Applikationsdauer des 5-HT$_3$-Antagonisten Ondansetron auf 4 Tage plus Dexamethason in der Postchemotherapiephase eine signifikante Verbesserung in der Prävention von akuter (61 vs. 72%) und verzögerter (63 vs. 74%) Übelkeit und Erbrechen erbringt [26].

In einer weiteren Studie konnte bei Mammakarzinom-Patientinnen unter mäßig emetogener, anthrazyklinhaltiger Chemotherapie ein signifikanter Vorteil für die zusätzliche Aprepitant-Applikation gegenüber der Standardprophylaxe aufgezeigt werden [27]. Bei Patienten mit mäßig emetogener Chemotherapie konnte auch für die „modernere" Dreifachkombination aus Aprepitant, Dexamethason und Palonosetron eine gute Tolerabilität und hohe Effektivität mit einer Rate von 90% Patienten ohne Übelkeit nachgewiesen werden [28].

Ein häufiges Problem der bisherigen Standardantiemese aus Kortikosteroid und 5-HT$_3$-Antagonist im klinischen Alltag ist ein Nachlassen der Effektivität dieser Kombination nach mehreren Chemotherapiezyklen, wie es in verschiedenen klinischen Studien nachgewiesen wurde [29]. Eine Analyse der beiden großen randomisierten Phase-III-Studien zur Effektivität von Aprepitant zeigt, dass der Effekt von Aprepitant auch über mehrere Chemotherapiezyklen erhalten bleibt [30].

Infolge dieser Studien wurde in den Leitlinien der MASCC-Konsensuskonferenz und in den NCCN-Guidelines von 2005 erstmals die Empfehlung zur Prophylaxe mit Aprepitant bei hochemetogener Chemotherapie in Kombination mit Dexamethason und 5-HT$_3$-Antagonisten aufgenommen [7, 8]. In den Guidelines der ASCO 2006 wird der Einsatz von Aprepitant in Kombination mit Dexamethason und einem 5-HT$_3$-Antagonisten für die anthrazyklin- bzw. cyclophosphamidhaltige, mäßig emetogene Chemotherapie empfohlen [9]. Aprepitant ist derzeit in Deutschland zum Einsatz bei Patienten mit hochemetogener, cisplatinhaltiger Chemotherapie und Patienten mit mäßig emetogener Chemotherapie zugelassen.

Eine neuere Studie konnte außerdem zeigen, dass bei Patienten mit therapierefraktärer Übelkeit und Erbrechen unter Dexamethason und einem 5-HT$_3$-Antagonisten unabhängig vom emetogenen Potenzial der eingesetzten chemotherapeutischen Substanzen durch die Addition von Aprepitant zu ihrem bisherigen antiemetischen Regime eine signifikante Reduktion der Rate an chemotherapieinduzierter Übelkeit und Erbrechen erreicht wird [31]. Welchen Stellenwert Aprepitant bei Hochdosis-Chemotherapieregimen einnehmen kann, wird in klinischen Studien untersucht.

Auf der Jahrestagung der ASCO 2006 wurden erste Daten eines weiteren NK$_1$-Rezeptorantagonisten, Casopitant, vorgestellt, der bei vergleichbar guter Verträglichkeit eine viel versprechende Effektivität zeigte [32, 33]. Randomisierte Phase-III-Studien laufen derzeit.

Reservesubstanzen: Benzodiazepine, Antihistaminika und Neuroleptika

Die antiemetische Effektivität von Benzodiazepinen ist vergleichsweise gering und beruht bei konventioneller Dosierung vor allem auf einer Dopaminrezeptorblockade. Zusätzliche Aspekte der Benzodiazepine stellen aber der anxiolytische Effekt und die sedierende Wirkung dar. Die durch Benzodiazepine hervorgerufene retrograde Amnesie kann insbesondere zur Verhinderung einer weiteren Progression des antizipatorischen Erbrechens genutzt werden. Mit einer mittellangen Halbwertszeit von 12–15 Stunden ist Lorazepam (Tavor®) der in der Antiemese am häufigsten eingesetzte Vertreter der Benzodiazepine.

Aufgrund ihrer geringen antiemetischen Wirksamkeit und der effizienteren Neuentwicklungen haben die Antihistaminika ihren Stellenwert in der antiemetischen Prophylaxe bei Chemotherapie zunehmend verloren. Beim Einsatz von Antihistaminika, wie zum Beispiel Dimenhydrinat (z.B. Vomex A®) kann insbesondere der sedierende Effekt zusätzlich ausgenutzt werden. Die Applikationsform als Suppositorium bietet neben der oralen und intravenösen Applikation den Vorteil, dass auch bei stärkerer Übelkeit, die eine orale Einnahme nicht mehr möglich macht, eine häusliche Selbstversorgung durch den Patienten möglich bleibt.

Neuroleptika wie Haloperidol (Haldol®) haben wegen ihrer mäßigen antiemetischen Effektivität und ihrem hohen Risiko an extrapyramidalmotorischen Nebenwirkungen ebenfalls an Bedeutung verloren und werden nur noch in Ausnahmefällen zur Ausnutzung des sedierenden Effektes eingesetzt.

Leitlinien zu Prophylaxe und Therapie des zytostatikainduzierten Erbrechens

Grundsätzlich steht die konsequente antiemetische Prophylaxe vor Beginn der Chemotherapieapplikation an oberster Stelle, um das therapeutisch kaum angehbare antizipatorische Erbrechen gar nicht entstehen zu lassen. Wie oben dargestellt, ist der entscheidendste Risikofaktor für das Auftreten von zytostatikainduzierter Übelkeit das emetogene Potenzial der eingesetzten Zytostatika. Die regelmäßige Aktualisierung der Leitlinien – zum Beispiel durch die MASCC im März 2004 –, denen die Risikoeinteilung nach *Hesketh* weiterhin zugrunde liegt, ermöglichen jedem Arzt, die antiemetische Prophylaxe seiner Patienten mit allen zur Verfügung stehenden Substanzen auf dem Boden der aktuellen Literatur zu gestalten. Eine tabellarische Aufstellung der aktuellen Leitlinien der ASCO unter Berücksichtigung der MASCC-Konsensuskonferenz und der NCCN-Guidelines, die insbesondere die Empfehlungen für hoch und mäßig emetogene Chemotherapien der aktuellen Datenlage angepasst haben, zeigt Tabelle IV.

Grundsätzlich können Antiemetika, je nach Verfügbarkeit, sowohl intravenös als auch oral appliziert werden. Bei der oralen Applikation muss allerdings die Resorptionszeit miteingerechnet werden, so dass die Applikation bei oraler Gabe eine Stunde vor der Chemotherapie empfohlen wird, während die intravenöse Gabe unmittelbar davor erfolgen kann.

Minimal emetogene Chemotherapie

> Bei minimal emetogenen Chemotherapien, deren Risiko für Übelkeit und/oder Erbrechen kleiner als 10% ist, wird derzeit keine Prophylaxe mit antiemetisch wirksamen Substanzen empfohlen. Beim Auftreten von zytostatikainduziertem Erbrechen können dann in den folgenden Zyklen prophylaktisch substituierte Benzamide, wie Metoclopramid oder Alizaprid, in Kombination mit Dexamethason eingesetzt werden. Therapeutisch können außerdem Benzodiazepine, Antihistaminika oder Neuroleptika eingesetzt werden.

Gering emetogene Chemotherapie

Bei Chemotherapien mit geringem Risiko für chemotherapiebedingte Übelkeit und Erbrechen von definitionsgemäß 10–30% wird eine Prophylaxe bezüglich der akuten Übelkeit empfohlen. Da verzögerte Übelkeit bei diesen gering emetogenen Substanzen meist eine untergeordnete Rolle spielt, wird eine Prophylaxe der verzögerten Übelkeit bisher nicht empfohlen.

> Die Empfehlungen lauten, dass am Chemotherapietag zunächst eine Monotherapie aus einem Steroid (z.B. 1–2 × 4–8 mg Dexamethason) oder einem Dopaminantagonisten (z.B. Alizaprid 100 mg i.v. vor und 4 h nach Therapie) erfolgen sollte.

Bei nicht ausreichender Prophylaxe kann die Kombination aus Steroid und Benzamid, der zusätzliche Einsatz eines 5-HT$_3$-Antagonisten (z.B. Granisetron 1 mg i.v.) sowie die Fortführung der Steroid- und Benzamidapplikation über weitere 2–3 Tage erwogen werden. Weitere Optionen sind der Einsatz der „Reservemedikamente" Benzodiazepine, Antihistaminika oder Neuroleptika.
Detaillierte Dosierungsempfehlungen zeigt Tabelle IV.

Tabelle IV. Richtlinien zur antiemetischen Prophylaxe bei Chemotherapie (ASCO-Guidelines 2006 [9]; MASCC Konsensus 2004 [7]; NCCN-Guidelines 2005 [8]).

Hochemetogene Chemotherapie: Therapietag(e)	Folgetage (d2–4)	Alternativen bei Unwirksamkeit
5-HT$_3$-Antagonist (z.B. Granisetron 1–3 mg i.v. oder 1 × 2 mg p.o.) + Dexamethason 1 × 8(–12) mg i.v. + Aprepitant 1 × 125 mg p.o.	Aprepitant 80 mg p.o. (d2 + 3) + Dexamethason 1 × 8 mg p.o. oder Aprepitant 80 mg p.o. (d2 + 3) + Dexamethason 1 × 8 mg p.o. + Metoclopramid 2–4 × 20–40 mg p.o.	Haloperidol 4–6 × 1–3 mg i.v. Lorazepam 2–4(–6) × 0,5–2 mg p.o., s.l. oder i.v. (bis 7,5 mg/Tag) Metoclopramid 2–4 × 20–40 mg p.o. Dimenhydrinat 1–4 × 50–100 mg p.o., rektal oder i.v.

Mäßig emetogene Chemotherapie: Therapietag(e)	Folgetage (d2–4)	Alternativen bei Unwirksamkeit
Granisetron 1–3 mg i.v. oder 1 × 2 mg p.o. oder Palonosetron 0,25 mg i.v. + Dexamethason 1 × 8 (–12) mg i.v./p.o. (+ Aprepitant 1 × 125 mg p.o. bei Anthrazyklinen oder Cyclophosphamid)	Dexamethason 1 × 8 mg p.o. oder Dexamethason 1 × 8 mg p.o. + Metoclopramid 2–4 × 20–40 mg p.o. (+ Aprepitant 80 mg p.o. d2 + 3 bei Anthrazyklinen oder Cyclophosphamid)	Einsatz von Aprepitant im nächsten Zyklus (s.o.) Haloperidol 4–6 × 1–3 mg i.v. Lorazepam 2–4(–6) × 0,5–2 mg p.o., s.l. oder i.v. (bis 7,5 mg/Tag) Metoclopramid 2–4 × 20–40 mg p.o. Dimenhydrinat 1–4 × 50–100 mg p.o., rektal oder i.v.

Gering emetogene Chemotherapie: Therapietag(e)	Folgetage (d2–4)	Alternativen bei Unwirksamkeit
Dexamethason 1 × 4–8 mg p.o. oder i.v. oder Metoclopramid 2–4 × 20–40 mg p.o. oder 1–2 mg/kg i.v. alle 2–4 h oder Alizaprid 100 mg i.v. vor und 4 h nach Chemotherapie p.o., s.l. oder i.v.	keine Prophylaxe	5-HT$_3$-Antagonist (z.B. Granisetron 1 mg i.v.) Dexamethason 4–8 mg Fortführung Tag 2–3 Benzamid 4–8 mg Fortführung Tag 2–3

Mäßig emetogene Chemotherapie

Die Standardprophylaxe bei mäßig emetogener Chemotherapie – also bei einem Risiko von 30–90 % für das Auftreten von chemotherapieinduzierter Übelkeit – ist die Kombination aus Kortikosteroid und 5-HT$_3$-Antagonist am Chemotherapietag zur Prophylaxe der akuten Übelkeit.

> Zur Prophylaxe der verzögerten Übelkeit wird Dexamethason allein oder in Kombination mit einem Dopaminantagonisten empfohlen. Der Einsatz von 5-HT$_3$-Antagonisten wird – wegen ihrer in aktuellen Studien dargestellten fehlenden Effektivität in der Prophylaxe der verzögerten Übelkeit – an den Folgetagen nicht mehr empfohlen. Bei Ineffektivität kann sich die Prophylaxe an der höheren Stufe, d.h. den Empfehlungen für hochemetogene Substanzen, orientieren und ergänzend auf Benzodiazepine, Antihistaminika oder Neuroleptika zurückgreifen.

Der Einsatz von Aprepitant wird aufgrund der Datenlage erstmals in den Leitlinien der ASCO 2006 auch für die mäßig emetogene Chemotherapie empfohlen, allerdings nur bei anthrazyklin- oder cyclophosphamidhaltigen Regimen. Aufgrund der vorliegenden Studien empfiehlt die NCCN in ihren Guidelines, bei mäßig emetogener Chemotherapie als Serotoninantagonisten bevorzugt Palonosetron einzusetzen.

Hochemetogene Chemotherapie

Die Aktualisierung der Empfehlungen zur Antiemese durch die MASCC zeigt sich vor allem in den Empfehlungen zur Prophylaxe bei hochemetogener Therapie (Risiko für chemotherapiebedingte Übelkeit von > 90 %). Diese Änderungen wurden vor allem durch die positiven Daten der Phase-III-Studien zur Effektivität von Aprepitant bei Patienten mit cisplatinhaltiger Chemotherapie dringend notwendig.

> Die aktuellen Empfehlungen lauten, dass bei hochemetogener Chemotherapie die Standardprophylaxe am Therapietag aus einer Kombination von 125 mg Aprepitant p.o. plus 5-HT$_3$-Antagonist und Dexamethason bestehen sollte. An den beiden Folgetagen wird zur Prophylaxe des verzögerten Erbrechens jeweils 80 mg Aprepitant p.o. in Kombination mit Dexamethason empfohlen.

Die Fortführung des 5-HT$_3$-Antagonisten über die Therapietage hinaus wird aufgrund der aktuellen Datenlage auch bei hochemetogenen Chemotherapieregimen nicht mehr empfohlen. Die bisherigen Daten legen die Wirksamkeit von Aprepitant auch bei nicht-cisplatinhaltigen hochemetogenen Regimen nahe. In den USA umfasste die Zulassung von Aprepitant daher auch die Prophylaxe bei jeglicher hochemetogener Chemotherapie.

Zusammenfassung

Obwohl sich die Möglichkeiten in der Prophylaxe und Therapie des zytostatikainduzierten Erbrechens mit der Einführung der Kombination aus 5-HT$_3$-Antagonisten und Dexamethason eindrucksvoll gebessert haben, stellen Übelkeit und Erbrechen weiterhin die im klinischen Alltag bedeutendsten chemotherapiebedingten Nebenwirkungen dar. Sie treten trotz maximaler Prophylaxe weiterhin bei 20–40 % der Patienten auf und stellen nicht nur für den Patienten subjektiv die belastendsten Nebenwirkungen dar, sondern sind auch mit einem hohen Risiko an physischen Folgekomplikationen, wie Anorexie und Exsikkose, verbunden. Erschwerend kommt hinzu, dass im klinischen Alltag die Einhaltung der Standardleitlinien nicht selbstverständlich zu sein scheint, wie eine Evaluation des MD Anderson Centers von 2003 zeigte, die nur bei 65 % der Patienten eine Einhaltung der Leitlinien zur Prophylaxe des verzögerten Erbrechens fand [1].

> Da im klinischen Alltag meist eine Kombination aus rein medikamentös-toxisch bedingter Übelkeit und dem therapeutisch schwer angehbaren antizipatorischen Erbrechen infolge negativer Erfahrungen mit Übelkeit und Erbrechen in den vorangegangen Therapiezyklen vorliegt, ist die optimale frühzeitige Prophylaxe die wichtigste Maßnahme im Zusammenhang mit der zytostatikainduzierten Übelkeit. Deshalb ist es von Bedeutung, die Möglichkeiten, die die regelmäßig entsprechend der Fachliteratur aktualisierten Leitlinien in der antiemetischen Prophylaxe bieten, konsequent zu befolgen.

Erfreulicherweise stehen mit der Entwicklung neuer 5-HT$_3$-Antagonisten wie Palonosetron und den NK$_1$-Rezeptorantagonisten wie Aprepitant viel versprechende Möglichkeiten einer weiteren Therapieverbesserung zur Verfügung. Es wird interessant sein, die oben beschriebenen Praxisevaluationen auch nach Einführung dieser neuen Möglichkeiten nochmals durchzuführen.

Literatur

1. Cohen L, De Moor C, Eisenberg P, et al (2003) Delayed chemotherapy-induced nausea and vomiting (CINV) remains a problem and significantly interferes with daily function (DF) in pts receiving emetogenic chemotherapy (CT) in the United States Proc Am Soc Clin Oncol 22: Abstract 2972
2. Hickok JT, Roscoe JA, Morrow GR, et al (2003) Nausea and emesis remain significant problems of chemotherapy despite prophylaxis with 5-hydroxytryptamine-3 antiemetics. Cancer 97: 2880–2886
3. Grunberg SM, Hansen M, Deuson R (2004) Incidence of chemotherapy-induced nausea and emesis after modern antiemetics. Perception versus reality. Cancer 100: 2261–2268
4. Grunberg SM, Hesketh PJ (1993) Control of chemotherapy-induced emesis. N Engl J Med 329: 1790–1796
5. Hesketh PJ, van Belle SV, Aapro M, et al (2003) Differential involvement of neurotransmitters through the time course of cisplatin-induced emesis as revealed by therapy with specific receptor antagonists. Eur J Cancer 39: 1074–1080
6. Hesketh PJ, Kris MG, Grunberg SM, et al (1997). Proposal for classifying the acute emetogenicity of cancer chemotherapy. J Clin Oncol 15: 103–109
7. The 2004 Perugia Antiemetic Consensus Guideline (2005). Support Care Cancer 13: 77–111
8. National Comprehensive Cancer Network (2005) Clinical Practice Guidelines in Oncology – Antiemesis. Version 1.2005
9. American Society of Clinical Oncology; Kris MG, Hesketh PJ, Somerfield MR, et al (2006). American Society of Clinical Oncology guideline for antiemetics in oncology: update 2006. J Clin Oncol 24: 2932–2947
10. Goedehals L, Heron JF, Kleisbauer JP, et al (1998) Control of delayed nausea with ganisetron plus dexamethasone or dexamethasone alone in patients with highly emetogenic chemotherapy: a double-blind, placebo-controlled, comparative study. Ann Oncol 9: 661–666
11. Ioannidis JPA, Hesketh PJ, Lau J (2000) Contribution of dexamethasone to control of chemotherapy-induced nausea and vomiting: a meta-analysis of randomized evidence. J Clin Oncol 18: 3409–3422
12. The Italian group for antiemetic research (2004) Randomized, double-blind, dose-finding study of dexamethasone in preventing acute emesis induced by anthracyclines, carboplatin, or cyclophosphamide. J Clin Oncol 22: 725–729
13. Hesketh PJ (1994) Treatment of chemotherapy-induced emesis in the 1990s: impact of the 5-HT3 receptor antagonists. Support Care Cancer 2: 286–292
14. Aapro MS, Bertoli L, Lordick F, et al (2003) Palonosetron is effective in preventing acute and delayed chemotherapy-induced nausea and vomiting in patients receiving highly emetogenic chemotherapy. Support Care Cancer 11: A17
15. Grunberg SM, van den Burgt JA, Berry S, et al (2004) Prevention of delayed nausea and vomiting (D-CINV): carry-over effect analysis of pooled data from 2 phase III studies of palonosetron (PALO). Proc Am Soc Clin Oncol 23: Abstract 8051
16. Kaiser R, Sezer O, Papies A, et al (2002) Patient-tailored antiemetic treatment with 5-hydroxytryptamine type 3 receptor antagonists according to cytochrome p-450 2D6 genotypes. J Clin Oncol 20: 2805–2811
17. Jordan K, Hinke A, Grothey A, et al (2007). A meta-analysis comparing the efficacy of four 5-HT3-receptor antagonists for acute chemotherapy-induced emesis. Support Care Cancer 15:1023–1033; Epub Jan 07
18. De Wit R, de Boer AC, vd Linden GH, et al (2001) Effective cross-over to granisetron after failure to ondansetron, a randomized double blind study in patients failing ondansetron plus dexamethasone during the first 24 hours following highly emetogenic chemotherapy. Br J Cancer 85: 1099–1101
19. Gralla R, Lichinitser M, Van der Vegt S, et al (2003) Palonosetron improves prevention of chemotherapy-induced nausea and vomiting following moderately emetogenic chemotherapy: results of a double-blind randomized phase III trial comparing single doses of palonosetron with ondansetron. Ann Oncol 14: 1570–1577
20. Aapro MS, Grunberg SM, Manikhas GM, et al (2006). A phase III, double-blind, randomized trial of palonosetron compared with ondansetron in preventing chemotherapy-induced nausea and vomiting following highly emetogenic chemotherapy. Ann Oncol 17: 1441–1449
21. Einhorn LH, Brames MJ, Dreicer R, et al (2007). Palonosetron plus dexamethasone for prevention of chemotherapy-induced nausea and vomiting in patients receiving multiple-day cisplatin chemotherapy for germ cell cancer. Support Care Cancer 15: 1293–1300; Epub Apr 07
22. Chawla SP, Grunberg SM, Gralla RJ, et al (2003) Establishing the dose of the oral NK$_1$ antagonist aprepitant for the prevention of chemotherapy-induced nausea and vomiting. Cancer 97: 2290–2300
23. McCrea JB, Majumdar AK, Goldberg MR, et al (2003) Effects of the neurokinin1 receptor antagonist aprepitant on the pharmacokinetics of dexamethasone and methylprednisolone. Clin Pharmacol Ther 74: 17–24
24. Poli-Bigelli S, Rodrigues-Pereira J, Carides AD, et al (2003) Addition of the neurokinin 1 receptor antagonist aprepitant to standard antiemetic therapy improves control of chemotherapy-induced nausea and vomiting. Cancer 97: 3090–3098
25. Hesketh PJ, Grunberg M, Gralla (2003) The oral neurokinin-1 antagonist aprepitant for the prevention of chemotherapy-induced nausea and vomiting: a multinational, randomized, double-blind, placebo-controlled trial in patients receiving high-dose Cisplatin – the Aprepitant Protocol 052 Study Group. J Clin Oncol 21: 4112–4119
26. Schmoll HJ, Aapro MS, Poli-Bigelli S, et al (2006). Comparison of an aprepitant regimen with a multiple-day ondansetron regimen, both with dexamethasone, for antiemetic efficacy in high-dose cisplatin treatment. Ann Oncol 17: 1000–1006
27. Warr DG, Hesketh PJ, Gralla RJ, et al (2005) Efficacy and tolerability of aprepitant for the prevention of chemotherapy-induced nausea and vomiting in patients with breast cancer after moderately emetogenic chemotherapy. J Clin Oncol 20: 2822–2830
28. Grote T, Hajdenberg J, Cartmell A, et al (2006). Combination therapy for chemotherapy-induced nausea and vomiting in patients receiving moderately emetogenic chemotherapy: palonosetron, dexamethasone, and aprepitant. J Support Oncol 4: 403–408
29. De Witt R, Schmitz PIM, Verweij J, et al (1996) Analysis of cumulative probabilities shows that the efficacy of 5HT3 antagonist prophylaxis is not maintained. J Clin Oncol 14: 644–651

30. De Wit R, Herrstedt J, Rapaport B, et al (2003) Addition of the oral NK1 antagonist aprepitant to standard antiemetics provides protection against nausea and vomiting during multiple cycles of cisplatin-based chemotherapy. J Clin Oncol 21: 4105–4111
31. Oechsle K, Muller MR, Hartmann JT, et al (2006) Aprepitant as salvage therapy in patients with chemotherapy-induced nausea and emesis refractory to prophylaxis with 5-HT(3) antagonists and dexamethasone. Onkologie 29: 557–561
32. Arpornwirat W, Albert I, Hansen VL, et al (2006). Multicenter, randomized, double-blind, ondansetron (ond)-controlled, dose-ranging, parallel group trial of the neurokinin-1 receptor antagonist (NK-1 RA) casopitant mesylate for chemotherapy-induced nausea/vomiting (CINV) in patients (pts) receiving moderately emetogenic chemotherapy (MEC). J Clin Oncol 24, 18S: 8512
33. Rolski J, Ramlau R, Dediu M, et al (2006). Randomized phase II trial of the neurokinin-1 receptor antagonist (NK-1 RA) casopitant mesylate with ondansetron (ond)/dexamethasone (dex) for chemotherapy-induced nausea/vomiting (CINV) in patients (pts) receiving highly emetogenic chemotherapy (HEC). J Clin Oncol 24, 18S: 8513

K. E. Clemens,
E. Klaschik

Therapie des Tumorschmerzes

In Deutschland werden pro Jahr ca. 400 000 Karzinome neu diagnostiziert. Jedes Jahr sterben ca. 220 000 Menschen an den Folgen ihrer Tumorerkrankung [1]. Basierend auf den Zahlen von *Bonica* und *Twycross* müssen wir davon ausgehen, dass 70 % dieser Patienten z.T. sehr starke, behandlungsbedürftige Schmerzen haben [2, 3]. Auf Deutschland übertragen heißt das, dass ca. 150 000 der Patienten, die pro Jahr an der Tumorerkrankung sterben, einer Schmerztherapie bedürfen. Hinzu kommen noch die Patienten, die bei guter Lebensprognose über viele Jahre chronische Schmerzen haben.

Keine andere chronische Schmerzform kann so erfolgreich behandelt werden wie diejenige bei Patienten mit tumorbedingten Schmerzen.

Die Weltgesundheitsorganisation (WHO) hat bereits vor fast dreißig Jahren einen Leitfaden zur Schmerztherapie herausgegeben, damit jeder Arzt sich die Grundprinzipien der Tumorschmerztherapie aneignen kann [4]. Deutschland gehört zu den Ländern der Welt, die seitdem Fortschritte in der Schmerztherapie bei Tumorpatienten gemacht haben. Gleichwohl sind wir von einem zufrieden stellenden Standard noch weit entfernt. Das vorhandene Wissen zur Behandlung von Schmerzen im Rahmen von Aus-, Weiter- und Fortbildung an Studenten und Ärzte zu vermitteln, ist eine der Herausforderungen, um aus der bisher regional sehr unterschiedlich verteilten Versorgung ein flächendeckendes Angebot zu machen.

Grundlagen der Tumorschmerztherapie

Vor Beginn therapeutischer Maßnahmen müssen durch Anamnese, Untersuchung und – falls notwendig – zusätzliche apparative und laborchemische Diagnostik die Schmerzursache gefunden und die Schmerzdiagnose gestellt werden.

Die kausale Therapie steht – soweit möglich und solange sinnvoll – im Vordergrund. Operative, strahlentherapeutische, chemo- oder hormontherapeutische Maßnahmen können bei Tumorschmerzen einen schmerzreduzierenden Effekt haben. Auf eine symptomatische Therapie der Schmerzen darf aber zu keinem Zeitpunkt einer Tumorerkrankung verzichtet werden, insbesondere dann nicht, wenn ein kausaler Ansatz nicht möglich oder mit zu hohen Risiken oder zahlreichen, evtl. schwerwiegenden Nebenwirkungen verbunden ist.

Schmerzdiagnostik

Voraussetzung für eine gezielte Therapie ist die Schmerzdiagnostik.

Aus der allgemeinen Anamnese und der speziellen Schmerzanamnese können in aller Regel die Schmerzursache und die Schmerzform abgeleitet werden.

Zur speziellen Schmerzanamnese gehören:
– Fragen nach der Entwicklung des Schmerzes mit Beginn, Häufigkeit, Dauer, Auslöser, Verstärkung und Linderung der Schmerzen
– Messung der Schmerzintensität in Ruhe und unter Belastung mit Hilfe einer Schmerzskala
– Erfassung von Haupt- und Nebenschmerz mit Lokalisation und Schmerzcharakter
– Überblick über die bisher durchgeführte Diagnostik
– Feststellung von Erfolg und Misserfolg bisheriger therapeutischer und schmerztherapeutischer Maßnahmen
– exakte Erfassung der bisher eingenommenen Arzneimittel mit Dosis- und Intervallangabe
– psychosoziale Anamnese

Aus der Untersuchung des Patienten und der Kenntnis der Anamnese ergibt sich eine Arbeitsdiagnose, die der Ausgangspunkt für die Strategie der Schmerztherapie ist.

Eine sorgfältige Dokumentation der erhobenen Befunde ist unerlässlich. Die Dokumentationsbögen sollten allen in die schmerztherapeutische Versorgung des Patienten involvierten Personen zugänglich sein.

Eine zusätzliche apparative oder laborchemische Diagnostik sollte bei Patienten im fortgeschrittenen

Stadium einer Tumorerkrankung dann durchgeführt werden, wenn sie für die Diagnosestellung notwendig ist und/oder sich daraus therapeutische Konsequenzen ergeben. Sehr häufig kann auf eine apparative Diagnostik verzichtet werden, da durch die zahlreichen Voruntersuchungen (Röntgenaufnahmen, CT, Kernspintomographie, Ultraschall) vielfältige Informationen zur Diagnosestellung vorliegen.

Die Einschätzung der Schmerzintensität erfolgt durch die
- Beschreibung des Schmerzes durch den Patienten
- Erfassung des Erfolges oder Misserfolges einer vorangegangenen oder eingeleiteten Schmerztherapie
- klinische Einschätzung des Therapeuten

Zur Erfassung der subjektiven Schmerzintensität haben sich die visuelle Analogskala (VAS) und die numerische Ratingskala (NRS) bewährt (Abb. 1).

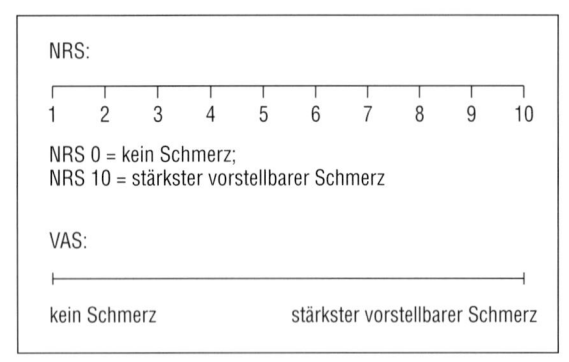

```
NRS:
┌─┬─┬─┬─┬─┬─┬─┬─┬─┐
1  2  3  4  5  6  7  8  9  10

NRS 0 = kein Schmerz;
NRS 10 = stärkster vorstellbarer Schmerz

VAS:
├─────────────────────────────┤
kein Schmerz      stärkster vorstellbarer Schmerz
```

Abbildung 1. Schmerzskalen.

Aufklärung des Patienten

Offenheit und Ehrlichkeit gehören zu den grundlegenden Eigenschaften, die ein Arzt im Umgang mit seinen Patienten haben muss. Aufklärung bedeutet nicht, in nur einem Gespräch forsch die ganze Wahrheit zu sagen. Aufklärung bedeutet, einfühlsame Gespräche zu führen. Der Arzt muss erkennen: Wo steht der Patient? Was kann er aufnehmen, begreifen und verarbeiten?
Die Aufklärung erfordert Zeit, die Bereitschaft zuzuhören und einen Rahmen, der den Patienten nicht noch zusätzlich verunsichert. Es ist die Aufgabe des Hausarztes oder des die Grunderkrankung behandelnden Arztes, diese Gespräche zu führen. Der konsiliarisch zur Schmerztherapie zugezogene Arzt hat hier die Aufgabe, sein fachliches Können einfühlsam in die Gesamtsituation einzubringen.

Prinzipien der Tumorschmerztherapie

Die Grundprinzipien der Schmerztherapie bei Tumorpatienten sind weltweit anerkannt. Die Weltgesundheitsorganisation hat Empfehlungen herausgegeben, die im folgenden gekürzt wiedergegeben werden:
1. Anamnese und Untersuchung
2. Klärung der Schmerzursache
3. Stellung der Schmerzdiagnose
4. In der Regel medikamentöse Therapie der Schmerzen
5. Das richtige Arzneimittel in der richtigen Dosis und im richtigen Zeitintervall
6. Bevorzugung der oralen Analgetikagabe
7. Gabe der Analgetika nach Zeitplan
8. Anwendung des Stufenschemas
9. Individuelle Dosis und Dosisanpassung bei jedem Patienten
10. Begleitmedikamente den Indikationen entsprechend [5]

Selbst sehr versierten Schmerztherapeuten gelingt es selten, mit der Einstiegsdosis der Analgetika ausreichende Schmerzreduktion oder Schmerzfreiheit zu erreichen. Nur bei 5 % unserer Patienten gelingt uns der Glücksfall, dass die Einstiegsdosis identisch mit der Enddosis ist; d.h., bei 95 % unserer Patienten müssen wir uns durch Dosistitration an die bestmögliche Schmerzreduktion mit möglichst geringen Nebenwirkungen heranarbeiten.
Für die Schmerztherapie sollten realistische Ziele gesetzt werden. Ein stufenweiser Ablauf kann so aussehen:
1. Abnahme der schlaflosen Stunden
2. Reduktion bis Schmerzfreiheit in Ruhe
3. Reduktion, wenn möglich Schmerzfreiheit, unter Belastung.

Stufenschema der WHO

In Abhängigkeit von der Schmerzintensität empfiehlt die WHO folgendes Stufenschema: Bei einem niedrigen Schmerzpotenzial beginnt die regelmäßige Analgetikagabe mit der Applikation von nicht-opioidhaltigen Analgetika.
Ist dadurch keine zufriedenstellende Analgesie zu erreichen, ist zusätzlich ein schwach zentralwirkendes Opioid indiziert. Aufgrund ihrer unterschiedlichen Wirkorte hat sich die Kombination von nicht-opioidhaltigen mit opioidhaltigen Analgetika bewährt.
Ist auch bei Ergänzung mit Begleitmedikamenten der erzielte analgetische Effekt unzureichend, so ist

der Übergang auf ein stark wirkendes Opioid erforderlich. Die Basismedikation von nicht-opioidhaltigen Analgetika wird in der Regel beibehalten. In allen Phasen der Schmerztherapie werden Begleitmedikamente eingesetzt und, sofern indiziert, physikalische Maßnahmen durchgeführt.
Die medikamentöse Tumorschmerztherapie ist praktisch immer eine Kombinationstherapie aus Monosubstanzen.

Gründe für eine unzureichende Schmerztherapie

Obwohl die Therapie bei Patienten mit Tumorschmerzen sehr erfolgreich gestaltet werden kann, sieht die Realität sowohl weltweit als auch in Deutschland anders aus.
Die Gründe für eine unzureichende Schmerzreduktion sind zahlreich; dazu gehören:
- Es wird keine Schmerzdiagnose gestellt.
- Die Schmerzintensität wird unterschätzt.
- Es wird das falsche Therapieverfahren eingeleitet.
- Das Applikationsintervall der Arzneimittel wird falsch gewählt.
- Starke Opioide werden zu selten eingesetzt.
- Die Dosierung wird zu niedrig gewählt.
- Es bestehen nach wie vor in der Sache unbegründete Ängste vor Sucht- und Toleranzentwicklung.
- Es wird auf Begleitmedikamente verzichtet.
- Es bestehen unzureichende Erfahrungen in der Verschreibung von Betäubungsmitteln.
- Es bestehen Unsicherheiten bei der Rezeptierung.
- Mit der Schmerztherapie wird zu spät begonnen.
- Es erfolgt keine Überprüfung der Wirksamkeit.
- Es werden keine sinnvollen Arzneimittelkombinationen angewandt.

Ein bisher selten genannter Grund für eine unzureichende Schmerztherapie ist die Tatsache, dass einige Empfehlungen in exemplarischen Therapieplänen wichtige, allgemein anerkannte Standards nicht berücksichtigen. Zu den häufigsten Auslassungen gehören:
- Es wird bei Opioidgabe kein Laxans verschrieben.
- Es erfolgt kein differenzierter Laxanseinsatz.
- Die Substanzen und Dosierungen für Bedarfsmedikationen werden falsch gewählt.
- Es werden nicht indizierte Wechsel der Applikationswege vorgenommen.
- Es werden Kombinationen von mittelstarken und starken Opioiden vorgenommen.

Pathophysiologie der Schmerzen

Zunächst ist die Differenzierung zwischen nozizeptiven und neuropathischen Schmerzen wichtig [5, 6]. Nozizeptorschmerzen entstehen durch direkte Irritation von Schmerzrezeptoren.
Von somatischen Nozizeptorschmerzen sprechen wir, wenn die Nozizeptoren von Haut, Skelettmuskulatur, Sehnenfaszien, Gelenke und anderen Organen erregt werden. Viszerale Nozizeptorschmerzen entstehen durch Reizung von Schmerzrezeptoren in inneren Organen des Brust-, Bauch- und Beckenraumes.
Somatische Nozizeptorschmerzen sind gut lokalisierbar, scharf begrenzt und stechend. Im Gegensatz dazu sind viszerale Nozizeptorschmerzen schlecht lokalisierbar, drückend, ziehend und werden häufig auf Dermatome übertragen.
Neuropathische Schmerzen kommen durch eine Kompression oder Irritation peripherer Nerven (z.B. Neurom), eines Spinalganglions (z.B. Wurzelkompression), des Rückenmarks oder im Thalamus (z.B. nach apoplektischem Insult) zustande. Bei Beteiligung des vegetativen Nervensystems kann eine mehr peripher oder mehr zentral ausgelöste sympathische Reflexdystrophie auftreten. Neuropathische Schmerzen sind entweder neuralgiform – d.h. einschießend, schneidend, stechend und attackenweise auftretend – oder sie treten als Dauerschmerz auf, der als brennend/bohrend beschrieben wird und meist mit Dys- und Hyperästhesie einhergeht.
Tumorerkrankungen, bei denen häufig mit neuropathischen Schmerzen zu rechnen ist, sind das Bronchialkarzinom, Mammakarzinom, Ovarialkarzinom, Rektum- und Kolonkarzinom. Auch strahlenbedingte Fibrosen oder Myelopathien können neuropathische Schmerzen auslösen.

Schmerzursachen

Das Erkennen der Schmerzursache ist Voraussetzung für eine erfolgreiche Schmerztherapie. Folgende Unterteilung der Zuordnung von Schmerzen bei Tumorpatienten hat sich bewährt:

Tumorbedingte Schmerzen (60–90%)

- Kompression von Nervenwurzeln, -stämmen oder -plexus
- Fraktur angrenzender Knochen durch Metastasen
- Infiltration von Nerven oder Gefäßen, die zur Reizung sensorischer Nervenendigungen führt
- Verlegung eines Hohlorgans (Darm, Urogenitaltrakt u.a.)

- Verschluss eines arteriellen oder venösen Gefäßes
- Infiltration von Geweben, Faszien, Periost oder anderen schmerzempfindlichen Strukturen
- Nekrosen benachbarter Tumormassen mit Infiltration schmerzempfindlicher Strukturen

Schmerzen als Folge der Tumortherapie (10–25%)

- Nervenschädigung, Lymphödem, Muskelverspannung, Narbenbildung durch Operation
- Fibrose, Neuropathie, Mukositis durch Bestrahlungen
- Entzündungen, Neuropathie, Mukositis durch die Chemotherapie

Tumorassoziierte Schmerzen (5–20%)

- Zoster- bzw. postzosterische Neuralgie
- Paraneoplastisches Syndrom
- Dekubitus
- Thrombosen
- Pilzinfektionen

Tumorunabhängige Schmerzen (3–10%)

- Migräne
- Spannungskopfschmerz
- Gelenkerkrankung u.v.a.m.

Medikamentöse Therapie

Voraussetzungen zur Durchführung der medikamentösen Schmerztherapie sind die Kenntnis der Applikationsformen der Arzneimittel, deren Indikationen, Kontraindikationen, Wirkdauer, Nebenwirkungen und Wechselwirkungen mit den angewendeten Substanzen sowie die Kenntnis der Betäubungsmittelverschreibungsordnung.

Nicht-opioidhaltige Analgetika

Nicht-opioidhaltige Analgetika sind pharmakologisch von sehr unterschiedlicher Struktur und werden unterschieden in:
- nicht-saure antipyretische Analgetika
- saure antiphlogistische, antipyretische Analgetika
- Analgetika ohne antipyretische und antiphlogistische Wirkung

Aus der großen Anzahl von Substanzen sind in der Tabelle I einige wenige herausgesucht, die im Wesentlichen das Spektrum dieser Substanzgruppe abdecken. Durch die gesetzten Prioritäten sollen die nicht erwähnten Analgetika in ihrer Wertigkeit nicht gemindert werden. Diese Aussage trifft auch auf die Tabellen II und III (mittelstarke und starke Opioide) zu.

Tabelle I. Nicht-opioidhaltige Analgetika.

Freiname	Handelsname, z.B.	Einzeldosis [mg]	Intervall [h]	Kommentar
Acetylsalicylsäure	Aspirin® (II) ASS® ratiopharm	500–1000	4	Verwenden wir wegen der gastrointestinalen Nebenwirkungen nicht
Paracetamol	Ben-u-ron®	1000	4	– Keine gastrointestinalen Nebenwirkungen – Vorsicht bei vorbestehenden Leberschäden, Tagesdosen nicht > 6 g wählen – Ausweichsubstanz, wenn Kontraindikationen zu Metamizol bestehen
Metamizol	Novalgin® (I) Novaminsulfon®	500–1000	4	– Leukopenie, Agranulozytose sehr selten – Anaphylaxie bei i.v. Gabe möglich – Wichtiges nicht-opioidhaltiges Analgetikum in der Tumorschmerztherapie
Ibuprofen	Imbun® retard	800	8	Selten Schwindel, Somnolenz, Störung der Hämatopoese, gastrointestinale Nebenwirkungen
Flupirtin	Katadolon® (III)	100(–200)	8	– Muskelrelaxierende Wirkung – Einsatz bei neuropathischem Schmerz – Sedierende Nebenwirkung

I, II, III entspricht der Zuordnung zur Wirkungsgruppe der nicht-opioidhaltigen Analgetika

Opioide

Die Wirkungen der Opioide werden über spezifische Rezeptoren vermittelt, die insbesondere in der Substantia gelatinosa, dem limbischen System, im periaquäduktalen Grau und der Medulla oblongata zu finden sind.

Opioide bewirken eine Hemmung der aszendierenden Schmerzleitung auf der Ebene der Umschaltung im Rückenmark, eine Aktivierung des deszendierenden schmerzmodulierenden Systems und eine Hemmung der Schmerzausbreitung im Hirnstamm und Thalamus sowie Linderung des Schmerzerlebens durch Wirkungen im limbischen System.

Unter Opioiden verstehen wir alle Substanzen, die an Opioidrezeptoren wirksam werden. Wir unterscheiden Agonisten, partielle Agonisten, Agonisten-Antagonisten und Antagonisten.

Die meisten im klinischen Einsatz befindlichen Opioide sind, wie z.B. das Morphin, reine Agonisten. Buprenorphin ist ein partieller Agonist, während Pentazocin ein Vertreter der Agonist-Antagonisten ist. Partielle Agonisten und Agonist-Antagonisten besitzen einen Ceilingeffekt, d.h., nach Erreichen eines Wirkungsmaximums führt eine weitere Dosissteigerung zu keiner weiteren Zunahme der analgetischen Wirkung.

Opioide gegen mittelstarke Schmerzen (Tabelle II)

Zu den Opioiden dieser Gruppe gehören Codein und Dihydrocodein sowie Tramadol und Tilidin N in ihrer jeweils retardierten Form.

Codein

Codein hat zwar einen sicheren Wirkungszeitraum von vier Stunden, ist aber von anderen retardierten Analgetika dieser Substanzgruppe weitgehend verdrängt worden.

Dihydrocodein

Dihydrocodein hat sich seit Jahren bewährt, ist aber ebenso wie Codein stark obstipierend und löst häufiger Übelkeit und Erbrechen aus. Durch prophylaktische Gaben von Laxanzien und Antiemetika lassen sich diese Nebenwirkungen verhindern bzw. therapieren.

Tramadol/Tilidin

Tramadol und Tilidin N in der nicht-retardierten Form haben in der Tumorschmerztherapie, besonders wegen ihrer kurzen Wirkdauer, eine geringe Bedeutung. Dies hat sich für das Tramadol durch die Einführung der retardierten Form eindrucksvoll geändert. Eine Wirkungsdauer von 8 bis 12 Stunden und eine geringe Nebenwirkungsrate haben bei uns das Tramadol retard zum Opioid der Wahl bei mittelstarken Schmerzen werden lassen.

Opioide gegen starke Schmerzen (Tabelle III)

Zu dieser Gruppe gehören Morphin, Buprenorphin, L-Methadon, Fentanyl und Heroin. 1998 wurde Oxycodon und 1999 Hydromorphon als Retardsubstanz in Deutschland eingeführt.

Tabelle II. Opioide zur Therapie mittelstarker Schmerzen.

Freiname	Handelsname, z.B.	Einzeldosis [mg]	Zeitintervall [h]	Analgetische Äquivalenz zu Morphin
Codein	Codeinum phosphoricum Compretten®	30–100	4	1/10
Dihydrocodein	DHC 60/90/120 Mundipharma® Retardtabletten	60–300	8–12	1/6
Tramadol	Tramal®	50–100	2–4	1/10
	Tramundin®	50–100	2–4	
	Tramundin® retard	100–400	8–12	
Tilidin/Naloxon	Valoron® N	50–100	2–4	1/10
	Findol® N	50–100	2–4	
	Valoron® N retard	100–300	8–12	
Dextropropoxyphen	Develin® retard	150–300	8–12	1/20

Tabelle III. Überblick über Opioide, die zur Therapie starker tumorbedingter Schmerzen eingesetzt werden.

Freiname	Handelsname, z.B.	Einzeldosis [mg]	Zeitintervall [h]	Analgetische Äquivalenz zu Morphin
Morphin* oral	Morphinum hydrochloricum	ab 2,5 mg	4	1
	Morphin Merck® Lsg. 0,5 %, 2 %	ab 2,5 mg	4	
	Sevredol® 10/20 Tbl.	ab 10 mg	4	
	MST® 20/30/60/100/200 Retard Granulat	ab 20 mg	12	
	MST 10/30/60/100/200 Mundipharma® Retard-Tbl.	ab 10 mg	12	
	MST Continus® 30/60/100/200 Retard Kps.	ab 30 mg	24	
rektal	MSR 10/20/30 Mundipharma® Supp.	ab 10 mg	4	
Injektion	MSI 10/20/100/200 Mundipharma® Amp.	ab 2,5 mg	4	
Oxycodon	Oxygesic® 5/10/20/40/80 Retard-Tbl.	ab 10 mg	12	2:1
Oxycodon/Naloxon	Targin®	ab 10 mg	12	
Hydromorphon	Palladon® 4/8/16/24 Retard Kps.	ab 4 mg	12	5-7,5:1
	Palladon® 1,3 mg/2,6 mg Hartkapseln	ab 1,3 mg	4	
	Palladon Injekt® 2/10/100 mg Ampullen	ab 0,5–1 mg	4	
	Jurnista® 8/16/32/64 mg	ab 8 mg	24	
Buprenorphin sublingual	Temgesic® subligual Temgesic® forte sublingual	ab 0,2 mg (bis 4 mg Tagesdosis)	(6–8)	60–70:1
Injektion	Temgesic® Amp.	ab 0,8 mg/24h	(48–)72	
transdermal	Transtec®	(48)–72 bzw. 35 µg/h		
Fentanyl transdermal (TTS)	Durogesic® SMAT	ab 0,6 mg/24h bzw. 25 µg/h	(48–)72	70–100:1
oral-mukosal (o-TTS)	Actiq®	ab 200 µg		

* Inzwischen gibt es weitere Morphinsulfatpräparate. Es gibt Hinweise darauf, dass deren Bioverfügbarkeit von der der hier genannten Substanzen abweicht, so dass diese Präparate nicht unbedingt dosisgleich eingesetzt werden können.

Morphin

Morphin wurde 1804 von dem Einbecker Apotheker Sertürner aus Opium isoliert. Morphin ist der Standard, an dem sich andere Opioide messen lassen müssen bezüglich ihrer analgetischen Wirkung und ihrem Nebenwirkungsprofil.
Die orale Bioverfügbarkeit schwankt zwischen 15 und 49 %. Hauptstoffwechselprodukte sind das Morphin-3-Glukuronid (M-3-G) und das Morphin-6-Glukuronid (M-6-G). Während M-3-G keine analgetische Wirkung hat, ist M-6-G stärker als Morphin wirksam. M-3-G und M-6-G werden über die Niere ausgeschieden und können bei einer Niereninsuffizienz kumulieren. Dies macht eine Dosisanpassung notwendig. Im Gegensatz dazu scheinen selbst schwere Leberfunktionsstörungen keinen Einfluss auf den Metabolismus von Morphin zu haben.

Bei unterschiedlichen Applikationsformen bestehen folgende Äquivalenzdosen von Morphin:
oral 30 mg; s.c. 15 mg; i.v./i.m. 10 mg; epidural 3 mg; intrathekal 0,3 mg; intraventrikulär 0,001 mg.
Während Neugeborene eine verlängerte Plasmahalbwertszeit von Morphin haben, entspricht diese bei Säuglingen ab der 5. Lebenswoche der bei Erwachsenen. Die atemdepressorische Wirkung von Morphin ist bei Kindern nicht stärker ausgeprägt als bei Erwachsenen.

Buprenorphin

Buprenorphin ist ein partieller Agonist mit hoher Rezeptoraffinität, guter sublingualer Resorption, raschem Wirkungseintritt nach ca. 30 Minuten und einer Wirkungsdauer von 6 bis 8 Stunden. Mit einem

Ceilingeffekt – d.h., weitere Dosissteigerung führt zu keiner Wirkungssteigerung – ist bei Tagesdosen zwischen 3 und 5 mg zu rechnen.

Die analgetische Äquivalenz zu Morphin liegt bei 60–70, d.h., 60–70 mg Morphin entsprechen 1 mg Buprenorphin.

Die sublinguale Applikation eignet sich insbesondere bei Patienten mit Dysphagie und kann als Alternative zu Morphin bei niedrigem bis mittlerem Bedarf angesehen werden. Neben der sublingualen Applikation kommt Buprenorphin auch als transdermales System zum Einsatz (35, 52,5 oder 75 µg/h). Trotz opioidtypischer Nebenwirkungen scheint die Obstipationsneigung geringer als bei Codein oder Morphin zu sein. Bei Niereninsuffizienz bleiben die pharmakokinetischen Charakteristika unverändert.

L-Methadon

L-Methadon ist ein synthetisches Opioid und ein reiner Agonist, dessen analgetische Äquivalenz bei Dauertherapie 3- bis 4-mal höher ist als die von Morphin. Die Plasmahalbwertszeit variiert zwischen 10 und 75 Stunden. Die klinische Wirkdauer liegt zwischen 6 und 12 Stunden. Wegen der langen Plasmahalbwertszeit besteht insbesondere in der Einstellungsphase Kumulationsgefahr. L-Methadon hat keine aktiven Metaboliten. Bei der Dosisfindung sollte die Substanz zunächst in 6-stündigen Abständen gegeben werden; nach drei Tagen wird das Intervall auf 8 Stunden verlängert. L-Methadon wird von der WHO als Ausweichsubstanz bei Morphinintoleranz empfohlen.

Fentanyl

Das synthetische Opioid Fentanyl ist ein reiner µ-Rezeptor-Agonist, dessen analgetische Potenz bei parenteraler Anwendung um den Faktor 80 bis 100 höher liegt als die von Morphin.

Aufgrund seiner hohen Lipidlöslichkeit und niedrigen Molekülgröße kann es als transdermales System zum Einsatz kommen. Bei Applikation des Pflasters muss Folgendes berücksichtigt werden:

– Langsame Anflutung: Nach der Erstapplikation ist ein Wirkungseintritt nach 10 Stunden zu erwarten, mit einer Variation von 1–31 Stunden.
– Langsame Abklingzeit: Nach Entfernen des Pflasters beträgt die mittlere Abklingzeit 16 Stunden, mit einer Variation von 2–22 Stunden.
– Zur Therapie einer Atemdepression reicht die einmalige Antagonisierung mit Naloxon nicht aus; sie macht eine stationäre Einweisung notwendig.
– Aufgrund der Pflastergröße (10–40 cm^2) und begrenzten Körperoberfläche ist der Einsatz von Fentanyl-TTS nur bei niedrigem bis mittlerem Opioidbedarf sinnvoll. Das obere Dosierungsniveau entspricht etwa einer oralen Morphindosis von ca. 800 mg/Tag (s.u. Tabelle IV).
– Jedes benutzte Hautareal sollte für sieben Tage nach Entfernen eines Pflasters freibleiben.
– Das Pflaster (Durogesic® SMAT) kann zerschnitten werden; dies wird jedoch nicht empfohlen.
– Bei instabilem Schmerzsyndrom und schneller Dosissteigerung ist Fentanyl-TTS ungeeignet.
– Schmerzattacken unter laufender Therapie mit Fentanyl-TTS machen zusätzliche Behandlung mit schnell wirkenden Opioiden notwendig.
– Die Hautstelle, an der das Pflaster angebracht wurde, darf keiner Wärmequelle ausgesetzt werden (z.B. Heizkissen, Wärmestrahler), da es sonst zu einer erhöhten Resorption kommt.
– In der Finalphase sollte Fentanylpflaster nicht zum Einsatz kommen, da dieses System der Schmerzdynamik (Zunahme oder Abnahme der Schmerzen) aufgrund seiner Trägheit nicht angepasst werden kann [7].

Heroin

Heroin (Diacetylmorphin) ist ein semisynthetisches agonistisches Opioid. Es wird vorwiegend in Großbritannien eingesetzt. Heroin ist ein Prodrug, das zu Monoacetylmorphin und Morphin abgebaut wird. Bei oraler Applikation sind Morphin und Heroin äquipotent, bei parenteraler Gabe ist die analgetische Potenz von Heroin zu Morphin um dem Faktor 2 höher. Ein Vorteil von Heroin ist in der Tatsache zu sehen, dass die Löslichkeit von Heroin gegenüber der von Morphin um den Faktor 15 höher liegt und sich damit Vorzüge bei der subkutanen Applikation wegen der größeren Konzentrierbarkeit und des geringeren Volumens ergeben.

Oxycodon

Oxycodon ist ein reiner Opioidagonist, dessen Wirksamkeit zur Behandlung akuter und chronischer Schmerzen sehr gut nachgewiesen ist. Es hat eine relativ hohe orale Bioverfügbarkeit (60–87%). Die Dosisäquivalenzrate bei oraler Gabe beträgt 2:1, d.h., 60 mg Morphin entsprechen 30 mg Oxycodon. Klinisch relevante Wirkungen der Oxycodonmetaboliten wurden bisher nicht beobachtet. Das analgetisch potente Oxymorphin ist mengenmäßig zu vernachlässigen und das Noroxycodon hat ca. $1/100$ der Wirkstärke des Oxycodons. Ein Vorteil dieser Substanz ist darin zu sehen, dass bisher keine psychomimetischen Effekte nachgewiesen wurden. Grundsätzlich ist Oxycodon dem Morphin pharmakologisch sehr ähnlich, d.h., auch das Nebenwirkungsprofil wird weitgehend dem von Morphin entsprechen. Die Retardkapseln haben eine Wirkdauer von (8 bis) 12 Stunden. Seit 2006 gibt es ein Kombinationspräparat Oxycodon/Naloxon, das zur Prophylaxe und Therapie bei opioidinduzierter Obstipation in der Tumorschmerztherapie eingesetzt wird.

Hydromorphon

Hydromorphon ist ein reiner Opioidagonist und dem Morphin pharmakologisch sehr ähnlich. Es besitzt eine orale Bioverfügbarkeit von 30–40 %. Bei der Metabolisierung entstehen keine analgetisch stark wirksamen Abbauprodukte. Seine Effizienz im Einsatz zur Therapie akuter wie chronischer tumor- wie nicht-tumorbedingter Schmerzen ist gut dokumentiert. Das Nebenwirkungsprofil ist opioidtypisch. Die analgetische orale Äquivalenz zu Morphin verhält sich wie 7,5:1, d.h., 60 mg Morphin entsprechen 8 mg Hydromorphon. Die Retardtabletten haben eine Wirkdauer von 8 bis 12 Stunden. Seit Mitte 2004 stehen Hydromorphonzubereitungen mit schnellem Wirkungseintritt und kurzer Wirkdauer (4 h) zur Verfügung. Sie sind geeignet zur Dosistitration während der Einstellungsphase und zur Therapie von Durchbruchschmerzen.

Nebenwirkungen bei der Therapie mit Opioiden

Grundsätzlich ist bei den Nebenwirkungen zu unterscheiden, ob sie bei regelhafter Anwendung der Opioide häufig oder selten vorkommen, ob sie dauerhaft oder vorübergehend sind und ob diese Nebenwirkungen durch Prophylaxe verhindert und/oder therapiert werden können.

Atemdepression

Die Applikation eines Opioids führt bei schmerzfreien gesunden Probanden in Abhängigkeit von der Dosis zu einer Atemdepression. Im Gegensatz dazu kommt es bei Patienten mit Schmerzen zu keiner Atemdepression, wenn man sich an der von dem Patienten angegebenen Schmerzreduktion orientiert. Kommen zusätzliche schmerztherapeutische Verfahren zum Einsatz (z.B. Neurolyse), ist mit einem niedrigeren Opioidbedarf zu rechnen. Die Opioiddosis muss diesem veränderten Bedarf angepasst werden.

Psychische Abhängigkeit

Umfangreiche klinische Erfahrungen mit dem indizierten Einsatz von Opioiden haben immer wieder zeigen können, dass psychische Abhängigkeit bei Patienten mit Tumorerkrankungen und Schmerzen kein klinisch relevantes Risiko ist. Bei regelmäßiger und antizipativer Applikation der Medikamente ist die Entwicklung einer Abhängigkeit nahezu ausgeschlossen. Tumorpatienten haben ein Verlangen nach dem schmerzstillenden und nicht nach dem psychischen Effekt des Opioids. Deswegen darf einem Patienten mit Tumorschmerzen keinesfalls ein Opioid vorenthalten werden.

Physische Abhängigkeit

Eine Entzugssymptomatik kann bei geplanter Beendigung einer Opioidtherapie verhindert werden, wenn die Opioiddosis schrittweise reduziert wird. Die körperliche Abhängigkeit darf auf keinen Fall mit der psychischen Abhängigkeit gleichgesetzt oder verwechselt werden.

Toleranzentwicklung

Opioide haben die Eigenschaft einer selektiven Toleranzentwicklung. Gegenüber der obstipierenden Wirkung eines Opioids (insbesondere Morphin, Codein, Dihydrocodein) entwickelt sich keine Toleranz. Im Gegensatz dazu unterliegen Symptome wie Übelkeit, Erbrechen und Sedierung einer Toleranzentwicklung, die innerhalb von wenigen Tagen auftritt. Eine Toleranzentwicklung gegenüber dem analgetischen Effekt tritt nicht ein. Erforderliche Dosissteigerungen des Opioids sind auf ein Fortschreiten der Tumorerkrankung zurückzuführen [8].

Sedierung

Die zentraldämpfende Wirkung der Opioide ist besonders in der Anfangsphase (5 bis 7 Tage) einer Behandlung zu beobachten. Wenn die Müdigkeit über eine Woche anhält und zu einem für den Patienten belastenden Problem wird oder erst im Verlauf der Therapie auftritt, sollten alle eingesetzten Arzneimittel auf ihren zentraldämpfenden Effekt überprüft werden; an eine Hyperkalzämie, Niereninsuffizienz, einen Tumorprogress, Hirnmetastasen oder andere Krankheitsentwicklung (z.B. Sepsis) muss auch gedacht werden. Weitere Maßnahmen sind die Reduktion der Opioiddosis, Optimierung der Begleitmedikation, ein Opioidwechsel oder das Übergehen auf invasive Verfahren.

Verwirrtheit und Halluzinationen

Verwirrtheit und Halluzinationen sind seltene Nebenwirkungen einer Opioidtherapie (< 1 %). Sie werden von Patienten und Angehörigen jedoch sehr gefürchtet. Differentialdiagnostisch müssen alle anderen Ursachen der Verwirrtheit und Halluzination abgeklärt werden. Zu den therapeutischen Strategien gehören die Dosisreduktion der Opioide, ein Opioidwechsel, Anpassung der Begleitmedikamente, die Applikation von Neuroleptika (Haloperidol mit Tagesdosen zwischen 1 und 10 mg).

Übelkeit und Erbrechen

Zu Beginn einer Therapie mit Opioiden liegt die Inzidenz für Übelkeit und Erbrechen bei ca. 20 % und wird von dem Patienten als sehr belastend empfunden. Innerhalb einer Woche ist mit einer Toleranzentwicklung gegenüber der emetischen Wirkung des Opioids zu rechnen.
Opioide bewirken Übelkeit und Erbrechen durch eine Erregung der Chemorezeptoren-Triggerzone, durch eine Reizung des Vestibularapparates und durch Wirkungen am Gastrointestinaltrakt. Auf die Therapie von Nausea und Emesis wird im Abschnitt „Antiemetika" ausführlich eingegangen.

Obstipation

Obstipation ist die häufigste und hartnäckigste Nebenwirkung bei der Schmerztherapie mit Opioiden, besonders bei Codein und Morphin. Ursache der opioidbedingten Obstipation ist die Hemmung der Kontraktion der Längsmuskulatur durch Hemmung der Freisetzung von Acetylcholin aus dem Plexus myentericus am Dünn- und Dickdarm. Folge ist eine Abnahme der propulsiven Motorik. Zusätzlich kommt es zu einer Zunahme der segmentalen Kontraktion. Durch die verlängerte Verweildauer des Darminhaltes kommt es zu Wasserentzug und zur Eindickung der Fäzes. Weiterhin kommt es zu einer Verminderung der intestinalen, gastrischen, biliären und pankreatischen Sekretion. Verstärkt wird die Obstipation durch Zunahme des Tonus der intestinalen Sphinkteren und Abnahme des Defäkationsreflexes.
Gegenüber der opioidbedingten Obstipation entsteht keine Toleranzentwicklung. Auf die Prophylaxe und Therapie einer opioidbedingten Obstipation wird in dem Abschnitt „Laxanzien" näher eingegangen.

Schwitzen

Die Ursache für diese opioidbedingte Nebenwirkung ist letztendlich nicht geklärt. Schwitzen soll häufiger im Zusammenhang mit Lebermetastasen auftreten. Als therapeutische Maßnahmen werden Neuroleptika (z.B. Thioridazin) oder Antidepressiva empfohlen. Weiterhin kommt ein Antihyperhydrotikum auf Salbeibasis (Sweatosan®) zur Anwendung. Neben einem Opioidwechsel haben sich schweißreduzierende Ganzkörperwaschungen bewährt (Rp: 2 Esslöffel Salbei auf 5 l Waschwasser, 4 Minuten ziehen lassen).

Juckreiz

Als Ursache für einen opioidbedingten Juckreiz wird eine intradermale Histaminfreisetzung angesehen. In der Differentialdiagnose müssen Hauterkrankungen, Lebererkrankungen, eine Niereninsuffizienz, paraneoplastische Syndrome, Hautmetastasen oder allergische Reaktionen ausgeschlossen werden.
Therapeutische Maßnahmen sind die Applikation eines Antihistaminikums (H_1-Rezeptorantagonist), allgemeine Hautpflege und Ganzkörperwaschungen mit Essigwasser (Rp: 3 Esslöffel Obstessig auf 5 l Waschwasser). Wenn diese Maßnahmen nach einigen Tagen nicht greifen, sollte ein Opioidwechsel in Erwägung gezogen werden. Hitze und heißes Baden sollten vermieden werden.

Harnverhalt

Opioide können den Sphinktertonus erhöhen und zu einer Abnahme des Detrusortonus führen. Es kommt zu einer Abschwächung des Harndranges. Bevor das Opioid reduziert oder an einen Opioidwechsel gedacht wird, sollte geprüft werden, ob trizyklische Antidepressiva oder anticholinerg wirkende Substanzen reduziert oder abgesetzt werden können.

Myoklonien

Myoklonien treten am ehesten in Verbindung mit hohen Morphindosierungen auf und sind evtl. ein Hinweis auf eine Niereninsuffizienz. Die therapeutischen Maßnahmen sind: Dosisreduktion, Applikation antikonvulsiv wirkender Benzodiazepine (Clonazepam) sowie von Baclofen und Dantrolen.

Dosisfindung bei Einsatz von mittelstarken und starken Opioiden

Dihydrocodein

Initial: 2 × 60 mg/Tag
Wenn notwendig, Dosisanpassung wie folgt:
    2 × 90 mg/Tag
    2 × 120 mg/Tag
    3 × 120 mg/Tag
    2 × 240 mg/Tag
    2 × 300 mg/Tag

Cave: Obstipation!

Tramadol retard

Initial: 2 × 100 mg/Tag
Wenn notwendig, Dosisanpassung wie folgt:
    3 × 100 mg/Tag
    2 × 200 mg/Tag
    3 × 200 mg/Tag
    2 × 400 mg/Tag

Morphin

Beginn einer Therapie mit Morphin:
– Mittelstarke Schmerzen und guter Allgemeinzustand: Morphinsulfat Retard Tabletten 2 × 30 mg/Tag
– Mittelstarke Schmerzen und schlechter Allgemeinzustand: Morphinsulfat Retard Tabletten 2 × 10 mg/Tag
– Starke Schmerzen: Morphinhydrochlorid Tropfen oder Morphinsulfat Tabletten 10 mg/h
– Sehr starke Schmerzen: Morphin 5–10 mg i.v.

Dosistitration mit Morphin:
– Mittelstarke Schmerzen:
    Morphinsulfat Retard Tabletten mit einem Zeitintervall von 12 Stunden
    Dosisanpassung: 10 – 20 – 30 – 40 – 50 – 60 – 70 – 80 – 100 – 120 – 140 – 160 – 180 – 200 – 220 – 250 – 280 – 300 – 330 – 360 – 400 – 430 – 460 – 500 (mg)
– Starke Schmerzen:
    Morphinhydrochlorid Tropfen oder Morphinsulfat Tabletten mit einem Zeitintervall von 4 Stunden
    Dosisanpassung: 5 – 10 – 15 – 20 – 30 – 40 – 50 – 60 – 75 – 90 – 100 – 120 – 150 – 180 – 200 (mg)
– Sehr starke Schmerzen:
    a) Morphin 3–5 mg i.v., Zeitintervall 5–10 Minuten
    b) 60 mg Morphin in 500 ml Ringer-Laktat-Lösung: Tropfgeschwindigkeit nach klinischer Situation

Buprenorphin

Initial: 3 × 0,2 mg
Wenn notwendig, Dosisanpassung wie folgt:
    4 × 0,2 mg
    3 × 0,4 mg
    4 × 0,4 mg
    3 × 0,6 mg
    4 × 0,6 mg
    3 × 1,0 mg

Obwohl Buprenorphin ein stark wirksames Opioid ist, führt eine Dosissteigerung über 4 mg/Tag nicht zu einer weiteren Schmerzreduktion (Ceilingeffekt). Die Dosisfindung mit transdermalem Buprenorphin erfolgt in der Regel mit der niedrigeren Pflasterstärke ohne vorherige Anwendung von Opioiden, die Dosistitration all 72 Stunden beim Pflasterwechsel.

Fentanyl-TTS

Titration mit Fentanyl-TTS Pflaster: Mit dem kleinsten Pflaster (10 cm^2 = 0,6 mg/24 h Abgaberate) beginnen! Cave: Dieses Pflaster entspricht einer oralen Morphinäquivalenz von bis zu 90 mg/Tag; dies ist eine hohe Einstiegsdosis (siehe Titration von oralem Morphin).
Bei unzureichender Schmerzreduktion nach drei Tagen das erste Pflaster entfernen und das nächstgrößere an anderer Hautstelle aufbringen. Titration alle drei Tage mit dem Pflasterwechsel, bis der erwünschte therapeutische Effekt erreicht ist.
Als eine schnell wirksame Darreichungsform zur Therapie von Durchbruchschmerzen steht das oraltransmukosale therapeutische System (o-TTS) mit Fentanyl in sechs Wirkstärken zur Verfügung. 200 μg o-TTS Fentanyl entsprechen 6 mg Morphin oral, 1600 μg o-TTS Fentanyl entsprechen 48 mg Morphin oral. Mit einem Wirkungseintritt ist innerhalb von 5–10 Minuten zu rechnen; die Wirkdauer beträgt 30 Minuten bis 2 Stunden.

Intravenöse Titration über eine PCA-Pumpe (PCA = patientenkontrollierte Analgesie) mit Fentanyl oder Morphin: nach ausreichender Schmerzreduktion die i.v. applizierte Tagesdosis auf das Fentanylpflaster im Verhältnis 1:1 umrechnen, bzw. die intravenöse Morphintagesdosis auf das Fentanylpflaster umrechnen.
Anmerkung: Die intravenös applizierte Morphindosis entspricht einer oralen Morphindosis im Verhältnis von 1:3; d.h., 10 mg Morphin i.v. entsprechen 30 mg oral.
Eine primäre Einstellung mit Morphin oral und anschließende Umrechnung auf Fentanyl-TTS erscheint grundsätzlich nicht sinnvoll. Ein Patient, der oral eingestellt werden kann und die Arzneimittel oral gut verträgt, bleibt bei dieser Applikationsform.

Hydromorphon

Die Initialdosis bei Hydromorphon beträgt in der Regel 2 × 4 mg/Tag. Bei unzureichender Schmerzreduktion ist eine Dosistitration notwendig. Folgendes Vorgehen kann empfohlen werden:
Initial: 2 × 4 mg
Wenn notwendig, Dosisanpassung wie folgt:
- 3 × 4 mg
- 2 × 8 mg
- 2 × 12 mg
- 3 × 12 mg
- 2 × 24 mg
- 3 × 20 mg
- 2 × 36 mg
- 2 × 48 mg
- 2 × 56 mg, u.s.w.

Extrem starke Schmerzen (Schmerznotfall)

In sehr seltenen Fällen ist bei extrem starken Schmerzen neben der Analgesie (Dosistitration s. o.) eine Sedierung notwendig, z.B. Midazolam. Dieses Vorgehen setzt einen in der Schmerztherapie sehr erfahrenen Arzt voraus, der auch das anästhesiologische Management einer Beatmungsmöglichkeit beherrscht.

Ko-Analgetika

Glukokortikoide

Glukokortikoide spielen in der Tumorschmerztherapie eine wichtige Rolle. Der Grund liegt in ihren antiödematösen, antiphlogistischen und allgemein roborierenden Wirkungen. Außerdem wird, basierend auf der Hypothese einer Prostaglandinhemmung durch Glukokortikoide, ein direkt analgetischer Effekt angenommen, dessen klinische Relevanz noch unklar ist.
Indikationen und Dosierungen einer Therapie mit Glukokortikoiden bei Patienten mit fortgeschrittener Tumorerkrankung sind der Tabelle IV zu entnehmen.
Nebenwirkungen einer Glukokortikoidtherapie sind Ulzera im Gastrointestinaltrakt, Osteoporose, Hyperglykämie, oropharyngealer Pilzbefall und psychische Veränderungen.
Relevante Kontraindikationen für eine kurzdauernde Steroidbehandlung bei dringlicher Indikation gibt es nicht. Eine Ausnahme ist die Herpes-simplex-Infektion am Auge. Relative Kontraindikationen für eine langfristige Steroidtherapie sind eine Ulkusanamnese, ausgeprägte Osteoporose und chronische bakterielle Infekte (besonders Tuberkulose).

Ist die Indikation zum Einsatz von Glukokortikoiden gegeben, sollte Folgendes berücksichtigt werden:
– ausreichend hohe Initialdosis
– morgendliche Einnahme
– Dosisreduktion nach vier Tagen
– Erhaltungsdosis nach 14 bis 21 Tagen
– Langzeitanwendung ist selten notwendig.

Tabelle IV. Anfangsdosierung mit Dexamethason bei unterschiedlichen Indikationen.

	Anfangsdosierung mit Dexamethason [mg]
Erhöhter intrakranieller Druck	16–40
Nervenkompression, insbesondere bei Tumorinfiltration des Plexus brachialis oder Plexus lumbosacralis	8–16
Rückenmarkkompression	16–32
Leberkapselspannungsschmerz	6–8
Tumoren im kleinen Becken, im Retroperitoneum	6–8
Weichteilinfiltration	6–8
Lymphödem	6–8
Metastasenbedingte Gelenkschmerzen	6–8
Atemwegsobstruktion	4–6
Des Weiteren sind Glukokortikoide indiziert zur	
Steigerung des Appetits	2–4
Verminderung der Übelkeit	4–8(–16)
Stimmungsaufhellung	4
Therapie einer Hyperkalzämie	4–8

Antidepressiva (Tabelle V)

Die Indikation für Antidepressiva ist bei neuropathischen Schmerzen mit Brennschmerzkomponente gegeben. Diese Schmerzform entsteht durch Schädigung peripherer oder zentraler Nerven. Nerveninfiltration, Nervenkompression durch Tumorwachstum, Polyneuropathien nach Chemotherapie, Strahlenbehandlungen und operative Nervenläsionen können auslösende Ursachen dieser Schmerzform sein. Die Wirkung der Antidepressiva wird auf eine Hemmung der Wiederaufnahme von Neurotransmittern (Noradrenalin und Serotonin) in präsynaptische Nervenendigungen zurückgeführt. Die analgetische Wirkung tritt früher (2–4 Tage) und bei niedrigerer Dosierung ein als die antidepressive Wirkung.

Antikonvulsiva (Tabelle VI)

Die Indikation für Antikonvulsiva ist bei neuralgiformen neuropathischen Schmerzen gegeben. Nerveninfiltration oder Nervenkompression durch Tumorwachstum u.a. können Ursachen dieser Schmerzform sein. Die Wirkung dieser Substanzgruppe wird auf die Hypothese zurückgeführt, dass durch membranstabilisierende Eigenschaften epileptiforme Entladungsmuster unterdrückt werden.

Die Therapie mit Antikonvulsiva erfolgt einschleichend, mit stufenweiser Steigerung, da besonders initial mit Nebenwirkungen gerechnet werden muss.

Spasmolytika

Die Indikation ergibt sich zur symptomatischen Therapie krampf- und kolikartiger viszeraler Schmerzen. Der Effekt wird auf die anticholinerge oder direkt myogen-spasmolytische Wirkung der Substanzen zurückgeführt. Das am häufigsten verwendete Medikament dieser Gruppe ist Butylscopolamin (Buscopan®), das in einer Dosierung von 20 mg initial gegeben wird und bis auf 120 mg s.c./i.v. gesteigert werden kann. Wegen der schlechten oralen Resorption ist die s.c. oder i.v. Applikation vorzuziehen.

Antiarrhythmika

Die Indikation zum Einsatz dieser Substanzgruppe sollte erst gestellt werden, wenn die neuropathischen Schmerzen durch andere Begleitmedikamente (Antidepressiva, Antikonvulsiva) zu einer Therapie mit Opioiden nicht erfolgreich behandelt werden konnten. Die Indikation kann sowohl bei neuralgiformen neuropathischen Schmerzen als auch bei neuropathischen Dauerschmerzen gegeben sein. Die Wirkung dieser Substanzgruppe wird auf eine Unterdrückung abnormer Übertragungen in peripheren und zentralen Neuronen zurückgeführt.

Nach Ausschluss insbesondere kardialer Kontraindikationen erfolgt die Therapie mit Mexiletin (Mexitil®) mit einer Einstiegsdosis von 150 mg/Tag. Wenn die Verträglichkeit es zulässt, erfolgt eine Steigerung der Dosis bis zum 4. Tag auf 900 mg/Tag.

Tabelle V. Antidepressiva, Dosierungen.

Freiname	Handelsname	Dosis [mg]	Dosissteigerung bis [mg]	Kommentar
Amitriptylin	Saroten®	10	75	Anticholinerge NW: Müdigkeit, Mundtrockenheit, Obstipation, Schwindel, orthostatische Regulationsstörung, Harnverhalt, Herzrhythmusstörungen
Doxepin	Aponal®	10	75	

Tabelle VI. Antikonvulsiva, Dosierungen.

Freiname	Handelsname	Dosis [mg]	Dosissteigerung bis [mg]	Kommentar
Carbamazepin	Tegretal®	100	800	Sedierung, Schwindel, Herzrhythmusstörungen
Clonazepam	Rivotril®	0,3	2(–3)	*Cave:* bei Carbamazepin Blutbildveränderungen (Leuko- u. Thrombozyten), Leber- u. Nierenveränderungen – Laborkontrollen
Phenytoin	Zentropil®	100	300	Gelegentlich Herzrhythmusstörungen
Gabapentin	Neurontin®	3 × 100/die	1200	Schwindel, Ataxie, geleg. Übelkeit

Tabelle VII. Bisphosphonate, Dosierungen.

Bisphosphonat	Applikation, i.v.	Infusionsdauer [h]	Gesamtdosis [mg]	Eintritt der Senkung des Kalziumspiegels [Tage]	Dauer der Wirkung [Tage]
Clodronsäure (Ostac®)	300 mg in 500 ml 0,9 %iger NaCl-Lösung	> 2	300–3000 an 1–10 Tagen	2–3	7–21
Ibandronsäure (Bondronat®)	2–4 mg in 500 ml 0,9 %iger NaCl-Lösung	> 2	2–4 an 1 Tag	3–7	18
Pamidronsäure (Aredia®)	15 mg in 125 ml 0,9 %iger NaCl-Lösung	> 1	15–90 an 2–4 Tagen	2	21–28

Bisphosphonate

Die Indikation von Bisphosphonaten ist gegeben bei Hyperkalzämie, Knochenschmerzen und Osteolysen. Malignomassoziierte Hyperkalzämien sind besonders häufig bei Lungen- und Mammakarzinomen sowie beim multiplen Myelom. Der Wirkungsmechanismus dieser Substanzgruppe wird auf die direkte sowie indirekte Hemmung der Osteoklastentätigkeit und die Reduktion der Anzahl der Osteoklasten zurückgeführt. Tabelle VII gibt Dosierungshinweise für Bisphosphonate zur Therapie einer Hyperkalzämie.

Baclofen

Die Indikation für Baclofen ist bei einschießenden neuropathischen Schmerzen gegeben. Baclofen wirkt als GABA-Rezeptoragonist und ist bei schmerzhaften spastischen Paresen indiziert. Die Initialdosis liegt bei 5–15 mg/Tag und kann bis auf 30–90 mg/Tag gesteigert werden.

Indikation sind neuropathische Schmerzen, wenn die Basistherapie mit Antidepressiva oder Antiepileptika nicht erfolgreich war. Ketamin ist ein NMDA-Rezeptorantagonist. Die Anfangsdosis liegt bei 0,25 mg/kg/h s.c. und kann bis auf 0,5 mg/kg/h s.c. gesteigert werden. Die Therapie mit Ketamin beruht bisher nur auf Fallberichten, so dass eine allgemeine Empfehlung zum Einsatz von Ketamin bisher nicht gegeben werden kann.

Neuroleptika

Neuroleptika spielen in der Schmerztherapie bei Tumorpatienten eine untergeordnete Rolle. Großen Stellenwert besitzen sie in niedriger Dosierung zur Prophylaxe und Therapie von Übelkeit und Erbrechen (siehe dort) und hoch dosiert bei motorischer Unruhe und deliranten Zuständen oder terminaler Agitation.

Levopromazin (Neurocil®) hat einen stark sedierenden, geringen antipsychotischen, guten antiemetischen und mäßig starken antidepressiven Effekt, mit blutdrucksenkenden Nebenwirkungen. Bei motorischer Unruhe und terminaler Agitation wird es in einer Dosierung von 10–50 mg 4-stündlich p.o., s.c. oder i.m. gegeben.

Haloperidol (Haldol-Janssen®) ist ein hochpotentes Neuroleptikum, gering sedierend, gut antiemetisch und mäßig stark antidepressiv wirksam. Haloperidol ist das Mittel der Wahl zur Prophylaxe und Therapie opioidbedingter Nausea und Emesis in einer Dosierung von 0,3–0,5 mg alle 8 Stunden. Die Tagesdosis zur Therapie einer terminalen Agitation beträgt 5–40 mg, zur Therapie eines deliranten Syndroms 1,5–6 mg p.o., s.c. oder i.v.

Applikation der Arzneimittel

Bei der symptomatischen Schmerztherapie unterscheiden wir zwischen nicht-invasiven und invasiven Verfahren.

Nicht-invasive Verfahren

Weltweit besteht ein Konsens darüber, dass 90 % der Tumorschmerzpatienten durch eine orale medikamentöse Applikationsweise ausreichend schmerzreduziert werden könnten. Die orale Schmerztherapie ist die Methode der Wahl und gilt als Referenzverfahren. Zu den Grundregeln der medikamentösen Therapie chronischer Schmerzen gehören neben der oralen Gabe die regelmäßige Einnahme nach einem festen Zeitschema (nach der Wirkungsdauer der jeweiligen Zubereitung), die individuelle Dosierung, die kontrollierte Dosisanpassung, die Gabe der Medikamente nach dem Prinzip der Antizipation und die Prophylaxe von Nebenwirkungen durch Begleitmedikamente.

Das Prinzip der Antizipation bedeutet, dass die nächste Medikamentengabe erfolgen muss, bevor der schmerzstillende Effekt der vorangegangenen Applikation aufgebraucht ist und bevor der Patient glaubt, dass die nächste Analgetikagabe notwendig wird.

Als Variante der oralen Applikation kann die sublinguale Gabe angesehen werden. Sie hat ihren Vorteil, wenn durch Passagehindernisse im Ösophagus oder bei Schluckstörungen Tabletten und Tropfen nicht mehr geschluckt werden können.

Die intranasale Applikation kurz wirksamer, starker Opioide ist möglicherweise eine Methode der Zukunft, um plötzlich auftretende starke Schmerzen schnell zu durchbrechen. Diese Applikationsform ist für starke Opioide noch nicht zugelassen.

Die rektale Gabe von Opioiden ist als passagere Lösung anzusehen, wenn eine orale Medikamenteneinnahme vorübergehend oder definitiv nicht mehr möglich ist. Um die 4-stündliche Einführung von Morphin-Suppositorien zu umgehen, ist es möglich, die Morphin-Retardtabletten in einer Gelatinekapsel rektal zu applizieren. Die Bioverfügbarkeit und der Retardeffekt der Morphintabletten gehen dadurch nicht verloren, so dass ein Zeitintervall von zwölf Stunden eingehalten werden kann.

Die transdermale Applikation von Opioiden mittels Pflaster ist eine sinnvolle Ergänzung und hat ihre Indikationen bei Schluckstörungen, Ileussymptomatik, therapieresistenten Nebenwirkungen oraler Opioide und evtl. vor dem Einsatz invasiver Methoden.

Invasive Verfahren

Nicht-destruktive Methoden

Die Notwendigkeit, eine orale Schmerztherapie abzubrechen, ergibt sich am häufigsten
- bei Schluck- und Passagestörungen (z.B. bei Gesichts- oder Ösophagus- sowie stenosierenden Magen-Darm-Karzinomen
- bei Patienten mit therapie- oder tumorbedingten Begleitsymptomen wie Übelkeit und Erbrechen
- bei unzureichender Analgesie unter der eben noch verträglichen Dosis
- bei nicht mehr tolerablen, dosisabhängigen Nebenwirkungen.

Die subkutane Opioidapplikation [9] ist ein einfaches und sicheres Verfahren, das bei chronischen Schmerzen in Form von Bolusgaben durch das Krankenpflegepersonal oder angeleitete Laien durchgeführt werden kann. Über Pumpensysteme können kontinuierliche Flussraten und eine zusätzliche Bolusgabe bei Durchbruchschmerzen gewährleistet werden. Die Flussrate für die subkutane Applikation sollte jedoch nicht über 5 ml/h liegen. Eine subkutan gelegte Butterflynadel kann 5–7 Tage benutzt werden. Die Umrechnung einer oralen Morphindosis zur subkutanen erfolgt im Verhältnis 2:1 (oral : subkutan) [5].

Die intravenöse Analgetikazufuhr ist immer dann sinnvoll, wenn die Volumina für eine subkutane Gabe zu hoch sind, schmerzhafte Interventionen geplant sind oder eine parenterale Flüssigkeitszufuhr notwendig ist. Für einen längeren Zeitraum ist ein untertunnelter und mit einem Portsystem verbundener zentralvenöser Katheter zweckmäßig.

Bei sehr starken Schmerzen („Schmerznotfall") ist die intravenöse Opioidgabe die Therapie der Wahl; Morphin wird so lange 1–2-mg-weise titriert (in kurzen Abständen), bis eine deutliche Schmerzlinderung eintritt. In dieser Phase muss der Patient intensiv überwacht und die Schmerzreduktion in Relation zu den Nebenwirkungen, wie z.B. abnehmende Vigilanz und Atemfrequenz, beobachtet werden. Anschließend kann auf die orale Gabe umgestellt werden. Die Umrechnung der intravenösen Morphindosis zur oralen verhält sich wie 3:1 (oral : intravenös) [5].

Grundsätzlich sollte die Schmerztherapie für den Patienten einfach gestaltet werden: Nicht die Virtuosität komplizierten Denkens und Handelns ist entscheidend, sondern die einfache, für den Patienten verständliche, nachvollziehbare und erfolgreiche Schmerztherapie.

Wurde bei einem Patienten aufgrund seiner Krankheitssituation eine PEG-Sonde gelegt, können die Analgetika über die PEG-Sonde eingeschwemmt werden. Dabei ist zu beachten, dass die Sonde einen Durchmesser von 15 Charr. haben sollte. Zum Einschwemmen von Granulat sollte man auf keinen Fall Wasser verwenden, sondern eine Sondennahrung nehmen. Anschließend sollte mit Wasser nachgespült werden [5].

Die Entdeckung, dass rückenmarknah [10] und intraventrikulär applizierte Opioide [10] eine gute und lang anhaltende Analgesie bewirken, führte zu periduralen, spinalen und intraventrikulären Kathetertechniken [11]. Indikationen für die Durchführung rückenmarknaher Opioidapplikationen sind eine unzureichende systemische Schmerztherapie, therapieresistente Nebenwirkungen bei systemischer Arzneimittelgabe, eine tumorbedingte Ileussymptomatik oder ein Einsatz als Zeit überbrückende Maßnahme, bis andere Therapieverfahren, wie z.B. Bestrahlung, „gegriffen" haben.

Die Entscheidung, ob bei der rückenmarknahen Opioidgabe die epidurale oder intrathekale Applikation gewählt werden soll, hängt u.a. von der Lebenserwartung des Patienten ab. Liegt diese unter drei Monaten, wird man dem Periduralkatheter den Vorzug geben, bei einer längeren Lebenserwartung ist die Anlage eines intrathekalen Katheters mit subkutanem Portsystem das Verfahren der Wahl. Nachteile des Periduralkatheters sind eine höhere Störanfälligkeit und die mögliche Entstehung von Fibrosierungen, die die Diffusionsverhältnisse verändern oder durch Septierung partiell unwirksam werden können [12].

Vorteilhaft bei dieser Applikationsweise jedoch ist, dass peridural applizierte Opioide mit Lokalanästhetika kombiniert werden können. Dies ist zwar bei intrathekaler Katheterlage ebenfalls möglich, die Risiken der intrathekalen Applikation sind jedoch so hoch zu werten, dass für ein solches Vorgehen eine besonders hohe Kompetenz des durchführenden Arztes gegeben sein muss. Weitere Risiken einer intrathekalen Opioidgabe über Kathetertechniken sind Liquorfistel und aufsteigende Infektionen. Die Gefahr einer Infektion besteht auch bei einer periduralen Opioidgabe; zur Reduktion dieser Komplikation sollte bei längerer Liegezeit der Katheter untertunnelt werden. Die Implantation eines subkutanen Ports mit Anschluss an den Katheter sollte Standard sein, wenn die Indikation für die peridurale Anwendung gegeben ist und die Lebenserwartung des Patienten wenigstens einige Monate beträgt.

Die Tabellen VIII und IX geben Auswahlkriterien für die Implantationstechnik und Applikationsweise sowie Dosisempfehlungen für rückenmarknahe Opioide an. In Tabelle X sind Kontraindikationen und Nebenwirkungen der Applikationsformen aufgeführt:

Tabelle VIII. Auswahlkriterien für die Implantationstechnik und Applikationsweise rückenmarknah verabreichter Opioide.

Lebenserwartung	Technik	Applikation
< 3 Monate	PDK	Bolus oder externe Pumpe mit Dauerinfusion
3–6 Monate	PDK/SK + Portsystem	Bolus oder externe Pumpe mit Dauerinfusion
> 6 Monate	Pumpensystem	Kontinuierliche Gabe

Die intraventrikuläre Opioidgabe kann in Ausnahmefällen indiziert sein. Dies ist der Fall bei unzureichender oraler, parenteraler, periduraler oder spinaler Schmerztherapie und wenn lokale Verfahren nicht erfolgreich waren oder nicht indiziert sind. Nach *Zech* [13] werden die besten Ergebnisse bei Tumoren im Kopf-, Gesichts- und Nackenbereich, bei Weichteilinfiltration der oberen Extremitäten und des oberen Thorax sowie bei diffuser Knochenmetastasierung erzielt. Die initialen Tagesdosen betragen 0,25–0,5 mg (0,1–4 mg) Morphin. Später liegen die Tagesdosen im Mittel bei 10 mg.

Die Nebenwirkungsrate intraventrikulär applizierten Morphins ist relativ hoch; typischerweise sind dies Übelkeit, Erbrechen, Vigilanzstörungen, Halluzinationen, Infektionen, Leckage, Verstopfung des Katheters und v.a. Atemdepression (4 %), besonders in der Einstellungsphase. Die Patienten müssen deswegen initial intensiv überwacht werden.

Nervenblockaden mit Lokalanästhetika spielen bei tumorbedingten Schmerzen eine untergeordnete Rolle. Ihr Stellenwert ist dort gegeben, wo diagnostische Blockaden zur Differenzierung zwischen somatischen und viszeralen Schmerzen beitragen. Darüber hinaus kann eine Blockade mit Lokalanästhetika einen Hinweis darauf geben, ob eine Neurolyse des entsprechenden Gebietes zu einer ausreichenden Schmerzreduktion führen könnte.

Zu den Elektrostimulationsverfahren gehören:
– transkutane elektrische Nervenstimulation (TENS)
– Hinterstrangstimulation (*dorsal column stimulation*, DCS) = epidurale spinale Elektrostimulation (ESES)
– Hirnstimulation (*deep brain stimulation*, DBS).

Alle drei Verfahren haben bei tumorbedingten Schmerzen einen geringen Stellenwert. Bei therapiebedingten Schmerzen (z.B. nach Amputation) oder chronischen nicht-tumorbedingten Schmerzen (z.B. umschriebenen Muskelschmerzen) ist der Einsatz der TENS sinnvoll.

Während die DCS bei Phantom- und Ischämieschmerzen, inkompletten Plexusläsionen und anderen inkompletten Nervenläsionen sowie der sympathischen Reflexdystrophie [10] einen Stellenwert hat, ist die DBS bei inkurablen Gesichtsschmerzen und Deafferenzierungsschmerzen in die therapeutischen Überlegungen mit einzubeziehen [14].

Destruktive Methoden

Die Abnahme der Indikation für invasive, destruktive Techniken ist in der Verbesserung der oralen und rückenmarknahen Schmerztherapie mit Opioiden zu sehen und in der Tatsache, dass neurodestruktive Verfahren
– zeitlich begrenzt wirken,
– nicht immer erfolgreich sind und

Tabelle IX. Rückenmarknahe Applikation von Morphin.

	Bolusdosis [mg]	Wirkdauer [h]
Peridural		
– initial	3–5	12 (1–96)
– später	bis zu 150	
Intrathekal		
– initial	1–2	12 (1–40)
– später	bis zu 50	

Tabelle X. Kontraindikationen und Nebenwirkungen der rückenmarknahen Opioidanalgesie.

Kontraindikationen	
– lokale Infektionen	
– Gerinnungsstörungen	
– spinale Metastasen	
Nebenwirkungen	
– Übelkeit und Erbrechen	17 %
– Miktionsstörungen	10 %
– Juckreiz	1–2 %
– Atemdepression	extrem selten

– zu einem hohen Prozentsatz Nebenwirkungen oder Komplikationen auslösen.

Neurolytische Blockaden werden zur Therapie starker Tumorschmerzen seit über 50 Jahren durchgeführt. Dem Vorteil, durch chemische Unterbindung der Schmerzweiterleitung mit einer einmaligen Behandlung und ohne systemische Nebenwirkungen eine gute Symptomkontrolle zu erzielen, steht eine Reihe von Nachteilen [15] gegenüber:
– Die Wirkung ist lokal begrenzt.
– Die Wirkung ist durch regenerative Prozesse oder Tumorwachstum zeitlich begrenzt. Im Mittel hält eine neurolytische Blockade 3–6 Monate, die Varianz liegt zwischen Stunden und Monaten.
– Es werden gleichermaßen sensible, motorische und vegetative Anteile des Nerven zerstört.
– Nach einer Neurolyse können eine Alkoholneuritis oder durch Deafferenzierung starke, nur schwer zu therapierende Schmerzsyndrome auftreten.

Diese Nachteile haben dazu geführt, dass zunächst mit den am wenigsten invasiven und sichersten Methoden begonnen wird. So kommen nicht-destruktive vor destruktiven Methoden zum Einsatz.
Die Indikation zu einer Neurolyse sollte nur gestellt werden, wenn
– ein fortgeschrittenes Stadium einer Tumorerkrankung vorliegt,
– die Lebenserwartung begrenzt ist (6–12 Monate) und

– andere Verfahren (Pharmakotherapie, Radiatio) erfolglos waren.

Von der Vielzahl möglicher neurolytischer Blockaden haben heute in der Tumorschmerztherapie nur noch wenige Bedeutung, darunter die Neurolyse des Plexus coeliacus.
Eine Neurolyse ist bei viszeralen Oberbauchschmerzen [15] indiziert; d.h. bei Tumoren oder Metastasen im Pankreas, im Magen, der Leber, dem Colon ascendens oder Colon transversum, den Nieren, den Gallenwegen, dem distalen Ösophagus oder bei Lymphomen des Oberbauchs. Die Wirkungsdauer einer Plexus-Coeliacus-Neurolyse beträgt Wochen bis Monate und kann bei Wiederkehren von Schmerzen wiederholt werden. Sind allerdings somatische Strukturen befallen, ist diese Neurolyse allein nicht ausreichend. Neben der Plexus-Coeliacus-Neurolyse gibt es in seltenen Fällen die Indikation zu einer intrathekalen Neurolyse, zur Neurolyse des Grenzstrangs bei viszeralen Schmerzen im Becken und Unterbauch sowie Neurolysen im Trigeminusbereich.
Untersuchungen von *Grond* et al. [15] zum Stellenwert neurolytischer Blockaden bei Tumorpatienten zeigten, dass die Neurolyse des Plexus coeliacus und die intrathekale sakrale Neurolyse bei den meisten Patienten (87 %) nur zu einer mäßigen Schmerzreduktion führten, so dass in der Regel weiterhin eine medikamentöse Schmerztherapie notwendig war. Die Schmerzreduktion war auf 7–36 Tage bei der Coeliacus-Neurolyse bzw. 1–84 Tage bei der Sakralneurolyse begrenzt.
Neben der chemischen Neurolyse mit Alkohol oder Phenol ist auch eine Neurolyse durch Kälteanwendung (Kryoanalgesie) möglich. Bei einer Sondentemperatur von minus 65–80 °C werden bei diesem Verfahren die Nervenfasern bei intakter Nervenmembran zerstört [16]. Die Indikation zu einer Kryoanalgesie kann großzügiger gestellt werden als zu einer chemischen Neurolyse, da eine Restitutio ad integrum eintritt [17].
Die destruktiven neurochirurgischen Verfahren besitzen heute in der Therapie chronischer tumorbedingter Schmerzen nur noch einen geringen Stellenwert:
– In seltenen Fällen ist bei therapieresistenten Schmerzen im Arm (Schädigung des Armplexus nach Ablatio mammae, Pancoast-Tumor u.a.) eine selektive hintere Rhizotomie indiziert, bei der die nozizeptiven Fasern der Hinterwurzel durchtrennt werden.
– Die Chordotomie (Durchtrennung des Tractus spinothalmicus) in Höhe von C_1/C_2 wird zur Schmerzausschaltung in der Schulter-Arm-Region, in Höhe des 3.–5. Brustwirbels zur Therapie von Schmerzen in der unteren Körperhälfte durchgeführt.

Komplikationen (Schlafapnoe, Paresen, Blasenentleerungsstörungen, schmerzhafte Dysästhesien) und häufig nur kurzzeitiger Therapieerfolg haben dazu geführt, dass die neurochirurgischen destruktiven Verfahren eine strenge Indikationsstellung erfordern und nur noch in Einzelfällen zur Anwendung kommen [17].

Adjuvanzien

Antiemetika

40–70% der Patienten mit fortgeschrittener Tumorerkrankung leiden unter Übelkeit oder Erbrechen. Im Gegensatz zur Tumorschmerztherapie gibt es bezüglich Nausea und Emesis keine allgemein anerkannten Leitlinien.
Überlegungen zur Anatomie, Physiologie und Pharmakologie sollen dazu dienen, das Verständnis für eine zielgerichtete Therapie zu verbessern [18].
Für die Auslösung und Vermittlung von Übelkeit und Erbrechen und die Koordination des Brechvorganges sind folgende Organstrukturen bedeutungsvoll:
– Die Chemorezeptoren-Triggerzone; sie liegt in der Area postrema am Boden des IV. Ventrikels, außerhalb der Blut-Hirn-Schranke.
– Das Brechzentrum liegt in der Nähe der Area postrema innerhalb der Blut-Hirn-Schranke.
– Vagale Afferenzen von Chemo- und Mechanozeptoren der Leber und des Darmes
– Vagale Afferenzen von Mechanorezeptoren im Kopf-Hals-Bereich, Thorax, Abdomen und Becken
– der Vestibularapparat
– der zerebrale Kortex

Reizung von Rezeptoren in diesen Organstrukturen (Tabelle X) löst Übelkeit aus und bewirkt Erbrechen. Eine Ausnahme sind die µ-Rezeptoren im Brechzentrum. Reizung dieser µ-Rezeptoren wirkt inhibitorisch auf das Brechzentrum. Normalerweise überwiegt aber die stimulierende Wirkung der Opioide auf die D_2-Rezeptoren in der Chemorezeptoren-Triggerzone mit der Folge, dass Übelkeit nach Opioidgabe auftritt.
Impulse vom Vestibularapparat, Arzneimittel, Toxine und Metaboliten über die Blutzirkulation und die oben beschriebenen vagalen Afferenzen führen zu einer Stimulation der Chemorezeptoren-Triggerzone. Impulse vom Vestibularapparat, vom zerebralen Kortex und von vagalen Afferenzen wirken direkt stimulierend auf das Brechzentrum.

Übelkeit und Erbrechen können durch sehr unterschiedliche Ursachen ausgelöst werden. Dazu gehören:

– gastrointestinale Probleme (z.B. Gastrostase, Obstruktion)
– pharyngeale Ursachen (z.B. Candida-Infektion)
– Arzneimittel (z.B. Opioide, Antiphlogistika, Antibiotika)
– metabolische Ursachen (z.B. Hyperkalzämie, Urämie)
– toxische Ursachen (z.B. Bestrahlung, Chemotherapie)
– Hirnmetastasen
– psychosomatische Ursachen (z.B. Angst)
– Schmerzen.

Allgemeine Grundlagen zur Therapie von Übelkeit und Erbrechen

Wenn möglich, auslösende Ursache beseitigen (z.B. Schmerzen, Hyperkalzämie, erhöhter Hirndruck).

Nicht-medikamentöse Behandlung

– Beseitigung von Geruch durch exulzerierende Tumoren, Dekubitus u.a.
– ruhige Umgebung
– keine Mahlzeiten anbieten, die durch Anblick oder Geruch Übelkeit oder Erbrechen bewirken können
– kleine Mahlzeiten

Symptomatische Therapie

– Antiemetikum der 1. Wahl
  – regelmäßige Gabe
  – Zusatzgaben bei Bedarf
  – initial Applikation rektal, s.c. oder i.v.
  – Dosisanpassung nach 24 Stunden entsprechend des Zusatzbedarfs
– nach 24 bis 48 Stunden evtl. zusätzliches Antiemetikum der II. Wahl
– evtl. zusätzliche adjuvante Substanzen
– Antiemese so lange wie nötig

Bei Kenntnis der blockierenden Wirkung der Antiemetika auf die Rezeptoren kann eine selektive Auswahl der Arzneimittel zur Antiemese erfolgen (s. Tabelle XII).

Tabelle XI. Rezeptoren im Vestibularapparat, in der Chemorezeptoren-Triggerzone, im Brechzentrum und im Magen-Darm-Trakt, die bei Aktivierung oder Blockierung Übelkeit und/oder Erbrechen auslösen oder unterdrücken.

	D_2-Rezeptoren	5-HT_3-Rezeptoren	H_1-Rezeptoren	mACh-Rezeptoren	5-HT_2-Rezeptoren	µ-Rezeptoren	5-HT_4-Rezeptoren
Vestibulär			X	X			
CTZ	X	X					
Brechzentrum	?		X	X	X	X	
Magen-Darm	X	X					X

D_2 = Dopamin-Typ-2-Rezeptoren
5-HT_2 = 5-Hydroxytryptamin-2-Rezeptoren
5-HT_3 = 5-Hydroxytryptamin-3-Rezeporen
5-HT_4 = 5-Hydroxytryptamin-4-Rezeptoren
H_1 = Histamin-Typ-1-Rezeptoren
mACh = muscarinerge Acetylcholinrezeptoren
µ = Mü-Opioid-Rezeptoren

Tabelle XII. Wirkungen ausgewählter Antiemetika auf Rezeptoren des Vestibularapparates, des Brechzentrums, der Chemorezeptoren-Triggerzone und im Magen-Darm-Trakt.

	Rezeptoren					
	D_2-Antagonist	5-HT_3-Antagonist	H_1-Antagonist	mACh-Antagonist	5-HT_2-Antagonist	5-HT_4-Agonist
Cyclizin	ø	ø	++	++	ø	ø
Hyoscin	ø	ø	ø	+++	ø	ø
Haloperidol	+++	ø	ø	ø	ø	ø
Chlorpromazin	++	ø	++	+	ø	ø
Levopromazin	++	ø	+++	++	+++	ø
Metoclopramid	++	(+)	ø	ø	ø	++
Domperidon	++	ø	ø	ø	ø	ø
Ondansetron	ø	+++	ø	ø	ø	ø

Auswahl der Antiemetika mit Bezug auf den mutmaßlichen Wirkort

Zerebraler Kortex

– Benzodiazepine (z.B. Lorazepam)
– Glukokortikoide (z.B. Dexamethason)

Chemorezeptoren-Triggerzone

– D_2-Antagonisten (Haloperidol, Metoclopramid, Domperidon, Phenothiazine)
– 5-HT_3-Antagonisten (Ondansetron)

Brechzentrum

– Anticholinergika (Hyoscin)
– Antihistaminika (Cyclizin)
– D_2-Antagonisten (Haloperidol, Metoclopramid, Domperidon)
– 5-HT_2-Antagonisten (Levopromazin)

Gastrointestinal

Prokinetisch:
– 5-HT_4-Agonisten (Metoclopramid)
– D_2-Antagonisten (Metoclopramid, Domperidon)

Leider ist der bisher einzige rein selektive 5-HT_4-Agonist Cisaprid seit 1998 nicht mehr im Handel.

Blockierend:
– vagale 5-HT_3-Rezeptor-Blockade: 5-HT_3-Antagonisten (Ondansetron)
– antiinflammatorischer Effekt: Glukokortokoide (Dexamethason).

Aus dem bisher Dargestellten können Basisantiemetika abgeleitet werden. Mit Bezug auf den Wirkort sind das folgende Substanzen:
- Metoclopramid: prokinetisch am Darm
- Haloperidol: an der Chemorezeptoren-Triggerzone
- Cyclizin: am Brechzentrum

Ein „Stufenschema" der Antiemese könnte so aussehen [18]:
1) Kausale Behandlung (z.B. Geruchsbeseitigung; Therapie einer Hyperkalzämie)
2) Basismaßnahmen
   (nicht-medikamentöse Behandlung)
      ruhige Umgebung
      kleine Mahlzeiten
      keine Mahlzeiten anbieten, die durch Anblick oder Geruch Übelkeit oder Erbrechen bewirken
3) Rezeptorbezogenes Antiemetikum 1. Wahl
4) Rezeptorbezogenes Antiemetikum 2. Wahl
5) Kombination von 1) – 4)
6) Breitspektrum-Antiemetikum als Ultima Ratio (Levopromazin)

Laxanzien

Obstipation ist bei fortgeschrittener Tumorerkrankung ein häufiges Symptom. Sie kann so hartnäckig sein, dass es manchmal schwieriger ist die Obstipation zu behandeln als den Schmerz [18].
Obstipation ist entweder durch eine verzögerte Darmpassage oder einen gestörten Entleerungsreflex bedingt. Ursachen für eine verzögerte Darmpassage sind u.a. ballaststoffarme Ernährung, Tumoren, Arzneimittel (besonders Opioide). Ein gestörter Defäkationsmechanismus kommt u.a. bei Hämorrhoiden, Analfissuren, Verlust des rektalen Dehnungsreflexes und Schwäche der Bauchpresse vor.

Prophylaxe und Therapie einer Obstipation

1) Basismaßnahmen (bei Tumorpatienten häufig nicht mehr möglich)
   - Anamnese bisheriger Laxanzienanwendung
   - ballaststoffreiche Kost
   - ausreichend Flüssigkeit
   - körperliche Aktivität
2) Laxanzien
   Grundsätzliche Überlegungen:
   - Indikation zur Applikation von Laxanzien bei Therapie mit Codein oder Morphinpräparaten praktisch immer gegeben.
   - Laxanzien regelmäßig geben.
   - Dosis der Laxanzien individuell herausarbeiten.
   Auswahl der Laxanzien:
   - propulsiv wirkende Laxanzien
   - stuhlaufweichende Laxanzien

Substanzgruppen der Laxanzien

Quellstoffe

Quellstoffe sind nur dann hilfreich, wenn ein Patient ausreichend Flüssigkeit trinken kann.

Osmotisch wirksame Laxanzien

Laktulose wirkt am Dickdarm durch Volumenvergrößerung und Peristaltikförderung. Häufigere Nebenwirkungen sind Flatulenz und kolikartige Schmerzen; außerdem empfinden nicht wenige Patienten den süßen Geschmack als unangenehm. Macrogol wird nicht resorbiert und nicht metabolisiert; es führt zu einer dosisabhängigen Erweichung des Stuhles.

Antiresorptiv und hydragog wirkende Laxanzien

Natriumpicosulfat, Bisacodyl und Anthraglykoside haben direkte physiologische Wirkungen, die zur Behebung opioidbedingter Obstipation geeignet sind: Peristaltikförderung am Plexus myentericus, Hemmung der Natrium- und Wasserresorption und vermehrte Wasser- und Elektrolytabgabe in das Darmlumen.

Gleitmittel

Paraffin wirkt durch Wasseranreicherung stuhlaufweichend.

Laxanzien mit Wirkung auf den Defäkationsreflex

Suppositorien zur Stuhlaufweichung (Glyzerin) oder Peristaltikförderung (Bisacodyl).

Weitere Maßnahmen (Klysmen, Einläufe, manuelle Ausräumung) sind notwendig, wenn die oralen Laxanzien entweder nicht indiziert oder nicht ausreichend wirksam sind.
Amidotrizoesäure (Gastrografin®) ist ein hyperosmolares, jodhaltiges Röntgenkontrastmittel mit star-

Tabelle XIII.

Körpergewicht [kg]	Morphinlösung [mg/4 h]	Morphinsulfat-Tabletten Morphinhydrochlorid-Tropfen [mg/4 h]	Metamizol [mg/4 h]	[Tropfen/4 h]
10	1–2	2,5	25– 50	1– 2
20	2–4	2,5–5,0	75–250	3–10
30	3–6	5,0–7,5	125–375	5–15
40	4–10	5,0–10,0	175–500	7–20
50	5–20	7,5–20,0	200–625	8–25

kem osmotischen Effekt, wasserbindend und ausgeprägt laxativ wirksam. Es wird bei uns nur in Ausnahmefällen verwendet, um eine Defäkation wieder in Gang zu bringen. Dosis: 30–100 ml oral.
Neostigmin (Prostigmin®) und Ceruletid (Takus®), jeweils intravenös appliziert, kommen im Rahmen der Palliativmedizin nur selten zum Einsatz.
Ein medikamentöses „*Stufenschema der Laxanzientherapie*" bei Opioidgabe kann wie folgt aussehen:
1) Laxoberal® 10–20 Tropfen; wenn kein Erfolg
2) Obstinol® mild und/oder Liquidepur® bzw. Colonorm® (je 1–2 Esslöffel);
3) zusätzlich zu 2) Dulcolax® Suppositorium; wenn kein Erfolg
4) zusätzlich zu 2) und 3) ein Mikroklysma und/oder ein Einlauf;
5) in Extremfällen: Gastrografin 50–100 ml oral;
6) wenn notwendig, manuelle Ausräumung.

Schmerztherapie bei Kindern

Häufige Ursachen *tumorbedingter* Schmerzen bei Kindern sind ossäre Nozizeptorschmerzen, neuropathische Schmerzen durch Nerveninfiltration und Kopfschmerzen durch Hirndrucksteigerung. *Therapiebedingte* Schmerzen sind z.B. eine Mukositis als Folge von Knochenmarktransplantation, Phantomschmerzen nach Amputation und Neuropathie nach Chemotherapie und Radiatio.
Zur Erfassung der Schmerzintensität kommen bis zum 5. Lebensjahr am ehesten die Fremdbeurteilung durch Erfassen von Kreislaufparametern, emotionalem Verhalten (wie Weinen und Erregungszustände) und Körpersprache zum Tragen. Ab dem 5. Lebensjahr können die Smiley-Skala und ab dem 7. Lebensjahr die visuelle Analogskala (VAS) oder die Numerische Ratingskala (NRS) verwendet werden.
Für die Schmerztherapie bei Kindern gelten prinzipiell die gleichen Regeln, wie sie zuvor für Erwachsene dargestellt wurden (d.h. Zeitschema, individuelle Dosis, individuelle Dosisanpassung, Prinzip der Antizipation). Der Unterschied zur Schmerztherapie bei Erwachsenen liegt darin, dass zu Beginn der Schmerztherapie bei Kindern die Medikamente nach dem Körpergewicht gegeben werden. Auch bei Kindern ist bei entsprechender Schmerzursache und Schmerzsymptomatik der Einsatz opioid- und nicht-opioidhaltiger Analgetika entweder allein oder auch in Kombination sinnvoll und möglich.
Für die Schmerzeinstellung bieten die Morphinlösung oder die Morphintropfen Vorteile, da sie in sehr feiner Abstufung gegeben werden können. Für die initiale orale Analgetikagabe können die in Tabelle XIII angegebenen Dosierungen als Richtlinien gelten.
Die individuelle Dosisfindung erfolgt anschließend durch das Ausmaß der Schmerzreduktion. Die so gefundene Tagesdosis der Morphinlösung, der Morphintropfen oder der schnell löslichen Morphinsulfat-Tablette kann dann als Morphin-Retardtablette im Verhältnis 1:1 gegeben werden.
Der Arbeitskreis „Tumorschmerz" der Deutschen Gesellschaft zum Studium des Schmerzes (DGSS) hat in Zusammenarbeit mit der Deutschen Gesellschaft für Palliativmedizin (DGP) u.a. folgende Empfehlungen ausgesprochen:
– Paracetamol (oral/rektal): 10–15 mg/kgKG alle 4–6 Std.
– Ibuprofen (oral/rektal): 5–10 mg/kgKG alle 6–8 Std.
– Tramadol Retard (oral): 1,0–2,0 mg/kgKG alle (8)–12 Std.

Opioide und Fahrtüchtigkeit

Das Straßenverkehrsgesetz und die Straßenverkehrszulassungsordnung enthalten die Vorschriften, welche die Zulassung und Eignung zum Fahren eines Kraftfahrzeuges regeln. Die Fahreignung einer Person kann durch charakterliche Verhaltensweisen, aber auch durch gesundheitliche Probleme in Frage gestellt werden.
Nach § 315 und § 316 StGB wird bestraft, der „im Verkehr ein Fahrzeug führt und infolge des Genusses

alkoholischer Getränke oder anderer berauschender Mittel nicht in der Lage ist, das Fahrzeug sicher zu führen".

Der Bundesgerichtshof (BGH) hat 1997 entschieden, dass dies Substanzen sind, die in ihren Auswirkungen denen des Alkohols vergleichbar sind und die das Hemmungsvermögen sowie die intellektuellen und motorischen Fähigkeiten beeinflussen. Unter alkoholähnlichen Rauschzuständen beim Menschen sind Störungen des Hemmungs-, Wahrnehmungs-, Reaktionsvermögens und der Motorik zu verstehen [19].

Die Fahrtauglichkeit und Verkehrszuverlässigkeit können durch standardisierte Untersuchungstechniken erfasst werden (z.B. Wahl-Reaktionstest, Tracking-Test, Reaktionstest DR 2, reaktiver Dauerbelastbarkeitstest RST 3, Aufmerksamkeit unter Monotonie).

Bei der Therapie mit Opioiden ist zwischen akuter und chronischer Einnahme zu unterscheiden. Es ist gut dokumentiert, dass die kurzfristige Einnahme von Opioiden bei gesunden, schmerzfreien Probanden zu einer Abnahme der Leistungsfähigkeit und Vigilanz führt und die Probanden im psycho-physischen Test schlechter als die Kontrollgruppen abschneiden. So zeigten sich eine verlängerte Reaktionszeit, eingeschränkte Muskelkoordination, Defizite in der Aufmerksamkeit und im Kurzzeitgedächtnis.

Die Frage, ob die Fahrtüchtigkeit bei gut kontrollierter Langzeittherapie mit Opioiden bei Patienten mit tumor- wie nicht-tumorbedingten Schmerzen beeinträchtigt wird, wird in der Literatur nicht eindeutig geklärt. Während einige Autoren das Führen eines Kraftfahrzeuges bei laufender Opioideinnahme grundsätzlich ablehnen, sehen andere es als nicht gerechtfertigt an, eine generelle Fahruntauglichkeit auszusprechen.

Gegenwärtig kann folgendes Vorgehen empfohlen werden:
– Vor Beginn einer Therapie Aufklärung des Patienten u.a. mit dem Hinweis auf straßenverkehrsrelevante Beeinträchtigung durch die Opioide
– Dokumentation der Aufklärung
– Absolute Fahruntüchtigkeit besteht in der Einstellungsphase, bei Dosisänderungen, bei Opioidwechsel; bei Verschlechterung des Allgemeinzustandes durch Fortschreiten der Tumorerkrankung, bei unkontrolliertem Beigebrauch von zusätzlich vigilanzverändernden Substanzen.
– Therapiekontrolle mit Dokumentation des Krankheitsverlaufes, der Therapie, der Nebenwirkungen, Leistungsfähigkeit, des Fahrverbotes, der eventuellen Fahrerlaubnis und der Aufklärung.

Von einem Fahrverbot kann Abstand genommen werden:

– nach der Einstellungsphase mit stabiler Opioiddosis
– bei guter Schmerzreduktion
– wenn keine straßenverkehrsbeeinträchtigenden Nebenwirkungen bestehen

Im Zweifelsfall ist der Patient einer Leistungsprüfung zu unterziehen.

Betäubungsmittelverschreibungsverordnung

Zum 19.01.2001 ist das 15. BtMÄndG [20] der Betäubungsmittelverschreibungsverordnung (BtMVV) in Kraft getreten. Wenn auch diese neue BtMVV nicht dem Wunsch vieler Schmerztherapeuten nach völliger Liberalisierung der Betäubungsmittelverschreibung Rechnung getragen hat, so ist ein weiterer wichtiger Schritt in die richtige Richtung gemacht worden. Auch der niedergelassene Arzt hat jetzt die Möglichkeit, Patienten mit Tumorschmerzen adäquat und ohne allzu großen Aufwand zu therapieren.

Für die Verordnung von Betäubungsmitteln sind weiterhin die bisher gebräuchlichen BtM-Rezepte erforderlich.

Wichtige Hinweise zur Verschreibung von Betäubungsmitteln

– Es gibt festgesetzte Höchstmengen der Betäubungsmittel für den Bedarf von bis zu 30 Tagen (s. Tabelle XIV).
– Auf einem BtM-Rezept dürfen zwei Betäubungsmittel verschrieben werden.
– Angaben, die bereits in der Arzneimittelbezeichnung enthalten sind, müssen nicht wiederholt werden.
– Die Wiederholung der angegebenen Stückzahl in Worten auf dem BtM-Rezept und BtM-Anforderungsschein ist nicht mehr nötig.
– Anstelle einer Gebrauchsanweisung mit Einzel- und Tagesangabe des verordneten Betäubungsmittels kann der Vermerk „gemäß schriftlicher Anweisung" (gem. schriftl. Anw.) erfolgen, wenn dem Patienten eine schriftliche Gebrauchsanweisung – immer zu empfehlen! – übergeben wurde.
– In begründeten Einzelfällen darf der Arzt für einen Patienten, der in seiner Dauerbehandlung steht,
  – die für Betäubungsmittel festgesetzten Mengen überschreiten bzw.
  – Betäubungsmittel für einen längeren Zeitraum als 30 Tage rezeptieren.

Das Betäubungsmittelrezept muss in diesem Fall mit (A) gekennzeichnet werden (muss nicht hand-

Tabelle XIV. Auswahl einiger Betäubungsmittel mit Höchstverschreibungsmengen.

Freiname	Handelsname	Höchstmengen für den Bedarf bis zu 30 Tagen
Buprenorphin	Temgesic®	150 mg
Fentanyl	Fentanyl-Janssen®	1000 mg
Hydromorphon	Dilaudid®, Palladon®	5000 mg
Levomethadon	L-Polamidon®	1500 mg
Morphin	MST Continus®, MST® Retard-Granulat, MST Mundipharma®, Sevredol®, MSR Mundipharma®, MSI Mundipharma®, Morphin Merck®	20000 mg
Oxycodon	Oxygesic®	15000 mg
Pentazocin	Fortral®	15000 mg
Pethidin	Dolantin®	10000 mg
Piritramid	Dipidolor®	6000 mg

schriftlich sein). Die früher notwendige Meldung an die zuständige Landesbehörde ist entfallen.
- Im Notfall ist die Verschreibung von BtM-Präparaten auf einem Normalrezept oder einem anderen Blatt Papier mit dem Vermerk „Notfallverschreibung" möglich. Das BtM-Rezept muss innerhalb eines Tages mit der Kennzeichnung „N" nachgereicht werden.
- Apotheker dürfen Betäubungsmittelrezepte, die einen erkennbaren Irrtum enthalten, unleserlich oder unvollständig sind, nach Rücksprache mit dem verschreibenden Arzt ändern. Fehlende Angaben zur Person können durch den Apotheker ergänzt werden, wenn der Überbringer des Betäubungsmittelrezeptes diese Angaben nachweist oder glaubhaft versichert.
- Sollte eine Rücksprache mit dem Arzt nicht möglich sein, dürfen fehlerhafte BtM-Rezepte ganz oder teilweise vom Apotheker beliefert werden, wenn ein dringender Fall vorliegt.
- Für seinen Praxisbedarf kann der Arzt Betäubungsmittel bis zu der Menge eines durchschnittlichen 2-Wochen-Bedarfs, mindestens jedoch die kleinste Packungsgröße verschreiben.
- Im Zusammenhang mit der Verordnung von Betäubungsmitteln führt nach der neuen BtMVV erst der Nachweis von Leichtfertigkeit im Sinne eines besonders starken Grades von Fahrlässigkeit zu einer strafrechtlichen Verfolgung.

Angaben auf dem Betäubungsmittelrezept

Vom Arzt oder Personal handschriftlich oder maschinell auszufüllen:
- Arzneimittelbezeichnung und – soweit dadurch nicht eindeutig bestimmt – die Bezeichnung und Gewichtsmenge des enthaltenen Betäubungsmittels; zusätzlich die Menge des Arzneimittels in Gramm, Millilitern oder Stückzahl
- Gebrauchsanweisung mit Einzel- und Tagesangabe oder – im Fall, dass dem Patienten eine schriftliche Gebrauchsanweisung übergeben wurde – der Vermerk „gem. schriftl. Anw."
- Name, Vorname und Anschrift des Patienten
- Ausstellungsdatum
- Name, Berufsbezeichnung, vollständige Anschrift und Telefon-Nummer des verschreibenden Arztes
- gegebenenfalls der Vermerk „Praxisbedarf" anstelle der Punkte 2) und 3).

Vom Arzt handschriftlich:
- Eigenhändige Unterschrift des verschreibenden Arztes; im Vertretungsfall darüber hinaus „In Vertretung" (i.V.).

Die Teile I und II des BtM-Rezeptes sind zur Vorlage in der Apotheke bestimmt; der Teil III muss von dem verschreibenden Arzt drei Jahre lang aufbewahrt werden.

Schmerzen in der Finalphase

Der Weltärztebund hat mit seiner 1990 herausgegebenen Erklärung eine klare Aussage gemacht, die uns Ärzte dazu verpflichtet, sich intensiv mit dem Sterbeprozess und der Dynamik von Schmerzen im Sterbeprozess auseinanderzusetzen. In dieser Erklärung heißt es u.a.:
- Der Arzt muss sich der Dynamik von Schmerzen bewusst sein.
- Alle Anstrengungen müssen darauf gerichtet sein, Leiden zu lindern.
- Die Behandlung muss auf die individuellen Bedürfnisse des Patienten abgestimmt sein und den bestmöglichen Zustand des Wohlbefindens herbeiführen.
- Der Arzt muss die Wirksamkeit, die Wirkungsdauer und Nebenwirkungen der verfügbaren Analgetika kennen, um die richtige Auswahl, Dosierung, Verabreichungsart und -häufigkeit treffen zu können, damit ein Höchstmaß an Schmerzfreiheit für den Patienten sichergestellt werden kann.

90 % der auf unserer Palliativstation verstorbenen Patienten benötigten in der Finalphase (den letzten 3 Tagen vor dem Tod) starke Opioide. Bei einem Drittel der Patienten musste bei Ansteigen der Schmerzintensität die Morphindosis erhöht werden. Bei 20 % der Patienten sahen wir die Notwendigkeit, die Schmerzmitteldosis zu reduzieren.

Wenn möglich, sollten die Arzneimittel bis zum Tod enteral gegeben werden. Ist dies nicht mehr möglich (Patient nicht ansprechbar, klagt über Dysphagie, Übelkeit, Erbrechen, Obstruktion), erfolgt die Schmerztherapie in Anlehnung an die orale Äquivalenzdosis parenteral. Etwa die Hälfte der bei uns verstorbenen Patienten erhielt die Analgetika intravenös, ein Drittel subkutan und weniger als 5 % peridural oder spinal. Eine enterale Applikation war bei ca. 20 % der Patienten möglich.

Literatur

1. Arbeitsgemeinschaft Bevölkerungsbezogenes Krebsregister in Deutschland in Zusammenarbeit mit Robert Koch Institut (2004) Krebs in Deutschland Häufigkeiten und Trends; 4. Auflage
2. Bonica JJ, Loeser JD, Chapman CR, Fordyce WE (1990) The Management of Pain. Lea & Febinger, Philadelphia, London
3. Twycross R (1994) Pain relief in advanced cancer. Churchill Livingstone, Edinburgh
4. WHO Expert Committee Report (1990) Cancer pain relief and palliative care. Technical report series No. 804, World Health Organization, Geneva
5. Klaschik E (2006) Schmerztherapie und Symptomkontrolle in der Palliativmedizin. In: Husebö S, Klaschik E. Palliativmedizin. 4. Aufl., Springer Verlag, Berlin, Heidelberg, New York: 203308
6. Hildebrandt J (1994) Therapie chronischer Schmerzen. Jungjohann Verlagsgesellschaft, Neckarsulm
7. Clemens KE, Klaschik E (2007) Clinical experience with transdermal and orally administered opioids in palliative care patients a retrospective study. Jpn J Clin Oncol 37(4):302309
8. Klaschik E, Clemens KE (2005) Opioide in der Tumorschmerztherapie. Wirksamkeit und Nebenwirkungen. Schmerz 19(5):395400, 402403
9. Cools HJM, Berkhout AMM, de Bock GH (1996) Subcutaneous morphine infusion by syringe driver for terminally ill patients. Age Ageing 25: 206–208
10. Yaksh TL (1996) Intrathekal and epidural opiates: A review. In: Campbell JN (ed) Pain 1996 – An update review. IASP Press, Seattle: 381–393
11. Müller H (2001) Spinale Opioidanalgetika. In: Zenz M, Jurna I (Hrsg) Lehrbuch der Schmerztherapie. 2. Aufl., Wissenschaftliche Verlagsgesellschaft mbH Stuttgart: 441–456
12. Mercandante S (1999) Problems of long-term spinal opioid treatment in advanced cancer patients. Pain 79: 1–13
13. Zech D, Grond S, Lehmann KA (1995) Transdermales Fentanyl zur Behandlung von Tumorschmerzen. Dtsch Ärzteblatt 92: 2554–2561
14. Winkelmüller W (1992) Neurostimulation: Einführung in die Thematik. Der Schmerz 6 (Suppl 1): 26
15. Grond S, Zech D (1992) Aktuelle Strategien in der Behandlung von Tumorschmerzen. Med Klinik 87/4: 198–206
16. Lloyd JW, Barnard JDW, Glynn CJ (1976) Cyroanalgesia: a new approach to pain relief. Lancet II: 932–934
17. Zech D, Schug SA, Grond S (1992) Therapiekompendium Tumorschmerz und Symptomkontrolle. Perimed-Spitta, Erlangen
18. Clemens KE, Klaschik E (2007) Übelkeit, Erbrechen und Obstipation in der palliativen Situation. Dtsch Ärzteblatt 104(5): A 269278
19. Strumpf M, Köhler A, Dertwinkel R, Donner B (1997) Opioide und Fahrtüchtigkeit. Schmerz 11: 233–240
20. Bundesministerium für Gesundheit und Soziale Sicherung (2001) Betäubungsmittel-Verschreibungsverordnung – BtMVV. Verordnung über das Verschreiben, die Abgabe und den Nachweis des Verbleibs von Betäubungsmitteln. Fassung der Bekanntmachung vom 16.9.1993 (BGBl. I S. 1637); zuletzt geändert durch das 15. BtMÄndG vom 19.1.2001 (BGBl. I S. 1180)

M. Poser,
M. R. Nowrousian

Mukositis und Diarrhö

Symptome und Auswirkungen

Eine Mukositis ist eine häufige Komplikation bei Tumorpatienten. Sie führt zu teilweise sehr schmerzhaften Ulzerationen vor allem der Mundschleimhaut, aber auch der Speiseröhre und des gesamten Gastrointestinaltraktes.

> Die Folgen reichen von einer erschwerten bis unmöglichen Nahrungsaufnahme und einer gestörten Resorption von Nahrung und Medikamenten bis zu massiven Eiweiß-, Flüssigkeits- und Elektrolytverlusten bei Diarrhöen. Im Extremfall kann eine vollständige parenterale Versorgung der Patienten erforderlich werden.

Die klinische Einteilung des Schweregrades der oralen Manifestationen erfolgt z.B. nach WHO (Tab. I). Es finden sich Rötungen, Erosionen und Ulzerationen der Schleimhaut. Die Einschränkung der Nahrungsaufnahme führt zu einer deutlichen Einschränkung der Lebensqualität und hat Einfluss auf den Ernährungs- und Allgemeinzustand des Patienten. In schweren Fällen führt dies zur Hospitalisation mit parenteraler Ernährung und systemischer Analgesie. Ein großes Risiko für den Patienten stellt die gestörte Schleimhautbarriere dar. Durch die offenen Wundflächen und die nahezu in allen Fällen eintretende Superinfektion kommt es zum Eindringen von pathogenen Keimen. Dies kann vor allem bei schwer immungeschwächten Patienten z.B. in der Neutropeniephase zu lebensbedrohlichen systemischen Infektionen führen.

Durch die oben genannten Faktoren kann eine Mukositis zu einer dosislimitierenden oder therapieverzögernden Komplikation werden. Sie kann damit ein Risiko für den Erfolg der antitumoralen Therapie sein.

Im Jahr 1998 wurde die *„Mucositis Study Section"* innerhalb der *Multinational Association for Supportive Care in Cancer and the International Society for Oral Oncology* (MASC/ISOO) gegründet, um durch eine systematische Auswertung der Literatur zu evidenzbasierten Empfehlungen zu gelangen. Ein Expertengremium aus 36 Mitgliedern aus unterschiedlichen Ländern und Berufen hat bis zum Jahr 2002 die internationale Literatur aus den Jahren 1966 bis 2001 ausgewertet. Die so entstandenen Empfehlungen werden seither jährlich überprüft und alle drei Jahre aktualisiert [1]. Sie sind im Internet unter www.mascc.org einsehbar. Die letzte Aktualisierung aus dem Jahre 2006 ist in die in diesem Kapitel gemachten Empfehlungen eingeflossen.

Ursachen

Zu den häufigsten Auslösern einer Mukositis gehören eine zytostatische Chemotherapie und Radiotherapie. Darüber hinaus können Viren, Pilze und Bakterien eine Mukositis auslösen oder durch Sekundärinfektion unterhalten und verschlimmern.

Radiotherapie

(Siehe hierzu Kapitel „Unerwünschte Wirkungen im Behandlungskonzept der Strahlentherapie" in diesem Buch)

Tabelle I. Schweregrade der Mukositis nach WHO.

Grad	Symptome
0	keine
1	Rötungen, Wundsein, keine Ulzeration
2	Rötungen, Wundsein, geringe Ulzeration, feste Nahrung möglich
3	Ulzera, flüssige Kost erforderlich
4	parenterale Ernährung erforderlich

Chemotherapie

Die Häufigkeit einer oralen Mukositis unter einer konventionellen zytostatischen Chemotherapie liegt bei etwa 40%. Patienten nach Hochdosischemotherapie und Stammzelltransplantation oder kombinierter Radiochemotherapie im Kopf-Hals-Bereich entwickeln in bis zu 100% eine Stomatitis [2].

> In der Hälfte der Fälle macht die Schwere der Mukositis eine parenterale Analgesie und/oder eine Änderung des geplanten Chemotherapieregimes erforderlich [3].

Die Läsionen treten meistens bereits kurze Zeit nach Beginn der Therapie auf und haben am 7. bis 10. Tag ihre maximale Ausprägung. Je nach Schwere der Schleimhautschäden und zusätzlicher Faktoren wie der Dauer der Neutropenie nimmt die Heilung etwa ein bis zwei Wochen in Anspruch.

Die Häufigkeit und Schwere der Chemotherapie-induzierten Mukositis hängen vom Typ, der Dosierung und den Applikationsmodalitäten der verwendeten Zytostatika ab. Zytostatika mit besonders ausgeprägter Mukotoxizität sind 5-Fluorouracil (5-FU), Methotrexat (MTX), Anthrazykline, Etoposid, Melphalan, Cytarabin, Taxane und Cyclophosphamid.

Pathophysiologie

Die hohe Empfindlichkeit der Schleimhäute gegenüber Radio- und Chemotherapie erklärt sich durch die hohe Zellproliferation. Es kommt zu einer Schädigung der Basalzellen der Mukosa, die dadurch nicht mehr in der Lage sind, den durch Destruktion oder Exfoliation entstandenen Verlust zu kompensieren. Die vollständige Erneuerung des Schleimhautepithels der Mundschleimhaut erfordert bei Gesunden 9 bis 16 Tage. Nach Schädigung der Basalzellen kommt es daher nach ein bis zwei Wochen zur maximalen Ausprägung der Schleimhautzerstörung und nach ein bis zwei weiteren Wochen zur Abheilung. Der Verlauf der Mukositis kann in vier Phasen unterteilt werden:
– inflammatorisch-vaskuläre Phase
– epitheliale Phase
– ulzerative/bakteriologische Phase
– Heilungsphase

In der inflammatorisch-vaskulären Phase werden kurz nach Beginn der zytostatischen Therapie Zytokine im Epithel freigesetzt, die in der Lage sind, das Gewebe zu schädigen (z.B. Tumornekrosefaktor) und eine reaktive Steigerung der subepithelialen Vaskularisierung herbeizuführen (z.B. Interleukin 1). Letzteres kann die Konzentration der toxischen Zytostatika in der Schleimhaut weiter erhöhen.

In der epithelialen Phase findet eine Hemmung der Proliferation der Basalzellen statt, wodurch die Schleimhaut atrophisch wird und Ulzerationen entstehen. Diese werden durch Mikrotraumen beim Essen gefördert.

Die ulzerative/bakteriologische Phase ist gekennzeichnet durch schmerzhafte, lokalisierte oder konfluierende Erosionen der Schleimhaut, die häufig von fibrinösen Pseudomembranen belegt und einer Mischflora von Erregern infiziert sind. Meist sind hier gramnegative Keime beteiligt. Diese produzieren Endotoxine und führen wiederum zu einer lokalen Freisetzung von gewebeschädigenden Zytokinen, die die Heilung verzögern. Die ulzerative/bakteriologische Phase ist die für den Patienten unangenehmste und gefährlichste Phase der Mukositis. Da sie zeitlich meist mit der Neutropenie zusammenfällt, können sich leicht Superinfektionen entwickeln, die zum Ausgangspunkt lebensgefährlicher systemischer Infektionen werden.

Die sich anschließende Heilungsphase ist gekennzeichnet durch eine Erneuerung der Schleimhaut, bedingt durch eine Normalisierung der Proliferation der Basalzellen und Etablierung einer normalen mikrobiellen Standortflora [4, 5].

Risikofaktoren

Prädisponierende Faktoren für die Entwicklung einer Mukositis sind ein reduzierter Ernährungszustand, bestehende dentale oder parodontale Erkrankungen, Xerostomie, mangelnde Mundhygiene und Neutropenie. Das Alter ist ebenfalls von Bedeutung. So entwickeln jüngere Patienten (< 20 Jahren) häufiger eine Mukositis. Dies ist am ehesten auf eine höhere Proliferationsrate ihrer Schleimhautzellen zurückzuführen. Ältere Patienten sind wiederum gefährdet durch eine häufig eingeschränkte Nierenfunktion und dadurch langsamere Elimination der Zytostatika. Einfluss hat auch die zugrunde liegende maligne Erkrankung, z.B. durch leukämische Infiltration der Gingiva im Falle einer akuten myelomonozytären oder monozytären Leukämie. Generell kann gesagt werden, dass Patienten mit hämatologischen Neoplasien häufiger eine Mukositis entwickeln als solche mit soliden Tumoren. Wichtig sind auch, wie bereits erwähnt, Typ, Dosierung, und Applikationsmodalität der Chemotherapie. Protrahierte Infusionen von Zytostatika, insbesondere Antimetaboliten, hochdosierte Chemotherapien, Radiotherapie des Kopfes und Halses, Ganz- und Halbkörperbestrahlung sowie kombinierte Radiochemotherapie müssen als besondere Risikofaktoren angesehen werden [5, 6] (Tab. II).

Prophylaxe

Eine ganze Reihe unterschiedlicher Substanzen und Maßnahmen wurde bereits auf ihre prophylaktische Wirkung gegen Chemo- oder Radiotherapie-induzierte Mukositis untersucht (Tab. III). Man kann sie gemäß ihrer bekannten oder vermuteten Wirkmechanismen in vier Gruppen unterteilen:
- Beeinflussung der Pharmakokinetik oder des zytotoxischen Effektes der Zytostatika
- Beeinflussung der proliferativen Aktivität der Mukosazellen
- antimikrobielle Medikamente
- antiulzerative Substanzen

Die Mehrzahl der Ergebnisse aus Untersuchungen zur Wirksamkeit dieser Substanzen sind negativ oder widersprüchlich oder stammen von kleinen Patientenzahlen und aus unkontrollierten Studien, so dass auch positive Ergebnisse zunächst weiter überprüft werden müssen [7–64]. Zudem wird die Interpretation der Ergebnisse dadurch erschwert, dass häufig sehr unterschiedliche Endpunkte verwendet wurden und die Definitionen der Schweregrade nicht einheitlich waren.

Allgemeine und spezielle Maßnahmen bei Chemotherapie

Die Sanierung der Zähne und die konsequente Mundhygiene durch vorsichtiges Bürsten der Zähne und häufige Spülungen des Mundes stellen die Basisprophylaxe gegen eine Chemotherapie-induzierte Mukositis dar (Tab. IV) [43, 44]. Die Ergebnisse der Spülungen mit Chlorhexidin sind widersprüchlich [45, 48, 49, 65] und lassen keine sichere Schlussfolgerung zu. Konsequente Spülungen mit physiologischer Kochsalzlösung oder Salbeetee dürften wahrscheinlich genauso effektiv sein. Jedenfalls sollte Chlorhexidin nicht zusammen mit Nystatin eingesetzt werden, da bei dieser Kombination die Effizienz von Nystatin durch Präzipitation mit Chlorhexidin verloren geht [64].

Bei renaler Dysfunktion können bereits konventionelle Dosen von MTX zu schweren Toxizitäten führen, da das Medikament bis zu 80 % in unveränderter Form über die Niere ausgeschieden wird. In hohen Dosen kann MTX im sauren Urin der Tubuli präzipitieren und so selbst eine akute Niereninsuffizienz mit Anstieg von Harnstoff-Stickstoff und Kreatinin im Serum sowie Abnahme des Urinvolumens verursachen. Die Folgen sind eine verzögerte Ausscheidung des Medikaments, ein Anstieg seiner Konzentration im Plasma und eine dadurch bedingte Steigerung seiner Myelosuppression und Mukotoxizität. Hochdosiertes MTX darf deshalb nur unter bestimmten Voraussetzungen und mit adäquater Hydratation und Alkalisierung des Urins verabfolgt werden (Tab. V). Myelosuppression und Mukotoxizität des hochdosierten MTX sind einerseits direkte toxische Effekte und damit abhängig von der verabfolgten Dosis, andererseits hängen sie mit der prolongierten Exposition (> 48 Stunden) des Knochenmarks und der Schleimhäute zusammen. Sie können durch die systemische Applikation von Kalziumfolinat („Leucovorin") als MTX-Antidot reduziert oder vermieden werden. Der Beginn dieser als Leucovorin-„Rescue" bezeichneten Maßnahme hängt von der Applikationsmodalität des hoch dosierten MTX ab. Im Falle einer 24-stündigen Infusion des Medikaments wird ab Stunde 36 bis 42 nach Behandlungsbeginn mit Leucovorin begonnen. Die Dosierung von Leucovorin richtet sich nach den MTX-Konzentrationen im Plasma [7, 66] (Tab. VI). Trotz Leucovorin entwickelt ein Teil der Patienten eine schwere Myelosuppression und Mukositis. *In-vitro*-Untersuchungen

Tabelle II. Risikofaktoren für die Entwicklung einer Stomatitis.

Patientenbezogene Faktoren:
– reduzierter Ernährungszustand
– bestehende dentale oder parodontale Erkrankungen, Xerostomie
– mangelhafte Mundhygiene
– Neutropenie
– jugendliches Alter (< 20 Jahre)
– Niereninsuffizienz bei Verwendung renal ausgeschiedener Zytostatika
Tumorbezogene Faktoren:
– hämatologische Neoplasie
– Tumorinfiltration der Mundschleimhaut
Therapiebezogene Faktoren:
– Radiotherapie im Kopf-Hals-Bereich, insbesondere hyperfraktioniert oder in Kombination mit Chemotherapie
– Ganzkörperbestrahlung
– protrahierte Infusion von Zytostatika, insbesondere Antimetaboliten
– hochdosierte Chemotherapie

zeigen, dass der „Rescue"-Effekt von Kalziumfolinat von dem Verhältnis seiner Konzentration zu der Konzentration von MTX abhängt. Liegt die MTX-Konzentration bei < 0,1 µmol/l, reicht eine äquimolare Konzentration von Kalziumfolinat aus, um die Toxizität der Substanz komplett zu beheben. Steigt die MTX-Konzentration über diese Grenze, werden zunehmend höhere Kalziumfolinatkonzentrationen benötigt, um den „Rescue"-Effekt zu erreichen [68]. Die kritische Rolle der Kalziumfolinatdosis im Verhältnis zur MTX-Konzentration hat sich auch in klinischen Studien bestätigt (s.a. Tab. VI)

Eine Maßnahme, die bei der Therapie mit 5-FU eine Reduktion der Mukositis bewirkt, ist die als Kryotherapie bezeichnete Kühlung des Mundes mit Eiswür-

Tabelle III. Ergebnisse klinischer Studien zur Prophylaxe der Mukositis nach Chemo- oder Radiotherapie.

Medikament	Nach	Effekt	Literatur
Beeinflussung der Pharmakokinetik			
Kryotherapie	CT (5-FU, HD-Melphalan)	+R/+/+	70, 9, 10
Allopurinol (topisch)	CT (5-FU)	+/+/-R	11-3
Propanthelin p.o.	SZT (HD-Etoposid)	+R/+	8, 15
Leucovorin (systemisch)	CT (HD-Methotrexat)	+	7
Leucovorin-Hyaluronidase (topisch)	CT (HD-Methotrexat)	0	16
Pilocarpin p.o.	RT (Xerostomie)	+R/+R/+	17-19
Beeinflussung der Mukosazellen			
Beta-Carotin (topisch)	CRT	+	20
Glutamin (systemisch)	CT	0R/+ R	21-23
Prostaglandin E (topisch)	RT, CT, SZT	+, +, 0R-HSV	38-40
Silbernitrat (topisch)	RT	+/-	41, 42
Amifostin (systemisch)	RT (Xerostomie)	+/+R	86, 87
GM-CSF (systemisch)	CT, RT	0/+/+R	24-27
	SZT	+/+R/0R-GVHD	28-30
GM-CSF (topisch)	RT	+	31
G-CSF (systemisch)	CT, SZT	+/+/0R/0R	32-36
G-CSF (topisch)	CT	+R	37
KGF-1 (systemisch)	CT, RT, SZT	+	82
KGF-2 (systemisch)	CT, RT, SZT	+	85
Mundhygiene, antimikrobielle Substanzen			
Sanierung der Zähne und Mundhygiene	CT	+/+	43, 44
Chlorhexidinglukonat (topisch)	SZT, CT, RT	+/+R/0, 0, 0/(-)R	45-51
Polymyxin + Tobramycin +			
Amphotericin B (topisch)	RT	+/+R/+R	52-55
Kamillenextrakt (topisch)	CT	+/0R	56, 57
Antiulzerative Substanzen			
Sucralfat (topisch)	RT, CT	0R/0R, +R/0R	58-71
Pentoxiphyllin (topisch)	CT	0R	62
Azelastin (topisch)	RCT	+	63

CT = Chemotherapie, RT = Radiotherapie, SZT = Stammzelltransplantation, HD = hoch dosiert, + = positiver Effekt, 0 = kein Effekt, – = negativer Effekt, R = randomisierte Studie, HSV/GVHD = Herpes-simplex-Virus bzw. „Graft-versus-Host-Disease" häufiger aufgetreten.

feln. In einer randomisierten Studie hat eine während der Behandlung mit 5-FU durchgeführte 30-minütige Kühlung zu einer 50%igen Reduktion der Mukositishäufigkeit geführt [70]. In einer weiteren randomisierten Studie hat eine Verlängerung der Zeit auf 60 Minuten keinen zusätzlichen Effekt gezeigt [71]. Der Wirkmechanismus der Kryotherapie dürfte eine Vasokonstriktion und eine dadurch bedingte Minderung der 5-FU-Konzentration in der Schleimhaut sein. Sie kann deshalb nur dann wirken, wenn sie parallel zu 5-FU durchgeführt wird. Aus diesem Grunde eignet sie sich nur zur Prophylaxe der Mukositis bei Kurzinfusionen von 5-FU. Zu erwähnen ist, dass in den genannten Studien trotz der oralen Kryotherapie ca. 40 % der Patienten eine Mukositis entwickelten [70, 71]. Die Kryotherapie hat sich auch bei der Therapie mit hoch dosiertem Melphalan als wirksam erwiesen, nicht jedoch bei MTX [9, 10, 72, 73]. Zu ihrer Durchführung eignen sich Eiskugeln, die aus Obstsäften, wie z.B. Apfel- oder Ananassaft, oder Tee hergestellt worden sind. Sie müssen permanent ersetzt werden, bevor sie im Mund völlig geschmolzen sind. Während der Kühlung sind Zahnprothesen zu entfernen.

Auch bei der hoch dosierten Therapie mit Etoposid ist die Mukositis eine häufige und dosislimitierende Nebenwirkung [74]. Ob diese Toxizität durch eine Sekretion des Zytostatikums im Speichel zustande kommt oder verstärkt wird, ist offen. Dennoch haben zwei Studien mit der anticholinergen Substanz Propanthelin, welches die Speichelsekretion herabsetzt und eine Xerostomie verursacht, einen positiven Effekt gezeigt [8, 27]. In Deutschland ist Propanthelin jedoch nicht zugelassen und auch nicht verfügbar. Ob andere Anticholinergika auch effektiv sind, ist nicht bekannt.

Die orale Anwendung von Glutamin zeigte in einer Studie eine erhöhte Rate an Tumorrezidiven und kann daher nicht empfohlen werden [75].

Gebrauch von Wachstumsfaktoren

Von der systemischen oder topischen Anwendung von G-CSF oder GM-CSF wurden positive prophylaktische Effekte gegen die Chemotherapie-induzier-

Tabelle IV. Prophylaxe der Mukositis.

Basisprogramm
– prätherapeutische Sanierung der Zähne
– konsequente Mundhygiene während der Behandlung
Chemotherapie
– hoch dosiertes Methotrexat: Leucovorin-„Rescue"
– 5-Fluorouracil-Kurzinfusion: Kryoprophylaxe mit Eiswürfeln
– hoch dosiertes Melphalan: Kryoprophylaxe mit Eiswürfeln
– Etoposid: Propanthelin p.o.
– schwere und lang anhaltende Immunsuppression oder Neutropenie: evtl. Aciclovir bei seropositiven Patienten für Herpes-Simplex-Virus
Radiotherapie
– Mukositis
– evtl. Pastillen aus Polymyxin E, Tobramycin und Amphotericin B
– Xerostomie
– Pilocarpin p.o. oder
– Amifostin i.v.

Tabelle V. Voraussetzungen und Durchführung der Therapie mit hoch dosiertem Methotrexat und Leucovorin-„Rescue".

Serumkreatinin und -bilirubin sowie Kreatinin-Clearance im Normbereich, bei renaler oder hepatischer Dysfunktion entsprechende Dosisreduktionen erforderlich
Kein bedeutendes drittes Kompartiment (Aszites, Pleuraerguss usw.)
Hydratation und Alkalisierung des Urins (pH > 7,2) 12 h vor, während und 24 h nach MTX: Wenn möglich 3 l/m² (z.B. 5%ige Glucoselösung + 40 mval Natriumbicarbonat/l + 20 mval Kaliumchlorid/l), forcierte Diurese mit 2 x 40 mg Furosemid (Lasix®)/d i.v., fortlaufende pH-Kontrolle des Urins, bei pH < 7,2 Steigerung der Alkalisierung mit Natriumbicarbonat oder Kalium-Natriumhydrogencitrat (Uralyt U®)
Kontrolle des Serumkreatinins 24 h nach MTX-Beginn
Bei MTX als 24-h-lnfusion: Kontrollen des MTX-Spiegels ab Stunde 24 alle 6 h und Beginn der Leucovorin®-"Rescue" ab Stunde 42 (s. Tab. VI). Bei angestiegenem Kreatinin oder irregulär hohem MTX-Spiegel in Stunde 24 Leucovorin®-"Rescue" ab Stunde 36, wenn zu diesem Zeitpunkt irregulär hoher MTX-Spiegel (s. Tab. VI)
Bei Überdosierung, Nierenversagen oder protrahiertem Spiegelverlauf Carboxypeptidase G2 zur sofortigen Senkung des MTX-Spiegels; wenn Carboxypeptidase G2 nicht verfügbar, Hämoperfusion über Aktivkohle und sequenzielle Hämodialyse
Carboxypeptidase G2 hydrolysiert MTX rasch zu untoxischen Metaboliten [82, 83]. Im Notfall ist die Substanz erhältlich in der Med. Klinik III, Univ.-Klinikum Benjamin Franklin, Berlin, Tel. 0 30/8445-0, Fax: 0 30/84 45 45 58, Dr. S. Schwartz, Prof. Dr. E. Thiel

te Mukositis berichtet. Die Ergebnisse der Studien sind jedoch nicht ausreichend, um eine sichere Beurteilung zu erlauben [6, 33, 76–79]. In den aktuellen Empfehlungen der MASCC/ISOO wird daher die Anwendung von GM-CSF als Mundspülung bei Patienten mit Stammzelltransplantation ausdrücklich nicht mehr empfohlen (s. Tab. IV) [80, 81].

Ein neuer und gut untersuchter Therapieansatz ist der Einsatz von Keratinozyten-Wachstumsfaktoren (Keratinocyte Growth Factor, rHu-KGF-1 und -2), die mit Hilfe rekombinanter DNA-Technologie in *Escherichia coli* hergestellt werden. Sie binden an spezifische Oberflächenrezeptoren der Epithelzellen und induzieren deren Proliferation und Differenzierung. Auf diese Weise schützen KGF vor den toxischen Wirkungen der Chemotherapie und fördern die Heilung der angegriffenen Schleimhaut. KGF-1 ist in Deutschland unter dem Namen Palifermin (Kepivance®) zugelassen zur Prophylaxe der oralen Mukositis bei Patienten, die eine Hochdosischemotherapie mit autologer Stammzelltransplantation erhalten. KGF konnte in einer doppelblinden, randomisierten Studie die Inzidenz, Dauer und Schwere einer oralen Mukositis im Vergleich zur Placebo-Gruppe reduzieren [82]. 212 Patienten mit Lymphomen und Leukämien erhielten 60 μg/kgKG/d Palifermin oder Placebo über drei Tage vor einer myeloablativen Therapie mit Ganzkörperbestrahlung (12 Gy) und Hochdosischemotherapie (Etoposid 60 mg/kg und Cyclophosphamid 100 mg/kg) sowie drei Tage nach Transplantation von autologen hämatopoetischen Stammzellen. In der KGF-Guppe erlitten signifikant weniger Patienten eine orale Mukositis vom WHO-Grad 3 oder 4 als in der Placebo-Gruppe (63 vs. 98%) [82]. Darüber hinaus war die Dauer der Stomatitiden in der Verum-Gruppe signifikant kürzer (3,7 vs. 10,4 Tage) und die Patienten benötigten weniger parenterale analgetische Medikation. Auch neutropenisches Fieber trat unter KGF-1 seltener auf, was die Autoren auf die verbesserte Schleimhautbarriere zurückführten. Das Medikament war gut verträglich. Die berichteten Nebenwirkungen – Hautrötung, Juckreiz, Ödeme und Geschmacksveränderungen – waren leicht bis mäßig ausgeprägt und betrafen, wie bei einem epithelialen Wachstumsfaktor zu erwarten, hauptsächlich die Haut bzw. Schleimhaut. In den Überlebenskurven beider Gruppen zeigte sich kein Unterschied.

Palifermin ist damit die erste Substanz, die in den Empfehlungen der MASCC/ISOO als „*Level I evidence, Grade A recommendation*" ausdrücklich empfohlen wird [1]. Aufgrund der viel versprechenden Ergebnisse in der Zulassungsstudie wurde das Präparat inzwischen zur Prophylaxe einer Stomatitis bei einer größeren Zahl Patienten mit unterschiedlichsten Erkrankungen angewendet und diese Erfahrun-

Tabelle VI. Leucovorin-„Rescue" bei hoch dosiertem Methotrexat (MTX).

Nach Beginn der 24-h-MTX-Infusion	MTX-Spiegel [μmol/l]	Leucovorin-Dosis
Regulärer Verlauf des MTX-Spiegels[1]:		
Stunde 24	= oder < 150	
Stunde 36	< 3	
Stunde 42	= oder < 1	30 mg/m² i.v.
Stunde 48	= oder < 0,4	15 mg/m² i.v., 2 x alle 6 h
Irregulärer Verlauf des MTX-Spiegels[2]:		
Stunde 42	> 1 oder	Leucovorin, alle 6 h i.v. bis MTX-Spiegel < 0,25 pmol/l
Stunde 48	> 0,4	Dosierung je nach MTX-Spiegel, wie unten aufgeführt
	> 5	75 mg/m i.v.
	> 4–5	60 mg/m² i.v.
	> 3–4	45 mg/m² i.v.
	> 2–3	30 mg/m² i.v.
	> 1–2	

[1] Nach *Reiter* et al. [84]
[2] Ab Stunde 24 alle 6 h MTX-Spiegel bestimmen und Leucovorin je nach MTX-Spiegel, wie in der Tabelle aufgeführt, dosieren. Bei i.v. Anwendung von Leucovorin sollte wegen des Kalziumgehaltes eine Infusionsgeschwindigkeit von 160 mg/min nicht überschritten werden.

gen in einer Reihe von Einzelfallberichten veröffentlicht [83, 84]. Eine Ausweitung der Indikation sollte jedoch erst nach Durchführung weiterer klinischer Studien erfolgen, da über die Wirkung des Wachstumsfaktors auf solide (z.B. KGF-Rezeptor exprimierende) Tumoren oder Langzeiteffekte bisher wenig bekannt ist.

Ein weiterer Keratinozyten-Wachstumsfaktor ist das KGF-2. Es ist dem KGF-1 sehr ähnlich und zeigte in einer vorläufigen Auswertung einer Phase-I/II-Studie an 42 Patienten mit Stammzelltransplantation eine Reduktion der Mukositis und gute Verträglichkeit [85]. Das endgültige Ergebnis dieser sowie weiterer Studien steht noch aus.

Prophylaktische Maßnahmen bei Radiotherapie

(Siehe hierzu Kapitel „Wirkungsmechanismus und Akuttoxizität der Zytostatika" in diesem Buch).

Therapie

Die Therapie der Mukositis besteht im Wesentlichen aus Pflege des Mundes und des Rachens, ausreichender und adäquater Ernährung und, je nach Bedarf, topischer Applikation von Anästhetika oder systemischer Gabe von Analgetika (Tab. VIII).

Mundpflege

Zur Pflege des Mundes sind engmaschig – d.h. alle 3 bis 4 Stunden – Spülungen notwendig, die am besten mit physiologischer Kochsalzlösung oder Salbeitee durchgeführt werden. Nekrotisches Material sollte vorsichtig abgetragen werden, evtl. mit Hilfe von verdünntem und frisch zubereitetem Wasserstoffperoxid (1- bis 3%ig), das durch Freisetzung von Sauerstoffblasen antimikrobiell wirkt und eine bessere mechanische Reinigung erlaubt. Wasserstoffperoxid sollte allerdings nicht verwendet werden, wenn Ulzerationen vorliegen, da es durch seinen oxidativen Effekt die Granulation des Gewebes und damit die Heilung verzögert. Spülungen mit Chlorhexidin sind bei einer bereits bestehenden Mukositis nicht zu empfehlen, da ihr Effekt nicht gesichert ist und sie zusätzlich das Gewebe reizen können. Bei einer Mukositis sollten Zahnprothesen entfernt werden, um Druckstellen zu vermeiden und das Wachstum von Bakterien und Pilzen nicht zu begünstigen [6].

Schleimhautschützende oder heilende Maßnahmen

Es gibt eine Reihe von Substanzen, die bei einer Mukositis zum Schutz der Schleimhaut oder zur Linderung von Schmerzen empfohlen werden. Die meisten von ihnen sind in ihrer Effizienz nicht eingehend

Tabelle VII. Behandlung der Mukositis.

Mundhygiene
– Mundspülungen mit physiologischer Kochsalzlösung oder Salbeitee, mindestens alle 3 bis 4 Stunden
– vorsichtiges Entfernen von nekrotischem Material (evtl. mit Hilfe von H_2O_2 wenn keine Ulzeration besteht)
– Entfernung von Zahnprothesen
Ernährung
– gekochte, weiche Speisen, möglichst breiige Speisen oder Saucen
– keine sauren, salzigen oder zu scharf gewürzten Speisen
– keine säurehaltigen Getränke, Benutzung eines Trinkhalms
– ausreichende Kalorien- und Flüssigkeitszufuhr
– erforderlichenfalls parenterale Ernährung
– kein Rauchen, kein Alkohol
Analgesie
– in leichten Fällen topische Anwendung eines Anästhetikums, z.B. Lidocain
– in schweren Fällen systemische Analgesie mit z.B. intravenösem Morphin, am besten nach dem Prinzip der patientenkontrollierten Analgesie (PCA)
Therapie von Sekundärinfektionen
– bei Herpes-simplex-Virus systemische Applikation von Aciclovir oder Foscarnet
– bei Zytomegalievirus Ganciclovir
– bei Candida albicans topische Applikation von Nystatin oder Amphotericin B, in refraktären Fällen systemische Gabe von Fluconazol oder Amphotericin B
– bei Bakterien Breitbandantibiotikum mit Wirkung u.a. auch gegen Anaerobier

überprüft worden. Klinische Studien gibt es über einige schleimhautbedeckende Medikamente wie Sucralfat, Magnesiumhydroxid und Hydroxypropylzellulosefilme sowie einige Substanzen bzw. Maßnahmen, die die Wundheilung fördern sollen, wie z.B. Vitamin E, Natriumalginat und weiche Laserstrahlen (Helium-Neon-Laser). Die Letzteren versprechen Erfolge, die jedoch stark vom behandelnden Arzt abhängig sind. Die Anwendung sollte daher nur an spezialisierten Zentren mit ausreichender Erfahrung erfolgen [86–88].

Von den schleimhautbedeckenden Substanzen ist die Effizienz von Sucralfat als orale Suspension nicht sicher und es wird daher nicht empfohlen [28, 89, 90]. Magnesiumhydroxid als 7,5%ige visköse Lösung reduziert zwar die orale Azidität, löst Schleim und kann evtl. auch Schmerzen lindern, seine routinemäßige Anwendung ist jedoch nicht zu empfehlen, da es zu einer exzessiven Trockenheit der Schleimhaut führt [6]. Eine Präparation von Hydroxyzellulose als Gel zusammen mit 15 % Benzocainhydrochlorid hat bei ulzerativer Mukositis einen über drei Stunden anhaltenden schmerzlindernden Effekt gezeigt, allerdings in einer kleinen und nicht kontrollierten Studie [91, 92]. Es gibt auch eine Reihe anderer schleimhautbedeckender Substanzen wie Kaopectat, Orabase, Diphenhydramin oder orale Antazida, die mit oder ohne Anästhetikumzusatz verwendet werden. Verwendet werden auch Mischungen wie die „magische Mundwäsche", die aus Magnesiumhydroxid, Aluminiumhydroxid, Diphenhydramin und viskösem Lidocain besteht, oder das „Mucoat", das sich aus Nystatin, Lidocain, Solucortef, Sucralfat und Altasirup (Flavoring) als Suspension zusammensetzt. Es gibt allerdings keine klinischen Daten, die die Effizienz dieser Substanzen bzw. Mixturen bestätigen [6].

Ernährung

Ein entscheidender Faktor in der Behandlung der Mukositis ist die diätetische Versorgung des Patienten, die den Verhältnissen angepasst und kalorienreich sein muss. Die Nahrung sollte so zubereitet werden, dass der Patient nicht oder nur wenig kauen muss und die Schleimhaut nicht gereizt wird (s. Tab. VII). Sollte eine orale Nahrungsaufnahme nicht in ausreichendem Maß möglich sein, muss eine parenterale Ernährung erfolgen.

Schmerzbehandlung

Es gibt wenige klinische Studien über die topische Anwendung von Anästhetika bei Mukositis. Generell gilt die Regel, dass Suspensionen besser geeignet sind für diffuse Mukositis, während Substanzenauftragungen geeigneter sind für lokalisierte Ulzerationen. Ein häufig verwendetes Anästhetikum ist das Lidocain. Lidocainlösungen können eine deutliche Linderung der Schmerzen bewirken. Sie haben allerdings den Nachteil, dass sie wegen ihrer kurzen Wirkdauer häufig verwendet werden müssen und zudem einen unangenehmen Geschmack besitzen. Außerdem verursachen sie nicht selten eine so starke lokale Anästhesie, dass die Gefahr einer sekundären traumatischen Ulzeration besteht [93]. Dennoch hat sich die topische Anwendung einer viskösen Lidocain-Lösung in einer vergleichenden Studie bewährt [94]. Zur Anwendung kommt häufig eine 2%ige visköse Lösung, die 2- bis 3-mal täglich in einer Dosierung von zwei Teelöffeln zur Spülung des Mundes gegeben wird.

> In schweren Fällen von Mukositis helfen Diätmodifikationen, topische Anwendung von Anästhetika oder anderen Substanzen wenig. Dem Patienten kann hier nur durch parenterale Ernährung und systemische Analgesie, mit z.B. intravenösem Morphin, geholfen werden.

Die systemische Analgesie sollte nicht als Bolusinjektion „nach Bedarf" erfolgen, sondern als Dauermedikation, am besten nach dem Prinzip der patientenkontrollierten Analgesie (PCA). Hierbei bestimmt der Patient selbst in Abhängigkeit von seinen Schmerzen und in einem vorgegebenen Rahmen Häufigkeit und Dosierung des Analgetikums. Die PCA hat sich in zwei kontrollierten Studien gegenüber der konventionellen kontinuierlichen Gabe des Analgetikums als überlegen erwiesen [95, 96].

Behandlung von Sekundärinfektionen

Sekundärinfektionen der Mukositis hängen im Wesentlichen mit dem myelosuppressiven Effekt der Chemotherapie zusammen. Sie entwickeln sich meist in der Phase der schweren Neutropenie, d.h. 10 bis 14 Tage nach Chemotherapiebeginn, und sind Ausgangspunkt für 25–50 % der Septikämien und fast alle Fällen von systemischer Candidiasis in dieser Phase [97]. Das Spektrum der Erreger, die an Sekundärinfektionen der Mukositis beteiligt sein können, umfasst Viren, Pilze und Bakterien.

Virale Infektionen

Zu den viralen Erregern der Sekundärinfektionen gehören Herpes-Simplex-Virus (HSV), Zytomegalievirus, Varizella Zoster und Epstein-Barr-Virus. Besonders häufig sind Infektionen mit HSV. Bei Patienten, die nach Chemotherapie eine Mukositis entwickeln, ist dieses Virus in 37–68 % der Fälle bei Untersuchungen der Schleimhautläsionen nachweisbar [6]. Besonders prädisponiert sind seropositive Patienten, vor allem Patienten mit allogener Knochenmarktransplantation und Patienten mit akuter Leukämie während der Remissionsinduktion, bei denen es in 70–80 % der Fälle zu einer Reaktivierung des HSV kommt. Hier sollte während der neutropenischen Phase eine Prophylaxe mit Aciclovir (3 × 5 mg/kg/d i.v. oder 2 × 800 mg/d p.o.) erwogen werden. Seronegative Patienten bedürfen wegen der geringen Häufigkeit der Infektion keiner Prophylaxe [98–101]. Ein Kennzeichen der HSV-assoziierten Mukositis ist, dass sie schwerer verläuft und länger dauert als die Mukositis ohne HSV. Die Ulzera sind im Allgemeinen größer und schmerzhafter und heilen langsamer ab. Da Bläschen oft fehlen, kann eine Differenzierung gegenüber der Chemotherapie-induzierten Mukositis schwer sein. Diagnostisch hinweisend sind eine positive HSV-Anamnese, Läsionen an der Lippe oder Nase sowie besonders schmerzhafte und von einer gelblichen Membran bedeckte Ulzera. Oft sind jedoch serologische Tests notwendig, um die Diagnose zu sichern. Die Therapie der HSV-assoziierten Mukositis bei immunsupprimierten oder schwer neutropenischen Patienten besteht aus einer 7-tägigen intravenösen Gabe von Aciclovir in einer Dosierung von 5 mg/kg alle 8 Stunden. Bei resistenten Virenstämmen ist eine Therapie mit Foscarnet als Alternative möglich. Die Läsionen heilen im Allgemeinen innerhalb von 7 bis 10 Tagen ab. Eine topische Anwendung von Aciclovir ist nur bei äußeren Läsionen effektiv und selbst hier weniger wirksam als die systemische Applikation des Medikaments [6].

Pilzinfektionen

Mikrobiologische Untersuchungen der Mundhöhle bei Patienten mit malignen Erkrankungen haben gezeigt, dass in 57–89 % der Fälle Candida spp. nachweisbar sind. Besonders häufig sind Infektionen mit *Candida albicans* bei Patienten mit Radiotherapie, Chemotherapie oder Kortikosteroiden. Sie manifestieren sich als weiße, abstreifbare Plaques an der Schleimhautoberfläche und sind eine Gefahrenquelle für systemische Infektionen, wenn es sich um Superinfektionen der Mukositis bei immunsupprimierten oder neutropenischen Patienten handelt. Eine orale Candidiasis lässt sich im Allgemeinen durch eine topische Applikation von Nystatin- oder Amphotericin-B-Suspension erfolgreich behandeln. In refraktären oder schweren Fällen jedoch muss eine systemische Behandlung mit z.B. Fluconazol (200–400 mg/d, 7 Tage) oder anderen Antimykotika erfolgen. Fluconazol kann auch zur Prophylaxe einer oropharyngealen Candidiasis eingesetzt werden, dies ist jedoch wegen der Selektion von resistenten Candida spp. nicht zu empfehlen.

> Nicht zu empfehlen ist auch eine topische Prophylaxe mit Nystatin wegen unzureichender Wirksamkeit [6].

Bakterielle Infektionen

Bakterielle Superinfektionen der Mukositis sind meist Mischinfektionen. Die häufigsten Erreger sind gramnegative Stäbchen (*E. coli*, *Pseudomonas*, *Enterobacter*, *Serratia*, Klebsiellen) und Anaerobier. Bei ulzerativer Mukositis muss auch mit alpha-hämolysierenden Streptokokken gerechnet werden, die eine Bakteriämie und eine disseminierte Infektion mit Beteiligung von Lunge, Haut und ZNS sowie einen septischen Schock verursachen können. An Streptokokkeninfektionen sind häufig auch andere Erreger, insbesondere Koagulase-negative Staphylokokken und gramnegative Bakterien beteiligt. Insgesamt lässt die polymikrobielle Natur der Superinfektionen der Mukositis oft keine sichere Zuordnung der Erreger zu.

Ein klinischer Hinweis auf eine bakterielle Superinfektion können Weichteilschwellungen oder peridontale Schmerzen und Fieber sein, In diesen Fällen ist eine antibiotische Therapie mit einem breiten Wirkspektrum, welches auch die Anaerobier erfasst, erforderlich. Häufige Spülungen des Mundes und des Rachens mit z.B. physiologischer Kochsalzlösung und vorsichtige Abtragung des devitalisierten Gewebes können hilfreich sein [5, 6].

Durch die Behandlung der Sekundärinfektionen (s. Tab. VII) wird verhindert, dass diese sich lokal oder systemisch ausbreiten und zu einer Verschlechterung der Mukositis bzw. Entwicklung von lebensbedrohlichen Infektionen führen.

Diarrhö

Bei Patienten mit malignen Erkrankungen ist die Diarrhö eine häufige Komplikation, die oft das Befinden und die Lebensqualität erheblich beeinträchtigt und in schweren Fällen auch das Leben bedroht. Sie kann aber auch zu Dosisreduktionen, Unterbrechungen oder sogar Abbruch der antitumoralen Therapie führen und so die Ergebnisse der Behandlung verschlechtern. Um eine Diarrhö rasch abklären und adäquat behandeln zu können, müssen die Anamnese genau erhoben, evtl. Zusammenhänge zu der malignen Erkrankung oder ihrer Therapie herausgestellt und die Schwere des Durchfalls richtig eingeschätzt werden (Tab. VIII). Wichtig sind Fragen nach Beginn und Dauer des Durchfalls, Häufigkeit, Konsistenz und Volumen des Stuhls, Gewichtsverlust, abdominellen Krämpfen, Fieber und Blut im Stuhl. Wichtig ist auch eine sorgfältige körperliche Untersuchung. Eine trockene Zunge, reduzierter Hautturgor, hoher Puls und niedriger Blutdruck sind Zeichen eines größeren Flüssigkeitsverlustes. An Laboruntersuchungen sollten Blutbild, Differentialblutbild, Kreatinin, Elektrolyte und Gesamteiweiß im Serum bestimmt werden, um die Neutrophilenzahl und die Auswirkungen des Durchfalls auf die Nierenfunktion, Elektrolythaushalt und Eiweiß beurteilen zu können. Eine mikrobiologische Untersuchung des Stuhls sollte ebenfalls erfolgen, insbesondere, wenn Bauchkrämpfe, Fieber oder Blutbeimengungen bestehen.

> Die pathophysiologischen Mechanismen der Diarrhö können je nach Ursache variieren. Im Wesentlichen sind sie Folge der Irritationen oder Schädigungen der Schleimhaut und stellen funktionelle Beeinträchtigungen der Sekretion, Absorption und der Motilität des Darmes dar. Die Diarrhö kann mit der malignen Erkrankung selbst, ihrer Therapie oder einer aufgepfropften Infektion zusammenhängen.

Tabelle VIII. Schweregrade der Diarrhö nach NCI.

Schweregrad	Symptome
0	keine
1	Stuhlgang 2–3 ×/Tag[a]
2	Stuhlgang 4–6 ×/Tag[a] oder nächtliche Stuhlgänge oder moderate Krämpfe
3	Stuhlgang 7–9 ×/Tag[a] oder Inkontinenz oder schwere Krämpfe
4	Stuhlgang > 10 ×/Tag[a] oder Inkontinenz oder schwere Krämpfe

[a]: Anstieg über die Zahl vor dem Durchfall
NCI = *National Cancer Institute* der USA

Tumorbedingte Diarrhö

Maligne Erkrankungen des Dickdarms können mit einer exsudativen Diarrhö einhergehen. Differentialdiagnostisch kommt bei einer solchen Diarrhö auch eine infektiöse Ursache in Frage. Finden sich im Stuhl keine Erreger, müssen eine Koloskopie und im Falle eines Tumors eine chirurgische Behandlung erfolgen. Besonders häufig kommt die Diarrhö bei hormonell aktiven neuroendokrinen Tumoren vor. Sie wird verursacht durch Peptide, die von den Tumorzellen freigesetzt werden, den Transport von Wasser und Elektrolyten negativ beeinflussen und zu einer Anhäufung der Darmflüssigkeit und einer dadurch bedingten Diarrhö führen [102]. Zu diesen Tumoren gehören Karzinoid, medulläres Schilddrüsenkarzinom und systemische Mastozytose sowie Tumoren, die mit dem sog. pankreatisch-endokrinen Tumorsyndrom (PET) einhergehen, wie z.B. Gastrinom, VIPome, Glukagonom oder Somatostatinom. Mit Ausnahme der systemischen Mastozytose werden diese Tumoren primär chirurgisch behandelt. In ca. 50 % der Fälle ist dieses Vorgehen jedoch wegen bereits bestehender Metastasen nicht möglich.

Hier kann die Diarrhö, je nach Tumor, in 50–85 % der Fälle mit dem Somatostatin-Analogon Octreotid erfolgreich behandelt werden. Dabei sind auch vereinzelt objektive Remissionen des Tumors beobachtet worden. Die Dosierung von Octreotid (Sandostatin®) richtet sich nach der Schwere des Durchfalls und liegt bei 100–150 µg s.c., 2–3 ×/d [103–105]. Beim Karzinoid ist eine symptomatische Therapie auch mit Interferon-alpha 2 möglich, das in 70 % der Fälle Erfolge verspricht, aber mit Nebenwirkungen behaftet ist. Objektive Remissionen oder Stillstand des Tumorwachstums werden in 15 % bzw. 39 % der Fälle beobachtet. Die Dosierung von Interferon-alpha 2 (Roferon® u.a.) liegt bei 2–5 Millionen IE/m² s.c. 3–7 ×/Wo. Häufig werden Dosierungen von 3 oder 5 Millionen IE s.c., 3 ×/Wo. gegeben [106–114]. Von den 5-HT$_3$ Ondansetron oder Tropisetron und dem α$_2$-Rezeptoragonisten Clonidin wird berichtet, dass sie ebenfalls die gastrointestinalen Symptome des Karzinoids reduzieren [115, 116]. Die Zahl der bisher behandelten Patienten ist jedoch zu klein, um eine sichere Aussage machen zu können.

Therapiebedingte Diarrhö

Chirurgie

Schwere Diarrhöen können nach Resektion von Teilen des Darmes, insbesondere Hemikolektomie rechts, vorkommen. Die Ursache ist die limitierte

Kapazität des verbliebenen Dickdarms, die anfallende Flüssigkeitsmenge zu verarbeiten. Eine gesteigerte Freisetzung von intestinalen Hormonen scheint ebenfalls eine Rolle zu spielen [117]. Die Therapie besteht in erster Linie aus einer ausreichenden Nahrungs- und Flüssigkeitssubstitution, die je nach Bedarf oral oder intravenös erfolgen muss. Eine Reduktion der intestinalen Motilität kann durch Gabe von Codeinphosphat oder Loperamid (Imodium®) vor den Mahlzeiten erreicht werden. Eine weitere therapeutische Möglichkeit ist die Reduktion der gastrointestinalen Sekretion durch Octreotid, das in der Lage ist, die erforderliche Flüssigkeitssubstitution zu senken und die Lebensqualität des Patienten zu verbessern. Von Octreotid (Sandostatin®) werden 50 μg s.c. 2 ×/d gegeben [117–119].

Chemotherapie, GVHD

Diarrhö ist eine häufige Begleiterscheinung der nach allogener Knochenmarktransplantation auftretenden „Graft versus Host Disease" (GVHD) und eine häufige Komplikation der Chemotherapie, insbesondere bei Behandlung mit 5-FU, Capecitabin, CPT-11 oder Cisplatin sowie hochdosiertem Cyclophosphamid oder Etoposid. Etwa 40 % der Patienten, die mit hochdosiertem Leucovorin und 5-FU behandelt werden, entwickeln eine Diarrhö, und bei 52 % dieser Patienten ist nicht nur eine Dosisreduktion, sondern auch eine Hospitalisierung und Flüssigkeitssubstitution erforderlich. Die Rate der Patienten, die an schwerem Durchfall versterben, wird mit 5 % angegeben [120]. Die Häufigkeit der Durchfälle bei der Behandlung mit Capecitabin ist in etwa vergleichbar mit der von protrahierten Infusionen von 5-FU [121]. Bei CPT-11 ist die Diarrhö der dosislimitierende Faktor und meist auch die Ursache der Hospitalisierung der Patienten. Höhere Dosen (> 350 mg/m^2) von CPT-11 können nur unter der Voraussetzung verabreicht werden, dass bei ersten Anzeichen eines Durchfalls eine intensive Therapie mit Loperamid erfolgt (Tab. IX) [121]. Trotz dieser Therapie entwickeln 9–30 % der Patienten, die mit einer Dosis von 500 mg/m^2 CPT-11 behandelt werden, eine schwere Diarrhö [120, 122–128]. Dabei handelt es sich um die sog. späte Diarrhö, die ab dem 2. bis zum 14. Tag, meist jedoch um den 11. Tag nach der Infusion von CPT-11 auftritt und 2 bis 7 Tage anhält. Es gibt aber auch die frühe Diarrhö, die bereits während der Infusion von CPT-11 oder innerhalb der ersten 24 h danach auftritt und mit der Aktivität des Medikaments gegen Cholinesterase zusammenhängt. Sie ist im Allgemeinen leicht bis moderat, kann manchmal aber auch schwer verlaufen. Ihre Behandlung besteht aus 0,25–0,5 mg Atropin s.c. oder i.v. [121].

Die Behandlung der Chemotherapie-induzierten Diarrhö (CID) besteht aus einem diätetischen und einem medikamentösen Teil. Bei dem ersten handelt es sich um diätetische Maßnahmen, die eine Verschlimmerung des Durchfalls verhindern oder seine Besserung fördern (Tab. X). In schweren Fällen handelt es sich auch um die Substitution von Flüssigkeit und Elektrolyten und erforderlichenfalls Eiweiß. Der medikamentöse Teil hat das Ziel, die Darmsekretion zu senken, die Resorption zu fördern, die Motilität zu normalisieren und die normale mikrobielle Flora wiederherzustellen. Wichtig ist, dass der Patient nicht längere Zeit ohne eine effektive Therapie und, im Falle der Persistenz der Diarrhö, ohne eine Abklärung bleibt. Je nach Schwere des Durchfalls muss spätestens 24 bis 48 Stunden nach Beginn des Durchfalls eine Hospitalisierung erfolgen.

In der Behandlung der CID werden die Opioide Diphenoxylat und Loperamid häufig verwendet. Sie reduzieren den Durchfall dadurch, dass sie die Peristaltik des Dünn- und Dickdarms herabsetzen. Nach vergleichenden Studien ist Loperamid wirksamer als Diphenoxylat [120]. Die meist verwendete Dosierung von Loperamid (Imodium®) ist initial 4 mg, gefolgt von 2 mg alle 4 h p.o. Das Medikament hat in dieser Dosierung einen moderaten Effekt. Zur Kontrolle des Durchfalls bei der Behandlung mit CPT-11 wird

Tabelle IX. Therapie der sog. späten Diarrhö bei der Behandlung mit CPT-11 (Irinotecan).

1. Beginn der Behandlung bei ersten Anzeichen des Durchfalls	
2. Loperamid (Imodium®)[a]:	initial 4 mg, dann 2 mg alle 2 h (zur Nacht 4 mg alle 4 h) bis 12 h nach Sistieren des Durchfalls [b]
3. Diät:	mindestens 2 bis 3 Liter Flüssigkeit täglich (keine Getränke, Nahrungsmittel oder Medikamente, die den Durchfall fördern)

[1] Vorkommen: zwischen Tag 2 und 14 nach Behandlungsbeginn, meist um Tag 11
a kein Loperamid zur Prophylaxe des Durchfalls
b bei schwerem oder länger als 24 bis 48 h anhaltendem Durchfall Krankenhauseinweisung zur Substitution von Flüssigkeit und Elektrolyten bzw. Wechsel der medikamentösen Therapie

eine höhere Dosierung empfohlen (s. Tab. IX). Auch in dieser Dosierung hat das Loperamid eine nur moderate Wirkung [120, 123, 127, 128]. Eine Steigerung seiner Effizienz scheint durch eine Kombination mit dem Enkephalinase-Hemmer Acetorphan erreicht zu werden [129]. Diese Kombination muss allerdings noch weiter überprüft werden. Dies gilt auch für Substanzen wie den α_2-Adrenorezeptor-Antagonisten Clonidin und den Serotonin-Antagonisten Cyproheptadin, von denen berichtet wird, dass sie in der Behandlung der CID Erfolge versprechen [120]. Ein Medikament, das sich sowohl bei der Behandlung der CID als auch bei der Behandlung der GVHD-assoziierten Diarrhö bewährt hat, ist das Somatostatin-Analogon Octreotid [130–139]. Das Medikament ist in der Lage, durch einen direkten Effekt auf die Epithelzellen der Schleimhaut die Sekretion einer Reihe pankreatischer und gastrointestinaler Hormone wie Serotonin, VIP, Gastrin, Insulin, Glukagon, Wachstumshormone, Sekretin, Motilin und pankreatische Polypeptide zu senken [140–142]. Das Resultat ist eine Verminderung der Sekretion von Flüssigkeit und Elektrolyten, eine Herabsetzung des mesenterialen Blutflusses, eine Verlängerung der intestinalen Passage und eine Verbesserung der Resorption von Elektrolyten [141–143].

> Randomisierte klinische Studien zeigen, dass Octreotid bei der Behandlung der CID wirksamer ist als Loperamid [132, 133].

Tabelle X. Nahrungsmittel und Medikamente, die bei Durchfall zu vermeiden sind.

Nahrungsmittel
– Milch und Molkereiprodukte
– stark gewürzte Speisen
– Alkohol
– koffeinhaltige Stoffe
– bestimmte Säfte (z.B. Pflaumensaft, Orangensaft)
– fettige oder zellulosereiche Speisen
Medikamente
– jegliche Laxanzien oder Weichmacher des Stuhls, wie z.B. Leinsamen, Lactulose (Bifiteral® u.a.)
– Medikamente, die Magen- oder Darmperistaltik fördern, wie z.B. Metoclopramid (Paspertin® u.a.) oder Cisaprid (Propulsin® u.a.)

Die in diesen Studien verwendeten Dosierungen von Octreotid (Sandostatin®) liegen zwischen 100 µg, 2×/d bis 500 µg, 3×/d s.c. In einer randomisierten Studie, in der Octreotid i.v. und als Zusatz zu Ernährungslösungen gegeben wurde, zeigte die Substanz eine geringere Wirksamkeit als Loperamid [136]. Dies dürfte damit zusammenhängen, dass Octreotid in diesen Lösungen durch Bildung von Glykosylkonjugaten an Wirksamkeit verliert [120].
Die Effizienz von Octreotid (Sandostatin®) ist dosisabhängig [120]. Die maximal tolerable Dosis ist 2000 µg 3×/d über 5 Tage. Je nach applizierter Dosis (100–500 µg, 3×/d s.c.) liegt die Ansprechrate der CID bei 50 bis > 90 % [120, 130, 131, 134, 135]. Die optimale Dauer der Behandlung mit Octreotid ist nicht geklärt. In den genannten Studien ist das Medikament über 3 oder 5 Tage gegeben worden [144]. Jedenfalls scheint eine über drei Tage hinausgehende Behandlung vertretbar zu sein, wenn der Patient von der Therapie profitiert, der Durchfall jedoch noch nicht komplett beseitigt ist [120]. Allerdings wird von Patienten mit GVHD-assoziierter Diarrhö berichtet, dass eine Verlängerung der Behandlung über sieben Tage keine zusätzlichen Effekte bringt [137–139]. Ist die Therapie mit Octreotid erfolgreich, sollte sie innerhalb von 24 h nach Sistieren des Durchfalls beendet werden, um einen Ileus zu vermeiden [137]. Die Verträglichkeit von Octreotid ist gut. Die einzigen, bei sehr hohen Dosen des Medikaments beobachteten Nebenwirkungen sind hypersensitivitätsähnliche Reaktionen zu Beginn der Behandlung und Hypoglykämie [120, 144].

Infektionen

Patienten mit malignen Erkrankungen sind besonders empfänglich für Infektionen mit opportunistischen Erregern. Die Ursachen sind Neutropenie, Immunsuppression, häufige Hospitalisierung und Anwendung von Antibiotika mit Selektion von pathogenen oder resistenten Bakterien oder Pilzen. Deshalb muss bei diesen Patienten im Falle einer Diarrhö auch immer an eine Infektion als Ursache gedacht werden, insbesondere, wenn abdominelle Krämpfe, Fieber oder blutiger Stuhl bestehen. Die Erreger können solche sein, die auch sonst Durchfälle verursachen, wie z.B. Shigellen, Escherichia coli, Salmonellen oder Yersinien. Bei Patienten mit schwerer Neutropenie oder Immunsuppression und Patienten mit antibiotischer Therapie sind es oft opportunistische Bakterien, Pilze oder Viren, die Infektionen verursachen. Da solche Infektionen den Therapieerfolg und auch das Leben des Patienten gefährden, müssen sie rasch erfasst und adäquat behandelt werden.

Neutropenische Enterokolitis (Typhlitis)

Bei Patienten mit intensiver Chemotherapie kann sich in der Phase der schweren Neutropenie eine gefährliche abdominelle Infektion entwickeln, die als Typhlitis, agranulozytäre Kolitis oder neutropenische Enterokolitis bezeichnet wird. Es handelt sich dabei um eine meist auf das Zökum beschränkte Entzündung, die manchmal auch den gesamten Intestinaltrakt erfasst. Prädisponiert sind vor allem Patienten mit akuter Leukämie. Dennoch können auch andere Patienten mit schwerer und lang anhaltender Neutropenie eine Typhlitis entwickeln. Fieber und abdominelle Schmerzen sind fast immer vorhanden. Letztere sind oft im unteren rechten Quadranten lokalisiert. Häufig bestehen auch Hyperbilirubinämie, wässrige Durchfälle mit oder ohne Hämorrhagie. Die Erreger sind meist aerobe gramnegative Bakterien und manchmal auch Clostridien. Pathologisch finden sich Ödeme, Nekrosen, Ulzerationen, Hämorrhagie und eine massive bakterielle Besiedlung der Darmwand ohne granulozytäre Reaktion. Röntgenologisch bestehen Zeichen eines paralytischen Ileus und einer großen Weichteilverdichtung im unteren rechten Quadranten. Sonographisch sieht man Darmwandverdickungen und Aszites. Die Therapie der Typhlitis besteht aus supportiven Maßnahmen wie Nahrungskarenz, nasogastraler Sonde, parenteraler Ernährung, Ausgleich im Wasser- und Elektrolythaushalt und Gabe von Breitbandantibiotika mit Wirkung gegen *Pseudomonas aeruginosa* und Anaerobier (z.B. Meropenem, Imipenem oder Piperacillin/Tazobactam plus Aminoglykosid oder Ceftazidim plus Metronidazol plus Aminoglykosid). Eine chirurgische Intervention ist nur dann indiziert, wenn der Prozess lokalisiert ist und auf konservative Maßnahmen nicht anspricht oder eine Perforation vorliegt.

Antibiotika-assoziierte Diarrhö

Diarrhö ist eine häufige Begleiterscheinung der antibiotischen Therapie. Sie kann wenige Stunden nach Beginn der Therapie oder bis zu acht Wochen danach auftreten. Ihre Häufigkeit variiert mit dem verabfolgten Antibiotikum und liegt bei 5–25 %. Die Ursache dürfte in erster Linie eine Schädigung der physiologischen Darmflora und eine dadurch bedingte Überwucherung des Kolons mit pathogenen Bakterien und Pilzen sein. Auch eine direkte toxische Wirkung der Antibiotika auf die Darmschleimhaut (z. B. durch Neomycin in hohen Dosen p.o.) oder eine Beschleunigung der Magenentleerung (z.B. durch Erythromycin) oder Steigerung der Dünndarmperistaltik (z.B. durch Erythromycin, Clavulansäure als Zusatz zu Amoxicillin) ist möglich [145].

Clostridien

Die Antibiotika-assoziierte Kolitis wird in 10–20 % der Fälle durch *Clostridium (C.) difficile* verursacht. Dieser Erreger kann bei Patienten mit Chemotherapie auch ohne eine antibiotische Behandlung zur Kolitis führen [146–148]. Die *C.-difficile*-Kolitis kann unterschiedlich schwer sein und von bloßem Durchfall bis zu pseudomembranöser Kolitis mit fulminantem Verlauf reichen. Die klinischen Symptome sind akute und krampfartige Schmerzen mit grünlich-wässrigen, faulig riechenden und häufig auch blutig tingierten Durchfällen, hohes Fieber und Leukozytose. Die Infektion kann zu lebensbedrohlichen Komplikationen wie Hypovolämie, toxischem Megakolon mit Darmperforation oder schweren Blutungen führen. *Clostridium perfringens* kann ebenfalls, wenn auch seltener, Erreger einer Antibiotika-assoziierten Kolitis sein, die im Allgemeinen jedoch ohne Bildung von Pseudomembranen einhergeht.

Pathogene Stämme von *C. difficile* produzieren zwei Toxine, die als Toxin A (Enterotoxin) und Toxin B (Zytotoxin) bezeichnet werden und in der Lage sind, das Kolonepithel zu schädigen und die Ausschüttung proinflammatorischer Zytokine aus Epithel und Zellen des Immunsystems zu induzieren. Eine Besiedlung des Dickdarms mit *C. difficile* ist bei 5 % der Erwachsenen zu finden, jedoch bei bis zu 60 % der hospitalisierten Patienten. Zu einer Kolitis kommt es allerdings meist bei Patienten mit konsumierenden Erkrankungen und Patienten mit einer länger andauernden antibiotischen Therapie.

> Die Infektion lässt sich durch den sensitiven und spezifischen Zytotoxizitätstest auf Clostridientoxin B nachweisen. Der Nachweis von *C. difficile* selbst reicht für eine Diagnose nicht aus, da er die pathogenetische Bedeutung des Keimes nicht beweist. Wichtig für die Diagnostik ist, dass die Stuhlproben umgehend verarbeitet oder kühl gelagert werden, damit keine Spaltung der Toxine durch die in Fäzes vorhandenen Enzyme erfolgt.

Von Bedeutung ist auch, dass das negative Ergebnis einer einzigen Bestimmung die Infektion nicht ausschließt. Hier müssen weitere Bestimmungen oder Untersuchungen erfolgen, wenn der Verdacht auf eine Infektion mit *C. difficile* besteht und die Diarrhö persistiert (Tab. XI).

Die Therapie der C.-difficile-Kolitis besteht aus der Substitution von Flüssigkeit und Elektrolyten sowie Gabe von Metronidazol (Tab. XII). Als Alternative zu Metronidazol stehen Vancomycin, Teicoplanin oder Fusidinsäure zur Verfügung (Tab. XIII). Die therapeutischen Erfolge dieser Antibiotika sind vergleichbar, Rückfälle werden jedoch häufiger mit Metronidazol (7–16 %) oder Vancomycin (16–18 %) beobachtet als mit Teicoplanin (7 %). Initial und vor allem, wenn die Behandlung auf Verdacht erfolgt, sollte Metronidazol bevorzugt werden, da das Medikament nicht nur gegen *C. difficile*, sondern auch gegen *C. perfringens* wirkt. Vancomycin und Teicoplanin sollten als Reservemedikamente eingesetzt werden (Tab. XIII), um die Resistenzentwicklung von Enterokokken und Staphylokokken gegen diese Antibiotika nicht zu fördern. Im Falle eines Rezidivs kann die initiale Therapie wiederholt oder eines der alternativen Antibiotika gegeben werden.

Bei der Behandlung der Antibiotika-assoziierten Kolitis sollte die antibiotische Behandlung, unter der sich die Infektion entwickelt hat, wenn möglich abgebrochen oder mit solchen Antibiotika fortgeführt werden, die die Darmflora nicht schädigen, wie z.B. Chinolone, Sulfonamide und andere [145, 149–151]. Die durch *C. difficile* verursachte Kolitis kann fast von allen Antibiotika induziert werden; dennoch scheinen bestimmte Antibiotika, wie z.B. Clindamycin (Sobelin®) und Cephalosporine, die Entwicklung dieser Infektion häufiger zu begünstigen als andere (z.B. Aminoglykoside oder Fluorchinolone).

In den letzten Jahren konnte in Nordamerika und Europa ein hochvirulenter Stamm von *Clostridium difficile* isoliert werden, der sich durch eine deutlich erhöhte Übertragbarkeit, Morbidität und Letalität auszeichnet. Da Clostridien als Sporen persistieren und durch Übertragung zu größeren Ausbrüchen von Kolitis in Krankenhäusern und Ambulanzen führen, ist es wichtig, dass ihre Ausbreitung durch geeignete Präventivmaßnahmen verhindert wird (Tab. XIV). Mikrobiologische Untersuchungen zeigen, dass Rezidive der *C.-difficile*-Kolitis häufiger Re-Infektionen sind und keine Reaktivierungen früherer Infektionen [145, 152, 153].

Tabelle XI. Diagnostisches Vorgehen bei Clostridium-difficile-Kolitis.

1. Jeder Durchfall innerhalb von 2 Monaten nach einer antibiotischen Therapie oder 72 h nach Aufnahme in ein Krankenhaus ist suspekt auf *C.-difficile*-Kolitis.
2. Bei V.a. *C.-difficile*-Kolitis mikrobiologische Untersuchung des Stuhls auf den Erreger, insbesondere jedoch seine Toxine A und B
3. Wenn das Ergebnis negativ ist, der Durchfall aber persistiert, 1 bis 2 weitere Untersuchungen des Stuhls mit denselben oder sensitiveren Testverfahren.
4. Endoskopische Abklärung, wenn eine rasche Diagnostik erforderlich ist, die Testergebnisse verzögert sind, die Tests nicht sensitiv genug sind oder der V.a. andere Prozesse im Dickdarm besteht.

Modifiziert nach Empfehlung des „*American College of Gastroenterology*" [182]

Tabelle XII. Therapeutisches Vorgehen bei *Clostridium-difficile*-Kolitis.

1. Die antibiotische Therapie, unter der die Kolitis aufgetreten ist, sollte möglichst abgebrochen oder mit Antibiotika fortgesetzt werden, die die Darmflora schonen.
2. Substitution von Flüssigkeit und Elektrolyten, zusätzlich medikamentöse Therapie der Diarrhö mit z. B. Loperamid
3. Beim Nachweis der *C.-difficile*-Kolitis orale spezifische antibiotische Therapie, bevorzugt mit Metronidazol
4. Bei kritischem Zustand des Patienten und starkem V. a. *C.-difficile*-Kolitis, empirische orale Therapie mit Metronidazol, bis die Ergebnisse der Stuhluntersuchung vorliegen
5. Vancomycin und Teicoplanin, wenn: – kein Ansprechen auf Metronidazol – Resistenz des Erregers gegen Metronidazol – Unverträglichkeit oder Allergie gegen Metronidazol – Schwangerschaft oder Alter < 10 Jahre – kritischer Allgemeinzustand des Patienten durch die Kolitis – Hinweise auf Staphylococcus aureus als Erreger der Diarrhö

Modifiziert nach Empfehlung des „*American College of Gastroenterology*" [182]

Tabelle XIII. Antibiotika zur Behandlung der durch *Clostridium difficile* verursachten Kolitis.

Antibiotikum	Handelsname	Dosierung p.o.
Metronidazol	Clont® u.a.	400 mg alle 8 h
Vancomycin	Vancomycin enterocaps® u.a.	250 mg alle 6 h
Teicoplanin	Targocid®	200 mg alle 24 h
Fusidinsäure	Fucidine®	500 mg alle 24 h

Dauer der Therapie: 7–14 Tage

Andere Erreger

Neben Clostridien können auch andere Erreger, wie z.B. Candida-Spezies, *Staphylococcus aureus*, Klebsiellen oder Salmonellen, eine Kolitis verursachen. Vereinzelt sind auch enteritische Zytomegalieviren als Erreger gefunden worden. Deshalb sollte bei fehlendem Nachweis von Clostridien nach diesen Erregern gefahndet werden. Zur Diagnose einer Candida-assoziierten Diarrhö wird verlangt, dass im Stuhl mehr als 10^5 KBE/g vorliegen. Die Behandlung einer solchen Diarrhö, die meist bei immunsupprimierten Patienten vorkommt, besteht aus der oralen Applikation von Nystatin (Moronal®) oder Amphotericin B (Amphomoronal®). Die Behandlung einer durch *Staphylococcus aureus* verursachten Kolitis besteht aus oraler Gabe von Vancomycin (Vancomycin enterocaps®) oder Teicoplanin (Targocid®). Die Zytomegalievirus-assoziierte Diarrhö wird mit Ganciclovir (Cymeven®) behandelt. Wie bei allen Formen der Diarrhö muss natürlich auch hier eine bedarfsgerechte Substitution von Flüssigkeit und Elektrolyten erfolgen [145, 151, 154].

Probiotika

Streptococcus thermophilus, Lactobacillus bulgaricus, Bifidobacterium bifidum, B. longum, Enterococcus faecium, Saccharomyces boulardii, L. acidophilus, L. casei, L. GG und andere lebende Mikroorganismen wurden in einer Reihe von kontrollierten Studien auf ihre Wirksamkeit zur Prophylaxe und Therapie von Durchfallerkrankungen untersucht [155–160]. Die meisten Studien wurden an Kindern durchgeführt. Es konnte wiederholt gezeigt werden, dass die Inzidenz von akuten infektiösen Diarrhöen positiv beeinflusst wird. Zum Teil wurde nicht die Infektionsrate, wohl aber die Rate an klinischen Manifestationen oder die Erkrankungsdauer reduziert. Auch in der Prophylaxe der Antibiotika-assoziierten Diarrhö zeigten sich *Saccharomyces boulardii* und *L. GG* bei Kindern effektiv [161–163]. Bei Erwachsenen ist die Datenlage uneinheitlicher. *Saccharomyces boulardii* war in einer randomisierten und Placebo-kontrollierten Studie in der Lage, das Risiko von Diarrhöen bei enteral ernährten Intensivpatienten signifikant zu senken. In einigen Studien wurden aber auch negative Ergebnisse berichtet [164–166].

> Es kommt insbesondere bei immunsupprimierten Patienten immer wieder zu Septikämien nach Einnahme von Probiotika, die zum Teil einen tödlichen Ausgang nehmen [167–180]. Die Applikation von potenziell pathogenen Keimen sollte daher gerade bei onkologischen Patienten nur nach sorgfältiger Nutzen-Risiko-Abwägung erfolgen.

In einer randomisierten Studie mit 202 hospitalisierten Patienten unter antibiotischer Therapie konnte außerdem gezeigt werden, dass auch normaler Joghurt ohne probiotische Anreicherung eine Antibiotika-assoziierte Diarrhö effektiv verhindern bzw. ihre Dauer verkürzen kann [181]. In einer großen randomisierten Studie an über fünfhundert gesunden Soldaten wurde der Unterschied zwischen normalem Joghurt und probiotischem Joghurt in der Vermeidung von Durchfällen direkt verglichen. In diesem direkten Vergleich konnte kein signifikanter Vorteil für die probiotische Zubereitung festgestellt werden [182].

Tabelle XIV. Prävention der *Clostridium-difficile*-Kolitis.

1. Sparsamer und rationeller Gebrauch von Antibiotika
2. Händewaschen und -desinfektion zwischen den Kontakten mit unterschiedlichen Patienten
3. Personen- und Stuhlisolation von Patienten mit C.-difficile-Kolitis
4. Tragen von Handschuhen bei Kontakt mit Patienten mit C.-difficile-Kolitis und ihrer Umgebung
5. Desinfektion der mit C. difficile kontaminierten Gegenstände
6. Schulung des Pflegepersonals, behandelnder Ärzte und anderer Personen, die mit dem Patienten und seinen Gebrauchsgegenständen in Kontakt kommen

Modifiziert nach Empfehlung des „*American College of Gastroenterology*" [182]

Literatur

1. Rubenstein EB, Peterson DE, Schubert M, et al (2004) Clinical practice guidelines for the prevention and treatment of cancer therapy-induced oral and gastrointestinal mucositis. Cancer 100: 2026–2046
2. Garfunkel AA (2004) Oral mucositis – the search for a solution. N Engl J Med 351: 2649–2651
3. Consensus statement: oral complications of cancer therapies. National Institutes of Health Consensus Development Panel. NCI Monogr 1990; 3–8
4. Sonis ST (1998) Mucositis as a biological process: a new hypothesis for the development of chemotherapy-induced stomatotoxicity. Oral Oncol 34: 39–43
5. Peterson DE (1999) Research advances in oral mucositis. Curr Opin Oncol 11: 261–266
6. Wilkes JD (1998) Prevention and treatment of oral mucositis following cancer chemotherapy. Semin Oncol 25: 538–551

7. Ackland SP, Schilsky RL (1987) High-dose methotrexate: a critical reappraisal. J Clin Oncol 5: 2017–2031
8. Ahmed T, Engelking C, Szalyga J, et al (1993) Propantheline prevention of mucositis from etoposide. Bone Marrow Transplant 12: 131–132
9. Dumontet C, Sonnet A, Bastion Y et al (1994) Prevention of high dose L-PAM-induced mucositis by cryotherapy. Bone Marrow Transplant 14: 492–494
10. Meloni G, Capria S, Proia A, et al (1996) Ice pops to prevent melphalan-induced stomatitis. Lancet 347: 1691–1692
11. Clark PI, Slevin ML (1985) Allopurinol mouthwashes and 5-fluorouracil induced oral toxicity. Eur J Surg Oncol 11: 267–268
12. Tsavaris N, Caragiauris P, Kosmidis P (1988) Reduction of oral toxicity of 5-fluorouracil by allopurinol mouthwashes. Eur J Surg Oncol 14: 405–406
13. Tsavaris NB, Komitsopoulou P, Tzannou I, et al (1991) Decreased oral toxicity with the local use of allopurinol in patients who received high dose 5-fluorouracil. Sel Cancer Ther 7: 113–117
14. Loprinzi CL, Burnham N (1989) Allopurinol mouthwash as prophylactic therapy for 5-fluorouracil-induced mucositis. Eur J Surg Oncol 15: 297
15. Oblon DJ, Paul SR, Oblon MB, et al (1997) Propantheline protects the oral mucosa after high-dose ifosfamide, carboplatin, etoposide and autologous stem cell transplantation. Bone Marrow Transplant 20: 961–963
16. Oliff A, Bleyer WA, Poplack DG (1979) Methotrexate-induced oral mucositis and salivary methotrexate concentrations. Cancer Chemother Pharmacol 2: 225–226
17. LeVeque FG, Montgomery M, Potter D, et al (1993) A multicenter, randomized, double-blind, placebo-controlled, dose-titration study of oral pilocarpine for treatment of radiation-induced xerostomia in head and neck cancer patients. J Clin Oncol 11: 1124–1131
18. Johnson JT, Ferretti GA, Nethery WJ, et al (1993) Oral pilocarpine for post-irradiation xerostomia in patients with head and neck cancer. N Engl J Med 329: 390–395
19. Valdez IH, Wolff A, Atkinson JC, et al (1993) Use of pilocarpine during head and neck radiation therapy to reduce xerostomia and salivary dysfunction. Cancer 71: 1848–1851
20. Mills EE (1988) The modifying effect of beta-carotene on radiation and chemotherapy induced oral mucositis. Br J Cancer 57: 416–417
21. Jebb SA, Osborne RJ, Maughan TS, et al (1994) 5-fluorouracil and folinic acid-induced mucositis: no effect of oral glutamine supplementation. Br J Cancer 70: 732–735
22. Anderson PM, Ramsay NK, Shu XO, et al (1998) Effect of low-dose oral glutamine on painful stomatitis during bone marrow transplantation. Bone Marrow Transplant 22: 339–344
23. Anderson PM, Schroeder G, Skubitz KM (1998) Oral glutamine reduces the duration and severity of stomatitis after cytotoxic cancer chemotherapy. Cancer 83: 1433–1439
24. Bronchud MH, Howell A, Crowther D, et al (1989) The use of granulocyte colony-stimulating factor to increase the intensity of treatment with doxorubicin in patients with advanced breast and ovarian cancer. Br J Cancer 60: 121–125
25. Ho AD, Del Valle F, Haas R, et al (1990) Sequential studies on the role of mitoxantrone, high-dose cytarabine, and recombinant human granulocyte-macrophage colony-stimulating factor in the treatment of refractory non-Hodgkin's lymphoma. Semin Oncol 17: 14–18; discussion 18–19
26. Chi KH, Chen CH, Chan WK, et al (1995) Effect of granulocyte-macrophage colony-stimulating factor on oral mucositis in head and neck cancer patients after cisplatin, fluorouracil, and leucovorin chemotherapy. J Clin Oncol 13: 2620–2628
27. Troussard X, Macro M, Vie B, et al (1995) Human recombinant granulocyte-macrophage colony stimulating factor (hrGM-CSF) improves double hemibody irradiation (DHBI) tolerance in patients with stage III multiple myeloma: a pilot study. Br J Haematol 89: 191–195
28. Gordon B, Spadinger A, Hodges E, et al (1994) Effect of granulocyte-macrophage colony-stimulating factor on oral mucositis after hematopoietic stem-cell transplantation. J Clin Oncol 12: 1917–1922
29. Nemunaitis J, Rosenfeld CS, Ash R, et al (1995) Phase III randomized, double-blind placebo-controlled trial of rhGM-CSF following allogeneic bone marrow transplantation. Bone Marrow Transplant 15: 949–954
30. Atkinson K, Biggs JC, Downs K, et al (1991) GM-CSF after allogeneic bone marrow transplantation: accelerated recovery of neutrophils, monocytes and lymphocytes. Aust N Z J Med 21: 686–692
31. Nicolatou O, Sotiropoulou-Lontou A, Skarlatos J, et al (1998) A pilot study of the effect of granulocyte-macrophage colony-stimulating factor on oral mucositis in head and neck cancer patients during X-radiation therapy: a preliminary report. Int J Radiat Oncol Biol Phys 42: 551–556
32. Gabrilove JL, Jakubowski A, Scher H, et al (1988) Effect of granulocyte colony-stimulating factor on neutropenia and associated morbidity due to chemotherapy for transitional-cell carcinoma of the urothelium. N Engl J Med 318: 1414–1422
33. Katano M, Nakamura M, Matsuo T, et al (1995) Effect of granulocyte colony-stimulating factor (G-CSF) on chemotherapy-induced oral mucositis. Surg Today 25: 202–206
34. Pettengell R, Gurney H, Radford JA, et al (1992) Granulocyte colony-stimulating factor to prevent dose-limiting neutropenia in non-Hodgkin's lymphoma: a randomized controlled trial. Blood 80: 1430-1436
35. Ferguson JE, Dodwell DJ, Seymour AM, et al (1993) High dose, dose-intensive chemotherapy with doxorubicin and cyclophosphamide for the treatment of advanced breast cancer. Br J Cancer 67: 825–829
36. Taylor KM, Jagannath S, Spitzer G, et al (1989) Recombinant human granulocyte colony-stimulating factor hastens granulocyte recovery after high-dose chemotherapy and autologous bone marrow transplantation in Hodgkin's disease. J Clin Oncol 7: 1791–1799
37. Karthaus M, Rosenthal C, Huebner G, et al (1998) Effect of topical oral G-CSF on oral mucositis: a randomised placebo-controlled trial. Bone Marrow Transplant 22: 781–785
38. Sinzinger H, Porteder H, Matejka M, et al (1989) Prostaglandins in irradiation-induced mucositis. Lancet 1: 556
39. Kuhrer I, Kuzmits R, Linkesch W, et al (1986) Topical PGE2 enhances healing of chemotherapy-associated mucosal lesions. Lancet 1: 623
40. Labar B, Mrsic M, Pavletic Z, et al (1993) Prostaglandin E2 for prophylaxis of oral mucositis following BMT. Bone Marrow Transplant 11: 379–382
41. Maciejewski B, Zajusz A, Pilecki B, et al (1991) Acute mucositis in the stimulated oral mucosa of patients during radiotherapy for head and neck cancer. Radiother Oncol 22: 7–11

42 Dorr W, Jacubek A, Kummermehr J, et al (1995) Effects of stimulated repopulation on oral mucositis during conventional radiotherapy. Radiother Oncol 37: 100–107

43 Beck S (1979) Impact of a systematic oral care protocol on stomatitis after chemotherapy. Cancer Nurs 2: 185–199

44 Dreizen S, McCredie KB, Keating MJ (1981) Chemotherapy-induced oral mucositis in adult leukemia. Postgrad Med 69: 103–108, 111–112

45 Ferretti GA, Ash RC, Brown AT, et al (1987) Chlorhexidine for prophylaxis against oral infections and associated complications in patients receiving bone marrow transplants. J Am Dent Assoc 114: 461–467

46 Ferretti GA, Raybould TP, Brown AT, et al (1990) Chlorhexidine prophylaxis for chemotherapy- and radiotherapy-induced stomatitis: a randomized double-blind trial. Oral Surg Oral Med Oral Pathol 69: 331–338

47 Ferretti GA, Ash RC, Brown AT, et al (1988) Control of oral mucositis and candidiasis in marrow transplantation: a prospective, double-blind trial of chlorhexidine digluconate oral rinse. Bone Marrow Transplant 3: 483–493

48 Weisdorf DJ, Bostrom B, Raether D, et al (1989) Oropharyngeal mucositis complicating bone marrow transplantation: prognostic factors and the effect of chlorhexidine mouth rinse. Bone Marrow Transplant 4: 89–95

49 Wahlin YB (1989) Effects of chlorhexidine mouthrinse on oral health in patients with acute leukemia. Oral Surg Oral Med Oral Pathol 68: 279–287

50 Spijkervet FK, van Saene HK, Panders AK, et al (1989) Effect of chlorhexidine rinsing on the oropharyngeal ecology in patients with head and neck cancer who have irradiation mucositis. Oral Surg Oral Med Oral Pathol 67: 154–161

51 Foote RL, Loprinzi CL, Frank AR, et al (1994) Randomized trial of a chlorhexidine mouthwash for alleviation of radiation-induced mucositis. J Clin Oncol 12: 2630–2633

52 Spijkervet FK, van Saene HK, van Saene JJ, et al (1990) Mucositis prevention by selective elimination of oral flora in irradiated head and neck cancer patients. J Oral Pathol Med 19: 486–489

53 Spijkervet FK, Van Saene HK, Van Saene JJ, et al (1991) Effect of selective elimination of the oral flora on mucositis in irradiated head and neck cancer patients. J Surg Oncol 46: 167–173

54 Symonds RP, McIlroy P, Khorrami J, et al (1996) The reduction of radiation mucositis by selective decontamination antibiotic pastilles: a placebo-controlled double-blind trial. Br J Cancer 74: 312–317

55 Okuno SH, Foote RL, Loprinzi CL, et al (1997) A randomized trial of a nonabsorbable antibiotic lozenge given to alleviate radiation-induced mucositis. Cancer 79: 2193–2199

56 Carl W, Emrich LS (1991) Management of oral mucositis during local radiation and systemic chemotherapy: a study of 98 patients. J Prosthet Dent 66: 361–369

57 Fidler P, Loprinzi CL, O'Fallon JR, et al (1996) Prospective evaluation of a chamomile mouthwash for prevention of 5-FU-induced oral mucositis. Cancer 77: 522–525

58 Barker G, Loftus L, Cuddy P, et al (1991) The effects of sucralfate suspension and diphenhydramine syrup plus kaolin-pectin on radiotherapy-induced mucositis. Oral Surg Oral Med Oral Pathol 71: 288–293

59 Epstein JB, Wong FL (1994) The efficacy of sucralfate suspension in the prevention of oral mucositis due to radiation therapy. Int J Radiat Oncol Biol Phys 28: 693–698

60 Pfeiffer P, Madsen EL, Hansen O, et al (1990) Effect of prophylactic sucralfate suspension on stomatitis induced by cancer chemotherapy. A randomized, double-blind crossover study. Acta Oncol 29: 171–173

61 Loprinzi CL, Ghosh C, Camoriano J, et al (1997) Phase III controlled evaluation of sucralfate to alleviate stomatitis in patients receiving fluorouracil-based chemotherapy. J Clin Oncol 15: 1235–1238

62 Verdi CJ, Garewal HS, Koenig LM, et al (1995) A double-blind, randomized, placebo-controlled, crossover trial of pentoxifylline for the prevention of chemotherapy-induced oral mucositis. Oral Surg Oral Med Oral Pathol Oral Radiol Endod 80: 36–42

63 Osaki T, Ueta E, Yoneda K, et al (1994) Prophylaxis of oral mucositis associated with chemoradiotherapy for oral carcinoma by Azelastine hydrochloride (Azelastine) with other antioxidants. Head Neck 16: 331–339

64 Barkvoll P, Attramadal A (1989) Effect of nystatin and chlorhexidine digluconate on Candida albicans. Oral Surg Oral Med Oral Pathol 67: 279–281

65 Ferretti GA, Hansen IA, Whittenburg K, et al (1987) Therapeutic use of chlorhexidine in bone marrow transplant patients: case studies. Oral Surg Oral Med Oral Pathol 63: 683–687

66 Reiter A, Schrappe M, Tiemann M, et al (1999) Improved treatment results in childhood B-cell neoplasms with tailored intensification of therapy: A report of the Berlin-Frankfurt-Munster Group Trial NHL-BFM 90. Blood 94: 3294–3306

67 Albertioni F, Rask C, Schroeder H, et al (1997) Monitoring of methotrexate and 7-hydroxymethotrexate in saliva from children with acute lymphoblastic leukemia receiving high-dose consolidation treatment: relation to oral mucositis. Anticancer Drugs 8: 119–124

68 Pinedo HM, Zaharko DS, Bull JM, et al (1976) The reversal of methotrexate cytotoxicity to mouse bone marrow cells by leucovorin and nucleosides. Cancer Res 36: 4418–4424

69 Flombaum CD, Meyers PA (1999) High-dose leucovorin as sole therapy for methotrexate toxicity. J Clin Oncol 17: 1589–1594

70 Mahood DJ, Dose AM, Loprinzi CL, et al (1991) Inhibition of fluorouracil-induced stomatitis by oral cryotherapy. J Clin Oncol 9: 449–452

71 Rocke LK, Loprinzi CL, Lee JK, et al (1993) A randomized clinical trial of two different durations of oral cryotherapy for prevention of 5-fluorouracil-related stomatitis. Cancer 72: 2234–2238

72 Gori E, Arpinati M, Bonifazi F, et al (2007) Cryotherapy in the prevention of oral mucositis in patients receiving low-dose methotrexate following myeloablative allogeneic stem cell transplantation: a prospective randomized study of the Gruppo Italiano Trapianto di Midollo Osseo nurses group. Bone Marrow Transplant 39: 347–352

73 Lilleby K, Garcia P, Gooley T, et al (2006) A prospective, randomized study of cryotherapy during administration of high-dose melphalan to decrease the severity and duration of oral mucositis in patients with multiple myeloma undergoing autologous peripheral blood stem cell transplantation. Bone Marrow Transplant 37: 1031–1035

74 Wolff SN, Fer MF, McKay CM, et al (1983) High-dose VP-16-213 and autologous bone marrow transplantation for refractory malignancies: a phase I study. J Clin Oncol 1: 701–705

75 Pytlik R, Benes P, Patorkova M, et al (2002) Standardized parenteral alanyl-glutamine dipeptide supplementation is

76. Peterson DE (2006) New strategies for management of oral mucositis in cancer patients. J Support Oncol 4: 9–13
77. Symonds RP (1998) Treatment-induced mucositis: an old problem with new remedies. Br J Cancer 77: 1689–1695
78. Armitage JO (1998) Emerging applications of recombinant human granulocyte-macrophage colony-stimulating factor. Blood 92: 4491–4508
79. Hejna M, Brodowicz T, Zielinski CC (1999) Local use of GM-CSF for severe mucositis. Eur J Cancer 35 Suppl 3: S14–17
80. Bültzingslöwen IV, Brennan MT, Spijkervet FK, et al (2006) Growth factors and cytokines in the prevention and treatment of oral and gastrointestinal mucositis. Support Care Cancer 2006 Apr 21
81. Updates from the 2006 Multinational Association of Supportive Care in Cancer International Symposium. J Support Oncol 2007; 5: 75–76
82. Spielberger R, Stiff P, Bensinger W, et al (2004) Palifermin for oral mucositis after intensive therapy for hematologic cancers. N Engl J Med 351: 2590–2598
83. Hueber AJ, Leipe J, Roesler W, et al (2006) Palifermin as treatment in dose-intense conventional polychemotherapy induced mucositis. Haematologica 91: ECR32
84. Yageman LA, Cronin SM, Peres E, et al (2006) Palifermin in a hematopoietic stem cell transplant patient with osteonecrosis of the jaw. J Oncol Pharm Pract 12: 119–121
85. Freytes CO, Ratanatharathorn V, Taylor C, et al (2004) Phase I/II randomized trial evaluating the safety and clinical effects of repifermin administered to reduce mucositis in patients undergoing autologous hematopoietic stem cell transplantation. Clin Cancer Res 10: 8318–8324
86. Oshitani T, Okada K, Kushima T, et al (1990) [Clinical evaluation of sodium alginate on oral mucositis associated with radiotherapy]. Nippon Gan Chiryo Gakkai Shi 25: 1129–1137
87. Pourreau-Schneider N, Soudry M, Franquin JC, et al (1992) Soft-laser therapy for iatrogenic mucositis in cancer patients receiving high-dose fluorouracil: a preliminary report. J Natl Cancer Inst 84: 358–359
88. Wadleigh RG, Redman RS, Graham ML, et al (1992) Vitamin E in the treatment of chemotherapy-induced mucositis. Am J Med 92: 481–484
89. Shenep JL, Kalwinsky DK, Hutson PR, et al (1988) Efficacy of oral sucralfate suspension in prevention and treatment of chemotherapy-induced mucositis. J Pediatr 113: 758–763
90. Barasch A, Elad S, Altman A, et al (2006) Antimicrobials, mucosal coating agents, anesthetics, analgesics, and nutritional supplements for alimentary tract mucositis. Support Care Cancer 2006
91. Rodu B, Russell CM (1988) Performance of a hydroxypropyl cellulose film former in normal and ulcerated oral mucosa. Oral Surg Oral Med Oral Pathol 65: 699–703
92. LeVeque FG, Parzuchowski JB, Farinacci GC, et al (1992) Clinical evaluation of MGI 209, an anesthetic, film-forming agent for relief from painful oral ulcers associated with chemotherapy. J Clin Oncol 10: 1963–1968
93. Sonis S, Clark J (1991) Prevention and management of oral mucositis induced by antineoplastic therapy. Oncology (Williston Park) 5: 11–18; discussion 18–22
94. Carnel SB, Blakeslee DB, Oswald SG, et al (1990) Treatment of radiation- and chemotherapy-induced stomatitis. Otolaryngol Head Neck Surg 102: 326–330
95. Zucker TP, Flesche CW, Germing U, et al (1998) Patient-controlled versus staff-controlled analgesia with pethidine after allogeneic bone marrow transplantation. Pain 75: 305–312
96. Pillitteri LC, Clark RE (1998) Comparison of a patient-controlled analgesia system with continuous infusion for administration of diamorphine for mucositis. Bone Marrow Transplant 22: 495–498
97. Epstein JB, Vickars L, Spinelli J, et al (1992) Efficacy of chlorhexidine and nystatin rinses in prevention of oral complications in leukemia and bone marrow transplantation. Oral Surg Oral Med Oral Pathol 73: 682–689
98. Redding SW, Montgomery MT (1989) Acyclovir prophylaxis for oral herpes simplex virus infection in patients with bone marrow transplants. Oral Surg Oral Med Oral Pathol 67: 680–683
99. Redding SW (1990) Role of herpes simplex virus reactivation in chemotherapy-induced oral mucositis. NCI Monogr 1990: 103–105
100. Lloid ME, Schubert MM, Myerson D, et al (1994) Cytomegalovirus infection of the tongue following marrow transplantation. Bone Marrow Transplant 14: 99–104
101. Epstein JB, Ransier A, Sherlock CH, et al (1996) Acyclovir prophylaxis of oral herpes virus during bone marrow transplantation. Eur J Cancer B Oral Oncol 32B: 158–162
102. Jensen RT (1999) Overview of chronic diarrhea caused by functional neuroendocrine neoplasms. Semin Gastrointest Dis 10: 156–172
103. Bax ND, Woods HF, Batchelor A, et al (1996) Octreotide therapy in carcinoid disease. Anticancer Drugs 7 Suppl 1: 17–22
104. Mozell EJ, Cramer AJ, O'Dorisio TM, et al (1992) Long-term efficacy of octreotide in the treatment of Zollinger-Ellison syndrome. Arch Surg 127: 1019–1024; discussion 1024–1016
105. Vinik AI, Tsai S, Moattari AR, et al (1988) Somatostatin analogue (SMS 201-995) in patients with gastrinomas. Surgery 104: 834–842
106. Lupoli G, Cascone E, Arlotta F, et al (1996) Treatment of advanced medullary thyroid carcinoma with a combination of recombinant interferon alpha-2b and octreotide. Cancer 78: 1114–1118
107. Votte A, Iglicki F, Sevenet F, et al (1996) [Treatment of metastatic carcinoid tumors with interferon-alpha. Five cases]. Presse Med 25: 63–67
108. Schober C, Schmoll E, Schmoll HJ, et al (1992) Antitumour effect and symptomatic control with interferon alpha 2b in patients with endocrine active tumours. Eur J Cancer 28A: 1664–1666
109. Basser RL, Lieschke GJ, Sheridan WP, et al (1991) Recombinant alpha-2b interferon in patients with malignant carcinoid tumour. Aust N Z J Med 21: 875–878
110. Oberg K, Eriksson B (1991) The role of interferons in the management of carcinoid tumours. Br J Haematol 79 Suppl 1: 74–77
111. Creutzfeldt W, Bartsch HH, Jacubaschke U, et al (1991) Treatment of gastrointestinal endocrine tumours with interferon-alpha and octreotide. Acta Oncol 30: 529–535
112. Arnold R (1990) Therapeutic strategies in the management of endocrine GEP tumours. Eur J Clin Invest 20 Suppl 1: S82–90

113 Hanssen LE, Schrumpf E, Kolbenstvedt AN, et al (1989) Treatment of malignant metastatic midgut carcinoid tumours with recombinant human alpha2b interferon with or without prior hepatic artery embolization. Scand J Gastroenterol 24: 787–795

114 Linkesch M, Kuzmits R, Geyer G (1989) [Therapy of metastatic carcinoid with the somatostatin analog octreotide and with recombinant interferon alfa 2b]. Wien Klin Wochenschr 101: 455–457

115 Wymenga AN, de Vries EG, Leijsma MK, et al (1998) Effects of ondansetron on gastrointestinal symptoms in carcinoid syndrome. Eur J Cancer 34: 1293–1294

116 Schworer H, Munke H, Stockmann F, et al (1995) Treatment of diarrhea in carcinoid syndrome with ondansetron, tropisetron, and clonidine. Am J Gastroenterol 90: 645–648

117 Cascinu S (1995) Management of diarrhea induced by tumors or cancer therapy. Curr Opin Oncol 7: 325–329

118 Harris AG, O'Dorisio TM, Woltering EA, et al (1995) Consensus statement: octreotide dose titration in secretory diarrhea. Diarrhea Management Consensus Development Panel. Dig Dis Sci 40: 1464–1473

119 Sharkey MF, Kadden ML, Stabile BE (1990) Severe posthemicolectomy diarrhea: evaluation and treatment with SMS 201-995. Gastroenterology 99: 1144–1148

120 Wadler S, Benson AB 3rd, Engelking C, et al (1998) Recommended guidelines for the treatment of chemotherapy-induced diarrhea. J Clin Oncol 16: 3169–3178

121 Berg D (1998) Managing the side effects of chemotherapy for colorectal cancer. Semin Oncol 25: 53–59

122 Conti JA, Kemeny NE, Saltz LB, et al (1996) Irinotecan is an active agent in untreated patients with metastatic colorectal cancer. J Clin Oncol 14: 709–715

123 Rothenberg ML, Eckardt JR, Kuhn JG, et al (1996) Phase II trial of irinotecan in patients with progressive or rapidly recurrent colorectal cancer. J Clin Oncol 14: 1128–1135

124 de Forni M, Bugat R, Chabot GG, et al (1994) Phase I and pharmacokinetic study of the camptothecin derivative irinotecan, administered on a weekly schedule in cancer patients. Cancer Res 54: 4347–4354

125 Catimel G, Chabot GG, Guastalla JP, et al (1995) Phase I and pharmacokinetic study of irinotecan (CPT-11) administered daily for three consecutive days every three weeks in patients with advanced solid tumors. Ann Oncol 6: 133–140

126 Abigerges D, Chabot GG, Armand JP, et al (1995) Phase I and pharmacologic studies of the camptothecin analog irinotecan administered every 3 weeks in cancer patients. J Clin Oncol 13: 210–221

127 Abigerges D, Armand JP, Chabot GG, et al (1994) Irinotecan (CPT-11) high-dose escalation using intensive high-dose loperamide to control diarrhea. J Natl Cancer Inst 86: 446–449

128 Rougier P, Bugat R, Douillard JY, et al (1997) Phase II study of irinotecan in the treatment of advanced colorectal cancer in chemotherapy-naive patients and patients pretreated with fluorouracil-based chemotherapy. J Clin Oncol 15: 251–260

129 Saliba F, Hagipantelli R, Misset JL, et al (1998) Pathophysiology and therapy of irinotecan-induced delayed-onset diarrhea in patients with advanced colorectal cancer: a prospective assessment. J Clin Oncol 16: 2745–2751

130 Cascinu S, Fedeli A, Fedeli SL, et al (1992) Control of chemotherapy-induced diarrhoea with octreotide in patients receiving 5-fluorouracil. Eur J Cancer 28: 482–483

131 Petrelli NJ, Rodriguez-Bigas M, Rustum Y, et al (1993) Bowel rest, intravenous hydration, and continuous high-dose infusion of octreotide acetate for the treatment of chemotherapy-induced diarrhea in patients with colorectal carcinoma. Cancer 72: 1543–1546

132 Cascinu S, Fedeli A, Fedeli SL, et al (1993) Octreotide versus loperamide in the treatment of fluorouracil-induced diarrhea: a randomized trial. J Clin Oncol 11: 148–151

133 Gebbia V, Carreca I, Testa A, et al (1993) Subcutaneous octreotide versus oral loperamide in the treatment of diarrhea following chemotherapy. Anticancer Drugs 4: 443–445

134 Crouch MA, Restino MS, Cruz JM, et al (1996) Octreotide acetate in refractory bone marrow transplant-associated diarrhea. Ann Pharmacother 30: 331–336

135 Wasserman E, Hidalgo M, Hornedo J, et al (1997) Octreotide (SMS 201-995) for hematopoietic support-dependent high-dose chemotherapy (HSD-HDC)-related diarrhoea: dose finding study and evaluation of efficacy. Bone Marrow Transplant 20: 711–714

136 Geller RB, Gilmore CE, Dix SP, et al (1995) Randomized trial of loperamide versus dose escalation of octreotide acetate for chemotherapy-induced diarrhea in bone marrow transplant and leukemia patients. Am J Hematol 50: 167–172

137 Ippoliti C, Champlin R, Bugazia N, et al (1997) Use of octreotide in the symptomatic management of diarrhea induced by graft-versus-host disease in patients with hematologic malignancies. J Clin Oncol 15: 3350–3354

138 Ippoliti C (1998) Antidiarrheal agents for the management of treatment-related diarrhea in cancer patients. Am J Health Syst Pharm 55: 1573–1580

139 Ippoliti C, Neumann J (1998) Octreotide in the management of diarrhea induced by graft versus host disease. Oncol Nurs Forum 25: 873–878

140 Dharmsathaphorn K, Binder HJ, Dobbins JW (1980) Somatostatin stimulates sodium and chloride absorption in the rabbit ileum. Gastroenterology 78: 1559–1565

141 Fuessl HS, Carolan G, Williams G, et al (1987) Effect of a long-acting somatostatin analogue (SMS 201-995) on postprandial gastric emptying of 99mTc-tin colloid and mouth-to-caecum transit time in man. Digestion 36: 101–107

142 Maton PN, O'Dorisio TM, Howe BA, et al (1985) Effect of a long-acting somatostatin analogue (SMS 201-995) in a patient with pancreatic cholera. N Engl J Med 312: 17–21

143 Dueno MI, Bai JC, Santangelo WC, et al (1987) Effect of somatostatin analog on water and electrolyte transport and transit time in human small bowel. Dig Dis Sci 32: 1092–1096

144 Wadler S, Haynes H, Wiernik PH (1995) Phase I trial of the somatostatin analog octreotide acetate in the treatment of fluoropyrimidine-induced diarrhea. J Clin Oncol 13: 222–226

145 Übersicht - Ätiologie und Therapie der Antibiotika-assoziierten Diarrhoe. Chemotherapie 1999; 20: 9–11

146 Kamthan AG, Bruckner HW, Hirschman SZ, et al (1992) Clostridium difficile diarrhea induced by cancer chemotherapy. Arch Intern Med 152: 1715–1717

147 Anand A, Glatt AE (1993) Clostridium difficile infection associated with antineoplastic chemotherapy: a review. Clin Infect Dis 17: 109–113

148 Paterson DL (1997) Clostridium difficile diarrhoea associated with chemotherapy for ovarian cancer. Aust N Z J Obstet Gynaecol 37: 348–349

149 Kelly CP, Pothoulakis C, LaMont JT (1994) Clostridium difficile colitis. N Engl J Med 330: 257–262

150 Fekety R (1997) Guidelines for the diagnosis and management of Clostridium difficile-associated diarrhea and colitis. American College of Gastroenterology, Practice Parameters Committee. Am J Gastroenterol 92: 739–750

151 Hogenauer C, Hammer HF, Krejs GJ, et al (1998) Mechanisms and management of antibiotic-associated diarrhea. Clin Infect Dis 27: 702–710

152 Karlstrom O, Fryklund B, Tullus K, et al (1998) A prospective nationwide study of Clostridium difficile-associated diarrhea in Sweden. The Swedish C. difficile Study Group. Clin Infect Dis 26: 141–145

153 Jones EM, MacGowan AP (1998) Back to basics in management of Clostridium difficile infections. Lancet 352: 505–506

154 Schattner A, Gabovich N, Lifschiz A, et al (1999) Medline solution. Lancet 353: 462

155 Szajewska H, Mrukowicz JZ (2001) Probiotics in the treatment and prevention of acute infectious diarrhea in infants and children: a systematic review of published randomized, double-blind, placebo-controlled trials. J Pediatr Gastroenterol Nutr 33 Suppl 2: S17–25

156 Huang JS, Bousvaros A, Lee JW, et al (2002) Efficacy of probiotic use in acute diarrhea in children: a meta-analysis. Dig Dis Sci 47: 2625–2634

157 Van Niel CW, Feudtner C, Garrison MM, et al (2002) Lactobacillus therapy for acute infectious diarrhea in children: a meta-analysis. Pediatrics 109: 678–684

158 Hatakka K, Savilahti E, Ponka A, et al (2001) Effect of long term consumption of probiotic milk on infections in children attending day care centres: double blind, randomised trial. Bmj 322: 1327

159 D'Souza AL, Rajkumar C, Cooke J, et al (2002) Probiotics in prevention of antibiotic associated diarrhoea: meta-analysis. BMJ 324: 1361

160 Cremonini F, Di Caro S, Nista EC, et al (2002) Meta-analysis: the effect of probiotic administration on antibiotic-associated diarrhoea. Aliment Pharmacol Ther 16: 1461–1467

161 Surawicz CM, Elmer GW, Speelman P, et al (1989) Prevention of antibiotic-associated diarrhea by Saccharomyces boulardii: a prospective study. Gastroenterology 96: 981–988

162 Vanderhoof JA, Whitney DB, Antonson DL, et al (1999) Lactobacillus GG in the prevention of antibiotic-associated diarrhea in children. J Pediatr 135: 564–568

163 McFarland LV, Surawicz CM, Greenberg RN, et al (1995) Prevention of beta-lactam-associated diarrhea by Saccharomyces boulardii compared with placebo. Am J Gastroenterol 90: 439–448

164 Thomas MR, Litin SC, Osmon DR, et al (2001) Lack of effect of Lactobacillus GG on antibiotic-associated diarrhea: a randomized, placebo-controlled trial. Mayo Clin Proc 76: 883–889

165 Plummer S, Weaver MA, Harris JC, et al (2004) Clostridium difficile pilot study: effects of probiotic supplementation on the incidence of C. difficile diarrhoea. Int Microbiol 7: 59–62

166 Lewis SJ, Potts LF, Barry RE (1998) The lack of therapeutic effect of Saccharomyces boulardii in the prevention of antibiotic-related diarrhoea in elderly patients. J Infect 36: 171–174

167 Lherm T, Monet C, Nougiere B, et al (2002) Seven cases of fungemia with Saccharomyces boulardii in critically ill patients. Intensive Care Med 28: 797–801

168 Riquelme AJ, Calvo MA, Guzman AM, et al (2003) Saccharomyces cerevisiae fungemia after Saccharomyces boulardii treatment in immunocompromised patients. J Clin Gastroenterol 36: 41–43

169 Lestin F, Pertschy A, Rimek D (2003) [Fungemia after oral treatment with Saccharomyces boulardii in a patient with multiple comorbidities]. Dtsch Med Wochenschr 128: 2531–2533

170 Burkhardt O, Kohnlein T, Pletz M, et al (2005) Saccharomyces boulardii induced sepsis: successful therapy with voriconazole after treatment failure with fluconazole. Scand J Infect Dis 37: 69–72

171 Herbrecht R, Nivoix Y (2005) Saccharomyces cerevisiae fungemia: an adverse effect of Saccharomyces boulardii probiotic administration. Clin Infect Dis 40: 1635–1637

172 de Llanos R, Querol A, Peman J, et al (2006) Food and probiotic strains from the Saccharomyces cerevisiae species as a possible origin of human systemic infections. Int J Food Microbiol 110: 286–290

173 Ledoux D, Labombardi VJ, Karter D (2006) Lactobacillus acidophilus bacteraemia after use of a probiotic in a patient with AIDS and Hodgkin's disease. Int J STD AIDS 17: 280–282

174 Sullivan A, Nord CE (2006) Probiotic lactobacilli and bacteraemia in Stockholm. Scand J Infect Dis 38: 327–331

175 Berger RE (2005) Lactobacillus sepsis associated with probiotic therapy. J Urol 174: 1843

176 Kunz AN, Fairchok MP, Noel JM (2005) Lactobacillus sepsis associated with probiotic therapy. Pediatrics 116: 517; author reply 517–518

177 De Groote MA, Frank DN, Dowell E, et al (2005) Lactobacillus rhamnosus GG bacteremia associated with probiotic use in a child with short gut syndrome. Pediatr Infect Dis J 24: 278–280

178 Land MH, Rouster-Stevens K, Woods CR, et al (2005) Lactobacillus sepsis associated with probiotic therapy. Pediatrics 115: 178–181

179 MacGregor G, Smith AJ, Thakker B, et al (2002) Yoghurt biotherapy: contraindicated in immunosuppressed patients? Postgrad Med J 78: 366–367

180 Fruchart C, Salah A, Gray C, et al (1997) Lactobacillus species as emerging pathogens in neutropenic patients. Eur J Clin Microbiol Infect Dis 16: 681–684

181 Beniwal RS, Arena VC, Thomas L, et al (2003) A randomized trial of yogurt for prevention of antibiotic-associated diarrhea. Dig Dis Sci 48: 2077–2082

182 Pereg D, Kimhi O, Tirosh A, et al (2005) The effect of fermented yogurt on the prevention of diarrhea in a healthy adult population. Am J Infect Control 33: 122–125

Bisphosphonate beim multiplen Myelom

O. Sezer

Das multiple Myelom ist die zweithäufigste hämatologische Neoplasie. Die lokale Produktion von Zytokinen durch Myelomzellen und durch Zellen des Knochenmarkstromas sowie zelluläre Interaktionen im Knochenmark-Mikroenvironment führen beim multiplen Myelom zur Stimulation von Osteoklasten und zur Hemmung der Osteoblastenaktivität. Nur wenige Myelompatienten entwickeln keine Osteolysen. Die Knochendestruktion kann zu Schmerzen, pathologischen Frakturen, einer Rückenmarkkompression oder Hyperkalzämie führen und ist eine der wichtigsten Determinanten der Lebensqualität bei Patienten mit multiplem Myelom. Der Nutzen einer Bisphosphonattherapie mit Zoledronsäure i.v., Pamidronat i.v. und Clodronat p.o. wurde bei Patienten mit multiplem Myelom und Knochenbeteiligung gesichert. Die pathophysiologischen Grundlagen der Knochenresorption beim multiplen Myelom, die diagnostischen und therapeutischen Standards, potenzielle unerwünschte Wirkungen der Bisphosphonattherapie, notwendige Maßnahmen zur Risikoreduktion sowie neue therapeutische Ansätze werden in diesem Kapitel dargestellt.

Pathophysiologie der Knochenkrankheit beim multiplen Myelom („*Myeloma bone disease*")

Pathophysiologie der Osteoklastenaktivierung beim multiplen Myelom

Die Induktion von osteolytischen Läsionen stellt eines der wichtigsten Charakteristika von malignen Plasmazellen dar und kann bereits Jahre vor der radiologischen Manifestation und dem Auftreten klinischer Symptome einsetzen [1]. Im Gegensatz zum multiplen Myelom kommt es bei anderen B-Zell-Neoplasien, unabhängig vom Knochenmarkbefall, nur selten zu einer Knochenbeteiligung.
Die Ursache der gesteigerten Knochenresorption ist eine „Entkopplung" (*uncoupling*) von Knochenresorption und -neubildung. Knochenbiopsien von Patienten mit Myelom zeigen eine vermehrte Anzahl und erhöhte Aktivität der Osteoklasten [2], vor allem in enger Nachbarschaft zu Plasmazellen [3]. Dabei wird die Osteoklastenaktivität durch Zytokine stimuliert, die von den Myelomzellen selbst und anderen Zellen der lokalen Knochenmarkumgebung (Knochenmark-Mikroenvironment) gebildet werden.

In jüngster Vergangenheit wurde ein System von Zytokinen identifiziert, das eine Schlüsselposition in der Osteoklastogenese innehat. Der Receptor Activator of NF-κB Ligand (RANKL) spielt eine essenzielle Rolle in der Osteoklastenentwicklung und -aktivierung. RANKL ist ein Mitglied der *Tumor Necrosis Factor* (TNF)-Superfamilie und existiert in einer zellmembrangebundenen Isoform, einer sekundär löslichen Variante und primär sezernierten Form [4]. Der Rezeptor für RANKL, RANK, wird von Osteoklastenvorläufern und reifen Osteoklasten exprimiert. Aktivierung von RANK durch RANKL führt zu einer Differenzierung, Formation und einem verlängerten Überleben von Präosteoklasten [5]. Außerdem aktiviert RANKL reife Osteoklasten. Osteoprotegerin (OPG) ist der natürliche Gegenspieler von RANKL und neutralisiert als löslicher Rezeptor dessen biologische Wirkungen [6].

> Ein ausgewogenes RANKL/OPG-Verhältnis ist für das Gleichgewicht zwischen Knochenaufbau und Knochenabbau unabdingbar. Myelomzellen führen über verschiedene Mechanismen zu einer Imbalance im RANKL/OPG-Verhältnis.

Myelomzellen exprimieren selbst RANKL [7, 8] und es konnte gezeigt werden, dass die Stärke der RANKL-Expression auf Myelomzellen mit dem Knochenstatus korreliert [9]. Außerdem fördern sie durch Adhäsion und parakrine Stimulation die Produktion von RANKL durch Stromazellen [10] und Endothelzellen [11]. Darüber hinaus führen Myelomzellen zu einer Reduktion der OPG-Konzentration im Knochenmark [12, 13]. Das resultierende starke Ungleichgewicht zugunsten von RANKL führt zu einer verstärkten Aktivierung von Osteoklasten und einer gesteigerten Knochenresorption [14].

Ein weiterer Mechanismus der Osteoklastenaktivierung beinhaltet das Chemokin Macrophage inflammatory protein 1α (MIP-1α). MIP-1α wird von den Myelomzellen gebildet und führt zur Chemotaxis von Osteoklastenvorläufern [15, 16]. Außerdem stimuliert MIP-1α die Differenzierung von Präosteoklasten [17] und die Formation reifer Osteoklasten [18, 15]. MIP-1α kann jedoch nicht unabhängig von RANKL Osteoklasten aktivieren [16]. Zusätzlich zu diesen Effekten wirkt MIP-1α auch direkt auf Myelomzellen und fördert Wachstum, Überleben und Migration der Tumorzellen. Eine Hemmung der MIP-1α-Aktivität, z.B. durch Antikörper, inhibiert in Tiermodellen sowohl die Entstehung von Osteolysen als auch die Tumorzellproliferation.

Ein dritter Faktor, der bei der Pathogenese der Osteolysen eine wesentliche Rolle spielt, ist der Stromal-derived factor 1α (SDF-1α) [19]. SDF-1α wird physiologisch von Endothel- und Stromazellen des Knochenmarks gebildet und führt zu einer verstärkten Rekrutierung von Osteoklastenvorläufern. Myelomzellen produzieren ebenfalls SDF-1α und führen zu einer Überexpression des Chemokins und damit einer verstärkten Osteoklastenaktivität vor Ort.

Myelomzellen können in Kokulturmodellen direkt Osteoklastenvorläufer stimulieren und deren Differenzierung induzieren [20]. Die reifen Osteoklasten wiederum unterstützen das Überleben und die Proliferation der Myelomzellen.

Hemmung der Osteoblasten beim multiplen Myelom

Osteoblasten sind Zellen, die normalerweise den Knochenstoffwechsel regulieren. Initial kann die Aktivität der Osteoblasten als Reaktion auf die Osteoklastenaktivierung ebenfalls ansteigen. Während der weiteren Krankheitsprogression kommt es jedoch zu einer Abnahme der Osteoblastenfunktion [2]. Histologische Untersuchungen an Knochenbiopsien von Patienten mit fortgeschrittenem Myelom zeigten eine reduzierte Osteoblastenaktivität in den befallenen Knochen. Die Serumkonzentrationen von Osteocalcin, das die Osteoblastenaktivität widerspiegelt, sind bei Patienten mit fortgeschrittener Erkrankung vermindert [21]. *In-vitro*-Studien zeigen, dass Myelomzellen sowohl das Wachstum als auch die Funktion von Osteoblasten beeinträchtigen [22]. Die molekularen Mechanismen dieser Hemmung sind noch nicht im Detail aufgeklärt. Ein potenzieller Mechanismus ist die Produktion von löslichen osteoblastenhemmenden Faktoren durch Myelomzellen. Es wurde gezeigt, dass Myelomzellen Dickkopf (DKK)-1 überexprimieren [23]. DKK-1 ist ein Inhibitor des Wnt/β-Catenin-Signalwegs, der einen Hauptsignaltransduktionsweg in den Osteoblasten darstellt. Myelomzellen produzieren weitere Substanzen, wie Secreted Frizzled-related proteins (sFRPs), die Osteoblastenfunktion inhibieren können [24]. Darüber hinaus hemmen Myelomzellen durch Zell-Zell-Kontakt die Aktivität eines wichtigen Transkriptionsfaktors, Runx2/Cbfa1, in den Präosteoblasten [25].

Knochenresorption und Myelomproliferation: ein Teufelskreis

> Pathophysiologisch spielt der erhöhte Knochenumsatz bei der Tumorzellproliferation und dem Überleben von Tumorzellen eine wichtige Rolle. Bei der Knochenresorption werden verschiedene Zytokine und Faktoren aus der Extrazellulärmatrix freigesetzt, die das Tumorzellwachstum stimulieren und so zu einem Circulus vitiosus zwischen Knochendestruktion und Tumorprogression führen.

Die Knochenresorption scheint außerdem mit der Angiogenese, der beim multiplen Myelom eine prognostische Bedeutung zukommt [26, 27], in Verbindung zu stehen. Im Knochen geht das Auftreten von Osteoklasten mit einer Gefäßinvasion einher. Andererseits führen VEGF und andere angiogen wirksame Zytokine zu einer Zunahme der Knochenresorption [28, 29], so dass eine positive Rückkopplung entsteht. In diesem Zusammenhang konnten Studien zeigen, dass eine Inhibierung des osteolytischen Prozesses auch einen Antimyelom-Effekt hat sowie die Hemmung der Osteoklastenaktivität im Tiermodell die Entstehung und die Progression des multiplen Myeloms blockiert [30, 31].

Diagnostische Verfahren

Bildgebende diagnostische Verfahren beim multiplen Myelom

Das Standardverfahren zum Nachweis von Osteolysen ist beim multiplen Myelom die Röntgenuntersuchung des Skeletts. Dabei müssen folgende Regionen dargestellt werden: Schädel, Hals-, Brust- und Lendenwirbelsäule, Becken, Oberarme und Oberschenkel beidseits. Viele Zentren führen zusätzlich eine Röntgenuntersuchung des knöchernen Hemithorax beidseits durch. Bei ungefähr 10 % der Patienten erscheint die Knochenresorption als diffuse Osteopenie ohne Nachweis lokalisierter Osteolysen. Die immer noch gelegentlich durchgeführte Knochenszintigraphie ist beim multiplen Myelom obsolet. Einige Zentren führen statt einer konventionellen Röntgenuntersuchung des Skeletts ein Ganzkörper-CT im Knochenfenster (ohne Kontrastmittelgabe!) durch. Die sensitivste Untersuchungstechnik zur Darstellung von Knochenmarkveränderungen oder rückenmarknahen Veränderungen ist die Magnetresonanztomographie (MRT) [32]. Die MRT kann auch bei normalem Röntgenbefund eine Knochen- und Knochenmarkbeteiligung beim multiplen Myelom anzeigen [33].

> Dabei können die abnormen MRT-Befunde ein diffuses, noduläres oder gemischtes Befallsmuster aufweisen. Das diffuse Befallsmuster geht im Vergleich zum nodulären Befall mit einer schlechteren Überlebenszeit einher [34].

Ein abnormer MRT-Befund des Skeletts findet sich bei etwa der Hälfte der Patienten mit einem asymptomatischen multiplen Myelom [35]. Diese Patienten weisen eine schlechtere Prognose als Patienten mit einem normalen MRT-Befund auf. Auch bei Patienten mit einem multiplen Myelom im Stadium I geht ein abnormer MRT-Befund der Wirbelsäule mit einer ungünstigeren Prognose einher [36]. Es ist jedoch unklar, ob und durch welche therapeutischen Maßnahmen die Prognose solcher Patienten günstig beeinflusst werden kann.

Biochemische Parameter der Knochenresorption beim multiplen Myelom

Beim multiplen Myelom kann die Knochenresorption bereits erhöht sein, bevor eine radiologisch erkennbare Knochenmanifestation vorliegt. Andererseits ist die Aktivität der Knochenabbauprozesse nicht an die sonstige Krankheitsaktivität (z.B. Höhe der Paraproteinsekretion, Ausmaß der Knochenmarkinfiltration) gekoppelt. Dies bestätigt die klinische Beobachtung, dass trotz des Erreichens der sonstigen Remissionskriterien ein Fortschreiten der Knochendestruktion auftreten kann [37]. Die Beurteilung der aktuellen Knochenresorptionsaktivität nach einer Chemotherapie ist mit bildgebenden Verfahren nur bedingt möglich, da einmal aufgetretene Osteolysen sich selten und langsam zurückbilden. Wegen der insgesamt eingeschränkten Aussagefähigkeit der bildgebenden Verfahren in Bezug auf die momentane Aktivität des multiplen Myeloms im Knochengewebe wären zuverlässige Parameter der Knochenresorption von großem Wert [38]. Als Parameter der Osteoblastenaktivität gelten das Osteocalcin, das carboxyterminale Propeptid des Typ-I-Prokollagens (PICP) und die knochenspezifische alkalische Phosphatase [39]. Als Parameter der Osteoklastenaktivität können als Kollagen-I-Degradationsprodukte das carboxyterminale quervernetzte Typ-I-Kollagen-Telopeptid (ICTP), das aminoterminale Typ-I-Kollagen-Telopeptid (NTx) und Desoxypyridinolin (Dpd) das Ausmaß der Knochresorption widerspiegeln [40]. Ein weiterer Marker der Knochendestruktion ist die tartratresistente saure Phosphatase-5b (TRACP-5b).

Für einige dieser Parameter konnte bereits eine klinische Bedeutung beim multiplen Myelom gezeigt werden. Für Osteocalcin wurde eine inverse Beziehung zwischen Serumspiegel und Stadium des multiplen Myeloms gefunden [21]. Die Serumspiegel von TRACP-5b fanden sich bei Myelompatienten im Vergleich zu Kontrollpersonen erhöht [41]. Für ICTP und NTx wurde eine Korrelation mit dem Ausmaß der histomorphologisch bestimmten Knochenresorption gezeigt [42, 43]. Patienten mit multiplem Myelom weisen gegenüber Individuen mit MGUS signifikant erhöhte ICTP-Werte auf. ICTP zeigt darüber hinaus signifikante Unterschiede zwischen den Gruppen MGUS, Stadium I und Stadium II–III [40]. Außerdem konnte gezeigt werden, dass die Serum-ICTP-Spiegel auch bei Patienten erhöht sind, die zwar im konventionellen Röntgen noch keine Osteolysen zeigen, aber bereits pathologische Befunde im MRT der Wirbelsäule aufweisen. Die positiven und negativen prädiktiven Werte einer ICTP-Erhöhung im Serum für eine pathologische Magnetresonanztomographie der Wirbelsäule liegen bei ca. 85 % [44] (Abb. 1). Dem ICTP kommt beim multiplen Myelom darüber hinaus auch eine prognostische Bedeutung zu [21, 45]. Eine eigene vergleichende Evaluation der Knochenresorptionsparameter beim multiplen Myelom zeigte, dass ICTP im Serum die höchste prognostische Bedeutung aufweist, während NTx im Urin eine geringere und DPD im Urin keine prognostische Signifikanz besitzt [40]. Die Überlegenheit des ICTP-Spiegels könnte teilweise durch die geringere Variabilität der Serumparameter der Knochenresorption gegenüber den Urinparametern mitbedingt sein [46]. Des Weiteren legen Untersuchungen nahe, dass die ICTP-Messung auf die Schwankungen des normalen Knochenstoffwechsels unempfindlich reagiert und besonders gut geeignet sein könnte, den pathologi-

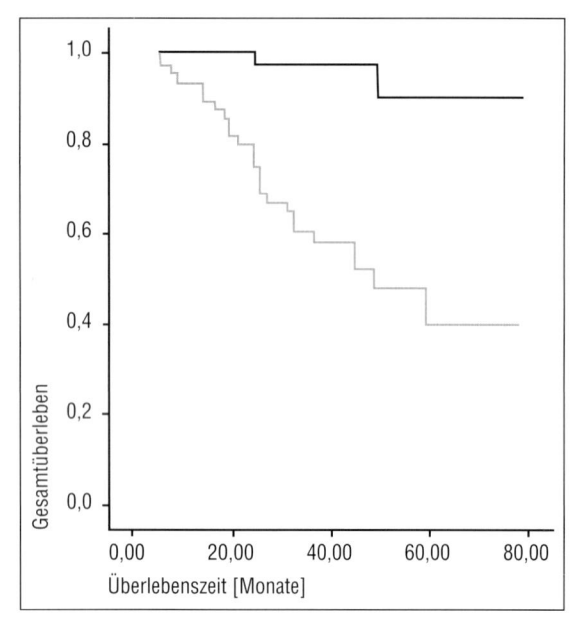

Abbildung 1. Prognostische Relevanz der ICTP-Konzentration im Serum für die Gesamtüberlebenszeit bei 92 unvorbehandelten Patienten mit aktivem multiplen Myelom, d.h. im Stadium II oder III nach der Durie-Salmon-Klassifikation. Die obere Kurve (durchgezogene Linie) beinhaltet Patienten mit normalem ICTP im Serum, die untere Kurve (gepunktet) Patienten mit erhöhter ICTP-Konzentration.

Tabelle I. Inzidenz der Knochenbeteiligung bei malignen Erkrankungen: Osteolysen beim multiplen Myelom bzw. Knochenmetastasen bei soliden Tumoren (Daten übernommen von Coleman RE, Cancer Treat Rev 2001).

Krankheit	Inzidenz von Osteolysen/ Knochenmetastasen [%]
Myelom	70–95
Mammakarzinom	65–75
Prostatakarzinom	65–75
Bronchialkarzinom	30–40
Blasenkarzinom	40
Melanom	15–45
Nierenzellkarzinom	20–25

schen Kollagenabbau bei tumorassoziierter Knochenresorption widerzuspiegeln [47].

> Somit stellt das ICTP einen geeigneten Knochenresorptionsparameter beim multiplen Myelom dar. Wichtig ist jedoch die Feststellung, dass biochemische Marker des Knochenstoffwechsels noch keinen Eingang in die klinische Routinediagnostik gefunden haben.

Klinische Auswirkungen von Knochenereignissen

Die Inzidenz der Knochenbeteiligung bei verschiedenen malignen Erkrankungen ist in der Tabelle I dargestellt. Die erhöhte Knochenresorption ist eines der wichtigsten pathophysiologischen Phänomene beim multiplen Myelom. Nur wenige Myelompatienten entwickeln keine Osteolysen [48]. So genannte *Skelettereignisse* sind definiert als Auftreten von pathologischen Frakturen, einer Rückenmarkkompression, Notwendigkeit einer Operation oder Bestrahlung wegen einer (drohenden) Knocheninstabilität oder Auftreten einer Hyperkalzämie. Da die Knochendestruktionen zu Skelettereignissen und Schmerzen führen können, beeinflussen sie die Lebensqualität erheblich und stehen im weiteren Krankheitsverlauf für die Patienten im Vordergrund [49].

Pathologische Frakturen gehen mit einer erheblichen Erhöhung der Krankheitsmortalität einher. Darüber hinaus werden Beweglichkeit, Unabhängigkeit und Selbstvertrauen der Patienten eingeschränkt [50]. Es sind auch indirekte Folgen zu bedenken, wie z.B. die Nebenwirkungen der Opiattherapie und Pneumonien durch Bettlägerigkeit. Pathologische Frakturen steigern ebenfalls die Gesamtkosten der Behandlung enorm.

Bisphosphonate

Bisphosphonate sind Analoga des physiologisch vorkommenden anorganischen Pyrophosphats. Im Gegensatz zu Pyrophosphat sind jedoch die Bisphosphonate gegenüber der Hydrolyse oder enzymatischen Spaltung stabil. Die chemische Struktur verschiedener Bisphosphonate ist in der Abbildung 2 dargestellt. Der Einbau einer Aminogruppe in die Seitenkette von Bisphosphonaten geht mit einer Wirkungssteigerung einher (Amino-Bisphosphonate). Die derzeit wirksamsten Verbindungen weisen heterozyklische Seitenketten auf. Die Hauptwirkung von Bisphosphonaten ist die Hemmung der osteoklastären Knochenresorption. Aufgrund ihrer hohen Affinität zum Hydroxyapatit binden Bisphosphonate an Stellen mit erhöhtem Umbau im Knochen. Danach werden Bisphosphonate von den Osteoklasten aufgenommen und erreichen intrazellulär hohe Konzentrationen. Clodronat wird zu nicht-hydrolysierbaren Analoga von ATP metabolisiert und hemmt dann Stoffwechselprozesse in den Osteoklasten. Aminobisphosphonate wirken über die Hemmung des Mevalonatstoffwechsels, dadurch wird die Prenylierung GTP-bindender Proteine wie Ras und Rho blockiert (s. Abbildung 3), die wichtige Signalproteine für die Osteoklasten darstellen. Schließlich wird in den Osteoklasten Apoptose induziert. Die *In-vitro*-Wirksamkeit verschiedener Bisphosphonate ist in der Abbildung 4 dargestellt. Neben der Hauptwirkung der Bisphosphonate, nämlich der Hemmung der Osteoklastenaktivität, entfalten manche Bisphosphonate weitere Effekte *in vitro* oder in Tierexperimenten, wie sie für Zoledronsäure in der Tabelle II beschrieben sind.

Bisphosphonattherapie beim multiplen Myelom

Ein nach der neuen Klassifikation von 2003 [51] als „symptomatisch" bezeichnetes multiples Myelom (Stadium II/III nach *Durie & Salmon*) bedarf einer systemischen Behandlung mit einer Chemotherapie. Die Wertigkeit einer begleitenden Bisphosphonattherapie, die die Osteoklastenaktivität hemmt, wurde bei Patienten mit multiplem Myelom und Knochenläsionen in mehreren großen randomisierten Studien für Zoledronsäure i.v., Pamidronat i.v. und Clodronat p.o. nachgewiesen. Eine Zusammenfassung der randomisierten Studien zur Bisphosphonattherapie beim multiplen Myelom findet sich in der Tabelle III. Wie auch aus dieser Tabelle zu ersehen ist, sind bei multiplem Myelom für eine wirksame Therapie andere Bisphosphonate und höhere Dosen not-

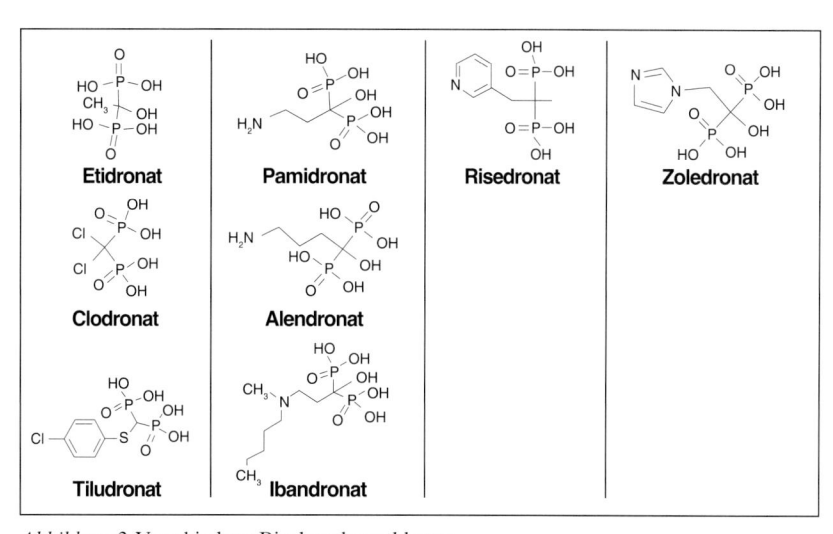

Abbildung 2. Verschiedene Bisphosphonatklassen.

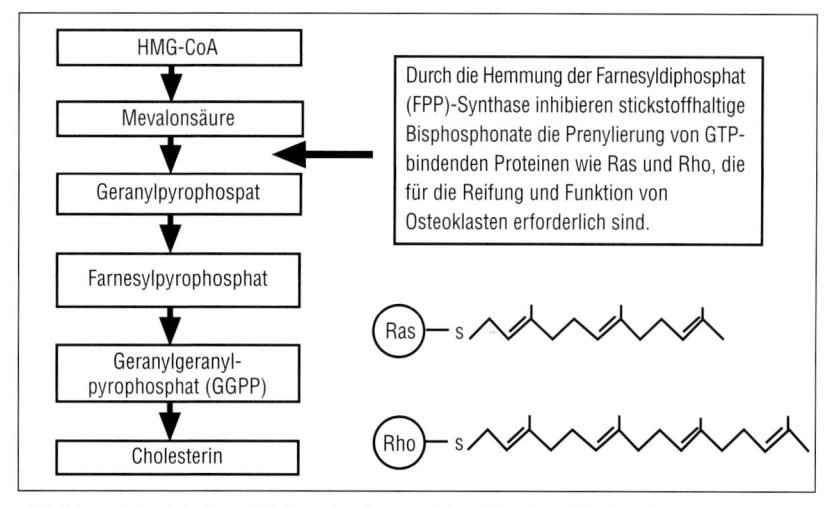

Abbildung 3. Molekularer Wirkmechanismus stickstoffhaltiger Bisphosphonate.

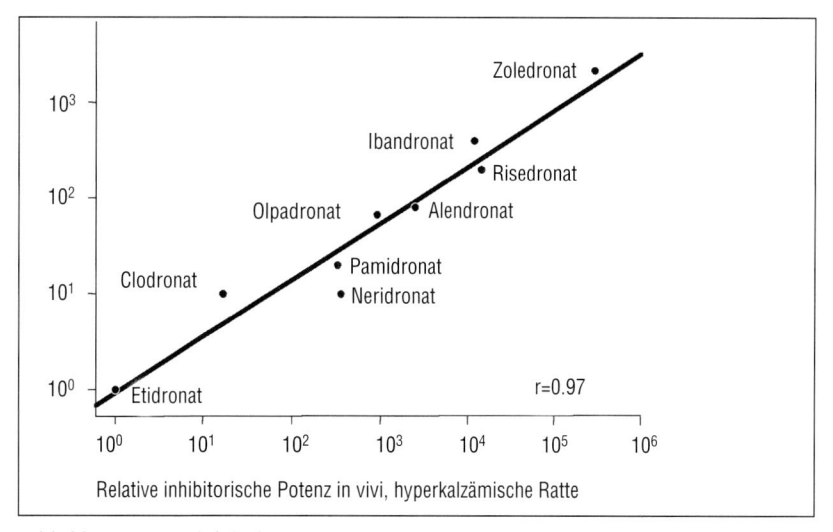

Abbildung 4. Vergleich der *In-vitro-* und *In-vivo*-Wirksamkeit von Bisphosphonaten im Tiermodell.

Tabelle II. Potenzielle Effekte von Zoledronsäure neben der Osteoklastenhemmung beim Myelom. Die hier aufgelisteten Effekte sind in experimentellen Modellen, meistens *in vitro* oder im Tiermodel, nachgewiesen. Ob diese Effekte bei Patienten mit multiplem Myelom zum Tragen kommen, ist unklar.

Apoptoseinduktion und Zellzyklusarrest in Myelomzellen *in vitro*
Hemmung der IL-6-Produktion
Hemmung der Tumorzelladhäsion
Hemmung der Bildung von Matrix-Metalloproteinasen (MMP)
Prävention der Myelomentstehung im SCID-Mausmodell
Expansion von γδ-T-Zellen
Stimulation der OPG-Produktion [79]
Hemmung von RANKL in Osteoblasten [80]

wendig als in der Behandlung der Osteoporose.
In einer randomisierten Studie bei 350 Patienten mit neu diagnostiziertem symptomatischen oder schnell fortschreitenden multiplen Myelom erhielten die Patienten Clodronat 2,4 g/Tag p.o. oder Placebo im Zusammenhang mit der Chemotherapie, die aus Melphalan und Prednisolon bestand [52]. Der Anteil der Patienten, die eine Progression der osteolytischen Läsionen aufwiesen, lag in der Placebogruppe bei 24% und in der Clodronatgruppe bei 12%. Eine retrospektive Subgruppenanalyse der Ergebnisse dieser Studie zeigte, dass Patienten nicht nur in einem fortgeschrittenen Stadium, sondern auch in einem frühen Stadium von der Bisphosphonattherapie profitierten [53]. Der relative Nutzen der Behandlung war sogar in einer Subgruppe von Patienten ohne Osteolysen zu Beginn der Behandlung am größten. In einer weiteren Phase-III-Studie erhielten 536 Patienten mit multiplem Myelom entweder täglich 1600 mg Clodronat p.o. oder Placebo zusätzlich zu einer Chemotherapie [54]. Unter der Bisphosphonatbehandlung traten signifikant seltener Frakturen auf.
In einer der wichtigsten Studien erhielten 392 Patienten mit multiplem Myelom im Stadium III und mindestens einer Osteolyse in Begleitung zu einer Chemotherapie randomisiert entweder 90 mg Pamidronat i.v. monatlich oder Placebo [55, 56]. Den primären Endpunkt dieser Studie stellten die sog. Skelettereignisse dar: pathologische Frakturen, eine spinale Kompression oder die Notwendigkeit einer Operation oder Strahlentherapie im Skelettsystem. Zu den sekundären Endpunkten der Studie zählten Hyperkalzämie, Knochenschmerzen, Analgetikakonsum und der körperliche Leistungsstatus. Nach neun Monaten war der Anteil der Patienten, die Skelettereignisse aufwiesen, in der Pamidronatgruppe signifikant geringer (24%) als in der Placebogruppe (41%). Darüber hinaus konnte bei den Patienten, die Pamidronat erhielten, eine signifikante Reduktion der Knochenschmerzen und eine Stabilisierung der Analgetikadosis, des Allgemeinzustandes und der Lebensqualität erreicht werden [55]. Im Vergleich dazu zeigten Patienten, die eine Chemotherapie ohne Pamidronat erhielten, keine Besserung ihrer Schmerzen, es kam zu einer Zunahme der Analgetikadosis und einer Verschlechterung des Allgemeinzustandes und der Lebensqualität. In einem Update dieser Studie nach 21 Monaten war die mittlere Anzahl von Skelettereignissen pro Jahr in der Pamidronatgruppe signifikant geringer (1,3) als in der Placebogruppe (2,2) [56].
Eine randomisierte Studie mit 2 mg Ibandronat versus Placebo in Begleitung zu einer Chemotherapie zeigte keine Reduktion der Skelettereignisse in der Ibandronatgruppe, möglicherweise durch eine zu niedrig gewählte Dosierung des Medikamentes in dieser Studie [57].
Das derzeit am stärksten wirksame Bisphosphonat ist Zoledronsäure. Dieses Medikament hat bei der myelominduzierten Hyperkalzämie eine überlegene Wirksamkeit im Vergleich zu Pamidronat [58]. Bei der Verminderung der Knochenereignisse bei Myelompatienten war Zoledronsäure tendenziell besser als Pamidronat [59, 60]. Das Medikament wird bei Patienten mit multiplem Myelom angewandt, falls eine oder mehrere Osteolysen vorliegen oder eine Wirbelkörperkompression bei Osteopenie vorliegt [61]. Für die Prävention skelettbezogener Komplikationen beim multiplen Myelom wird Zoledronsäure in der Dosierung von 4 mg als Infusion über 15 Minuten im Abstand von 4 Wochen verwendet. Für dasselbe Anwendungsgebiet beträgt die Dosierung von Pamidronat 90 mg als Infusion über 4 Stunden im Abstand von 4 Wochen. Die wesentlich kürzere Infusionsdauer von Zoledronsäure stellt gegenüber Pamidronat einen Vorteil dar.
Für die Behandlung der tumorinduzierten Hyperkalzämie werden in Abhängigkeit von der Kalziumkonzentration im Serum andere Dosen appliziert (s. Kapitel „Tumorinduzierte Hyperkalzämie"). Grundsätzlich kann mit Nachdruck empfohlen werden, die Fachinformation der applizierten Medikamente zu lesen.

Dauer der Bisphosphonattherapie

Eine monatliche Therapie wird für mindestens 2 Jahre empfohlen [61]. Danach liegt die weitere Bisphosphonattherapie im Ermessen des behandelnden Arztes unter Berücksichtigung der individuellen Gegebenheiten der jeweiligen Patienten. Bei Patienten mit ausgedehnter Knochenbeteiligung ist die individuelle Nutzen-Risiko-Abwägung entscheidend, bei solchen Patienten kann die Bisphosphonattherapie monatlich fortgeführt werden. Bei Erreichen einer Remission kann die Beendigung der Bisphosphonattherapie nach 2 Jahren erwogen werden, insbesondere bei Patienten mit geringer Knochenbeteiligung oder fehlenden Knochenereignissen in der Anamnese. Bei fehlenden prospektiven Daten nach den 2 Jahren ist die dreimonatliche Gabe von Pamidronat oder Zoledronat eine denkbare Möglichkeit [62], wird aber aufgrund der schwachen Datenlage von europäischen Experten derzeit kaum praktiziert. Falls Patienten, bei denen die Bisphosphonattherapie nach 2 Jahren beendet wurde, eine Progression im Knochen zeigen, sollte die Bisphosphonattherapie erneut eingeleitet werden.

> Die Bisphosphonattherapie ist bei asymptomatischem multiplen Myelom (Stadium I nach *Durie & Salmon*) experimentell.

In der oben bereits zitierten retrospektiven Analyse von *Laakso et al.* [53] wurde gezeigt, dass der Nutzen einer Bisphosphonattherapie im Frühstadium des multiplen Myeloms besonders groß sein könnte. Zusätzlich zu der Hemmung der Osteoklastenaktivität weisen einige der Bisphosphonate weitere interessante Wirkungen auf, die beim multiplen Myelom von Nutzen sein könnten. So wurde gezeigt, dass Pamidronat und Zoledronsäure die Freisetzung von IL-6, einem wichtigen Wachstumsfaktor für Myelomzellen, hemmen [63]. Weitere Daten zeigen, dass Bisphosphonate *in vitro* Apoptose der Myelomzellen induzieren [64, 65]. Ein Antimyelom-Effekt konnte *in vivo* mit bestimmten Bisphosphonaten erzielt werden [66, 67]. Eine interessante Studie beim Mammakarzinom deutet darauf hin, dass die frühzeitige Bisphosphonattherapie eine effektive Therapiestrategie darstellen könnte. Bei Patientinnen mit Mammakarzinom und Nachweis von Tumorzellen im Knochenmark reduzierte die adjuvante Gabe von Bisphosphonaten (1600 mg Clodronat p.o. täglich) die Inzidenz von Knochen- und viszeralen Metastasen und verbesserte die Überlebenszeit signifikant [68]. In diesem Zusammenhang ist der Befund, dass Aminobisphosphonate $\gamma\delta$-T-Zellen stimulieren, bemerkenswert [69]. Solche Mechanismen, falls sie

Tabelle III. Randomisierte, placebokontrollierte Studien zur Bisphosphonattherapie beim multiplen Myelom.

Autor (Jahr)	Bisphosphonat	Dosis	Zahl der MM Patienten	Reduktion von Skelettereignissen	Reduktion von Schmerzen	Überlebensvorteil
Belch et al. (1991)	Etidronat	5 mg/kg/d, p.o.	173	nein	nein	nein
Daragon et al. (1993)	Etidronat	10 mg/kg/d, p.o., für 4 Monate	94	nein	nein	nein
Lahtinen et al. (1992), Laakso et al. (1994)	Clodronat	2,4 g/d, p.o., für 2 Jahre	350	ja	ja	NE
McCloskey et al. (1998 & 2001)	Clodronat	1,6 g/d, p.o.	530	ja	ja	+/- *
Brincker et al. (1998)	Pamidronat	300 mg/d, p.o.	300	nein	ja	nein
Berenson et al. (1996 & 1998)	Pamidronat	90 mg, i.v., alle 4 Wochen, 21 Zyklen	392	ja	ja	+/- **
Menssen et al. (2002)	Ibandronat	2 mg, i.v., monatlich	198	nein	nein	nein
Berenson et al. (2001)§	Zoledronat	2 oder 4 mg i.v., monatlich	108	ja	ja	NE
Rosen et al. (2001 & 2003)§	Zoledronat	4 oder 8 mg i.v., monatlich	513	ja	ja	nein

NE: nicht evaluiert

§ pamidronatkontrollierte Studie

* In einer Subgruppenanalyse zeigten Patienten, die zu Beginn der Studie keine Wirbelkörperfrakturen hatten, unter der Bisphosphonattherapie ein signifikant längeres Überleben: die mediane Überlebenszeit war 23 Monate länger als die der Patienten in der Placebogruppe.

** In einer Subgruppenanalyse war das Überleben der Patienten mit fortgeschrittener Krankheit in der Pamidronatgruppe signifikant höher als in der Placebogruppe (mediane Überlebenszeit 21 vs. 14 Monate; p = 0,041).

beim Menschen für die Krankheitskontrolle relevant sein sollten, dürften ihre hauptsächliche Wirksamkeit in Frühstadien der Krankheit entfalten. Noch viel wichtiger erscheinen kürzlich publizierte Befunde, dass die Hemmung der Osteoklastenaktivität im Tiermodell die Entstehung und die Progression des multiplen Myeloms blockiert [30, 31, 70].

Die Summe der Hinweise, dass eine frühzeitige Bisphosphonattherapie die Progression des multiplen Myeloms hemmen könnte, hat die Deutsche Studiengruppe Multiples Myelom veranlasst, die erste prospektiv-randomisierte Studie zur Bisphosphonattherapie beim multiplen Myelom im Stadium I zu initiieren (Leitung: M. Freund & O. Sezer). In dieser Studie wird Zoledronsäure in einer Dosierung von 4 mg als eine monatliche 15-Minuten-Infusion appliziert. Primäres Zielkriterium der Studie ist das progressionsfreie Überleben.

Potenzielle unerwünschte Wirkungen von Bisphosphonaten

An dieser Stelle wird auf zwei potenzielle Nebenwirkungsbereiche eingegangen, die aktuell thematisiert werden. Weitere Punkte sind in den Fachinformationen aufgeführt.

Nephrotoxizität

Bisphosphonate können mit einer Nephrotoxizität einhergehen. In Einzelfällen ist ein Nierenversagen beschrieben. Vor jeder Gabe ist die Messung des Kreatininwertes erforderlich. Für Zoledronsäure ist eine Dosisadaptation in Abhängigkeit von der Kreatinin-Clearance empfohlen, die aus dem Serumkreatinin unter Verwendung der Cockcroft'schen Formel berechnet werden kann (Tabelle IV). Für die Verminderung der Nephrotoxizität ist prinzipiell die Einhaltung einer langen Infusionsdauer wichtig, da die Nephrotoxizität mit dem Spitzenspiegel korreliert. Für Patienten mit Niereninsuffizienz wird eine Verlängerung der Infusionsdauer von Zoledronsäure nicht verlangt, bei Pamidronat sollte eine Infusionsdauer von 4 Stunden nicht unterschritten werden [61]. Bei Patienten, die eine schwere Nierenfunktionsstörung mit einer Kreatinin-Clearance < 30 ml/min aufweisen, wird die Gabe von Zoledronsäure nicht empfohlen. Bei Pamidronat ist bei Nierenfunktionsstörung eine explizite Dosisanpassung nicht vorgesehen. Im Falle einer Kreatinin-Clearance < 30 ml/min wird jedoch die Gabe von Pamidronat ebenfalls nicht empfohlen, es sei denn unter individueller Nutzen-Risiko-Abwägung.

Osteonekrosen im Kieferbereich

Die Osteonekrose im Kieferbereich stellt eine seltene, aber potenziell schwerwiegende Komplikation dar. Sie tritt klinisch als offen liegendes Knochenareal ohne Wundheilung nach 6 Wochen in Erscheinung. Dieses Problem wurde erstmals im Jahre 2003 als eine Komplikation der Bisphosphonattherapie bei Tumorpatienten beschrieben [71].

> Die Ätiologie ist unklar, scheint aber multifaktoriell zu sein: Krebserkrankung, Bisphosphonate, zusätzliche Chemotherapie, Kortikosteroide, invasive zahnärztliche Eingriffe, lokale Infektionen.

Die Mehrzahl der berichteten Fälle trat bei gleichzeitiger Zahnextraktion auf. Viele Patienten hatten Anzeichen einer lokalen Infektion einschließlich Osteomyelitis. Die Inzidenz wird in den verschiedenen retrospektiven Analysen recht unterschiedlich angegeben. Ein möglicher Risikofaktor scheint eine längere Dauer der Therapie zu sein [61]. Ob die Häufigkeit der Osteonekrosen von dem Typ des Bisphosphonats abhängt, ist nicht sicher geklärt, wenn auch einige Autoren anhand retrospektiver Daten über eine höhere Inzidenz bei Zoledronat im Vergleich zu Pamidronat berichten. Heutzutage wird vor der Behandlung mit Bisphosphonaten bei Patienten mit Tumorkrankheiten eine zahnärztliche Untersuchung einschließlich einer geeigneten Beratung hinsichtlich prophylaktischer Maßnahmen empfohlen.

> Unter der Bisphosphonattherapie sollten Tumorpatienten auf eine sehr gute Mundhygiene achten. Aktive orale Infektionen müssen behandelt werden. Während der Bisphosphonatbehandlung sollten bei Myelompatienten invasive dentale Eingriffe (zugunsten von zahnerhaltenden, nicht-invasiven Verfahren) möglichst vermieden werden.

Tabelle IV. Dosisanpassung für Zoledronat bei eingeschränkter Nierenfunktion.

Kreatinin-Clearance zu Beginn der Behandlung (ml/min)	Empfohlene Dosierung von Zoledronsäure
> 60	4,0 mg
50–60	3,5 mg
40–49	3,3 mg
30–39	3,0 mg

Es ist zu hoffen, dass diese Maßnahmen zu einer Reduktion der Osteonekroserate im Kieferbereich führen werden. Für Patienten, bei denen invasive dentale Eingriffe erforderlich sind, gibt es keine klaren Daten, die darauf hinweisen, ob eine Unterbrechung der Bisphosphonatbehandlung das Risiko einer Osteonekrose im Kieferbereich vermindert. Eine Unterbrechung von ca. 2–3 Monaten, zumindest bis zur vollständigen Wundheilung, wird jedoch von den meisten Experten empfohlen. Die Frage, ob nach dem Auftreten einer Osteonekrose im Kieferbereich die Bisphosphonattherapie fortgeführt werden kann, ist unklar. Für den Behandlungsplan eines jeden Patienten sollte die klinische Beurteilung des behandelnden Arztes, basierend auf der individuellen Nutzen-Risiko-Abwägung, ausschlaggebend sein. Für den Regelfall empfehlen jedoch viele Experten das Absetzen der Bisphosphonattherapie. Bei der Behandlung der Osteonekrose hat sich häufig eine konservative Vorgehensweise als günstig erwiesen.

Weitere Behandlungsmodalitäten

Neben der Behandlung mit Bisphosphonaten stellt die Strahlentherapie eine wichtige Behandlungsoption für die lokale Tumorkontrolle und Schmerzreduktion dar. Häufig werden 30 Gy in 10–15 Fraktionen appliziert. Eine chirurgische Intervention kann bei drohenden oder stattgehabten Frakturen erforderlich sein. Für Wirbelkörpersinterungen ist mit der Kyphoplastie (s. Abbildung 5) eine im Vergleich zu der Vertebroplastie risikoarme Methode eingeführt worden, die häufig zur funktionellen Stabilität und zu Schmerzlinderung führt. Die Bedeutung einer optimalen medikamentösen analgetischen Behandlung muss unterstrichen werden.

Für die Behandlung krebsbedingter Knochenläsionen befinden sich derzeit neuere medikamentöse Therapien in Entwicklung, die im Folgenden kurz skizziert werden:

Proteasominhibition, eine beim multiplen Myelom eingesetzte Therapiestrategie, kann die Osteoklastenaktivität hemmen [72, 73]. Durch die RANKL-RANK-Interaktion wird in den Osteoklasten eine Signalkaskade mit Aktivierung von NF-κB ausgelöst. Proteasominhibitoren führen zu einer Überexpression des Inhibitors von NF-κB und damit zu einer verminderten NF-κB-Aktivität und einer Hemmung der Osteoklastenreifung und -funktion. Interessant ist dabei, dass Bortezomib als Proteasominhibitor zusätzlich die Osteoblastenaktivität steigert [74]. Klinische Daten, die einen Nutzen der Bortezomib-Therapie im Bereich des Knochens belegen, liegen jedoch nicht vor [75].

Eine Studie verglich die Wirkung einer Einzelgabe eines rekombinanten Osteoprotegerins (AMGN-0007) mit einer Einzelinfusion von 90 mg Pamidronat bei Patienten mit Osteolysen auf dem Boden eines multiplen Myeloms oder eines Mammakarzinoms [76]. Hierbei zeigte sich, dass die RANKL-Blockade zu einem deutlichen Abfall der Knochenresorptionsmarker führte und vergleichbare Effekte mit Pamidronat aufwies. Osteoprotegerin kann jedoch den Nachteil haben, dass es TRAIL (*Tumor necrosis factor-related apoptosis-inducing ligand*) im Knochenmark, das bei Myelomzellen Apoptose induziert, abfängt und dadurch zur Progression des Myeloms beitragen könnte. Darüber hinaus kam es bei der Applikation von rekombinantem Osteoprotegerin-Konstrukt im Einzelfall zur Induktion von Antikörpern gegen Osteoprotegerin, mit der Folge eines gesteigerten Knochenabbaus.

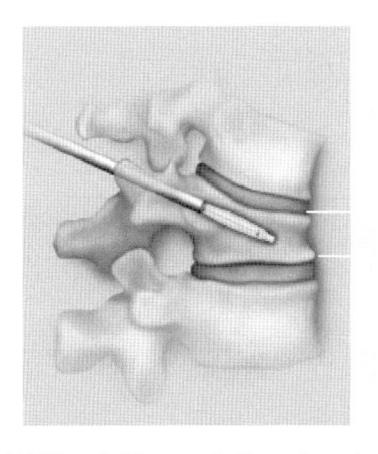

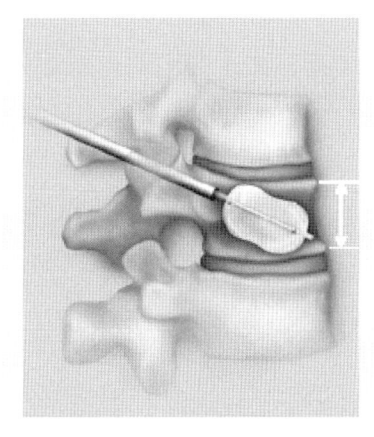

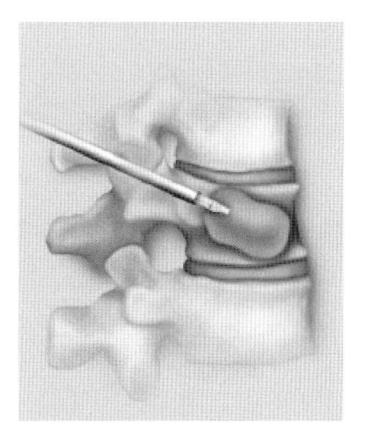

Abbildung 5. Schematische Darstellung der Kyphoplastie.

In einer randomisierten, placebokontrollierten Studie an 49 postmenopausalen Frauen konnte die Sicherheit und Effektivität einer subkutanen Einzeldosis von AMG 162, einem humanen monoklonalen Antikörper gegen RANKL, gezeigt werden [77]. Die Behandlung führte zu einer signifikanten Abnahme von Knochenabbauparametern. Monoklonale Antikörper gegen RANKL befinden sich derzeit in der klinischen Erprobung.

Ein weiterer experimenteller Ansatzpunkt beim multiplen Myelom ist die Hemmung von DKK-1, das den Wnt-Signaltransduktionsweg in den Osteoblasten inhibiert. Bei Patienten mit multiplem Myelom wurden erhöhte DKK-1 Spiegel im Knochenmark und im peripheren Blut beschrieben [23]. Neutralisierende Antikörper gegen DKK-1 sind im Tierexperiment gegen die myelominduzierte Knochenresorption wirksam [78].

Literatur

1. Bataille R, Manolagas S, Berenson J (1997) Pathogenesis and management of bone lesions in multiple myeloma. Hematol Oncol Clin North Am 11: 349–361
2. Bataille R, Chappard D, Marcelli C, et al (1991) The recruitment of new osteoblasts and osteoclasts is the earliest critical event in the pathogenesis of human multiple myeloma. J Clin Invest 88: 62–66
3. Roodman GD (2001) Biology of osteoclast activation in cancer. J Clin Oncol 19: 3562–3571
4. Nagai M, Kyakumoto S, Sato N (2000) Cancer cells responsible for humoral hypercalcemia express mRNA encoding a secreted form of ODF/TRANCE that induces osteoclast formation. Biochem Biophys Res Commun 269: 532–536
5. Lacey DL, Timms E, Tan HL, et al (1998) Osteoprotegerin ligand is a cytokine that regulates osteoclast differentiation and activation. Cell 93: 165–176
6. Simonet WS, Lacey DL, Dunstan CR, et al (1997) Osteoprotegerin: a novel secreted protein involved in the regulation of bone density. Cell 89: 309–319
7. Sezer O, Heider U, Jakob C, et al (2002) Human bone marrow myeloma cells express RANKL. J Clin Oncol 20: 353–354
8. Sezer O, Heider U, Jakob C, et al (2002) Immunocytochemistry reveals RANKL expression of myeloma cells. Blood 99: 4646–4647
9. Heider U, Langelotz C, Jakob C, et al (2003) Expression of receptor activator of NF-κB ligand (RANKL) on bone marrow plasma cells correlates with osteolytic bone disease in patients with multiple myeloma. Clin Cancer Res 9: 1436–1440
10. Pearse RN, Sordillo EM, Yaccoby S, et al (2001) Multiple myeloma disrupts the TRANCE/ osteoprotegerin cytokine axis to trigger bone destruction and promote tumor progression. Proc Natl Acad Sci USA 98: 11581–11586
11. Okada T, Akikusa S, Okuno H, et al (2003) Bone marrow metastatic myeloma cells promote osteoclastogenesis through RANKL on endothelial cells. Clin Exp Metastasis 20: 639–646
12. Seidel C, Hjertner O, Abildgaard N, et al (2001) Serum osteoprotegerin levels are reduced in patients with multiple myeloma with lytic bone disease. Blood 98: 2269–2271
13. Standal T, Seidel C, Hjertner O, et al (2002) Osteoprotegerin is bound, internalized, and degraded by multiple myeloma cells. Blood 100: 3002–3007
14. Sezer O, Heider U, Zavrski I, et al (2003) RANK ligand and osteoprotegerin in myeloma bone disease. Blood 101: 2094–2098
15. Choi SJ, Cruz JC, Craig F, et al (2000) Macrophage inflammatory protein 1-alpha is a potential osteoclast stimulatory factor in multiple myeloma. Blood 96: 671–675
16. Oyajobi BO, Franchin G, Williams PJ, et al (2003) Dual effects of macrophage inflammatory protein-1-alpha on osteolysis and tumor burden in the murine 5TGM1 model of myeloma bone disease. Blood 102: 311–319
17. Abe M, Hiura K, Wilde J, et al (2002) Role for macrophage inflammatory protein (MIP)-1-alpha and MIP-1-beta in the development of osteolytic lesions in multiple myeloma. Blood 100: 2195–2202.
18. Kukita T, Nomiyama H, Ohmoto Y, et al (1997) Macrophage inflammatory protein-1 alpha (LD78) expressed in human bone marrow: its role in regulation of hematopoiesis and osteoclast recruitment. Lab Invest 76: 399–406
19. Zannettino AC, Farrugia AN, Kortesidis A, et al (2005) Elevated serum levels of stromal-derived factor-1-alpha are associated with increased osteoclast activity and osteolytic bone disease in multiple myeloma patients. Cancer Res 65: 1700–1709
20. Heider U, Hofbauer LC, Zavrski I, et al (2005) Novel aspects of osteoclast activation and osteoblast inhibition in myeloma bone disease. Biochem Biophys Res Commun 338: 687–693
21. Carlson K, Ljunghall S, Simonsson B, et al (1992) Serum osteocalcin concentrations in patients with multiple myeloma – correlation with disease stage and survival. J Intern Med 231: 133–137
22. Evans CE, Ward C, Rathour L, et al (1992) Myeloma affects both the growth and function of human osteoblast-like cells. Clin Exp Metastasis 10: 33–38
23. Tian E, Zhan F, Walker R, et al (2003) The role of the Wnt-signaling antagonist DKK1 in the development of osteolytic lesions in multiple myeloma. N Engl J Med 349: 2483–2494
24. Oshima T, Abe M, Asano J, et al (2005) Myeloma cells suppress bone formation by secreting a soluble Wnt inhibitor, sFRP-2. Blood 106: 3160–5
25. Giuliani N, Rizzoli V, Roodman GD (2006) Multiple myeloma bone disease: pathophysiology of osteoblast inhibition. Blood 108: 3992–3996
26. Sezer O, Niemöller K, Eucker J, et al (2000) Bone marrow microvessel density is a prognostic factor for survival in patients with multiple myeloma. Ann Haematol 79: 574–577
27. Sezer O, Jakob C, Eucker J, et al (2001) Serum levels of the angiogenic cytokines basic fibroblast growth factor (bFGF), vascular endothelial growth factor (VEGF) and hepatocyte growth factor (HGF) in multiple myeloma. Eur J Haematol 66: 83–88
28. Nakagawa M, Kaneda T, Arakawa T, et al (2000) Vascular endothelial growth factor (VEGF) directly enhances osteoclastic bone resorption and survival of mature osteoclasts. FEBS Lett 473: 161–164
29. Hjertner O, Torgersen ML, Seidel C, et al (1999) Hepatocyte growth factor (HGF) induces interleukin-11 se-

30. cretion from osteoclasts: A possible role for HGF in myeloma associated osteolytic bone disease. Blood 94: 3383–3388
30. Yaccoby S, Pearse RN, Johnson CL, et al (2002) Myeloma interacts with the bone marrow microenvironment to induce osteoclastogenesis and is dependent on osteoclast activity. Br J Haematol 116: 278–290
31. Croucher PI, De Hendrik R, Perry MJ, et al (2003) Zoledronic acid treatment of 5T2MM-bearing mice inhibits the development of myeloma bone disease: evidence for decreased osteolysis, tumor burden and angiogenesis, and increased survival. J Bone Miner Res 18: 482–492
32. Walker R, Barlogie B, Haessler J, et al (2007) Magnetic resonance imaging in multiple myeloma: diagnostic and clinical implications. J Clin Oncol 25: 1121–1128
33. Rahmouni A, Divine M, Mathieu D, et al (1993) Detection of multiple myeloma involving the spine: efficacy of fat-suppression and contrast-enhanced MR imaging. Am J Roentgenol 160: 1049–1052
34. Kusumoto S, Jinnai I, Itoh K, et al (1997) Magnetic resonance imaging patterns in patients with multiple myeloma. Br J Haematol 99: 649–655
35. Moulopoulos LA, Dimopoulos MA, Smith TL, et al (1995) Prognostic significance of magnetic resonance imaging in patients with asymptomatic multiple myeloma. J Clin Oncol 13: 251–256
36. Mariette X, Zagdanski AM, Guermazi A, et al (1999) Prognostic value of vertebral lesions detected by magnetic resonance imaging in patients with stage I multiple myeloma. Br J Haematol 104: 723–729
37. Thornton CO, Ballester O, Greenfield GB (1996) Progression of bone disease in multiple myeloma patients treated with high dose therapy and autologous stem cell transplantation. Blood 88 (Suppl.): 481a
38. Heider U, Fleissner C, Zavrski I, et al (2006) Bone markers in multiple myeloma. Eur J Cancer 42: 1544–1553
39. Risteli L, Risteli J (1993) Biochemical markers of bone metabolism. Ann Med 25: 385–393
40. Jakob C, Zavrski I, Heider U, et al (2002) Bone resorption parameters [carboxy-terminal telopeptide of type-I collagen (ICTP), amino-terminal collagen type-I telopeptide (NTx) and deoxypyridinoline (Dpd)] in MGUS and multiple myeloma. Eur J Haematol 69: 37–42
41. Terpos E, de la Fuente J, Szydlo R, et al (2003) Tartrate-resistant acid phosphatase isoform 5b: a novel serum marker for monitoring bone disease in multiple myeloma. Int J Cancer 106: 455–457
42. Eriksen EF, Charles P, Melsen F, et al (1993) Serum markers of type I collagen formation and degradation in metabolic bone disease: correlation with bone histomorphometry. J Bone Mineral Res 8: 127–132
43. Abildgaard N, Glerup H, Rungby J, et al (2000) Biochemical markers of bone metabolism reflect osteoclastic and osteoblastic activity in multiple myeloma. Eur J Haematol 64: 121–129
44. Jakob C, Zavrski I, Heider U, et al (2003) Serum levels of carboxy-terminal telopeptide of type-I collagen are elevated in patients with multiple myeloma showing skeletal manifestations in magnetic resonance imaging but lacking lytic bone lesions in conventional radiography. Clin Cancer Res 9: 3047–3051
45. Abildgaard N, Bentzen SM, Nielsen JL, et al (1997) Serum markers of bone metabolism in multiple myeloma: prognostic value of the carboxy-terminal telopeptide of type I collagen (ICTP). Nordic Myeloma Study Group (NMSG). Br J Haematol 96: 103–110
46. Woitge HW, Pecherstorfer M, Li Y, et al (1999) Novel serum markers of bone resorption: clinical assessment and comparison with established urinary indices. J Bone Mineral Res 14: 792–801
47. Sassi ML, Eriksen H, Risteli L, et al (2000) Immunochemical characterization of assay for carboxyterminal telopeptide of human type I collagen: loss of antigenicity by treatment with cathepsin K. Bone 26: 367–373
48. Kyle RA (1975) Multiple myeloma: review of 869 cases. Mayo Clin Proc 50: 29–40
49. Cocks K, Cohen D, Wisløff F, et al (2007). An international field study of the reliability and validity of a disease-specific questionnaire module (the QLQ-MY20) in assessing the quality of life of patients with multiple myeloma. Eur J Cancer 43: 1670–1678
50. Nielsen OS (1991) Bone metastases: Pathophysiology and management policy. J Clin Oncol 9: 509–524
51. International Myeloma Working Group (2003) Criteria for the classification of monoclonal gammopathies, multiple myeloma and related disorders: a report of the International Myeloma Working Group. Br J Haematol 121: 749–57
52. Lahtinen R, Laakso M, Palva I, et al (1992) Randomised, placebo-controlled multicentre trial of clodronate in multiple myeloma. Lancet 340: 1049–1052
53. Laakso M, Lahtinen R, Virkkunen P, et al (1994) Subgroup and cost-benefit analysis of the Finnish multicentre trial of clodronate in multiple myeloma. Br J Haematol 87: 725–729
54. McCloskey EV, MacLennan IC, Drayson MT, et al (1998) A randomized trial of the effect of clodronate on skeletal morbidity in multiple myeloma. Br J Haematol 100: 317–325
55. Berenson JR, Lichtenstein A, Porter L, et al (1996) Efficacy of pamidronate in reducing skeletal events in patients with advanced multiple myeloma. N Engl J Med 334: 488–493
56. Berenson JR, Lichtenstein A, Porter L, et al (1998) Long-term pamidronate treatment of advanced multiple myeloma patients reduces skeletal events. J Clin Oncol 16: 593–600
57. Menssen HD, Sakalova A, Fontana A, et al (2002) Effects of long-term intravenous ibandronate therapy on skeletal-related events, survival, and bone resorption markers in patients with advanced multiple myeloma. J Clin Oncol 20: 2353–2359
58. Major P, Lortholary A, Hon J, et al (2001) Zoledronic acid is superior to pamidronate in the treatment of hypercalcemia of malignancy: a pooled analysis of two randomized, controlled linical trials. J Clin Oncol 19: 558–567
59. Rosen LS, Gordon D, Kaminski M, et al (2001) Zoledronic acid versus pamidronate in the treatment of skeletal metastases in patients with breast cancer or osteolytic lesions of multiple myeloma: a phase III, double-blind, comparative trial. Cancer J 7: 377–87
60. Rosen LS, Gordon D, Kaminski M, et al (2003) Long-term efficacy and safety of zoledronic acid compared with pamidronate disodium in the treatment of skeletal complications in patients with advanced multiple myeloma or breast carcinoma: a randomized, double-blind, multicenter, comparative trial. Cancer 98: 1735–1744
61. Kyle RA, Yee GC, Somerfield MR, et al (2007) American Society of Clinical Oncology 2007 clinical practice guideline update on the role of bisphosphonates in multiple myeloma. J Clin Oncol 25: 2464–72

62. Corso A, Varettoni M, Zappasodi P, et al (2007) A different schedule of zoledronic acid can reduce the risk of the osteonecrosis of the jaw in patients with multiple myeloma. Leukemia 21: 1545–8
63. Derenne S, Amiot M, Barille S, et al (1999) Zoledronate is a potent inhibitor of myeloma cell growth and secretion of IL-6 and MMP-1 by the tumoral environment. J Bone Miner Res 14: 2048–2056
64. Shipman CM, Rogers MJ, Apperley JF, et al (1997) Bisphosphonates induce apoptosis in human myeloma cell lines: a novel anti-tumour activity. Br J Haematol 98: 665–672
65. Aparicio A, Gardner A, Tu Y, et al (1998) In vitro cytoreductive effects on multiple myeloma cells induced by bisphosphonates. Leukemia 12: 220–229
66. Dhodapkar MV, Singh J, Mehta J, et al (1998) Anti-myeloma activity of pamidronate in vivo. Br J Haematol 103: 530–532
67. Shipman CM, Vanderkerken K, Rogers MJ, et al (2000) The potent bisphosphonate ibandronate does not induce myeloma cell apoptosis in a murine model of established multiple myeloma. Br J Haematol 111: 283–286
68. Diel IJ, Solomayer EF, Costa SD, et al (1998) Reduction in new metastases in breast cancer with adjuvant clodronate treatment. N Engl J Med 339: 357–363
69. Kunzmann V, Bauer E, Feurle J, et al (2000) Stimulation of gammadelta T cells by aminobisphosphonates and induction of antiplasma cell activity in multiple myeloma. Blood 96: 384–392
70. Sezer O, Jakob C, Zavrski I, et al (2003) Bisphosphonates in early multiple myeloma. Eur J Haematol 71: 231–232
71. Marx RE (2003) Pamidronate (Aredia) and zoledronate (Zometa) induced avascular necrosis of the jaws: a growing epidemic [letter]. J Oral Maxillofac Surg 61: 1115–1117
72. Zavrski I, Krebbel H, Wildemann B, et al (2005) Proteasome inhibitors abrogate osteoclast differentiation and osteoclast function. Biochem Biophys Res Commun 333: 200–205
73. von Metzler I, Krebbel H, Hecht M, et al (2007) Bortezomib inhibits human osteoclastogenesis. Leukemia 21: 2025-2034.
74. Heider U, Kaiser M, Müller C, et al (2006) Bortezomib increases osteoblast activity in myeloma patients irrespective of response to treatment. Eur H Haematol 77: 233–238
75. Terpos E, Sezer O, Croucher P, et al (2007) Myeloma bone disease and proteasome inhibition therapies. Blood 110: 1098-1104.
76. Body JJ, Greipp P, Coleman RE, et al (2003) A phase I study of AMGN-0007, a recombinant osteoprotegerin construct, in patients with multiple myeloma or breast carcinoma related bone metastases. Cancer 97: 887–892
77. Bekker PJ, Holloway DL, Rasmussen AS, et al (2004) A single-dose placebo-controlled study of AMG 162, a fully human monoclonal antibody to RANKL, in postmenopausal women. J Bone Miner Res 19: 1059–1066
78. Yaccoby S, Ling W, Zhan F, et al (2007) Antibody-based inhibition of DKK1 suppresses tumor-induced bone resorption and multiple myeloma growth in vivo. Blood 109: 2106–11
79. Viereck V, Emons G, Lauck V, et al (2002) Bisphosphonates pamidronate and zoledronic acid stimulate osteoprotegerin production by primary human osteoblasts. Biochem Biophys Res Commun 291: 680–686
80. Pan B, Farrugia AN, To LB, et al (2004) The nitrogen-containing bisphosphonate, zoledronic acid, influences RANKL expression in human osteoblast-like cells by activating TNF-alpha converting enzyme (TACE). J Bone Miner 19: 147–154

I. J. Diel **Bisphosphonate beim Mammakarzinom**

Pathogenese von Knochenmetastasen

Knochenmetastasen sind, wie andere Metastasen auch, Zeichen der Progression und der Inkurabilität der Erkrankung. Ossäre Metastasen betreffen insbesondere das Achsenskelett und die proximalen Femora und Humeri. Praktisch nie sind die Knochen der Hände, Füße, Unterarme und Unterschenkel betroffen. Der Grund für dieses Phänomen ist der Plexus vertebralis, ein klappenloses Venengeflecht, das von der Schädelbasis bis zum Becken reicht und den retrograden Transport von Tumorzellen begünstigt. Eine enge Anbindung an den Plexus vertebralis besitzen die Brustdrüse, die Schilddrüse, das Bronchialsystem, die Prostata und die Niere. Daher findet man bei Karzinomen dieser Organe auch gehäuft Skelettmetastasen (Tab. I).

Die Pathogenese von Knochenmetastasen gilt inzwischen als gut erforscht. So weiß man, dass Tumorzellen zur Zerstörung der mineralisierten Matrix die Hilfe der Osteoklasten brauchen. Um diese zu aktivieren, produzieren und sezernieren maligne Zellen parathormonähnliche Substanzen (z.B. PTHRP), die an den Osteoblasten binden. Der Blast wiederum aktiviert über das OPG/RANKL-System den Osteoklasten. Bei der Destruktion des Knochens werden zuvor eingebaute Wachstumsfaktoren (z.B. TGF-ß) freigesetzt, die einen proliferativen Effekt auf Tumorzellverbände in unmittelbarer Nähe haben können. Dieser Circulus vitiosus wird als Tumorosteolyse bezeichnet (Abb. 1). Die Ausbildung osteoblastischer Metastasen verläuft prinzipiell nicht anders, abgesehen davon, dass neben der Osteolyse auch ein überschießender Anbau von minderwertigem Knochen abläuft [1, 2].

> Das „Missing Link" der Metastasenforschung bleibt die Erklärung der inaktivierten Zellpersistenz (*cell dormancy*). Bis heute weiß man nur wenig darüber, warum Tumorzellen über Jahre im Zielorgan verweilen können, ohne die Umgebung zu zerstören. Beim Mamma- und Prostatakarzinom kann die Latenzzeit Jahre dauern, beim Bronchialkarzinom ist sie in aller Regel kurz.

Tabelle I. Häufigkeit von Knochenmetastasen bei unterschiedlichen Tumoren.

	Inzidenz
Mamma	75 %
Prostata	75 %
Schilddrüse	60 %
Lunge	40 %
Niere	25 %

(Zusammenfassung der Resultate aus verschiedenen Quellen)

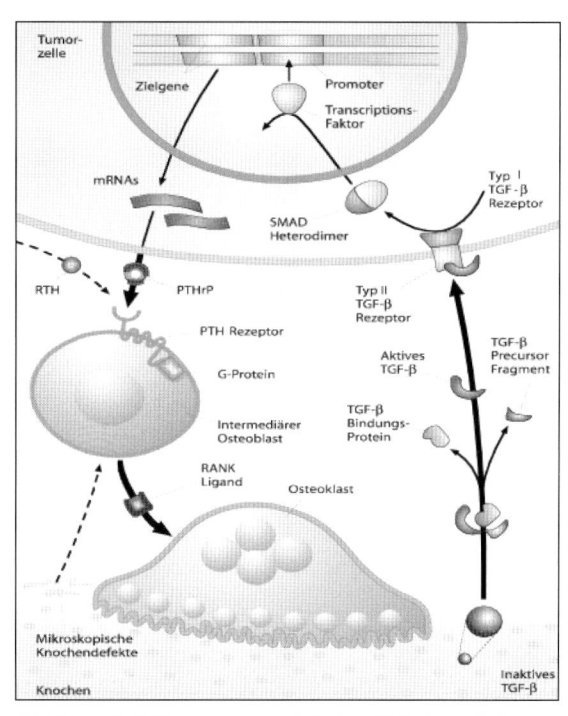

Abbildung 1. Pathogenese osteolytischer Metastasen (adaptiert nach [2])

Klinik und allgemeine Therapiemaßnahmen bei Skelettmetastasen

Knochenmetastasen im Rahmen einer Karzinomerkrankung sind häufig und verlangen eine spezielle Therapie. Da die therapeutischen Möglichkeiten in unterschiedlichen Disziplinen der klinischen Medizin beheimatet sind, ist es oft schwierig, für jede neue Situation die richtige Behandlungsform zu wählen. Fachübergreifendes Denken und große Erfahrung sind der Schlüssel zum Erfolg bei der Indikationsstellung. Zwar zeigen Knochenmetastasen, wie andere Fernmetastasen auch, die Inkurabilität des Leidens an, bei adäquater Behandlung können aber Überlebenszeiten von vielen Jahren erreicht werden. Die Vermeidung von tumorbedingten Komplikationen wie Frakturen, Kompressionssyndromen und Hyperkalzämien sind Behandlungsziel Nummer zwei und Voraussetzung für den Erhalt einer guten Lebensqualität. Schließlich gehört die Verhinderung bzw. Reduktion von Knochenschmerzen zur vordringlichsten Aufgabe des Therapiekonzeptes [3, 4].

Knochenmetastasen können durch Strahlentherapie und orthopädische Maßnahmen lokal behandelt werden. Zu den systemischen Behandlungsoptionen zählen: Chemotherapie, Antikörpertherapie, und antihormonelle Therapie. Auch die klassische Schmerztherapie und die Behandlung mit Radionukliden sowie die antiosteolytische Behandlung mit Bisphosphonaten gehören zum Armentarium im Kampf gegen Knochenmetastasen.

Biochemie und Wirkweise von Bisphosphonaten

Bisphosphonate sind chemische Verwandte des Pyrophosphats und gehören damit zur Familie der Polyphosphate. Bereits im neunzehnten Jahrhundert wurden die Polyphosphate von der Waschmittelindustrie als Entkalker für Röhren u.a. entwickelt (Weichmacher). Auch das erste Bisphosphonat, das heute noch therapeutisch genutzt wird (Etidronat), stammt aus jener Zeit. Die therapeutische Wirksamkeit zur Bekämpfung hyperkalzämischer Zustände wurde gegen Ende der 1960er Jahre entdeckt. Seit dieser Zeit ist die klinische Entwicklung vorangeschritten und Bisphosphonate werden zur Therapie von Knochenmetastasen, der Osteoporose, des Morbus Paget und anderer Erkrankungen eingesetzt, die mit einem gesteigerten Knochenstoffwechsel einhergehen [5, 6]. Die chemische Struktur der Bisphosphonate ist sehr ähnlich: Grundgerüst ist eine P-C-P-Bindung (im Gegensatz zum Pyrophosphat: P-O-P). An das Kohlenstoffatom können die unterschiedlichsten Seiten-

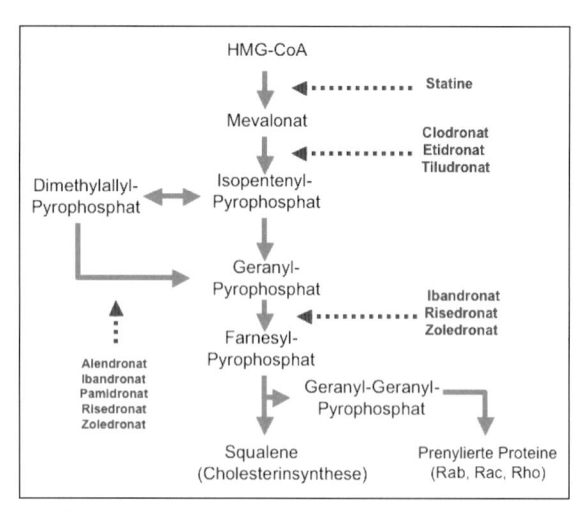

Abbildung 2. Molekulare Mechanismen der Bisphosphonate: Der Mevalonatstoffwechsel und die unterschiedlichen Angriffspunkte der Bisphosphonate

ketten gebunden werden, die für die Wirkung und Nebenwirkungen des Moleküls verantwortlich sind. Zahlreiche Bisphosphonate, wie z.B. Zoledronat, Ibandronat, Pamidronat, haben ein Stickstoffatom in der Seitenkette (Aminobisphosphonate), andere wie das Clodronat und das Tiludronat nicht (Nichtamino-Bisphosphonate) [7].

Bisphosphonate sind Osteoklastenhemmer, die sich nach oraler oder parenteraler Applikation an der Knochenoberfläche anlagern und anreichern, ansonsten aber unmetabolisiert über die Niere ausgeschieden werden. Bisphosphonate werden vom aktiven Osteoklasten inkorporiert und induzieren apoptotische Effekte.

> Der molekulare Mechanismus besteht bei den Aminobisphosphonaten in einer kompetitiven Hemmung von Zwischenprodukten des Mevalonatstoffwechsels (Geranylierung, Farnesylierung), bei den Nichtamino-Bisphosphonaten in einer Umwandlung von ATP in ein toxisches Analogon (Abb. 2) [8, 9].

Pharmakologie und Nebenwirkungen

Orale Bisphosphonate werden nur sehr schlecht resorbiert (0,5–4%) und müssen daher hoch dosiert werden. Außerdem muss eine Karenzzeit von 45–60 Minuten eingehalten werden, in der kalziumhaltige Speisen oder Getränke die Aufnahme der Medikamente hemmen können. Orale Bisphosphonate sind trotz schlechter Resorption ähnlich gut wirksam wie

Tabelle II. Die häufigen Nebenwirkungen von Bisphosphonaten im Überblick.

Präparat	Akute Phase	Nephrotoxiz.	Oberbauch	Durchfälle	Kiefernekrose
Nicht-Amino					
Bonefos i.v.	0	+	0	0	0
Bonefos 800 (× 2)	0	0	+	++	0
Ostac 520 (× 2)	0	0	+	++	0
Aminobisphosphonate					
Bondronat 6 mg i.v.	++	0	0	0	+
Bondronat 50 mg	0	0	+	0	0
Zometa 4 mg i.v.	++	++	0	0	++
Aredia 90 mg i.v.	++	++	0	0	++
Fosamax	0	0	++	+	+
Actonel	0	0	+	+	(+)
NA					
Didronel u.a.*	0	0	(+)	(+)	0

* (Etidronat verursacht in höherer Dosierung Osteomalazie)

parenteral verabreichte, sollten aber bei akuten Problemen (z.B. Hyperkalzämie, intolerablen Knochenschmerzen) nicht eingesetzt werden.

> Orale Bisphosphonate sind sehr gut verträglich. Die Nebenwirkungen beschränken sich auf intestinale Beschwerden wie Gastritis/Ösophagitis (ca. 2–3%) und Durchfälle (ca. 10%) [10, 11]. Die Toxizität intravenöser Bisphosphonate ist deutlich höher und umfasst frühe und späte Nebenwirkungen (Übersicht in Tabelle II).

Eine typische frühe Komplikation bei der Applikation von Aminobisphosphonaten ist die Akute-Phase-Reaktion mit Leukozytose, subfebrilen Temperaturen und Knochen- und Gelenkschmerzen. Diese Nebenwirkung tritt bei ca. 30% aller Erstinfusionen auf, kann einige Tage andauern und spricht gut auf die Gabe von Antiphlogistika an. Bei nachfolgenden Infusionen ist die Reaktion selten [12, 13].

Da Bisphosphonate unmetabolisiert über die Niere ausgeschieden werden, ist diese auch das toxische Zielorgan Nummer 1. Die Akkumulation der Substanzen in der Niere ist abhängig von der Proteinbindung, der Gewebehalbwertszeit und der individuellen Verfassung des Patienten. Die Gefährdung kann durch Dosisreduktion, durch Infusions- und insbesondere durch Intervallverlängerung erreicht werden. Die Nephrotoxizität ist auch vom Molekül abhängig. Während es zur Anwendung von Pamidronat und Zoledronat zahlreiche Berichte zu renalen Nebenwirkungen gibt, sind diese für Ibandronat bisher unbekannt [14–16].

> Eine dramatische Langzeitnebenwirkung sind Kieferosteonekrosen (ONJ = *osteonecrosis of the jaw*). Diese in ihrer Ursache bisher völlig unerforschte Komplikation ist erst seit 2003 beschrieben und betrifft alle Aminobisphosphonate.

Bei oraler Applikation sind Osteonekrosen sehr selten, beim Gebrauch des Nichtamino-Bisphosphonats Clodronat bisher unbekannt. Erkrankungen der Zähne, des Zahnfleischs und der Kieferknochen spielen eine wesentliche Rolle bei der Pathogenese (Tab. III). Patienten sollten auf prophylaktische zahnhygienische Maßnahmen hingewiesen werden [17–19].

Alle anderen Nebenwirkungen von Bisphosphonaten (wie okuläre oder zentralnervöse) sind sehr selten und in Tabelle IV zusammengefasst. Hypokalzä-

Tabelle III. Empfehlungen zum Umgang mit Kieferosteonekrosen.

Information der Zahnärzte, Kieferchirurgen und -orthopäden
Kurze Anamnese bezüglich Zahn- Kiefer- und Zahnfleischerkrankungen
Evtl. Inspektion der Mundhöhle
Bei geplanter Langzeitbehandlung: Sanierung des Gebisses
Anleitung zur Zahnpflege während Bisphosphonattherapie
Bei Kieferosteonekrosen ohne Metastasen – Absetzen des Präparats
Bei Kieferosteonekrose und Metastasen Wechsel zu Clodronat

Tabelle IV. Seltene Nebenwirkungen von Bisphosphonaten.

Hypokalzämie (symptomatisch)
Okuläre Komplikationen (Retinitis, Uveitis, Skleritis)
Asthma-Anfälle (aspirinsensitiv)
Hautrötungen
Phlebitis
Geschmacksänderungen
Zentralnervöse Nebenwirkungen

mien werden manchmal in Laborberichten gesehen, spielen aber klinisch keine Rolle. Eine prophylaktische Einnahme von Kalzium in Kombination mit Vitamin D sollte allen Patienten unter Bisphosphonattherapie angeraten werden.

Allgemeine klinische Wirksamkeit von Bisphosphonaten bei Knochenmetastasen

Bisphosphonate sind in den letzten Jahren integraler Bestandteil der Therapie von malignen und nichtmalignen Knochenerkrankungen geworden. Vereinfacht gesagt haben Bisphosphonate zwei Wirkungen: Sie schützen das verbliebene Skelett vor weiterer Zerstörung – Osteoprotektion – und sie wirken schmerzlindernd und haben damit einen enormen Einfluss auf die Lebensqualität [3, 6].

> Allerdings sind Bisphosphonate nicht *osteoreparativ*. Das heißt, sie können eine Tumorosteolyse nicht „heilen" und Tumorgewebe durch funktionstüchtigen Knochen ersetzen.

Wie bei der Therapie der Osteoporose führen die Bisphosphonate zu einer Umkehr der gesteigerten Osteoklastenaktivität, die zu einer Verdickung der verbliebenen Trabekel führt, nicht aber zur Restitution unterbrochener trabekulärer Verbindungen. Kurz gesagt bedeutet *osteoprotektiv*, dass das verbliebene, noch nicht vom Tumor zerstörte Skelett der weiteren Invasion eine vergrößerte Knochenmasse entgegensetzen kann. Die ossäre Destruktion wird dadurch verlangsamt, nicht aber vollständig aufgehalten. So macht es auch Sinn, bei einer Progression der Erkrankung Bisphosphonate nicht abzusetzen, wie es zuweilen wegen eines scheinbaren Therapieversagens gefordert wird. Bisphosphonate können Tumorosteolysen nicht heilen, aber das können Chemo- und Hormontherapie typischerweise auch nicht.

Der klinische Erfolg einer Bisphosphonattherapie wird in Zulassungsstudien an der Reduktion skelettaler Ereignisse (SREs) gemessen. Zu diesen Ereignissen zählen pathologische Frakturen im Achsenskelett (häufig) und im appendikulären Skelett (selten); weiterhin notwendige Strahlentherapien und stabilisierende Operationen. Manchmal wird auch die Vermeidung von Hyperkalzämien mitbewertet, manchmal spinale Kompressionssyndrome oder die Vermeidung einer Höhenminderung der Wirbelsäule. Wird die Reduktion skelettaler Ereignisse mit signifikant oder hochsignifikant gegenüber Placebo errechnet, gilt ein Bisphosphonat als effektiv.

Zwar wird die Auswirkung auf den Knochenschmerz in einigen Studien mitbewertet, aber nur selten mit zusätzlichen Parametern der Lebensqualität gemessen und analysiert. Jedenfalls zählen Schmerz bzw. Schmerzreduktion nicht zu den „klassischen" skelettalen Ereignissen. Die Therapie der Hyperkalzämie mit Bisphosphonaten wird üblicherweise in separaten Studien geprüft.

Die besten Studienergebnisse wurden immer für die Vermeidung von Strahlentherapien erzielt. Die deutlichen Unterschiede zwischen Placebo- und Bisphosphonatgruppe bildeten das hochsignifikante Fundament für die Addition aller ossären Ereignisse. Die Bewertung der Strahlentherapie macht allerdings zwei Probleme. Erstens gibt es weder klar definierte Leitlinien, ab welchem Grad der Zerstörung ein Knochen bestrahlt werden muss, noch waren Strahlentherapeuten in die Studienplanung involviert. Zweitens existiert kein Konsens, ob eine asymptomatische Osteolyse bestrahlt werden soll oder nicht; beziehungsweise gibt es erhebliche regionale Unterschiede bei der Therapieentscheidung. Typischerweise werden Knochenmetastasen bestrahlt, wenn sie Schmerzen bereiten oder wenn eine Fraktur droht. Da aber durch Bisphosphonate eine gute Schmerzkontrolle erreicht wird, werden auch weniger Strahlentherapien notwendig. Die Vermeidung einer Bestrahlung ist insofern nichts weiter als ein Surrogatmarker für die Schmerzreduktion.

> Zusammenfassend lässt sich Folgendes sagen: Bei kritischer Sicht der publizierten Studien tritt der palliative und osteoprotektive Aspekt der Bisphosphonatbehandlung in den Vordergrund, wohingegen der osteoreparative Einfluss und der damit verbundene Effekt auf die Frakturrate von untergeordneter Bedeutung ist. Bisphosphonate verringern den Knochenschmerz und verbessern die Lebensqualität der Patientinnen. Des Weiteren besitzen sie eine hervorragende Effektivität in der Therapie und Prophylaxe der Tumorhyperkalzämie und können eine tumortherapiebedingte Osteoporose verhindern oder verbessern.

Bisphosphonate zur antiosteolytischen Behandlung von Knochenmetastasen

Zu keiner anderen Tumorentität gibt es so viele Daten zur Bisphosphonattherapie wie zum Mammakarzinom. Zugelassen sind in Deutschland Clodronat, Pamidronat, Ibandronat und Zoledronat. Zur Therapie von Knochenmetastasen anderer Tumoren ist die Datenlage sehr viel schlechter. Trotzdem gibt es keinen Grund, Patienten mit Metastasen anderer Genese eine Bisphosphonattherapie vorzuenthalten. Eine uneingeschränkte Zulassung gibt es in Deutschland allerdings nur für Clodronat und Zoledronat. Im Folgenden werden Studienergebnisse paradigmatisch für das Mammakarzinom dargestellt.

Behandlung von Metastasen mit Clodronat

Clodronat zählt zu den Bisphosphonaten der ersten Generation und kann intravenös (1500 mg über 4 h, alle 3–4 Wochen) oder oral (1040–1600 mg tgl.) verabreicht werden. Die intravenöse Applikation ist zur Normalisierung einer Hyperkalzämie und zur Reduktion skelettaler Komplikationen geeignet, wird aber wegen der langen Infusionszeit und der großen Molekülmenge nicht häufig eingesetzt.

Orales Clodronat senkt ebenfalls die Rate der skelettalen Komplikationen, hat aber bei Hyperkalzämien und beim akuten Knochenschmerz keine gute Effektivität [20, 21]. Der Einsatzbereich liegt hauptsächlich in der Verhinderung dieser Komplikationen (asymptomatische Metastasen) und in der adjuvanten Therapie zur Vermeidung von subsequenten Metastasen.

> Es ist keineswegs richtig, dass orale Bisphosphonate eine schlechte Effektivität besitzen, nur weil sie enteral schlecht resorbiert werden (Clodronat 3%, Aminobisphosphonate unter 1%). Entscheidend ist die äquipotente Dosierung.

Dass es in der Effektivität keine gravierenden Unterschiede gibt, zeigt die Metaanalyse der *Cochrane Society* [22]. Orale und intravenöse Bisphosphonate haben sich bei der Reduktion skelettaler Ereignisse als gleich gut erwiesen.

Behandlung von Knochenmetastasen mit Pamidronat

Seit vielen Jahre zählt das Pamidronat, neben dem Clodronat, zur Standardtherapie ossär metastasierter Karzinome. Da sich die orale Therapie als zu toxisch erwiesen hatte, wurde es in Deutschland wie in den meisten Ländern nur in intravenöser Form genutzt (90 mg über 2 h, alle 3–4 Wochen). Pamidronat senkt die Häufigkeit aller skelettalen Komplikationen, außer der Inzidenz vertebraler Frakturen [23]. Bei der Therapie der Hyperkalzämie und des akuten Knochenschmerzes ist es dem oralen Clodronat überlegen. Pamidronat war das erste für die Behandlung von Tumorosteolysen zugelassene Aminobisphosphonat. Die Wirkstärke von Pamidronat liegt über der von Clodronat, was auf die stärkere Affinität der Substanz zum Hydroxylapatit der Knochenoberfläche zurückzuführen ist. Pamidronat ist in oraler Formulierung getestet, aber nicht zur Zulassung weiterentwickelt worden. Ein Grund dafür waren häufige und teilweise schwerwiegende Nebenwirkungen im oberen Gastrointestinaltrakt bei einer Dosis von 600 mg [24]. Außerdem liegt die intestinale Resorptionsquote noch weit unter der von Clodronat.

Die breiteste Anwendung hat Pamidronat als Intervalltherapie in einer Dosierung von 90 mg alle 4 Wochen gefunden. Intravenös applizierte Bisphosphonate sind hundertprozentig bioverfügbar und nicht von der individuellen intestinalen Resorptionsquote abhängig, die wiederum von den Mahlzeiten und deren kalziumhaltigen Bestandteilen beeinflusst werden kann.

Die Referenzstudie zur Anwendung von Pamidronat i.v. wurde im Dezember 1996 von *Hortobagyi et al.* [23] publiziert. In dieser multizentrischen, doppelblinden und placebokontrollierten Studie wurde Patientinnen mit osteolytischen Destruktionen (n = 382) zusätzlich zu einer Chemotherapie alle 4 Wochen Pamidronat in einer Dosierung von 90 mg i.v. oder Placebo verabreicht (für 1 Jahr = 12 Zyklen). In der Pamidronatgruppe wurde das Auftreten extravertebraler Frakturen signifikant reduziert, ebenso der Knochenschmerz und die Notwendigkeit einer Strahlentherapie. Allerdings konnte keine Reduktion der vertebralen Frakturen nachgewiesen werden. In einer Followup-Studie mit deutlich verlängerter Nachbeobachtungszeit konnten die Pamidronateffekte weiterhin bestätigt werden [25].

Interessanterweise zeigen die Zulassungsstudien für Pamidronat gegenüber der Placebogruppe einen lebensverlängernden Effekt in der Subgruppe der prämenopausalen Patientinnen (24,6 vs. 15,7 Monate). Ähnliche Beobachtungen konnten auch beim multiplen Myelom gemacht werden [26].

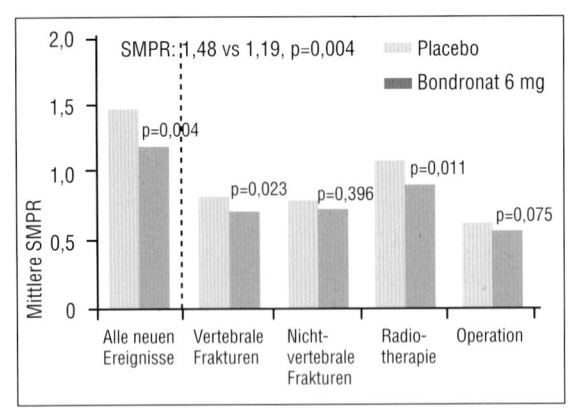

Abbildung 3. Bondronat i.v. vermindert signifikant die skelettale Morbidität. SMPR = Skeletal morbidity periodate.

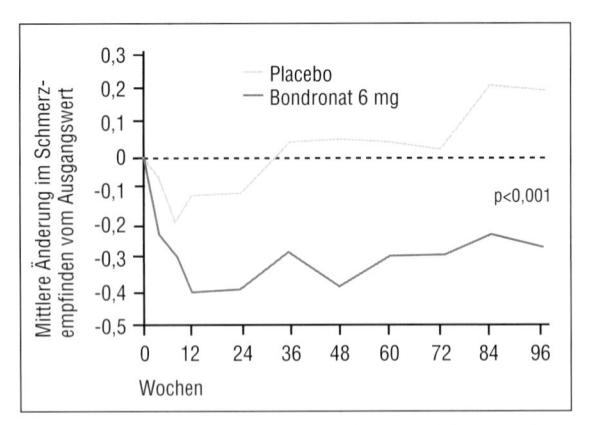

Abbildung 4. Langzeiteffekt von Bondronat auf den Knochenschmerz.

Behandlung von Knochenmetastasen mit Ibandronat

Ibandronat ist ein hochpotentes Bisphosphonat der dritten Generation, das in intravenöser Form seit November 2003 zur Behandlung von Knochenmetastasen beim Mammakarzinom zugelassen ist. In oraler Form ist es seit April 2004 zur Therapie von Osteolysen verfügbar. Die Studien zur parenteralen Anwendung wurden mit 2 und 6 mg i.v. versus Placebo bei 462 Patientinnen mit ossär metastasiertem Mammakarzinom über 2 Jahre durchgeführt. Während 6 mg Ibandronat gegenüber Placebo signifikant skelettale Komplikationen reduzierte, konnte das für 2 mg nicht gezeigt werden. Für 6 mg konnte eine signifikante Reduktion von vertebralen, nicht aber von extravertebralen Frakturen gezeigt werden. Wiederum konnte die beste Effektivität in der Vermeidung von Strahlentherapien konstatiert werden. Des Weiteren führten 6 mg zu einer signifikanten Verlängerung des Zeitraums bis zum Auftreten der ersten skelettalen Komplikation und zu einer dauerhaften Reduktion des Knochenschmerzes über 24 Monate (Abb. 3 und 4) [27].

Herausragende Ergebnisse zeigte die Studie für die Verbesserung der Lebensqualität der betroffenen Patientinnen in allen gemessenen Bereichen (erhoben mit dem EORTC-QLQ-C30-Fragebogen) und für die Reduktion des Gebrauchs von Schmerzmitteln (Abb. 5) [28]. Die renale Toxizität von Ibandronat (6 mg) lag bei einer Stunde Infusionszeit im Bereich der Placebogruppe.

Drei große Vergleichsstudien wurden für die Zulassung von Ibandronat oral durchgeführt. In allen drei Studien wurden jeweils 50 mg vs. 20 mg vs. Placebo getestet. Insgesamt wurden 999 Patientinnen mit ossär metastasiertem Mammakarzinom eingeschlossen. Die Ergebnisse der Studien waren in etwa vergleichbar [29, 30]. Mit der (zugelassenen) Dosis von 50 mg konnte eine signifikante Reduktion des Knochenschmerzes und aller skelettaler Ereignisse erreicht werden (Abb. 6 [29]). Die Reduktion vertebraler Frakturen war – im Gegensatz zur Studie mit 6 mg intravenös – nicht signifikant. Die Sicherheit für

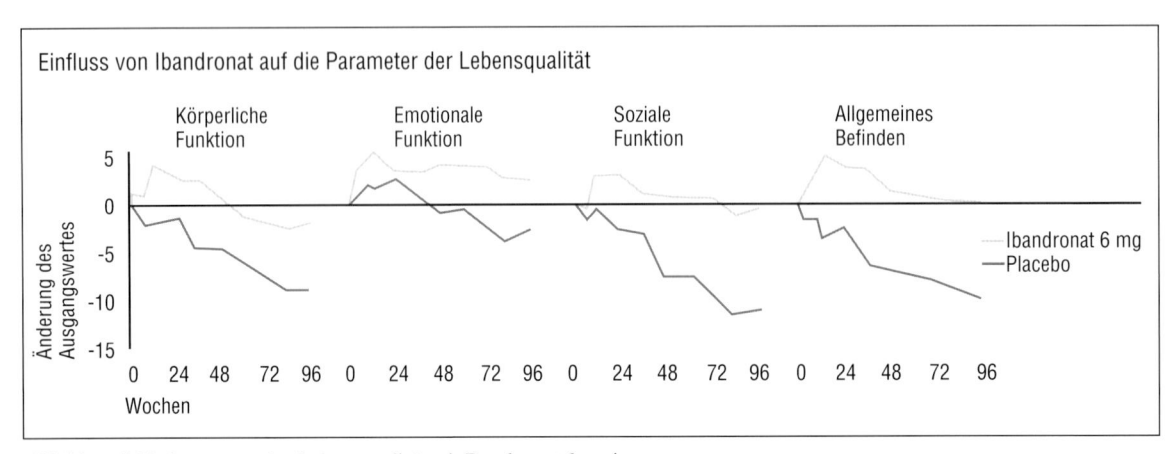

Abbildung 5. Verbesserung der Lebensqualität mit Bondronat 6 mg i.v.

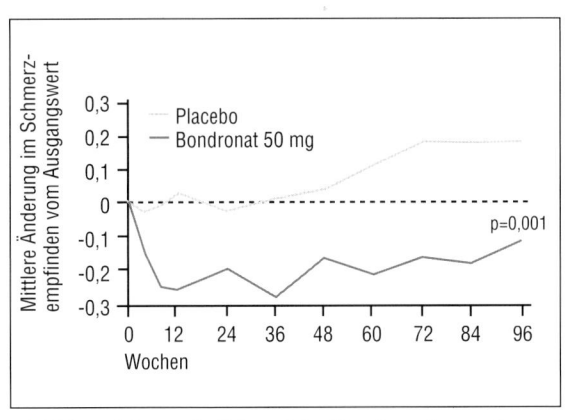

Abbildung 6. Langzeiteffekt auf den Knochenschmerz durch Bondronat oral.

orales Ibandronat war sehr gut. Zwar waren gastrointestinale Symptome (Übelkeit, Bauchschmerzen, Ösophagitis u. ä.) signifikant vermehrt im Vergleich zur Placebogruppe, traten aber doch nur in einer Häufigkeit zwischen 2 und 7 % auf.

Behandlung von Knochenmetastasen mit Zoledronat

Zoledronat ist eines der potentesten Bisphosphonate in der Onkologie und wurde aus ethischen Gründen in den Phase-III-Studien beim Mammakarzinom und beim multiplen Myelom nicht mehr gegen Placebo getestet, sondern gegen 90 mg Pamidronat i.v. Bei der Therapie der Hyperkalzämie konnte gezeigt werden, dass Zoledronat um 10 % höhere Ansprechraten zeigte und die Zeit bis zum Wiederauftreten der Hyperkalzämie verlängert werden konnte. Keine andere Substanz wurde vor der Zulassung zur Behandlung von Metastasen (2002) an einer so großen Zahl von Patientinnen mit Mammakarzinom getestet (n = 1130). Zoledronat wurde in einer Äquivalenzstudie gegen 90 mg Pamidronat in einer Dosierung von 4 mg und 8 mg bei Patientinnen mit ossären Metastasen über 12 Monate getestet [31]. Die Ergebnisse der Vergleichsstudie zeigten in der Kurzzeitanalyse keine Effektivitätsunterschiede zwischen Pamidronat und Zoledronat (Abb. 7 [31]). Beide Substanzen zeigten eine gute Schmerzreduktion. Da insbesondere die Dosis von 8 mg bei einigen Patientinnen zu Serumkreatininerhöhungen führte, wurde im weiteren Studienverlauf die Gruppe mit 8 mg ebenfalls auf 4 mg umgestellt und die Infusionsdauer auf 15 Minuten heraufgesetzt. Die renale Toxizität von 4 mg über 15 min appliziert war bei der abschließenden Auswertung im Bereich von 90 mg Pamidronat.

In einer Langzeitanalyse der Zulassungsstudie über 25 Monate bei Patientinnen mit Mammakarzinom konnte eine Reduktion der skelettalen Komplikationen mit 4 mg Zoledronat gegenüber 90 mg Pamidronat in einer Größenordnung von 20 % nachgewiesen werden [32]. Ganz ähnlich wie bei anderen Bisphosphonaten, konnte dieser Effekt hauptsächlich durch die Reduktion notwendiger Strahlentherapien erreicht werden (Abb. 8, [32]). Dies ist ein deutlicher Hinweis darauf, dass die potentere Substanz (im Vergleich zu Pamidronat) bei akuten Ereignissen wie Knochenschmerz und Hyperkalzämie wirksamer ist. Bei der Prophylaxe von pathologischen Frakturen scheint dies nicht der Fall zu sein.

In einer weiteren Analyse, in die nur die Subgruppe von Patientinnen eingeschlossen war, die ausschließlich von osteolytischen Metastasen betroffen war, konnte eine weitere Risikoreduktion für skelettale Komplikationen nachgewiesen werden [33]. Damit konnte gezeigt werden, dass es insbesondere Frauen mit Tumorosteolysen, nicht aber Patientinnen mit osteoblastischen und gemischtförmigen Läsionen waren, die von einer Zoledronattherapie profitierten.

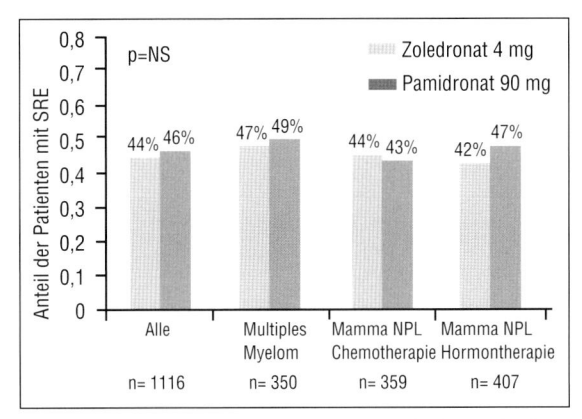

Abbildung 7. Patientinnen mit Skelettkomplikationen (Zoledronat im Vergleich zum Pamidronat). SRE = Sceletal-related events.

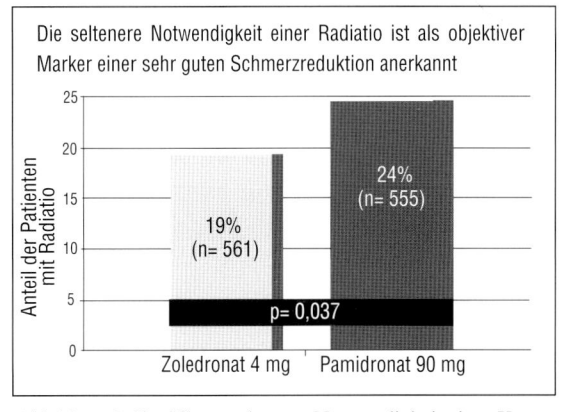

Abbildung 8. Signifikant seltenere Notwendigkeit einer Knochenbestrahlung unter Zoledronat.

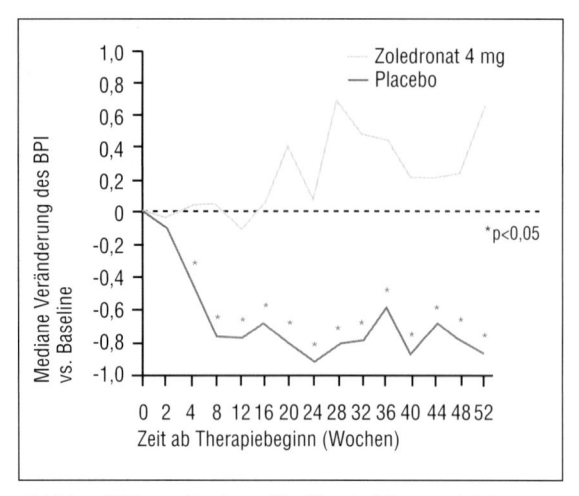

Abbildung 9. Mammakarzinom: Signifikante Schmerzreduktion unter Zoledronat vs. Placebo. BPI = Brief Pain Inventory.

Diese Erfolge wurden durch die Ergebnisse einer placebokontrollierten Studie mit Zoledronat aus Japan unterstrichen, die im Mai 2005 publiziert wurde [34]. In dieser Untersuchung wurden 114 Patientinnen mit ossär metastasiertem Mammakarzinom mit 4 mg Zoledronat alle 4 Wochen über ein Jahr behandelt, weitere 114 Frauen erhielten Placeboinfusionen. Es wurde für alle evaluierten skelettalen Komplikationen eine signifikante Reduktion durch Zoledronat nachgewiesen. Die Schmerzreduktion mit 4 mg Zoledronat konnte eindrucksvoll und dauerhaft nachgewiesen werden, wohingegen die Schmerzintensität in der Placebogruppe im weiteren Verlauf signifikant anstieg ($p < 0,05$) (Abb. 9).

Zoledronat ist außer zur Behandlung von Knochenmetastasen beim Mammakarzinom auch zur Therapie bei anderen Tumorentitäten zugelassen. Sowohl beim Prostatakarzinom als auch bei anderen soliden Tumoren wurden umfangreiche placebokontrollierte Studien durchgeführt, die die Effektivität bei der Reduktion skelettaler Ereignisse nachgewiesen haben [35]. Damit ist Zoledronat das Bisphosphonat mit dem breitesten Zulassungsspektrum.

Abschließende Bemerkungen zur Schmerzreduktion und zur Verbesserung der Lebensqualität durch Bisphosphonate

Bisphosphonate, ob intravenös im Intervall oder täglich oral verabreicht, senken bei ausreichender Dosierung signifikant und nachhaltig den Knochenschmerz. Das zeigen alle Studien mit ausreichenden Patientenzahlen, relativ unabhängig vom eingesetzten Messinstrument. Da der Analgetikaverbrauch in den Behandlungsgruppen fast immer identisch mit dem in den Placebogruppen war, verweist dieser Aspekt auf die bekannten Schwierigkeiten bei der erfolgreichen Therapie von Knochenschmerzen. Es wird auch klar, dass Bisphosphonate eine klassische Schmerztherapie nicht ersetzen können, sondern nur einen adjuvanten, aber entscheidenden Effekt beisteuern. Schmerztherapie bei Knochenmetastasen ist die Kunst, die Balance zu wahren und jede der Möglichkeiten, inkl. Radiotherapie und Radioisotopenbehandlung, zum richtigen Zeitpunkt zu nutzen, ohne dem Patienten zu schaden.

Die Verbesserung der Lebensqualität kann nur in wenigen Studien als signifikant nachgewiesen werden, dabei wird dieser Aspekt erheblich durch die Schmerzreduktion beeinflusst.

> Es soll abschließend nochmals betont werden, dass der Erhalt der Lebensqualität bei Patientinnen mit ossär metastasierten Karzinomen im Zentrum der therapeutischen Intentionen stehen muss. Dazu zählt die Reduktion skelettaler Ereignisse genauso wie die Schmerzreduktion und die Vermeidung einer Hyperkalzämie.

Der Unterschied zwischen den einzelnen Substanzen ist nach Analyse der derzeit vorliegenden Publikationen nicht sehr groß, kann aber wegen der Abweichungen im Studienaufbau, bei den Messmethoden und bei den statistischen Analysen nicht objektiviert werden. Zweifelsohne muss der Einsatz von Bisphosphonaten bei Knochenmetastasen früh erfolgen und nicht erst, wenn Schmerzen unerträglich sind und erste skelettale Komplikationen drohen.

Literatur

1 Chambers AF, Groom AC, MacDonald IC (2002) Dissemination and growth of cancer cells in metastatic sites. Nature Rev 2: 563–572

2 Mundy GR (2002) Metastasis to bone: causes, consequences and therapeutic opportunities. Nature Rev 2: 584–593

3 Diel IJ, Seegenschmiedt H (2005) Therapie von Skelettmetastasen. In: Schmoll H, Höffken K, Possinger K (Hrsg.): Kompendium internistische Onkologie (4. Aufl.), Springer Verlag, Berlin, Heidelberg, New York, S 994–1014

4 Solomayer EF, Diel IJ, Meyberg GC, et al (2000) Metastatic breast cancer: clinical course, prognosis and therapy related to the first site of metastasis. Breast Cancer Res Treat 59: 271–278

5 Diel IJ (2005) Supportivtherapie des Mammakarzinoms. In: von Minckwitz G. für die AGO-Organkommission „Mamma" (Hrsg): Aktuelle Empfehlungen zur Therapie primärer und fortgeschrittener Mammakarzinome. W. Zuckschwerdt Verlag, München, Wien, New York

6. Diel IJ, Solomayer EF, Bastert G (2000) Treatment of metastatic bone disease in breast cancer: bisphosphonates. Clin Breast Cancer 1: 43–51
7. Russell R, Rogers M, Frith J, et al (1999) The pharmacology of bisphosphonates and new insights into their mechanisms of action. J Bone Miner Res 14 (suppl. 2): 53–65
8. Luckman SP, Hughes DE, Coxon FP, et al (1998) Nitrogen-containing bisphosphonates inhibit the mevalonate pathway and prevent post-translational prenylation of GTP-binding proteins, including RAS. J Bone Miner Res 13: 581–589
9. Rogers MJ, Frith JC, Luckman SP, et al (1999) Molecular mechanism of action of bisphosphonates. Bone 24: 73S–79S
10. De Groen PC, Lubbe DF, Hirsch LJ, et al (1996) Esophagitis associated with the use of alendronate. New Engl J Med 335: 1016–1021
11. Marshall JK (2002) The gastrointestinal tolerability and safety of oral bisphosphonates. Expert Opin Drug Saf 1: 71–78
12. Thiebaud D, Sauty A, Burckhardt P, et al (1997) An in vitro and in vivo study of cytokines in the acute-phase response associated with bisphosphonates. Calcif Tissue Int 61: 386–392
13. Dicuonzo G, Vincenzi B, Santini D, et al (2003) Fever after zoledronic acid administration is due to increase in TNF-alpha and IL-6. J Interferon and Cytokine Research 23: 649–654
14. Markowitz GS, Appel GB, Fine PL, et al (2001) Collapsing focal segmental glomerulosclerosis following treatment with high-dose pamidronate. J Am Soc Nephrol 12: 1164–1172
15. Markowitz GS, Fine PL, Stack JI, et al (2003) Toxic acute tubular necrosis following treatment with zoledronate (Zometa). Kidney Int 64: 281–289
16. Lin JH, Duggan DE, Chen I, et al (1991) Physiological disposition of alendronate, a potent antiosteolytic bisphosphonate, in laboratory animals. Drug Metab Dispos 19: 926–932
17. Marx RE (2003) Pamidronate (Aredia) and Zoledronate (Zometa) induced avascular necrosis of the jaws: a growing epidemic. J Oral Maxillofac Surg 61: 1115–1117
18. Ruggiero SL, Mehrota B, Rosenberg TJ, Engroff SL (2004) Osteonecrosis of the jaws associated with the use of bisphosphonates: a review of 63 cases. J Oral Maxillofac Surg 62: 527–534
19. Bamias A, Kastritis E, Bamia Ch, et al (2005) Osteonecrosis of the jaw in cancer after treatment with bisphosphonates: incidence and risk factors. J Clin Oncol 23: 8580–8587
20. Siris ES, Hyman GA, Canfield RE (1983) Effects of dichloromethylene diphosphonate in women with breast carcinoma metastatic to the skeleton. Am J Med 74: 401–406
21. Paterson AHG, Powles TJ, Kanis JA, et al (1993) Double-blind controlled trial of oral clodronate in patients with bone metastases from breast cancer. J Clin Oncol 11: 59–65
22. Pavlakis N, Stockler M (2002/2005) Bisphosphonates in breast cancer (Cochrane Review). In: The Cochrane Library, Issue 2, Oxford: Updated software
23. Hortobagyi GN, Theriault RL, Porter L, et al (1996) Efficacy of pamidronate in reducing skeletal complications in patients with breast cancer and lytic bone metastases. N Engl J Med 335: 1785–1791
24. Van Holten-Verzantvoort ATM, Kroon HM, Bijvoet OLM, et al (1993) Palliative pamidronate treatment in patients with bone metastases from breast cancer. J Clin Oncol 11: 491–498
25. Hortobagyi GN, Theriault RL, Lipton A, et al (1998) Long-term prevention of skeletal complications of metastatic breast cancer with pamidronate. J Clin Oncol 16: 2038–2044
26. Lipton A, Theriault RL, Hortobagyi GN (2000) Pamidronate prevents skeletal complications and is effective palliative treatment in woman with breast carcinoma and osteolytic bone metastases: long term follow-up of two randomized, placebo-controlled trials. Cancer 34: 2021–2026
27. Body JJ, Diel IJ, Lichinitser MR, et al (2003) Intravenous Ibandronate reduces the incidence of skeletal complications in patients with breast cancer and bone metastases. Ann Oncol 14: 1399–1405
28. Diel IJ, Body JJ, Lichinitser MR, et al (2004) Improved quality of life for long-term treatment with the bisphosphonate ibandronate in patients with metastatic bone disease due to breast cancer. Eur J Cancer 40: 1704–1712
29. Body JJ, Diel IJ, Lichinitser M, et al (2004) Oral ibandronate reduces the risk of skeletal complications in breast cancer patients with metastatic bone disease: results from two randomized, placebo-controlled phase III studies. Br J Cancer 90: 1133–1137
30. Tripathy D, Lichinitser M, Lazarev A, et al (2004) Oral ibandronate for the treatment of metastatic bone disease in breast cancer: efficacy and safety results from a randomized, double-blind, placebo-controlled trial. Ann Oncol 15: 743–750
31. Rosen LS, Gordon D, Kaminski M, et al (2001) Zoledronic acid versus pamidronate in the treatment of skeletal metastases in patients with breast cancer or osteolytic lesions of multiple myeloma: a phase III, double-blind comparative trial. Cancer J 7: 377–387
32. Rosen LS, Gordon D, Kaminski M, et al (2003) Long-term efficacy and safety of zoledronic acid compared with pamidronate disodium in the treatment of skeletal complications in patients with advanced multiple myeloma or breast cancer. Cancer 98: 1735–1744
33. Rosen LS, Gordon DH, Dugan W, et al (2004) Zoledronic acid is superior to pamidronate for the treatment of bone metastases in breast carcinoma patients with at least one osteolytic lesion. Cancer 100: 36–43
34. Kohno N, Aogi K, Minami H, et al (2005) Zoledronic acid significantly reduces skeletal complications compared with placebo in japanese women with bone metastases from breast cancer: a randomized, placebo-controlled trial. J Clin Oncol 23: 3314–3321
35. Saad F, Gleason DM, Murray R, et al (2002) A randomized placebo-controlled trial of zoledronic acid in patients with hormone-refractory metastatic prostate carcinoma. J Nat Cancer Inst 94: 1458–1468

K. A. Grötz,
W. Dörr,
D. Riesenbeck

Zahnärztliche und kiefergesichtschirurgische Prophylaxe und Behandlung

Folgen einer Radiotherapie oder kombinierten Radiochemotherapie von Kopf-Hals-Malignomen haben bekanntermaßen für die betroffenen Patienten eine große Bedeutung [1]. Daneben kann aber auch eine alleinige Chemotherapie Nebenwirkungen im Kopf-Hals-Bereich auslösen, die einer zielgerichteten Diagnostik und supportiven Therapie zugeführt werden sollten [2].

Während der onkologischen Primärtherapie kann durch die Manifestation *früher* Therapiefolgen, insbesondere der oralen und perioralen Mukositis, eine Unterbrechung der onkologischen Behandlung erzwungen werden. Hierdurch vermindern sich gerade bei den im Kopf-Hals-Bereich häufigen Plattenepithelkarzinomen durch Zellneubildung im Tumor die Heilungschancen drastisch. Ausmaß und Dauer der frühen Mukositis, aber auch anderer früher Nebenwirkungen, wie der Veränderung der Speichelbereitstellung (radiogene Sialadenitis mit initial irritativer Hypersalivation und nachfolgender Reduktion der Salivation), können zudem das Risiko und den Ausprägungsgrad der Entwicklung chronischer Strahlenfolgen in der Mundhöhle vergrößern [3]. Eine dritte Gruppe von frühen Behandlungsfolgen, wie der Geschmacksverlust, bestehen zwar nur temporär, beeinträchtigen aber die Lebensqualität bereits während der Primärtherapie erheblich.

Die späten Therapiefolgen betreffen die onkologischen Patienten meist dauerhaft und bedürfen deshalb einer meist lebenslangen, interdisziplinären Betreuung. In der Mundhöhle und Perioralregion beeinflussen sich die wichtigen späten Therapiefolgen Strahlenkaries, Radioxerostomie und das Risiko der Osteo(radio)nekrose gegenseitig, so dass das klinische Bild einer pathologischen Mundhöhlenökologie resultiert, mit teilweise hohem Anspruch an die kaufunktionelle Wiederherstellung als Teil der orofazialen und psychosozialen Rehabilitation.

In der supportiven Therapie dürfen deshalb die einzelnen frühen und späten Therapiefolgen nicht getrennt voneinander betrachtet werden, sondern sollten im Rahmen eines perionkotherapeutischen, kontinuierlichen Betreuungskonzeptes gemeinsam behandelt werden [4]. Aus didaktischen Gründen werden im Folgenden die wichtigen Therapiefolgen dennoch getrennt dargestellt.

Allgemeine Grundlagen der Normalgewebsreaktionen

Frühe (akute) Therapiefolgen manifestieren sich *per definitionem* innerhalb der ersten 90 Tage nach Beginn der Radiotherapie, Radiochemotherapie oder Chemotherapie. Demgegenüber werden chronische (späte) Therapieeffekte erst Monate bis Jahre nach der onkologischen Primärbehandlung beobachtet.

> Radiotherapie-, Radiochemotherapie- und Chemotherapie-Folgen treten in der Regel in Geweben mit einem permanenten Zellumsatz auf [5].

Die onkologische Therapie bedingt eine Hemmung der Zellproduktion, die bei fortbestehendem Zellverlust, z.B. infolge der mechanischen Beanspruchung an oberflächlichen Schleimhäuten, in einer progressiven Zelldepletion resultiert; die Zeit bis zur klinischen Manifestation ist abhängig von der Umsatzzeit des Gewebes. Regelmäßig findet sich eine Gefäßreaktion, die sich in begleitenden Entzündungsprozessen manifestiert. Diese geht in der Regel der klinisch wichtigsten Reaktion, der Reduktion der Anzahl funktioneller Zellen (Hypoplasie), beispielsweise im Rahmen der Epitheliolyse, voraus. Ausgehend vom Zusammenbruch der normalen epithelialen Struktur, auf der die Barrierefunktion beruht, folgt bei der Strahlenreaktion von Oberflächenepithelien häufig eine Phase sekundärer Infektionen, welche die Epithelreaktion wiederum verstärken können, bis hin zu septischen Zuständen. Abschließend wird, außer bei sehr ausgeprägten Reaktionen, die Heilungsphase beobachtet, die von (innerhalb des Bestrahlungsgebietes) überlebenden oder von einwandernden Stammzellen ausgeht.

Während die Manifestation akuter Strahlenfolgen durch einen relativ einheitlichen Mechanismus gekennzeichnet ist, ist die Pathogenese chronischer Strahlenfolgen weitaus komplexer und variabler.

> Die entscheidenden pathologischen Vorgänge laufen bei den chronischen Strahlenfolgen im Organparenchym, aber ebenso im Bindegewebe und dem versorgenden Gefäßnetz ab. In der Regel liegt auch eine Beteiligung des Immunsystems (Makrophagen) vor. Die Latenzzeit für chronische Therapiefolgen ist bei der RT – im Gegensatz zur Latenz von Frühreaktionen – abhängig von der Strahlendosis.

Einige Strahlenreaktionen weichen in ihrer Pathogenese deutlich vom oben dargestellten Schema ab: So kann ein Hirnödem bereits früh durch eine isolierte Gefäßreaktion auftreten [6]. Die Reaktion ist reversibel und kann – auch prophylaktisch – durch Kortikosteroide gut beherrscht werden.

Orale Mukositis

Die Mundschleimhaut gliedert sich nach anatomischen Regionen und funktionellen Bedürfnissen. Entzündliche Erkrankungen der oralen Mukosa sind auch bei nicht-onkologischen Patienten ein bekanntes Krankheitsbild. Für die Betreuung einer onkologischen Therapie ist diese Tatsache von großer Bedeutung. Die epidemiologisch wichtigsten und häufigsten oralen Mukositiden betreffen Zahnfleisch (Gingiva) und Zahnhalteapparat (marginales Parodont). Diese sind von der bei einer onkologischen Therapie primär geläufigen, akuten „Glattflächen-Mukositis" zu unterscheiden. Neben der Gingivitis/Parodontitis einerseits und der sog. Glattflächen-Mukositis andererseits können als dritte Effloreszenz Epitheldeckendefekte (Aphthen und Ulzera) bei einer onkologischen Therapie abgegrenzt werden.

Gingivitis und marginale Parodontitis

Die wichtigen ätiopathogenetischen Faktoren von Gingivitis und Parodontitis marginalis (Abb. 1) sind gut untersucht und inhaltlich gesichert [7]:
– Mangelhafte Mundhygiene mit der Akkumulation von Zahnbelägen (Plaque, Konkremente, Zahnstein), insbesondere im Bereich von Schlupfwinkeln und Nischen (tiefe Zahnfleischtaschen) sind seit vielen Jahren als wichtigste Auslöser akzeptiert.
– Neben einer generellen Zunahme der physiologischen und überwiegend fakultativ pathogenen Mundhöhlenkeime (orale Flora) sind seit einigen Jahren spezielle parodontopathogene Leitkeime identifiziert.
– Das individuelle Risiko, eine progrediente Gingivitis und Parodontitis zu entwickeln, wird zusätzlich durch Kofaktoren, wie Diabetes mellitus, Hormonstatus bzw. -therapie, Nikotingenuss, Cortison-Langzeittherapie etc. moduliert. Zu diesen Einflussparametern zählen auch die Auswirkungen einer Radiotherapie, Radiochemotherapie und Chemotherapie.

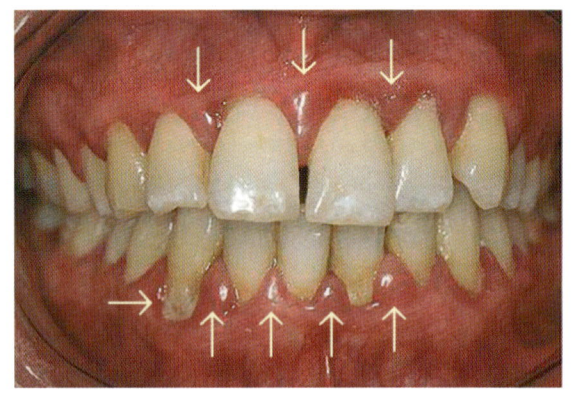

Abbildung 1. Parodontitis marginalis mit entzündlich-hyperplastischer Gingivitis der Zahnfleischpapillen (↑ und ↓) und Belägen (→).

Auch ohne tumorspezifische Therapie kann es zu einer Erhöhung des Risikos für Zahnfleischentzündungen kommen, wenn die Mundhygiene nicht ausreichend durchgeführt bzw. nicht adäquat intensiviert wird. Umso eher ist dies während einer Radiotherapie, Radiochemotherapie oder Chemotherapie der Fall. Die häufigste Pathogenese führt ausgehend von Keimzahlerhöhung (Plaque etc.) und Inflammation (hyperplastische Gingivitis) über den resultierenden Berührungsschmerz und die lokale Blutungsneigung aus der Zahnfleischtasche (entzündliche Hyperämie) zur unwillkürlichen Reduktion mechanischer Selbstreinigungsmechanismen (Übergang zu weicher Kost etc.), Vergrößerung der Schlupfwinkel (Gingivahyperplasie mit Vergrößerung der Taschentiefen) und Verminderung der aktiven Mundhygiene. Allgemeine onkotherapeutische Begleiterscheinungen wie Blutungsneigung (Thrombopenie) und Minderung der Abwehr beschleunigen die beschriebene Kaskade. Generell ist deshalb eine Anleitung zur Intensivierung konventioneller Mundhygiene zu empfehlen (Tab. I).

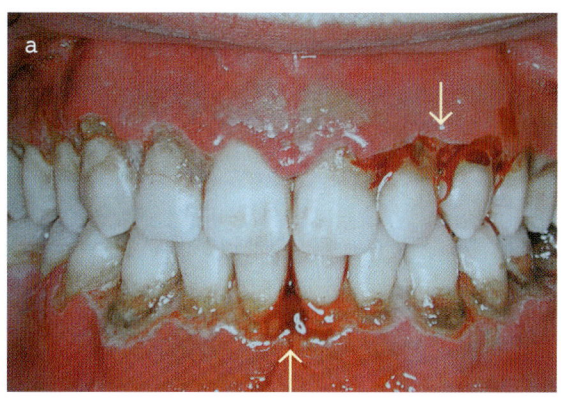

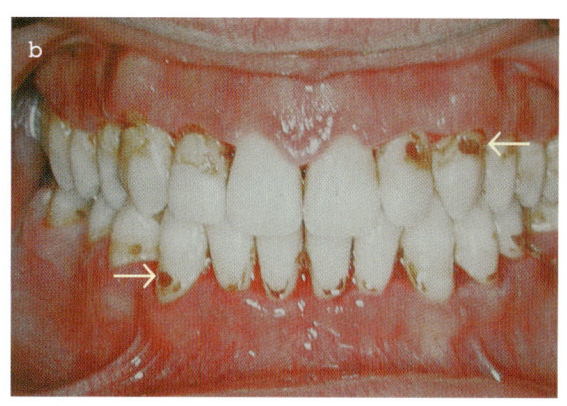

Abbildung 2. a) Akute nekrotisierende ulzeröse Gingivitis (ANUG) bei Methotrexat-Therapie und insuffizienter Mundhygiene: Papillennekrosen und Ulzerationen mit Spontanblutungen (↓ und ↑). b) Fortgeschrittene Konsolidierung der Gingiva nach 12 Tagen eingehender Mundhygiene. Zahnhalsdefekte (→ und ←) als Hinweis auf längerfristige Mundhygienedefizite.

Neben der Progredienz dieser konventionellen Reaktion auf die Behandlung kann es unter der Therapie mit Antimetaboliten, insbesondere bei 5-Fluorouracil und Methotrexat zur foudroyant verlaufenden Sonderform, der akut nekrotisierenden ulzerösen Gingivitis (ANUG; Abb. 2), kommen.

Diese erfordert, wie jede manifeste Gingivitis/Parodontitis, eine weitergehende Intensivierung der Mundhygiene, unterstützt durch professionelle Zahnreinigungen und ggf. gezielte antiinfektive Medikation (Tab. I).

Im Gegensatz zur Chemotherapie ist eine radiogene Gingivitis oder Parodontitis, die gegenüber der radiogenen (Glattflächen-)Mukositis abgegrenzt werden kann, nicht geläufig. Diese klinische Erfahrung wird gestützt durch die Erkenntnis, dass es in den ersten 12 bis 18 Monaten nach einer Strahlentherapie zu einer weitgehenden Normalisierung der Kolonisierung mit parodontopathogenen Keimen kommt [8].

Glattflächenmukositis

Die Mukositis an Wangen, Gaumen, Zunge, Mundboden und Pharynxwänden unterscheidet sich nicht grundsätzlich von derjenigen in anderen anatomischen Regionen, wie Ösophagus, Gastrointestinaltrakt, sowie bei gynäkologischen oder urologischen Behandlungen. Die Inzidenz der akuten konfluenten Mukositis (III° RTOG/EORTC) liegt zwischen 25 % und 50 % [9], in aggressiveren Radiochemotherapie-Protokollen bei 60–90 %, mit lebensbedrohlichen Veränderungen bei 2–5 % der Patienten [10, 11]. Die epitheliale Komponente der Strahlenreaktion basiert auf einer Abnahme der Zellneubildung infolge der Sterilisation proliferationsfähiger Zellen in den germinativen Schichten, die in Verbindung mit dem weiterbestehenden Zellverlust an der Oberfläche zur Hypoplasie und Denudation führt. Ein Mechanismus der Strahlentoleranz, der an der Schleimhaut besonders ausgeprägt ist, ist die „akzelerierte Repopulierung" [12, 13], d.h. die regenerative Gewebsantwort auf den Strahleninsult.

Zu Beginn der Strahlenreaktion der Mundschleimhaut zeigt sich eine Rötung (Grad 1), die in fokale Denudation übergeht (Grad 2), im späteren Verlauf (Grad 3) finden sich konfluente Denudationen mit Fibrinbelägen. Mit dem Schweregrad steigt das Ausmaß der Belastung für den Patienten durch Schmerz und Sekundärinfektionen; auch die Nahrungsaufnahme wird zunehmend erschwert. In der klinischen Routine hat sich die vereinheitlichte Befunderhebung und Dokumentation, z.B. als RTOG/EORTC-Score [14, 15] bewährt (Abb. 3 und 4). Diese dient während und nach der onkologischen Behandlung als Befunddokumentation und leitet zu konkreten Behandlungsempfehlungen über (Tab. I).

Eine langfristig bestehende, spezielle Keimgefährdung geht von der Candida-Besiedlung der Mund-

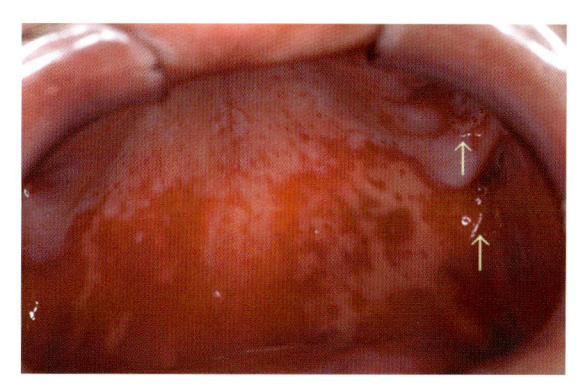

Abbildung 3. Mukositis Grad II: fleckförmige Rötung im dorsalen Hartgaumenbereich mit beginnend konfluierendem Enanthem zum Velum hin; entzündliche, seroanginöse Beläge (↑).

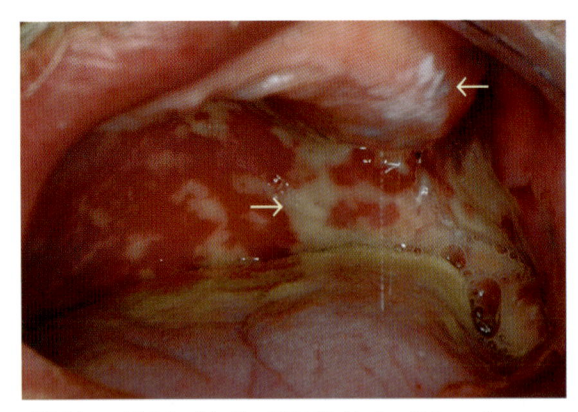

Abbildung 4. Mukositis Grad III: flächig-konfluierende Rötung nahezu des gesamten Gaumens mit fibrinösen Belägen (→); am Kieferkamm Candida-Beläge (←).

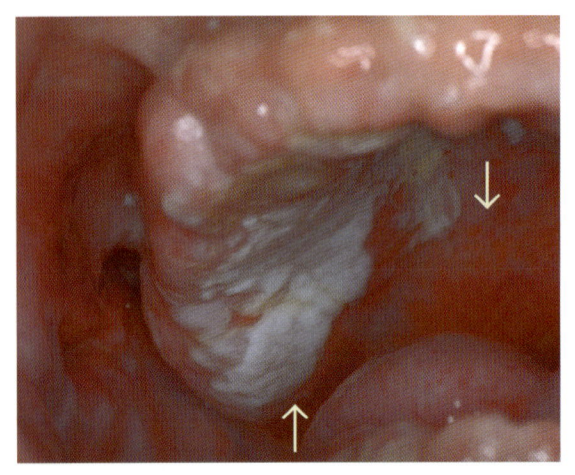

Abbildung 5. Candidiasis im rechten Hartgaumenbereich und unbezahnten Oberkieferkamm (↑) mit fleckförmigem Enanthem nach median (↓).

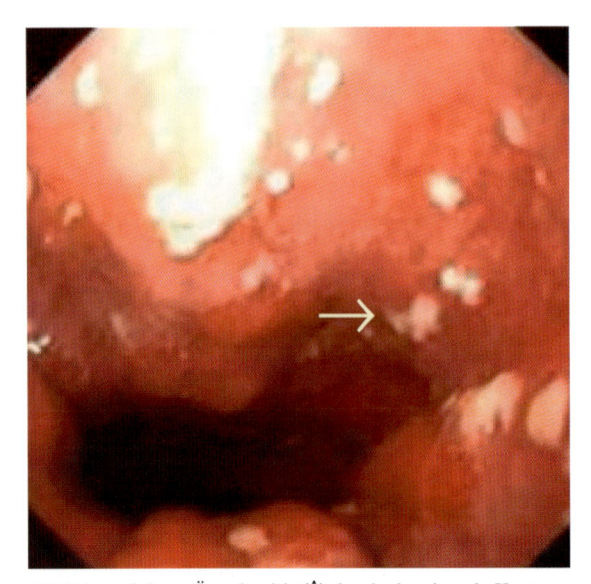

Abbildung 6. Soor-Ösophagitis (↑) durch absteigende Kontamination einer oralen Candidiasis.

höhle aus (Abb. 5). Neben der oralen Mukositis birgt die Candidiasis eine Ausbreitungsgefahr bis zur Soor-Ösophagitis (Abb. 6) mit dem Risiko der chronisch atrophischen Soor-Infektion und Ösophagusstrikturen, die trotz wiederholter Bougierungen rezidivieren können und langfristig ausschließlich flüssige Kost zulassen. Die in über 70 % auch ohne klinische Manifestation positive enorale Pilzkultur bei Strahlentherapie-Patienten [16] und die auch über 12 Monate nach der Strahlentherapie persistierende orale Candida-Belastung [17] verweisen auf die Wertigkeit der Prophylaxe und Therapie einer Soor-Infektion.

Auch ohne eine langfristige Soor-Infektion weist die Mundschleimhaut nach Abheilung der akuten Mukositis oft eine dauerhafte Atrophie auf, die zusammen mit der Radioxerostomie zu einer deutlich erhöhten Vulnerabilität führt.

Aphthen und Ulzerationen

Neben den eher oberflächlichen Effloreszenzen der Mukositis können lokalisierte Läsionen des Schleimhautepithels auftreten. Führend sind dabei äußere Noxen, wie Nikotin und Alkohol, aber auch Fruchtsäuren oder thermische Einwirkungen durch sehr heiße oder sehr kalte Speisen. Aphthen und Ulzerationen dieser Genese finden sich deshalb häufig an Prädilektionsstellen (Weichgaumen, vorderer Gaumenbogen), die Engstellen der physiologischen Nahrungspassage darstellen. Weitere wichtige Auslöser können sich durch scharfe Kanten an Zähnen oder Zahnersatz ergeben. Diese sollten deshalb im Rahmen der prätherapeutischen Sanierung der Mundhöhle [4] beseitigt werden. Eine dritte wichtige Auslösergruppe ergibt sich speziell bei Radiotherapie/Radiochemotherapie durch Sekundär- und Streustrahlung aufgrund metallischer Restaurationen (Füllungen, Kronen, Brücken etc.) und damit korrespondierenden Epithelläsionen (Abb. 7). Diese radiogenen Belastungsspitzen können sehr wirksam durch das Tragen von Schleimhaut-Retraktoren (Abb. 8) bei der Bestrahlung vermieden werden [18]. Auch im langfristigen Verlauf nach einer Tumortherapie sind persistierende Aphthen und Ulzerationen möglich, allerdings finden sich diese nur nach sehr hoher Dosisbelastung.

Behandlung der oralen/perioralen Mukositis

Tabelle I gibt synoptisch die gemeinsamen und differenzierten Supportivmaßnahmen wieder, die mit präventiver und therapeutischer Indikation für orale (Glattflächen-)Mukositis, Epithelläsionen und Gingivitis/Parodontitis empfohlen werden können. Ziel

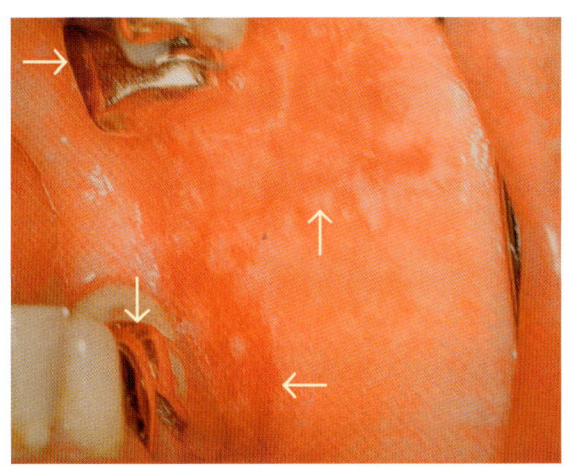

Abbildung 7. Radiogene Epithelläsion (↑ und ←) durch Streustrahlung korrespondierend zur Anlagerungsfläche der Mukosa an die metallischen Zahnrestaurationen (↓ und →).

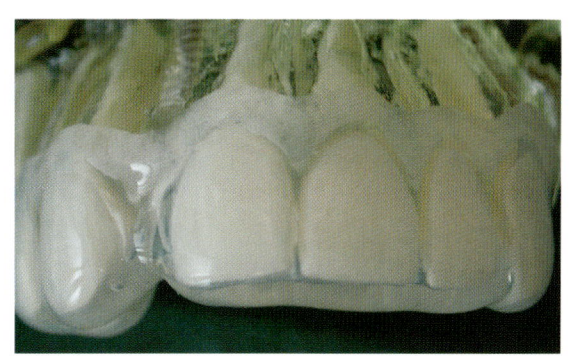

Abbildung 8. Schleimhautretraktor aus weichbleibendem, mehrere Millimeter dickem Kunststoff zur Abstandshaltung zwischen klinischer Krone und bedeckenden Weichgeweben.

supportiver Maßnahmen ist die langfristige Einbindung des Patienten in ein periradiochemotherapeutisches Betreuungskonzept, in dem Prävention und Therapie miteinander verknüpft sind und durch kontinuierliche Anleitung und Motivation des Patienten ergänzt werden [4]. Die Behandlung der oralen Mukositis stellt dabei einen Baustein dar in der adjuvanten Therapie aller frühen und späten Therapiefolgen der Mundhöhle und der Perioralregion.

Strahlenkaries und kaufunktionelle Rehabilitation

Die foudroyant verlaufende Zerstörung der natürlichen Zahnkronen nach einer Kopf-Hals-Strahlentherapie wurde erstmals vor mehr als 80 Jahren beschrieben [19]. Aber erst 17 Jahre später wurde die Strahlenkaries als eigene Entität identifiziert [20].

Klinische Symptomatik und Klassifikation

In der Phase der frühen Strahlenfolgen treten keine Veränderungen der Zahnhartsubstanzen auf. Initiale Läsionen finden sich meist nach 6 bis 7 Monaten. Dies sind meist kreidige bis opake Veränderungen des Zahnschmelzes, so dass dieser seinen Glanz und seine Transparenz verliert. Echte Substanzdefekte zeigen sich zeitgleich oder verzögert am Zahnhals oder an den Schneidekanten (Abb. 9 „Strahlenkaries Grad I"). Ausgehend von diesen Prädilektionsstellen stellt sich dann die für die Strahlenkaries typische, den Schmelz unterminierende Zerstörung ein, die oft zum Verlust flächiger Anteile des Schmelzmantels führt. Der freigelegte Dentinkern wirkt makroskopisch zunächst noch intakt (Abb. 10 „Strahlenkaries Grad II"). Die Schmelzunterminierung, die bräunliche bis schwarze Verfärbung annehmen kann, schreitet innerhalb von Monaten weiter fort (Abb. 11 „Strahlenkaries Grad III"). Der entblößte Dentinkern weist anschließend Erweichungen, Kavitäten und schließlich eine fortschreitende Zerstörung der gesamten Zahnkrone auf (Abb. 12 „Strahlenkaries Grad IV"). Unterschiedliche Stadien können nebeneinander beim gleichen Patienten beobachtet werden [21]. Spontane oder thermische Schmerzen fehlen weitgehend bis vollständig.

> Die Bedeutung der Strahlenkaries zeigt sich darin, dass selbst naturgesunde Zähne ein Überleben von nur 38 % nach 6 Jahren aufweisen [22].

Ätiologie

Zwei pathogenetische Faktoren sind führend: Einerseits der auch von Mundtrockenheiten anderer Genese bekannte, kontinuierliche Mineralverlust des Zahnschmelzes durch die Radioxerostomie [23], andererseits direkt radiogene Zahnhartgewebsveränderungen an der Schmelz-Dentin-Grenze [24–26].

Supportivtherapie

Die primäre Prophylaxe ist durch Applikation von Fluoridkonzentraten mittels Schienen etabliert [27]. Weniger protektiv sind Speichelersatzmittel [28].

Tabelle I. Synopsis supportiver Maßnahmen für die enorale Mukosa bei Radio- und/oder Chemotherapie (RT/CT).

Glattflächen-Mukositis	Aphthen, Ulzera	Gingivitis/Parodontitis
Prävention		
– Zahnsanierung vor Therapiebeginn		
– Intensivierung konventioneller Mundhygiene		
– Meidung externer Noxen (Nikotin, Alkohol, Fruchtsäuren, sehr heiße oder kalte Speisen)		
– Häufige Mundspülungen (Panthenol, Salbeitee)		
– Karenz Schleimhaut-getragener Prothesen bei RT, ggf. bei CT	– Beseitigung scharfer Kanten an Zähnen und Zahnersatz – Schleimhaut-Retraktoren bei RT	– Intensivierung parodontaler Hygiene (Putztechnik, Fädeln etc.) bei Antimetaboliten (5-FU, Methotrexat)
Therapie Grad I: geringe Rötung (keine Aphthen, keine Ulzera) – Präventionsmaßnahmen steigern – ggf. Antimykotika Grad II: fleckförmige Mukositis, evtl. Aphthen (keine Ulzera) – Lokale Analgetika – Passierte Kost – ggf. Antimykotika, Antibiotika		Akute und akut exazerbierte, bakterielle Gingivitis und Parodontitis: – Zähneputzen trotz Zahnfleischbluten! – Intensivierung parodontaler Hygiene (Putztechnik, Fädeln etc.) – ggf. gezielte Antibiotika
Grad III: konfluierende, fibrinöse Mukositis, evtl. Aphthen (keine Ulzera) – Systemische Analgetika – Flüssige Kost – Antimykotika, Antibiotika Grad IV: Ulzeration, Nekrose, Spontanblutung – Starke systemische Analgetika – Meiden oraler Kost (nasogastrale Sonde, PEG oder parenterale Ernährung) – Antimykotika, Antibiotika – ggf. Unterbrechung onkologischer Therapie		ANUG (akute nekrotisierende ulzeröse Gingivitis): – Professionelle Unterstützung der Mundhygiene mehrfach täglich – Vorsichtiges Abtragen der Nekrosen – Professionelle Anleitung zur wenig invasiven, effizienten Zahnreinigung – Antibiotika

Jede initiale Karies muss zeitnah durch Füllungstherapie (Grad I) bzw. prophylaktische Zahnüberkronung (Grad II) versorgt werden. In der Identifikation der frühen Stadien kommt deshalb dem Onkologen im Recall eine wichtige Zuweiserfunktion zum Hauszahnarzt zu. Die Strahlenkariesstadien III und IV erfordern meist eine Zahnentfernung, welche dann als Prävention einer infizierten Osteoradionekrose dringlich indiziert ist. Der fortgeschrittene bis vollständige Zahnverlust ist wegen der Xerostomie-bedingten Protheseninoleranz schwierig zu behandeln. Deshalb wird der implantatgetragene Zahnersatz, der heute mit guter Prognose möglich ist [29], auf Beantragung als Ausnahmeindikation (§ 28 SGB V) von der gesetzlichen Krankenkasse erstattet [30].

Radioxerostomie

Klinische Symptomatik

Die Strahlenreaktion der Speicheldrüsen beginnt teilweise mit einer irritativen Hypersalivation. Bereits ab der 2. Bestrahlungswoche treten eine Zunahme der Speichelviskosität und eine Abnahme der Speichelmenge ein, die sich intensiviert bis zu spärlichem, zähfließendem, schaumigem dunklen Sekret.

> Die Mundtrockenheit führt – zusammen mit anderen radiogenen Veränderungen der Mundhöhlenökologie – zu signifikanten Störungen von Ernährung, Schlafqualität, Kommunikation und Wohlbefinden.

Noch Monate bis Jahre nach einer Radiatio zeigt eine Lebensqualitätserhebung, dass die Radioxerostomie mit Begleitsymptomen als wesentlich mehr beeinträchtigend empfunden wird als z.B. Probleme bei sozialen Kontakten, Probleme mit den Zähnen, Schmerzen oder Gewichtsentwicklung (Abb. 13).

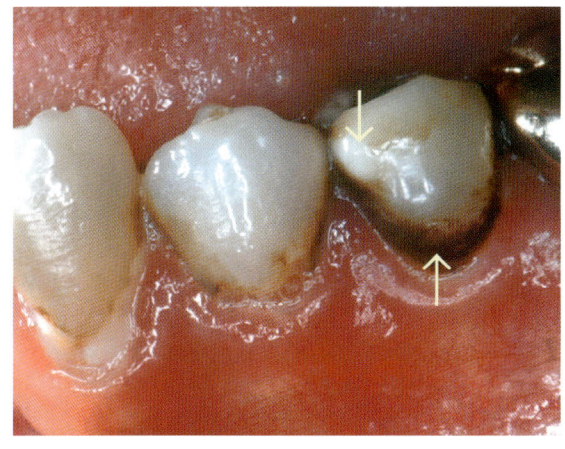

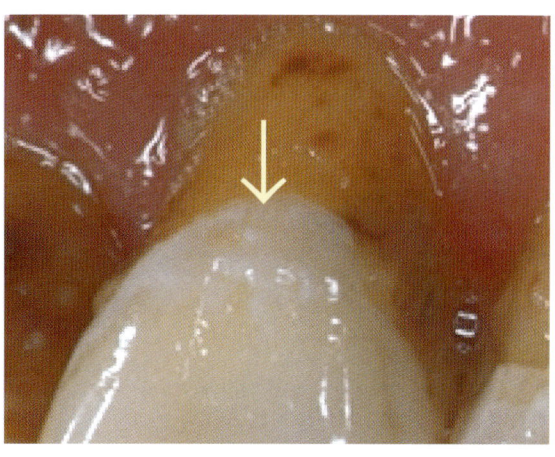

Abbildung 9. Strahlenkaries Grad I mit typischen Demineralisationen (↓) und beginnender Zahnhalskaries (↑).

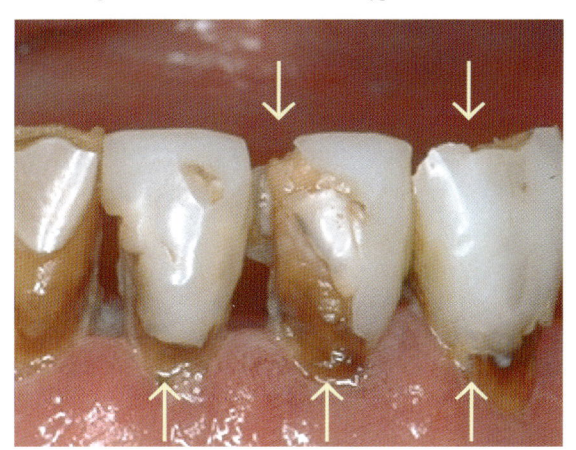

Abbildung 10. Strahlenkaries Grad II mit typischen flächigen Schmelzverlusten an den Schneidekanten ↓ und Zahnhälsen ↓.

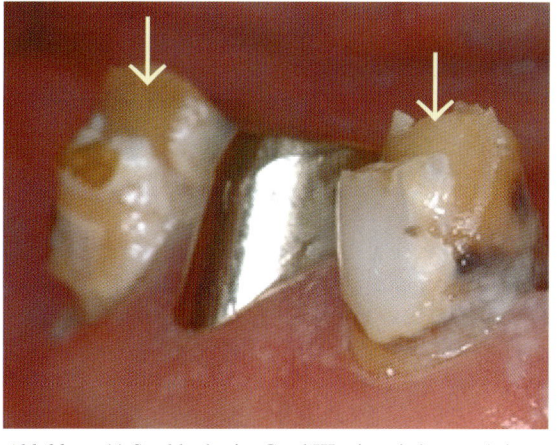

Abbildung 11. Strahlenkaries Grad III mit weit fortgeschrittenen bis vollständigen Schmelzverlusten ↓.

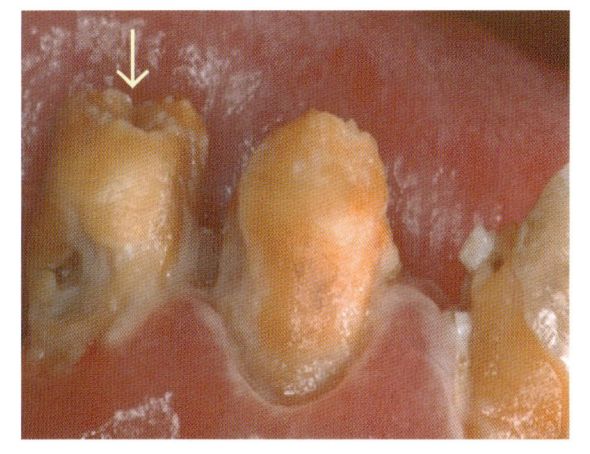

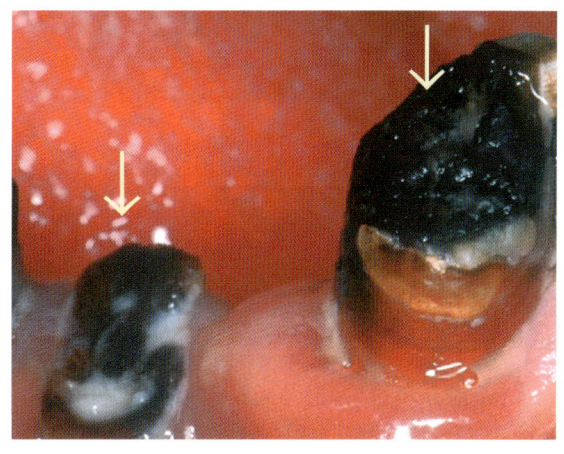

Abbildung 12. Strahlenkaries Grad IV mit subtotalem oder totalem Verlust der klinische Zahnkrone ↓.

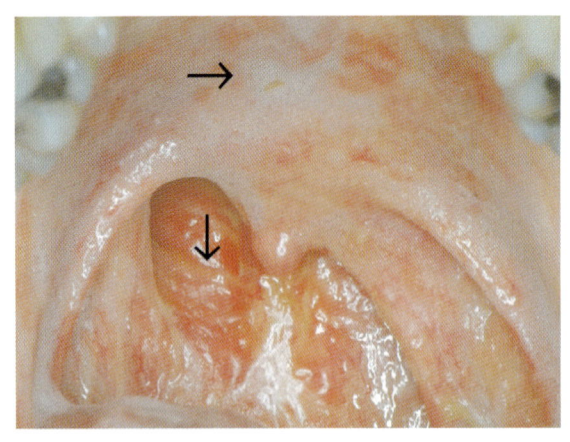

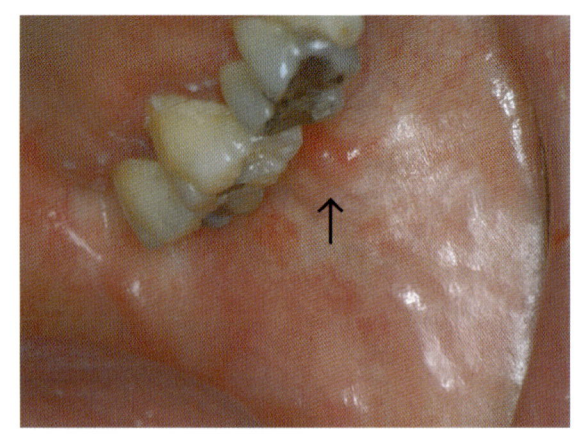

Abbildung 13. Ausgeprägte Radioxerostomie mit fehlender Mukosalubrifikation bis zur Rachenhinterwand (↓), hochviskösem, schaumigem Restspeichel (→) und verstärkter Vulnerabilität auf mechanische Reize hin (↑).

Ätiologie

In der Frühphase der Reaktion kommt es zu einem Untergang vor allem der serösen Drüsenzellen durch Veränderungen der intrazellulären Signaltransduktion [31, 32] und zu einem periduktulären interstitiellen Ödem. Am Gangsystem und den mukösen Drüsenendstücken finden sich die Veränderungen erst bei höherer Dosis [33, 34]. In der zweiten Phase findet sich neben der progredienten Fibrose eine Degeneration von Drüsenazini und Atrophie kleiner Gefäße.

Supportivtherapie

Prophylaktisch ist die Reduktion des bestrahlten Speicheldrüsenvolumens z.B. mittels intensitätsmodulierter Strahlentherapie (IMRT), wirksam. Symptomatisch ist die Stimulation der Speichelbildung durch zuckerfreie Bonbons sowie viel Flüssigkeitszufuhr sinnvoll. Durch häufiges Mundspülen wird der zähe Speichel entfernt und die Hygiene im Mund erleichtert. Der Stellenwert einer Prophylaxe mit Amifostin außerhalb von Studien wird kritisch gesehen, so dass die Routineanwendung derzeit nicht empfohlen werden kann. Die protektive Wirkung von Cumarin/Troxerutin ist vielversprechend [35], sollte aber an größeren Kollektiven überprüft werden. Speichelersatzmittel sind von fraglichem Nutzen, da sie die mannigfaltigen Speichelfunktionen nicht leisten können [23]. Eine Schmerzmedikation erfolgt nach Bedarf. Häufig ist die Umstellung auf breiig-flüssige Kost oder enterale Nahrungsergänzung notwendig. Für die chronische Xerostomie kann die Anwendung von Pilocarpin empfohlen werden [36], wenn eine Restfunktion der Speicheldrüsen besteht und keine der vielfältigen Kontraindikationen vorliegt.

Osteoradionekrose und Kieferklemme

Die latente Osteoradionekrose bzw. der histologische Strahlenschaden des Knochens sind klinisch kaum fassbar. Die infizierte Osteoradionekrose (IORN) ist dagegen für den Kiefer-Gesichts-Bereich die lokal schwerste chronische Strahlenfolge und hat klinisch eine sehr hohe Relevanz.

Klinische Symptomatik

Die Inzidenz der IORN beträgt aktuell ca. 2 % [37]. Klinisch tritt sie in Erscheinung als chronische, benigne Schleimhautulzeration mit freiliegendem Kieferknochen, die mehr als drei Monate besteht (Abb. 14). Sehr viel seltener geht sie mit extraoralen, kutanen Epitheldefekten einher. Im Verlauf unterscheidet man eine eher unproblematische, z.T. selbstlimitierende Minor-Form und eine nahezu therapieresistente Major-Form, die mit progredienten Osteolysen bis hin zu Kontinuitätsdefekten und orokutanen Fisteln (Abb. 15) einhergeht.

Ätiologie

Keimeintrittspforten im bestrahlten Kiefer stellen den wichtigsten Pathomechanismus dar. Dentogene Ursachen (Strahlenkaries, avitale Zähne, Zahnentfernungen, Prothesendruckstellen) sind häufiger als andere Epitheldefekte (knochennahes Tumorwachstum, Perforationen durch scharfe Knochenkanten, radiogene Ulzera), hämatogene Keimbesiedlungen und sog. spontane IORN. Zahnextraktionen bedingen zirka 50 % [38], „ZMK (Zahn-, Mund- und Kieferheilkunde)"-Ursachen insgesamt über 60 % der betroffenen Patienten [39].

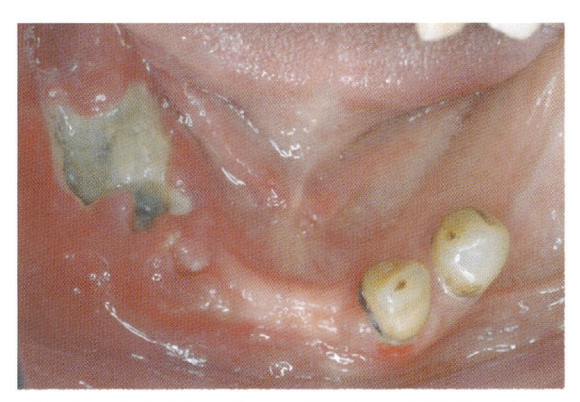

Abbildung 14. Infizierte Osteoradionekrose (IORN) nach Molarenextraktion im rechten Unterkiefer ohne Einhaltung von Kautelen.

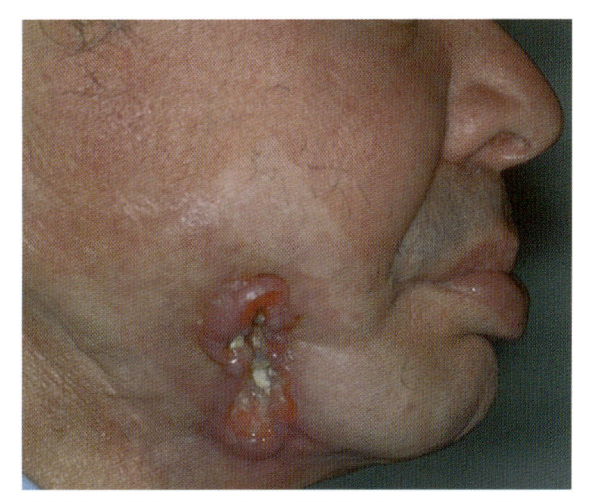

Abbildung 15. Fortgeschrittene IORN mit orokutaner Fistel und vollständiger rechtsseitiger Unterkieferdestruktion.

Die sog. „ZMK"-Ursachen treten ohne eine kontinuierliche periradiotherapeutische Betreuung um den Faktor 3 häufiger auf [37].

Supportivtherapie

Wichtigste Supportivmaßnahme ist die präradiotherapeutische Sanierung der Mundhöhle mit Entfernung aller nichterhaltungswürdiger Zähne und sicherem Wundverschluss.

Post radiationem müssen alle Operationen unter speziellen Kautelen (systemische antiinfektive Therapie, epiperiostal-plastische Deckung, atraumatische Operation) erfolgen. Langfristig gilt es, bei der kaufunktionellen Wiederherstellung besonders die Verhinderung von Prothesendruckstellen zu beachten, was durch Implantate nachhaltig erreicht werden kann [29, 30]. Kommt es zur Manifestation einer IORN, ist eine eingehende chirurgische Revision mit sicherem Wundverschluss sowie eine kombiniert lokale und systemische antiinfektive Therapie erforderlich. Resultierende Kontinuitätsdefekte müssen sekundär durch Ersatzosteoplastiken rekonstruiert werden.

Kiefernekrose unter Bisphosphonat-Langzeittherapie

Seit über 20 Jahren werden Bisphosphonate (BP) erfolgreich bei Osteoporose und anderen Knochen- und Kalziumstoffwechselstörungen eingesetzt. Rasch progrediente Erkrankungsverläufe beim multiplen Myelom oder bei ossärer Metastasierung gynäkologischer, urologischer und anderer Tumoren können zuverlässig behandelt werden. In der zweiten Jahreshälfte 2003 erschienen die ersten Fallberichte von Kiefernekrosen unter einer BP-Langzeittherapie [40–42]. Das klinische Erscheinungsbild der 36 von *Marx* beschriebenen Fälle [41] ähnelt beunruhigend den geläufigen Manifestationen einer infizierten Osteoradionekrose [1, 37, 43], wenn auch die Foudroyanz des Erkrankungsverlaufs weniger ausgeprägt zu sein scheint.

Der Entstehungsmechanismus dieser Kiefernekrosen und die pathogenetische Bedeutung der BP sind unklar. Allgemein entfalten BP ihre Wirkung nicht selektiv an Osteoklasten, sondern auch an Osteoblasten. Die ausgeprägte Senkung der Osteoklastenaktivität resultiert in einer positiven Gewebebilanz, geht aber unweigerlich mit einer Reduktion des kontinuierlichen Knochenumbaus (*bone remodeling*) insgesamt einher. Außerdem werden den BP antiangiogenetische Wirkungen zugeschrieben [44]. Schließlich ist die Wirkung der BP auf die Osteozyten und deren synzytialen Zellverband bislang unklar [45].

Als Manifestationsort ist bisher ausschließlich der Kieferknochen beschrieben [41, 46]. Wichtig erscheint in diesem Zusammenhang, dass der Kiefer die einzige Stelle im Körper ist, an der mit hoher Inzidenz Keimkolonisierungen auch ohne Epitheldeckendefekt durch dentogene Infektionen (periapikal, marginal) stattfinden können. Gleichzeitig werden am Kiefer aufgrund der normalerweise extrem guten Abwehrlage der Mundhöhle (mannigfaltige antiinfektive Wirkungen des Speichels) üblicherweise Weichteil-Knochen-Wunden (z.B. nach Zahnextraktionen) einer Sekundärheilung überlassen. Bei kompromittiertem Kieferknochen kann dieses Vorgehen fatale Folgen haben.

Tabelle II. Perionkotherapeutische Checkliste.

Maßnahmen vor RT/RCT/CT	
Zuweisung an ZMK/MKG	Wichtige Angaben des Onkotherapeuten: – onkologische Grunderkrankung – Therapieintention (kurativ vs. palliativ) – Strahlenfeld und Dosis – Chemotherapie – cave: auch zahnlose Pat. vorstellen (enossale Befunde?)
Sanierung der Mundhöhle	– Entfernung nicht-erhaltungswürdiger (ggf. auch verlagerter) Zähne – Sanierung von Zysten, Knochenkanten, Schleimhautdefekten etc. – Füllungstherapie und Zahnsteinentfernung am Restzahnstatus – Abschluss der chirurgischen Sanierung 2 Wochen vor Radiatio-Beginn
Fluoridierung der Zähne	– Fertigung von Fluoridierungsschienen und Beginn der Fluoridapplikation vor Radiatio-Beginn
Maßnahmen während RT/RCT/CT	
Mundhygiene	– Intensivierung und Optimierung konventioneller Mundhygienemaßnahmen
Mukositisprophylaxe	– Regelmäßiger Einsatz von Mundspüllösungen (Panthenol, Salbei etc.); – ggf. Candidiasis-Prophylaxe
Schleimhaut-Retraktoren	– Minderung der durch dentale Metalllegierungen verursachten Sekundärstrahlung um über 90%
Prothesenkarenz	– Verzicht auf schleimhautbedeckenden Zahnersatz zur Mukositis- und Druckulzera-Prophylaxe, insbesondere im Unterkiefer
Karenz externer Noxen	– Verzicht auf Nikotin und Alkohol. Meidung von Säuren (z.B. Früchte) und heißen Speisen
Trismusprophylaxe	– ggf. aktive und passive Mundöffnungsübungen (z.B. *dynamic bite opener*), falls Zielvolumen Kiefergelenk beinhaltet
Radioxerostomie	– Pharmakologische oder radiotherapeutische Begrenzung der radiogenen Sialadenitis in klinischen Studien untersucht (Ethyol und Cumarin/Troxerutin; IMRT)
Maßnahmen nach RT/RCT/CT	
Fluoridierung u. Strahlenkaries	– Fluoridapplikation regelmäßig weiterführen (weiterhin 5 Min. tgl.). – Frühe Strahlenkaries-Identifikation u. Füllungstherapie, ggf. Extraktion.
Prothesenkarenz	– Nach Zustand der Mukosa und Grad der dentalen Abstützung individuell unterschiedlich (0 bis 6 Monate nach Radiatio-Ende)
Wiederherstellung der Kaufunktion	– Wichtiger Aspekt der orofazialen und psychosozialen Rehabilitation: falls konventioneller Zahnersatz wegen Zahnverlust und Radioxerostomie nicht möglich, Ausnahmeindikation für Implantate (§§ 28 SGB V) beantragen.
Operationskautelen	– Systemische antiinfektive Prophylaxe (z.B. Amoxicillin) – Atraumatische Operation (z.B. schonende Zahnentfernung) – Vermeidung scharfer Knochenkanten (z.B. Alveolarkammglättung) – Primär-plastische Deckung des Kieferkammes (z.B. epiperiostal)
Radioxerostomie	– Anwendung von Speichelersatzmitteln (mucin- oder lysozymhaltig) und/oder Speicheldrüsenstimulanzien (Pilocarpin)

RT = Radiotherapie; RCT = Radiochemotherapie; CT = Chemotherapie

Solange die Pathogenese nicht weiter geklärt ist, sollten alle Patienten, bei denen eine BP-Langzeittherapie vorgesehen ist, vorher bezüglich enoraler Entzündungsauslöser untersucht und saniert werden. Patienten mit einer BP-Langzeittherapie sollten sich danach regelmäßig bei ihrem Hauszahnarzt vorstellen. Bei allen Behandlungen sollte den konservativen Therapieansätzen gegenüber operativen Maßnahmen der Vorzug gegeben werden. Wenn aber chirurgische Eingriffe indiziert sind, sollten diese nicht verzögert werden und unter den gleichen Kautelen erfolgen wie nach einer Kopf-Hals-Bestrahlung.

Die manifeste Kiefernekrose ist sehr schwierig zu therapieren. Da sie auf lokale Revisionen und medikamentöse Behandlung z.T. kaum mit Sekundärheilung anspricht, ist nicht selten eine Kieferteilresektion erforderlich. Auch wenn diese Maßnahme dann zur klinischen Ausheilung der Kiefernekrose führt, so sind die Folgen für die Kaufunktion, ggf. auch für die Sprech- und Schluckfunktion, ausgesprochen ungünstig [47, 48].

Kieferklemme

Der chronische Trismus ist meist nicht das Ergebnis radiogener Läsion des Kieferknochens, sondern der im Zielvolumen lokalisierten Kiefergelenkanteile und der beteiligten Kaumuskulatur. Prophylaktisch sind bei entsprechenden Strahlenfeldern aktive und passive Mundöffnungsübungen sehr wichtig, da eine bereits manifeste Kieferklemme *intra* und *post radiationem* ausgesprochen therapieresistent bzw. rezidivgefährdet ist.

Das interdisziplinäre perionkotherapeutische Betreuungskonzept

Die Checkliste wichtiger perionkotherapeutischer Betreuungsinhalte (Tab. II) wurde nach der interdisziplinären wissenschaftlichen Stellungnahme von der Deutschen Gesellschaft für Zahn-, Mund- und Kieferheilkunde (DGZM) und der Deutschen Gesellschaft für Radioonkologie, medizinische Physik und Strahlenbiologie (DEGRO) in Abstimmung mit der Deutschen Gesellschaft für Zahnerhaltungskunde (DGZ) [4] und der interdisziplinären wissenschaftlichen Stellungnahme von der Deutschen Gesellschaft für Zahn-, Mund- und Kieferheilkunde (DGZM), der Arbeitsgemeinschaft (AG) Kieferchirurgie und der Deutschen Gesellschaft für Mund-, Kiefer- und Gesichtschirurgie (DGMKG) zur Osteonekrose des Kiefers unter Bisphosphonat-Langzeittherapie [47, 48] erarbeitet.

Literatur

1 Grötz KA (2001) Prophylaxe und Therapie der Folgen therapeutischer Tumor-Bestrahlung im Mund-Kiefer-Gesichtsbereich. Quintessenz, Berlin
2 Raut A, Huryn JM, Hwang FR et al (2001) Sequelae and complications related to dental extractions in patients with hematologic malignancies and the impact on medical outcome. Oral Surg Oral Med Oral Pathol Oral Radiol Endod 92: 49–55
3 Dörr W, Hendry JH (2001) Consequential late effects in normal tissues. Radiother Oncol 61: 223–231
4 Grötz KA (2003) Zahnärztliche Betreuung von Patienten mit tumortherapeutischer Kopf-Hals-Bestrahlung. Gemeinsame wissenschaftliche Stellungnahme der Deutschen Gesellschaft für Zahn-, Mund- und Kieferheilkunde (DGZMK, http:\\www.dgzmk.de) und der Deutschen Gesellschaft für Radioonkologie, medizinische Physik und Strahlenbiologie (DEGRO) in Abstimmung mit dem Vorstand der Deutschen Gesellschaft für Zahnerhaltungskunde (DGZ). Strahlenther Onkol 179: 275–278
5 Dörr W, Herrmann Th (2003) Akute Strahlenveränderungen der Gewebe. In: Bamberg M, Molls M, Sack H (Hrsg): Radioonkologie, Band I: Grundlagen. Zuckschwerdt, München, S. 244–250
6 Wenz F, Guttenberger R, Engenhart-Cabillic R (2000) Gehirn, Rückenmark und Sinnesorgane. In: Dörr W, Zimmermann JS, Seegenschmiedt MH (Hrsg): Nebenwirkungen in der Radioonkologie. Klinisches Kompendium. Urban und Vogel, München, S. 178–190
7 Wolf HF, Rateitschak KH, Rateitschak, EM (2004) Parodontologie. In: Rateitschak KH, Wolf HF (Hrsg) Farbatlanten der Zahnmedizin, Band 1, 3. Auflage. Thieme, Stuttgart
8 Al-Nawas B, Grötz KA (2006) Prospective study of the long term change of the oral flora after radiation therapy. Support Care Cancer 14: 291–296
9 Trotti A (2000) Toxicity in head and neck cancer: a review of trends and issues. Int J Radiat Oncol Biol Phys 47: 1–12
10 Kaanders JHAM, Pop LAM, Marres HAM et al (2002) ARCON. Experience in 215 patients with advanced head-and-neck cancer. Int J Radiat Oncol Biol Phys 52: 769–778
11 Trotti A, Bellm LA, Epstein JB et al (2003) Mucositis incidence, severity and associated outcomes in patients with head and neck cancer receiving radiotherapy with or without chemotherapy: a systematic literature review. Radiother Oncol 66: 253–262.
12 Dörr W (1997) Three A's of repopulation during fractionated irradiation in squamous epithelia: Asymmetry loss, Acceleration of stem-cell divisions and Abortive divisions. Int J Radiat Biol 72: 635–643
13 Dörr W (2003) Modulation of repopulation processes in oral mucosa: experimental results. Int J Radiat Biol 79: 531–537
14 Seegenschmiedt MH, Sauer R (1993) The systematics of acute and chronic radiation sequelae. Strahlenther Onkol 169: 83–95.
15 Seegenschmiedt MH (1998) Nebenwirkungen in der Onkologie. Springer Berlin
16 Pyykönen H, Malmström M, Oikarinen VJ et al (1986) Late effects of radiation treatment of tongue and floor-of-mouth cancer on the dentition, saliva secretion, mucous membranes and the lower jaw. Int J Oral Maxillofac Surg 15: 401–409

17 Grötz KA, Genitsariotis S, Vehling D et al (2003) Long-term oral Candida colonization, mucositis and salivary function after head and neck radiotherapy. Support Care Cancer 11: 717–721
18 Reitemeier B, Reitemeier G, Schmidt A et al (2002) Evaluation of a device for attenuation of electron release from dental restorations in a therapeutic radiation field. J Prosthet Dent 87: 323–327
19 Gotthard FP (1922) Über Zahnschäden nach Röntgenstrahlungen. Verh Dtsch Röntgen-Ges 13: 139–142
20 Regato JA del (1939) Dental lesions observed after roentgen therapy in cancer of buccal cavity, pharynx and larynx. Amer J Roentgenol 42: 404–410
21 Grötz KA, Riesenbeck D, Brahm R et al (2001) Chronische Strahlenfolgen an den Zahnhartgeweben („Strahlenkaries") – Klassifikation und Behandlungsansätze. Strahlenther Onkol 177: 96–104
22 Wöstmann B, Rasche KR (1995) Einfluß einer Radiotherapie auf die Überlebenszeit von Zähnen und Zahnersatz. Zahnärztl Welt 104: 627–663
23 Grötz KA (2002) Die trockene Mundhöhle: Ätiologie, Klinik, Diagnostik, Therapie. Zahnärztl Mitt 92: 46–53
24 Raab WHM, Petschelt A, Voß A (1990) Rasterelektronenmikroskopische Untersuchungen zur radiogenen Karies. Dtsch Zahnärztl Z 45: 425–427
25 Pioch T, Golfels D, Staehle HJ (1992) An experimental study of the stability of irradiated teeth in the region of the dentinoenamel junction. Endod Dent Traumatol 8: 241–244
26 Grötz KA, Duschner H, Kutzner J et al (1997) Neue Erkenntnisse zur Ätiologie der sogenannten Strahlenkaries. Nachweis direkter radiogener Veränderungen an der Schmelz-Dentin-Grenze. Strahlenther Onkol 173: 668–676
27 Grötz KA, Riesenbeck D, Dörr W (2003) Die Mundhöhle des Patienten mit Kopf-Hals-Strahlentherapie. I. Präradiotherapeutische Betreuung. Im Focus Onkologie 6: 67–70; II. Intraradiotherapeutische Betreuung. Im Focus Onkologie 6: 63–65; III. Postradiotherapeutische Betreuung. Im Focus Onkologie 6: 58–61
28 Kielbassa AM, Shohadai SP, Schulte-Monting J (2000) Effect of saliva substitutes on mineral content of demineralized and sound dental enamel. Supp Care Cancer 9: 40–47
29 Grötz KA, Wahlmann UW, Krummenauer F (1999) Prognose und Prognosefaktoren enossaler Implantate im bestrahlten Kiefer. Mund Kiefer GesichtsChir 3: 117–124
30 Grötz KA, Riesenbeck D, Dörr W et al (2002) Kaufunktionelle Wiederherstellung durch Implantate nach Strahlentherapie. Im Focus Onkologie 5: 67–71
31 Coppes RP, Roffel AF, Zeilstra LJW et al (2000) Early radiation effects on muscarinic receptor-induced secretory responsiveness of the parotid gland in the freely moving rat. Radiat Res 153: 339–346
32 Coppes RP, Meter A, Latumalea SP et al (2005) Defects in muscarinic receptor-coupled signal transduction in isolated parotid gland cells after in vivo irradiation: evidence for a non-DNA target of radiation. Br J Cancer 92: 539–546
33 Maier H, Tao ZZ, Adler D et al (1990) Die Parotitis – ein kurzer Überblick über Ätiologie, Diagnostik und Therapie. In: Mikrobiologische Aspekte bei Erkrankungen im HNO-Bereich. Gustav Fischer, Stuttgart, New York
34 Eichhorn W, Gehrke G, Bschorer R et al (1993) Morphologische Veränderungen von kleinen Kopfspeicheldrüsen durch Strahlentherapie. Dtsch Zahnärztl Z 48: 58–64.
35 Grötz KA, Wüstenberg P, Kohnen R et al (2001) Prophylaxis of radiogenic sialadenitis and mucositis by Coumarin/Troxerutine in patients with head and neck cancer – A prospective, randomized, placebo-controlled, double-blind study. Br J Oral Maxillofac Surg 39: 34–39
36 Niedermeier W, Matthaeus C, Meyer C et al (1998) Radiation-induced hyposalivation and its treatment with oral pilocarpine. Oral Surg Oral Med Oral Pathol Oral Radiol Endod 86: 541–549
37 Grötz KA, Al-Nawas B, Kutzner J et al (2001) Ätiologie der infizierten Osteoradionekrose des Kiefer-Gesichts-Bereiches: Einfluss der periradiotherapeutischen Betreuung. Dtsch Zahnärztl Z 56: 43–46
38 Reuther T, Schuster T, Scheer M (2003). Die Osteoradionekrose – ein aktuelles Problem in der Therapie von Tumorpatienten im Kopf-Halsbereich. Dtsch Zahnärztl Z 58: 674–679
39 Curi MM, Dib LL (1997) Osteoradionecrosis of the jaws: A retrospective study of the background factors and treatment in 104 cases. J Oral Maxillofac Surg 55: 540–549
40 Carter GD, Gross AN (2003) Bisphosphonates and avascular necrosis of the jaws. Aust Dent J 48: 268–271
41 Marx RE (2003) Pamidronate (Aredia) and Zoledronate (Zometa) induced avascular necrosis of the jaws: A growing epidemic. J Oral Maxillofac Surg 61: 1115–1117
42 Migaliorati CA (2003) Bisphosphonates and oral cavity avascular bone necrosis. J Clin Incol 22: 4253–4254
43 Marx RE (1983) Osteoradionecrosis: A new concept of its pathophysiology. J Oral Maxillofac Surg 41, 283–288
44 Wood J, Bonjean K, Ruetz S et al (2002) Novel antiangiogenic effect of the bisphosphonate compound zoledronic acid. J Pharmacol Exp Ther 302: 1055–1061
45 Al-Nawas B, Duschner H, Grötz KA (2004) Early cellular alteration in bone after radiation therapy and its relation to osteoradionecrosis. J Oral Maxillofac Surg 62: 1045–1046
46 Migliorati CA, Schubert MM, Peterson DE, Seneda LM (2005) Bisphosphonate-associated osteonecrosis of mandibular and maxillary bone. An emerging oral complication of supportive cancer therapy. Cancer 104: 83–93
47 Grötz KA, Diel IJ (2005) Osteonekrose des Kiefers unter Bisphosphonat-Langzeittherapie. Im Focus Onkologie 8: 52–55
48 Grötz KA, Kreusch T (2006) Zahnärztliche Betreuung von Patienten unter/nach Bisphosphonat-Medikation. Gemeinsame wissenschaftliche Stellungnahme der Deutschen Gesellschaft für Zahn-, Mund- und Kieferheilkunde (DGZMK), der Arbeitsgemeinschaft (AG) Kieferchirurgie und der Deutschen Gesellschaft für Mund-, Kiefer- und Gesichtschirurgie (DGMKG) – www.dgzmk.de. Dtsch Zahnarztl Z 61: 510–513

R. Schwarz,
J. U. Rüffer

Fatigue-Syndrom

Lange Zeit blieben in der Medizin generell und in der Onkologie im Besonderen Phänomene im Grenzbereich von Körper und Seele unbeachtet oder erschienen von nachgeordneter Bedeutung. Solange es im „Kampf gegen den Krebs" buchstäblich um Leben und Tod ging, waren Schmerzen zu ertragen, Übelkeit und Erbrechen auszuhalten, Niedergeschlagenheit und Angst zu überwinden. Derartige seelische Verstimmungen wurden oft als „Befindlichkeiten" abgetan und waren nicht weiter von Belang. Müdigkeit und Abgeschlagenheit schließlich blieben unbemerkt oder wurden bestenfalls mit gut gemeinten Aufmunterungen bedacht. Auch die Patienten selbst fanden – unter dem Eindruck ihrer Krebserkrankung – diese Erschöpfungszustände kaum der Erwähnung wert, zumindest nicht gegenüber ihrem Arzt [1].

Immer dann, wenn der medizinische Fortschritt sich ausschließlich am Gewinn von Lebenszeit orientiert oder wenn kurative Chancen gewahrt werden müssen, steht die seelische Verfassung der Patienten weiterhin im Hintergrund, sofern sie sich nicht hinsichtlich des primären Ziels als allzu hinderlich erweist. Nicht selten holt die psychische Notlage Patienten und Ärzte nach der akuten Behandlungsphase, in Nachsorge und Rehabilitation, quasi im Rückblick, wieder ein. Wo eine Heilung nicht möglich ist, nimmt Krebs in vielen Fällen den Charakter eines chronischen Leidens an, mit dem man leben muss (und kann), wie auch mit Diabetes, Bluthochdruck, koronarer Herzerkrankung, Rheuma, Multipler Sklerose (MS) und vielen anderen Krankheiten mehr. In diesen Fällen sind die Ziele der Behandlung anderer Art: Neben eine ggf. mögliche „Lebensverlängerung" tritt gleichberechtigt, wenn nicht vorrangig, das Behandlungsziel „Lebensqualität". Es geht also darum, ein Fortschreiten der Krankheit zu verlangsamen, Beschwerden zu lindern und zusätzliche Beeinträchtigungen durch die Behandlung zu vermeiden – kurz, die Lebensqualität so gut wie möglich zu erhalten oder wieder herzustellen. In diesem Zusammenhang leistete *D. Karnofsky* [2] bereits 1949 Pionierarbeit, indem er den nach ihm benannten Index einführte, mit dessen Hilfe sich die körperliche Leistungsfähigkeit unter und nach antineoplastischer Chemotherapie einschätzen ließ. Damit hat *Karnofsky*, wie wir jetzt wissen, bereits damals einen wesentlichen Aspekt von Fatigue berücksichtigt. Als dann Anorexie, Übelkeit und Erbrechen (als ANV-Syndrom in die Literatur eingegangen) besser behandelbar waren und das Schmerzproblem zumindest theoretisch gelöst schien, traten bis dahin verdeckte Phänomene wie Erschöpfung, Niedergeschlagenheit, Antriebsarmut, Kraftlosigkeit etc. in den Vordergrund. Diese Beschwerden wurden angesichts des lebensbedrohlichen Krebsleidens als zu akzeptierende Nebeneffekte betrachtet und in ihrer beeinträchtigenden Wirkung auf die Lebensqualität massiv unterschätzt, mit der Folge einer Unterdiagnostik und somit auch einer Unterbehandlung dieser als recht schwer einzustufenden Symptomatik.

Dabei kommt Fatigue eine wichtige Rolle im Hinblick auf die Therapietreue („Compliance") zu. Bei Patienten, die stark unter Fatigue leiden, findet sich eine reduzierte Bereitschaft oder Fähigkeit, sich den notwendigen Behandlungs- und Nachsorgemaßnahmen zu unterziehen [3]. Trotz viel versprechender therapeutischer Möglichkeiten wird Fatigue oft fatalerweise als unbeeinflussbares Begleitphänomen der Erkrankung oder der Tumortherapie hingenommen.

Schließlich ist auch im Rehabilitationsprozess die starke, Fatigue-bedingte Behinderung deutlich geworden, und einige spezifische Rehabilitationsansätze befinden sich in Entwicklung und Erprobung (vgl. Broschüre „Fatigue" der Deutschen Krebshilfe [4]).

Definition

Fatigue (franz. = müde, abgeschlagen) als eine spezifische, körperlich, mental und psychisch empfundene Form von Müdigkeit, Erschöpfung und Kraftlosigkeit kristallisiert sich als ein gleichermaßen häufiger wie unbeachteter Beschwerdenkomplex von Krebskranken heraus und gilt als wesentlicher Einflussfaktor auf die Lebensqualität in der postakuten Krankheitsphase, der Rehabilitation und in der palliativen Situation (Tab. I) [5, 6].

Für die Kennzeichnung dieses leib-seelischen Zustandes hat sich der Begriff „Fatigue" eingebürgert als eine Form der Müdigkeit, die als extrem und ganzkörperlich empfunden wird, nicht in Bezug zu speziellen Aktivitäten oder physischen Belastungen steht und die sich nicht durch Erholung bessert. Im psychophysiologischen Schrifttum werden zuweilen zwei Perspektiven unterschieden [7]: zum einen eine dynamische Sicht, als Steilheit einer Ermüdungskurve in Abhängigkeit von der Belastungsdauer und zum anderen eine Zustandsbeschreibung, gekennzeichnet durch das bekannte Symptomspektrum. Im Gegensatz zu dem Ermüdungsgefühl nach körperlicher oder geistiger Anstrengung, das auch als angenehm empfunden werden kann, tritt Fatigue ohne vorherige Anstrengung auf, verschwindet auch nach ausreichender Erholungszeit nicht und löst ein beträchtliches Leidensgefühl aus. Obwohl inzwischen Korrelate mit somatischen Faktoren nachgewiesen werden konnten, befinden wir uns, was die Kenntnis der Ursachen und der Auswirkungen von tumorbedingter Fatigue betrifft, noch in den Anfängen [8]. Fatigue stellt eine bislang weitgehend unbeantwortete Herausforderung an Diagnostik, Differentialdiagnostik und wissenschaftliche Aufklärung einerseits und die Behandlung im Rahmen der Akutbehandlung, der onkologischen Nachsorge und Rehabilitation andererseits dar [1].

Während die Diskussion um die Einordnung und die Spezifität dieser Symptomkomplexe kontrovers verläuft, sind Existenz und Bedeutung solcher Beschwerden im Zusammenhang mit schweren körperlichen Leiden, wie z.B. onkologischen Erkrankungen, inzwischen unumstritten.

Ätiologie

Fatigue kann Krankheitsvorläufer, Krankheitssymptom oder Ergebnis medizinischer Interventionen sein. Fatigue ist ein häufiges Symptom bei vielen physischen, insbesondere chronischen Krankheiten, bei psychosomatisch einzuordnenden, funktionellen Leiden und bei Depression. Mehrwöchige Erschöpfungsphasen sind häufige Neben- und Nachwirkung chirurgischer, chemo- und radiotherapeutischer Behandlungen; Medikamente wie Analgetika, Psychopharmaka und Schlafmittel können tagsüber Fatigue-Zustände hervorrufen. Müdigkeit und Erschöpfung sind bekannte Begleitsymptome u.a. nach Virusinfekten, Bluterkrankungen, namentlich Anämie und endokrinen Störungen. Seit vielen Jahren spielen sie auch eine große Rolle als Hinweise auf funktionelle, als körperlich empfundene Leiden. In diesem Zusammenhang werden z.B. das Chronische Müdigkeitssyndrom (Chronic Fatigue-Syndrom), „Multiple Chemical Sensitivity", Fibromyalgie, „Sick-building-Syndrom" u.a.m. genannt.

Die pathophysiologischen Hintergründe einer Fatigue-Erkrankung sind weitgehend unbekannt. Die Abläufe einer durch Anstrengung induzierten Müdigkeit erscheinen als ungeeignetes Modell, und Tierversuchen kommt angesichts des subjektiven und im Wesentlichen durch Selbstbeobachtung messbaren Phänomens ein nur geringer Erklärungswert zu.

Tabelle I. Definitionen von „Fatigue".

Umgangssprachlich: Extreme Müdigkeit, Erschöpfung; das Gefühl, „schlapp", kraftlos zu sein

Klinisch: Krankheitswertiges, unüberwindliches, anhaltendes und ganzkörperliches Gefühl einer kognitiven, emotionalen und physischen Erschöpfung mit verminderter Kapazität für körperliche und geistige Betätigung. Es besteht ein Missverhältnis zwischen der vorausgegangenen Belastung und dem Erschöpfungsgefühl, das sich durch Schlaf nicht aufheben lässt [nach 9, 10]

Wissenschaftlich: Einschätzung der Beschwerdendauer und Intensität nach Checklisten (kategorial) und auf Symptomskalen (dimensional) wie: physische, emotionale, kognitive Ermüdung und Beeinträchtigung

Auf den ersten Blick wirkt Ermüdung ohne eine vorausgehende Anstrengung als unangemessene leib-seelische Reaktion. Es fällt aber die Parallele auf zu den Symptomen nach einer fieberhaften Erkrankung, die sich von dem Fatigue-Syndrom nach Krebs in keiner Weise unterscheiden und die sich als Auseinandersetzung des Körpers mit einem pathogenen Agens verstehen lassen oder als „Konzentration" des Organismus auf Schutz und Abwehr, analog einer „Zentralisierung" im Herz-Kreislauf-System [vgl. 8, 11].

Andrews et al. [11] sehen die folgenden, biologisch sinnvollen Funktionen im Fatigue-Geschehen, die durch die Krebserkrankung selbst und/oder ihre Behandlung angestoßen werden können:
– Immunologische Reaktionen auf Fremdkörper
– Energiekonservierung
– Problemvermeidung durch Rückzug
– Beseitigung pathogener Agentien (Erbrechen, Sekretion, forcierte Ausscheidung etc)

Weiterhin mag die Erschöpfung durch das Tumorleiden, vor allem bei rezidivierenden, progredienten Verläufen und bei solchen mit einer B-Symptomatik, einen nicht unbeträchtlichen Anteil haben. Blutverlust (Anämie), z.B. nach Operationen, die Anhäufung von zerstörten Zellbestandteilen nach Chemo- und Radiotherapie, interkurrierende Infekte sowie Störungen des Endokriniums spielen eine Rolle. Zu denken ist auch an die Medikation mit Analgetika, Hypnotika, Sedativa etc. Eine ungenügende Symptomkontrolle (Schmerz, Kachexie, Dyspnoe), Mangelernährung und Bewegungsmangel stellen weitere Faktoren dar. Schließlich trägt aus psychologischer Sicht die anwachsende Spannung zwischen Fähigkeit und Erwartung, zwischen Können und Wollen zu einer allmählichen „Zermürbung" bei. Somit fällt es auch nicht immer leicht, zwischen Depression und Fatigue zu differenzieren, zumal bei einer großen Zahl von Tumorpatienten eine Symptomüberschneidung besteht, die entweder im Sinne einer Komorbidität oder als Übergang der beiden Syndrome zu verstehen ist. Ein perfektionistischer und leistungsbetonter Stil der Krankheitsverarbeitung kann beim Scheitern (z.B. Rezidiv) in beides, einen Fatigue-Zustand und eine Depression, im Sinne eines allgemeinen Erschöpfungssyndroms, münden.

Diagnostik

Bereits im 19. Jahrhundert beschäftigten sich Wissenschaftler mit der Messung von Müdigkeit und manche kamen zu dem Schluss, dass die Erforschung dieses Phänomens wenig Erfolg versprechend sei. So stellte *George Beard* [12] 1880 fest, der in diesem Zusammenhang den Begriff (die Diagnose) „Neurasthenie" prägte: „Fatigue is the Central Africa of medicine, an unexplored territory which few men enter". Spätere Versuche, das Dunkel zu lichten und das Gefühl von Müdigkeit in Speziallaboratorien oder in sog. „Müdigkeitskliniken" (USA) zu erforschen, bedienten sich der Methodik, wie sie in der Leistungsphysiologie üblich war, nämlich objektiv fassbare psychophysiologische Parameter wie z.B. Herzaktivität, EEG-Kurven, Hautwiderstand, Muskelaktivität, motorische Nervenleitgeschwindigkeit, Lidschlaggeschwindigkeit etc. im Zusammenhang mit definierten Belastungen. Die Resultate zeigten allerdings kaum nennenswerte Übereinstimmungen mit der subjektiv wahrgenommenen Beeinträchtigung.
Die Ergebnisse leistungsphysiologischer und neurophysiologischer Untersuchungen bestätigten jedoch den Eindruck, dass die Müdigkeitssymptomatik entscheidend durch das subjektive Erleben der Betroffenen gekennzeichnet ist. Es besteht deshalb Einigkeit darüber, Müdigkeit vorrangig per Selbstbeurteilung zu erfassen. Eine erste Checkliste zur Einschätzung von Müdigkeit bei Piloten der amerikanischen Luftwaffe wurde 1956 eingeführt („Pearson-Byars Fatigue Feeling Checklist") und gilt als Vorläufer heute gebräuchlicher Methoden, Fatigue als Behandlungsnebenwirkung bei Krebstherapien zu messen.

Aus klinischer Sicht erscheint der so genannte „Leistungsknick" als hervorstechendes Leitsymptom. Die objektivierende Diagnostik von Fatigue bedient sich, je nach Anwendungsfall, verschiedener diagnostischer Methoden (Tab. II). Im klinischen Kontext kann die Anamnese ergänzt werden durch das Führen eines Fatigue-Tagebuches oder durch standardisierte Fragebögen. Die Beurteilung erfolgt per Fremd- und/oder Selbstbeurteilung, wobei Letzterer der Vorzug zu geben ist. Spezifische Fragebögen, die eine Quantifizierung auch bei Verlaufsbeobachtungen erlauben, haben sich vor allem im wissenschaftlichen Kontext bewährt. Sie sollten mehrere Dimensionen umfassen (z.B. physisch, mental, emotional), so dass die Darstellung als Profil über die verschiedenen Dimensionen möglich ist. Auch die meisten umfassenden Lebensqualitätsinventare enthalten eine Fatigue-Skala (z.B. EORTC-QLQ-C30).

Um Fatigue in der Therapieplanung berücksichtigen und für die Auswertung von Behandlungsresultaten, auch in klinischen Studien, nutzbar machen zu können, müssen Wege gefunden werden, Müdigkeit und die damit verbundenen psychischen und körperlichen Phänomene nicht nur kategorial als Diagnose („Fall von...") sondern auch dimensional, der Schwere nach einstufen zu können. In deutscher Fassung liegen erprobte Fragebögen vor, wie das Multidimensional-Fatigue-Inventory (MFI) nach *Smets* et al. [13] mit fünf Dimensionen: allgemeine, körperliche und mentale Fatigue, reduzierte Aktivität und reduzierte

Tabelle II. Übersicht: Messmethoden und Strategien.

Methoden:
– Gespräch (dialogisch)
– Fragebogen (psychometrisch)
– Fatigue-Tagebuch (narrativ)
Beurteilung:
– Fremd- bzw. Selbstbeurteilung
Formen der Darstellung:
– Dimensionen: ein-, mehrdimensional
– Kategorial: „Fall" von „Fatigue"
Symptomlisten:
– Indizes
– Profile
– Kombinationen

Motivation. Zurzeit ist die EORTC-Studygroup „Quality of life" unter Federführung der Deutschen Fatigue-Gesellschaft (DfaG) [14] mit einer Überarbeitung befasst.
Unbestritten erscheint, dass die Einschätzung von Müdigkeit/Fatigue auf mehreren Dimensionen – also als Profil von Schweregraden – erfolgen muss: nämlich einer körperlichen, einer emotionalen und motivationalen, einer kognitiv-mentalen und einer zeitlichen Dimension (akuter oder chronischer Verlauf). Manchen Autoren genügen drei Dimensionen wie: ein physischer (Erschöpfung, Schwäche), ein kognitiver (Konzentrationsschwierigkeit, Schläfrigkeit) und ein affektiver (Energieverlust, Depressivität) Bereich.

> Es zeigte sich, dass die Vielschichtigkeit des Phänomens „Fatigue" ein spezielles und differenzierteres Erhebungsinventar rechtfertigt, das mehrere Aspekte der Symptomatik abbilden kann. In diesem Zusammenhang gilt es abzuklären, in wieweit die verschiedenen Ursachen bzw. Kontexte von Fatigue ein unterschiedliches und möglicherweise spezifisches Symptomenprofil produzieren.

Seit einigen Jahren sind verschiedene Bemühungen zu konstatieren, die oft vage erscheinende Fatigue-Symptomatik schlüssig zu beschreiben, das Symptomspektrum möglichst vollständig zu benennen und zu kategorisieren, um schließlich psychometrische Skalen konstruieren zu können, die eine reliable und valide Messung gestatten.
Für die skalenmäßige, dimensionale Erfassung von Fatigue existieren mittlerweile etliche Fragebögen, manche enthalten Fatigue als Subskala andere widmen sich ausschließlich dieser Zielgröße; sie zielen dann auf das Phänomen „Müdigkeit" allgemein ab oder sind spezifisch auf Fatigue bei Tumorerkrankungen hin konstruiert worden (Tab. III). Die verschiedenen Instrumente fokussieren unterschiedliche Facetten von Fatigue. Das heißt, vor der Auswahl eines Messinstrumentes, z.B. innerhalb einer Therapiestudie, muss Klarheit bestehen, welche Dimension von Fatigue im jeweiligen Anwendungsfall relevant erscheint. Verschiedene Arbeitsgruppen haben entsprechende Messinstrumente publiziert (Übersichten u. a. bei *Patarca-Montero* [8], *Schwartz* [15], *Dittner* et al. [16], *Armes* et al. [17]). In deutscher Fassung und an größeren Patientenstichproben angewandt wird z.Zt. der MFI-20 von *Smets* [13].
Zur klinischen (kategorialen) Diagnostik von Fatigue wurde entsprechend dem Vorgehen der WHO ein Kriterienkatalog vorgeschlagen, an Hand dessen sich eine Müdigkeitssymptomatik einschätzen lässt. So hat analog klinischer diagnostischer Systeme (z.B. DSM, ICD) die so genannte „Fatigue Coalition" [5,6] eine Merkmalsliste (Tab. IV) bestehend aus 11 Symptomen zusammengestellt, von welchen mindestens 6 zutreffen müssen, um eine Fatigue-Diagnose vergeben zu können:

Tabelle III. Krebsbezogene Fatigue: Messverfahren (Auswahl).

Profile of Mood States (POMS-F) [18]: Multidimensional: Anspannung, Ärger, Aktivität, Abgeschlagenheit und Verwirrtheit. 65 Items, Kurzform: 30 Items
Piper Fatigue Scale (PFS) [9]: Multidimensional: Dauer, Affekt, Sensorium; 44/20 Items
EORTC-QLQ-C30 [19]: Multidimensionales Instrument zur Einschätzung von Gesundheits-bezogener Lebensqualität; enthält eine Fatigue-Skala; 3 Items
Multidimensional Fatigue Iventory (MFI) [13]: Multidimensional: Allgemeine, physische, mentale Fatigue, Aktivität, Motivation. 20 Items
Functional Assessment of Cancer Therapy Fatigue Scale/Anemia Scale (FACT-F/An) [20]: Eindimensional: physische Funktionen (FACT-F, 13 Items), Anämiesymptome: (FACT-An, 7 Items)
Fatigue Assessment Questionnaire (FAQ) [10]: Multidimensional: Physische, emotionale, kognitive Fatigue; 20 Items
Fatigue Symptom Inventory (FSI) [21]: Multidimensional: Schweregrad, Dauer, Lebensqualität; 13 Items
Multidimensional Fatigue Symptom Inventory (MFSI: 83 Items, MFSI-SF: 30 Items) [22]: Multidimensional: Physische, emotionale, kognitive, behaviorale Fatigue.
Brief Fatigue Inventory (BFI) [23]: Eindimensional, 9 Items
Schwartz Cancer Fatigue Scale (SCFS) [24]: Multidimensional: Dauer; Physische, emotionale, kognitive Fatigue, 28/6 Items
Cancer Fatigue Scale (CFS) [25]: Multidimensional: Physische, emotionale, kognitive Fatigue; 15 Items

Tabelle IV. Vorgeschlagene ICD-10-Kriterien für tumorbedingte Fatigue.

Sechs (oder mehr) der folgenden Symptome bestehen täglich bzw. fast täglich während einer Zwei-Wochen-Periode im vergangenen Monat, und mindestens eines der Symptome ist deutliche Müdigkeit (A1).	
A 1.	Deutliche Müdigkeit, Energieverlust oder verstärktes Ruhebedürfnis, welche in keinem Verhältnis zu aktuellen Veränderungen des Aktivitätsniveaus stehen.
A 2.	Beschwerden allgemeiner Schwäche oder schwerer Glieder
A 3.	Verminderte Fähigkeit zu Konzentration und Aufmerksamkeit
A 4.	Verringerte(s) Motivation oder Interesse an Alltagsaktivitäten
A 5.	Schlaflosigkeit oder vermehrter Schlaf
A 6.	Schlaf wird nicht als erholsam und regenerierend erlebt.
A 7.	Notwendigkeit starker Anstrengung, um Inaktivität zu überwinden
A 8.	Deutliche emotionale Reaktionen auf Fatigue-Problematik (z. B. Traurigkeit, Frustration oder Reizbarkeit)
A 9.	Durch Müdigkeit bedingte Schwierigkeiten, alltägliche Aufgaben zu erledigen
A 10.	Probleme mit dem Kurzzeitgedächtnis
A 11.	Mehrere Stunden anhaltendes Unwohlsein nach Anstrengung
B.	Die Symptome verursachen in klinisch bedeutsamer Weise Leiden oder Beeinträchtigung in sozialen, beruflichen oder anderen wichtigen Funktionsbereichen.
C.	Aus Anamnese, körperlichen Untersuchungen oder Laborbefunden geht eindeutig hervor, dass die Symptome Konsequenzen einer Tumorerkrankung oder ihrer Behandlungen sind.
Die Symptome sind nicht primär Konsequenzen einer komorbiden psychischen Störung, wie Major Depression, somatoforme Störung oder Delir.	

Differentialdiagnostik

Es gibt eine ganze Reihe von Erkrankungen, bei denen das Symptom Müdigkeit vorkommt (Tab. V). Auszuschließen oder therapeutisch zu beachten sind Virusinfekte, Bluterkrankungen, endokrine Störungen etc. Aus psychosomatischer Sicht ist eine Reihe funktioneller Leiden in Betracht zu ziehen. Desgleichen bestehen Überschneidungen mit körperlichen Ausdrucksformen depressiver und Angsterkrankungen. Schließlich verdienen auch die vielfältigen Formen von Schlafstörungen Aufmerksamkeit [26].

Exkurs: Fatigue, Depression und Trauer

Aus klinisch-therapeutischer Sicht erscheint die Differenzierung zwischen Fatigue und depressiven Störungsbildern wichtig [27–29], wobei Überschneidungen mit körperlichen Ausdrucksformen depressiver Leiden und Angsterkrankungen zu erwarten sind. Schließlich finden wir fließende Übergänge zwischen Depression, chronisch-fixierter und „normaler", d.h. produktiver Trauer (vgl. Tab. VI).
Neben Angst stellt Depression die häufigste seelische Begleiterkrankung bei malignen Tumorleiden dar. Andererseits leidet die Hälfte aller Patienten mit dem Leitsymptom Müdigkeit im Grunde unter einer seelischen, meist depressiven Erkrankung. Letztlich findet sich nahezu jedes Merkmal des Fatigue-Syndroms auch bei der Depression. Es lassen sich somit zwei Perspektiven unterscheiden: Fatigue und Depression als unabhängige Begleiterscheinungen von onkologischen Leiden und/oder deren Behandlung – und Fatigue als ein Symptom der Depression – mit einer zusätzlichen krebsbedingten Komponente.

Tabelle V. Auswahl verwandter Störungsbilder.

Postvirales Ermüdungssyndrom
Endokrinopathien
Erkrankungen aus dem depressiven Formenkreis
Somatisierungsstörungen
Chronisches Erschöpfungssyndrom (CFS)
Burnout-Syndrom, „Mobbing"
Fibromyalgie (ME)
Multiple Chemical Sensitivity (MCS)
Sick-Building-Syndrom

> Aus therapeutischer Sicht erscheint es als notwendig, bei Patienten mit einer Müdigkeitssymptomatik zu unterscheiden, welchen Anteil daran eine primäre Tumor-Fatigue hat, inwieweit sich eine depressive Entwicklung dahinter verbirgt oder ob beide Aspekte zusammenwirken. So ist vielfach beobachtet worden, dass Fatigue bei Patienten mit depressiver Stimmungslage häufiger und mit größerer Intensität auftritt, aber auch, dass Fatigue eine Depression induzieren und verstärken kann.

Auf eine präzise Klärung der Beziehungen und Wechselwirkungen zwischen Krebs, Depression und Fatigue ist bisher einige Mühe verwandt worden [vgl. 29, 30]. Angesichts der dennoch eher mageren empirischen Evidenz müssen einige Fragen noch unbeantwortet bleiben. Eine klare Unterscheidung zwischen Depression und Fatigue und damit eine eindeutige kausale Zuordnung wird nicht immer vollständig gelingen. Hinweise geben die Vorgeschichte und der Verlauf, inwieweit es bereits früher Episoden einer depressiven Verstimmung gegeben hat, ob das Müdigkeitsgeschehen erstmalig im Kontext der Tumorerkrankung aufgetreten ist und einer depressiven Verstimmung vorausging. Die Art des Tumorleidens und der Behandlung können zusätzliche Anhaltspunkte geben.

Für ein vorrangig depressives Geschehen spräche, wenn die motivationale Dimension von Fatigue, also die Antriebsminderung, akzentuiert erscheint und eine starke, schwer einfühlbare Tendenz zur Selbstentwertung mit Suizidgedanken vorliegt. Für Fatigue charakteristisch wäre dagegen eine mehr körperlich empfundene Erschöpfung, Schwäche und Müdigkeit.

Epidemiologie

Bei „Müdigkeit" im umfassenden Sinne handelt es sich um ein universelles Phänomen, dessen Intensität schon in der Allgemeinbevölkerung starken Schwankungen unterliegt. Die Kennzeichnung eines solchen Zustandes als „Fatigue" hängt davon ab, inwieweit dieser Zustand quantitativ gesehen vom „Gewöhnlichen", d.h. Durchschnittlichen abweicht. Welche Ausprägung als normal gilt, ist nach Altersgruppen und Geschlechtszugehörigkeit verschieden (Tab. VII). So zeigt sich in allen Subskalen des Multiple Fatigue Inventories (MFI) ein nahezu linearer Anstieg der Fatigue-Werte mit dem Alter und zwar bei beiden Geschlechtern, ohne Bezug zur sozialen Schicht.

> Nach vorläufiger Schätzung wird in der Allgemeinbevölkerung über alle Gruppen hinweg von einer Fatigue-Prävalenz von ca. 5–10 % ausgegangen [31].

Wenn wir von einer gelungenen Operationalisierung des Phänomens „Fatigue" mittels validierter Messinstrumente (z.B. MFI) ausgehen, dann sind für eine weitere quantitative und qualitative Einschätzung von Bedeutung, dass sich Normwerte angeben lassen. Auf dieser Basis können „Fälle" von „Fatigue-Störungen" definiert, identifiziert und diskreten Schweregraden zugeordnet werden.

Wenn wir allen Personen, die – bezogen auf die Verteilung in der Allgemeinbevölkerung – oberhalb einer 75 %-Schranke liegen, das Merkmal „Fatigue" zuschreiben, dann ergeben sich für die jeweiligen

Tabelle VI. Anhaltspunkte und Patientenzitate zur klinischen Differenzierung zwischen Fatigue, Depression und Trauer in Zusammenhang mit einer Krebserkrankung.

Fatigue	Depression	Trauer
„Ich will, aber kann nicht"	„Ich bin nichts (mehr) wert"	„Ich bin traurig"
Müdigkeit ohne entsprechende Belastung	Minderwertigkeitsgefühl	(nach Verlusterlebnis, Krise)
Kein erholsamer Schlaf	Gefühl von Leere, Sinnlosigkeit	
Körperliche, emotionale, motivationale, kognitive Ebene	Negativismus, Anhedonie, Teilnahmslosigkeit, Starre	Phasenhafter, „produktiver" Verlauf: – Schock
Krankheitsvorgeschichte	Ideenarmut, Grübelneigung	– Reaktionsphase
	Vegetative Störungen, Leibfühlstörungen	– Bearbeitung
	Entschlussunfähigkeit	– Neuorientierung
	Tages-, saisonale Schwankung	

Tabelle VII. Mittelwerte, Standardabweichungen sowie Perzentilen für die MFI-Skala „Allgemeine Fatigue".

	Männer			Frauen		
	bis 39 J.	40–59 J.	ab 60 J.	bis 39 J.	40–59 J.	ab 60 J.
Mittelwert	6,6	8,0	10,1	7,7	8,7	10,8
SD	2,7	3,2	3,7	3,2	3,5	3,7
25 %	4	5	7	5	6	8
50 %	6	8	10	7	8	11
75 %	8	10	13	10	11	13
90 %	11	12	15	12	14	16
95 %	12	14	16	14	15	17
99 %	14	17	19	17	19	20

Alters- und Geschlechtsgruppen eigene Normwerte, die innerhalb der MFI-Skala von 4 bis maximal 20 reichen können (Tab. VII).

Auch wenn eine generelle Einigung auf geeignete Messverfahren und auf Kriterien der Falldefinition noch nicht erfolgt ist, werden Prävalenzen von Fatigue bei verschiedenen Erkrankungen angegeben (vgl. Tab. VIII). Unter onkologischer Therapie, vor allem der Bestrahlung, tritt die Erschöpfung recht häufig auf. Es wird geschätzt, dass etwa 80 % aller Therapiepatienten zumindest initial darunter leiden [32]. Auch lange nach Abschluss der Behandlung klagen noch bis zu 40 % der Patienten bestimmter Tumorentitäten über Tumorerschöpfung [33]. In der Phase der Palliation ist Fatigue ein wichtiger Risikofaktor, der mitentscheidend sein mag für die Qualität der noch verbleibenden Lebensspanne [34].

Therapie

Bei der Indikationsstellung zu einer Behandlung sind prinzipiell die entsprechenden Grunderkrankungen zu berücksichtigen bzw. angemessen zu behandeln, die ebenfalls zu einer Fatigue-Symptomatik führen können (Tab. IX). Liegt eine Anämie zu Grunde, so lässt sich durch Korrektur des niedrigen Hämoglobinwertes eine deutliche Befindlichkeitsbesserung erreichen. Dabei kommen Bluttransfusionen oder der Einsatz des rekombinant hergestellten Hormons Erythropoetin in Frage [35].

Die Entwicklung und Evaluation psychoonkologischer Interventionen ist eine der wichtigsten Aufgaben für die Zukunft. Eine wichtige Rolle spielt bereits die Anerkennung der Müdigkeitssymptomatik als krankheitswertigen und behandlungsbedürftigen Zustand. Während in der akuten Krankheitsphase informationsvermittelnde, konfliktverarbeitende und psychoedukative Methoden im Vordergrund stehen, sind in der Nachsorge und Rehabilitation zusätzliche körperliche oder neuro-psychologische Übungsbehandlungen hilfreich.

Auch der Zusammenschluss von Selbsthilfegruppen erscheint als sinnvoll.

Es gibt vielfältige Hinweise, dass durch individuell dosierte, körperliche Betätigung die Lebensqualität verbessert und die Fatigue-Belastung der Patienten reduziert werden kann. So zeigten *Dimeo* et al. [36] (s.a. Kapitel „Ernährung bei Krebspatienten"), dass Patienten, auch während einer Knochenmarktransplantation, von regelmäßigem körperlichen Training hinsichtlich ihrer Lebensqualität und Fatigue profitieren. Darüber hinaus verkürzte sich auch die Behandlungszeit, und Therapiekomplikationen verringerten sich, was sowohl zu einer Verbesserung der Überlebensprognose als nicht zuletzt auch zu einer Kosteneinsparung führt. In einer norwegischen Studie konn-

Tabelle VIII. Prävalenzangaben (vgl. [33]).

Krebspatienten/M. Hodgkin	Die Prävalenzangaben variieren von 60 bis über 90 %.	
	z.B. Morbus Hodgkin:	
	– Langzeitfatigue aller Patienten	ca. 60 %
	– Fortgeschrittene Krankheitsstadien: mit schwerer Fatigue (Korrelation mit Schmerzen und Atemnot)	ca. 75 %
Systemische Erkrankungen	– Lupus erythematodes (SLE)	> 80 %
	– Rheumatoide Arthritis (RA)	> 60 %
	– Morbus Bechterew	> 50 %
	– Multiple Sklerose (MS)	> 60 %
Kardiomyopathie		10–15 %
Chronische Nieren- und Lungenerkrankungen		10–20 %

Tabelle IX. Einige Hinweise für die Behandlung bei Fatigue.

Grundhaltung:	Anerkennung von Fatigue als eine gravierende Befindensstörung
Ursächliche, krankheitsbezogene Therapie – z.B.:	Anämie (ca. 50% der Fälle)
	Stoffwechselstörungen, Ernährung
	Schlafstörungen
	Medikamentennebenwirkungen
	Schmerz
	Depression, Angst, Stress
Nicht-medikamentöse Therapie:	Psychosozial, psychoedukativ: Beratung, Information
	Anpassung des Lebensstils
	Sport/Bewegung (dosiert!)
	Psychotherapie: Konflikte, „Coping"
	Konzentrations- und Gedächtnistraining
Medikamente:	je nach Ursache EPO, Transfusionen
	Corticoide
	Antidepressiva
	Psychostimulanzien

te die Effektivität des körperlichen Trainings bestätigt werden [37]. Eine entsprechende Übungsanleitung wurde von der Deutschen Fatigue-Gesellschaft (DFaG) erstellt [14].

Rehabilitation und sozialmedizinische Einschätzung

Während die akuten Nebenwirkungen der Tumortherapie in der Regel nach 6 Monaten abklingen, kann eine chronische Entwicklung auch mehrere Jahre nach Abschluss der Behandlung andauern. Dabei ist das Muster der Fatigue-Symptomatik ähnlich dem CFS bei nicht tumorkranken Patienten [38]. Solche langen Verläufe, die mit einer erheblichen Beeinträchtigung der Leistungsfähigkeit und des gesamten Lebensgefühls einhergehen, werden oft nach Hochdosischemotherapie, nach Stammzelltransplantation oder generell bei malignen Lymphomen beobachtet. Im Rahmen einer obligatorischen stationären Rehabilitation, wie einer Anschlussheilbehandlung (AHB) oder einer Nach- und Festigungskur, lassen sich erste Besserungen erreichen.

Bei Patienten mit längerfristigen Leistungseinschränkungen muss ein Fatigue-Syndrom oder auch eine depressive Erkrankung differentialdiagnostisch in Erwägung gezogen und entsprechend abgeklärt werden. Handelt es sich um ein Tumor-Fatigue-Syndrom, empfiehlt es sich, gemeinsam mit dem Patienten einen Therapie- oder Rehabilitationsplan zu erstellen, der neben konfliktorientierter, supportiver (Einzel-)Psychotherapie auch ein psychoedukatives Gruppenangebot enthält und je nach Ausprägung der Fatigue-Aspekte durch ein kognitives Training ergänzt werden kann. Hilfreich sind abgestufte Bewegungstherapie, Einzel- oder Gruppengespräche und Entspannungsverfahren.

> Erfahrungsgemäß führt oft schon allein die Thematisierung und Benennung des Fatigue-Problems zu einer Entlastung und zu dem Wunsch nach Behandlung.

Erste Längsschnittuntersuchungen haben positive Effekte eines strukturierten Rehabilitationsprogramms hinsichtlich Fatigue und Lebensqualität aufzeigen können [39].

Sozialmedizinische Aspekte: Arbeitsfähigkeit, Minderung der Erwerbsfähigkeit

Die akute, unter der Krebsbehandlung auftretende Erschöpfungssymptomatik geht im Wesentlichen auf therapiebedingte Nebenwirkungen und auf die psychische Belastung durch eine Krebsdiagnose zurück. Die Vermutung, dass es sich nicht ausschließlich um körperliche Akutfolgen handelt, legt der klinische Alltag nahe. Patienten mit vergleichbaren Krankheits- und Therapiebelastungen zeigen verschiedene Grade der Belastung und Belastbarkeit. Man kann auch nicht automatisch und generell von Arbeitsunfähigkeit während einer Therapie ausgehen, wenn auch der überwiegende Teil der Patienten in dieser Phase der Arbeit fern bleibt.

Ganz anders stellt sich die Situation bei langandauernder Fatigue-Symptomatik hinsichtlich Arbeitsunfähigkeit und später geminderter Erwerbsfähigkeit dar. Ohne Zweifel ist ein Teil der Patienten durch das Cancer-Fatigue-Syndrom auch langfristig schwer belastet und auch erwerbsgemindert. Dennoch erscheint die Frühinvalidität nicht in allen Fällen sinnvoll und den Möglichkeiten der betroffenen Patienten angemessen. Für die Begutachtung und Entscheidung einer Frühinvalidität stehen noch keine verbindlichen Kriterien zur Verfügung. Für die Patienten und die Kostenträger wäre die Entwicklung von reproduzierbaren Richtlinien zur Begutachtung von größter Wichtigkeit, um Fehlbeurteilungen zu vermeiden.

Zur weitestgehenden Objektivierung des Fatigue-Syndroms nach einer onkologischen Erkrankung können neben einer allgemeinen klinischen und anamnestischen Beurteilung die analog der ICD-10-Kriterien vorgeschlagene Prüfliste und eine Auswahl der genannten diagnostischen Instrumente eingesetzt werden. Darüber hinaus haben sich Tests zur Einschätzung der Leistungs- und Konzentrationsfähigkeit, Aufmerksamkeit sowie der Belastbarkeit bewährt. Zur ergänzenden Diagnostik können Fragebögen zu Angst, Depression und der Posttraumatischen Belastungsstörung (PTSD) sinnvoll sein.

Zur Zeit befinden sich spezifische Rehabilitationsmöglichkeiten für diesen Personenkreis im Aufbau; und es bleibt zu hoffen, dass es in absehbarer Zeit gelingen wird, einer größeren Zahl von Patienten den Weg zurück in den Beruf zu erleichtern.

Literatur

1. Vogelzang NJ, Breitbart W, Cella D et al (1997) Patient, caregiver, and oncologist perceptions of cancer-related fatigue: results of a tripart assessment survey. The Fatigue Coalition. Semin Hematol 34: 4–12
2. Karnofsky DA; Burchenal JH (1949) In: MacLeod CM (ed) The clinical evaluation of chemotherapeutic agents in cancer. Evaluation of chemotherapeutic agents. University Press, New York, Columbia, pp. 191–205
3. Love R, Leventhal H, Easterling D, Nerenz D (1989) Side effects and emotional distress during cancer therapy. Cancer 63: 604–612
4. Deutsche Krebshilfe e.V. (2003) Fatigue – Chronische Müdigkeit bei Krebs. Die blauen Ratgeber Nr. 34. Bonn
5. Curt GA (2000) The Impact of Fatigue on Patients with Cancer: Overview of FATIGUE 1 and 2. Oncologist 5: 9–12
6. Curt GA, Breitbart W, Cella D, Groopman JE, Horning SJ, Itri LM, Johnson DH, Miaskowski C, Scherr SL, Portenoy RK, Vogelzang NJ (2000) Impact of Cancer-Related Fatigue on the Lives of Patients: New Findings From the Fatigue Coalition. Oncologist 5: 353–360
7. Hotopf M (2004) Definitions, epidemiology, and models of fatigue in the general population and in cancer. In: Armes J, Krishnasamy M, Higginson I (eds) Fatigue in cancer. Oxford University Press, New York
8. Patarca-Montero R (2004) Handbook of Cancer-related Fatigue. Haworth, New York, London, Oxford
9. Piper B, Lindsey A, Dodd M et al (1989) The development of an instrument to measure the subjective dimension of fatigue. In: Funk S, Tornquist E, Champagne M (eds) Key Aspects Of Comfort : Management Of Pain, Fatigue And Nausea. Springer, New York
10. Glaus A (1998) Fatigue in patients with cancer. Analysis and assessment. Recent Results Cancer Res 145: 1–172
11. Andrews P, Morrow G, Hickok J, Rosco J, Stone P (2004) Mechanisms and models of fatigue associated with cancer and its treatment: evidence from preclinical and clinical studies. In: Armes J, Krishnasamy M, Higginson I (eds) Fatigue in cancer. Oxford University Press, New York
12. Beard G (1880) A practical treatise on nervous exhaustion (neurasthenia): its symptoms, nature, sequences, treatment. William Wood, New York
13. Smets EM, Garssen B, Bonke B, De-Haes JC (1995) The Multidimensional Fatigue Inventory (MFI): psychometric qualities of an instrument to assess fatigue. J Psychosom Res 39: 315-325
14. Deutsche Fatigue-Gesellschaft (DfaG) (2005) Fitness trotz Fatigue. http://www.deutsche-fatigue-gesellschaft.de/
15. Schwartz AH (2002) Validity of Cancer-Related Fatigue Instruments. Pharmacotherapy 22: 1433–1441
16. Dittner AJ, Wesseley SC, Brown RG (2004) The assessment of fatigue: A practical guide for clinicians and researchers. J Psychosom Res 56: 157–170
17. Armes J, Krishnasamy M, Higginson I (2004)(eds) Fatigue in cancer. Oxford University Press, New York
18. McNair DM, Lorr M, Droppleman LF (1992) EDITS manual for the profile of mood states. Educational and Industrial Testing Service, San Diego, CA
19. Aaronson NK, Ahmedzai S, Bergman B, Bullinger M, Cull A, Duez NJ et al (1993) The European Organization for Research and Treatment of Cancer QLQ-C30: a quality-of-life instrument for use in international clinical trials in oncology. J Natl Cancer Inst 85: 365–376
20. Cella D (1997) The Functional Assessment of Cancer Therapy-Anemia (FACT-An) Scale: a new tool for the assessment of outcomes in cancer anemia and fatigue. Semin Hematol 34: 13–19
21. Hann DM, Jacobsen PB, Azzarello LM, Martin SC, Curran SL, Fields KK et al (1998) Measurement of fatigue in cancer patients: development and validation of the Fatigue Symptom Inventory. Qual Life Res 7: 301–310
22. Stein KD, Martin SC, Hann DM, Jacobsen PB (1998) A multidimensional measure of fatigue for use with cancer patients. Cancer Pract 6: 143–152
23. Mendoza TR, Wang XS, Cleeland CS, Morrissey M, Johnson BA, Wendt JK et al (1999) The rapid assessment of fatigue severity in cancer patients: use of the Brief Fatigue Inventory. Cancer 85: 1186–1196
24. Schwartz AL (1998) The Schwartz Cancer Fatigue Scale: testing reliability and validity. Oncol Nurs Forum 25: 711–717
25. Okuyama T, Akechi T, Kugaya A, Okamura H, Shima Y, Maruguchi M et al (2000) Development and validation of the cancer fatigue scale: a brief, three-dimensional, self-rating scale for assessment of fatigue in cancer patients. J Pain Symptom Manag 19: 5–14
26. Shen J, Barbera J, Shapiro CM (2006) Distinguishing sleepiness and fatigue: focus on definition and measurement. Sleep Med Rev 10:63–76
27. Hopwood P, Stephens RJ (2000) Depression in patients with lung cancer: prevalence and risk factors derived from quality-of-life data. J Clin Oncol 18: 893–903

28. Visser MR, Smets EM (1998) Fatigue, depression and quality of life in cancer patients: how are they related? Support Care Cancer 6: 101–108
29. Reuter K, Härter M (2004) The concepts of fatigue and depression in cancer. Eur J Cancer Care 13: 127–134
30. Jacobson P, Weitzner M (2004) Fatigue and depression in cancer patients: conceptual and clinical issues. In: Armes J, Krishnasamy M, Higginson I (eds) Fatigue in cancer. Oxford University Press, New York
31. Schwarz R, Kraus O, Hinz A (2003) Fatigue in the general population. Onkologie 26: 140–144
32. Stone P, Richardson A, Ream E, Smith AG, Kerr DJ, Kearny N (2000) Cancer-related fatigue: inevitable, unimportant, and untreatable? Results of a multi-centre patient survey. Ann Oncol 11: 971–975
33. Rüffer UJ, Flechtner H, Heim M, Schwarz R, Weis J (2003) Das Krebs-Fatigue-Syndrom. Versicherungsmedizin 55: 1, 3–7
34. Chow E, Fung K, Panzarella T, Bezjak A, Danjoux C, Tannock A (2002) A predictive model for survival in metastatic cancer patients attending an outpatient palliative radiotherapy clinic. Int J Radiat Oncol Biol Phys 53: 1291–1302
35. Foubert J (2006) New EORTC guidelines for the treatment of anaemia in patients with cancer: Implications for nursing practice. Eur J Oncol Nurs 10:177–186
36. Dimeo FC (2001) Effects of exercise on cancer-related fatigue. Cancer 92 (6 Suppl): 1689–1693
37. Oldervoll LM, Kaasa S, Knobel H, Loge JH (2003) Exercise reduces fatigue in chronic fatigued Hodgkins disease survivors – results from a pilot study. Eur J Cancer 39(1): 57–63
38. Servaes P, van der Werf S, Prius J et al (2001) Fatigue in disease-free cancer patients compared with fatigue in patients with chronic fatigue syndrome. Supportive Care in Cancer 9: 11
39. Heim ME, Krauss O, Schwarz R (2001) Effect of cancer in rehabilitation on fatigue and quality of life parameters. Psycho-Oncology 10: 26

U. Wedding

Supportive Therapie älterer onkologischer Patienten

Die Zahl alter Menschen mit Krebserkrankungen wird in den nächsten Jahrzehnten erheblich zunehmen. Die Bereiche, in welchen bei Patienten mit Krebserkrankungen supportive Therapiemaßnahmen erforderlich sind, unterscheiden sich nicht prinzipiell zwischen jungen und alten Patienten. Es muss daher einerseits auf andere Beiträge in diesem Buch verwiesen werden, andererseits lassen sich gewisse Überschneidungen nicht vermeiden. Ausnahme ist das umfassende geriatrische Assessment, dem in der Behandlung älterer Patienten mit Krebserkrankungen eine herausragende Bedeutung zukommt. Es hat sowohl diagnostischen als auch therapeutischen Charakter.

Epidemiologie

Demographie

Die Zahl alter Menschen wird in der Bundesrepublik Deutschland wie auch in allen anderen Ländern der westlichen Welt erheblich zunehmen. Diese Entwicklung hat verschiedene Ursachen:
- Die geburtenstarken Jahrgänge vor dem so genannten Pillenknick, ca. um 1965, erreichen in den nächsten Jahrzehnten das Rentenalter.
- Die Lebenserwartung nimmt kontinuierlich zu. Dies betrifft auch die so genannte ferne Lebenserwartung, also die durchschnittlich verbleibenden Jahre für eine Person, die zum Erfassungszeitpunkt bereits 65, 70, 75 oder 80 Jahre alt geworden ist. Aktuelle Zahlen zur durchschnittlichen Lebenserwartung bei Erreichen eines bestimmten Alters, getrennt für beide Geschlechter, sind auf der Grundlage der Daten des statistischen Bundesamtes für die Bundesrepublik Deutschland in Tabelle I wiedergegeben.
- Die Zunahme der durchschnittlichen Lebenserwartung beträgt derzeit ca. 2–3 Monate pro Jahr für die allgemeine Bevölkerung und ca. 1 Monat pro Jahr für die Über-80-Jährigen.
- Die jährliche Zunahme der durchschnittlichen

Tabelle I: Lebenserwartung (Daten des Statistischen Bundesamtes 2004; www.destatis.de).

Alter (Jahre)	Neugeborene	65	70	75	80	85	90
Frauen	80,4	19,2	15,2	11,6	8,5	6,0	4,3
Männer	74,8	15,6	12,3	9,4	7,0	5,2	4,1

 Lebenserwartung im jeweiligen Land mit der höchsten durchschnittlichen Lebenserwartung ist seit Existenz exakter Register um 1840 konstant [1]. Ein allmähliches Abflachen des Anstiegs ist bisher nicht zu registrieren.
- Verstärkt wird das Problem der absoluten Zunahme der Zahl alter Menschen durch die zusätzliche relative Zunahme der Zahl auf Grund der geringen Fertilitätsrate in Deutschland von derzeit ca. 1,4.

Inzidenz maligner Erkrankungen

Die Inzidenz- und Mortalitätsrate der meisten Krebserkrankungen nimmt mit dem Alter zu. Der altersabhängige Anstieg der Inzidenzrate der Krebserkrankungen allgemein ist in Abbildung 1 wiedergegeben. Korrespondierend steigt auch die Mortalitätsrate. Alle häufigen Krebserkrankungen zeigen diesen altersabhängigen Anstieg der Inzidenz- und Mortalitätsrate, z.B. Mammakarzinome, kolorektale Karzinome, Bronchialkarzinome, Prostatakarzinome etc. Inzidenz- und Mortalitätsrate sind bei Über-65-Jährigen über zehnmal höher als bei Unter-65-Jährigen. Für die Fragen, warum es zu einem altersabhängigen Anstieg der Krebshäufigkeit kommt und wie Alterungsprozess und Karzinogenese zusammenhängen, muss auf weiterführende Literatur verwiesen werden [2, 3].

> Beide Entwicklungen, die demographische und die epidemiologische zusammen genommen, führen bei gleichbleibender Inzidenzrate der Krebserkrankungen in den nächsten Jahrzehnten zu einer Zunahme der Zahl von Krebserkrankungen um ca. 50 % [4].

Exakte Vorausberechnungen liegen derzeit nur für die USA vor. Bei gleichbleibender Inzidenzrate wird die Zahl der Krebserkrankungen allein auf Grund der Demographie bei den unter 65-jährigen Menschen abnehmen, wohingegen sie bei den Über-65-Jährigen deutlich zunehmen wird. Die Zahl der Über-85-Jährigen mit Krebserkrankungen wird sich voraussichtlich vervierfachen.

Fehlende Berücksichtigung der Besonderheiten älterer Patienten

Klinische Studien

> Alte Patienten sind in klinischen Studien deutlich unterrepräsentiert [5]. Klinische Daten als Grundlage begründeter Therapieentscheidungen stehen daher sowohl für die tumorspezifische als auch für die supportive Therapie in sehr viel geringerem Umfang zur Verfügung als bei jungen erwachsenen Patienten.

Hierfür ist eine Reihe von Barrieren verantwortlich.
- Traditionell sind in Studien sowohl zur tumorspezifischen als auch zur supportiven Therapie meist willkürliche obere Altersgrenzen festgesetzt worden. Das National Cancer Institute hat daher beschlossen, Studien, die willkürliche obere Altersgrenzen festlegen, nicht mehr zu fördern. Eine vergleichbare Organisation fehlt in Deutschland.
- Ein- und Ausschlusskriterien waren häufig so definiert, dass ältere Patienten auf Grund ihrer Komorbiditäten ausgeschlossen wurden, ohne dass diese Kriterien evidenzbasiert waren.
- Alte Patienten werden seltener in onkologische Zentren überwiesen, in denen Studien durchgeführt werden [6].
- Selbst wenn Patienten die Ein- und Ausschlusskriterien erfüllen, ist ein fortgeschrittenes Alter der Hauptgrund, ihnen eine Teilnahme an einer klinischen Studie nicht anzubieten [7].
- Wird alten Patienten mit Krebserkrankung die Teilnahme an einer klinischen Studie angeboten, so ist die Akzeptanzrate nicht anders als bei jungen Patienten [8].

Die dargestellten Beschränkungen machen verständlich, dass für klare altersadaptierte Empfehlungen zur supportiven Therapie häufig die Evidenz fehlt.

Allgemeine Behandlungssituation

Im Rahmen der internistisch-onkologischen Behandlung älterer Patienten mit Krebserkrankungen bestehen zwei Hauptgefahren:
- die kritiklose Übernahme der für jüngere Patienten validierten Therapieempfehlung mit der Gefahr einer erhöhten therapiebedingten Morbidität und Mortalität und
- die unbegründete Dosisanpassung oder der Verzicht auf Therapie mit der Gefahr einer verminderten Heilungsrate, verschenkter Lebensverlängerung und unzureichender Symptomkontrolle.

Toxizität durch Chemotherapie

Eine Reihe von Studien postuliert, es gebe keinen altersabhängigen Anstieg der Toxizitätsrate zytostati-

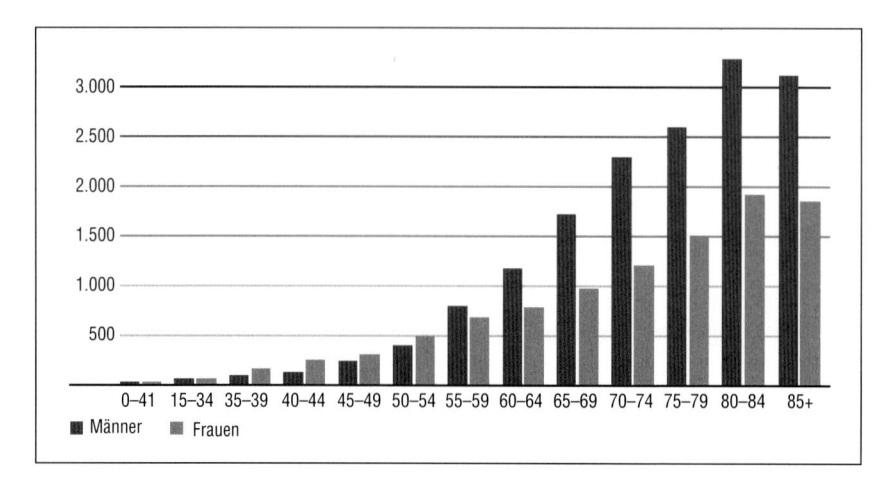

Abbildung 1: Schätzung der altersspezifischen Inzidenz von Krebserkrankungen in Deutschland 2000 (Erkrankungen pro 100000 in Altersgruppen; www.rki.de).

scher Behandlungen [9–13]. Dem ist zu widersprechen. Die in diesen Studien behandelten Patienten stellen ein hoch selektiertes Patientengut dar. Für eine Reihe von Therapieprotokollen sind bei älteren Patienten in den letzten Jahren auch höhere Toxizitätsraten beschrieben worden [14–16]. Ob dieser Zusammenhang tatsächlich auf das Alter selbst oder nicht vielmehr auf altersabhängige Einschränkungen z.B. des funktionellen Status, eine bekannten Prädiktors für höhere Toxizität, und auf die im Alter häufiger vorliegenden Komorbiditäten und ggf. nur subklinisch vorliegenden Einschränkungen von Organfunktionen zurückzuführen ist, ist derzeit offen; gute klinische Untersuchungen existieren dazu nicht. Der altersabhängige Anstieg der Toxizität einer zytostatischen Therapie kann unterschiedliche Ursachen haben. Zum einen kann er auf eine Verringerung der Elimination auf Grund eingeschränkter Nieren- und/oder Leberfunktion zurückzuführen sein. Zum anderen kann die geringere Toleranz gesunder Gewebe, z.B. durch Verringerung der Aktivität von Reparaturenzymen, dafür die Ursache sein.

Chemotherapieinduziertes Erbrechen

Grundsätzlich sind drei Formen des durch eine Chemotherapie induzierten Erbrechens zu unterscheiden: (1) antizipatorisches Erbrechen, (2) akutes Erbrechen und (3) verzögertes Erbrechen. Die aktuellen internationalen Empfehlungen zur Prophylaxe und Therapie des chemotherapieassoziierten Erbrechens geben keine altersabhängigen Empfehlungen (www.mascc.org). Alte Patienten sind durch Erbrechen aus mehreren Gründen besonders gefährdet:
– Flüssigkeitsverluste führen rascher zur Exsikkose.
– Patienten mit eingeschränkter Mobilität sind in Phasen des Erbrechens in besonderem Maße auf Hilfe angewiesen.
– Die Einnahme und Absorption der Medikamente, die zur Behandlung der Komorbiditäten erforderlich sind, erfolgt unzuverlässig.
– Interaktionen auf Grund der Vielzahl der eingenommenen Medikamente [17].

Bei älteren Patienten tritt ein antizipatorisches Erbrechen seltener auf als bei jungen Patienten [18]. Dem prophylaktischen Einsatz von Antiemetika kommt unabhängig vom Alter eine herausragende Bedeutung zu. Sind Patienten von Übelkeit und Erbrechen betroffen, so sind alte Patienten mit funktionellen Einschränkungen und Komorbiditäten davon in stärkerem Ausmaß betroffen und gefährdet als jüngere Patienten.

Hämatotoxizität

Häufigste gemeinsame unerwünschte Wirkung der Zytostatika ist die Hämatotoxizität.

> Bei alten Patienten tritt bei Einsatz gleich dosierter Chemotherapie eine Hämatotoxizität häufiger auf als bei jungen Patienten [19].

Unklar ist, ob dies auf einen veränderten Metabolismus, eine erhöhte Vulnerabilität des Knochenmarks oder einen reduzierten Stammzellpool zurückzuführen ist [20].

Granulozytopenie

Eine Granulozytopenie kann durch die zugrunde liegende Erkrankung selbst bedingt sein, auf die eingesetzte Therapie – zumeist Chemotherapie oder Bestrahlung – zurückzuführen sein oder andere Ursachen haben.
Eine Verringerung der Granulozyten kann abhängig vom Grad der Granulozytopenie (500–1000 Neutrophile/µl, 100– < 500 Neutrophile/µl oder < 100 Neutrophile/µl), der Dauer (< 10 Tage und ≥ 10 Tage) und von zusätzlichen Faktoren, z.B. Mukositis, in Infektionen resultieren.
Unterschiedliche Maßnahmen dienen der Reduktion des Infektionsrisikos:
– die Reduktion der Keimexposition durch isolierende Maßnahmen,
– der Einsatz von Antibiotika zur Reduktion der saprophytären Keimflora und
– die Gabe von Wachstumsfaktoren der Granulozytopoese, wie z.B. Granulocyte Colony Stimulating Factor (G-CSF).

Die Zeit bis zur Regeneration kann durch den prophylaktischen Einsatz von G-CSF verkürzt werden. Der Einsatz von G-CSF kann zur primären oder sekundären Prophylaxe neutropenischen Fiebers bei Patienten mit chemotherapeutischer Behandlung erfolgen. Hiervon zu unterscheiden sind Protokolle, die hämatopoetische Wachstumsfaktoren obligat mit dem Ziel einer Dosisintensivierung durch Verkürzen der Therapieintervalle einsetzen.
Der primäre prophylaktische Einsatz von G-CSF wird dann empfohlen, wenn die erwartete Rate neutropenischen Fiebers über 20 % beträgt. Patienten im Alter von über 65 Jahren werden als mögliche Hochrisikopatienten für das Auftreten einer febrilen Neutropenie genannt [21]. Da bei alten Patienten die

Myelotoxizität der Chemotherapie höher ist als bei jüngeren Patienten, und korrespondierend auch die Rate febriler Neutropenien, ergibt sich die Frage, ob G-CSF bei bestimmten Chemotherapieprotokollen bei alten Patienten obligatorisch eingesetzt werden sollte, bei denen es bei jüngeren Patienten nicht erforderlich ist [22]. Daher werden nachfolgend Empfehlungen für klassische Therapieprotokolle gegeben.

CHOP- oder CHOP-ähnliche Protokolle zur Therapie aggressiver Lymphome

Das Risiko einer febrilen Neutropenie ist innerhalb der ersten zwei Therapiekurse am höchsten. In einer Analyse der Behandlungsdaten von 4522 Patienten mit aggressivem NHL erhielten 60 % der über 60-jährigen Patienten eine Dosisintensität von weniger als 85 %. Unabhängige Risikofaktoren hierfür waren Alter über 60 Jahre, schlechter funktioneller Status, fortgeschrittenes Stadium und der fehlende prophylaktische Einsatz von G-CSF. Bei Patienten, die prophylaktisch G-CSF erhielten, war das Alter kein unabhängiger prognostischer Faktor mehr [23]. Die aktuellen Leitlinien der EORTC (European Organisation of Research and Treatment of Cancer) und der SIOG (Société Internationale d'Oncologie Gériatrique) empfehlen daher den primären prophylaktischen Einsatz von G-CSF bei Patienten mit aggressivem malignen Lymphom, die eine CHOP- oder CHOP-ähnliche Therapie (Chemotherapieprotokolle bestehend aus Cyclophosphamid, Adriamycin, Vincristin und Prednison) erhalten [24, 25].

Induktionschemotherapie bei akuter myeloischer Leukämie (AML)

In fünf randomisierten Phase-III-Studien, die den Einsatz von G-CSF oder GM-CSF (Granulocyte-Macrophage Colony Stimulating Factor) im Rahmen der Induktionstherapie von älteren Patienten mit AML evaluierten und die von der Arbeitsgruppe Geriatrische Onkologie der DGHO (Deutsche Gesellschaft für Hämatologie und Onkologie) und der DGG (Deutsche Gesellschaft für Geriatrie) ausgewertet wurden, fand sich einheitlich eine Verkürzung der Dauer der Neutropenie. Eine Studie fand eine Senkung der Infektionsrate. Eine Verbesserung der Rate kompletter Remissionen oder des Überlebens konnte jedoch nicht erzielt werden. Über 70-jährige Patienten waren in diesen Studien unzureichend berücksichtigt. Eine anfangs befürchtete Stimulation leukämischer Blasten durch den Einsatz von G-CSF oder GM-CSF wurde nicht beobachtet [26].

Vom prophylaktischen Einsatz zu unterscheiden ist der Einsatz von G-CSF als Medikament zum Priming. In einer Studie der EORTC (AML-13) konnte zwar bei Einsatz von G-CSF als Priming eine Verbesserung der Rate kompletter Remissionen, nicht jedoch des langfristigen Krankheitsverlaufs erreicht werden [27].

Wenn G-CSF bei Beginn einer Infektion bei Neutropenie eingesetzt wird, so gibt es i.d.R. keine wesentlichen Unterschiede im klinischen Verlauf der Infektion im Vergleich zu den Patienten, die kein G-CSF erhielten. Die Gabe von G-CSF ist daher bei ungeklärtem Fieber bei Neutropenie auch bei alten Patienten außer in Ausnahmefällen nicht zu empfehlen.

Anämie

Unabhängig vom Vorliegen einer Krebserkrankung nimmt die Häufigkeit von Anämien im Alter zu. Die Grenzwerte der WHO (für Männer 13 mg/dl und für Frauen 12 mg/dl) stellen nicht den optimalen Wert dar. Abbildung 2 zeigt die Mortalitätsrate von über 65-jährigen Frauen in Abhängigkeit vom Hb-Wert [28]. Ursache einer Anämie bei alten Patienten, z.B. bei Über-70-Jährigen, kann jedoch häufig eine Krebserkrankung sein.

> Liegt im Rahmen einer Krebserkrankung eine Anämie vor, so ist dies häufig ein prognostisch ungünstiger Faktor.

Aus Sicht der geriatrischen Onkologie ergibt sich eine Reihe von Fragen:
(1) Liegt bei älteren Patienten mit Krebserkrankungen häufiger eine Anämie vor als bei jungen Patienten?
(2) Tritt unter Chemotherapie bei alten Patienten häufiger eine Anämie auf als bei jungen Patienten?
(3) Liegt bei alten Patienten bereits bei anderen Hb-Werten als bei jüngeren Patienten eine symptomatische Anämie vor?
(4) Sind funktionelle Einschränkungen aufgrund der Anämie für ältere Patienten bedeutsamer als für junge Patienten?
(5) Gelten für ältere Patienten die gleichen Richtlinien zur Substitution mit Erythrozytenkonzentraten wie für jüngere Patienten?
(6) Sprechen ältere Patienten in gleicher Weise wie junge Patienten auf eine Behandlung mit Erythropoetin an?

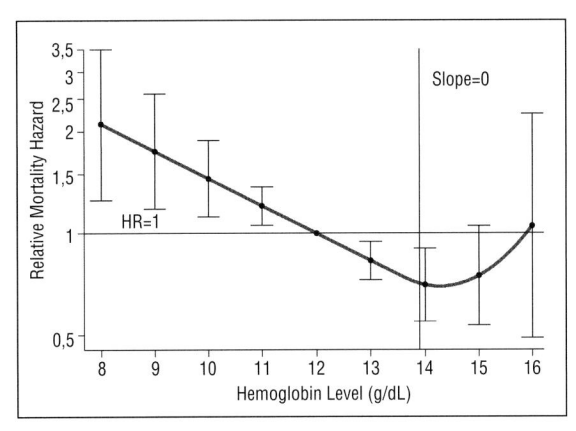

Abbildung 2: Verhältnis von Hb-Wert und 5-Jahres-Gesamtmortalität bei Frauen im Alter von 65 Jahren und älter mit moderaten bis schweren funktionellen Einschränkungen [28].

Ad 1: Die Frage ist bisher nicht ausreichend untersucht worden.
Ad 2: Bei alten Patienten tritt im Rahmen der Chemotherapie häufiger als bei jungen Patienten eine Anämie auf.
Ad 3: Aufgrund der Komorbiditäten, insbesondere koronarer Herzerkrankungen, sind alte Patienten schon früher symptomatisch als junge Patienten. Ob das Alter bei Kontrolle für relevante Komorbiditäten noch eine Rolle spielt, ist offen.
Ad 4: Absenkungen des Hb-Wertes führen bei alten Patienten früher zu funktionellen Einschränkungen als bei jungen Patienten [28]. Der Erhalt der Selbstständigkeit ist für alte Patienten von herausragender Bedeutung.
Ad 5: Seitens der EORTC und der SIOG sind aktuell Empfehlungen zum Einsatz von Erythropoetin gegeben worden [29]. Die Empfehlungen unterscheiden sich nicht für Patienten verschiedener Altersgruppen.
Ad 6: Das Ansprechen auf eine Erythropoetintherapie ist für alte Patienten nicht schlechter als für junge Patienten, soweit dies auf Basis der bisherigen Studien gesagt werden kann, die überwiegend gesundheitlich vitale, ältere Patienten einschlossen.

Supportive Therapiemaßnahmen

Psychoonkologie

Psychoonkologische Betreuung ist ein wesentlicher Bestandteil einer qualifizierten onkologischen und supportiven Versorgung. Dies gilt für alte und junge Patienten gleichermaßen. Psychologische Hilfe wird von älteren Patienten in sehr viel geringerem Umfang in Anspruch genommen als von jüngeren. Sie wird meist nicht aktiv erfragt oder erbeten. Oft ist die Information und Einstellung zu psychologischen Angeboten veraltet. Psychologische Betreuungsangebote erfahren immer wieder die Unterstellung, dass mit dem Angebot gemeint sei, der Patient „hätte es im Kopf" und sei „geisteskrank". Hier obliegt es dem behandelnden Team, in feinfühliger Weise die Bedenken zu erkennen und Brücken zu bauen.

Palliativmedizin

Die palliativmedizinische Betreuung onkologischer Patienten ist im Wesentlichen eine supportive Therapie. Hier hat in den letzten Jahren ein Umdenken stattgefunden.

> Während in der Vergangenheit ein dichotomes Modell praktiziert wurde, bei dem Palliativmedizin erst nach Abschluss aller tumorspezifischen Therapien beginnt, wird heutzutage ein kontinuierliches Modell favorisiert, bei dem palliativmedizinische Maßnahmen die onkologische Versorgung der Patienten mit nicht-kurativem Therapieansatz von Anfang an begleiten.

Das Durchschnittsalter der auf palliativmedizinischen Stationen versorgten Patienten liegt deutlich unter dem mittleren Sterbealter onkologischer Patienten. Auch im Bereich der Palliativmedizin sind alte Patienten mit Krebserkrankungen unterversorgt. In den existierenden Algorithmen zu Diagnostik und Therapie im Bereich der Palliativmedizin ist Alter kein Kriterium.
Palliativmedizinische Probleme, die sich im Alter gehäuft stellen, sind u.a. der Umgang mit Patienten, die eine vorbestehende oder eine neu aufgetretene Verwirrtheit (Delir) aufweisen. Die Erfassung von Symptomen und die Bewertung im Verlauf sind bei diesen Patienten besonders schwierig. In der Erfassung von Schmerzen wird auf Schmerzskalen mit so genannten „Smilies" zurückgegriffen. Zudem muss auf indirekte Schmerzzeichen wie angespannter Gesichtsausdruck, verkrampfte Haltung, Schonhaltung, Veränderung des Atemrhythmus, Appetitlosigkeit, beschleunigter Puls, Unruhe, Schreien, Anklammern, ständiges Läuten, Ratlosigkeit, Verwirrtheit, Schlaflosigkeit und Verschlechterung des Allgemeinzustands geachtet werden.
Typisch für alte Patienten ist auch ein „Underreporting": Schmerzen gehören vermeintlich zum Alterwerden einfach dazu, sie werden nicht aktiv benannt. Umso wichtiger ist es, dass der Behandler sich strukturiert danach erkundigt.

Für den Umgang mit Patienten mit vorbestehender Verwirrtheit – meist auf dem Boden eines demenziellen Syndroms – hat sich die Methode der Validation (nach *N. Feil*) bewährt.

> Die Aufgabe ist, den Patienten in seiner jeweiligen Wirklichkeit ernst zu nehmen, seine Gefühle aufzugreifen und nicht die eigene Wirklichkeit entgegenzusetzen [30].

Geriatrisches Assessment

In der Geriatrie wurde zur verbesserten Diagnostik und Therapie das „Geriatrische Assessment" etabliert. Es dient der Erkennung alterstypischer relevanter Veränderungen, die der klinischen Routine, Anamnese und Befunderhebung häufig entgehen. Die Kategorien des Geriatrischen Assessments sind nachfolgend dargestellt sowie der aktuelle Stand bei Übertragung auf ältere onkologische Patienten.

Funktioneller Status

Die „Aktivitäten des täglichen Lebens" (ADL) erfassen z.B., ob der Patient in der Lage ist, selbstständig zu essen, einen Bett-Stuhl-Transfer zu bewältigen, sich zu waschen, die Toilette zu benutzen, zu baden, auf der Ebene zu gehen, Treppen zu steigen, sich an- und auszukleiden und Stuhl und Urin zu kontrollieren [31]. Die „instrumentellen Aktivitäten des täglichen Lebens" (IADL) ermitteln weitergehende Leistungen wie telefonieren, kochen, einkaufen, Haushalt führen, Wäsche waschen, Nutzung von Transportsystemen, Umgang mit Medikamenten und Erledigen finanzieller Dinge [32]. Zwar korrelieren die Skalen mit onkologischen Skalen zur Ermittlung des funktionellen Status, wie dem Karnofsky-Index oder WHO-Performance-Status, die Informationen sind aber nicht identisch [33].

Mobilität

Der „Timed-up & go-Test" [34] und der „Tinetti" [35] sind Performance-Tests, bei denen die Gangsicherheit, das Gangbild und die Geschwindigkeit bewertet werden. Sie geben Aussage über die Mobilität und das Sturzrisiko eines Patienten.

Demenz

Demenzerkrankungen zeigen einen deutlichen altersabhängigen Anstieg der Inzidenzrate. Leicht- bis mittelgradige Demenzen entgehen einer klinischen Routineuntersuchung häufig. Es ist daher erforderlich, systematisch Testverfahren zur diagnostischen Evaluation der Patienten einzusetzen. Ein weit verbreiteter Test ist der „Mini-Mental-Status" nach Folstein [36].

Depression

Die Prävalenz von Depressionen bei älteren Patienten beträgt ca. 30 % [37]. Die systematische Erfassung sollte bei alten Patienten mit Krebserkrankungen daher Teil des geriatrisch-onkologischen Assessments sein. Hierzu kann der „Geriatric Depression Scale" empfohlen werden [38].

Komorbiditäten

Die Bedeutung von Komorbiditäten ist zwar im klinischen Alltag etabliert, eine systematische Erfassung jedoch nicht. Auch innerhalb klinischer Studien werden Patienten mit relevanten Komorbiditäten häufig ausgeschlossen. Es wurde eine Reihe von Skalen zur systematischen Erfassung von Komorbiditäten vorgeschlagen; die am häufigsten verwendete ist der „Charlson-Score" [39].

Geriatrisches Assessment als supportive Therapie

> Was kann das geriatrische Assessment bei alten Patienten mit Krebserkrankungen nicht nur diagnostisch, sondern auch therapeutisch leisten? Es entdeckt auch bei alten Patienten mit Krebserkrankungen Veränderungen, die der klinischen Routineuntersuchung meist entgehen [33, 37]. Diese Informationen sind relevant für die Prognose [40] und für die Therapieentscheidung [41].

In einer prospektiven randomisierten Phase-III-Studie konnten *Cohen* et al zeigen, dass die Durchführung eines geriatrischen Assessments bei über 65-jährigen Patienten zu einer Verbesserung der Schmerztherapie und der Lebensqualität führt [42]. Das umfassende geriatrische Assessment ist somit Teil einer qualifizierten supportiven Therapie alter Patienten mit Krebserkrankungen.

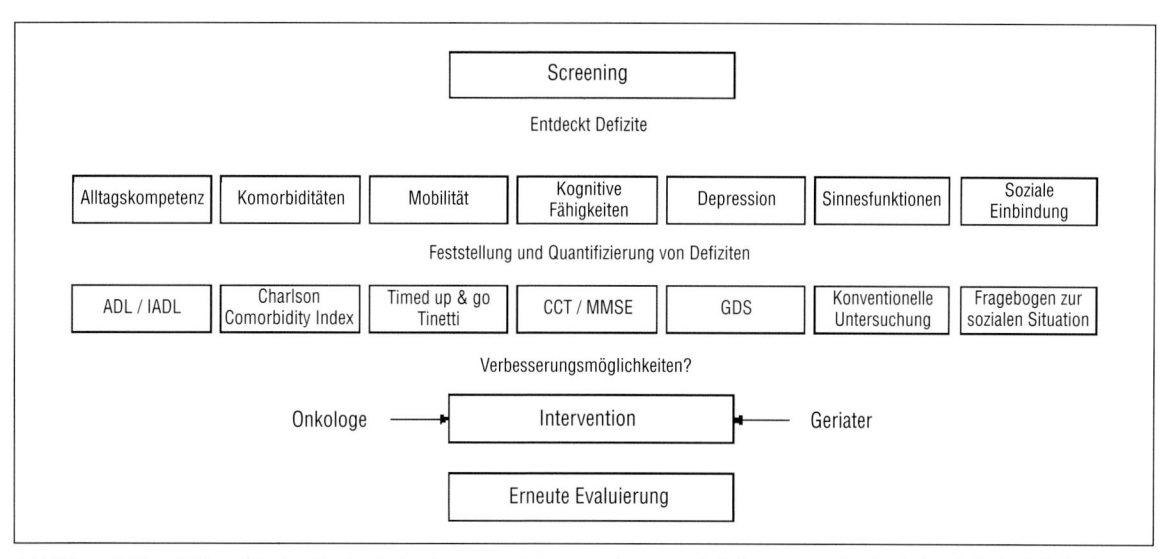

```
                    ┌──────────┐
                    │ Screening│
                    └──────────┘
                    Entdeckt Defizite

┌──────────────┬──────────────┬──────────┬──────────┬──────────┬──────────────┬──────────┐
│Alltags-      │Komorbiditäten│Mobilität │Kognitive │Depression│Sinnesfunktion│Soziale   │
│kompetenz     │              │          │Fähigkeiten│         │en            │Einbindung│
└──────────────┴──────────────┴──────────┴──────────┴──────────┴──────────────┴──────────┘

         Feststellung und Quantifizierung von Defiziten

┌──────────┬──────────────┬──────────┬──────────┬──────┬──────────────┬──────────────┐
│ADL / IADL│Charlson      │Timed up &│CCT / MMSE│GDS   │Konventionelle│Fragebogen zur│
│          │Comorbidity   │go Tinetti│          │      │Untersuchung  │sozialen      │
│          │Index         │          │          │      │              │Situation     │
└──────────┴──────────────┴──────────┴──────────┴──────┴──────────────┴──────────────┘

                    Verbesserungsmöglichkeiten?

      Onkologe  ──→  ┌────────────┐  ←──  Geriater
                    │ Intervention│
                    └────────────┘

                    ┌─────────────────┐
                    │Erneute Evaluierung│
                    └─────────────────┘
```

Abbildung 3: Empfehlung für das Geriatrische Assessment der gemeinsamen Arbeitsgruppe „Geriatrische Onkologie" der Deutschen Gesellschaft für Hämatologie und Onkologie (DGHO), der Österreichischen Gesellschaft für Hämatologie und Onkologie (ÖGHO), der Deutschen Gesellschaft für Geriatrie (DGG) und der Arbeitsgemeinschaft Internistische Onkologie (AIO).

Aktuelle Empfehlungen zum Einsatz des geriatrischen Assessments sind seitens der SIOG [43] und der Arbeitsgruppe Geriatrische Onkologie der DGHO und der DGG gegeben worden [44]. Abbildung 3 gibt diese im Überblick wieder.

Literatur

1. Oeppen J, Vaupel JW (2002) Demography. Broken limits to life expectancy. Science 296(5570): 1029–1031
2. Campisi J (2005) Senescent cells, tumor suppression, and organismal aging: good citizens, bad neighbors. Cell 120(4): 513–522
3. Balducci L, Ershler WB (2005) Cancer and ageing: a nexus at several levels. Nat Rev Cancer 5(8): 655–662
4. Edwards BK et al (2002) Annual report to the nation on the status of cancer, 1973–1999, featuring implications of age and aging on U.S. cancer burden. Cancer 94(10): 2766–2792
5. Hutchins LF et al (1999) Underrepresentation of patients 65 years of age or older in cancer-treatment trials. N Engl J Med 341(27): 2061–2067
6. Townsley CA et al (2003) Are older cancer patients being referred to oncologists? A mail questionnaire of Ontario primary care practitioners to evaluate their referral patterns. J Clin Oncol 21(24): 4627–4635
7. Harter P et al (2005) Non-enrolment of ovarian cancer patients in clinical trials: reasons and background. Ann Oncol 16(11): 1801–1805
8. Kemeny MM et al (2003) Barriers to clinical trial participation by older women with breast cancer. J Clin Oncol 21(12): 2268–2275
9. Giovanazzi-Bannon S et al (1994) Treatment tolerance of elderly cancer patients entered onto phase II clinical trials: an Illinois Cancer Center study. J Clin Oncol 12(11): 2447–2452
10. Begg CB, Carbone PP (1983) Clinical trials and drug toxicity in the elderly. The experience of the Eastern Cooperative Oncology Group. Cancer 52(11): 1986–1992
11. Borkowski JM et al (1994) Relation between age and clearance rate of nine investigational anticancer drugs from phase I pharmacokinetic data. Cancer Chemother Pharmacol 33(6): 493–496.
12. Christman K et al (1992) Chemotherapy of metastatic breast cancer in the elderly. The Piedmont Oncology Association experience [see comment]. Jama 268(1): 57–62
13. Monfardini S et al (1995) Entry and evaluation of elderly patients in European Organization for Research and Treatment of Cancer (EORTC) new-drug-development studies. Cancer 76(2): 333–338
14. Wunderlich A et al (2003) Practicability and acute haematological toxicity of 2- and 3-weekly CHOP and CHOEP chemotherapy for aggressive non-Hodgkin's lymphoma: results from the NHL-B trial of the German High-Grade Non-Hodgkin's Lymphoma Study Group (DSHNHL). Ann Oncol 14(6): 881–893
15. Niell HB et al (2005) Randomized phase III intergroup trial of etoposide and cisplatin with or without paclitaxel and granulocyte colony-stimulating factor in patients with extensive-stage small-cell lung cancer: Cancer and Leukemia Group B Trial 9732. J Clin Oncol 23(16): 3752–3759
16. Engert A et al (2005) Hodgkin's lymphoma in elderly patients: a comprehensive retrospective analysis from the German Hodgkin's Study Group. J Clin Oncol 23(22): 5052–5060
17. Aapro M, Johnson J (2005) Chemotherapy-induced emesis in elderly cancer patients: the role of 5-HT3-receptor antagonists in the first 24 hours. Gerontology 51(5): 287–296
18. Watson M, McCarron J, Law M (1992) Anticipatory nausea and emesis, and psychological morbidity: assessment of prevalence among out-patients on mild to moderate chemotherapy regimens. Br J Cancer 66(5): 862–866

19. Dees EC et al (2000) A prospective pharmacologic evaluation of age-related toxicity of adjuvant chemotherapy in women with breast cancer. Cancer Invest 18(6): 521–529
20. Balducci L, Hardy CL, Lyman GH (2005) Hemopoiesis and aging. Cancer Treat Res 124: 109–134
21. Ozer H et al (2000) 2000 update of recommendations for the use of hematopoietic colony-stimulating factors: evidence-based, clinical practice guidelines. American Society of Clinical Oncology Growth Factors Expert Panel. J Clin Oncol 18(20): 3558–3585
22. Repetto L (2003) Greater risks of chemotherapy toxicity in elderly patients with cancer. J Support Oncol 1(4 Suppl 2): 18–24
23. Lyman GH et al (2004) Incidence and predictors of low chemotherapy dose-intensity in aggressive non-Hodgkin's lymphoma: a nationwide study. J Clin Oncol 22(21): 4302–4311
24. Repetto L et al (2003) EORTC Cancer in the Elderly Task Force guidelines for the use of colony-stimulating factors in elderly patients with cancer. Eur J Cancer 39(16): 2264–2272
25. Repetto L et al (2003) Use of growth factors in the elderly patient with cancer: a report from the Second International Society for Geriatric Oncology (SIOG) 2001 meeting. Crit Rev Oncol Hematol 45(2): 123–128
26. Bokemeyer C et al (2002) Use of hematopoietic growth factors in elderly patients receiving cytotoxic chemotherapy. Onkologie 25(1): 32–39
27. Amadori S et al (2005) Use of glycosylated recombinant human G-CSF (lenograstim) during and/or after induction chemotherapy in patients 61 years of age and older with acute myeloid leukemia: final results of AML-13, a randomized phase-3 study. Blood 106(1): 27–34
28. Chaves PH et al (2002) Looking at the relationship between hemoglobin concentration and prevalent mobility difficulty in older women. Should the criteria currently used to define anemia in older people be reevaluated? J Am Geriatr Soc 50(7): 1257–1264
29. Bokemeyer C et al (2004) EORTC guidelines for the use of erythropoietic proteins in anaemic patients with cancer. Eur J Cancer 40(15): 2201–2216
30. Kojer M (2002) Alt, krank und verwirrt: Einführung in die Praxis der Palliativen Geriatrie. Lambertus, Freiburg
31. Mahoney FI, Barthel DW (1965) Functional evaluation. Md Med J 14: 61–65
32. Lawton MP, Brody EM (1969) Assessment of older people: self-maintaining and instrumental activities of daily living. Gerontologist 9(3): 179–186
33. Extermann M et al (1998) Comorbidity and functional status are independent in older cancer patients. J Clin Oncol 16(4): 1582–1587
34. Podsiadlo D, Richardson S (1991) The timed »Up & Go«: a test of basic functional mobility for frail elderly persons. J Am Geriatr Soc 39(2): 142–148
35. Tinetti ME (1986) Performance-oriented assessment of mobility problems in elderly patients. J Am Geriatr Soc 34(2): 119–126
36. Folstein MF, Folstein SE, McHugh PR (1975) »Mini-mental state«. A practical method for grading the cognitive state of patients for the clinician. J Psychiatr Res 12(3): 189–198
37. Repetto L et al (1998) Performance status and comorbidity in elderly cancer patients compared with young patients with neoplasia and elderly patients without neoplastic conditions [see comments]. Cancer 82(4): 760–765
38. Yesavage JA et al (1982) Development and validation of a geriatric depression screening scale: a preliminary report. J Psychiatr Res 17(1): 37–49
39. Charlson ME et al (1987) A new method of classifying prognostic comorbidity in longitudinal studies: development and validation. J Chronic Dis 40(5): 373–383
40. Freyer G et al (2005) Comprehensive geriatric assessment predicts tolerance to chemotherapy and survival in elderly patients with advanced ovarian carcinoma: a GINECO study. Ann Oncol 16(11): 1795–1800
41. Extermann M et al (2004) A comprehensive geriatric intervention detects multiple problems in older breast cancer patients. Crit Rev Oncol Hematol 49(1): 69–75
42. Rao AV et al (2005) Geriatric evaluation and management units in the care of the frail elderly cancer patient. J Gerontol A Biol Sci Med Sci 60(6): 798–803
43. Extermann M et al (2005) Use of comprehensive geriatric assessment in older cancer patients: recommendations from the task force on CGA of the International Society of Geriatric Oncology (SIOG). Crit Rev Oncol Hematol 55(3): 241–252
44. Friedrich C et al (2003) Comprehensive geriatric assessment in the elderly cancer patient. Onkologie 26(4): 355–360

M. Karthaus

Ernährung bei Krebspatienten

Wechselwirkungen zwischen unzureichender Ernährung und der Krankheitsprognose sind in der Medizin lange bekannt. Eine Anorexie kann zur Mangelernährung und nachfolgend zu Morbiditäts- und Mortalitätssteigerung der Grunderkrankung führen. Gewichtsverlust vor Beginn einer Chemotherapie wird mit einem schlechteren medianen Überleben in Verbindung gebracht. Die Prävalenz einer Mangel- und Unterernährung variiert in fortgeschrittenen Stadien der Krebserkrankung zwischen 30 bis 90 %. Insbesondere betroffen sind Patienten mit Kopf-Hals-Tumoren, gastrointestinalen Tumoren und Bronchialkarzinomen. Eine Mangelernährung kann bei etwa 20 % der betroffenen Krebspatienten sogar zur primären Todesursache werden oder kann zusätzliche Krankenhausaufenthalte bedingen. Frühzeitige ernährungstherapeutische Beratungen und gezielte Interventionen können den Ernährungszustand bei fortgeschrittener Krebserkrankung lange Zeit erhalten und damit Folgen einer Mangelernährung verhindern. Medikamentöse Therapieansätze sind u.a. Gestagene, Steroide, Anabolika, Dronabinol (Δ9-Tetrahydrocannabinol), mit denen die Inappetenz und Tumorkachexie behandelt werden kann, wobei in der langfristigen Therapie Gestagene neben einer nachgewiesenen Appetitsteigerung eine Zunahme des Körpergewichts, nicht aber der Muskelmasse bewirken. Zukünftige Hoffnung wecken Medikamente, die eine antizytokine Wirkung entfalten und in die Pathophysiologie der Tumorkachexie eingreifen.

Ursachen und Feststellung der Mangelernährung

Die Eröffnung der Diagnose und die damit verbundenen diagnostischen und therapeutischen Maßnahmen stellen eine psychische Belastung dar, die psychischer Auslöser einer Anorexie sein und einen initialen Gewichtsverlust von 2–4 kg begründen kann. Hunger und Durst sind dabei subjektive Empfindungen, die im Verlauf einer fortgeschrittenen Krebserkrankung allmählich nachlassen. Krebskachexie ist komplexer als ein chronischer Hungerzustand. Bei Tumorpatienten mit Kachexie werden Fett- und Muskelmasse gleichmäßig abgebaut. Eine Veränderung des Eiweiß-, Kohlenhydrat- und Fettstoffwechsels ist bereits vor der Manifestation einer Kachexie nachweisbar. Negative Stickstoffbilanzen zeigen das Ausmaß des Nahrungsmangels an. Im weiteren Verlauf hat eine Mangelernährung bei Krebspatienten Auswirkungen auf zahlreiche Körperfunktionen (Tab. I).

Tabelle I. Auswirkungen einer tumorbedingten Mangelernährung.

Gewichtsverlust mit Abneigung und Lustlosigkeit zum Essen
Muskelschwäche (Reduktion von Muskel- und Fettmasse)
Erhöhte Infektanfälligkeit
Hautveränderungen (Haarausfall, trockene und schuppige Haut)
Gestörte Wundheilung
Ödeme
Anämie
Nervensystem (Angst, Depression, verminderte Konzentrationsfähigkeit)
Soziale Isolation

Die Appetitlosigkeit und nachfolgende Ausbildung einer Kachexie bei Krebserkrankungen ist multifaktoriell (Abb. 1). Mehrere Mediatoren sind bekannt, die in der Tumorkachexie eine Rolle spielen (Abb. 2). Veränderungen in der Zytokinproduktion sind für die katabolen Vorgänge der Kachexie bei Krebspatienten verantwortlich (IL-1, IL-6, TNF-α, IFN-Á, LIF) [6]. Katabol wirkende Hormone, u.a. Adrenalin, Noradrenalin, Dopamin und Glucagon wirken additiv. Tumorspezifische Faktoren wie PIF (Proteolysis-inducing Factor) und LMF (Lipid-mobilizing Factor) können den Abbau von Muskeleiweiß fördern.

Neben den systemischen, proinflammatorischen Effekten gibt es primäre, tumorbedingte Effekte. Dazu gehören der erhöhte Energiebedarf durch das Tumorwachstum, infiltrierendes und/oder stenosierendes Tumorwachstum im Gastrointestinaltrakt. Zudem weisen Tumorkranke in fortgeschrittenen Stadien meist eine ausgedehnte Atrophie der Dünndarmschleimhaut und funktionelle Darminsuffizienz auf. Diese Resorptionsstörungen können durch Therapiemaßnahmen (Zytostatikatherapie, Radiotherapie) verstärkt werden.

Unzweifelhaft beeinflusst eine unzureichende Ernährung die allgemeine Leistungsfähigkeit und hat damit Einfluss auf die Lebensqualität. Der Irrglaube bei Patienten und vereinzelt auch bei medizinischem Personal, ein Aushungern der Krebserkrankung sei möglich, ist immer noch vorhanden. Dabei ist keine Krebserkrankung bekannt, die von einer Kachexie günstig beeinflusst wird.

Symptome einer Tumorkachexie sind Gewichtsverlust (Fett- und Muskelmasse), Abgeschlagenheit, Müdigkeit, Ödeme, Anämie, Immunschwäche bis hin zur allgemeinen Teilnahmslosigkeit. Diese fördern das Fatigue-Syndrom mit einem Verlust der Lebensqualität. Die erzwungene Nahrungszufuhr bei Gewichtsverlust kann in dieser Situation aber auch eine Belastung für die Patienten darstellen. Dabei ist der individuelle Verlauf einer Krebserkrankung mit dem Fortschreiten der Grunderkrankung häufig mit einer ungewollten Gewichtsabnahme assoziiert und kann Hinweis auf den Beginn der letzten Lebensphase sein. Als unabhängige prognostische Faktoren für eine Lebenserwartung ≤ 3 Monate wurden – neben dem Gewichtsverlust – die Anorexie und Dysphagie von *Vigano* [17] beschrieben.

Häufigkeit von Gewichtsabnahme bei Krebspatienten

Das Problem Appetitlosigkeit und darauf folgender Gewichtsverlust stellt in der internistischen Krebstherapie neben der Schmerzsymptomatik eines der häufigsten Symptome überhaupt dar (Tab. II). Inappetenz und folgender Gewichtsverlust werden von den Krebspatienten als psychisch besonders belastend empfunden. Umgekehrt verstärken psychische Faktoren die Inappetenz des Patienten.

> Ein Verlust von 30 % Körpergewicht bedeutet in dieser Situation bei Krebspatienten einen Verlust von 75 % der Muskelmasse.

Komplikationen dieser katabolen Stoffwechsellage sind u.a. Wundheilungsstörungen oder Infektionen.

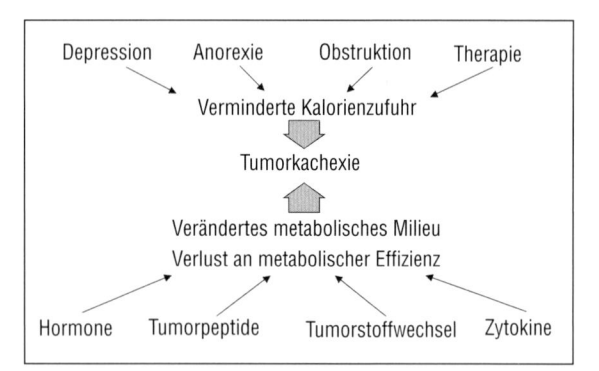

Abbildung 1. Ursachen der Tumorkachexie.

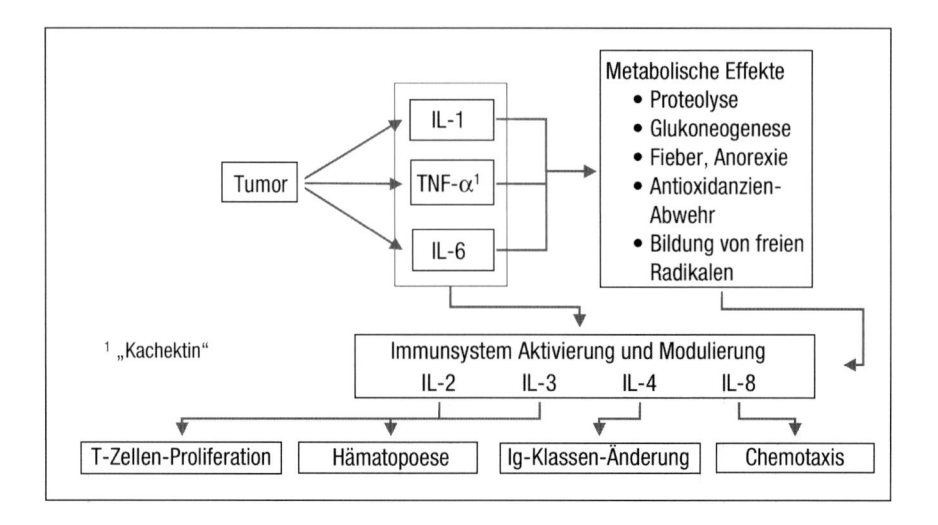

Abbildung 2. Zytokine bei Tumorkachexie.

Tabelle II. Prävalenz der Kachexie in der Onkologie.

Gewichtsabnahme initial bei ca. 15–40% der Tumorpatienten, besondere Häufigkeiten bis > 80% im Spätstadium bei
– Kopf-/Halstumoren
– Magen-/Darmtumoren
– Bronchialtumoren
Bei geriatrischen Tumorpatienten ist in bis zu 66% ein Ernährungsmangel nachweisbar.

Erkennen einer Mangelernährung

Einfachste Maßnahme ist die regelmäßige Kontrolle und Dokumentation des Körpergewichts im Krankheitsverlauf. Der Verlust von 5 % des Körpergewichts innerhalb von 3 Monaten ist ein erstes Warnsignal. In klinischen Studien wird bei einem Gewichtsverlust von mehr als 10 % bei einem Abfall des Serum-Albumin-Spiegels auf < 30 g/l von einer Mangelernährung gesprochen.

> Der aktuelle Ernährungsstatus und die Indikation zur Ernährungstherapie können sehr einfach und schnell beurteilt werden (Subjective Global Assessment (SGA) nach *Detsky* [3], Tab. III).

Tabelle III. Ernährungsassessment nach *Detsky* et. al. (Subjective Global Assessment = SGA).

1. Anamnese			
SGA Index	A	B	C
Gewicht	stabil	–5% in 6 Mon.	–10% in 6 Mon.
Nahrungszufuhr	stabil	weich/flüssig	hypokalorisch
GI-Symptome	keine	Appetitlosigkeit	Übelkeit/Erbrechen
Leistung	normal	gering	bettlägerig
Metabol. Stress	nein	gering	hoch
Körperl. Zeichen	normal	Fettverlust	Ödeme, Hautveränderungen
2. Untersuchung			
Verlust von subkutanem Fettgewebe		einzelne Bereiche	alle Bereiche
Muskelatrophie		einzelne Bereiche	alle Bereiche
Ödeme		präsakrale Ödeme	Aszites
3. Bewertung			
A = gut ernährt („A" in den meisten Kategorien)			
B = mäßige Mangelernährung oder V.a. Mangelernährung (weder eindeutig A noch eindeutig C)			
C = schwere Mangelernährung („C" in den meisten Kategorien)			

Zur weiteren Beurteilung des Ernährungsstatus können der Body-Mass-Index (BMI = Körpergewicht[kg]/ Körpergröße [m]^2) oder bioelektrische Impedanzanalysen (BIA) hilfreich sein.

Therapie der Mangelernährung

Allgemeine Maßnahmen

Allgemeine Ursachen eines Appetitmangels bei Krebskranken sollten zunächst ausgeschlossen bzw. behandelt werden (Übelkeit, Erbrechen, Singultus, Dysphagie, Schmerzen etc.). Bei Geschmacksveränderungen ist eine sorgfältige Mundpflege mit Förderung der Speichelproduktion und die Behandlung einer Mukositis erste Maßnahme. Zinkmangel kann Ursache eines fehlenden Geschmacksempfindens und einer Anorexie sein. Der Ausgleich eines Zinkmangels sollte angestrebt werden.

Vor Einleitung gezielter ernährungstherapeutischer Maßnahmen ist eine detaillierte Erhebung der Ernährungsanamnese mit Erfassung der Ernährungsgewohnheiten und der tatsächlich aufgenommenen Nahrungsbestandteile zur Abschätzung des möglichen Ernährungsdefizits notwendig. Die Wertigkeit des Protokolls hängt entscheidend von der Mitarbeit des Patienten ab. Je gewissenhafter und sorgfältiger Menge und Qualität der aufgenommenen Nahrung dokumentiert sind, desto besser können der Energiegehalt und die Zusammensetzung der Nahrung beurteilt werden. Diese Dokumentation empfiehlt sich über drei, besser sieben Tage.

Für den behandelnden Arzt, Angehörige und den betroffenen Patienten stellt sich dann die Frage, ob ernährungstherapeutische Interventionen bei Tumorerkrankungen notwendig und sinnvoll, oder eine Anorexie und der damit verbundene Gewichtsverlust in der gegenwärtigen Phase der Krebserkrankung noch „normal" sind und keiner Intervention bedürfen. Diese Fragen lassen sich mit einfachen Maßnahmen in den meisten Fällen abklären (Tab. IV).

Grundsätzlich ist bei fortgeschrittener Tumorerkrankung zu klären, für wen (Patient oder Angehörige) es wichtig ist, dass der Patient isst. Besteht ein Hungergefühl? Falls kein Hungergefühl vorhanden ist, empfiehlt sich ein Gespräch über die Zusammenhänge zwischen Mangelernährung und deren möglichen Auswirkungen auf den Verlauf der Krebserkrankung.

Tabelle IV. Allgemeine Maßnahmen bei Anorexie und Krebserkrankungen.

Eingehende Erörterung der Nahrungsgewohnheiten
– Was mag der Patient, was nicht?
– Geruchs-, Geschmacks-, Kaustörung
Dokumentation von Nahrungsgewohnheiten
– Diskrepanz subjektive/objektive Nahrungszufuhr?
– Wiederholte Untersuchungen des Mundraumes
Kontrolle der Zahnprothese
Behandlung einer Mukositis, Stomatitis

Therapie der Anorexie

Nur wenige medikamentöse Therapien sind hinsichtlich einer antikachektischen Wirksamkeit durch kontrollierte Untersuchungen belegt. Die Entwicklung einer Inappetenz mit nachfolgender Kachexie wurde in kontrollierten Studien u.a. mit Megesterolacetat (MA), Medroxyprogesteronacetat (MPA), Cannabisderivaten (Dronabinol), Anabolika und Steroiden untersucht. MA ist in der Lage, die Synthese und Freisetzung von Kachexiemediatoren downzuregulieren und damit direkt in die Pathogenese der Kachexie einzugreifen [11].

Medroxyprogesteronacetat (500 mg) ist Placebo hinsichtlich der Nahrungsaufnahme (426 kcal/d; p = 0,01) und der Zunahme an Fett nach 12 Wochen Therapie überlegen (2,5 kg; p = 0,009). Es fand sich aber kein Vorteil hinsichtlich der Zunahme an fettfreier Körpermasse [16].

In einer dreiarmigen doppelblind randomisierten Studie wurde MA (800 mg/d) im Vergleich zu Dronabinol (2,5 mg 2 ×/d) sowie die Kombination beider Substanzen untersucht [7]. Dabei wurde unter MA behandelten Patienten ein stärkerer Appetitzuwachs im Vergleich zu Dronabinol-therapierten Patienten beobachtet (75 % vs 49 %; p = 0,0001). Auch die Gewichtszunahme (11 % vs 3 %; p = 0,02) war unter MA günstiger als unter Dronabinol. Die Kombination beider Substanzen war der Monotherapie nicht überlegen. Dexamethason 0,75 mg/d wurde im Vergleich zu MA (800 mg/d) und dem anabolen Steroid Fluoxymesteron (10 mg 2 ×/d) in einer randomisierten Studie bei Tumor-assoziierter Anorexie/Kachexie untersucht. Fluoxymesteron war Dexamethason und MA unterlegen, während sich zwischen Dexamethason und MA keine signifikanten Unterschiede fanden [9]. Eine Appetitzunahme für das Gestagen MA zeigt geringe dosisabhängige Effekte bezüglich der Gewichtszunahme zwischen 160–1280 mg/d. Die Unterschiede zwischen den Dosen sind gering, daher ist eine Startdosis mit 160 mg/d gerechtfertigt [10].

> Falls nach etwa 8 Wochen keinerlei Ansprechen auf eine eskalierte Dosis erkennbar ist, wird auch unter fortgesetzter Therapie wahrscheinlich kein Erfolg nachweisbar sein. Die Indikationen für Gestagene und Kortikosteroide unterscheiden sich vor allem durch die Nebenwirkungen (Tab. V). Die appetitstimulierende Wirkung hält nach Absetzen der erfolgreichen Therapie etwa 4–6 Wochen an.

Indikationen zur Ernährungstherapie

Ein ansonsten normalgewichtiger Tumorpatient kann einen Hungerzustand über eine Woche ohne Entwicklung weiterer Komplikationen tolerieren. Ist bereits ein deutlicher Gewichtsverlust bei veränderten Stoffwechselvorgängen eingetreten, gelingt es schwer das Ausgangsgewicht zu erreichen. Frühzeitig sollte daher eine zusätzliche interventionelle Ernährungstherapie bei Krebspatienten beginnen.

> Die Indikation besteht, wenn die tägliche Energiezufuhr über einen Zeitraum von 5–7 Tagen auf weniger als 75–80 % des Tagesbedarfs absinkt.

Ist eine orale Nahrungszufuhr möglich, kann der Versuch einer Supplementierung mit hochkalorischer enteraler Zusatzernährung unternommen werden. Ist dies kontraindiziert (z.B. bei unstillbarem Erbrechen, paralytischem Ileus oder Pankreatitis), sollte eine intravenöse parenterale Ernährung (PE) überlegt werden. Kann erwartet werden, dass der Bedarf für eine PE unter 7 Tage liegt, ist eine periphervenöse Form der PE möglich, ansonsten ist eine zentralvenöse Form vorzuziehen (s. Abb. 3 Ernährungsassessment).

Tabelle V. Megesterol-Acetat oder Steroide zur Therapie der Tumorkachexie.

Gestagene	Kortikosteroide
Gewichtsverlust als Hauptsymptom	Weitere Symptome wie Schmerzen oder Nausea
Für Langzeittherapie geeignet	Zur Kurzzeittherapie geeignet
Gewichtszunahme zu erwarten	Effektive Gewichtszunahme fraglich
Thrombosen, endokrine NW	Steroidnebenwirkungen

Die Abschätzung der Prognose des Patienten ist für den Einsatz von interventionellen Ernährungstherapien im Bereich der Onkologie und Palliativmedizin von besonderer Bedeutung [13]. Bei einer Lebenserwartung von mehreren Wochen oder Monaten sind ernährungstherapeutische Überlegungen anzustreben. Bei Patienten in der Palliativmedizin mit einer Lebenserwartung von wenigen Tagen oder Stunden (Finalphase) haben ernährungstherapeutische Überlegungen keine Bedeutung [2, 12]. Hier sollte lediglich eine Flüssigkeitssubstitution erfolgen.

> Es gibt bisher keine Beweise, dass eine Flüssigkeitssubstitution das Sterben künstlich verlängert. Eine Exsikkose mit Störungen des Elektrolythaushaltes kann aber zu Unruhezuständen, Bewusstseinsstörungen oder Muskelkrämpfen führen. Andererseits können Überwässerungen zu peripheren und zentralen Ödemen führen.

Durstgefühlen in der Finalphase sollte durch eine adäquate Mundpflege begegnet werden. Für viele im Bereich der Palliativmedizin kontrovers diskutierte Empfehlungen existieren keine Daten aus kontrollierten Studien. Hier besteht ein eindeutiger Forschungsbedarf [8].

Ernährung bei Krebspatienten

An erster Stelle stehen eine sorgfältige Ernährungsberatung und eine Adaptierung der Kost an die veränderten Stoffwechsel- und Essgewohnheiten bei Patienten mit Krebserkrankung. Für eine Ernährungstherapie kommen orale, enterale und parenterale Nährstoffsubstitution in Betracht. Ziel ist, die progrediente Entwicklung einer Kachexie von vornherein zu vermeiden. Ein Algorithmus für die Entscheidung findet sich in Abbildung 3.

Enterale Ernährung

Gegenüber der parenteralen Ernährung besteht der Vorteil, dass die Funktion des Gastrointestinaltraktes aufrechterhalten bleibt. Nebenwirkungen bzw. Komplikationen der parenteralen Ernährung wie Infektionen, Thrombosen, Embolien oder Thrombophlebitiden mit ihren zusätzlichen Morbiditätsrisiken können vermieden werden. Die enterale Ernährung kann als alleinige Maßnahme oder zusätzliche Maßnahme zur normalen Nahrungsaufnahme erfolgen oder begleitend bei Einleitung oder Ausleitung einer totalen parenteralen Ernährung erfolgen. Die Darmmukosa bleibt bei einer enteralen Ernährung erhalten, so dass der natürliche Weg der Nahrungsaufnahme mit einer Verteilung und Verarbeitung der Nährstoffe über die Pfortader gewährt bleibt.

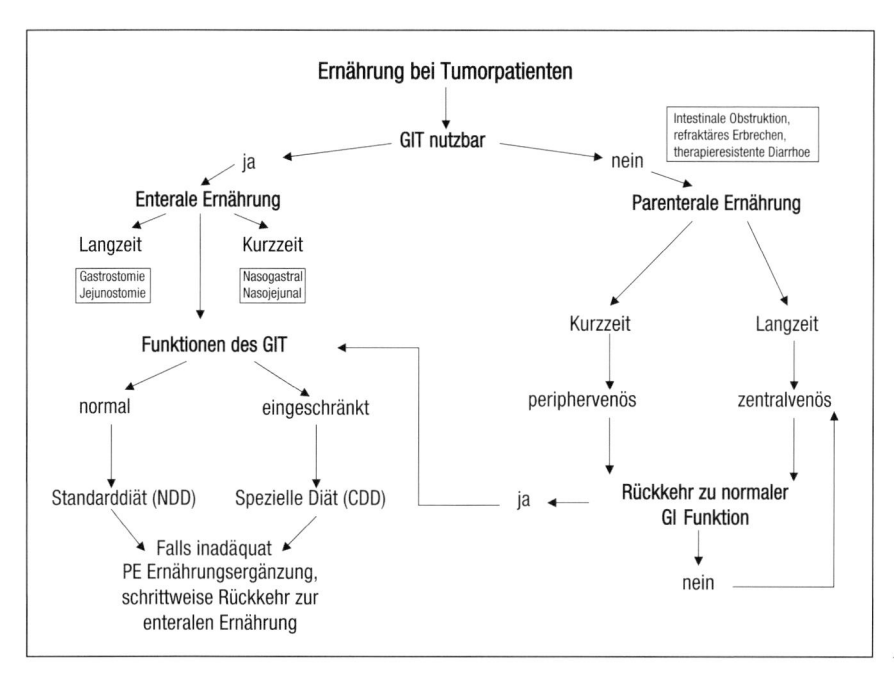

Abbildung 3.

Seit mehr als zwei Jahrzehnten gibt es eine Reihe von industriell gefertigten enteralen Diäten, die als Zusatzernährung für Krebspatienten verfügbar sind. Diese hochkalorischen Diäten stellen eine Möglichkeit dar, das Fortschreiten der Tumorkachexie zu verhindern oder wenigstens zu verzögern. Energieträger in diesen Darreichungen sind vor allem höhermolekulare Polysaccharide und Fette. Standarddiäten, die auch als „nährstoffdefinierte Formuladiäten" (NDD) bezeichnet werden, enthalten vor allem intakte makromolekulare Nahrungsbestandteile, die in ihrer ursprünglichen Form belassen sind (50–60 % Kohlenhydrate, 25–40 % Fette, 15 % Eiweiße, bezogen jeweils auf kcal), zudem alle notwendigen weiteren essenziellen Nahrungsbestandteile. Der Einsatz von NDD setzt einen intakten GI-Trakt voraus. Teilweise sind den NDD Ballaststoffe zugesetzt, um die natürliche Darmfunktion besser aufrechtzuerhalten.

Die Kohlenhydrate in der enteralen Ernährung bestehen vorwiegend aus modifizierter Stärke oder daraus gewonnenen Oligosacchariden (z.B. Maltodextrin). Bei einer Kohlenhydratunverträglichkeit wie der Lactose- oder Fructoseintoleranz muss auf die Art und Menge dieser Bestandteile in der jeweiligen Nährstoffdiät geachtet werden. An Eiweißen werden v.a. Sojaeiweiß, Milcheiweiß und Molkeeiweiß eingesetzt. In einer Reihe von Diäten wurden Klebereiweiße (Glutene) entfernt, so dass diese auch bei glutensensitiver Enteropathie eingesetzt werden können. Di-, Tri- und Tetrapeptide können direkt aus dem Dünndarm über separate Transportmechanismen resorbiert werden, so dass eine „Oligopeptid"-Diät auch bei exokriner Pankreasinsuffizienz eine ausreichende Zufuhr von Aminosäuren gewährleistet.

Der Anteil an Fetten in den enteralen Diäten wird über lang- und mittelkettige Triglyceride abgedeckt. Für die vollständige Verdauung ist ein funktionstüchtiges Pankreas und ausreichend Galle erforderlich. Bei einer Störung von Pankreas-/Gallefunktion kann auf mittelkettige Triglyceride ausgewichen werden, da diese als Energiequelle resorbiert werden.

Chemisch definierte Diäten (CDD) unterscheiden sich von den NDD durch qualitative und quantitative Zusammensetzung der Nahrungsbestandteile (niedermolekulare Substrate). Oligopeptiddiäten enthalten > 80 % Oligopeptide, Oligo- und Monosaccharide mit mittelkettigen Triglyceriden. Ferner sind modifizierte CDD mit speziell krankheitsadaptierten Modifikationen der Kohlenhydrat-, Fett- oder Proteinkomponente erhältlich.

> Bei einer fortgeschrittenen Tumorerkrankung und bei ausgeprägter proinflammatorischer Stoffwechsellage kann durch eine reine Zufuhr von Energie und Substraten keine Anabolie erreicht werden.

Bei Patienten mit fortgeschrittenem Pankreaskarzinom wurde durch eine zusätzliche Trinknahrung mit Eicosapentaensäure eine günstige Beeinflussung der Tumorkachexie beschrieben [18]. Verschiedentlich wurden Nahrungszusätze mit Fischölanreicherungen (2 ×/d 310 kcal) z.B. beim fortgeschrittenen Pankreaskarzinom untersucht. Mit dieser Form der Nahrungsergänzung gelang es, die Kalorienaufnahme um 400 kcal/Tag zu steigern. Eine Verbesserung des Appetits und Allgemeinzustandes wurde nach der 3. Woche nachgewiesen. Weitergehende Aussagen zur Effektivität sind aber wegen der kleinen Patientenzahlen (n = 20) und des Studiendesigns eingeschränkt [1]. Eine neuere Studie dieser Arbeitsgruppe kam für höhere Supplementation (6 g EPA) zu einem ähnlichen Ergebnis wie mit 2 g/d [5].

Enterale Sondenernährung

Bei schluckunfähigen Patienten, z.B. mit Kopf-/Halstumoren und Ösophagustumoren, ist eine Sondenernährung als alleinige interventionelle Maßnahme in der Lage, Patienten individuell optimal zu ernähren. Bereits frühzeitig muss die Möglichkeit einer entzündlichen Stenosierung des Ösophagus unter kombinierter Radiochemotherapie von Ösophagustumoren in der Therapieplanung bedacht werden (bis 30 %). Kommt eine Resektion des Ösophagus bei fortgeschrittenem Tumor und entsprechender Lage des Ösophaguskarzinoms auch nach erfolgreicher Induktionstherapie nicht in Betracht, so sollte schon bei der Therapiekonzeptionierung eine enterale Ernährung mittels PEG gegenüber einer totalen parenteralen Nahrung diskutiert und mit dem Patienten sorgfältig erörtert werden.

Für eine kurzzeitige enterale Ernährung (< 3 Wochen) sind vor allem transnasale, gastrale, duodenale oder jejunale Sonden geeignet und verfügbar. Komplikationen stellen Druckulzera, eine Refluxösophagitis oder Aspirationen dar. Als Alternative kommt bei subjektiver Unverträglichkeit oder aber länger notwendiger enteraler Ernährung wie bei zusätzlicher Bestrahlung, Chemotherapie oder entzündlichen/tumorösen Veränderungen bzw. Stenosierungen im Kopf- oder Halsbereich ein perkutan gelegtes Sondensystem zur Anwendung. Diese Sonden werden heute überwiegend perkutan endoskopisch oder sonographisch gesteuert in den Magen bzw. den Dünndarm gelegt. Dadurch gelingt es in den meisten Fällen, einen enteralen Zugang ohne chirurgische Eingriffe für eine Nahrungszufuhr herzustellen. Komplikationen perkutan gelegter Sondensysteme stellen vor allem entzündliche Veränderungen an der Einstichstelle, Blutungen seltener auch ein Einwachsen der

PEG-Sonde oder eine Peritonitis dar. Ist eine gastrale Applikation der Sondenernährung nicht möglich, muss für eine duodenal oder jejunal gewählte Ernährung eine entsprechende Oligopeptiddiät mit kontinuierlicher Flussrate beachtet werden (s. unten).

Praxis bei enteraler Sondenernährung

- Gastrale Lage der Sonde: Einzelportionen von 50–100 ml als Bolusgabe in 5–8 Einzelportionen am ersten Tag. Es empfiehlt sich ein weiterer stufenweiser Aufbau über 3–4 Tage. Bei guter Verträglichkeit Steigerung des Angebotes um 500 ml/d, so dass nach 4 bis 5 Tagen das Ziel von 2000 bis 2500 ml erreicht wird.
- Duodenal/jejunale Lage der Sonde: Kontinuierliche Nahrungszufuhr mit Oligopeptiddiät (20–25 ml/h mit Steigerung innerhalb von 4–5 Tagen auf eine Gesamtzufuhr von 2000–2500 ml/d).

NW sind vor allem Diarrhoen bei zu hoher Osmolalität (Dünndarm bei > 600 mOsm/kg Diarrhoe und Erbrechen) und zu schnellem Aufbau der Sondennahrung.

> Cave: Auf Bilanzierung achten! Bei kompletter enteraler Sondenernährung wurde jüngst über eine unzureichende Nahrungszufuhr bei geriatrischen Pflegepatienten berichtet. Eine Studie des Medizinischen Dienstes der Krankenkassen (MDK) Sachsen-Anhalt deckte bei Patienten mit Ernährungssonden erhebliche Versorgungsdefizite auf (Dt. Ärzteblatt 05/2004). So erhielten mindestens ein Drittel der Patienten nachweislich zwischen 500 und 1500 kcal zu wenig Sondenernährung.

Tabelle VI. Zusammensetzung einer bedarfsgerechten totalen parenteralen Ernährung bei Tumorkachexie.

Flüssigkeitsmenge	40 ml/kg KG/d
Energiebedarf	35–40 kcal/kg KG/d
Triglyceride	1–2 g/kg KG/d
Aminosäuren	1–2 g/kg KG/d
Kohlenhydrate	4–6 g/kg KG/d
Mikronährstoffe	Vitamine und Spurenelemente
Glutamin	> 20 Gramm/d
Natrium	1–2 mmol/kg KG/d
Kalium	0,5–1,0 mmol/kg KG/d
Calcium	0,1–0,1 mmol/kg KG/d
Magnesium	0,1–0,2 mmol/kg KG/d
Phosphat	0,2–0,5 mmol/kg KG/d

Standardisierte total-parenterale Ernährung (TPE)

Indikationen stellen ein gestörter Schluckakt und/oder eine unzureichende Verdauung über den GI-Trakt, z.B. durch ausgedehnte Dünndarmresektionen (Kurzdarmsyndrom), Hals- Ösophagus- und Magentumoren mit Stenosierungen, Z.n. Pankreasresektionen, schwere therapierefraktäre Diarrhoen, und unstillbares Erbrechen im Rahmen gastrointestinaler Obstruktionen dar [15]. Aber auch nach Strahlentherapien mit entzündlichen GI-Obstruktionen kann eine Indikation zur TPE vorliegen. Eine bedarfsgerechte parenterale Ernährungszusammenstellung bei Tumorkachexie findet sich in Tabelle VI.

Die wesentlichen Energieträger einer parenteralen Ernährung sind Kohlenhydrate und Fette, wobei der Anteil der Kohlenhydrate heute zwischen 60 und 70 % des Energiebedarfes decken sollte. Der Fettanteil deckt einerseits den Energiebedarf und trägt im Weiteren zur Verkürzung der Infusionsdauer bei, die durch den Glucoseanteil bestimmt wird. Die Dosierung der parenteral verabreichten Triglyceride sollte im Bereich von 1–1,5 g/d liegen, wobei bevorzugt Wert auf mittel- und langkettige Fettsäuren gelegt wird. Kohlenhydrate und Fette können zusammen mit Aminosäuren in der Menge zugeführt werden, wie sie zur Vermeidung einer negativen Stickstoffbilanz erforderlich sind (Menge U-Stickstoff/d x 6,25 entspricht in etwa dem Eiweißverlust in g/d). Bei einer längerfristigen TPE muss an eine ausreichende Substitution von Elektrolyten, Vitaminen und Spurenelementen gedacht werden (s. Tab. VI).

> Eine Atrophie der Dünndarmschleimhaut kann durch Zugabe von Glutamin zur parenteralen Ernährung vermindert werden.

Bei mangelernährten Patienten beginnt die Therapie mit einer Rehydrationsphase, positive Stickstoffbilanzen sind erst nach Ablauf der ersten Therapiewoche zu erwarten. Industriell werden von mehreren Firmen bedarfsgerechte parenterale Ernährungslösungen sowohl für die periphervenöse wie die zentralvenöse Ernährung angeboten. Um metabolische Komplikationen mit Infusionslösungen, die hochprozentige Glucose enthalten, zu vermeiden, empfiehlt es sich, die angegebenen Infusionsgeschwindigkeiten für die Fertiglösungen zu beachten. Zumeist liegen die Infusionsdauern zwischen 12 und 24 h. Mit der zunehmenden Verkürzung der KH-Verweildauer wird ein Teil dieser TPE im häuslichen Bereich eingesetzt. Dies kann durch entsprechend geschulte Ernährungsteams vorgenommen werden als „Home Parenteral Nutrition" (HPN).

> Bei zu schneller Infusion hochprozentiger Glucoselösungen tritt eine Hyperglykämie, Glucosurie und osmotische Diurese bis hin zum hyperglykämischen nicht-ketoazidotischen Koma und eine Hypokaliämie auf. Blutzuckerwerte bis 13,9 mmol/l ohne Insulin gelten als tolerabel.

Die gefürchtete Kathetersepsis bei TPE/HPN ist nach jüngeren Untersuchungen bei Tumorpatienten deutlich seltener als bisher angenommen. Septische Komplikationen hängen eng mit der Einhaltung maximal sorgfältiger Hygiene im Umgang mit den zentralvenösen Zugangssystemen zusammen.

Ernährung am Ende des Lebens in der Palliativmedizin

Die Entwicklung in der Medizin hat dazu geführt, dass in einer palliativmedizinischen Situation Menschen mit einer Ernährungstherapie am Leben gehalten werden können. Wird der Appetit- und Gewichtsverlust subjektiv als unangenehm empfunden, ist eine therapeutische Intervention im Rahmen der palliativmedizinischen Betreuung gerechtfertigt, sinnvoll und möglich (Tab. VII). Dabei ist eine interventionelle Ernährungstherapie sowohl in oraler, enteraler oder intravenöser Form durchführbar.

Bei objektiv nachweisbarem, aber subjektiv nicht als belastend empfundenem Gewichtsverlust ist der Einsatz von interventionellen Ernährungstherapien zwar medizinisch möglich, muss aber sorgfältig diskutiert werden.

Viele Patienten befürchten, mit einer künstlichen Ernährung, z.B. einer perkutanen endoskopischen Gastrostomie (PEG) länger als gewünscht am Leben erhalten zu werden. Die Anwendung einer PEG wirft neben medizinischen, rechtliche und ethische Fragen auf. Dabei muss sorgfältig erörtert werden, ob und bei welchen Krankheitsbildern und in welchen Stadien eine PEG angebracht ist [8].

Enterale Ernährung bei Tumorpatienten mit demenziellen Syndromen

Die medizinischen Aspekte der Ernährungstherapie werden bei geriatrischen Tumorpatienten mit demenziellen Begleiterkrankungen in dieser Situation eng mit Aspekten der christlichen Ethik verknüpft. Eine interventionelle Ernährung mit PEG kann die Lebenszeit verlängern.

> Der vielfach geäußerte Einwand, dass durch die PEG gegenüber der oralen Nahrungszufuhr Schädigungen vermieden werden, erscheint nach neueren Untersuchungen nicht mehr haltbar.

Neuere Studien haben gezeigt, dass das Risiko von Komplikationen bei Sondenernährungen über eine PEG nicht geringer ist als bei einer normalen Nahrungsaufnahme [14]. Dieser Zustand wird auch von einem demenziellen Patienten als erheblich belastend erlebt [4]. Das Erlöschen des Schluckreflexes bei demenziell erkrankten Patienten scheint bei diesen Patienten ein Zeichen dafür zu sein, das das Endstadium der Erkrankung erreicht ist und durch das progrediente demenzielle Syndrom bedingt ist.

Tabelle VII. Ernährung in der Palliativmedizin.

Aufklärendes Gespräch über den zurückgehenden Kalorienbedarf bei fortgeschrittener Erkrankung
Umgang der Angehörigen mit ihren Kranken: auf andere Ziele lenken, Nähe statt „füttern"
Erlaubnis geben, weniger essen zu dürfen
Behandlung von „Nebenwirkungen" wie Mukositis/Stomatitis
Enterale Zusatzernährung, z.B. Zusätze von Fischöl (Eicosapentaensäure)
Medikamentöse Appetitsteigerungen überlegen – Fortecortin – Gestagene – Dronabinol

Literatur

1. Barber MD, Ross JA, Voss AC, Tisdale MJ, Fearon KC (1999) The effect of an oral nutritional supplement enriched with fish oil on weight-loss in patients with pancreatic cancer. Br J Cancer 81(1): 80–86
2. Craig GM (1994) On withholding nutrition and hydration in the terminally ill: has palliative medicine gone too far? J Med Ethics 20(3): 139–143
3. Detsky AS, McLaughlin JR, Baker JP, Johnston N, Whittaker S, Mendelson RA, Jeejeebhoy KN (1987) What is subjective global assessment of nutritional status? JPEN J Parenter Enteral Nutr 11(1): 8–13
4. Gillick MR (2000) Rethinking the role of tube feeding in patients with advanced dementia, N Engl J Med 342(3): 206–210

5. Fearon KC, Von Meyenfeldt MF, Moses AG, Van Geenen R, Roy A, Gouma DJ, Giacosa A, Van Gossum A, Bauer J, Barber MD, Aaronson NK, Voss AC, Tisdale MJ (2003) Effect of a protein and energy dense N-3 fatty acid enriched oral supplement on loss of weight and lean tissue in cancer cachexia: a randomised double blind trial. Gut 52(10): 1479–1486
6. Halma MA, Wheelhouse NM, Barber MD, Powell JJ, Fearon KC, Ross JA (2004) Interferon-gamma polymorphisms correlate with duration of survival in pancreatic cancer. Hum Immunol 65(11): 1405–1408
7. Jatoi A, Windschitl HE, Loprinzi CL, Sloan JA, Dakhil SR, Mailliard JA, Pundaleeka S, Kardinal CG, Fitch TR, Krook JE, Novotny PJ, Christensen B (2002) Dronabinol versus megestrol acetate versus combination therapy for cancer-associated anorexia: a North Central Cancer Treatment Group study. J Clin Oncol 15; 20(2): 567–573
8. Karthaus M, Frieler F (2004) Essen und Trinken am Ende des Lebens. Ernährung bei Krebspatienten in der palliativen Onkologie und Palliativmedizin. Wien Med Wochenschr 154(9–10): 192–198
9. Loprinzi CL, Kugler JW, Sloan JA, Mailliard JA, Krook JE, Wilwerding MB, Rowland KM Jr, Camoriano JK, Novotny PJ, Christensen BJ (1999) Randomized comparison of megestrol acetate versus dexamethasone versus fluoxymesterone for the treatment of cancer anorexia/cachexia. J Clin Oncol 17(10): 3299–3306
10. Loprinzi CL, Michalak JC, Schaid DJ, Mailliard JA, Athmann LM, Goldberg RM, Tschetter LK, Hatfield AK, Morton RF (1993) Phase III evaluation of four doses of megestrol acetate as therapy for patients with cancer anorexia and/or cachexia. J Clin Oncol 11(4): 762–767
11. Mantovani G, Maccio A, Lai P, Massa E, Ghiani M, Santona MC (1998) Cytokine involvement in cancer anorexia/cachexia: role of megestrol acetate and medroxyprogesterone acetate on cytokine downregulation and improvement of clinical symptoms. Crit Rev Oncog 9(2): 99–106
12. McCann RM, Hall WJ, Groth-Juncker A (1994) Comfort care for terminally ill patients. The appropriate use of nutrition and hydration. JAMA 272(16): 1263–1266
13. Nitenberg G, Raynard B (2000) Nutritional support of the cancer patient: issues and dilemmas. Crit Rev Oncol Hematol 34(3): 137–68
14. Post SG (2001) Tube feeding and advances in progressive dementia. Hastings Center Report 31(1): 36–42
15. Ripamonti C, Twycross R, Baines M, Bozzetti F, Capri S, De Conno F, Gemlo B, Hunt TM, Krebs HB, Mercadante S, Schaerer R, Wilkinson P (2001) Working Group of the European Association for Palliative Care. Clinical-practice recommendations for the management of bowel obstruction in patients with end-stage cancer. Support Care Cancer 9(4): 223–233
16. Simons JP, Schols AM, Hoefnagels JM, Westerterp KR, ten Velde GP, Wouters EF (1998) Effects of medroxyprogesterone acetate on food intake, body composition, and resting energy expenditure in patients with advanced, nonhormone-sensitive cancer: a randomized, placebo-controlled trial. Cancer 82(3): 553–560
17. Vigano A, Dorgan M, Buckingham J, Bruera E, Suarez-Almazor ME (2000) Survival prediction in terminal cancer patients: a systematic review of the medical literature. Palliat Med 14(5): 363–374
18. Wigmore SJ, Barber MD, Ross JA, Tisdale MJ, Fearon KC (2000) Effect of oral eicosapentaenoic acid on weight loss in patients with pancreatic cancer. Nutr Cancer 36(2): 177–184

F. C. Dimeo

Körperliche Aktivität und Sport bei Tumorerkrankungen

Die Möglichkeiten der Anwendung von körperlicher Aktivität und Sport bei Patienten mit neoplastischen Erkrankungen waren bis Mitte der 1990er Jahre nicht bekannt. Zu diesem Zeitpunkt lautete die übliche Empfehlung für Tumorpatienten noch Ruhe und Schonung. In den letzten 10 Jahren haben jedoch mehrere Studien die positiven Effekte der regelmäßigen körperlichen Aktivität bei Tumorpatienten belegt. Diese Informationen haben in letzter Zeit aus mehreren Gründen an Relevanz gewonnen. Die Teilnahme am Freizeit- und Leistungssport nach Tumorerkrankungen ist mittlerweile kein Ausnahmephänomen. Die Extremfälle stellen Weltklasseathleten wie *Ludmila Engqvist* und *Lance Armstrong* dar, die nach einer Tumorbehandlung Siege bei internationalen Wettbewerben errangen. Aber auch zahlreiche Patienten, die vor der Krankheit regelmäßig Sport getrieben haben, möchten das Training fortsetzen. Sie wissen trotzdem häufig nicht, ob sie sich während der Therapie oder nach Abschluss der Behandlung weiter körperlich belasten dürfen. Auch Patienten, die nach dem Ende der onkologischen Behandlung ein Sportprogramm aufnehmen möchten, sind meistens verunsichert, denn es liegen keine offiziellen Richtlinien von Fachgesellschaften über die Indikationen, Kontraindikationen, Gestaltung und Durchführung von Sportprogrammen bei Patienten in unterschiedlichen Situationen vor.

Körperliche Leistungsfähigkeit bei onkologischen Patienten

Die Tumorkrankheit und ihre Behandlung können zahlreiche funktionelle und anatomische Veränderungen und dadurch eine Einschränkung der körperlichen Leistungsfähigkeit verursachen [1]. Die Eisenstoffwechselstörung als Folge der chronischen Entzündungsreaktion sowie die Einschränkung der Hämatopoese durch die Chemotherapie und Bestrahlung führen sehr häufig zu einer Anämie. Die Kardiotoxizität von Agenzien wie Anthrazyklinen, Cyclophosphamid in hohen Dosierungen oder Trastuzumab (Herceptin®) und eine mediastinale Bestrahlung können eine Einschränkung der kardialen Pumpleistung verursachen. Die Behandlung mit Immunsuppressiva im Rahmen einer allogenen Knochenmark- bzw. Stammzelltransplantation sowie die Therapie mit Glucocorticoiden gehen sehr häufig mit einer Sarkopenie und Myopathie einher. Lungenresektionen bei primären Lungentumoren sowie bei Lungenmetastasen, Pleuraergüsse, und Lungenfibrose nach Chemotherapie oder Bestrahlung bewirken eine Reduktion der Vitalkapazität. Die Polyneuropathie bei Anwendung von neurotoxischen Agenzien beeinträchtigt die Koordination und die Motorik.

> All diese Faktoren bewirken eine erhebliche Einschränkung der körperlichen Leistungsfähigkeit. Diese reduzierte Belastbarkeit ist ein wesentlicher Bestandteil des Fatigue-Syndroms der Tumorpatienten (*cancer-related fatigue*).

Mehrere Studien haben gezeigt, dass dieser Symptomenkomplex das häufigste Problem der Patienten während und nach Behandlung darstellt [2]. Es wird geschätzt, dass mehr als 80% der Patienten während der Therapie und ca. 30% der Patienten nach Abschluss der Behandlung an einem Fatigue-Syndrom leiden [3]. Die Prävalenz und Ausprägung der Beschwerden hängen mit der Aggressivität der Behandlung zusammen. Nahezu alle Patienten nach intensivierten Chemotherapien (z.B. nach Hochdosischemotherapie mit autologer/allogener Stammzelltransplantation oder nach skalierten Chemotherapieprotokollen) berichten über ein Fatigue-Syndrom. Die drei charakteristischen Beschwerden des Fatigue-Syndroms, nämlich die Abnahme der körperlichen Leistungsfähigkeit, die kognitiven Defizite (Gedächtnisstörungen, Konzentrationsmangel) und die affektiven Symptome (Motivationsverlust, Reizbarkeit und Frust [4]) haben eine deutlich negative Auswirkung auf die Lebensqualität.

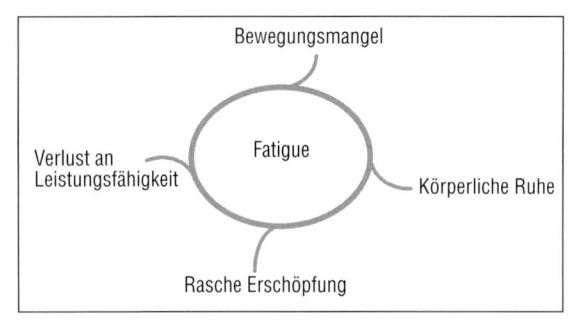

Abbildung 1.

Von den drei Beschwerdenkomplexen des Fatigue-Syndroms ist die Einschränkung der körperlichen Leistungsfähigkeit das am besten untersuchte Problem. Als Folge der Leistungseinbuße haben viele Patienten während und nach der Behandlung sogar bei geringen Belastungen Beschwerden wie Kurzatmigkeit, Tachykardie oder rasche Ermüdung.

Um die Symptome zu verringern, wird in der Praxis häufig empfohlen, körperliche Belastungen zu reduzieren. Jedoch führen diese Maßnahmen zu einem paradoxen Ergebnis. Da die Patienten Anstrengungen weitgehend vermeiden, entsteht ein Bewegungsmangel. Dadurch wird der weitere Muskelabbau beschleunigt und verstärkt. So werden die normalen Aktivitäten für die Patienten immer anstrengender. Es entsteht dann ein Circulus vitiosus von verminderter Aktivität aufgrund der raschen Erschöpfbarkeit und weiterer Abnahme der Leistungsfähigkeit durch Bewegungsmangel (Abb. 1).

Dadurch lässt sich die anhaltende Einschränkung der körperlichen Leistungsfähigkeit sogar noch Jahre nach Abschluss der Behandlung erklären [5].

Wirkungen von körperlicher Aktivität und Training

Mehrere Studien belegen, dass diese Beschwerden sich bei vielen Patienten durch ein gezieltes Aufbautraining behandeln lassen [6]. Regelmäßige körperliche Aktivität führt unter anderem zu einer Zunahme der Muskelmasse und -kraft und des Plasmavolumens, einer vermehrten Kapillarisierung der Muskulatur, einer erhöhten kardialen Pumpreserve und einer Ökonomisierung der kardiovaskulären Funktion (Tab. I). Diese Effekte können vielen der oben genannten Nebenwirkungen der onkologischen Therapie entgegenwirken.

Gleichzeitig kann Sport einen wichtigen Beitrag zur Verbesserung des psychischen Status leisten.

Bei den Patienten bewirken die Angst und Unsicherheit eine zusätzliche Belastung. Das Gefühl der Abhängigkeit und der ungenügenden Belastbarkeit haben einen deutlichen negativen Effekt auf das psychosoziale Empfinden. Ein gezieltes Aufbautrainingsprogramm kann zu einer Linderung dieser Probleme beitragen. Die Zunahme der Leistungsfähigkeit als Folge des Trainings führt zu einer Steigerung des Selbstbewusstseins, des Wohlbefindens und der Lebensqualität. Die Patienten spüren auch, dass sie durch Bewegung aktiv einen wichtigen Teil zum eigenen Genesungsprozess beitragen können. Besonders bei Patienten mit einem Fatigue-Syndrom kann dieses Erlebnis dem Gefühl von Nutz- und Hilflosigkeit entgegentreten.

Die positiven Effekte des Sports sind nicht auf eine bessere körperliche Leistungsfähigkeit oder einen reduzierten mentalen Stress begrenzt. Regelmäßige körperliche Aktivität während der Tumortherapie bewirkt eine Reduktion der behandlungsbedingten Beschwerden (Übelkeit, Erschöpfung, Schlafstörungen und Schmerz). Gleichzeitig zeigen die Ergebnisse randomisierter Studien, dass ein tägliches Ausdauertrainingsprogramm zu einer schnelleren und vollständigeren Wiederherstellung der Hämatopoese bei Patienten nach intensivierten Chemotherapieprotokollen führen kann [7, 8].

Tabelle I. Einige Effekte der körperlichen Aktivität bei Tumorpatienten

Halteapparat
– Zunahme der Muskelmasse
– Zunahme der Konzentration oxidativer Enzyme
– Vermehrte Kapillarisierung der Muskulatur
– Zunahme der Knochendichte
Kardiovaskuläres System
– Zunahme der linksventrikulären Ejektionsfraktion
– Zunahme der kardialen Muskelmasse
– Zunahme des Arteriendurchmessers
– Verbesserte Endothelfunktion
Blut
– Zunahme des Plasmavolumens
– Möglicherweise Anregung der Hämatopoese

Die Untersuchungen über die Effekte von körperlicher Aktivität bei Tumorpatienten evaluierten vor allem die Anwendung von Sport bei Mammakarzinompatientinnen sowie Patienten mit Hämoblastosen während und nach der Therapie. Wenig ist bekannt über die Auswirkungen eines Trainingsprogramms bei anderen Patientengruppen, die als Folge der aggressiven Therapie unter einer besonders ausgeprägten Einschränkung der Leistungsfähigkeit leiden (Tab. II)

Möglichkeiten zur Durchführung eines Aufbautrainings

Körperliche Aktivität kann mit unterschiedlichen Zielen in allen Phasen der Therapie (akute stationäre oder ambulante Behandlung, Rehabilitationsklinik, wohnortnahe Nachsorge und palliative Situation) Anwendung finden (Tab. III).

> Bei Patienten in einem stabilen klinischen Zustand ist regelmäßige körperliche Aktivität grundsätzlich zu empfehlen, so lange keine Kontraindikationen vorliegen. Es gilt die Regel: Jeder Patient, der sich belasten darf, sollte trainieren.

Für die Gestaltung eines Trainingsprogramms ist eine enge Kooperation zwischen dem Onkologen/Hämatologen, dem Sportmediziner und dem Physiotherapeuten oder Übungsleiter notwendig. Wie bei anderen chronischen Krankheiten auch müssen Aktivitätsprogramme für onkologische Patienten die individuellen Einschränkungen, Möglichkeiten und Vorlieben berücksichtigen, um die Motivation zur Teilnahme zu erhöhen.

Die meisten Erfahrungen über körperliche Aktivität bei Tumorpatienten wurden mit Ausdauertrainingsprogrammen gemacht. Für ein effektives Training soll die Intensität bei einem Puls von 70 bis 80% der maximalen Herzfrequenz liegen. Ein Trainingsprogramm bei dieser Intensität wird von den meisten Patienten sehr gut toleriert und kann täglich durchgeführt werden. Für Patienten, die am Anfang des Programms bei dieser Intensität nur eine kurze Zeit trainieren können, hat sich in der Praxis ein Intervalltraining bewährt. Die gesamte Belastungszeit bleibt in der Regel bei ca. 30–40 Minuten pro Sitzung. In der Regel sind 4 bis 6 Wochen notwendig, bis die Patienten das Training durchgehend über 30–40 Minuten bei der oben genannten Intensität absolvieren können [9].

Das Krafttraining kann an Geräten, mit Hilfsmitteln (Hanteln, Tera-Bänder, Gummiseile) oder mit dem eigenen Körpergewicht durchgeführt werden.

Tabelle II. Studien über die Effekte körperlicher Aktivität bei Tumorpatienten.

Reduktion der Fatigue und Nebenwirkungen bei Mamma-Ca-Patientinnen
– *MacVicar et al, Nurs Res 1989*
– *Mock et al, Oncol Nurs Forum 1994*
– *Schwartz et al, Cancer Pract 2000*
– *Schwartz et al, Med Sci Sports Exerc 2001*
– *Segal et al, J Clin Oncol 2001*
Zunahme der Leistungsfähigkeit bei Mamma-Ca nach Chemotherapie
– *Courneya et al, J Clin Oncol 2003*
Reduktion der Fatigue während Bestrahlung
– *Mock et al, Oncol Nurs Forum 1997*
Kürzere Aplasie und geringere Fatigue nach autologer PBSCT
– *Dimeo et al, Blood 1997*
– *Dimeo et al, Cancer 1999*
Höhere Belastbarkeit und Hämoglobin nach autologer und allogener PBSCT
– *Dimeo et al, Cancer 1997*
Reduktion der chronischen Fatigue
– *Dimeo et al, Med Sci Sports Exer 1998*
Erhaltung der Leistungsfähigkeit bei Leukämie/Lymphom während Chemo
– *Dimeo et al, J Pall Care 2003*
Reduktion der Fatigue in der palliativen Situation
– *Porock et al, J Palliat Care 2000*
Reduktion der Fatigue bei Immuntherapie
– *Schwartz et al, Oncol Nurs Forum 2002*
Zunahme der Muskelkraft bei Patienten mit Prostata-Ca
– *Segal et al, J Clin Oncol 2003*

> Bei Thrombopenien unter 50/nl sollte eine Belastungsintensität von ca. 70% der Maximalkraft nicht überschritten werden, um das Risiko von Gefäßverletzungen und Blutungen als Folge des gesteigerten Blutdrucks zu minimieren.

Bei Patienten mit eingeschränkter Mobilität oder motorischen Defiziten als Folge von Operationen oder Polyneuropathie kann das Training bei einer viel geringeren Intensität mit dem Ziel der Verbesserung der Muskelkoordination durchgeführt werden. Bei stationären Patienten, die die Trainingsvorgabe von

Tabelle III. Mögliche Anwendung eines Trainingsprogramms.

Patienten während konventioneller Chemotherapieprotokolle
Patienten nach intensivierten Chemotherapieprotokollen
Patienten nach autologer oder allogener peripherer Blutstammzelltransplantation
Patienten während Bestrahlung
Patienten nach Lungenresektionen
Patienten mit anhaltender Müdigkeit

Tabelle IV. Kontraindikationen eines Trainingsprograms bei Tumorpatienten.

Absolute Kontraindikationen:
– Akute assoziierte Erkrankungen
– Dekompensierte chronische Erkrankungen
– Akute Schube bei chronischen Erkrankungen
– Fieber
– Neu aufgetretene Schmerzen
– Thrombopenie ≤ 10000/µl
– Kachexie
– Knocheninstabilitäät bei Knocheninfiltration
Relative Kontraindikationen:
– Thrombopenie ≤ 50000/µl
– Knochenmetastasen
– Anäämie
– Chronische Schmerzen
– Krampfanfäälle in der Anamnese

einmal täglich 30–45 Minuten nicht erfüllen können, kann eine Teilung des Trainings z.B. in zwei Sitzungen von jeweils 10–20 Minuten sinnvoll sein.

Einschränkungen und Kontraindikationen

Obwohl die überwiegende Mehrheit der Patienten von einem Trainingsprogramm profitiert, ist körperliche Aktivität in bestimmten Situationen untersagt (Tab. IV). Zu den absoluten Kontraindikationen zählen die akuten Erkrankungen oder die Schübe bei chronischen Krankheiten, fieberhafte Infekte und neu aufgetretene Schmerzen sowie eine Thrombopenie unter 20/nl. Eine Anämie schränkt die maximale Belastbarkeit als Folge der reduzierten Sauerstoffzufuhr zur Muskulatur ein. Bei diesen Patienten muss die Trainingsintensität entsprechend angepasst werden. Die Leukopenie bzw. Neutropenie stellt bei Einhaltung der hygienischen Maßnahmen für den Umgang mit immunsupprimierten Patienten keine Kontraindikation für körperliche Aktivität dar. Bei begleitenden Erkrankungen wie koronare Herzkrankheit, pAVK, arterielle Hypertonie, Diabetes mellitus oder Arthrose ist in der Regel eine Anpassung der Belastungsintensität erforderlich.

Nach unseren Erfahrungen kann ein Trainingsprogramm auch während der Therapie durchgeführt werden. Jedoch sind mehrere Zytostatika potenziell kardio- oder nephrotoxisch. Um das Risiko dieser Komplikationen zu minimieren, sollten sich die Patienten an den Tagen schonen, an denen sie Chemotherapeutika erhalten. Zwischen den Therapiezyklen bzw. in den therapiefreien Tagen ist eine Fortsetzung des Trainings möglich. Die Bestrahlung stellt keine Kontraindikation für ein Trainingsprogramm dar. Wie mehrere Studien belegen, führt Ausdauertraining während der Bestrahlung zu einer deutlichen Reduktion der Beschwerden und eine Zunahme der Lebensqualität [10, 11]. Ganzkörper- bzw. mediastinale Bestrahlung, vor allem in Kombination mit einer Chemotherapie, kann eine Myokarditis verursachen. Da eine potenzielle Auslösung dieser Komplikation durch eine zusätzliche körperliche Belastung derzeit nicht ausgeschlossen werden kann, sollte das Trainingsprogramm bei diesen Patienten erst 48–72 Stunden nach Ende der Therapie gestartet bzw. fortgesetzt werden.

Eine letzte, noch offene Frage ist die Auswirkung eines Trainingsprogramms auf die Überlebenszeit der Tumorpatienten. Hypothetisch können regelmäßige körperliche Belastungen das Tumorwachstum durch unterschiedliche Mechanismen beeinflussen. Physikalische Faktoren wie erhöhte Körpertemperatur, mechanische Belastung und vermehrte lokale Durchblutung können eine Auswirkung auf den Primärtumor sowie auf die Entstehung und das Wachstum von Metastasen haben. Des Weiteren bewirkt die körperliche Aktivität eine vermehrte Sezernierung von Wachstumsfaktoren (VEGF, IGF-1, Interleukine), die unter anderem die Angioneogenese, die Eiweißsynthese und die Aktivität des Immunsystems regulieren. Die direkte Wirkung dieser Faktoren auf die Tumorzellen bzw. ihre Interaktion *in vivo* sind unbekannt. Aus diesem Grund bleibt die Diskussion über das Pro und Contra von körperlicher Aktivität bei Tumorpatienten derzeit ideologisch. Die günstigen Effekte dieser Intervention auf die Leistungsfähigkeit, die Stimmung und die Lebensqualität sprechen jedoch deutlich für eine breite Anwendung von Trainingsprogrammen bei Tumorpatienten.

Literatur

1. Lucia A, Earnest C, Perez M (2003) Cancer-related fatigue: can exercise physiology assist oncologists? Lancet Oncol 4: 616–625
2. National Comprehensive Cancer Network (2003). Cancer-Related Fatigue. Clinical Practice Guidelines in Oncology v.1.2003. http://www.nccn.org, National Comprehensive Cancer Network, Inc.
3. Smets EMA, Garssen B, Schuster-Uitterhoeve ALJ, de Haes JCJM (1993) Fatigue in cancer patients. Br J Cancer 68: 220–224
4. Mock V, Atkinson A, Barsevick A et al (2000) NCCN Practice Guidelines for Cancer-Related Fatigue. Oncology (Huntingt) 14: 151–161
5. Dimeo FC (2001) Effects of exercise on cancer-related fatigue. Cancer 92: 1689–1693
6. Courneya KS (2003) Exercise in cancer survivors: an overview of research. Med Sci Sports Exerc 35: 1846–1852
7. Dimeo F, Fetscher S, Lange W, Mertelsmann R, Keul J (1997) Effects of aerobic exercise on the physical performance and incidence of treatment-related complications after high-dose chemotherapy. Blood 90: 3390–3394
8. Dimeo F, Tilmann MH, Bertz H et al (1997) Aerobic exercise in the rehabilitation of cancer patients after high dose chemotherapy and autologous peripheral stem cell transplantation. Cancer 79: 1717–1722
9. Dimeo, F (2004) Standards in der Sportmedizin: Körperliche Aktivität und Krebs. Dtsch Z Sportmed 4: 106–107
10. Mock V, Dow KH, Meares CJ et al (1997) Effects of exercise on fatigue, physical functioning, and emotional distress during radiation therapy for breast cancer. Oncol Nurs Forum 24: 991–1000
11. Mock V, Frangakis C, Davidson NE et al (2005) Exercise manages fatigue during breast cancer treatment: a randomized controlled trial. Psychooncology 14: 464–477

R. Schwarz

Psychosoziale Betreuung von Tumorpatienten

Vor der Entwicklung moderner Früherkennungs- und Behandlungsmethoden nahmen die meisten onkologischen Erkrankungen einen akuten Verlauf mit einem raschen tödlichen Ausgang. Durch die stark angewachsenen Chancen, bei besseren Behandlungsmöglichkeiten eine Heilung zu erzielen oder zumindest das Leben auch mit Krebs erheblich zu verlängern, ist ein Anfang gemacht, onkologisch Kranke vom Stigma der Unheilbarkeit und des Unheimlichen zu entlasten. Onkologische Therapie vollzieht sich aber zumeist nicht schädigungs- und verlustfrei, so dass ein Überlebensgewinn oft erkauft werden muss mit einer Zunahme an (chronischer) Morbidität mit Behinderungen im physischen und oft auch im psychosozialen Bereich [1]. So ist mit Einbußen an Lebensqualität, mit sozialen Benachteiligungen und mit einer erhöhten psychischen Krankheitsanfälligkeit zu rechnen, was weiterführende medizinische und psychosoziale Interventionen erfordern kann.

Das Fach Psychoonkologie

Als Antwort auf die komplexen psychosozialen Beeinträchtigungen entwickelte sich im Überschneidungsbereich von psychosomatischer und psychosozialer Medizin eine Spezialdisziplin, die „Psychosoziale Onkologie" oder verkürzt „Psychoonkologie" genannt wurde [2–5] und die inzwischen zum Standardangebot in der akuten und rehabilitativen onkologischen Medizin gehört. Das primäre Ziel der Psychoonkologie im klinischen Kontext besteht darin, die Belastung durch Krankheit und Behandlung lindern zu helfen, die Patienten in der Auseinandersetzung mit Krankheit und Krankheitsfolgen zu unterstützen bzw. psychischen Fehlentwicklungen vorzubeugen und gemeinsam neue Perspektiven in der gewandelten Lebenssituation zu entwickeln. Darüber hinaus verfolgen Psychoonkologen eigene und interdisziplinäre Forschungsfragen auf dem Gebiet der Prävention, Therapie und Rehabilitation, wie auch die Förderung einer wissenschaftlich begründeten psychosozialen Behandlung von Tumorkranken. Daraus lässt sich die folgende Definition ableiten:

> Unter Psychosozialer Onkologie („Psychoonkologie") verstehen wir die Lehre von den Wechselbeziehungen zwischen seelischen und sozialen Prozessen einerseits und Entstehung und Verlauf von Tumorerkrankungen und deren psychosozialen Begleiterscheinungen andererseits.

Im Einzelnen befasst sich die Psychoonkologie mit der (wissenschaftlich fundierten) Begleitung, Beratung und Behandlung von Tumorpatienten und deren Angehörigen in den verschiedenen Krankheitsphasen, in Akutversorgung, Nachsorge, in Prävention und Rehabilitation, zur Unterstützung der Krankheitsverarbeitung, zur Stabilisierung der Lebensqualität und ggf. Verbesserung der Überlebensprognose [6]. Die Psychosoziale Onkologie repräsentiert ein ganzheitliches, d.h. bio-psycho-soziales Verständnis von Krankheit und Gesundheit. Das bedeutet auch, dass die Psychosoziale Onkologie ihrem Wesen nach ein interdisziplinäres Fach ist. Seine Aufgabenstellungen ergeben sich hauptsächlich aus den medizinisch-onkologischen Entwicklungen und den seelischen sowie sozialen Anforderungen, die den Patienten erwachsen. Tabelle 1 gibt eine Übersicht.

Anwendungsfelder

Psychoonkologische Fachkunde ist in allen Bereichen des Medizinsystems gefragt, wo es einerseits um Verhaltensweisen und Einstellungen von und zu krebskranken Menschen und deren Angehörigen geht und wo andererseits der fachkundige und empathische Umgang mit diesen Menschen in Institutionen des Gesundheitswesens und der Gesellschaft generell gemeint ist. In stationären und ambulanten Einrichtungen liegt die psychoonkologische Verantwortung

Tabelle I. Entwicklungen der Onkologie – als Schrittmacher für die Psychoonkologie.

Entwicklungen in der Onkologie	Psychoonkologische Themen
Neue diagnostische, prognostische Möglichkeiten: z.B. MRT, PET; Tumormarker; Molekulargenetik	„Aufklärung"; Informed consent bzw. dissent Bewältigung der Informationsflut u.a. durch diverse Medien
Hochdifferenziertes und komplexes Behandlungsrepertoire wie minimal-invasive Chirurgie, Chemo-, Radio-, Immun-, Gentherapie, Transplantation, etc.	Beteiligung der Patienten an Therapieentscheidungen („shared decision making", „empowerment") Verarbeitung und Bewältigung von Begleitsymptomen, Nebenwirkungen, Versehrtheit, Behinderung und psychischer Komorbidität
Interdisziplinäre, onkologische Intensiveinrichtungen	Identifikation psychosozial betreuungsbedürftiger Patienten Implementierung psychoonkologischer Dienste; Evaluation psychoonkologischer Behandlungsmethoden
Entwicklung neuer therapeutischer Optionen (first, second, third etc. -line Therapien)	Schwanken zwischen Hoffnung und Verzweiflung Beendigung der onkologischen Therapie Lebensqualität als therapeutischer Endpunkt
„Außenseitermedizin" und Behandlungsmethoden ohne wissenschaftlichen Wirksamkeitsnachweis	Auseinandersetzung mit „Heilern", „Gurus" bzw. unseriösen Heilungsversprechen Subjektive Krankheitstheorien über Entstehung und Verlauf
Palliativstationen, ambulante, stationäre Hospizarbeit	Symptomkontrolle, Umgang mit Sterben und Tod Patientenverfügung und Betreuungsvollmacht
Entwicklungen im Gesundheitswesen: – Evidence Based Medicine (EBM) – Disease Management Programe (DMP) – Disease Related Groups (DRG)	Effektivität und Effizienz psychoonkologischer Versorgung Integration der Psychoonkologie in neue Versorgungsformen Curriculare psychoonkologische Fort- und Weiterbildung

zunächst bei den Berufsgruppen, die für Behandlung und Pflege der Patienten unmittelbar verantwortlich sind. Bei sozialen oder seelischen Notlagen, die über das allgemeinärztliche oder pflegerische Grundlagenwissen hinausgehen, aber auch bei emotionaler Überforderung von Ärzten und Pflegenden, müssen fachpsychoonkologische Dienste – wie psychoonkologisch weitergebildete, ärztliche oder psychologische Psychotherapeuten, Sozialarbeiter und Pflegende – hinzugezogen werden, deren Aufgabe auch in der Unterstützung und Weiterqualifizierung der primär Zuständigen besteht.

Für die verschiedenen Bereiche haben sich spezielle psychoonkologische Kooperations- und Unterstützungsmodelle herausgebildet, wie Tabelle II in der Übersicht zeigt.

Versorgungsbedarf

Die zahlenmäßige Größe des psychosozialen Unterstützungsbedarfs ist schwer zu fassen. Prinzipiell steht jedem Krebskranken eine gründliche Fachberatung zu, z.B. über sozialrechtlich garantierte Unterstüt-

Tabelle II. Psychoonkologische Tätigkeitsbereiche.

Akutklinik, Palliativstation, Hospiz	Konsiliar-, Liaisondienst, Arbeitsgruppe: Besuch am Krankenbett, Visitenteilnahme
Stationäre oder ambulante Rehabilitationseinrichtung	Hausbesuche und psychoonkologische Außensprechstunden in Arztpraxen, Ämtern etc.
Psychosoziale Beratungsstelle in unterschiedlicher Trägerschaft	Zusammenarbeit mit Selbsthilfegruppen und Laienverbänden
Psychotherapeutische Praxis	Balint-Gruppen, (Team-)Supervision, Kasuistik, Fort- und Weiterbildung
	Wissenschaftliche Kooperation in klinischen Studien
	Begutachtungsfälle: Schwerbehindertenrecht, Soziales Entschädigungsrecht, Rentenrecht etc.

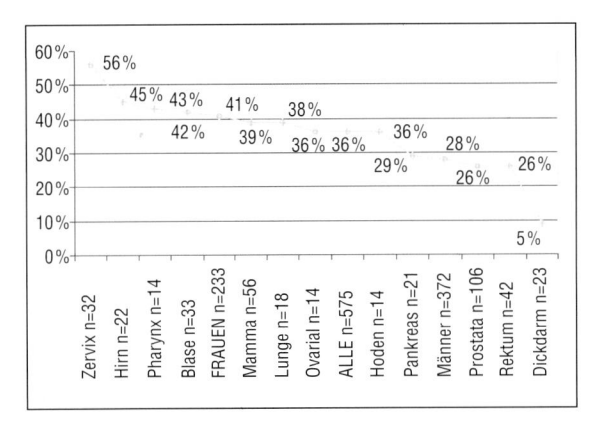

Abbildung 1. Psychische Komorbiditäten (nach ICD 10) bei Leipziger Patienten (n = 575) nach Tumorlokalisationen und Geschlecht; Altersbereich: 21–89 Jahre [12].

zungsmöglichkeiten, über Rehabilitation, Nachsorge und weitere flankierende Hilfen (Unterstützungsfonds, Selbsthilfe [7–9]).

Der diagnostische und therapeutische Prozess stürzt viele Patienten und ihre Angehörigen in schwere psychische Krisen, die in etwa 50 % der Fälle [10] nicht oder nur verzögert abklingen oder nachteilige psychische Folgen zeitigen und in einem hohen Prozentsatz in eine klinisch relevante psychische Störung münden. So stellte sich in mehreren Studien heraus, dass bei mehr als einem Drittel der befragten Patienten ein im Prinzip behandlungsbedürftiges psychisches Leiden vorlag [11, 12] (Abb. 1). Psychische Leiden werden bei einer beträchtlichen Zahl von Tumorkranken bei Stellung der Tumordiagnose („prämorbid") schon bestehen bzw. mit den Belastungen durch die Erkrankung zum Ausbruch kommen, reaktiv als Symptome des Krankheitsverarbeitungsprozesses entstehen oder als organisch bedingte Folge der Erkrankung und Behandlungen auftreten. Psychische Erkrankungen können Risikoverhalten (wie schädigender Nikotin- und Alkoholkonsum, Ernährungsweise) begünstigen bzw. mit dem weiteren Verlauf von Krebserkrankungen wechselseitig in Verbindung treten.

Auf Grund psychiatrischer und psychotherapeutischer (wissenschaftlich begründeter) Erfahrung besteht hier die Notwendigkeit einer psychoonkologischen (Mit-)Behandlung, auf die nicht ohne gravierende gesundheitliche und soziale Nachteile für den Betroffenen verzichtet werden kann [13].

Des ungeachtet werden maximal ein Drittel der Patienten mit einer psychischen Störung als psychoonkologisch behandlungsbedürftig erkannt, und nur eine verschwindend geringe Anzahl findet tatsächlich eine fachkundige Unterstützung [12]. Diese ungenügende Inanspruchnahme psychosozialer Beratungsangebote lässt sich allerdings nicht nur mit der psychoonkologischen Unterdiagnostik erklären. Auch Patienten selbst scheuen oft davor zurück, sich als psychisch oder sozial hilfsbedürftig zu zeigen, möglicherweise wegen der Stigmatisierung, die mit solchen Problemlagen verbunden ist.

Exkurs: Hypothesen zur psychosozialen Krebsätiologie oder die so genannte Krebspersönlichkeit

Aus der Vorstellung heraus, onkologische Erkrankungen hätten eine seelische Ursache, leiten immer noch einige Psychotherapeuten ihre Forderung nach vorsorglicher Psychotherapie ab oder erklären prinzipiell alle Krebskranke als psychotherapiebedürftig. Die Krebserkrankung sei als Symptom einer primär seelischen Krankheit zu deuten, nämlich einer Persönlichkeitsstörung, lautet die These. Mit einer solchen „Krebspersönlichkeit", kurz „Typ C" genannt, werden folgende Merkmale verbunden: depressiv geprägte Antriebsgehemmtheit bei eingeschränkter emotionaler Schwingungsfähigkeit, Überangepasstheit und kindlich-abhängiger Beziehungscharakteristik. Eine kritische Betrachtung dieser Thesen findet sich bei *R. Schwarz* [14, 15].

Viele Krebspatienten suchen Zuflucht bei seelischen Erklärungsansätzen, allerdings mit dem bemerkenswerten Unterschied zu der wissenschaftlichen Diskussion, dass es sich bei den Laienvorstellungen meist um Überlastungs- oder Stress- und nicht um Persönlichkeitstheorien handelt. Die Zuschreibung einer Persönlichkeitsstörung wird eher als diskriminierend und zusätzlich belastend erlebt [16].

Bei den Überlegungen über die Theorien einer psychosomatischen Ätiologie onkologischer Erkrankungen ist klar zu unterscheiden, ob sie im Kontext eines psychotherapeutischen Gesprächs mit dem einzelnen Patienten stehen, vielleicht mit dem Ziel, dessen Krankheitserleben aus seiner persönlichen Erlebenswelt heraus zu begreifen, oder ob es um die wissenschaftliche Überprüfung einer Theorie geht. Letzteres kann bei Anspruch auf Verallgemeinerbarkeit nicht mit Erfahrungen z.B. aus einer Behandlung oder einer psychotherapeutischen Inanspruchnahmeklientel geleistet werden, auch wenn es immer wieder von psychoonkologisch interessierten PsychotherapeutInnen in freier Praxis oder mit Einzelfallerfahrung versucht wird. Die der psychotherapeutischen Praxis eigene Neigung, Leidensäußerungen assoziativ mit biographischem Material ursächlich zu verknüpfen, birgt die Gefahr ätiologischer Fehlschlüsse.

In der wissenschaftlichen Auseinandersetzung mit Hypothesen über psychosoziale Krebsursachen sollten neben dem Konstrukt „Krebspersönlichkeit" auch andere Faktoren berücksichtigt werden, wie klar definierte Risikofaktoren mit psychosozialem Hintergrund; und hier lassen sich in der Tat einige Ansatzpunkte finden: Als erstes wären verhaltensbedingte Risiken zu nennen, die die Wahrscheinlichkeit einer Krebserkrankung erhöhen, wie Tabak-, Alkoholkonsum, übermäßige UV-Lichtbestrahlung, ungünstige Ernährungsgewohnheiten und bewusste Vernachlässigung von Schutzmaßnahmen vor berufsbedingten Schädigungen. Dass risikoträchtige Lebensgewohnheiten, vor allem wenn sie Suchtcharakter haben, seelisch mitbedingt sind, steht außer Frage. Weiterhin sind Gründe für eine (mangelnde) Inanspruchnahme von präventiven Möglichkeiten im seelischen wie im sozialen Bereich zu suchen.

Umstritten und nach dem derzeitigen Wissensstand eher unzutreffend jedoch ist die häufig vertretene Ansicht, dass Krebs eine auf Persönlichkeitseigenschaften („Typ C") zurückzuführende psychosomatische Erkrankung im engeren Sinne sei, auch wenn diese Idee seit Hippokrates und Galenus von vielen prominenten Ärzten vertreten wurde und selbst im aktuellen Schrifttum immer wieder auftaucht. Hippokrates gilt als Gewährsmann für die These, dass die Melancholie ein Vorläufer von Krebs sei. Später wurde angenommen, dass leib-seelische Überlastungen über eine Erschöpfungsdepression zu Krebs führten. Noch heute wird immer wieder – ungeachtet der fehlenden wissenschaftlichen Grundlagen – der Depression eine krebserzeugende Wirkung zugeschrieben.

Als Vermittler zwischen Persönlichkeit, Stressbelastung und Tumorentstehung gelten immunologische Prozesse oder nervale Einflüsse über das zentrale Nervensystem. Die Bestätigung dieser Theorien bleibt jedoch lückenhaft und in wesentlichen Teilen auf das Tiermodell beschränkt [17].

Studien zu seelischen Krebsursachen insgesamt kranken in der Regel an der Logik des Versuchsaufbaus, an Problemen der meist ungenügenden Stichprobe, an ungenügender Berücksichtigung wesentlicher allgemeiner Einflussgrößen (z.B. Alter) und schließlich an widersprüchlichen Ergebnissen. Wenn man sich zudem den einer „Krebspersönlichkeit" zugeschriebenen Eigenschaftskatalog – wie allgemeine Gehemmtheit, Überangepasstheit und Autoritätsabhängigkeit, Depressivität, etc. – unbefangen vor Augen führt, dann liegt der Gedanke näher, dass es sich hier um Reaktionen auf die Krebserkrankung handelt, also um die Spuren der Auseinandersetzung mit einer existenziellen Krise – und nicht um Krankheitsursachen.

Psychotherapeutische Interventionen

Der primäre Zugang zum Krebskranken muss bestimmt sein von der Anerkennung der Realität des Traumas, das Krankheit und Behandlung für den Einzelnen bedeuten können – auch bei Berücksichtigung der Tatsache, dass sich das Erleben der aktuellen Situation zusammensetzt aus Einflüssen der jeweilig einzigartigen Persönlichkeit des Kranken mit ihren Verwundbarkeiten und Konflikten, die dessen „innere" Welt ausgestalten, und durch die Umstände des aktuellen Krankheitsgeschehens selbst.

Psychoonkologische Diagnostik

Im Falle einer Krebserkrankung ist die onkologische Diagnostik durch eine psychosoziale zu ergänzen.

Tabelle III.

1. Psychische Vorerkrankungen:
- Manifeste psychische Erkrankungen: bestanden zeitlich vor dem Krebsleiden und beeinflussen die Auseinandersetzung mit der Krankheitssituation.
- Latente psychische Erkrankungen (spezifische Konfliktlabilität, Persönlichkeitseigenheiten): können durch das Krebsleiden bzw. dessen Folgen manifest werden – als

2. Psychische Begleiterkrankungen:
- z.B. Anpassungsstörungen, sekundäre Hypochondrie bei vorbestehender (unspezifischer) Vulnerabilität.

3. Psychische Folgeerkrankungen: wären ohne die Belastungen durch Krankheit und Therapie nicht entstanden – wie

3.1. Psychovegetative Begleiteffekte bzw. Nebenwirkungen bei Chemotherapie und Strahlenbehandlung.

3.2. Unspezifische Reaktionen auf schwere Belastungen als Anpassungsstörungen (ICD F43),

akute Belastungsreaktion (Krisenreaktion, psychischer Schock, ICD F43.0)

posttraumatische Belastungsstörung (traumatische Neurose, ICD F43.1)

Anpassungsstörungen (ICD F43.2 bis F43.9)

(posttraumatische) Persönlichkeitsstörung nach Extrembelastung (ICD F62)

3.3. Bei speziellen Tumorlokalisationen zu erwartende psychosoziale Beeinträchtigungen und Störungen:

beeinträchtigte Sexualität bei Mamma-Ca., Prostata-Ca., Hodentumoren etc.;

soziale Isolation bei Gesichts- und Kehlkopftumoren, etc.

4. Störungen in der Primär-Gruppe (Familie)

Die Indikation zur Psychotherapie basiert auf einer diagnostischen Beschreibung und Einordnung des jeweiligen Leidenszustandes. Die Diagnose wird in der Regel im Rahmen einer psychosozialen Anamnese und Exploration, ggf. verbunden mit einem standardisierten klinisch-psychiatrischen Interview gestellt. Vielfach finden auch (Kurz-)Fragebögen im Sinne eines Screenings Anwendung.

Die Einteilung in Tabelle III kann als Übersicht über die psychischen Störungen bei Krebskranken gelten. Differentialdiagnostisch sind regressive Phänomene, die durch eine traumatische und gleichzeitig infantilisierende Krankheits- und Behandlungssituation provoziert werden oder Prozesse im Zusammenhang mit der Krankheitsauseinandersetzung zu unterscheiden von Zeichen einer psychischen Vorerkrankung. So finden wir fast regelmäßig im Zuge eines fortschreitenden malignen Leidens zumindest vorübergehend borderline-ähnliche „frühe" Abwehrformationen (Ich-Regression) mit Spaltung, Verleugnung, Idealisierung, Entwertung, z.B. als Formen der Angstregulation und Depressionsabwehr, und im späteren Verlauf als wichtige Abwehrform die Abspaltung, die ein von Affekten unbehelligtes seelisches Funktionieren erlaubt. Außerdem können auch organisch-neurologische Vorgänge psychische Symptome hervorrufen [18].

Krankheitsverarbeitung

Während grundsätzlich jeder Krebspatient einer gründlichen Beratung bedarf, die auch psychosoziale Aspekte einschließt, müssen spezielle psychotherapeutische Interventionen indikationsbezogen und auf die individuellen Gegebenheiten abgestimmt sein und nicht von einem wie auch immer gearteten „Krebsstereotyp" ausgehen. Die Diagnose „Krebs" bildet zwar (mit Einschränkungen) für Faktoren wie die Tatsache einer Psychotraumatisierung und für die Notwendigkeit von Nachsorge und Rehabilitation einen gemeinsamen Nenner und meist auch hinsichtlich der Reaktionen der Umwelt. Im Weiteren sind dagegen die Belastungsreaktionen, Bedeutungserteilungen und Bewältigungsversuche des Einzelnen betreuungsrelevant. Dementsprechend kommt der Krankheitsverarbeitung des Einzelnen, dem amerikanischen Sprachgebrauch folgend oft „Coping" genannt, eine zentrale Rolle zu. Dabei geht es um die äußere, aber auch um die innere Realität „Krebs", das heißt um die persönliche „Bedeutungserteilung" und um die bedrohlichen, z.T. schrecklichen Bilder, die ganz persönlichen, oft zusätzlich krankmachenden Vorstellungen von dieser Krankheit: z.B. als Strafe, als Todesurteil, als Unrecht, begleitet von Siechtum, Schmerz und Abhängigkeit. Um größtmögliche emotionale Stabilität wieder zu gewinnen, setzen innere Prozesse ein, eine meist unbewusste, innerpsychische „Abwehr", oft subsumiert unter den Coping-Begriff, der ursprünglich vor allem bewusste Problemlösungsprozesse bezeichnet [19].

> Nach *Edgar Heim* [20] verstehen wir unter Krankheitsverarbeitung („Coping") die Gesamtheit der seelischen (und sozialen) Prozesse, um bestehende oder erwartete Belastungen im Zusammenhang mit einer Krebserkrankung emotional, kognitiv oder durch zielgerichtetes Handeln zu reduzieren, auszugleichen, zu verarbeiten oder zu ertragen.

Auf den Einzelfall bezogen sind die folgenden Fragen zu beantworten: Wie versucht der Patient unter den gegebenen Krankheits- und Behandlungsbelastungen seine seelische Stabilität und soziale Balance zu erhalten oder wiederherzustellen? Auf welche inneren Stärken und äußeren Hilfen („Ressourcen") kann er bauen? Wovon hängen Erfolg oder Misserfolg dieser Bemühungen ab?

Wir können uns allerdings nicht auf allgemeingültige psychotherapeutische Krebsuniversalien berufen; *den* Krebspatienten gibt es nicht. Das gilt auch für die bekannte Phasenabfolge der Krankheitsverarbeitung nach *Kübler-Ross* [21], sofern sie nicht Phänomene beschreibt, die in krisenhaften Entwicklungen generell beobachtet werden können. Sie sind keineswegs für Krebs und auch nicht für den Sterbeprozess typisch und deren Reihenfolge sollte nicht als behandlungsleitende Norm missverstanden werden [22].

Exkurs: Das Krisenmodell nach Elisabeth Kübler-Ross

Viele Phasenmodelle, und so auch das von *E. Kübler-Ross*, gründen sich auf eine Stadieneinteilung, die auf den skandinavischen Krisenforscher *A. Cullberg* [23] zurückgeht, nämlich eine Schock-, Reaktions-, Bearbeitungsphase und Neuorientierung. *E. Kübler-Ross* hat vor allem „Reaktion" und „Bearbeitung" noch weiter ausdifferenziert und kommt zu Stadien, die sie „Nichtwahrhabenwollen und Isolierung", „Zorn", „Verhandeln", „Depression" und „Zustimmung" genannt hat.

Der auf das Krisengeschehen unmittelbar folgende Schock mit Verleugnung der Realität oder nach *Kübler-Ross* des NichtwahrhabenWollens und der Isolierung hält die unerträglich erscheinenden Tatsachen vom Bewusstsein fern, bis im Zuge der Behandlung oder im Gespräch mit anderen eine allmähliche langsame Konfrontation mit der Wirklichkeit möglich wird. Im Übergang beobachten wir nahezu regelmäßig einen fluktuierenden Zustand zwischen Wissen und Nichtwissen („*middle knowledge*") als Zeichen für das Bedürfnis nach innerem und äußerem Interpretationsspielraum.

Die Patienten befinden sich in einem Ausnahmezustand, und in dieser inneren Lage besteht eine eingeschränkte Merkfähigkeit – woran besonders zu denken ist, wenn wichtige Informationen vermittelt werden sollen. Es ist nicht damit zu rechnen, dass Patienten sich später korrekt erinnern. Es hat sich deshalb als nützlich erwiesen, bei Situationen, deren Bedrohlichkeit vorhersehbar ist, eine Begleitperson hinzuzuziehen oder sich auf wiederholte Erklärungen einzustellen. Es ist auf jeden Fall zu vermeiden, die Abwehr des Patienten durch wiederholte, forcierte Aufklärungsaktionen durchbrechen zu wollen, um nicht Panikhandlungen zu forcieren.

Die schließlich unvermeidbare Konfrontation mit der Realität hat besonders schmerzhafte seelische „Reaktionen" zur Folge mit Gefühlen wie Aggression und Neid mit als ungerecht erscheinenden Schuldzuschreibungen, was *E. Kübler-Ross* unter dem Begriff „Zorn" zusammengefasst hat. Das Dilemma, gleichzeitig Angst und Wut zu spüren, kann sich – gleichsam als Kompromiss – in Form eines Euthanasiebegehrens äußern. Ein anderer Ausweg aus diesem Dilemma scheint das so genannte „Verhandeln" zu bieten. Wenn er (der Patient) dieses oder jenes Opfer brächte, vielleicht würde ihn dann das Schicksal noch ein wenig verschonen. Solche Opfer zeigen sich oft in der Hinwendung zu „alternativen" Behandlungsmethoden, für die Patienten bereit sind große Summen aufzuwenden und enorme Verzichtleistungen zu erbringen.

Die „Seelenarbeit", die letztlich zu leisten ist, besteht in einer psychischen Integration der Tatsache, an Krebs erkrankt (gewesen) zu sein und sich mit den Folgen – meist sind es Verluste – arrangieren zu müssen, um ein inneres Gleichgewicht wieder zu finden. Diese „Bearbeitung" oder seelische Aneignung („Bearbeitungsphase") ist sehr anfällig für Störungen. Wenn Abschied und Trauer über den eingetretenen oder erwarteten Verlust nicht möglich erscheinen, z.B. wegen unüberwindbarer Verletzungen und Kränkungen oder weiterreichender nicht verwundener Verluste, kann es zu einer depressiven Erstarrung kommen, die eine psychotherapeutische Unterstützung erfordert.

Depressive Symptome finden sich generell im gesamten Verlauf von Krebserkrankungen, als Ausdruck eines letztlich nicht vermeidbaren Verlusterlebens. Die Verdichtung auf eine Phase der Krankheitsauseinandersetzung durch *E. Kübler-Ross* entspricht am ehesten einer gewissen Akzentsetzung. Die Depression des Krebskranken speist sich aus mehreren Quellen; so zweifeln viele Erkrankte an ihrem persönlichen Wert durch eine reale oder phantasierte Einbuße an körperlicher Attraktivität, an Selbständigkeit oder durch den Verlust ihrer sozialen Position. Gedanken werden lebendig an Versäumnisse der Vergangenheit; Trauer kommt auf über das so empfundene „ungelebte Leben" oder es werden schmerzhaft erlebte Verluste aus der Vergangenheit erneut spürbar. Von einem depressiven Erleben geprägt ist auch die vorwegnehmende Trauer in Erwartung eines drohenden Verlustes; die Patienten nehmen Abschied von Vorlieben, von Sehnsüchten, von Menschen, die für sie wichtig sind. Vor die Frage gestellt, weiter zu kämpfen oder zu resignieren, neigen Patienten jetzt oft zum Aufgeben.

Das Ziel des inneren Prozesses, trauernd Abschied zu nehmen, besteht darin, die Situation in ihrer Unveränderbarkeit zu akzeptieren und eine Neuorientierung zu ermöglichen, mit veränderter Sinnfindung und neuen Perspektiven, auch angesichts eingeschränkter Überlebensperspektiven.

Die Fragen, welche Bewältigungseinstellungen und welche konkreten Verhaltensweisen anpassungsförderlich sind und möglicherweise auch mit einem besseren medizinischen Krankheitsverlauf einhergehen, bleiben noch weitgehend unbeantwortet. Keiner kann sagen, was in diesem Sinne aus wissenschaftlicher Perspektive „richtig" sei. Die klinische Erfahrung mit der Betreuung krebskranker Menschen hat gezeigt, dass immer dann, wenn Menschen zu flexiblem Einsatz sowohl von Verleugnung als auch zu couragiertem Zugehen auf andere fähig sind, wenn eine Balance zwischen situationsangemessener, partieller Übertragung von Verantwortung auf andere und selbständiger, aktiver Auseinandersetzung gefunden ist, dass dann Kooperationsfähigkeit und Entscheidungsfreiheit des Patienten insgesamt erhalten und Autonomie und Würde, selbst bei Pflegebedürftigkeit, gewahrt bleiben können. Es leuchtet unmittelbar ein, dass die Formen des Umgangs mit der Erkrankung im konkreten Einzelfall unterschiedlich sein müssen, je nach Eigenarten des Verlaufs, nach therapeutischer Beeinflussbarkeit, nach Schwere der Symptomatik und leibseelischer Beeinträchtigung, und dass ein und dasselbe Verhalten je nach Erfordernis der Situation anpassungsförderlich oder hinderlich sein kann.

Daraus folgt, dass psychoonkologische Therapie ausgehen muss von dem individuellen, auch lebensgeschichtlich geformten und meist konflikthaften Krankheitserleben und der persönlichen Weise, sich damit auseinanderzusetzen.

Psychoonkologische Behandlungsformen

Vielen Patienten gelingt es, mit der unausweichlichen seelischen Not, die eine Krebserkrankung mit sich bringt, aus eigener Kraft und mit Hilfe ihres sozialen Netzes, ggf. unterstützt durch Selbsthilfegruppen oder auch im Rahmen einer einfühlsamen und tragenden Arzt-Patienten-Beziehung zurecht zu kommen.

Spezifische psychoonkologische Unterstützungs- und Behandlungsangebote sind oft ergänzend (adjuvant) hilfreich bei der rascheren Überwindung akuter Krisen oder bei der Linderung von psycho-physischen Nebenwirkungen der verschiedenen onkologischen Behandlungsformen. Dabei gilt, je mehr das Krebsleiden fortgeschritten ist, umso gravierender sind die psychischen Begleitsymptome. Eine Übersicht psychoonkologischer Zielsetzungen gibt Tabelle IV. Um diese Behandlungsziele in den verschiedenen onkologischen Institutionen und Settings erreichen zu können, ist die Kooperation aller beteiligten Fachdisziplinen erforderlich, wobei psychoonkologische Expertise als Bestandteil der Basisqualifikation der jeweiligen Berufsgruppen als auch durch entsprechendes Fachpersonal repräsentiert sein muss, um das erforderliche psychoonkologische Interventionsspektrum, wie es in Tabelle V skizziert ist, abbilden zu können.

Lebensqualität und Psychoonkologie in der palliativen Situation

Die palliative Krankheits- und Behandlungssituation stellt für alle Beteiligten, so auch für den Psychoonkologen, eine besondere Herausforderung da. Im Falle einer fortschreitenden Krebserkrankung haben Patienten und Angehörige eine kontinuierliche Krise zu bestehen, die sich in ihrer existentiellen Bedrohlichkeit steigert, bis die Auseinandersetzung mit dem Lebensende schließlich real und unabweisbar wird.

Tabelle IV. Spezielle psychoonkologische Behandlungsziele.

Symptomreduktion, -kontrolle: z. B. Schmerz, Fatigue, Anorexie, Übelkeit, Erbrechen etc.
Krise überwinden, Krankheitsverarbeitung unterstützen, Angst, Trauer, Depression lindern
Adaptations- und reintegrations-, bzw. rehabilitationsförderliche Verhaltensweisen erproben (z.B. Mitwirkung an Entscheidungen in geteilter Verantwortung), ggf. Korrektur von Risikoverhalten
Bearbeitung der Situation „Leben mit einer Krebserkrankung", Integrationsleistung erbringen, Ausdruck von Bedürfnissen und Emotionen fördern und Anliegen nach Sinnfindung und spirituelle Anliegen aufnehmen
Emotionales Wachstum und Selbstakzeptanz unterstützen, z.B. durch Förderung konstruktiver Konfliktlösungen und Hilfe zur Erarbeitung eines neuen Krankheits- und Lebensverständnisses
ggf. Unterstützung, einen „angemessenen Tod" erleben zu können, den Tod, das Sterben „entgiften" („detoxifying dying"); Trauerbegleitung der Angehörigen (und der Teammitglieder) gewährleisten.

Dadurch kommt es zu einer Ausnahmesituation von hoher emotionaler Intensität. In dieser Lage stehen die behandelnden Ärzte und die Pflegenden vor dem Problem, sich nicht von der Todesnähe lähmen, aber auch nicht zu Überaktivität verleiten zu lassen und gleichzeitig den Patienten als kompetente und wahrhaftige Gesprächspartner zur Verfügung zu stehen. Die Notwendigkeit, zugleich einen hohen onkologisch-medizinischen Standard aufrecht zu erhalten und den komplexen psycho-sozialen Erfordernissen gerecht zu werden, macht die Arbeit im palliativen Bereich zu einer interdisziplinären Bewährungsprobe, die es zu Recht verdient, „Ganzheitsmedizin" [24, 25] genannt zu werden.

Aus psychosozialer Perspektive gehört dazu, dass die Patienten von ihrer Situation Mitteilung erhalten und schließlich auch aktiv an der Neudefinition und Ver-

Tabelle V. Das psychotherapeutische Spektrum.

Situations- bzw. Setting-bezogene Interventionen („Kontexthilfen")	Spezielle psychotherapeutische Ansätze
„Psycho-ökologische" Interventionen zur Gestaltung einer haltenden und tragenden Umgebung	Notfallpsychotherapie, Krisenintervention
Für die Krankheitsverarbeitung günstige mitmenschliche Bedingungen schaffen: z.B. soziales Netz aktivieren	Kognitiv-behaviorale und edukative Interventionen: z.B. Entspannungstechniken, Selbstsicherheitstraining, Gesundheitserziehung, „Gesundheitstraining" etc.
Kooperative, kommunikative und betreuerische Kompetenz im onkologischen Team fördern	Konfliktorientierte, psychodynamische Therapieformen

wirklichung der Behandlungsziele mitwirken. Die Gefühlslage, die Erlebens- und Verhaltensweisen aller sind primär geprägt von der konflikthaften Auseinandersetzung mit Grenzen der Behandelbarkeit. Die Verarbeitung von Verlusten und der Notwendigkeit von Verzichtleistungen mit der begleitenden Trauer stellen erhebliche Anforderungen an die intra- und interpersonelle, emotionale Integrationsfähigkeit der Patienten aber auch der Behandler. Die Ziele einer palliativen Tumortherapie sind vorrangig auf lebensqualitative Erwägungen ausgerichtet und auf das Ende des Lebens des Patienten hin orientiert, wozu ganz wesentlich die Kontrolle physischer, somatopsychischer (psychosomatischer) und psychischer Symptome gehört, bei Berücksichtigung individueller Bedürfnisse und spiritueller Anliegen.

Der Umgang mit intensiven Emotionen und die Regelung von Beziehungen in Grenzsituationen stellen ein Charakteristikum der palliativen Behandlungssituation dar und geben besonders auch der psychosozialen Kompetenz aller Beteiligten ein besonderes Gewicht – was die Bezeichnung von Palliativeinheiten als „Psychosoziale Intensivstationen" rechtfertigt in dem Sinne, dass die fachlich kompetente Beachtung psychischer Prozesse eine *conditio sine qua non* einer angemessenen palliativen Krankenbehandlung darstellt.

Während „Lebensqualität" bei kurativer Therapieintention als sekundäres Behandlungsziel gilt, kommt ihr im Palliativkontext der Rang eines primären Ziels zu. Lebensqualitätserwägungen werden in der Onkologie und auch in der Palliativmedizin unter zwei Perspektiven angestellt:

1. als Bewertungskriterium einer Behandlungsform über die tumorspezifischen Parameter hinaus, z. B. das Spektrum der zu erwartenden Nebenwirkungen im somatischen, psychischen und sozialen Bereich. Hier steht der quantifizierende Zugang im Vordergrund, der durch eine Reihe geeigneter Messinstrumente gewährleistet erscheint [26, 27].
2. als Kennzeichnung des Prinzips einer an den Erfordernissen des Einzelfalls orientierten Behandlungs- und Betreuungsplanung.
   In diesem eher als qualitativ einzustufenden Fall wird „Lebensqualität" als Resultat einer Reihe von Dimensionen der allgemeinen und speziellen Lebenswelt verstanden, wobei eine immer wieder neu vorzunehmende Gewichtung der Bedeutung der Lebensumstände und der aktuellen Bedürfnislage bestimmend ist.

Handlungsleitend auch hinsichtlich medizinischer Maßnahmen sind letztlich die persönlichen Einschätzungen von Gewinn und Verlust des jeweiligen Patienten.

Lebensqualität ist somit nicht identisch mit Ausprägungen auf einem wie auch immer ausführlichen Symptomprofil. Über die aktuellen leib-seelischen Belastungsfaktoren hinaus bildet sich Lebensqualität durch die persönliche Lebensauffassung, die Lebensziele und den Lebenssinn. Die Abstimmung der medizinischen Möglichkeiten mit dem Lebensganzen bedarf eines kontinuierlichen Gesprächs zwischen Arzt und Patient, das in seinen Grundlagen an psychoonkologischen und psychotherapeutischen Prinzipien ausgerichtet ist.

Literatur

1 Ganz PA (2005) A teachable moment for oncologists: Cancer survivors, 10 million strong and growing. J Oncol 23: 5458–5460
2 Holland JC and Rowland JH (eds) (1989) Handbook of Psychooncology. Oxford University Press, New York, Oxford
3 Holland JC (2002) Psycho-oncology. Oxford University Press, New York, Oxford.
4 Meerwein F†, Bräutigam W (1979/1998) Einführung in die Psychoonkologie. Hans Huber, Bern
5 Psychoonkologische Fachgesellschaften: www.pso-ag.de, www.dapo.de
6 Sellschopp A (2002) (Hrsg) Manual Psychoonkologie. Zuckschwerdt, München, Wien, New York
7 Deutsche Krebshilfe e. V. (2005) Wegweiser zu Sozialleistungen, Köln
8 Frauenselbsthilfe nach Krebs e. V. (2005) Soziale Informationen 2005. Mannheim
9 Wechsung P und Autorenkollektiv (1989/1998) Das Sozialrecht in der medizinischen Rehabilitation von Krebskranken. Schriftenreihe des Tumorzentrums Heidelberg/Mannheim, 5. Auflage
10 Derogatis LR, Morrow GR, Fetting J, Penman D, Piasetsky S, Schmale AM, Henrichs M, Carnicke CLM (1983) The prevalence of psychiatric disorders among cancer patients. *JAMA* 249, 751–757
11 Kauschke M, Krauß O, Schwarz R (2004) Psychische Komorbiditäten bei onkologischen Patienten. Forum DKG 19: 30–32
12 Keller M, Sommerfeldt S, Fischer C, Knight L, Riesbeck M, Löwe B, Herfarth C, Lehnert T (2004) Recognition of distress and psychiatric morbidity in cancer patients: a multimethod approach. Ann Oncol 15: 1243–1249
13 Franz M, Häfner St, Lieberz K, Reister G, Tress W (2000) Der Spontanverlauf psychogener Beeinträchtigung in einer Bevölkerungsstichprobe. Psychotherapeut 45: 99–107
14 Schwarz R (1994) Die Krebspersönlichkeit – Mythos und klinische Realität. Schattauer, Stuttgart
15 Schwarz R (2004) Die „Krebspersönlichkeit" – Mythen und Forschungsresultate. Psychoneuro 30(4): 201–207
16 Sontag S (1978) Krankheit als Metapher. Hanser, München
17 Kropiunigg U (1990) Psyche und Immunsystem. Springer, Wien
18 Kirstaedter H-J, Späth-Schwalbe E, Strohscher I, Walter G (2005) Neurologische und psychiatrische Symptome bei Tumorpatienten. Der Onkologe 11: 413–419

19 Weis J (2002) Leben nach Krebs. Belastung und Krankheitsverarbeitung im Verlauf einer Krebserkrankung. Huber, Bern
20 Heim E (1988) Coping und Adaptivität: Gibt es ein geeignetes oder ungeeignetes Coping? Psychotherapie, Psychosomatik, Medizinische Psychologie 38: 8–18
21 Kübler-Ross E (1971) Interviews mit Sterbenden. Kreuz, Stuttgart
22 Schwarz R, Krauss O (2000) Palliativmedizin – psychologische Therapie. Der Internist 41: 612–618
23 Cullberg J (1978) Krisen und Krisentherapie. Psychiatrische Praxis 5: 25–34
24 Pichelmaier H (1998) Palliativmedizin. Deutsches Ärzteblatt 95: 1964–1965
25 Aulbert E, Zech D (Hrsg) (1997) Lehrbuch der Palliativmedizin. Schattauer, Stuttgart, New York
26 Fayers PM, Machin D (2000) Quality of life. Assessment, analysis, and interpretation. Chiester, Wiley
27 Osoba D (2000) Health-related quality of life assessment in clinical trials of supportive care in oncology. Support Care Cancer 8: 84–88

P. Wimberger,
A. Welt,
R. Kimmig

Infertilität: Prophylaxe und Behandlung

Risiko einer Infertilität bei jungen Erwachsenen mit Malignomen

Die Überlebenschance junger Patienten mit Malignomen hat sich erfreulicherweise in den letzten Jahrzehnten aufgrund von Fortschritten in der Behandlung deutlich verbessert, so dass die Erhaltung von Fertilität und Sexualfunktionen junger Erwachsener, die einen wichtigen Faktor der Lebensqualität darstellt, zu einer wichtigen Aufgabe geworden ist. Die in der pädiatrischen Onkologie bestehenden Probleme und Möglichkeiten weichen z.T. gegenüber der Situation bei jungen Erwachsenen ab und werden in diesem Kapitel nicht erörtert.

> Das Risiko einer Infertilität ist abhängig
> – von der Art der Tumorerkrankung,
> – vom Lebensalter zum Zeitpunkt der Erkrankung
> – von der Therapieform.

Bei Frauen bis zum 45. Lebensjahr sind Mamma- und Zervixkarzinom die häufigsten Malignome; bei Männern dieser Altersgruppe führen Hodentumoren die Statistik an [1]. Weniger häufig, aber wegen der hohen kurativen Chance oft von Spätfolgen der Therapie betroffen, sind junge Erwachsene beiderlei Geschlechts mit Leukämien oder Lymphomen. Die Tumorerkrankung an sich beeinflusst dabei bereits die Fertilität: So findet sich bei Männern mit Hodentumoren oder Morbus Hodgkin oft schon prätherapeutisch ein pathologisches Spermiogramm [2, 3]. Bei Frauen mit primären oder sekundären (z.B. Lymphombefall) Erkrankungen von Gebärmutter oder Eierstöcken kann vor Diagnosestellung bereits eine Fertilitäts- oder hormonelle Störung aufgefallen sein. Bei Frauen und Mädchen kann durch die Behandlung eine vorzeitige Ovarialinsuffizienz, „premature ovarian failure" (POF) ausgelöst werden, die sich mit vorzeitiger Amenorrhoe, z.B. vor Vollendung des 40. Lebensjahres, sowie erhöhtem Follicle-stimulating hormone (FSH)-Spiegel klinisch manifestiert [4]. Diese bedeutet einen beschleunigten Abbau der in limitierter Zahl vorhandenen ovariellen Follikel, was häufig zu schwerwiegenden objektiven und subjektiven Nebenwirkungen führt [5]. Das Risiko einer primären Ovarialinsuffizienz (POF) nach Chemotherapie ist direkt abhängig von der Zahl der vorhandenen Follikel im Ovar und damit vom Lebensalter: Die maximale Anzahl von Oocyten findet sich im 5. Gestationsmonat, danach kommt es zu einem exponentiellen Abbau, der sich ca. ab dem 37. Lebensjahr (zu diesem Zeitpunkt sind noch ca. 25000 primordiale Oocyten vorhanden) bis zur Menopause deutlich beschleunigt [6].

> Daher gilt: Je jünger die Patientinnen zum Behandlungszeitpunkt sind, desto höher ist die Wahrscheinlichkeit, dass die Fertilität erhalten bleibt.

Bei Männern betrifft die testikuläre Schädigung die Sertoli-Zellen, die die Keimzellentwicklung fördern, die Keimzellen selbst, sowie – weniger stark ausgeprägt – die Testosteron produzierenden Leydig-Zellen [6]. Dabei scheint sowohl eine Schädigung der proliferierenden Keimzellen als auch ein Absterben der sich differenzierenden Spermatogonien und der Stammzellen stattzufinden [7]. Da die testikuläre Reifung von Spermatozoen auch beim Erwachsenen noch erfolgt, ist eine Schädigung sowohl vor als auch in und nach der Pubertät möglich. Im Gegensatz zu weiblichen Betroffenen ist eine Schädigung in jungen Jahren besonders ungünstig [8]. Klinisch manifestiert sich die gonadale Schädigung durch erhöhte FSH-Spiegel und Mangel an mobilen Spermien im Ejakulat.
Trotz unauffällig erscheinender Gonadenfunktion kann sowohl bei weiblichen als auch bei männlichen Patienten eine dauerhafte DNA-Schädigung der

Keimzelllinien auftreten. Allerdings ist bisher epidemiologisch kein erhöhtes Fehlbildungsrisiko bekannt, was möglicherweise jedoch an den relativ kleinen Fallzahlen solcher Untersuchungen liegt [4].
Operationen können die Fertilität unmittelbar ungünstig beeinflussen: So verschlechtert eine Orchiektomie aus naheliegenden Gründen die Fruchtbarkeit, und bis in die 1990er Jahren führte die konventionelle retroperitoneale Lymphadenektomie zu retrograden Ejakulationen und Infertilität beim Großteil der behandelten Patienten.
Chemotherapie führt bei Frauen häufig zur vorzeitigen Ovarialinsuffizienz [5]. Die Art der Chemotherapie spielt dabei eine entscheidende Rolle (Tab. I). Vor allem alkylierende Substanzen wie Cyclophosphamid und Chlorambucil, aber auch Procarbazin und Anthrazykline haben eine starke ovarschädigende Wirkung [9].

> Durch den Einsatz alkylierender Substanzen wird das Risiko einer POF etwa vervierfacht [10]. Die Chemotherapeutika führen zu Schäden an der DNA und RNA sowie zur Unterbindung der notwendigen Proteinsynthese im Ovar. Hier stellen vor allem die Granulosazellen der Follikel während der Gonadotropin-bedingten Proliferation und Zellteilung Angriffspunkte dar [11].

In Abhängigkeit von einer steigenden kumulativen Dosis erhöht sich die Inzidenz der permanenten Schädigung durch Cyclophosphamid von 10% auf 60% [12]: Die Verabreichung von 9300 mg Cyclophosphamid als Monotherapie führt zu einer vollständigen Einstellung der Ovarialfunktion [12]. Da Cyclophosphamid zu den Standardtherapeutika bei der adjuvanten Mammakarzinombehandlung zählt und zur kurativen Lymphombehandlung eingesetzt wird, steht es besonders im Fokus des Interesses.
Chiarelli et al. zeigten, dass zytostatische Behandlungen in der Präpubertät der Frau offenbar zu keinem nachfolgendem POF-Syndrom führen [13]: Selbst eine Dosierung von 50000 mg Cyclophosphamid führte beim Mädchen nicht zum Ausbleiben der Menarche [14] und histologische Analysen von präpubertären Patientinnen zeigten keine Reduktion der Primordialfollikel [11]. Bei 405 Patientinnen unter 40 Jahren, die bei Morbus Hodgkin mit 8 Kursen BEACOPP (Bleomycin, Vinblastin, Doxorubicin, Cyclophosphamid, Vincristin, Dacarbazin, Prednison und Procarbazin) behandelt wurden, trat nach einer medianen Beobachtungsdauer von > 3 Jahren bei 51% eine anhaltende Amenorrhoe auf. Dabei zeigte sich ein besonders hohes Risiko für Patientinnen, die > 30 Jahre alt waren, fortgeschrittene Tumorstadien aufwiesen, keine oralen Kontrazeptiva eingenommen hatten oder dosiseskaliert behandelt worden waren [15]. Im Anschluss an die Verabreichung anderer Therapieprotokolle, z.B. „CHOP" (Cyclophosphamid, Adriamycin, Vincristin und Prednison), scheint es seltener zur Infertilität zu kommen. So trat auch nach einer dosiseskalierten Form (Mega-CHOP) nur bei einer von 13 Patientinnen, die bis 40 Jahre alt waren, eine POF auf, und 8 dieser Patientinnen brachten gesund erscheinende Kinder zur Welt [16]. Eine norwegische retrospektive Datenanalyse ergab für Patientinnen im Alter von 15–45 Jahren, die im Zeitraum von 1971–1997 wegen eines malignen Lymphoms behandelt wurden, eine 20-Jahres-Wahrscheinlichkeit von 8%, nach abgeschlossener Therapie mindestens ein Kind zur Welt zu bringen. Bei Männern lag die Wahrscheinlichkeit hingegen bei 28% für Patienten mit malignen Lymphomen [4]. Vereinzelt werden auch normal verlaufende Schwangerschaften nach Erstlinien-Hochdosischemotherapie mit autologer Stammzelltransplantation [17] und selbst nach Ganzkörperbestrahlung und allogener Transplantation [18] bei Patientinnen mit hochmalignen Lymphomen beschrieben. Hierauf dürfen jedoch nur die Jüngsten der Betroffenen hoffen. Die Wahrscheinlichkeit einer vorzeitigen Menopause innerhalb eines Jahres bei Patientinnen mit Brustkrebserkrankungen, die in kurativer Zielsetzung behandelt werden, kann mit entsprechenden Berechnungsmodellen eingeschätzt werden [19]. Sie variiert deutlich, abhängig vom Alter und ob Chemo- und/oder Hormontherapie eingesetzt werden. Dabei scheint kein wesentlicher Unterschied zu bestehen, ob FEC/CEF (5-FU, Epirubicin, Cyclophosphamid) oder CMF (Cyclophosphamid, Methotrexat, 5-FU) adjuvant eingesetzt wurde [19, 20]. Die zusätzliche Gabe von Taxanen mit oder nach anthrazyklin- und cyclophosphamidhaltigen Chemotherapien bei Patientinnen mit nodalpositiven Mammakarzinomen scheint die Amenorrhoe-Rate dann nur noch gering zu beeinflussen [20].

Tabelle I. Risiko einer Gonadenschädigung durch Zytostatika.

Hoch	Mittel	Niedrig
Cyclophosphamid	Cisplatin	Vincristin
Ifosfamid	Carboplatin	Methotrexat
Busulfan	Doxorubicin	Bleomycin
Melphalan		Mercaptopurin
Chlorambucil		Vinblastin
Procarbazin		

> In diesem Zusammenhang ist zu berücksichtigen, dass die „Nebenwirkung" Amenorrhoe bei hormonrezeptorpositiven Mammakarzinomen auch einen therapeutischen Effekt zu haben scheint und ihre Vermeidung somit evtl. einen ungünstigeren Verlauf des Mammakarzinoms zur Folge haben könnte. Allerdings sind die vorliegenden Daten hierzu noch nicht eindeutig [20].

Bei Männern kann die Chemotherapie zur oben beschriebenen testikulären Schädigung führen. Allerdings ist die Chance einer Vaterschaft nach üblichen platinhaltigen Chemotherapien bei Patienten mit Hodentumoren immerhin mit 60–70% einzuschätzen, wobei Vergleiche zur Anzahl der Chemotherapiekurse (4 vs. 2–3 Kurse) kaum vorliegen [21]. Dabei gehören die bei Hodentumoren sehr häufig angewandten Substanzen Cisplatin und Ifosfamid zu den mittel- bis stark gonadotoxischen Zytostatika [6], s. Tabelle I. Oft kommt es dosis- und substanzabhängig zu einer 1–5-jährigen Oligospermie mit anschließender Erholung, wobei auch hier die Alkylanzien den ungünstigsten Effekt haben [22]. Bei Langzeitüberlebenden mit Hodentumoren nach einseitiger Orchiektomie, die entweder nur Nachsorge oder aber 2 Kurse Carboplatin oder 3 Kurse PEB (Cisplatin, Etoposid, Bleomycin) erhalten hatten, fanden sich keine relevanten Unterschiede hinsichtlich der Hormonprofile im Serum und der erektilen Funktion in den Gruppen [23]. Andere Autoren beschreiben (meist subklinisch) erniedrigte Testosteronspiegel bei 30–50% der Patienten [24].

Bei männlichen Jugendlichen mit Morbus Hodgkin (Alter bei Diagnosestellung 6–19 Jahre) wird mit dem sehr wirksamen COPP- (Cyclophosphamid, Vincristin, Prednison, Procarbazin)/ABVD-Protokoll (Adriamycin, Bleomycin, Vinblastin, Darcabazin) fast immer eine Infertilität ausgelöst, was wahrscheinlich insbesondere auf das verwendete Procarbazin zurückführen ist [25]. Kommt hingegen nur das ABVD-Protokoll (s.o.) zur Anwendung, ist die Wahrscheinlichkeit einer chemotherapiebedingten Infertilität nur mit etwa 10% anzunehmen [4].

Die Schädigung durch eine Strahlentherapie hängt vom Bestrahlungsfeld, der Dosis und Fraktionierung ab. Beispielsweise führt eine Strahlentherapie des kleinen Beckens mit 20–30 Gy bei 80% der weiblichen Patienten zu einer Amenorrhoe [26]. Bei männlichen Patienten können bereits Dosierungen von 4 Gy dauerhaft die Spermiogenese hemmen [27]. Die Leydig-Zellen werden dagegen bei Männern erst ab einer Dosis von 30 Gy geschädigt [28]. Die Ganzkörperbestrahlung vor Knochenmarktransplantation mit 9–10 Gy kann ebenfalls zur Infertilität führen [29]. Allerdings erfolgen bei diesen Patienten auch intensive Chemotherapien, so dass die Effekte der einzelnen Therapiekomponenten überlappen. Wie bei der Chemotherapie gilt auch für die Strahlenbehandlung, dass bei Männern eine Strahlentherapie besonders in jungen Jahren ungünstige Effekte hat, während bei jüngeren Frauen durch eine Radiatio später eine POF ausgelöst wird als bei älteren Betroffenen: Bei 20-jährigen Frauen wird eine Sterilisation durch Bestrahlung der Ovarien mit 16,5 Gy, bei 30-Jährigen durch 14,3 Gy ausgelöst [6]. Auch Bestrahlung des Gehirns, wie sie z.B. bei der akuten lymphatischen Leukämie (ALL) erfolgt, kann durch eine Unterbrechung der Achse „Hypothalamus-Hypophyse-Gonaden" ebenso wie eine Bestrahlung des Rückenmarks zu einer dauerhaften Störung führen [30].

Werden mehrere Therapiemodalitäten kombiniert, z.B. zunächst Chemotherapie, dann Lymphonodektomie im Beckenbereich und ggf. noch eine konsolidierende Bestrahlung, so erhöht sich das Risiko einer dauerhaften Infertilität beträchtlich. Auch psychische Belastungen spielen zweifellos in diesem Zusammenhang eine wichtige Rolle. Insgesamt liegen nur wenige größere retrospektive Studien zu diesem Thema vor.

Prophylaxe und Behandlung der Infertilität bei Frauen

Insgesamt sei hier auf die aktuellen ASCO-Leitlinien verwiesen [31]. Die einzelnen Möglichkeiten werden nun im Folgenden erörtert.

Ovarschutz bei geplanter Strahlentherapie

Bei präpubertären und bei geschlechtsreifen Patientinnen, bei denen eine Radiatio des kleinen Beckens aufgrund einer malignen Erkrankung geplant ist, kann aufgrund der dadurch bedingten Strahlensensibilität des Ovarialgewebes derzeit nur die operative Therapie mit Transposition der Ovarien aus dem Bestrahlungsfeld angeboten werden (Tab. II). Zur Transposition der Ovarien wird der laparoskopische Zugang aufgrund seiner geringeren Invasivität bevorzugt [32]. Abhängig von der Grunderkrankung und dem daraus resultierenden Strahlenfeld werden die Ovarien außerhalb des geplanten Strahlenfelds fixiert.

Tabelle II. Gonadenschutz und Fertilitätserhaltung – aktuelle Möglichkeiten (modifiziert nach [4] und [31]).

Prozedur	Verfügbarkeit	Klinischer Nutzen/Probleme
Frauen		
Transposition der Gonaden	Verfügbar	Invasiver Eingriff, Gefahr einer Ischämie der Ovarien
Kryokonservierung von Embryonen nach IVF	Verfügbar	Hormonstimulation für 2–4 Wochen mit Zeitverlust, ungünstiger Effekt beim Hormonrezeptor-positiven Mammakarzinom, Partner oder Spendersperma nötig
Kryokonservierung von Ovarialbiopsien mit posttherapeutischer Autotransplantation oder In-vitro-Maturation	Experimentell	Keine Hormonstimulation nötig
GnRH-Analoga zur Unterdrückung der ovariellen Funktion	Noch experimentell, jedoch vielversprechend	Einfach durchführbar (z.B. Goserelin/Zoadex® 3,6 mg oder Leuprorelin/Enantone-Gyn® 3,75 mg jeweils 1 x monatlich s.c.), unklare Situation beim Mammakarzinom, Verzögerung der Therapieeinleitung um 1–2 Wochen
Männer		
Kryokonservierung von Spermien	Verfügbar	Effektiv auch bei schlechter Spermienqualität in Kombination mit ICSI, Sammlung evtl. problematisch
Kryokonservierung von Hodenbiopsien oder -aspiraten	Experimentell	Invasiv, Rückübertragung maligner Zellen (speziell bei hämatolog. Erkrankungen)
Hormonelle Stimulation der Spermiogenese	In Einzelfällen effektiv	Endokrines Monitoring erforderlich

Thibaud et al. konnten bei 60% der 18 präpubertären bzw. geschlechtsreifen Patientinnen die Ovarialfunktion aufrecht erhalten. Hier konnte durch Transposition der Ovarien die Strahlenexposition der Ovarien auf weniger als 4–7 Gy reduziert werden [33]. Nach Abschluss der Radiatio erfolgte die operative Rückverlagerung der Ovarien. *Swerdlow* et al. konnten bei 80% ihrer Patientinnen mit Hodgkin-Lymphom nach Transposition der Ovarien vor Radiatio des kleinen Beckens eine Schwangerschaft nachweisen [34]. Hier zeigten sich keine erhöhten Fehlbildungsraten. Die Arbeitsgruppe um *Fenig* wies allerdings ein erhöhtes Spontanabortrisiko und ein erniedrigtes Geburtsgewicht der Feten nach, wenn die Konzeption weniger als ein Jahr nach der Strahlentherapie eintrat [35]. Daher wurde hier zu einer mindestens einjährigen Kontrazeption nach Radiatio geraten.
Risiken der Transposition sind die der nötigen operativen Intervention, Ovarialzysten und die ovarielle Ischämie (4%) [36].

Ovarprotektion bei geplanter Chemotherapie und bestehendem Kinderwunsch

Für junge Frauen und Mädchen ist es bedeutsam, das geeignete Verfahren zum Ovarschutz bzw. zur Fertilitätserhaltung zu wählen. Für die Entscheidungsfindung ist das Alter der Patientin, die Art der zytotoxischen Therapie und ob (noch) ein Kinderwunsch besteht von Bedeutung. In adjuvanter Situation beim Mammakarzinom kann die oft mögliche Auswahl der Therapie selbst (mehrmonatige Chemotherapie mit unterschiedlichen Wahlmöglichkeiten bzw. mehrjährige Hormontherapie), die ausführlich mit der Patientin besprochen werden muss, bereits die Chance der Fertilitätserhaltung entscheidend beeinflussen [19, 37].

Ovarialbiopsien

Geschlechtsreifen Patientinnen, die den Fertilitätserhalt wünschen und bei denen umgehend mit einer zytotoxischen Therapie begonnen werden soll, kann – wenn auch vielfach kontrovers diskutiert – eine Laparoskopie mit Entnahme multipler Ovarialbiopsien oder ggf. einer einseitigen Ovarektomie und nachfolgender Kryokonservierung des Ovarialgewebes angeboten werden („*Ovar-banking*") [38–40]. Sollte es zu einer Ovarialinsuffizienz nach Abschluss der Chemotherapie kommen, könnte das kryokonservierte Ovarialgewebe nach langem rezidivfreiem Intervall und bei Kinderwunsch entweder orthotop oder heterotop autolog reimplantiert werden (s. Tab. II). Mögliche schädigende Wirkungen des Kryokonservierungsprozesses können Schädigungen des Spindelapparates, chromosomale Aberrationen, Zerstörungen des zellulären Mikroskeletts, Veränderungen der Zona pellucida (sog. Zona hardening) oder auch osmotische Schäden an der Zellmembran der Eizelle sein [11].

Die Gruppe um *Donnez* berichtete über die Geburt eines gesunden Kindes nach erfolgreicher orthotoper autologer Reimplantation von Ovarialgewebe bei einer Patientin nach Chemotherapie aufgrund eines Morbus Hodgkin [39]. *Oktay* et al. konnten immerhin eine erfolgreiche Fertilisierung einer Oozyte und die Entwicklung eines 4-zelligen Embryos erzielen nach Kryokonservierung des gesamten Kortex und heterotoper autologer Reimplantation in den Unterarm einer Patientin und transkutaner Punktion von Eizellen [40]. *Radford* et al. bewirkten allerdings nur einen Östradiolanstieg im Serum, bei gleichzeitigem Abfall der FSH- und Luteinisierungshormon (LH)-Konzentrationen im Serum nach orthotoper autologer Transplantation eines ganzen Ovars [41].

Vorteil der orthotopen Reimplantation von Ovarialgewebe ist die Möglichkeit der Spontankonzeption und die Versorgung des Organismus mit natürlichen Geschlechtshormonen, wodurch die prämature Menopause mit ihren ausgeprägten Nebenwirkungen vermieden werden kann. Die heterotope Transplantation führt dagegen zu einer besseren Erreichbarkeit des Gewebes zur Follikelgewinnung. Beide Verfahren zeigen allerdings häufig eine insuffiziente Vaskularisierung des Transplantats mit der möglichen Folge der Abstoßung des Gewebes [42]. Ein weiteres Risiko ist die Gefahr der Reimplantation von malignen Zellen, besonders bei hämatologischen Erkrankungen [9, 43]. Dieses Risiko könnte durch eine xenologe Transplantation in immundefiziente Mäuse umgangen werden. *Kim* et al. transplantierten einzelne Stücke kryokonservierten Ovarialgewebes in einen Fremdorganismus und stimulierten sie bis zum Heranreifen punktionswürdiger Oozyten [44]. Eine weitere Option ist ggf. das von *Schroder* et al. gezeigte *In-vitro*-Modell zur Separation von Tumorzellen aus Ovarialgewebe mittels des bispezifischen Antikörpers BIS-1 [45].

> Insgesamt kann das „*Ovarian tissue banking*" noch nicht als etablierte Methode bezeichnet werden, die jedoch für jugendliche Patientinnen, oder bei Kontraindikationen gegen eine *In-vitro*-Fertilisation (IVF) in Erwägung gezogen werden kann [46].

In-vitro-Maturation

Alternativ kommt eine *In-vitro*-Maturation nach Auftauen von früher gewonnenen inmaturen Oozyten in Betracht [47]. Die unreifen Oozyten werden transvaginal punktiert ohne vorherige Stimulation oder nach Kurzstimulation mit geringen Gonadotropinmengen, und es erfolgt außerhalb des Körpers ca. für 2 Tage eine künstliche Reifung. Die Oozyten werden in einem speziellen Kulturmedium bis zur Metaphase II kultiviert [47]. Anschließend besteht bei vorhandenem Partner die Möglichkeit der Kryokonservierung fertilisierter Oozyten nach IVF oder intrazytoplasmatischer Spermieninjektion (ICSI) im Vorkernstadium [48] (s. Tab. II). Bei Patientinnen ohne feste Partnerschaft werden die unfertilisierten Oozyten direkt kryokonserviert [49, 50]. Die Erfolgsraten dieser letzten Therapie sind allerdings deutlich schlechter [51]. Die Anzahl der sichtbaren punktionsfähigen Follikel sind entscheidend für den Erfolg der Therapie [52–55].

Bei geschlechtsreifen Patientinnen mit bestehendem Kinderwunsch, bei denen eine zeitliche Verzögerung des Chemotherapiebeginns um 21 Tage zu vertreten ist, kommt eine transvaginale Punktion reifer Oozyten nach kontrollierter ovarieller Stimulationsbehandlung in Frage. Die Patientinnen mit östrogenhaltigen Tumoren sind unbedingt auf das Risiko der Tumorprogression bei erhöhten Östrogenspiegeln durch die ovarielle Stimulation hinzuweisen. Eine Möglichkeit zur möglichen Verringerung des Risikos ist die gleichzeitige Einnahme von Antiöstrogenen [56, 57]. Die limitierenden Faktoren dieser Methodik sind die kontrollierte ovarielle Überstimulation und die begrenzte Anzahl der zu gewinnenden Oozyten. Anschließend besteht bei fester Partnerschaft wiederum die Möglichkeit der Kryokonservierung von fertilisierten Oozyten (nach ICF oder ICSI) im Vorkernstadium [48]. Patientinnen ohne festen Partner erhalten eine Kryokonservierung von unfertilisierten Oozyten [49, 50]. Durch die Integration der Gonadotropin-releasing-Hormon (GnRH)-Antagonisten in die Protokolle der kontrollierten ovariellen Hyperstimulation ist es zwar gelungen, das Intervall für diese Maßnahme auf etwa 10 Tage zu reduzieren, allerdings muss auch hier zunächst das Einsetzen der Menstruation oder einer induzierten Blutung abgewartet werden [58]. Dieser Zeitverlust ist z.B. in der Lymphombehandlung jedoch nicht zu rechtfertigen. *Mardesic* et al. untersuchten eine Kombinationstherapie mit GnRH-Agonisten und GnRH-Antagonisten, um eine schnellere Suppression nach bereits 96 Stunden zu erzielen [59]. Diese vielversprechenden Daten wurden allerdings bei lediglich 6 jungen Patientinnen überprüft [59].

In den letzten Jahren konnten die Auftau- und Einfriertechniken optimiert werden, so dass der Erhalt der unbefruchteten Oozyten verbessert werden konnte. *Yang* et al. konnten zwar ähnliche Überlebensraten bei kryokonservierten befruchteten und unbefruchteten Oozyten nachweisen [60]. Generell sind allerdings schlechtere Überlebensraten bei Kryokonservierung von nicht fertilisierten bzw. nicht imprägnierten Eizellen zu verzeichnen. Allerdings konnte die erste Geburt eines Kindes 2002 von *Lockwood* nach Kryokonservierung unfertilisierter Oozyten berichtet werden [61].

Ovarprotektion bei geplanter Chemotherapie und nicht vorhandenem Kinderwunsch

> Geschlechtsreifen Frauen kann vor einer Chemotherapie die Therapie mit Gonadotropin-Releasing-Hormon-Analoga (GnRH-Analoga) angeboten werden. Die Ruhigstellung der Ovarialfunktion vor Beginn einer zytotoxischen Therapie soll einen Schutz der vorhandenen Primordialfollikel bewirken und damit ggf. eine Prävention gegenüber einer drohenden vorzeitigen Ovarialinsuffizienz bei Patientinnen in der reproduktiven Phase erlauben.

Ein dauerhafter Hormonentzug bei prämenopausalen Patientinnen würde in einer vorzeitigen Menopause mit objektiven (wie Osteoporose, Herz-Kreislauf-Erkrankungen, Genitalatrophie) und subjektiven (wie Hitzewallungen, Schlafstörungen) Symptomen resultieren [62]. Während der zytotoxische Effekt an sich schnell teilenden Gewebszellen wie Knochenmarkszellen oder Schleimhautzellen des Gastrointestinaltrakts reversibel ist, müssen die gesetzten Schäden am Ovarialgewebe als irreversibel bezeichnet werden. Bei histologischen Aufarbeitungen zeigte sich nach zytostatischer Therapie ein breites Spektrum unterschiedlicher Veränderungen, von der reduzierten Zahl der Follikel bis zu dem völligen Fehlen von Follikeln bzw. dem fibrotischen Umbau von Ovarialgewebe [63]. Negative Langzeiteffekte nach Chemotherapie-induzierter vorzeitiger Ovarialinsuffizienz sind bekannt [5, 64].

Die Ovarprotektion kommt durch eine kontinuierliche Bindung von GnRH-Analoga an GnRH-Rezeptoren mit daraus resultierender Suppression der Gonadotropinsekretion zustande. Das Ovar wird in einen „präpubertären" Status versetzt (Abb. 1). Als Wirkmechanismen werden Downregulation der Anzahl der verfügbaren GnRH-Rezeptoren und Desensibilisierung gonadotroper Zellen diskutiert [65]. Den verschiedenen agonistischen GnRH-Analoga ist gemeinsam, dass sie nach einer initialen Stimulation der hypophysären LH- und FSH-Sekretion („Flare-Up" im Sinne einer unerwünschten Ovarialstimulation) für etwa 1–2 Wochen über die Downregulation der GnRH-Rezeptoren zu einem Absinken der zirkulierenden Spiegel von LH und FSH auf präpubertäre Werte durch reversible Inhibition der Gonadotropinsekretion und damit zur ovariellen Funktionsruhe führen, welche die Follikel weniger anfällig für Toxizität der Agenzien machen soll. Darüber hinaus wird auch eine direkte Wirkung der GnRH-Analoga am Ovar selbst diskutiert. Der initiale „Flare-Up" – vor allem wenn er zeitgleich mit der Gabe von Zytostatika erfolgt – könnte zumindest auf Grund theoretischer Überlegungen einen nachteiligen Effekt auf die Ovarialprotektion haben. Dies wurde aber bisher experimentell nicht untersucht. Zur Vermeidung des initialen „Flare-Up's" könnten GnRH-Antagonisten oder orale Kontrazeptiva eingesetzt werden. Auch dazu liegen bisher keine experimentellen oder klinischen Daten vor. Bislang liegen insgesamt leider nur wenige Untersuchungen über den Einsatz der GnRH-Analoga vor [66]. Die Arbeitsgruppe um *Revel* konnte bei Patientinnen mit einem Lymphom unter GnRH-Analoga-Gabe eine Reduktion der Amenorrhoe-Rate als Ausdruck für eine Ovarialinsuffizienz von 55% auf 5% nachweisen [67]. Die GnRH-Therapie wurde 7–10 Tage vor Beginn der Chemotherapie initiiert [67]. *Recchia* et al. konnte bei Mammakarzinompatientinnen (n = 64), die zur Chemotherapie parallel eine GnRH-Analoga-Therapie erhielten, eine prämature Ovarialinsuffizienz von lediglich 14% eruieren [68]. *Blumenfeld* zeigte sogar nur eine Ovarialinsuffizienzrate von 4% bei Patientinnen (n = 73) mit einer Leukämie, malignem Lymphom oder einer Autoimmunerkrankung, die eine simultane GnRH-Analoga-Therapie zur Chemotherapie erhalten hatten [69]. Bei der Kontrollgruppe ohne GnRH-Analogatherapie blieb über die Hälfte der Patientinnen amenorrhoisch [69]. Auch bei Patientinnen mit einem Mammakarzinom konnte durch GnRH-Analoga eine Ovarprotektion nachgewiesen werden [70]. Die nasale Applikation von GnRH-Analoga scheint eine geringere Wirksamkeit zu zeigen. So wiesen *Waxman* et al. bei 31 Patientinnen, die parallel zur Chemotherapie ein nasal appliziertes GnRH-Analogon erhalten hatten, keine Ovarialprotektion nach [71].

Im Allgemeinen wird empfohlen, die GnRH-Analoga-Therapie mindestens 10 Tage vor Beginn der Chemotherapie einzuleiten und zwar aufgrund des initialen Flare-up-Effekts. Depotpräparate werden bis zum Abschluss der Chemotherapie empfohlen, so dass die supprimierende Wirkung auch noch für ca. 2 Wochen nach Abschluss der Chemotherapie anhält. Die Ergebnisse laufender, prospektiv randomisierter, doppelblinder Studien, die die Ovarprotektion durch GnRH-Analoga parallel zur Chemotherapie testen, stehen jedoch noch aus.

Für die Ruhigstellung der Ovarfunktion unter Chemotherapie durch Gabe von oralen Kontrazeptiva liegen keine sicheren Daten vor. Wichtig zu erwähnen ist, dass die meisten Kontrazeptiva die Follikelproliferation nicht vollständig supprimieren.

Vielleicht kommen in naher Zukunft auch GnRH-Antagonisten zum Einsatz, die zu einer unmittelbaren Ovarsuppression führen ohne Notwendigkeit der 2-wöchigen Vortherapie vor Beginn der Chemotherapie. Die Datenlage hierzu ist zwar vielversprechend, aber noch so gering, dass derzeit keine generelle Empfehlung ausgesprochen werden kann, auch wenn es eine gute Rationale gibt.

Antiapoptotische Agenzien wie z.B. das Sphingosin-1-Phosphat könnten ggf. ein neuer innovativer Ansatz in der Therapie des Ovarialschutzes sein, aber auch hierzu ist die Datenlage sehr limitiert [67].

> Wegen der Hormonabhängigkeit des Mammakarzinoms und der bislang unzureichenden Datenlage müssen Möglichkeiten und Risiken eines Ovarschutzes beim Mammakarzinom genau abgewogen werden. So wird z.B. noch diskutiert, ob durch den GnRH-Einsatz mehr Mammakarzinomzellen in eine G0-Phase übergehen und so der Effekt der Chemotherapie auf die Mammakarzinomzellen evtl. abgeschwächt wird [72].

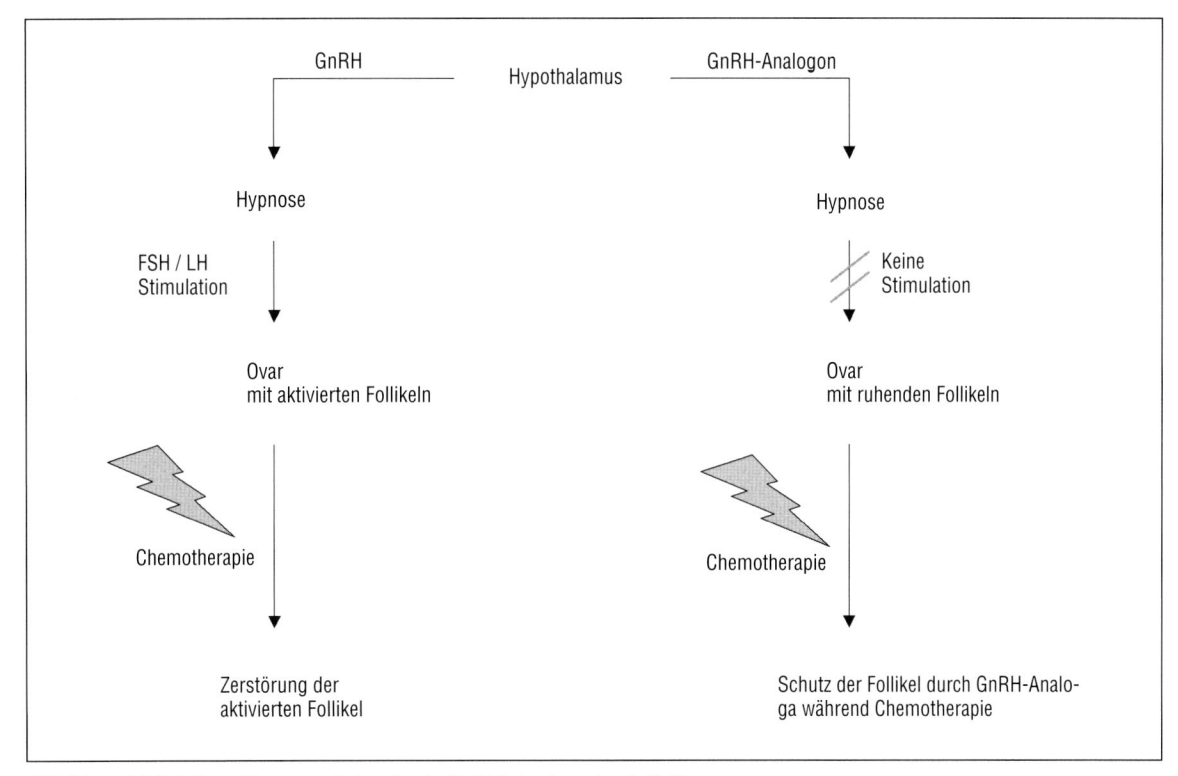

Abbildung 1. Modell zur Ovarprotektion durch GnRH-Analoga (nach [84]).

Prophylaxe und Behandlung der Infertilität bei Männern

Insgesamt sei hier wiederum auf die aktuellen ASCO-Leitlinien verwiesen [31]. Die einzelnen Möglichkeiten werden nun im Folgenden erörtert.

Fertilitätserhaltung beim Mann durch verbesserte Tumorchirurgie

Durch nervenschonende operative Technik kommt es heute viel seltener zu retrograden Ejakulationen nach retroperitonealer Lymphadenektomie. So wird angegeben, dass eine antegrade Ejakulation im klinischen Stadium I in 95% der Fälle erhalten werden kann [73]. Bei fortgeschritteneren Tumorstadien ist eine solche Technik jedoch nur selten möglich [74] und die Fertilität wird durch die zumeist vorausgegangene Chemotherapie weiter verschlechtert, so dass eine Vaterschaft ohne weitere Maßnahmen meist nicht möglich ist.

Kryokonservierung von Spermien

Obwohl bekannt ist, dass nur etwa 10–20% der betroffenen Männer später auf konserviertes Sperma zurückgreifen [75], sollte eine Kryokonservierung von Spermien allen jungen Männern mit Hodentumoren, bzw. mit (Non-)Hodgkin-Lymphomen oder anderen unter kurativer Zielsetzung behandelbaren malignen Tumoren angeboten werden, da spätere Rückfälle auch in frühen Krankheitsstadien nicht ausgeschlossen werden können und dann meist akut aggressive Chemotherapien notwendig werden (s. Tab. II). Mit den heutigen Aufbereitungsmöglichkeiten kommt sie auch für Männer mit Oligospermie in Frage. In Fällen, bei denen aus psychischen Gründen kein Sperma mittels Masturbation gewonnen werden kann, sind aufwändigere Methoden unter Narkose wie Vibratorstimulation oder rektale Elektrostimulation theoretisch in spezialisierten Einrichtungen möglich [76]. Ob diese allerdings in der Praxis angewendet werden, hängt sicherlich sowohl von der Dringlichkeit des Kinderwunsches als auch von den vor Ort gegebenen technischen Möglichkeiten und der Notwendigkeit einer unverzüglichen Therapieeinleitung ab.

Intrazytoplasmatische Spermieninjektion

Bei Männern mit schlechter Qualität der Spermien, die eine feste Partnerin haben, kommt eine ICSI (s.o.) in Frage. Dabei werden einzelne Spermien des speziell aufbereiteten kryokonservierten Spermas verwendet. So wird das Problem der verminderten Anzahl und der geringen Spermienmotilität umgangen.

Kryokonservierung von Hodenbiopsien

Finden sich keine beweglichen Spermien im Ejakulat oder ist aus anderen Gründen die Spermagewinnung nicht möglich, können die unreifen Vorstufen der Spermien mittels Hodenbiopsie oder Aspiration entnommen und kryokonserviert werden [77]. Insbesondere bei hämatologischen Erkrankungen besteht bei Reimplantation des Gewebes jedoch die Gefahr der Übertragung maligner Zellen [43]. Als Xenograft könnte eine Ausreifung der Spermien eine Lösung sein [78], die jedoch noch gänzlich als experimentell anzusehen ist. Theoretisch könnte dieses Problem auch durch eine *In-vitro*-Reifung umgangen werden – allerdings erscheint in naher Zukunft die Gewinnung haploider Spermien aus diploiden testikulären Stammzellen noch nicht möglich [6].

Hormonelle Therapien

> Die Prävention einer Chemotherapie-assoziierten Azoospermie durch Behandlung mit Hormonen hat sich in der Praxis nicht bewährt [79], obwohl Tierversuche Erfolg versprechende Ergebnisse gezeigt hatten [80, 81].

Die zeitweilige Unterdrückung der Testosteronproduktion mittels GnRH-Analoga scheint dagegen die Regeneration bei Chemotherapie-assoziierter Azoospermie zu fördern, ist aber auch als experimentell anzusehen [82].

Nach abgeschlossener Therapie sollten die Patienten nach klinischen Hinweisen auf einen Testosteronmangel (Bartwuchs, Potenz, Adynamie, etc.) befragt werden und ggf. Testosteronspiegel und FSH i.S. bestimmt werden. Ist es therapiebedingt zu einem erniedrigten Testosteronspiegel gekommen, sollte unbedingt eine Homonersatztherapie erfolgen, da sich hierdurch die Lebensqualität deutlich verbessern lässt [83].

Zusammenfassung

Dank verbesserter Behandlungsmöglichkeiten sind die Überlebensraten bei zahlreichen Tumorerkrankungen deutlich gestiegen, so dass Spätfolgen der Therapie bedacht werden müssen. Dazu gehört die

Gefahr einer dauerhaften Infertilität, die insbesondere durch Chemo- und Strahlentherapie entsteht. Hier werden die Risiken der einzelnen Therapiekomponenten bei jungen Erwachsenen aufgezeigt und die Möglichkeiten der Prophylaxe sowie späterer Maßnahmen zusammenfassend beschrieben. Für Frauen steht die Kryokonservierung von nicht-fertilisierten oder fertilisierten Oozyten nach Stimulationsbehandlung oder von kryokonserviertem Ovarialgewebe in spezialisierten Zentren zur Verfügung. Die Ovarprotektion durch GnRH-Analoga kann bei niedrigem Risiko- und Nebenwirkungsprofil und bei nachgewiesenen Erfolgschancen geschlechtsreifen Frauen vor einer Chemotherapie angeboten werden. Aufgrund der geringen Datenlage kann allerdings keine generelle Empfehlung ausgesprochen werden. Bei Männern besteht insbesondere die Möglichkeit der Kryokonservierung von Spermien, ggf. in Kombination mit einer intrazytoplasmatischen Spermieninjektion (ICSI). Insgesamt kann durch das Informationsgespräch mit jungen Patienten, die durch eine als bedrohlich empfundene maligne Erkrankung sehr gestresst sind, oft auch berechtigte Hoffnung für die Zukunft vermittelt werden. Allerdings dürfen fertilitätserhaltende Maßnahmen nicht zu einer relevanten Verzögerung der unter kurativer Zielsetzung erfolgenden Therapie führen.

Literatur

1. Arbeitsgemeinschaft Bevölkerungsbezogener Krebsregister in Deutschland (2004) Krebs in Deutschland, 4. Aufl. Saarbrücken
2. Petersen PM, Skakkbaek NE et al (1999) Semen quality and reproductive hormones before orchiectomy in men with testicular cancer. J Clin Oncol: 941–947
3. Rueffer U, Breuer K et al (2001) Male gonadal dysfunction in patients with Hodgkin's disease prior to treatment. Ann Oncol: 1307–1311
4. Fosså SD, Magelssen H (2004) Fertility and reproduction after chemotherapy of adult cancer patients: malignant lymphoma and testicular cancer. Ann Oncol 15: 259–265
5. Ganz PA, Greendale GA, Petersen L et al (2003) Breast cancer in younger women: reproductive and late health effects of treatment. J Clin Oncol 21: 4184–4193
6. Hamish W, Wallace B, Anderson RA (2005) Fertility preservation for young patients with cancer: who is at risk and what can be offered? Lancet Oncol 6: 209–218
7. Meistrich ML, Finch M et al (1982) Damaging effects of fourteen chemotherapeutic drugs on mouse testis cells. Cancer Res 42: 122–131
8. Chemes HE (2001) Infancy is not a quiet period of testicular development. Int J Androl 24: 2–7
9. Sonmezer M, Oktay K (2004) Fertility preservation in female patients. Hum Reprod Update 10: 251–266
10. Meirow D (2000) Reproduction post-chemotherapy in young cancer patients. Mol Cell Endocrinol 169: 123–131
11. Falcone T, Attaran M et al (2004) Ovarian function preservation in the cancer patient. Fertil Steril 81: 243–257
12. Goldhirsch A, Gelber RD et al (1990) The magnitude of endocrine effects of adjuvant chemotherapy for premenopausal breast cancer patients. The International Breast Cancer Study Group. Ann Oncol 1: 183–188
13. Chiarelli AM, Marrett LD et al (1999) Early menopause and infertility in females after treatment for childhood cancer diagnosed in 1964–1988 in Ontario, Canada. Am J Epidemiol 150: 245–254
14. Nicosia SV, Matus-Ridley M et al (1985) Gonadal effects of cancer therapy in girls. Cancer 55: 2364–2372
15. Behringer K, Breuer K et al (2005) Secondary amenorrhea after Hodgkin's lymphome is influenced by age at treatment, stage of disease, chemotherapy regimen, and the use of oral contraceptives during chemotherapy. J Clin Oncol 23: 7555–7564
16. Dann EJ, Epelbaum R et al (2005) Fertility and ovarian function are preserved in women treated with intensified regimen of cyclophosphamide, adriamycin, vincristine and prednisone (Mega-CHOP) for non-Hodgkin-lymphoma. Human Reproduction 20: 2247–2249
17. Brice P, Haioun C et al (2002) Pregnancies after high-dose chemotherapy and autologous stem cell transplantation in aggressive lymphom. Blood 100: 736
18. Sanders JE, Hawley J et al (1996) Pregnancies following high-dose cyclophosphamide with or without high-dose busulfan or TBI and bone marrow transplantation. Blood 87: 3045–3052
19. Goodwin P, Ennis M et al (1999) Risk of menopause during the first year after breast cancer diagnosis. J Clin Oncol 17: 2365–2370
20. Walshe JM, Denduluri N, Swain S (2006) Amenorrhea in premenopausal women after adjuvant chemotherapy for breast cancer. J Clin Oncol 24: 5679–5779
21. Saxman S (2005) Doctor … will I still be able to have children. J Natl Cancer Inst 97: 1557–1559
22. Schrader M, Muler M et al (2001) The impact of chemotherapy on male fertility: a survey of the biologic basis and clinical aspects. Reprod Toxicol 15: 611–617
23. Lackner J, Schatzl G et al (2005) Treatment of testicular cancer. Influence on pituitary-gonadal axis and sexual function. Urology 66: 402–406
24. Howell SJ, Radford JA et al (1999) Testicular function after cytotoxic chemotherapy: evidence of Leydig cell insufficiency. J Clin Oncol 17: 1493–1498
25. Hobbie WL, Ginsberg LP, Ogle SK (2005) Fertility in males treated for Hodgkin's disease with COPP/ABV/hybrid, Blood 44: 193–196
26. Wallace WH, Shalet SM, Crowne EC et al (1989) Ovarian failure following abdominal irradiation in childhood: natural history and prognosis. Clin Oncol (R Coll Radiol) 1: 75–79
27. Centola GM, Keller JW et al (1994) Effect of low-dose testicular irradiation on sperm count and fertility in patients with testicular seminoma. J Androl 15: 608–613
28. Shalet SM Tsatsoulis A et al (1989) Vulnerability of the Leydig cell to radiation damage is dependent upon age. J Endocrinol 120: 161–165
29. Leiper AD, Stanhope R et al (1987) The effect of total body irradiation and bone marrow transplantation during childhood and adolescence on growth and endocrine function. Br J Haematol 67: 419–426

30. Littley MD, Shalet SM et al (1989) Radiation-induced hypopituitarism is dose-dependent. Clin Endocrinol 31: 363–373
31. Lee SJ, Schover LR et al (2006) Amercian Society of Clinical Oncology recommendations on fertility preservation in cancer patients. J Clin Oncol 24: 2917–2931
32. Williams RS, Littell RD, Mendenhall NP (1999) Laparoscopic oophoropexy and ovarian function in the treatment of Hodgkin disease. Cancer 86: 2138–2142
33. Thibaud E, Ramirez M, Brauner R et al (1992) Preservation of ovarian function by ovarian transpositon performed before pelvic irradiation during childhood. J Pediatr 121: 880–884
34. Swerdlow AJ, Jacobs PA, Marks A et al (1996) Fertility, reproductive outcomes, and health of offspring, of patients treated for Hodgkin's disease: an investigation including chromosome examinations. Br J Cancer 74: 291–296
35. Fenig E, Mishaeli M, Kalish Y et al (2001) Pregnancy and radiation. Cancer Treat Rev 27: 1–7
36. Chambers SK, Chambers JT, Holm C et al (1990) Sequelae of lateral ovarian transposition in unirradiated cervical cancer patients. Gynecol Oncol 39: 155–159
37. Jonat W, Kaufmann M, Sauerbrei W et al (2002) Goserelin versus cyclophosphamide, methotrexate, and fluorouracil as adjuvant therapy in premenopausal patients with node-positive breast cancer: The Zoladex Early Breast Cancer Research Association Study. J Clin Oncol 20: 4628–4635
38. Oktay K, Newton H, Aubard Y et al (1998) Cryopreservation of immature human oocytes and ovarian tissue: an emerging technology? Fertil Steril 69: 1–7
39. Donnez J, Dolmans MM, Demylle D et al (2004) Livebirth after orthotopic transplantation of cryopreserved ovarian tissue. Lancet 364: 1405–1410
40. Oktay K, Buyuk E, Veeck L et al (2004) Embryo development after heterotopic transplantation of cryopreserved ovarian tissue. Lancet 363: 837–840
41. Radford JA, Lieberman BA, Brison DR et al (2001) Orthotopic reimplantation of cryopreserved ovarian cortical strips after high-dose chemotherapy for Hodgkin`s lymphoma. Lancet 357: 1172–1175
42. Siebzehnruebl E, Kohl J, Dittrich R et al (2000) Freezing of human ovarian tissue – not the oocytes but the granulosa is the problem. Molecular Cellular Endocrinology 169: 109–111
43. Jahnukainen K, Hou M, Petersen C et al (2001) Intratesticular transplantation of testicular cells from leukemic rats causes transmission of leukemia. Cancer Res 61: 706–710
44. Kim SS, Soules MR, Battaglia DE (2002) Follicular development, ovulation, and corpus luteum formation in cryopreserved human ovarian tissue after xenotransplantation. Fertil Steril 78: 77–82
45. Schroder CP, Timmer-Bosscha H, Wijchman JG et al (2004) An in vitro model for purging of tumour cells from ovarian tissue. Hum Reprod 19: 1069–75
46. Revel A, Schenker J (2004) Ovarian tissue banking for cancer patients: is ovarian cortex cryopreservation presently justified? Hum Reprod 19: 14–19
47. Picton HM, Gosden RG (2000) In vitro growth of human primordial follicles from frozen-banked ovarian tissue. Mol Cell Endocrinol 166: 27–35
48. Ginsburg ES, Yanushpolsky EH, Jackson KV (2001) In vitro fertilization for cancer patients and survivors. Fertil Steril 75: 705–710
49. Zenses MT, Bielecki R, Casper RF et al (2001) Effects of chilling to 0 degrees C on the morphology of meiotic spindles in human metaphase II oocytes. Fertil Steril 75: 769–777
50. Porcu E, Fabbri R, Seracchioli R (1997) Birth of a healthy female after intracytoplasmic sperm injection of cryopreserved human oocytes. Fertil Steril 68: 724–726
51. Hreinsson J, Fridstrom M (2004) In vitro oocyte maturation for safer treatment of infertility. The risk of ovarian overstimulation syndrome is minimized. Lakartidningen 101: 3665–3671
52. Chian RC (2004) In-vitro maturation of immature oocytes for infertile women with PCOS. Reprod Biomed Online 8: 547–552
53. Tan SL, Child TJ (2002) In-vitro maturation of oocytes from unstimulated polycystic ovaries. Reprod Biomed Online 1: 18–23
54. Cha KY, Han SY, Chung HM et al (2000) Pregnancies and deliveries after in vitro maturation culture followed by in vitro fertilization and embryo transfer without stimulation in women with polycystic ovary syndrome. Fertil Steril 73: 987–983
55. Mikkelsen AL, Smith S, Lindenberg S (2000) Impact of oestradiol and inhibin A concentrations on pregnancy rate in in-vitro oocyte maturation. Hum Reprod 15: 1685–1690
56. Oktay K, Buyuk E, Davis O (2003) Fertility preservation in breast cancer patients: IVF and embryo cryopreservation after ovarian stimulation with tamoxifen. Hum Reprod 18: 90–95
57. Mitwally MF, Casper RF (2003) Aromatase inhibition reduces gonadotropin dose required for controlled ovarian stimulation in women with unexplained infertility. Hum Reprod 18: 1588–1597
58. Blumenfeld Z. (2001) Ovarian rescue/protection from chemotherapeutic agents. J Soc Gynecol Invest 8: 60–64
59. Mardesic T, Snajderova M, Sramkova L (2004) Protocol combining GnRH agonists and GnRH antagonists for rapid suppression and prevention of gonadal damage during cytotoxic therapy. Eur J Gynaecol 25: 90–2
60. Yang D, Winslow KL, Blohm PL (2002) Oocyte donation using cryopreserved donor oocytes. Fertil Steril 78 [Suppl 1]: 1–37
61. Lockwood G (2003) Politics, ethics and economics: Oocyte cryopreservation in the UK. Reprod Biomed Online 6: 151–153
62. Emens LA, Davidson NE (2003) Adjuvant hormonal therapy for premenopausal women with breast cancer. Clin Cancer Res 9: 486S–494S
63. Warne GL, Fairley KF et al (1973) Cyclophosphamide induced ovarian failure. N Engl J Med 289: 1159–1162
64. Nystedt M, Berglund G, Bolund C (2003) Side effects of adjuvant endocrine treatment in premenopausal breast cancer patients: a prospective randomized study. J Clin Oncol 21: 1836–1844
65. Slater CA, Liang MH, McCune JW et al (1999) Preserving ovarian function in patients receiving cyclophosphamide. Lupus 8: 3–10
66. Pereyra Pacheco B, Mendez Ribas JM et al (2001) Use of GnRH analogs for functional protection of the ovary and preservation of fertility during cancer treatment in adolescents: a preliminary report. Gynecol Oncol 81(3): 391–7
67. Revel A, Laufer N. (2002) Protecting female fertility from cancer therapy. Mol Cell Endocrinol 187:83–91

68 Recchia F, Sica G, De Filippis S et al (2002) Goserelin as ovarian protection in the adjuvant treatment of premenopausal breast cancer: a phase II pilot study. Anti Cancer Drugs 13: 417–24

69 Blumenfeld Z, Dann E, Avivi I (2002) Fertility after treatment for Hodgkin's disease. Ann Oncol 13 [Suppl 1]: 138–147

70 Fox KR, Ball JE, Mick R et al (2001) Preventing chemotherapy-associated amenorrhea (CRA) with leuprolide in young women with early-stage breast cancer. Am Soc Clin Oncol 20: 98

71 Waxman JH, Ahmed R, Smith D et al (1987) Failure to preserve fertility in patients with Hodgkin's disease. Cancer Chemother Pharmacol 19: 159–162

72 Oktay K, Sonmezer M, Oktem O (2004) Ovarian cryopreservation versus ovarian suppression by GnRH analogues: primum non nocere: reply. Hum Reprod 19: 1681–3

73 Donohue JP (1993) Nerve-sparing retroperitoneal lymphadenectomy for testis cancer. Evolution of surgical templates for low-stage disease. Eur Urol 23 (Suppl 2): 44–46

74 Coogan CL, Hejase MJ et al (1996) Nerve sparing postchemotherapy retroperitoneal lymph node dissection for advanced testicular cancer. J Urol 156: 1656–1658

75 Blackhall FH, Atkinson AD et al (2002) Semen cryopreservation, utilisation and reproductive outcome in men treated for Hodgkin's disease. Br J Cancer 87: 381–384

76 Schmiegelow ML, Sommer P (1998) Penile vibratory stimulation and electroejaculation before anticancer therapy in two pubertal boys. J Pediatr hematol Oncol 20: 429–430

77 Hovatta O (2001) Cryopreservation of testicular tissue in young cancer patients. Human Reprod Update 7: 378-383

78 Honaramooz A, Sneaker A (2002) Sperm from neonatal mammalian testis grafted in mice. Nature 418: 778–781

79 Thomson AB, Anderson AB et al (2002) Investigation of suppression of the hypothalamic-pituitary-gonadal axis to restore spermatogenesis in azoospermic men treated for childhood cancer. Human Reprod 17: 1715–1723

80 Howell SH, Shalet SM (2001) Testicular function following chemotherapy. Human Reprod Update 7: 363–369

81 Kurdoglu B, Wilson G et al (1994) Protection from radiation induced damage to spermatogenesis by hormone treatment. Radiat Res 139: 97–102

82 Meistrich M, Shetty G (2003) Suppression of testosterone stimulates recovery of spermatogenesis after cancer treatment. Int J Androl 26: 141–146

83 Huddart RA, Norman A et al (2005) fertility, gonadal and sexual function in survivors of testicular cancer. British J Cancer 93: 200–207

84 Gerber B (2004) Ovarschutz unter Chemotherapie. Der Gynäkologe Suppl 1: 52–54

Symptomkontrolle in der Palliativmedizin

M. Kloke, J. Hense

> Die Weltgesundheitsorganisation (WHO) definierte 1990 Palliativmedizin (PM) als die „umfassende und aktive Behandlung von Patienten, deren Erkrankung einer kurativen Therapie nicht mehr zugänglich ist, und für die das Behandlungsziel die bestmögliche Lebensqualität für sie selbst und ihre Angehörigen ist" und räumte ihr höchste Priorität ein.

Dies konnte auch auf dem Hintergrund erheblicher Fortschritte auf dem Gebiet der Schmerztherapie (u.a. durch Einführung der oralen retardierten Opioide) und einer stetigen Weiterentwicklung evidenzbasierter Strategien zur Symptomkontrolle (z.B. Konzepte bei terminal-deliranten Zuständen, nichtoperablen intestinalen Obstruktionen, Atemnotsyndromen etc.) geschehen.

> Ende 2002 modifizierte die WHO ihre Definition von PM dahingehend, dass sie bewusst den Aspekt der *unvoreingenommenen und vorausschauenden Symptomerfassung und -analyse* als unverzichtbaren methodischen Ansatz für eine umfassende palliativmedizinische Betreuung von Patienten aufnahm.

Somit ist das wesentliche Ziel der PM die Rehabilitation des Patienten, d.h. Ermöglichung eines selbstbestimmten Lebens innerhalb der erkrankungsbedingten Grenzen. Dieses soll erreicht werden durch
- optimierte Schmerztherapie und Symptomkontrolle
- Kompetenz in wichtigen Fragen der Kommunikation und Ethik
- Integration psychischer, sozialer und spiritueller Bedürfnisse des Patienten und seiner Angehörigen in alle Phasen des Krankseins, des Sterbens und der Trauer.
- Akzeptanz des Todes als Bestandteil des Lebens und Ermöglichung eines menschenwürdigen Lebens und Sterbens; explizite Ablehnung aktiver Sterbehilfe.

Aus dieser Aufzählung wird deutlich, dass palliativmedizinische Kompetenz zwar besonders in weit fortgeschrittener, grundsätzlich aber in allen Phasen einer inkurablen Tumor- oder anderen inkurablen Erkrankung gefordert ist. Von daher können die nachfolgenden Ausführungen auch nur einen Bruchteil des palliativmedizinischen Wissens und Könnens wiedergeben. Sie sollen aber zur Auseinandersetzung mit dem noch jungen Fachgebiet anregen und damit letztlich zur Verbreitung der ärztlichen Haltung führen, die den Patienten mit seinen physischen, psychischen, sozialen und auch spirituellen Bedürfnissen in den Mittelpunkt stellt.

Therapie tumorbedingter Schmerzen

Prävalenz und Ätiologie von tumorbedingten Schmerzen

In fortgeschrittenen Stadien leiden 80 % aller Krebspatienten unter dauerhaften Schmerzen. Kennzeichen dieser Schmerzsyndrome sind ihr multilokuläres Auftreten (in 2/3 der Fälle mehr als eine Lokalisation) sowie ihre Multikausalität (häufig Mischsyndrome mit nozizeptiven und neuropathischen Anteilen). Auch für den tumorbedingten Schmerz gilt das bio-psycho-soziale Schmerzkonzept: Stets ist es der Mensch, der als solcher leidet. Wie wichtig diese ganzheitliche Annäherung an das nur durch die subjektive Wahrnehmung des Patienten messbare Symptom Schmerz ist, belegen die Untersuchungen von *E. Bruera* und *Fainsinger*, die ungelöste psychosoziale Konflikte als einen wesentlichen negativen Prädiktor für das Gelingen einer Schmerztherapie identifizieren konnten [1, 2].

Schmerzanamnese und Therapieplanung

Ziel einer Schmerzanamnese ist eine vorläufige, ggf. noch durch bildgebende oder neurophysiologische Verfahren zu erhärtende Schmerzdiagnose. Sie nimmt Bezug auf Lokalisation, Intensität auch mit Blick auf tageszeitliche Schwankungen oder Durchbruchschmerzen, Charakter, Auslöser, Chronizität sowie Ätiopathogenese. Die Verwendung validierter Patientenfragebogen ist empfehlenswert (z.B. Brief Pain Inventory). Für die Intensitätsmessung auch im Verlauf geeignet sind die visuelle Analogskala (Gerade von 10 cm Länge), die numerische Ratingskala (Zahlen von 0 bis 10) sowie verschiedene Formen der verbalen Ratingskala (kein – leichter – starker – stärkster vollstellbarer Schmerz). Ausgangspunkt aller Skalen ist *kein*, Endpunkt der *stärkste vorstellbare* Schmerz. Bei gegebener Indikation werden medikamentöse Schmerztherapie und ursachengerichtete Behandlungsoptionen (Radiatio, zytostatische Systemtherapien, palliative Operation) ebenso wie nicht-pharmakologische Therapien (Physiotherapie, Stimulations- und Blockadeverfahren, Orthesen und Prothesen) zeitgleich eingeleitet.

Medikamentöse Schmerztherapie

Grundregeln

Obwohl sie bereits vor 20 Jahren formuliert wurden, haben die im Auftrag der WHO ursprünglich für die Entwicklungsländer konzipierten Leitlinien zur Tumorschmerztherapie nach wie vor Gültigkeit [3].
- Basis der Therapie dauerhafter Schmerzen sind oral zu verabreichende Präparate mit langer Wirkdauer. Schnell oder normal freisetzende Zubereitungen werden zur Dosisfindung oder zur Behandlung von Durchbruchschmerzen eingesetzt. Transdermale Systeme sind nur zur Behandlung des stabilen Dauerschmerzes ohne tageszeitliche Schwankungen geeignet. Die parenterale Gabe (s.c. oder i.v.) ist bei Schluck- oder Resorptionsstörungen indiziert. Rückenmarksnahe Verfahren bedürfen der besonderen Indikation. Wichtig ist die Beachtung der jeweiligen Bioverfügbarkeiten, die sich in Abhängigkeit von metabolischen Besonderheiten ändern können (s. Tabellen I–III).
- Chronische Schmerzen werden prophylaktisch behandelt, d.h., das Einnahmeintervall der Medikamente richtet sich nach deren Wirkdauer.
- Opioide sind die wesentliche Säule der Tumorschmerztherapie. Dennoch ist es oft möglich, auch starke Schmerzen suffizient ausschließlich mit Nicht-Opioid-Analgetika (Stufe I) zu behandeln. In der Stufe II ist dann die Zugabe von schwachen Opioiden indiziert. Bei Insuffizienz werden diese durch stark wirkende Opioide (Stufe III) ersetzt.
- Ko-Analgetika sind per Definition Substanzen ohne eigenanalgetische Wirkung, können aber in Abhängigkeit vom Schmerztyp allein oder in Ergänzung der Analgetika in allen Stufen eingesetzt werden.
- Häufige Nebenwirkungen werden prophylaktisch behandelt.
- Im Therapieverlauf sind Effektivität und Toxizität engmaschig zu kontrollieren.

Stufenaufbau der Analgetikatherapie

Stufe I: Nicht-Opioid-Analgetika

Gemeinsames Kennzeichen aller Nicht-Opioid-Analgetika ist ihre fiebersenkende Wirkung, die besonders bei immungeschwächten Patienten beachtet werden muss (ggf. bei Risikopatienten und entsprechendem Verdacht Einnahmepause).
Paracetamol: Einzeldosis (ED) 0,5–1 g; Wiederholung (WD) 4 h. Bei Patienten mit einer Lebervorschädigung oder bei gleichzeitiger Einnahme hepatotoxischer Substanzen (Alkohol) ist bereits deutlich unterhalb der TD max. von 6 g mit einer Toxizität zu rechnen. Seine analgetische Potenz ist niedrig.
Metamizol: ED 0,5–1 g; WD 4 h: Im oberen Dosisbereich besteht auch eine spasmolytische Wirkung. Das Risiko der sehr seltenen allergisch-toxischen Knochenmarkschädigung wird in Relation zu den oftmals auch tödlichen Nebenwirkungen der NSAR allgemein überschätzt.
Nicht-steroidale Antirheumatika (NSAR): Ibuprofen: ED retard 600–800 mg; WD 8–12 h. Diclofenac retard: ED 50–100 mg; WD 8–12 h. Aufgrund der erheblichen gastrointestinalen Toxizität ist die prophylaktische Gabe eines Protonenpumpeninhibitors empfehlenswert. Bei Patienten mit vorbestehender Nierenschädigung, Exsikkose, antihypertensiver und antidiuretischer Therapie sind NSAR aufgrund des hohen Risikos einer bis zum Nierenversagen gehenden Nephrotoxizität (relativ) kontraindiziert. Die Thrombozytenaggregationshemmung durch NSAR muss besonders bei vorbestehender oder zu erwartender Thrombozytopenie beachtet werden.

Stufe II: Schwache Opioide

Die äquianalgetische Potenz der schwachen Opioide beträgt 1/5 bis 1/10 im Vergleich zu oralem Morphin. Somit gibt es einen Überlappungsbereich äquipotenter Dosierungen von starken und schwachen Opioi-

Tabelle I. Zubereitungsformen von Morphin.

Indikation	Zubereitungsform	Einzeldosis	Wirkbeginn	Wirkmaximum	Wirkdauer
Dosisfindung, Durchbruchschmerz	Tabletten Tropfen Suppositorien	ab 5 mg	20 min	60 min	4 h
Dauertherapie	Retard-Tabletten Retard-Kapseln Retard-Granulat	ab 10 mg	60 min	60–90 min	12 h
s.c./i.v. Gabe		10 mg/ml; 20 mg/ml	ab 2,5 mg	15 min	30 min	4 h

den. Beispiel: 30 mg Morphin p.o./d sind gleichwertig 150–300 mg Tramadol oder Tilidin p.o./d. Von daher darf in Abhängigkeit von der Schmerzsituation und der Erfahrung des Behandlers in Einzelfällen diese Stufe übersprungen werden.

Stufe III: Starke Opioide

Nach heutigem Wissensstand sind alle Opioide dieser Stufe gleich wirksam und gleich verträglich. Aus ökonomischen, historischen und praktischen Gründen ist dennoch Morphin weiterhin Erstlinien- und Referenzsubstanz. Es ist kommerziell in allen denkbaren Applikationsformen und galenischen Zubereitungen verfügbar (Tab. I). Hauptproblem ist die Existenz von zwei renal eliminationspflichtigen Metaboliten, von denen sich bei Niereninsuffizienz das im Vergleich zur Muttersubstanz potentere 6-Glucuronid mit zeitlicher Verzögerung im Liquor anreichern und das 3-Glucuronid zentral exzitatorisch wirken kann [4].

Opioidtherapie

Determinanten der Opioidwirkungen sind zum einen das substanzspezifische Bindungsverhalten an den Opioidrezeptoren, zum anderen aber auch pharmakokinetische und -dynamische Einflussfaktoren. Diese teilweise genetisch bedingten Variablen sind Ursache der bis dato weitgehend nicht vorhersehbaren individuellen Effektivität und Toxizität einer Substanz und Rationale für einen Opioidwechsel (s.u.).

Toxizitäten

– Nausea, Emesis: Prävalenz von 40 % initial, dauerhaft < 20 %.
  Maßnahme: 0,5–1,5 mg Haloperidol oder 30 mg Metoclopramid/d für die ersten 10 Tage als Prophylaxe (s. Nausea).
– Obstipation: Prävalenz fast 100 %.
  Maßnahme: dauerhafte prophylaktische Gabe von Osmotika ggf. + Irritantien (s. Obstipation).
– Sedierung: Prävalenz in Abhängigkeit von der Ko-Medikation und -morbidität; unterliegt der Tachyphylaxieentwicklung.
  Maßnahme: Aufklärungspflicht und Dokumentation über eingeschränkte Fahrtüchtigkeit insbesondere bei Dosisänderungen durch den Arzt; dennoch kein generelles Fahrverbot, sondern Patient muss sich vor Antritt der Fahrt Rechenschaft über seine Fahrtüchtigkeit ablegen.
– Halluzinationen, Alpträume: Diese werden selten spontan vom Patienten geäußert, oft nur Wesensänderung.
  Maßnahme: Dosisreduktion bei Schmerzfreiheit, sonst Opioidwechsel.
– Myoklonien: besonders bei gleichzeitig eingeschränkten metabolischen Bedingungen (z.B. Niereninsuffizienz).
  Maßnahme: Dosisreduktion bei Schmerzfreiheit, sonst Wechsel auf ein metabolisch günstigeres Opioid.
– Juckreiz: meist nur perioral.
  Maßnahme: bei Persistenz Opioidwechsel.
– Harnverhalt
  Maßnahme: Versuch der medikamentösen Therapie mit Alphablockern.
– Störungen der Sexualfunktion: Diese tritt besonders im Kontext der schweren Erkrankung häufig auf.
  Maßnahme: thematisieren.
– Atemdepression: unterliegt einer ausgesprochenen Toleranzentwicklung; klinisch relevante Atemdepression nur bei deutlicher Überdosierung möglich; verlässlicher Parameter: Abnahme der Atemzüge pro Minute (eben *nicht* Luftnot!).
  Sucht: Ausbleiben einer euphorischen Grundstimmung, daher keine Suchtentwicklung.
– Körperliche Abhängigkeit: kann vorliegen.
  Maßnahme: langsame Dosisreduktion (–10 % der Dosis tgl.) zur Vermeidung eines Entzugsyndroms.
– Tachyphylaxie der Analgesie: stellt eine Rarität dar und ist substanzbezogen.

Tabelle II. Pharmakologie von Opioiden.

Substanz	Zubereitungsform	Einzeldosis	Wirkdauer	Leberinsuffizienz	Niereninsuffizienz
Codein	Kombinationen	30–240 mg	4 h		↓
Dihydrocodein ret.	Retard-Tbl.	60(–180) mg	8–12 h	↔	↓
Tramadol ret.	Retard-Tbl., Kps.	100–300 mg	8–12 h	↔	↓
Tilidin/Naloxon ret.	Kps	100–200 mg	8–12 h		↔
Morphin	s. Tab. I	s. Tab. I	s. Tab. I	↓ (bei p.o.)	
Hydromorphon	normal retard s.c./i.v.	ab 1,3 mg ab 4 mg ab 1 mg	4 h 12 h 4 h	↓ (bei p.o.)	(↓)
Fentanyl	transdermal s.c./i.v.	ab 12 µg/h ab 0,01 mg	72 h 60 min	↔	↔
Oxycodon	retard	ab 10 mg	12 h	↓	↓
L-Methadon	p.o. i.v./(s.c.)	ab 2 mg ab 1,5 mg	8–12h	↔	↔
Buprenorphin*	s.l. transdermal	0,2 mg ab 35 µg/h	6–8 h 72 h	↔	↔

↔ klinisch nicht relevant
↓ Dosis-/Dosisintervallanpassung erforderlich
bei deutlicher Insuffizienz alternatives Opioid waählen

Maßnahme: Opioidwechsel.
– Opioidinduzierte Hyperalgesie: ausgesprochen selten und nur nach längerer, hoch dosierter Opioidtherapie. Kennzeichen: Zunahme des Schmerzes ohne pathomorphologisches Korrelat durch Erhöhung der Opioiddosis.
Maßnahme: alternative Analgesieverfahren erwägen, Opioidpause/-wechsel.

Alternative Opioide

Bei Unwirksamkeit oder Unverträglichkeit von Morphin kann ein anderes starkes Opioid eingesetzt werden [5]. Die Wahl der Substanz sollte metabolische Gegebenheiten (Leber-/Niereninsuffizienz, Kachexie) ebenso berücksichtigen wie die Praktikabilität (Applikationsform, Wirkdauer) (Tab. II). Bei den retardierten Zubereitungsformen ist der verzögerte Wirkeintritt mit einem Wirkmaximum nach ca. 90 min zu beachten.

Zur Dosisfindung und zur Behandlung von Durchbruchschmerzen werden normal freisetzende Zubereitungen benutzt, wobei die ED der Bedarfsmedikation in der Regel 1/10 bis 1/6 der Tagesdosis (TD) der Basismedikation beträgt.

Bei Wechsel des Opioids wird die rechnerisch ermittelte Dosis um 30–50 % reduziert und dann eine erneute Dosisfindung vorgenommen (Tab. III).
Bei Wechsel des Applikationsweges ist die jeweilige Bioverfügbarkeit zu beachten (Tab. IV). Bei Substanzen mit einer hohen hepatischen First-Pass-Eliminationsrate kann die orale Bioverfügbarkeit bei Leberinsuffizienz im Extremfall 100 % betragen. Die Ausscheidung von L-Methadon ist bei steigendem Urin-pH erheblich beschleunigt.

Tabelle III. Umrechnungsfaktoren bei Wechsel von Morphin auf ein anderes Opioid.*

Ausgangsopioid	Faktor*	Zielopioid
Morphin p.o.	0,5	Oxycodon p.o.
	0,13–0,5	Hydromorphon p.o.
	0,01	Fentanyl transdermal***
	0,3**	L-Methadon p.o.
	0,03	Buprenorphin s.l.
Oxycodon p.o.	2	Morphin p.o.
Hydromorphon p.o.	5–7,5	
Fentanyl transdermal***	100	
L-Methadon p.o.	3**	
Buprenorphin s.l.	30	

* Die hier angegebenen Werte sind nur Näherungswerte.
** Die Dosis von L-Methadon muss individuell gefunden werden.
*** Eine transdermale Freisetzung von 25 µg/h entspricht 60–90 mg p.o. Morphin/d.

Ko-Analgetika

Ko-Analgetika (Tab. V) werden in Abhängigkeit vom Schmerztyp zumeist in Ergänzung der Analgetika gegeben. Da diese Substanzen eine eigene zusätzliche Toxizität haben, ist im Einzelfall abzuwägen, ob der Versuch einer höheren Opioiddosierung der Zugabe von Ko-Analgetika vorzuschalten ist. Oft müssen auch alternative Substanzen mit gleichem Indikationsspektrum ausprobiert werden.

Weiterführende Maßnahmen der Schmerztherapie

Epidurale oder intrathekale Analgesieverfahren sind insgesamt selten notwendig (≈ 1 %) und bedürfen aufgrund ihrer Komplikationsrate (Katheterdislokation, Fibrosebildung, Entzündung bis hin zur Enzephalitis, Blutung) der besonderen Indikation. Da auch hier

Tabelle IV. Bioverfügbarkeit bei Wechsel des Applikationsweges.

Substanz	Bioverfügbarkeit
Morphin p.o.	30 %
Morphin rectal	40 %
Hydromorphon p.o.	40 %
L-Methadon p.o.	nicht bekannt
Oxycodon p.o.	60–80 %
Fentanyl transdermal	0,25 µg/h transdermal = 0,6 mg/d i.v.
Buprenorphin s.l.	90 %

Tabelle V. Indikation und Wirkung von Ko-Analgetika.

Gruppe	Substanz	Einzeldosis	Wirkdauer, Applikation	Wichtige Nebenwirkungen	Vorsicht bei/Wechselwirk.
Antidepressiva: (dysästhetischer) neuropathischer Schmerz	Amitriptylin Doxepin	25–75 mg, selten > 150 mg	zur Nacht	Sedierung, Mundtrockenheit, orthostastische Dysregulation, Senkung der Krampfschwelle	höherem Alter, Prostatahypertrophie, Herzrhythmusstörungen, Wirkverstärkung anticholinerger Substanzen (Antihistaminika, Antiparkinsonmittel, Neuroleptica)
	Imipramin	10–25 mg selten > 75 mg	eher morgens		
Antikonvulsiva: (paroxysmaler) neuropathischer Schmerz langsame Aufdosierung erforderlich	Carbamazepin	100–300 mg	ret. 12 h	Sedierung, Schläfrigkeit, Ataxie, Verwirrtheit, Leberfunktionsstörung, Blutbildveränderungen, Schwindel, Ataxie	Leber-/Herzinsuffizienz, Herzrhythmusstörung, Blutbildveränderungen viele relevante Interaktionen
	Phenytoin	100 mg	8–12 h		
	Gabapentin	300–800 mg	6–8 h	Sedierung, Schläfrigkeit, Ataxie, Ödembildung	Anpassung an Nierenfunktion erforderlich, keine Interaktionen, keine Kontraindikationen
	Pregabalin	75–150 mg	12 h		
	Clonazepam	0,5–1 mg	12 h	alle benzodiazepintypischen Wirkungen, Sedierung	Verstärkung der sedierenden und atemdepressiven Wirkung von Opioiden
Kortikosteroide: antiphlogistisch antiödematös (antiemetisch)	Dexamethason Prednison Cortison u.a. Derivate	absteigende Dosierung	möglichst niedrigere Abenddosis	sind in der Palliativsituation meist vernachlässigbar	Diabetes mellitus; gleichzeitiger Gabe von NSAR, Digitalis, Saluretika, Cumarinen
Myotonolytica: schmerzhafte Muskelspastik	Baclofen	ab 5 mg	8–12 h	Sedierung	nur noch geringer Restfunktion der Muskeln
Muskelrelaxanzien: Myogelosen	Tetrazepam	ab 25 mg	8–12 h	alle benzodiazepintypischen Wirkungen, Sedierung	Verstärkung der sedierenden und atemdepressorischen Opioidwirkung,
Bisphosphonate	Verschiedene			alle Bisphosponhate ab der 3. Generation wirken analgetisch	Niereninsuffizienz

besonders bei mittel- bis längerfristiger Therapie der Schwerpunkt auf der Opioidgabe liegt, sollte die Opioidsensibilität des Schmerzsyndroms gegeben sein. Neuroablative Verfahren sind – vielleicht mit Ausnahme der Lyse des Ganglion coeliacum bei Schmerzen, die auf ein Versorgungsgebiet beschränkt sind – sehr selten indiziert und sollten dann nur von darin Erfahrenen durchgeführt werden.

Palliative Sedierung

Definition und Indikation

Treten trotz Ausschöpfens aller Therapieoptionen weiterhin unerträgliche physische und/oder psychische Symptome in einer terminalen oder finalen Erkrankungssituation auf, stellt die palliative Sedierung, mit dem Ziel der Einschränkung des Bewusstseins, eine therapeutische Option dar. Sie kann geplant im Laufe sich stetig verschlechternder Symptome oder ungeplant bei akuten, anderweitig nicht beherrschbaren Situationen eingeleitet werden. Sie bedarf des informierten Konsenses des zustimmungsfähigen Patienten bzw. der Person des Vertrauens und des Behandlungsteams. Eine personelle Begleitung des Patienten und seiner Angehörigen ist dabei zwingend geboten [6–9].

Durchführung

> Die Sedierungstiefe wird in Abhängigkeit von der Symptomatik gewählt. Wichtig ist, dass eine Einschränkung des Bewusstseins nicht gleichbedeutend mit einer Ausschaltung der Sinneswahrnehmungen ist.

Vorbestehende Maßnahmen zur Symptomkontrolle (z.B. antiemetische und analgetische Maßnahmen) werden fortgesetzt. Nach Möglichkeit werden Medikamente, deren Absetzen zu einem Entzugssyndrom führt, weiter gegeben.

Im Wesentlichen stehen drei Substanzgruppen zur Sedierung zur Verfügung, die nach Bedarf oder kontinuierlich, einzeln oder in Kombinationen appliziert werden können. Auswahlkriterien sind dabei sowohl das Wirkspektrum als auch mögliche Kontraindikationen der Substanzen. Ist ein stabiler venöser Zugang vorhanden, so kann dieser genutzt werden; andernfalls ist die subkutane Applikation Methode der Wahl.

– Benzodiazepine: Wirkprofil: sedierend, anxiolytisch, antikonvulsiv, muskelrelaxierend, myotonolytisch, Verstärkung der opioidinduzierten Atemdepression, u.U. koanalgetisch bei neuropathologischen Schmerzen, aber inverse Reaktion möglich. Geeignete Substanzen: Midazolam, Lorazepam, Clonazepam, Diazepam.
– Neuroleptika: Wirkprofil: sedierend, anxiolytisch, antiemetisch, antipsychotisch aber auch krampfschwellensenkend, akutes extrapyramidalmotorisches Syndrom möglich, Steigerung der Muskelspastik möglich, Parkinsonoid möglich. Geeignete Substanzen: Levomepromazin, Promethazin, Haloperidol, Melperon.
– Opioide: Wirkprofil: Analgetisch, sedierend mit Tachyphylaxieentwicklung, anxiolytisch, antidyspnoisch, antitussiv. Geeignete Substanzen: grundsätzlich alle Opioide aber bei Niereninsuffizienz möglichst anderes starkes Opioid als Morphin (Akkumulation aktiver Metabolite), Beachtung anamnestischer unerwünschter substanzbezogener Reaktionen wie z.B. Halluzinationen, Pruritus, „bad dreams".

Therapie von Symptomen des Respirationstraktes

Respiratorische Symptome stellen ein häufiges palliativmedizinisches Problem dar, ihre Prävalenz nimmt bei onkologischen Patienten in der Terminalphase nochmals deutlich zu [10–12].

Bei ihrer Therapie gelten die generellen Prinzipien der Palliation. Wenn möglich sollte(n) die zu Grunde liegende(n) Ursache(n) erkannt und kausal oder spezifisch behandelt werden (kardiale Rekompensation, Pleurapunktion, Transfusion bei Anämie, Stentimplantation bei Fistelbildung, Infektionsbehandlung). Die Möglichkeiten einer tumorspezifischen Behandlung sollten immer in Betracht gezogen werden, es sei denn, onkologische Optionen sind bereits ausgeschöpft worden oder der Zustand des Patienten verbietet eine solche Therapie.

> Nicht-pharmakologische Optionen wie gezielte Lagerungstechniken, Physiotherapie, Logopädie und auch psychotherapeutische Verfahren sind gerade in der Behandlung von Symptomen des Respirationstraktes wertvoll und unverzichtbar.

Chronische Dyspnoe

Definition

Dyspnoe ist eine subjektive Sensation die als „unangenehme Wahrnehmung der Atmung" definiert ist. Sie tritt unabhängig von Atemtyp-/frequenz oder Hypoxie/Hyperkapnie auf. Atemnot ist nur durch die Selbstmitteilung des Patienten (z.B. Ratingskalen analog der Schmerzintensitätsmessung oder in validierten Fragebögen EORTC Lungenmodul) unmittelbar erfassbar. Der Ausprägungsgrad einer Dyspnoe wird moduliert durch psychische, soziale und spirituelle Faktoren.

Therapie

Die Indikation zu ursachgerichteten Therapiemaßnahmen ist zu überprüfen (tumorverkleinernde Therapien, endobronchiale Lokaltherapie, Pleurapunktion, Antibiose).
Zur symptomatischen Therapie werden im Wesentlichen drei Substanzgruppen eingesetzt: stark wirkende Opioide (Stufe III), Neuroleptika und Benzodiazepine (s. Tab. VI).
Die antidyspnoische Wirkung von Opioiden ist µ-Rezeptor-vermittelt und unterliegt einer Tachyphylaxieentwicklung. Bei gleichzeitiger analgetischer Therapie mit Opioiden ist deshalb zur Erzielung eines antidyspnoischen Effektes meist eine deutliche Dosissteigerung notwendig. Es gibt Hinweise auf eine bessere Wirksamkeit diskontinuierlich und parenteral applizierter Opioide im Vergleich zu Retardpräparaten. Bei äquianalgetischer Dosierung haben Fentanyl, Hydromorphon und Morphin eine hohe antidyspnoische Wirksamkeit.
Bei unklarem Wirkmechanismus (Verstärkung der Opioidwirkungen am Atemzentrum, psychotrope Wirkung) sind Neuroleptika, insbesondere aus der Gruppe der Phenothiazine, bei Dyspnoe wirksam. So konnte ein antidyspnoischer Effekt sowohl von Chlorpromazin (z.B. 25 mg alle 8 Stunden per os) als auch von Promethazin (z.B. 25–50 mg alle 8–12 Stunden per os) bei Palliativpatienten gezeigt werden.
Benzodiazepine haben keine eigene antidyspnoische Wirkung. Ihre atemnotlindernde Wirkung beruht überwiegend auf ihren anxiolytischen und sedierenden Effekten. Sie verstärken die opioidinduzierte Unterdrückung des Atemantriebes.
Beta-Sympathikomimetika sind nur bei gesicherter reversibler Bronchospastik indiziert. Glucocorticosteroide stellen bei Lymphangiosis pulmonum eine Therapieoption dar. Sauerstoffgabe sollte nur bei dokumentierter klinischer Wirksamkeit (subjektive Besserung) angeboten werden.

Husten

Definition

Husten ist primär ein Schutzreflex, der durch Reizung vagaler Afferenzen ausgelöst wird (z.B. Bronchialbefall, mediastinale Tumorlokalisation, obere Einflussstauung, Pleuraerguss, Pleurakarzinose, Perikarderguss, tracheobronchiale Fisteln, Lebermetastasen, Lungenembolie, Herzinsuffizienz und gastroösophagealer Reflux). Husten kann kompliziert werden durch das Auftreten von Kopfschmerzen, Schlafstörungen und Erbrechen und kann zu Hämoptysen, Rippenfrakturen bis hin zur Synkope führen.

Therapie

Zur Unterdrückung des Hustenreflexes werden Opioide eingesetzt. Bei äquianalgetischer Dosierung nimmt die antitussive Potenz über Oxycodon, Codein, Dihydrocodein, Hydrocodon, Morphin und Levomethadon ab. Bei gleichzeitiger Analgesie mit Stufe-III-Opioiden ist das Maximum der antitussiven Wirkung zumeist schon erreicht.

> Bronchosekretolytika (z.B. Acetylcystein) sind zur Erleichterung des Abhustens nur sinnvoll, wenn der Patient auch im Stande ist, die zum Abhusten erforderliche Muskelarbeit zu leisten (z.B. Kachexie, Paresen, Stenosen im Tracheobronchialbereich). Andernfalls ist eine Sekretionshemmung mittels anticholinerg, antimuscarinerg wirkender Substanzen anzustreben.

Erstickungsanfall/akute Dyspnoe

Der akute Erstickungsanfall und die akute Dyspnoe (s. Tab. VI) erfordern in der PM ein rasches Handeln. Von daher sollten für diese häufig auf Grund des Erkrankungsverlaufes vorhersehbaren Komplikationen eindeutige Absprachen mit dem Patienten zum Vorgehen (z.B. Verzicht auf intensivmedizinische Maßnahmen) getroffen werden und eine entsprechende „Notfall"verordnung verfügbar sein. Der akute Erstickungsanfall stellt die häufigste Ursache für eine palliative Sedierung (s. oben) dar.

Tabelle VI. Medikamentöse Therapie von Dyspnoe.

Patient ohne Opioidtherapie	Patient mit bestehender Opioidtherapie
Erstickungsanfall/akute Dyspnoe Morphin 2,5–5 mg s.c. oder Hydromorphon 1–2 mg s.c. ggf. wiederholen	Bedarfsmedikation + 30 % ggf. wiederholen
Lorazepam Expedit 1–2,5 mg s.l. oder Midazolam ab 1 mg s.c. ggf. ergänzen um niederpotente Neuroleptika (krampfschwellensenkend!)	
Chronische Atemnot Stufe-III-Opioide (mgl. reine µ-Agonisten) (u.U. parenteral + diskontinuierlich)	Dauermedikation Stufe-III-Opioid + 30 % (u.U. parenteral + diskontinuierlich)
Keine Begrenzung des Applikationsintervalls	

Tabelle VII. Antisekretorische Therapie bei respiratorischen Symptomen.

Medikament	Applikationsform	Dosis (mg)	Applikationsintervall (h)	Zentrale NW
Butylscopolamin	i.v./i.m./s.c.	20	max. alle 5 h	keine
Glycopyrronium	i.m./s.c.	0,1–0,2	4–6	keine
Scopolamin	s.c.	0,4	4	Sedierung
	transdermales System, TTS	0,9–1,8	72	(paradoxes Delir)
Atropin	s.c./i.v.	0,5	8–12	Exzitation, Halluzination

Terminales Rasseln

Terminales Rasseln entsteht durch Retention von Schleim im Trachealsystem. Es ist ein sicherer Prädiktor der Finalphase. Dieses Symptom stellt in der Regel keine Belastung für den Patienten, wohl aber für die Angehörigen und die Pflegenden dar. Diese kann durch aufklärende Gespräche über die „Harmlosigkeit" des Symptoms abgebaut werden. Therapeutisch können Lagerungsveränderungen und antisekretorische Medikamente eingesetzt werden (s. Tab. VII). Bereits gebildetes Sekret kann einmalig abgesaugt werden, ein wiederholtes Absaugen sollte vermieden werden.

Therapie von Symptomen des Gastrointestinaltraktes

Nausea, Emesis

Definition

Übelkeit und Erbrechen sind zwei verschiedene Symptome, die häufig in enger Beziehung zueinander stehen. Übelkeit ist ein durch die subjektive Wahrnehmung des Patienten erfassbares Symptom zumeist multifaktorieller Genese (Reizung der Chemotriggerzone durch Endo-/Exotoxine) mit zahlreichen Triggerfaktoren. Erbrechen ist ein komplexer Vorgang, der über eine Magenatonie und Initiierung einer Retroperistaltik die Kontraktion der Bauch- und Thoraxmuskulatur erfordert.

Ätiologie und Therapie

Die Therapie dieser Symptome erfolgt pharmako-„logisch", d.h. in Abhängigkeit von deren Pathogenese [13–16]. Entscheidende Hinweise liefert die genaue Symptomerfassung.

– Irritation der Area postrema durch hämatogene Exotoxine (Medikamente wie Zytostatika, Antibiotika, Opioide, Clonidin, Digoxin) oder Endotoxine (Hyperkalzämie, Urämie, Ammoniak) verursachen zumeist ganztägige Nausea. Ein auslösendes Agens ist zumeist auch aufgrund der zusätzlichen Begleitsymptome/-nebenwirkungen eruierbar. Zur symptomatischen Therapie eignen sich Metoclopramid oder Neuroleptderivate.

– Gastrale/ösophageale Reizung durch Medikamente oder Reflux verursachen postprandiales Erbrechen bei gelegentlicher präprandialer Übelkeit. Begleitsymptome sind Schmerzen und Anämie. Therapie der Wahl sind Protonenpumpeninhibitoren, ggf. in Kombination mit Prokinetika.

– Gastrointestinale Hypomotilität kann sowohl Folge einer zentralen oder peripheren neuronalen

Regulationsstörung sein als auch mechanisch, metabolisch und medikamentös (Opioide, Sekretionshemmer, Anticholinergika) induziert sein. In der Regel besteht keine ganztägige Nausea, sondern Abhängigkeit von der Nahrungsaufnahme. Erbrechen nach langem Intervall führt häufig zur Besserung der Symptome. Prokinetika sind Mittel der Wahl bei Ursache im oberen GI-Trakt. Erythromycin (p.o.) ist gerechtfertigt bei Magenentleerungsstörung. Irritativ und/oder osmotisch wirkende Laxanzien sind indiziert bei Motilitätsstörungen im Dickdarmbereich.

- Reizung der Vestibularkerne durch Exo-/Endotoxine oder visuelle Reize (z.B. Doppelbilder) führt zu bewegungsinduzierter Nausea/Emesis, die sich gelegentlich durch Erbrechen bessert. Oft besteht ein Begleitschwindel. Wirksam sind antimuscarinerg und antihistaminerg wirkende Substanzen.
- Bei einer Reizung des Brechzentrums dominiert das Erbrechen, oft begleitet von vegetativer Reaktion. Dimenhydrinat ist hier effektiv.
- Reizung intrazerebraler Strukturen (Meningeosis carcinomatosa; intrazerebrale Druckerhöhung) und Hyponatriämie verursachen schwallartiges (Nüchtern-)Erbrechen bei oft fehlender Nausea. Die antiödematöse Therapie mit Corticosteroiden kann durch Oberkörperhochlagerung unterstützt werden. Mannit und Diuretika sind wenig bis gar nicht effektiv.
- Psychisch getriggerte Nausea und Emesis treten oft situationsgebunden auf. Neben innerpsychischen Konflikten lassen sich oft Triggermechanismen eruieren. Je nach Begleitsymptomatik kommen verschiedene Klassen von Psychopharmaka zum Einsatz.

Obstipation

Definition

Eine Obstipation liegt bei harter und schmerzhafter Defäkation mit reduzierter Frequenz und/oder Menge vor. Sie ist keineswegs ein harmloses Symptom, da es Inappetenz, Übelkeit, Schmerzen, Erbrechen und Luftnot verursachen oder fördern und letztlich der Ausgangspunkt für einen Ileus sein kann. Sie ist multifaktoriell (Immobilität, Änderung der Lebensgewohnheiten, medikamentös induziert) [17–20].

Therapie

Die Möglichkeiten der nichtmedikamentösen Behandlung (z.B. Rehydrierung, Elektrolytausgleich) sollten ausgeschöpft werden. Es hat sich ein stufenweiser Aufbau der medikamentösen laxativen Therapie bewährt. Quellmittel sind in der Palliativsituation zumeist kontraindiziert.

- Stufe I: Osmotisch wirksame Stoffe wie Macrogol. Lactulose ist auf Grund der stark blähenden Wirkung weniger empfehlenswert. Bei Ersteinnahme ist der Wirkeintritt nach ca. 48 h ansonsten nach 8 bis 12 h.
- Stufe II: Zugabe von Irritantien wie Na-Picosulfat oder Bisacodyl. Hierdurch ist eine geringe Dosis suffizient, so dass Bauchkrämpfe und Diarrhoen selten sind.
- Stufe III: Die ergänzende Gabe von Gleitmitteln (Paraffin) ist besonders bei schlechter Bauchpressenfunktion hilfreich.

Rektale Laxanzien stellen nie eine Dauerlösung dar, stets sind parallel orale Laxanzien zu geben. In der Akutsituation sind bei gefülltem Rektum und hartem Stuhl Glycerin-Suppositorien, bei weichem Stuhl Bisacodyl-Suppositorien zu bevorzugen. Nur bei leerem Rektum aber gefülltem Kolon sind Klysmen oder hohe Einläufe indiziert. Als Drasticum muss Amidotrizoat (orales Kontrastmittel) mit einem Wirkeintritt nach 2 h gelten.

Inoperable enterale Obstruktion im Terminalstadium

Definition

Bei weit fortgeschrittenen Tumorerkrankungen ist auf Grund des hohen Morbiditäts- und Mortalitätsrisikos eine Operation der enteralen Obstruktion kontraindiziert oder nicht durchführbar. Es liegt häufig ein Mischbild von mechanischen, neuronalen (z.B. Infiltration des Plexus coeliacus, ZNS-Metastasierung, paraneoplastische Neuropathie, paraneoplastische Pseudoobstruktion) oder funktionellen (ausgeprägter Peritonealkarzinose) Ileuszuständen vor. Hauptsymptom ist das Erbrechen mit vorhergehender oft nur kurzfristiger Übelkeit. Schmerzen sind zumeist moderat, bei erhaltener Restperistaltik kolikartig.

Therapie

Mit dem Ziel der Vermeidung von (Kot-)Erbrechen, Übelkeit und Schmerzen sind prinzipiell zwei Behandlungsansätze möglich [21–22]: Die Anlage einer drainierenden Enterostomie (in der Regel als perkutane Gastroenterostomie, aber auch Witzel-/Kaderfistel möglich) erlaubt dem Patienten die Aufnahme faserfreier Flüssigkeiten. Eine nasogastrale Sonde stellt nur eine vorübergehende Maßnahme dar. Häufig ist dieses aber weder gewünscht noch technisch realisierbar. Dann muss über den Weg einer medikamentösen Sekretionshemmung bei gleichzeitigem Verzicht auf jedwede orale Zufuhr das intestinale Volumen reduziert und somit Erbrechen minimiert werden. Substanz der ersten Wahl ist Octreotid (Wirkbeginn nach ca. 4 h, Dosis sehr individuell 8-stdl. 100–300 µg s.c./i.v.) [23]. Es ist besser verträglich und wesentlich effektiver als antimuscarinerge Substanzen. Die Sekretion von Magensäure wird maximal mit Protonenpumpenhemmern supprimiert. Ein- bis zweimal tägliches Erbrechen wird von den Patienten zumeist toleriert. Eine exzellente Mundpflege ist auch zur Therapie des Durstes obligat. Das parenterale Infusionsvolumen muss reduziert werden; in der Regel werden maximal 1 Liter täglich ohne Zunahme der Erbrechensfrequenz toleriert. Die Schmerztherapie erfolgt mit stark wirkenden Opioiden. Zur Spasmolyse bei Koliken eignen sich Metamizol oder Butylscopolamin. Prokinetisch wirkende Substanzen (z.B. Metoclopramid) sind abzusetzen. Zur Antiemese eignen sich Dimenhydrinat oder auch niedrig dosierte Neuroleptika.

Die erzwungene Nahrungskarenz sowie die in dieser Situation oft rasch fortschreitende Kachexie erfordern eine enge Begleitung des Patienten und seiner Familie.

Literatur

1. Burera E, Schoeller T, Wenk R et al (1995) A prospective multicenter assessment of the Edmonton staging system for cancer pain. J Pain Symptom Manage 10(5): 348–355
2. Fainsinger RL (2002) Palliative care and cancer pain. J Pain Symptom Manage 24(2): 173–176
3. Grond S, Zech D, Schug SA et al (1991) Validation of the World Health Organization guidelines for cancer pain relief during the last days and hours of life. J Pain Symptom Manage 6/7: 411–412
4. Ashby M, Fleming B, Wood M, Somogyi PD (1997) Plasma morphine and glucuronide (M3G and M6G) concentrations in hospice inpatients. J Pain Symptom Manage 14(3): 157–166
5. Expert Working Group of EAPC (1996) Morphine in cancer pain: modes of administration. Br Med J 312: 823–826
6. Braun TC, Hagen NA, Clark T (2003) Development of a clinical practice guideline for palliative sedation. J Palliat Med 6: 345–427
7. Chater S, Viola R, Paterson J, Jarvis (1998) Sedation for intractable distress in the dying – a survey of experts. Palliat Med 12: 255–269
8. Cherny NI, Portenoy RK (1994) Sedation in the management of refractory symptoms: Guidelines for evaluation and treatment. J Palliat Care 10: 31–38
9. Materstvedt LJ, Clark D, Ellershaw J, Forde R, Gravgaard AM, Muller-Busch HC, Porta i Sales J, Rapin CH (2004) Euthanasie und ärztlich unterstützter Suizid: eine Stellungnahme der Ethics Task Force der European Association for Palliative Care. Z Palliativmed 5: 102–106.
10. Ripamonti C, Fusco F (2002) Respiratory problems in advanced cancer. Support Care Cancer 10(3): 204–216
11. LeGrand SB, Khawam EA, Walsh D, Rivera NI (2003) Opioids, respiratory function, and dyspnea. Am J Hosp Palliat Care 20(1): 57–61
12. Dudgeon DJ (2002) Managing dyspnea and cough. Hematol Oncol Clin North Am 16(3): 557–577, viii
13. Bruera E, Moyano JR, Sala R, Rico MA, Bosnjak S, Bertolino M, Willey J, Strasser F, Palmer JL (2004) Dexamethasone in addition to metoclopramide for chronic nausea in patients with advanced cancer: a randomized controlled trial. J Pain Symptom Manage 28(4): 381–388
14. Davis MP, Walsh D (2000) Treatment of nausea and vomiting in advanced cancer. Support Care Cancer 8(6): 444–452
15. Glare P, Pereira G, Kristjanson LJ, Stockler M, Tattersall M (2004) Systematic review of the efficacy of antiemetics in the treatment of nausea in patients with far-advanced cancer. Support Care Cancer 12(6): 432–440
16. Muir JC, von Gunten CF (2001) Abdominal cancer, nausea, and vomiting. J Palliat Med 4(3): 391–394
17. Bennett M, Cresswell H (2003) Factors influencing constipation in advanced cancer patients: a prospective study of opioid dose, dantron dose and physical functioning. Palliat Med 17(5): 418–422
18. Fine PG (2002) Analgesia issues in palliative care: bone pain, controlled release opioids, managing opioid-induced constipation and nifedipine as an analgesic. J Pain Palliat Care Pharmacother 16(1): 93–97
19. Tamayo AC, Diaz-Zuluaga PA (2004) Management of opioid-induced bowel dysfunction in cancer patients. Support Care Cancer 12(9): 613–618
20. Schwarzer A, Nauck F, Klaschik E (2005) Strong opioids and constipation. Schmerz 19(3): 214–219
21. Ripamonti C, Twycross R et al (2001) Clinical-practice recommendations for the management of bowel obstruction in patients with end-stage cancer. Support Care Cancer 9: 223–233
22. Ripamonti C, Mercadante S, Croff L et al (2000) Role of Octreotide, Scopolamine Butylbromide, and Hydration in Symptom Control of Patients with Inoperable Bowel Obstruction and Nasogastric Tubes: A Prospective Randomized Trial. J Pain Symptom Manage 19(1): 27–30
23. Dean A (2001) The palliative effects of octreotide in cancer patients. Chemotherapy 47 (Suppl 2): 54–61

R. Bodenmüller-Kroll **Pflege krebskranker Patienten**

Mit der Diagnose „Krebs" ist für beinahe jeden Menschen, der von ihr betroffen wird, die Vorstellung eines meist unheilbaren, chronischen Leidens verbunden. Sie leitet eine tiefe Lebenskrise ein, deren Schwerpunkt die Angst vor der psychischen Bedrohung durch die Krankheit, der Verlust der körperlichen Integrität und der Lebensfreude und die Veränderungen der mitmenschlichen Beziehungen und Lebensziele sind. Trotz der deutlich gestiegenen therapeutischen Erfolge bei vielen Krebsarten ist die Diagnose „Tumorerkrankung" immer noch gefürchtet und die betroffenen Patienten benötigen neben spezialisierter medizinischer Betreuung die professionelle Begleitung qualifizierter Pflegekräfte.

Durch Wissen, Erfahrung und kompetente Versorgung können Pflegekräfte den Patienten helfen, ihre Erkrankung, die Behandlung und deren Nebenwirkungen besser zu verstehen, und ihnen aufzeigen, wie sie mit der Erkrankung und deren Folgen weiterleben können. Zu diesen Aufgaben der professionellen onkologischen Krankenpflege gehören fundiertes Fachwissen, pflegerisch-technische Fertigkeiten, die kompetente Begleitung des Patienten und seiner Angehörigen in allen Behandlungsphasen, Patientenschulung und Beratung. Supportive pflegerische Maßnahmen stellen somit einen wichtigen Baustein der modernen onkologischen Behandlung dar.

Durchführung der Chemotherapie aus pflegerischer Sicht

Für das Pflegepersonal bringen neue Behandlungskonzepte und ihre Durchführung, oft mittels Katheter, Port- und Pumpensystemen, neue Herausforderungen. Die Anwendung komplexer Behandlungskonzepte und neuer Technik will beherrscht sein, da Probleme in der sachgerechten Durchführung der ärztlich angeordneten Therapien fatale Folgen nach sich ziehen können. Soweit es die entsprechenden Regelungen erlauben, sollten Pflegende die Möglichkeit wahrnehmen, intravenöse Durchführung der Chemotherapien selbstständig durchzuführen. Die entsprechenden Kompetenzen sind in Deutschland allerdings von Klinik zu Klinik unterschiedlich geregelt. Mit der Zunahme von speziell ausgebildetem onkologischem Personal wird diese Aufgabe vom Pflegepersonal häufiger ausgeführt. Aus Sicherheitsgründen ist aber zu beachten, dass alle Verordnungen bezüglich der Chemotherapie schriftlich vorliegen müssen, bei Unklarheiten muss beim behandelnden Arzt nachgefragt werden, es dürfen auch keine Veränderungen am Therapieplan ohne ärztliche Rücksprache vorgenommen werden.

Sowohl ambulante als auch stationär verabreichte Chemotherapien werden in der Regel über einen peripheren venösen Zugang verabreicht. Allerdings hat das Bestreben, den Patienten so schmerzarm und komplikationslos wie möglich zu behandeln, dazu geführt, dass seit Beginn der 1980er Jahre zunehmend implantierte Systeme zur Verabreichung der Zytostatikatherapie, der parenteralen Langzeiternährung, der Gabe von Transfusionen und der diagnostischen Blutentnahme verwendet werden.

Im Gegensatz zu zentralvenösen Kathetern wie Subklavia-, Jugularis- oder Hickman-Kathetern erlauben voll implantierte Systeme ein in der Regel komplikationsloses Intervall und bieten einen wenig infektgefährdeten, permanent einfachen und in der Regel fast schmerzfreien Zugang zu den Gefäßen des Patienten. Für den Patienten ist die Punktion des subkutanen Reservoirs deutlich angenehmer als die oft schmerzhafte Suche nach einem geeigneten Zugang. Kosmetisch werden diese implantierten Systeme meist gut akzeptiert, da sie im behandlungsfreien Intervall die Bewegungsfreiheit ohne Einschränkung erhalten und dem Tumorpatienten so ein ganz normales Leben ermöglichen.

Bei jedem onkologischen Patienten muss die Entscheidung für oder gegen ein implantierbares System

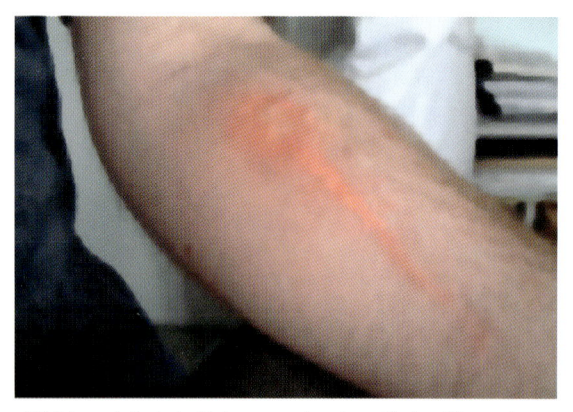

Abbildung 1. Lokale Reizung nach zytostatischer Therapie.

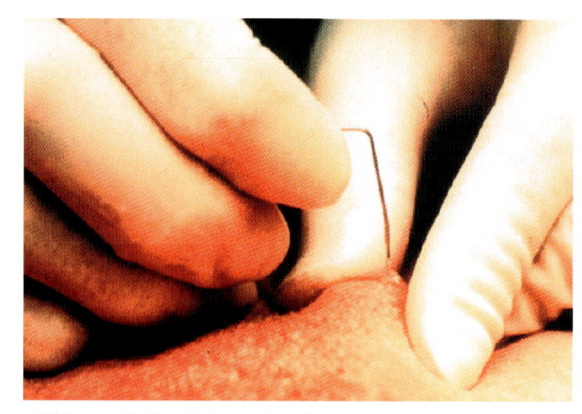

Abbildung 2. Handhabung des Portsystems.

individuell unter Berücksichtigung der geplanten Behandlung und der Prognose beurteilt und mit dem Patienten besprochen werden. Für ein voll implantiertes System sprechen:
- schlecht zugängliche periphere Venen
- bereits vorgeschädigte periphere Venen
- Vermeidung strangförmiger Verhärtung der Venen
- Einsatz stark gefäßschädigender Zytostatika (s. Abb. 1)
- über einen längeren Zeitraum benötigter peripherer Zugang für Injektionen und Infusionen für Zytostatika, Transfusionen, antibiotische, antivirale und antimykotische Behandlung, parenterale Ernährung und die Durchführung häufiger diagnostischer Blutentnahmen
- die Angst des Patienten vor schmerzhaften peripheren Venenpunktionen
- ambulante Behandlung komplikationsloser möglich (bei hospitalisierten Patienten wird unter gleichen Umständen ein Subklavia-Katheter diskutiert)
- ambulante Langzeittherapie mittels Pumpen nur mit implantiertem Kathetersystem möglich.

Die Anlage des implantierten Kathetersystems erfolgt nach Aufklärung durch den Arzt, das Pflegepersonal leistet hier Unterstützung zum Abbau von möglichen Ängsten und Vorbehalten beim Patienten und seinen Angehörigen. Die Implantation des Portsystems (voll implantiertes Kathetersystem; Abb. 2) erfolgt in der Regel in Lokalanästhesie, nach der Anlage erfolgt die Lagekontrolle unter Monitor und Alphakath oder mittels Röntgen. Der sterile Verbandwechsel an der Hauteintrittsstelle wird alle 1–2 Tage je nach Standard der Abteilung durchgeführt. Nach Entfernen des Pflasters wird die Punktionsstelle auf Reizungen und Rötungen kontrolliert, gesäubert, Salben oder antibakterielle Lösungen nur nach ärztlicher Anordnung aufgetragen und wieder steril abgedeckt. Zum Gebrauch des Systems wird ein Dreiwegehahn montiert, dieser wird wie alle anderen Infusionssysteme alle 24 Stunden gewechselt. Bei Nichtgebrauch des Systems oder nach Blutentnahmen wird der Katheter zuerst mit 0,9%iger Kochsalzlösung und anschließend mit heparinisierter Kochsalzlösung gespült, um ein Verstopfen des Systems zu vermeiden. Da die implantierbaren Systeme auch teilweise von Patienten und Angehörigen im häuslichen Bereich gehandhabt werden (z.B. bei häuslicher parenteraler Ernährung oder Schmerztherapie), kann die gewünschte Patientenunabhängigkeit nur dann erfolgreich praktiziert werden, wenn frühzeitig, möglichst postoperativ, mit der Schulung von Patienten und ihrer Angehörigen begonnen wird und ein kompetenter Ansprechpartner bei Problemen immer zur Verfügung steht.

Pflegerische Unterstützung bei Nausea und Emesis

Übelkeit und Erbrechen sind außerordentlich unangenehme Störungen, deren mögliche Ursachen vielfältig sind. Bei malignen Erkrankungen werden sie entweder durch den Tumor selbst, seine Komplikationen oder durch die therapeutische Behandlung hervorgerufen (siehe auch Kapitel „Zytostatikainduziertes Erbrechen"). Sie treten bei Tumorpatienten häufig gemeinsam auf, nach Chemotherapie kann Erbrechen auch ohne Übelkeit auftreten, und viele Patienten leiden auch unter mehr oder weniger starker Übelkeit, ohne zu erbrechen. Nausea und Emesis führen fast immer zu einer starken Beeinträchtigung des Allgemeinzustandes, können ernste Komplikationen wie Exsikkose, Elektrolytverschiebungen und Gewichtsverlust zur Folge haben und nicht selten führt diese Beeinträchtigung zur Ablehnung der Tumorbehandlung. Therapieinduziertes Auftreten von Übelkeit und Erbrechen zu reduzieren und den Patienten in dieser schwierigen Behandlungsphase zu begleiten, stellt somit eine wichtige pflegerische Herausforderung dar.

Patienten unter Chemotherapie leiden zu verschiedenen Zeitpunkten unter Übelkeit und Erbrechen, am häufigsten akut (2–4 Stunden nach Chemotherapie), protrahiert (24 Stunden oder mehr nach Chemotherapie) oder antizipatorisch (vor oder in Erwartung der Chemotherapie). Neben der Art der Behandlung, der Dosis und der Applikationsweise der Zytostatika werden Übelkeit und Erbrechen von folgenden Faktoren beeinflusst:

– Patienten mit lang andauerndem Alkoholabusus leiden seltener unter Übelkeit und Erbrechen.
– Frauen mit starker Übelkeit bei einer vorhergehenden Schwangerschaft neigen deutlich mehr zu Übelkeit und Erbrechen.
– Patienten, die beim ersten Behandlungszyklus ungenügend auf die antiemetische Therapie angesprochen haben, zeigen auch bei weiterem Therapieverlauf eine unzureichende Kontrolle von Übelkeit und Erbrechen.
– Psychische Faktoren wie Angst, Depression und Labilität führen dazu, dass die Therapie oft schlechter vertragen wird.
– Vorerfahrungen des Patienten mit Übelkeit und Erbrechen, wie z.B. bei der Reisekrankheit, müssen mitberücksichtigt werden.
– Unsicherheit des Pflegepersonals oder unzureichende Begleitung kann bei Patienten während der Applikation der Chemotherapie Angstgefühle auslösen, die sich in einer schlechteren Verträglichkeit der Behandlung widerspiegeln.

Die Erfassung und Dokumentation der individuellen Risikofaktoren, die Einschätzung des emetischen Potenzials der Chemotherapie und die professionelle pflegerische Begleitung spielen eine wichtige Rolle in der Verträglichkeit der Behandlung.

> Kenntnisse des Pflegepersonals über Anwendungsformen, Einsatzbereiche, Effekte und unerwünschte Nebenwirkungen der Antiemetika sind die Voraussetzungen für die erfolgreiche Durchführung der Chemotherapie.

Neben der gewissenhaften Applikation der angeordneten Antiemetika sind die Information und die pflegerische Unterstützung von großer Bedeutung:

– Besprechung von Unklarheiten und Vorurteilen vor Beginn der Behandlung
– Informationen über den geplanten zeitlichen Ablauf der Behandlung
– Informationen über die geplanten prophylaktischen Maßnahmen
– Förderung der Eigenverantwortlichkeit des Patienten durch gezielte Absprachen zum zeitlichen Ablauf der Therapie
– Vorschläge zur Änderung der Gewohnheiten wie reizfreie Ernährung, regelmäßige Belüftung des Zimmers, Lutschpastillen offerieren, Aromaduftvernebler anbieten
– bequeme Lagerung vorschlagen, Ruhebedürfnis des Patienten berücksichtigen
– auf Wunsch Ablenkung durch Musik, Gespräche oder Fernsehen ermöglichen
– eventuell diätetische Maßnahmen wie gekühlte Speisen anbieten, süße, fette und stark gesalzene und gewürzte Speisen vermeiden
– Mundspülungen bereithalten, Brechschalen und Tücher in Reichweite, aber nicht in die direkte Sicht des Patienten stellen
– beruhigende Massagen oder Berührungen oder Entspannungsübungen ausprobieren
– Patienten genaue Informationen bezüglich des Antiemetika-Plans für zu Hause mitgeben.

Die Dokumentation des Behandlungsverlaufs, die Wirksamkeit der durchgeführten antiemetischen Therapie und die Beurteilung und Auswertung der supportiven Maßnahmen sind die Voraussetzungen für eine erfolgreiche, möglichst nebenwirkungsarme Tumortherapie.

Verhütung und Behandlung von Schleimhautveränderungen

Schleimhautveränderungen treten bei Tumorpatienten aufgrund verschiedener Ursachen häufig auf (s.a. Kapitel „Unerwünschte Wirkungen im Behandlungskonzept der Strahlentherapie"). Diese Defekte können sehr schmerzhaft sein und die Lebensqualität des Patienten stark beeinträchtigen. Am bekanntesten sind Aphthen und Entzündungen. Die Entzündung der Schleimhaut, auch Mukositis genannt, wird je nach Lokalisation als Stomatitis, Ösophagitis, Gastritis oder Kolitis bezeichnet. Eine Mukositis bei Tumorpatienten kann direkt durch den Tumor, die chemische Schädigung durch Zytostatika, die physikalische Schädigung durch Strahlen, die mechanische Schädigung durch falsche Zahnhygiene oder die thermische Schädigung durch zu heiße Nahrungsmittel entstehen. Indirekte Auslöser sind die schlechte Immunlage durch die Leukopenie infolge der Chemotherapie, Graft-versus-Host-Reaktionen nach allogener Transplantation, die gesteigerte Infektanfälligkeit, die Mundtrockenheit und ein reduzierter Allgemein- und Ernährungszustand. Das Ausmaß der Schleimhaut-

Tabelle I. Checkliste für die Inspektion der Mundhöhle.

	Normales Erscheinungsbild	Pathologisches Erscheinungsbild
Lippen	geschmeidig, feucht, rosa, intakt	trocken, spröde, aufgesprungen, Rhagaden blass, blau, stark gerötet, geschwollen Bläschen frisch/abklingend/schmerzhaft
Zunge	geschmeidig, feucht, intakt, rosa	Beläge leicht/dick, weißlich/gelb/braun Borken, Furchen, Aphthen trocken, stark gerötet, geschwollen
Mukosa	geschmeidig, feucht, intakt, rosa	Beläge leicht/dick, weißlich/gelb/braun Aphthen, Ulzerationen trocken, stark gerötet, geschwollen
Gingiva	straff, feucht, rosa, intakt	trocken, Zahnfleischschwund, geschwollen, blass Ulzerationen, stark gerötet, Blutung, schmerzhaft
Zähne	glänzend, fester Sitz, intakt	stumpf, sitzen locker, Karies, spitze/scharfe Kanten
Zahnprothese	guter Sitz, komplett	sitzt locker, Druckstellen, kann nicht getragen werden, inkomplett
Speichel	dünnflüssig, ausreichender Fluss	zähflüssig, viskös, Speichelfluss vermehrt/reduziert/nicht vorhanden

schädigung wird beeinflusst durch patientenbezogene Faktoren wie unzureichende Mund- und Intimhygiene, bestehende chronische Entzündungen, Lebensgewohnheiten wie Nikotin- und Alkoholabusus und mangelhafte Nahrungs- und Flüssigkeitsaufnahme. Eine Stomatitis kann sich zu einer bakteriellen Stomatitis oder Soorstomatitis entwickeln, eine Komplikation in der onkologischen Behandlung stellt eine daraus resultierende Superinfektion mit Pilzen, Bakterien oder Viren dar.

Die Stomatitis ist bei Tumorpatienten das häufigste Schleimhautproblem. Ein besonderes Risiko besteht bei Chemotherapie mit Methotrexat, Bleomycin, 5-Fluorouracil und Doxorubicin, besonders bei hochdosierter und prolongierter Verabreichung, des Weiteren bei Hochdosischemotherapie mit anschließender peripherer Stammzell- oder Knochenmarktransplantation und der lokalen Radiotherapie, kombiniert mit gleichzeitiger Chemotherapie.

> Das Auftreten der Stomatitis erfolgt bei einer Chemotherapie etwa zwischen dem 7. und 10. Tag, bei einer Radiotherapie kann sie schon wenige Tage nach Behandlungsbeginn auftreten.

Häufig wird der Beginn einer Stomatitis vom Patienten selbst zuerst bemerkt, erfahrene Pflegekräfte können aber bei einer regelmäßigen Mundinspektion Frühstadien erkennen und sofortige pflegerische Maßnahmen einleiten. Für die Beurteilung des Schweregrades einer Stomatitis gibt es verschiedene Bewertungstabellen, am bekanntesten ist die WHO-Einteilung:

– *Grad I:* Leichte Rötung oder Schwellung der Mundschleimhaut bzw. Gingivae
– *Grad II:* Fleckenförmige Stomatitis, vereinzelte fibrinöse Beläge, kleine Erosionen
– *Grad III:* konfluierende Stomatitis, flächige Erosionen, leicht blutende Ulzerationen, ca. 25% der Mundschleimhaut sind betroffen
– *Grad IV:* Blutende Ulzerationen, Nekrosen, ca. 50% der Mundschleimhaut sind betroffen.

Um ein frühzeitiges Auftreten einer Stomatitis zu erkennen, sollte bei Risikopatienten eine Inspektion der Mundhöhle mittels Mundspatel und Taschenlampe erfolgen. Die beste Früherkennung ist gewährleistet, wenn der Patient über sein Stomatitisrisiko informiert wurde, er selbstständig seinen Mund kontrollieren kann, Brennen bei der Aufnahme von Nahrungsmitteln als Zeichen einer Mukositis bewertet und die dem Arzt oder der Pflegekraft mitteilt. Das

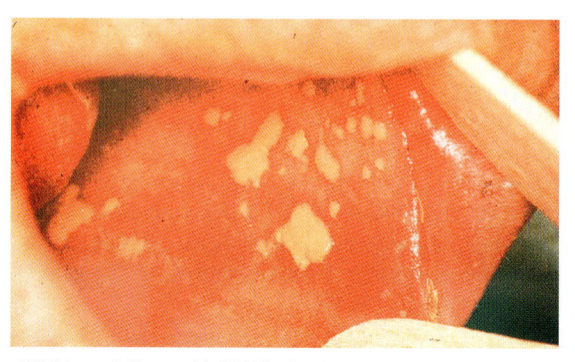

Abbildung 3. Stomatitis WHO-Grad III.

Tabelle II. Symptommanagement.

Problem	Ziel	Maßnahmen
leichte Rötung, dünner Belag	intakte Schleimhaut, Erhalt der Kau- und Schluckfunktion	Abstrich, Spülfrequenz erhöhen, orale Flüssigkeitszufuhr 2–3 l/Tag
Schleimhautbeläge, Borken	glatte, rosige Schleimhaut	Abstrich, Spülfrequenz erhöhen, Reinigung mit Multibionta-Amp., NaCl 0,9%, H_2O_2, Na-Bicarbonat
Ulzerationen, Aphthen	intakte Schleimhaut	lokale Behandlung mit Dynexan
Herpes simplex: Lippen/Schleimhaut	Schmerzlinderung, Begrenzung des Befalls	Lippen: Aciclovir-Salbe, Kreuzkontamination vermeiden
Mundtrockenheit	Befeuchten der Mundschleimhaut, Förderung des Speichelflusses	häufiges Mundspülen, Flüssigkeitszufuhr erhöhen, Kaugummi, zuckerfreie Bonbons, Speichelersatz
Rötung, Schwellung	Linderung, Erhalt der Kau- und Schluckfunktion	spezielle Mukositislösung (nthält Lokalanästhetikum, Cortison, Panthenol)
Pilzbeläge	intakte Schleimhaut, generalisierte Pilzinfektion vermeiden	sofort Meldung an den Arzt, nach ärztl. Anordnung alle 2 Std. lokales Antimykotikum verabreichen
Schmerzen bei schwerer Stomatitis	Linderung bzw. Schmerzfreiheit	Schmerztherapie lokal/systemisch, reizfreie Nahrungsaufnahme
Blutung	Blutung stoppen	sofort Meldung an den Arzt, mit kalten Lösungen spülen, Eiswürfel

Auftreten einer therapiebedingten Stomatitis ist kaum durch präventive Maßnahmen zu beeinflussen. Prophylaktische Mundspülungen haben sich als wenig wirksam erwiesen. Eine gewissenhafte Mundhygiene mit dem Ziel der Erhaltung einer sauberen, intakten Schleimhaut ist aber unerlässlich. Unterstützend zur Prävention können Kaugummis zur Anregung der Speichelproduktion eingesetzt werden, unerlässlich sind ausreichend Flüssigkeit, mechanische und thermische Verletzungen vermeiden und der Verzicht auf Alkohol und Nikotin. Das Ziel der Stomatitisbehandlung ist die effiziente Schmerzlinderung, eine rasche Abheilung der Stomatitis und die Vermeidung einer Superinfektion.

Aufgabe der Pflegenden ist es auch, den Patienten zur Mundpflege zu informieren, anzuleiten und zu motivieren. Da die Mundpflege für den Patienten oft unangenehm oder sogar schmerzhaft ist, kann dies immer wieder zu Spannungen zwischen dem Patienten, seinen Angehörigen und den Pflegenden führen. Nur mit viel Geduld gelingt es oft, den Patienten immer wieder neu zu motivieren.

Auf dem Boden einer durch Zytostatikabehandlung entstandenen Stomatitis kann sich eine Superinfektion entwickeln. Begünstigt wird diese durch die verminderte Granulozytenzahl oder durch die Immunsuppression bei einer Steroidtherapie. Gerade bei Leukämiepatienten oder Patienten in Sterileinheiten sind daher sorgfältige diagnostische Maßnahmen wie tägliche Inspektion der Mundhöhle, bakterielle und virale Abstriche der Mundhöhle, regelmäßige Temperaturmessungen und Kontrolle der Vitalzeichen erforderlich, um sofort adäquat reagieren und im Bedarfsfall eine systemische antibiotische oder antimykotische Therapie einzuleiten. Die Vorgehensweise zu den pflegerischen Maßnahmen bei einer Stomatitis, die Häufigkeit der durchzuführenden Maßnahmen und die Auswahl der angewandten Substanzen wird sicher jede Abteilung nach eigenen Leitlinien entscheiden. Hervorzuheben hierbei ist vor allem die Rolle des Pflegepersonals bei der exakten Durchführung der verabredeten Maßnahmen.

Ösophagitis und Gastritis

Bei Nachweis einer Stomatitis ist es wahrscheinlich, dass diese Entzündung auf das Epithel des Ösophagus und des Magens übergreift. Es kommt zu einer Ösophagitis oder Gastritis oder zu einer Kombination aus beidem. Die Veränderungen an der Speiseröhre äußern sich beim Patienten durch Schwierigkeiten beim Schlucken fester Nahrung, das Gefühl, einen Kloß im Hals zu haben und Schmerzen beim Schlucken. Die Gastritis führt zu einem epigastrischen Druckgefühl, verbunden mit Völlegefühl und Übelkeit. Bildet sich hier eine erosive Gastritis aus, zeigt sich dies in Oberbauchbeschwerden, Hämatemesis und Teerstuhl. Weitergehend ist die Entstehung von Ulzerationen in Ösophagus und Magen denkbar.

> Neben der medikamentösen Therapie mit Protonenpumpenhemmern und Antiemetika ist die Erhaltung und Förderung einer ausreichenden Nahrungs- und Flüssigkeitszufuhr eine wichtige Aufgabe.

Vitaminreiche, proteinreiche und kalorienreiche Nahrung ist hier hilfreich, sollte aber nicht um jeden Preis eingesetzt werden. Der Patient sollte nur das essen, worauf er Lust hat, was ihm schmeckt und ihm bei der Nahrungsaufnahme keine Schmerzen bereitet. Pürierte Kost, kalte Milchspeisen und Eiscremes sowie die Verabreichung eines Schmerzmittels eine halbe Stunde vor der Nahrungsaufnahme können hier helfen, diese Zeit zu überbrücken. Hochkalorische Nahrungsergänzungsprodukte können unterstützend eingesetzt werden. Ist die orale Nahrungs- und Flüssigkeitszufuhr nicht ausreichend, muss über eine zeitweise parenterale Ernährung nachgedacht werden. Die Ernährungsberatung, Überwachung und Evaluation der durchgeführten Maßnahmen sind der bedeutsamste pflegerische Aspekt zur Optimierung des Allgemeinzustandes.

Diarrhoe

Im Rahmen der Zytostatikatherapie, bei der neben dem Tumorgewebe auch gesundes Gewebe angegriffen wird, das einer schnellen Zellteilung unterliegt, kann es zu Veränderungen der gastrointestinalen Schleimhaut kommen, von der sämtliche Darmabschnitte betroffen sind. So kann es zu Ileitis, Kolitis und Proktitis mit Diarrhoen kommen. Unter Diarrhoe versteht man das Auftreten von mehr als drei breiigen oder wässrigen Stuhlabgängen täglich. Der Diarrhoe kann sowohl eine Schädigung des Dünndarms als auch eine Schädigung des Dickdarms oder beides zugrunde liegen. Bei der Dickdarmdiarrhoe finden sich in dem dünnflüssigen Stuhl oft Beimengungen von Schleim und Blut. Bei beiden Formen ist ein unangenehmer Geruch zu bemerken, der den Patienten neben der körperlichen Belastung durch die häufige Stuhlentleerung auch psychisch stark beeinträchtigt. Eingeteilt wird die Diarrhoe in vier Grade:
— *Grad I:* Änderung der Stuhlkonsistenz mit 2–3 Stuhlabgängen täglich
— *Grad II:* 4–6 Stuhlabgänge, verbunden mit mäßigen Tenesmen
— *Grad III:* 7–9 Stuhlabgänge, begleitet von starken Tenesmen und Inkontinenz
— *Grad IV:* über 10 ungeformte Stuhlabgänge täglich, die blutig belegt sein können

Gemeinsame Probleme aller Diarrhoeformen sind, dass sie neben der subjektiven Belästigung des Patienten einen Verlust von Flüssigkeit, Elektrolyten und Proteinen sowie eine insgesamt unzureichende Kalorien- und Flüssigkeitszufuhr verursachen. Der Flüssigkeitsverlust zeigt sich beim Patienten in Durst, Müdigkeit und Schwäche. Natriumverlust führt zu Wadenkrämpfen, Kopfschmerzen und Bewusstseinsstörungen. Der Verlust von Kohlenhydraten und Proteinen führt zu allgemeiner Schwäche, Gewichtsabnahme und verstärkt das Krankheitsgefühl.

Neben den medizinisch-therapeutischen Maßnahmen wie Antidiarrhoika, Flüssigkeits- und Kalorienzufuhr sind die speziellen pflegerischen Maßnahmen entscheidend. In der Regel wird das Pflegepersonal vom Patienten selbst als erstes über die Störung in der Körperfunktion unterrichtet und damit fällt ihnen die Aufgabe zu, diese Informationen entsprechend der Dringlichkeit zu bewerten und weiterzuleiten. Eine sichere Beurteilung durch entsprechend ausgebildetes Pflegepersonal hilft, rasch und gezielt Maßnahmen einzuleiten. Zu den speziellen pflegerischen Aufgaben bei Diarrhoe gehören:
– Dokumentation der Stuhlabgänge in Häufigkeit, Volumen, Konsistenz, Farbe und eventuelle Beimengungen
– Patientenbeobachtung auf Wachheitszustand, Hautbeschaffenheit und Schmerzen
– Anzeichen von Flüssigkeits-, Kalorien- und Volumenmangel registrieren und weiterleiten
– Nahrung anpassen, zeitliche Flexibilität der Mahlzeiten gewährleisten, Flüssigkeitszufuhr kontrollieren und eventuell fördern
– auf besondere Körper- und Analhygiene achten, eventuell den Patienten dabei unterstützen
– auf Fissuren, Abszesse und Ekzeme besonders im Analbereich achten
– besondere psychische Unterstützung und Zuwendung anbieten
– Schmerzereignisse registrieren, dokumentieren und ausreichende analgetische Versorgung gewährleisten.

Veränderungen im Erscheinungsbild

Haarausfall

Teilweiser oder vollständiger Haarausfall ist eine häufige Nebenwirkung der zytostatischen Therapie und seltener auch der Strahlentherapie. Der Verlust des Kopfhaares, der zum natürlichen Schmuck von Mann und Frau gehört, kennzeichnet nicht nur den Tumorpatienten rein äußerlich, sondern beeinflusst auch die psychische Verfassung des Patienten. Der oft rasch einsetzende Haarverlust wird von den Betroffenen ganz unterschiedlich erlebt. Bei jüngeren Männern, die auch „ohne Haare" dem gängigen Schönheitsideal entsprechen, wird dies oft nur als notwendiges Übel angesehen. Andere Patienten, besonders Frauen, schildern dies als belastende, einschneidende und schlimme Erfahrung während ihrer Krebserkrankung. Für alle aber bedeutet es einen Einschnitt in ihrem Leben, der Veränderung des eigenen Körperbildes.

Durch frühzeitige und sachgerechte Information über eine mögliche therapieinduzierte Alopezie können Pflegekräfte dem Patienten helfen, mit dieser oft belastenden Information umzugehen. Wichtige Aspekte hierbei sind:
- den Patienten frühzeitig (vor Behandlungsbeginn) informieren
- prognostische Reversibilität bei Chemo- und Strahlentherapie mitteilen
- chronologischen Ablauf und Ursachen des zu erwartenden Haarausfalls mitteilen
- Checkliste bereithalten, die Informationen zur Beschaffung eines Haarersatzes enthält
- umfassende Beratung über andere Möglichkeiten der Kopfbedeckung (Mützen, Tücher, Kappen, Hüte) initiieren.

Nicht selten verlieren Patienten nach Chemotherapie auch Wimpern und Brauen. Dies verändert das Aussehen neben dem Haarverlust sehr stark und belastet vor allem weibliche Patienten. Hier kann eine kosmetische Beratung hilfreich sein. Künstliche Wimpern, Nachzeichnen der Brauen mittels Brauenstift oder ein Permanent-Make-up, eine andere Betonung der Lippen können hier helfen, dass Patienten sich auch in der Öffentlichkeit wohl fühlen. Unterstützung bieten hier manchmal Kosmetikinstitute, es werden aber auch von Kosmetikherstellern auf Anfrage Schminkkurse für Tumorpatienten angeboten.

> Anfragen über solche Angebote können über die Deutsche Krebsgesellschaft, die Deutsche Krebshilfe oder über den Krebsinformationsdienst in Heidelberg eingeholt werden.

Hautveränderungen

Hautreaktionen als unerwünschte Nebenwirkung verschiedener Zytostatika sind relativ häufig, aber meist harmlos. Sie treten sowohl systemisch als auch lokalisiert auf einzelne Hautpartien auf. Zu beobachten sind Hyperpigmentation, Nagelveränderungen,

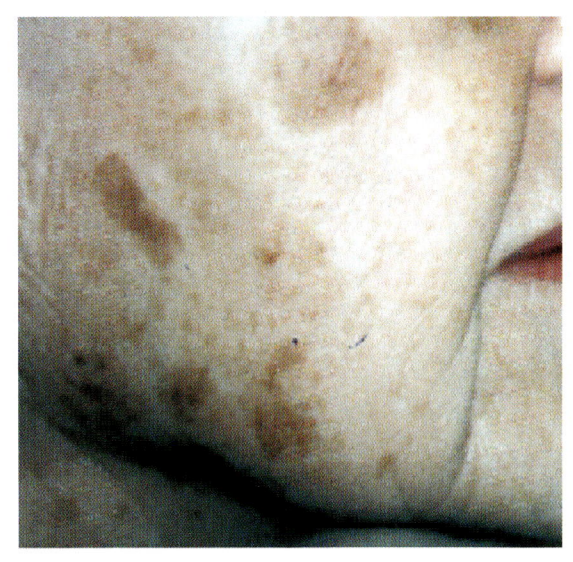

Abbildung 4. Hyperpigmentierung.

Hyperkeratose, Photosensibilisierung, Aufflammphänomen, Erytheme und allergische Reaktionen. Bei jeder Hautveränderung muss eine Differentialdiagnose erfolgen, um eine spezifische Behandlung oder eine eventuelle Therapieänderung einleiten zu können.

Bei den Hautveränderungen nach Chemotherapie, wie auch nach Radiatio, ist es wichtig, alle Reaktionen mit Schweregrad und Verlauf sorgfältig zu dokumentieren. Alle pflegerischen Maßnahmen richten sich nach Art und Ausdehnung der Hautveränderung, um eine eventuelle Behandlung einleiten zu können. Ein besonderes Augenmerk gilt der Reaktion des Patienten. Jede sichtbare Veränderung des Körperbildes kann Unsicherheit und sozialen Rückzug verursachen. Die beratende Unterstützung der betreuenden Pflegekraft ist hier von besonderer Wichtigkeit.

Myelosuppression

Die Blutbildung beim gesunden Erwachsenen erfolgt ausschließlich im Knochenmark. Alle Blutzellen entstehen aus den pluripotenten Stammzellen, die nach Differenzierung und Reifung an das periphere Blut abgegeben werden. Dieser physiologische Prozess kann durch verschiedene Ursachen gestört sein:
- Infiltration des Knochenmarks durch eine Leukämie, ein Lymphom oder durch einen soliden Tumor
- infektionsinduzierte Knochenmarksschädigung insbesondere durch virale Infekte
- Schädigung der Knochenmarkszellen durch Zytostatika

- Schädigung der Knochenmarkszellen durch Bestrahlung
- toxische Schädigung durch Chemikalien oder Medikamente.

Knochenmarkszellen gehören zu den schnell proliferierenden Zellen und werden deshalb durch Zytostatika bevorzugt geschädigt. Dies gilt sowohl für die pluripotenten Stammzellen als auch für sämtliche Vorstufen der drei myelopoetischen Reihen (Granulo-, Erythro- und Thrombozytopoese).

Granulozytopenie

Granulozytopenien bei Tumorpatienten sind in der Regel Folgen der Chemo- und/oder Strahlentherapie oder durch die Tumorerkrankung selbst bedingt (s.a. Kapitel zur Anämie). Müdigkeit, Schwäche und Schweißausbrüche sind häufige klinische Symptome während neutropenischer Krankheitsphasen. Für die Auswirkungen einer Neutropenie wie auch für die erforderlichen medizinischen und pflegerischen Maßnahmen ist nicht nur die absolute Zellzahl, sondern auch die Dauer der Neutropenie, die Grunderkrankung des Patienten und der Allgemeinzustand von Bedeutung. Da Infektionen bei Tumorpatienten immer noch zu den häufigsten Todesursachen zählen, kommt deren Vorbeugung durch das Pflegepersonal eine besondere Bedeutung zu. Neben der aktuellen Leukozytenzahl und der voraussichtlichen Dauer der Neutropenie spielen vor allem die Prognose des Patienten, der Immun- und der Ernährungsstatus des Patienten, aber auch seine Begleiterkrankungen und das Spektrum der Krankenhauskeime eine entscheidende Rolle.

Zur Verhütung von Infektionen gehören vor allem die Anwendung der üblichen Maßnahmen zur Wahrung einer optimalen Asepsis, die Hygiene und Instruktion des Krankenhauspersonals auf Händewaschen und Desinfektion, die Überprüfung von Besuchern auf Infektionszeichen, besonders Virusinfektionen, die Vermeidung von Blumen und Pflanzen im Zimmer wegen der Gefahr einer bakteriellen Kontamination und die Vermeidung von Menschenansammlungen.

Eine entscheidende Rolle spielt die frühzeitige Erkennung von Infektionen, um sofortige gezielte Maßnahmen wie eine antibiotische Therapie einleiten zu können. Dazu gehört die Überprüfung der Körpertemperatur, der Vitalzeichen, die Beobachtung der gesamten Haut, der Hautfalten und der Schleimhäute. Alle Veränderungen mit Verdacht auf eine Infektion müssen sofort dem betreuenden Arzt mitgeteilt werden.

Besondere pflegerische Maßnahmen sind:

- sorgfältige Pflege von Venenverweilkathetern
- Beobachtung der Haut auf Entzündungszeichen an Kathetereinstichstellen
- sorgfältige Körperpflege des Patienten
- Überprüfung der Mundhöhle auf Infektionen
- sorgfältige Perianalpflege nach jedem Stuhlgang.

Eine besondere Aufmerksamkeit des Pflegepersonals muss septischen Patienten gelten. Engmaschige Patientenbeobachtung und die Überwachung der Vitalzeichen sind notwendig, um einen **septischen Schock** rechtzeitig zu erkennen und entsprechende Notfallmaßnahmen einleiten zu können.

Thrombozytopenie

Ursachen einer Thrombozytopenie können medikamentös, infektiös oder toxisch sein. Häufig treten stecknadelkopfgroße Hautblutungen (Petechien), insbesondere an abhängenden Körperpartien wie Unterarmen und Beinen auf. Darüber hinaus finden sich gehäuft Nasen- und Zahnfleischblutungen, aber auch intraabdominelle Blutungen. Sehstörungen, Doppelbilder und Verwirrtheitszustände bei thrombopenischen Patienten können auch auf eine intrazerebrale Blutung hindeuten.

Patienten in Thrombozytopenie müssen täglich nach Blutungen befragt und die Haut und Schleimhäute auf petechiale Blutungen angesehen werden.

Therapeutisch steht bei der Thrombozytopenie, je nach sonstigen Risikofaktoren, bei Thrombozytenwerten von < 20000 oder < 10000/µl (s.a. Kapitel „Thrombozytopenie") die Transfusion von Thrombozytenkonzentraten im Vordergrund. Das Auftreten massiver Thrombozytopenien kann für den Patienten eine lebensbedrohliche Situation darstellen. Eine sorgfältige Beobachtung und pflegerische Betreuung dieser Patienten zur Vermeidung von Komplikationen ist von besonderer Bedeutung.

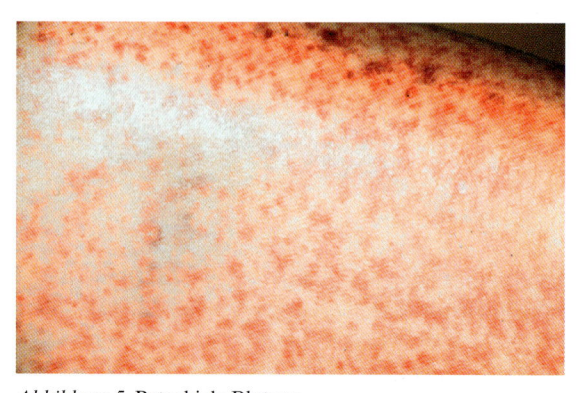

Abbildung 5. Petechiale Blutung.

Pflegerische Maßnahmen zur **Prävention von Blutungen**:
- Vermeidung von Nassrasuren (Verletzungsgefahr)
- besondere Vorsicht bei der Nagelpflege
- Vermeidung von enger Kleidung und Schuhen
- bei Blutdruckmessungen die Verwendung der geringsten notwendigen Drücke
- zur Vermeidung von Nasenbluten den Patienten darüber aufklären, nur vorsichtig zu schnäuzen, bei trockenen Nasenschleimhäuten Nasensalbe verwenden
- zur Vermeidung von Blutungen im Mundbereich keine harten, scharfen und zu heißen Speisen, bei trockenen Lippen zur Vermeidung von Austrocknung Lippensalbe verwenden
- exakte Unterweisung zur Zahnreinigung: keine zu harten Zahnbürsten verwenden, eventuell nur Mundspülung und Watteträger verwenden
- die Verwendung von interdentalen Reinigungsmitteln wie Mundduschen und Zahnseide sollte in dieser Zeit unterbleiben
- Vermeidung von Obstipation und Pressen beim Stuhlgang
- Um Blutungen im ZNS-Bereich zu vermeiden, sollte eine medikamentöse Unterdrückung von Erbrechen und Husten erfolgen.
- strenge Indikationsstellung bei Katheterisierung, Vaginalduschen und Einläufen.

Anämie

Klinische Symptome einer Anämie können bereits bei Hämoglobinwerten < 12 g/dl auftreten und sind in ihrer Ausprägung u.a. auch altersabhängig. Jüngere Patienten können niedrige Hämoglobinwerte oft besser tolerieren als ältere Patienten. Die Anämie ist bei Tumorpatienten ein Faktor, der zur Reduktion der Lebensqualität und Leistungsfähigkeit beiträgt (s.a. Kapitel zur Anämie).
Häufig auftretende klinische Symptome sind:
- Konzentrationsstörungen und Müdigkeit
- Sehstörungen und Kopfschmerzen
- Schmerzen im Brustkorb
- Belastungsdyspnoe oder Atemnot
- Blässe und Zyanose der Lippen und Akren
- Tachykardie
- Erektionsstörungen bei Männern, Menstruationsstörungen bei Frauen.

Therapeutisch stehen bei der Behandlung der Anämie Erythrozytentransfusionen und die Gabe von Erythropoese-stimulierenden Proteinen wie rekombinantms humanem Erythropoetin zur Verfügung (s.a. entsprechende Kapitel in diesem Buch). Aus pflegerischer Sicht spielt bei anämischen Patienten neben der Patientenbeobachtung die Unterstützung des Tumorpatienten bei seinen täglichen Aktivitäten eine wichtige Rolle. Dazu zählt vor allem die Hilfestellung bei der Körperhygiene, bei der Mobilisation und die Organisation von unterstützenden Diensten.

Patientenberatung und Patientenschulung

Tumorpatienten benötigen in ihrer gesundheitlichen Situation Unterstützung, ihre Erkrankung und die Auswirkungen der Behandlung zu verstehen und in ihr weiteres Leben zu integrieren. Die Schulung von Patienten und ihren Angehörigen sollte zu einem festen Bestandteil einer sicheren, kosteneffektiven und qualitativ hochwertigen Krankenversorgung werden.

> Pflege bedeutet auch, die Krankengeschichte des Patienten und ihre Symptome anzuhören, Trost und Hilfe zu spenden und den Glauben an Lebensziele zu erhalten oder neu zu finden und mitzugestalten.

Eine Primäraufgabe der Pflege ist es daher, den Patienten in seiner Krankheitssituation zu unterstützen, ihn zu trainieren und ihm zu helfen seine Krankheitserfahrungen zu verarbeiten. Durch die veränderten Entgeltformen und die kürzeren Verweildauern in den Kliniken wird daher der Aspekt der Patientenberatung und Patientenschulung immer wichtiger.

Stichwortverzeichnis

2,3-Bisphosphoglycerat	111
5-Fluorouracil	30
5-HT$_3$-Antagonisten	54, 54, 55, 329, 332, 333, 336, 337
– Nebenwirkungen	333
6-Glucuronid	477
Abszessdrainage	281, 287, 288
Abszesse	204
Acetylsalicylsäure	277
Aciclovir (ACV)	224
Acridinderivate	36
Acute respiratory distress syndrome	160
ACV	226
ADAMTS-13	276
Adefovir	229
Adenoviren	228
ADH-Antagonisten	238
Adjuvante Therapie	14
Adrenalinlösung	306
Adult respiratory distress syndrome (ARDS)	143
AJCC (American Joint Committee on Cancer)	14
Aktive Immunisierung	233, 234
Aktivitäten des täglichen Lebens (ADL)	434
Akute Hypoxie	73
Akute Lymphatische Leukämie (ALL)	181
– rhG-CSF	
Akute Myeloische Leukämie (AML)	180
Akute Strahlenreaktion	66
Alemtuzumab	219, 233
Alizaprid	332, 336
Alkylantien	21
Allgemeinzustand, Beurteilung	17
Allogene Stammzelltransplantation	235
Alloimmunisierung	157
Allopurinol	252
All-Trans-Retinolsäure	268
Aloe vera	64
Alopezie	42, 43, 46
Alptraum	477
Amantadin	228
Amenorrhoe	464
Amidotrizoat	483
Amifostin	64, 66
Aminobisphosphonate	259, 388, 389, 398
Amphotericin B	211, 213, 214, 215, 379
– liposomales	213, 214
– Nebenwirkungen	213
Amsacrin	36, 316
Anagrelide	267
Analgesieverfahren	479
Analgetika	344
– nicht-opioidhaltige	344
– Opioide	345
Analogskala	476
Anämie	56, 58, 68, 89, 90, 91, 92, 107, 108, 109, 119, 432, 493
– Auswirkung	107, 108, 109
– Definition	89
– Differenzialdiagnostik	90
– Häufigkeit	107
– makrozytäre	91
– mikrozytäre	91
– Nierenfunktionsstörung	103
– normozytäre	91
– Ursachen	92
– Zytokine	94, 98, 100
Anämie-induzierende Substanz	98
Anämische Hypoxie	74
Anastrozol	265
Angstregulation	457
Anidulafungin	211
Anorexie	266, 437, 438, 440
– Therapie	440
Anthracendione	36
Anthrazykline	34, 107, 316, 464
Anti-ADAMTS-13-Antikörper	277
Antiarrhythmika	352
Antibakterielle Chemoprophylaxe	195, 196
Antibiotic-Lock-Therapie	202, 203
Antibiotika-assoziierte Diarrhoe	203
Antibiotika-assoziierte Kolitis	377, 378
– Therapie	378
Anti-CD52-Antikörper	233
Antidepressiva	352
Antiemese	359
Antiemetika	332, 333, 335, 357, 358
– Dosierungsempfehlung	336
Antiemetische Prophylaxe	335, 336
Antifolate	28
Antihistaminika	332, 335, 336
Antikonvulsiva	352
Antikörperdiagnostik bei akuten Virusinfektionen	222
Antimykotika	211
Antimykotische Prophylaxe	214
Antizipation	354
Antizipatorisches Erbrechen	329, 335

Antriebsarmut	419
Apherese	155
Aphthen	410, 487
Apoptose	79
Apoptoseresistente Zellklone	81
Aprepitant	55, 334, 335, 336, 337
– Nebenwirkungen	334
Argon-Plasma-Koagulation (APC)	245, 307
Aseptische Meningitis	228
Asparaginase	37
Aspergillose	209, 212, 213, 214
– Diagnostik	212
– pulmonale	212, 213
– Therapie	213, 214
Aspergillus	212
Atemdepression	477
Atemnot	295, 481
Atemwegsobstruktion	244
Atemwegsstenose	295
Aufbautraining	448
Aufflammphänomen	491
Aufklärung	4, 5, 315, 342, 361
Authentizität	5, 7
Autonomie	2, 3, 5, 7, 10
Aziridine	21
Bacillus Calmette-Guérin (BCG)	235
Baclofen	353
Bakteriämie	193, 198
– Bakterielle Infektion	191, 192, 193
– Pathogenese	191
Bakterielle Resistenzentwicklung	204
Bakterielle Superinfektion	227
Ballonkyphoplastie	324
Bedeutung der Toxizität	19
Bendamustin	23
Benzamid	336
Benzodiazepine	332, 335, 336, 480, 481, 481
Benzydamin	63, 64, 66
Bestrahlungsplanung	60, 61
Beta-Sympathikomimetika	481
Betäubungsmittelverschreibungsverordnung	361
BFU-E (burst-forming unit erythroid)	144
Biopsiesystem	282
Bisacodyl	483
Bisacodyl-Suppositorien	483
Bischlorethylamine	23
Bisphosphonate	259, 353, 388, 389, 392, 397, 398, 399, 415
– Antimyelom-Effekt	386, 392
– chemische Struktur	388, 398
– Nebenwirkungen	398
– Nephrotoxizität	392
– Osteonekrose	393
– Pharmakologie	398
– Wirkmechanismus	389
– Wirkung	259
Bisphosphonattherapie	390, 391, 392, 393
BK-Virus	229
Blasen- und Mastdarmfunktion	243
Bleomycin	37
Blutgruppenantigen	156
Blutkulturen	193, 198
Blutstammzelltransplantation	234
Blutstrombahninfektion	198, 199
– Erregerspektrum	199
– Klinik	199
Bluttransfusion	107, 110, 111, 113, 114
– immunologische Reaktion	114
– immunsuppressiver Effekt	110
– Indikation	111
– Lagerungsschäden	113
– Risiken	110, 113
Blutung	153
– Prävention	493
Bortezomib	394
Bougierung	305
Brachytherapie	245, 301
Brechzentrum	330, 357, 358
Brivudin	224
Bronchialkarzinome	183, 245, 295, 302
Bronchogastrische Fistelbildung	297
Bronchosekretolytika	481
Bronchusdrainage	295
BtM-Rezept	361, 362
Budd-Chiari-Syndrom	264
Buprenorphin	345, 346, 350
Busulfan	21
Butylscopolamin	484
Calcitriol	43
Cancer Coagulant A	263
Candida	209, 210, 409
Candida-Infektion	210, 211
– Diagnostik	210
– Therapie	211
Candidämie	209
Candidiasis	373
Carboplatin	26
Carmustin	22
Casopitant	335
Caspofungin	211, 214
Cava-Stentimplantation	240
CD20-Antikörper	277
CD34+-Zellen	172, 173, 175
CD36	275
Ceilingeffekt	345, 347
Charlson-Score	434
Chemisch definierte Diäten (CDD)	442
Chemorezeptoren-Triggerzone	52, 330, 357, 358
Chemotherapie	40, 82, 117, 366, 464, 466, 468, 469
– orale Mukositis	366
– Toxizitäten	117
Chemotherapie-assoziierte Azoospermie	470
Chemotherapie-induzierte Anämie (CIA)	107, 110, 118, 119, 121
– Behandlung	118
– cHb-Schwellenwert	119
– Überlebenszeiten	119
Chemotherapie-induzierte Diarrhö (CID)	375
Chlamydien	201
Chlorambucil	23, 464
Chlorpromazin	481
Cholangiosepsis	308
Cholangitis	308
Chordotomie	356
Chronische Hypoxie	73

Chronischer Schmerz	476	DKK-1	386, 394
Chronisches Müdigkeitssyndrom	420	Docetaxel	32
Cidofovir	226, 229	Dolasetron	333
Cisplatin	25	Domperidon	358
Cladribin	29, 219, 233	Dopaminantagonisten	332, 333
Clodronat	388, 390, 391, 392, 398, 401	– Dyskinesie	333
Clonazepam	480	Doppelbilder	492
Clostridium difficile	203, 204, 377, 378	Doxorubicin	35
– Toxine	377	Duodenalstenose	308
Clostridium tetani	234	Durchbruchschmerz	350, 354
CMV	221, 226, 373	Dysäquilibrierungssyndrom	237
Codein	345	Dysgeusie	62
Common Terminology Criteria for Adverse Events (CTCAE 3.0)	15	Dysphagie	64, 438
Common Toxicity Criteria (CTC)	15	Dyspnoe	239, 481
Constrained-Liner	319		
Coping	457	ECHO-Virus	228
Coronaviren	230	ECOG-Skala	15, 16, 17
Corynebacterium diphtheriae	234	Effizienzmodell	8, 9
Coxsackie-A-Virus	228	Einblutung	241
Coxsackie-B-Virus	228	Einwilligungsfähigkeit	4
Cyclophosphamid	24, 107, 277, 464	Eisen, Applikation	123
Cyclosporin	277	– i.v. Applikation	123
Cytosinarabinosid	31	Eisenmangel	122, 123
		– absoluter	123
Dactinomycin	316	– funktioneller	123
Dalteparin	269	– anämie	97, 98
Daptomycin	204	Eisenpräparate	125
Darbepoetin	115, 116, 117, 118, 119, 129, 130	Eisenspeicher	114, 115, 122
– Dosierung	117, 130	Eisenstoffwechsel	98, 99, 100, 102
Darmparalyse	246	– Zytokine	98
Darmverschluss	245	Eisensubstitution	124
Daunorubicin	35	Eisentherapie	122, 125, 126, 127
D-Dimer	154	– anaphylaktische Reaktion	125
Demenz	434	– freie Radikale	126
Demographie	429	– Nebenwirkungen	125, 126
Depression	56, 89, 421, 423, 424, 434, 456, 458	– Präparate	125
Depressionsabwehr	457	Eisenüberladung	114, 115
Dermoidzyste	238	– Infektionsanfälligkeit	115
Desobliteration	245	Ekkrine squamöse Syringometaplasie	44
Deutsche Fatigue-Gesellschaft (DFaG)	426	Elektrokauter	298
Dexamethason	242, 243, 244, 245, 329, 332, 333, 334, 336, 337, 351, 358	Elektrolytausgleich	483
		Elektrolytverschiebung	486
Dextropropoxyphen	345	Elektrostimulationsverfahren	355
Diagnosestellung	13	Emesis	51, 54, 349, 353, 357, 477, 482
Dialysebehandlung	275	– antizipatorisches Erbrechen	52, 54, 329
Diarrhö	373, 374, 375, 379, 443, 490	– Pathophysiologie	52
– exsudative	374	– Prophylaxe	52, 53, 54
– Loperamid	375	– Therapie	53
– pathophysiologische Mechanismen	374	– verzögertes Erbrechen	329, 330
– Probiotika	379	– zytostatikainduziertes Erbrechen	329
– späte	375	Endoskopische Dekompression	311
Diazepam	480	Enteritis	60, 65
Diffusionslimitierte Hypoxie	74	Enteroenterostomie	246
Dihydrocodein	345, 350	Enterokolitis	224
Dimenhydrinat	332, 335, 336, 483	Enterostomie	483
Dimethylsulfoxid (DMSO)	42, 316	Enteroviren	228
Disseminierte intravasale Gerinnung	267	Entzündungsparameter	193
Disseminierte intravaskuläre Koagulation (DIC)	153, 267, 268, 274	Enzephalitis	228, 237
		EORTC (European Organization for Research and Treatment of Cancer)	16
– Labordiagnostik	268		
– Pathophysiologie	267	EORTC Quality of Life Questionnaire Core – 30 Items (EORTC-QLQ-C30)	17
– Therapie	268		
Diuretika	483	Epirubicin	35

Epstein-Barr-Virus (EBV) 226, 373
Erbrechen 241, 329, 349, 353, 357, 431, 482, 486
– antizipatorisches 329, 431
– chemotherapieinduziertes 431
– Pathophysiologie 330
– verzögertes 329, 330, 333, 431
– zytostatikainduziertes 329
Erektile Funktion 465
Ernährung 437
Ernährungstherapie 440, 444
– Nahrungszusätze 442
– Sondenernährung 442
Erosion 488
Erschöpfung 56, 419
Erytheme 491
Erythrodysästhesie 43
Erythromycin 483
Erythropoese 92
Erythropoese-stimulierende Proteine (ESPs) 115, 116, 121, 127, 128
– Behandlung 121
– Nebenwirkungen 127
– Pharmakokinetik 116
– Pure red cell aplasia 127
– thromboembolische Komplikationen 127
– Überlebenszeit 128
Erythropoetin (EPO) 56, 93, 99, 100, 101, 102, 108, 112, 115ff., 129, 138, 433, 493
– Rezeptor-Expression 128
Erythrozytenfragment (Schistozyten) 153
Erythrozytenkonzentrat 114
Erythrozytentransfusion 493
ESBL 204, 205
Estramustinphosphat 24
Ethik 1, 3
Etidronat 391
Etoposid 36, 107
Etoposidphosphat 37
Ewing-Sarkom 184
Exogene Neuinfektion 219
Exophthalmus 239
Experimentaltumoren der Maus 75
Experimentaltumoren der Ratte 75
Exsikkose 486

Fahrtüchtigkeit 360, 361
Faktor H 275
Famciclovir 224
Fas-Rezeptor 101
Fatigue 56, 57, 89, 100, 108, 419, 420, 421, 422, 423, 425, 438, 447
– Definition 420
– Diagnostik 421
– Kriterien 423
– Messinstrument 422
– Schweregrad 58
– Therapie 59, 425
Febrile Neutropenie 192, 193, 194, 196, 197, 198, 431, 432
– Diagnostik 192
– empirische Therapie 198
Feinnadelaspiration 281
Fentanyl 345, 346, 347, 350, 481
– Pflaster 350
Ferritin 114, 122
Ferroportin 98, 99
Fertilität 463
Fibrinkleber 306
Fibrinogenspiegel 154
Fibrinolysetherapie 240
Fibrosierende Mediastinitis 238
Fieber 193, 295
– Neutropenie 193
Fieber unklarer Ursache (FUO) 194
Filgrastim 139
Finalphase 362
Fixateur interne 325
Flare-Up 468
Fluconazol 211, 212, 214
Fludarabin 219, 233
Fludarabinphosphat 29
Fluktuierende (instabile) Hypoxie 83
Fluorchinolon 198, 205
Fluorchinolonresistente Escherichia coli 205
Flüssigkeitsverlust 490
Follicle-stimulating-hormone(FSH)-Spiegel 463
Folsäuremangel 91
Fondaparinux 269
Forcierte Diurese 258
Foscarnet 226
Fragmentozyten 268, 273, 274
Freiheitsmodell 8
Freiwilligkeit 4, 5, 7
Frühinvalidität 427
Functional Assessment of Cancer Therapy – General Scale (FACT-G) 17
Fürsorge 2, 5, 7, 9, 10
Fusidinsäure 378

Gallenwegsdrainage 246, 308
Gallenwegsverschluss 308
Ganciclovir (GCV) 226
Ganzkörperbestrahlung 55, 464, 465
Gasser-Syndrom 273
Gastritis 60, 64, 399, 487, 489
Gastroenterale Sonde 312
Gastroenterostomie 246
Gastrojejunaler Bypass 308
Gemcitabin 31, 107
Genetische Instabilität 81
Genom 80, 81
Gerechtigkeit 2, 7, 9
Gerechtigkeitsmodell 9
Geriatric Depression Scale 434
Geriatrisches Assessment 434, 435
Gerinnungsstörung 250, 263, 265
– Diagnostik 265
– Risikofaktor 265
Gewebeanoxie 73
Gewebeprobe 222
Gewerbsthromboplastin 263, 264
Gewichtsverlust 438, 486
Gingivitis 408, 409
Glattflächenmukositis 409
Gleichheitsmodell 8
Gleitmittel 483
Gliome 185

Glomeruläre Filtrationsrate	39
Glukokortikoide	219, 277, 351, 358
Glycerin-Suppositorien	483
Granulocyte/Macrophage Colony-Stimulating Factor (GM-CSF)	64, 138, 432
GnRH-Analoga	469
GnRH-Antagonist	469
Gonadale Schädigung	463
Gonadotropin-Releasing-Hormon-Analoga (GnRH-Analoga)	468
Graft versus Host Disease	269
Granisetron	333, 336
Granulocyte Colony-Stimulating Factor (G-CSF)	19, 138, 431, 432
– (rhG-CSF), rekombinant human	138
Granulosazelle	464
Granulozytopenie	431, 492
– Wachstumsfaktoren	431
Granulozytopoese	139
Haemophilus influenzae	233, 234
Halluzination	477
Haloperidol	332, 335, 336, 353, 358, 480
Halsschwellung	239
Hämatokrit	89
Hämatopoese	137
Hämatopoetische Stammzellen	171, 172, 173
– Kryokonservierung	174
– Mobilisierung	172, 173
– Separation	173
Hämatotoxizität	431
Hämaturie	68, 247
Hämodialyse	253
Hämoglobin	74, 76, 78, 89
Hämoklipp	306
Hämolyse	268
Hämolytisch-urämisches Syndrom (HUS)	153, 273
Hämoptoe	295, 297
Hämoptyse	245, 297, 302
– Blutstillung	295
Hämorrhagische Zystitis	247
Haptoglobin	273
Harnabflussstörung	247
Harnblasentamponade	247
Harnverhalt	349, 477
Harnwegsinfektion	247
Harnwegsobstruktion	247
Heiserkeit	239
Heparin	240
Hepatitis	224
Hepatitis-B(HB)-Vakzination	220, 234
Hepatitis-B-Virus (HBV)	229, 234
Hepatitis-C-Virus (HCV)	229
– Infektion	230
Hepcidin	98, 99, 100, 102
Heroin	345, 347
Herpes-simplex-virus (HSV)	221, 373
– Alpha	224
– Beta	225, 226
	174
Herzklappenfibrose	67
Herzrhythmusstörung	67, 250, 352
HHV 6	223, 226

HHV 7	226
HHV 8	223, 226
HIB-Vakzine	234
Hidradenitis	45
Hippokratischer Eid	2
Hirnfiliae	241
Hirnmetastasierung	241
Hirnödem	239
Histoplasmose	238
HLA-Antikörper	157
Hochaktive antiretrovirale Therapie (HAART)	230
Hochdosischemotherapie	14, 142, 175
– Akute Lymphatische Leukämie	181
– Akute Myeloische Leukämie	180
– Bronchialkarzinome	183
– Hodgkin-Lymphome	179
– Keimzelltumoren	183
– Mammakarzinome	181
– multiples Myelom	177
– myelodysplastisches Syndrom	180
– Neuroblastome	184
– Non-Hodgkin-Lymphome	178
– Ovarialkarzinome	182
– prognostische Faktoren	178
– Sarkome	184
– ZNS-Tumoren	185
Hodentumoren	463, 465, 470
Hodgkin-Lymphome	179
Homocystein	91
HSV-assoziierte Mukositis	373
Hüftgelenks-Totalendoprothese	318
Husten	295, 300, 481
Hustenreiz	239, 245
Hyaluronidase	42, 316
Hybrid Capture Assay	222
Hydromorphon	345, 346, 351, 481
Hydroxycarbamid	38
Hydroxyharnstoff	38, 267
Hydroxyurea	38
Hyperfibrinolyse	269
Hyperkaliämie	250, 252
Hyperkalzämie	257, 258, 259, 385, 400, 401, 403
– Bisphosphonate	259
– korrigierter Kalziumspiegel	258
– Pathogenese	257
– Symptomatik	257
– Therapie	258
Hyperkeratose	491
Hyperkoagulabilität	263
– Pathomechanismen	263
Hyperphosphatämie	250, 251
Hyperpigmentation	491
Hyperurikämie	250, 251, 252
Hyperviskositätssyndrom	263
Hypokalzämie	174, 250
Hypokoagulabilität	267
Hyponatriämie	237
Hypoxämische Hypoxie	74
Hypoxie	78, 80, 81
Hypoxie-induzierbarer Faktor 1 (HIF-1)	80
Hypoxie-induzierbarer Transkriptionsfaktor	94
Hypoxischer Phänotyp	81

Ibandronat	391, 398, 401, 402
Ibuprofen	476
ICTP	387, 388
Idarubicin	35
Ifosfamid	25, 107
Ileitis	490
Immundefekt	219
Immundefizienz	233
Immundefizienzvirus (HIV)	230
Immunonutrition	316
Immunsuppression	233
Impfung	192, 220, 233
Individualisierung	83
Infertilität bei Frauen	465
Infertilität	465
Influenza	234
Influenza-like illness (ILI)	227
Influenzaviren	227
Instrumentelle Aktivitäten des täglichen Lebens (IADL)	434
Intentionalität	4, 7
Interferon alfa	224, 229, 230
Interferon alfa 2	374
Interleukin (IL)-3	163
Interleukin (IL)-6	163
Interstitielle Pneumonie	143
Interventionelle Radiologie	281
Intestinale Dekompression	311
Intraabdominelle Blutung	492
Iridium-192	301
Irinotecan	34, 107
Irritantien	477, 483
Ischämische Hypoxie	73
Isolierte Hirnnervenlähmung	228
Itraconazol	213, 214
JC-Virus	229
Jejunalkatheter	246
JJ-Katheter	247
Juckreiz	349, 477
Kachexie	437, 439
Kalzitonin	258
Kalziumfolinat	367, 368
Kardiomyopathie	67
Karnofsky-Index	17, 434
Katabolismus	437
Katheterassoziierte Infektion	201, 202
– Therapie	202
Keimzelle	463
Keimzelltumoren	183
Keratinozyten-Wachstumsfaktor	370, 371
Ketamin	353
Kieferklemme	416
Kiefernekrose	62, 415
Kieferosteonekrose	399
Kilitis	490
Klonale Selektion	81
Knochenmarkbiopsie	156
Knochenmetastasen	318, 321, 397, 398, 400, 401, 402, 403
Knochenresorption	387, 388
– Marker	387
Knochenschmerz	390, 398, 400, 401, 402, 403, 404
Knochenstoffwechsel	387
Knochentumoren	317
Ko-Analgetika	351
Kolitis	377, 487
– agranuolozytäre	377
Kolorektaler Stent	308
Kontrazeptiva	464
Kopfbedeckung	491
Kopfschmerz	89, 239, 241
Körperliche Abhängigkeit	477
Körperliche Aktivität	447, 448, 449
Kortikosteroide	332, 483
Kosmetische Beratung	491
Krampfanfall	239, 241
Krampfschwelle	242
Krankheitsauseinandersetzung	457
Krebspersönlichkeit	455
Krisenmodell nach Elisabeth Kübler-Ross	457
Kryoanalgesie	356
Kryokonservierung fertilisierter Oozyten	467
Kryokonservierung, Ovarialgewebe	467
Kryotherapie	298, 368
Kurativer Therapieansatz	14
Kyphoplastie	393, 394
Laminektomie	244
Lamivudin	221, 229, 229
Lansky	17
Larynxödem	239
Laxanzien	359, 483
LDH	273
Lebendimpfstoff, attenuierter	233
Lebenserwartung	429
Lebensqualität (LQ)	51, 57, 60, 62, 108, 117, 265, 317, 385, 388, 390, 402, 404, 414, 419, 420, 438, 453, 459, 460, 487
Lebenswert	2
Leberbiopsie	284
Leistungsfähigkeit	108, 447
Lenalidomid	265
Lenograstim	139
Leucovorin-Rescue	367, 369, 370
Leukapherese	174
Leukenzephalopathie	143, 229
Leukopenie	55
Levofloxacin	196
Levomepromazin	353, 480
Leydig-Zelle	463, 465
Lhermitte-Zeichen	243
Lidschwellung	239
Linezolid	201, 204
Liquorzirkulationsstörung	241
Lomustin	22
Loperamid	375, 376
Lorazepam	336, 480
Luftnot	245
Lumbalpunktion	156
Lungenbiopsie	286
Lungenembolie	265
Lungenfibrose	66
Lymphom	463, 464, 466, 468, 470
Lymphozytendepletion	233

Macrogol	483
Magenausgangsstenose	308
Magenentleerungsstörung	483
Makrohämaturie	68
Makrophagen	92, 93, 94, 98, 99
– tumorassoziierte (TAM)	93
Makrozytose	92
Maligne Progression	78
Malignes Lymphom	464
Mammakarzinome	76, 181, 397, 464, 466, 468, 469
Mangelernährung	437, 439
Mannit	483
MASCC	53, 64, 330, 331, 365, 370
Masern	230, 235
Macrophage Colony-Stimulating Factor (M-CSF)	138
Medizinethik	1, 10
Megakaryocyte Growth and Development Factor (MGDF)	138
Melperon	480
Melphalan	23, 177, 178, 328
Meningoenzephalitis	224
Meningokokken	234
Menopause	464, 468
Menschsein	2
Mercaptopurin	29
Mesna	247
Metallische Zahnrestauration	410
Metallstent	299, 301
Metamizol	476, 484
Metapneumoviren	230
Methadon	345, 347
Methotrexat	28
Methylenblau-Probe	297
Methylmalonsäure	91
Metoclopramid	332, 333, 336, 358
– Dyskinesie	333
Metronidazol	378
Mevalonatstoffwechsel	398
Mexiletin	352
Micafungin	214
Midazolam	480
Mikrozytose	91
Miltefosin	38
Milz, Filterfunktion	233
Mini-Mental-Status	434
Minoxidil	43, 46
MIP-1a	386
Mischinfektion	192
Mitomycin	27, 316
Mitoxantron	36
Mobilisierung peripherer Stammzellen	139
Morbus Hodgkin	464, 465, 467
Morbus Ormond	247
Morphin	345, 346, 350, 360, 476, 480, 481
– Äquivalenzdosis	346
Moschkowitz-Syndrom	273
Motilitätsstörung	483
Motorische Lähmung	243
MRSA-Infektion	196, 204
MTX	367
Müdigkeit	420
Mukositis	59, 60, 63, 66, 191, 344, 365, 366, 367, 368, 369, 371, 372, 373, 408, 409, 410, 411, 487
– Analgesie	372
– Chlorhexidin	367, 371
– Einteilung	59
– Glutamin	369
– HSV-assoziierte	373
– Immunglobulin	64
– Kalziumfolinat	368
– Kryotherapie	368, 369
– Mundhygiene	368, 369, 371
– Mundpflege	63
– Pathophysiologie	366
– Propanthelin	369
– Prophylaxe	60, 61, 62, 367, 368, 369
– Risiko	60, 366, 367, 408
– schleimhautbedeckende Medikamente	372
– Schweregrad	365
– Therapie	60, 410, 411
– Ursache	365
– Verlauf	366
– Wachstumsfaktor	369
Multiples Myelom	177, 385, 386, 387, 390, 401, 403
– Bisphosphonattherapie	390
– diagnostische Verfahren	386
– Knochenresorption	385, 386, 387
– Strahlentherapie	393
Mumps	230, 235
Mundflora	64
Mundhöhle	407
Mundhygiene	62, 393, 408, 409
Mundpflege	66, 489
Mundtrockenheit	352, 413
Muskelschwäche	243
Myalgie	143
Myelodysplasie	144
Myelodysplastisches Syndrom (MDS)	144, 180
Myelographie	244
Myeloma bone disease	385
Myelonkompression	243
Myelopoese	138
Mykoplasmen	201
Mykose	209, 210
Myokarditis	224
Myoklonien	477
Nackensteife	241
Nadir	143
Nagelveränderung	491
Nährstoffdefinierte Formuladiäten (NDD)	442
Nahrungsergänzung	442
Naloxon	346, 348
Na-Picosulfat	483
Nasen- und Zahnfleischblutung	492
Nausea (s. auch Übelkeit)	51, 349, 353, 357, 477, 482
NCIC	15
Nd-Yag-Lasertherapie	245
Nebenniereninsuffizienz	237
Neisseria meningitidis	233
Nekrose	79, 488
Nekrotisierende Enterokolitis	203

Neo-adjuvante Therapie	14
Nephrostoma	247
Neuraminidasehemmer	224
Neuroablatives Verfahren	480
Neuroblastom	184
Neuroleptika	332, 335, 336, 353, 480, 481
Neurolytische Blockade	356
Neuropathie, atypische	143
Neuropathischer Schmerz	343, 353
Neutropenie	55, 191, 192, 492
Neutropenie, Infektion	142
Neutropenische Enterokolitis	203, 377
Neutropenisches Fieber	431
Nicht-Opioid-Analgetika	476
Nicht-steroidale Antirheumatika (NSAR)	476
Niedermolekulare Heparine	266
Niereninsuffizienz	250
Nierenversagen	273
Nimustin	22
Nitrosoharnstoff	22
NK_1-Rezeptorantagonisten	332, 334
Non-Hodgkin-Lymphome	178, 179
Norwalkviren	230
Nozizeptorschmerz	343
Nüchternerbrechen	241
Nukleinsäure, freigesetzte	250
Nystatin	367, 379
Obere Einflussstauung	238
Obstipation	349, 359, 477, 483
– Stufenschema der Laxanzientherapie	360
– Therapie	359
Octreotid	374, 375, 376, 484
Oligospermie	465
Ondansetron	333, 358
Onycholyse	44, 45
Oocyten	463, 467
Operation	464
Operationsfähigkeit	316
Opiate	329
Opioide	330, 345, 348, 349, 360, 476, 480, 481
– Abhängigkeit	348
– Fahrtüchtigkeit	360
– Nebenwirkungen	348, 349
– Obstipation	349
– rückenmarknahe Applikation	354, 356
– Toleranzentwicklung	348
– Wirkungen	345
Opioidinduzierte Hyperalgesie	478
Opportunistische Infektion	233
Organbiopsie	156
Oseltamivir	228
Osmotika	477
Ösophagitis	60, 64, 224, 487, 489
Ösophagobronchiale Fistel	297
Ösophagotracheale Fistel	296
Ösophaguskarzinome	296, 297
Ösophagusstriktur	308
Osteo(radio)nekrose	407
Osteocalcin	387
Osteoklasten	100
Osteoklastenaktivierung	385, 386
– Zytokine	385
Osteolyse	322, 323, 386, 387, 388, 390, 394
– diagnostisches Verfahren	386
Osteonekrose	393
Osteoprotegerin	394
Osteoradionekrose	63, 414
– infizierte	414, 415
– Supportivtherapie	415
Osteosarkome	184
Osteosynthese	318, 319, 321
Ovarialinsuffizienz	463
Ovarialkarzinome	182
Ovarian tissue banking	467
Ovarprotektion	465, 468
Oxaliplatin	26
Oxazaphosphorine	24
Oxycodon	345, 346, 347, 348
Oxygenierungsstatus	74, 76, 77, 78
– Kopf-Hals-Tumoren	77
– Normalgewebe	76
– Tumoren	76
Paclitaxel	32, 107
Palifermin	370
Palliative Sedierung	480
Palliativmedizin (PM)	433, 441, 444, 459, 475
– Flüssigkeitssubstitution	441
Palonosetron	333, 334, 337
Pamidronat	390, 391, 392, 398, 401
Papillenödem	241
Paracetamol	476
Paraffin	483
Parainfluenzaviren	227
Paraplegie	244
Parathormonverwandtes Peptid (PTH-rP)	257
Paravasation	40, 41, 42, 46, 316
– Nekrose	317
– Wash-out	317
Parodontitis	408, 409
Partielle Thromboplastinzeit (PTT)	154
Parvovirus B19	223
Patientenberatung	493
Patientenschulung	493
Patientenverfügung	5
PBSZ	171, 172, 173
Pegfilgrastim	139
Pemetrexed	28
Pentazocin	345
Pentostatin	30
Pentoxifyllin	66
Periduralkatheter	355
Perikarditis	67
Peritonealkarzinose	246
Perkutane Biopsie	281, 283, 284
– Komplikation	284
Perkutane endoskopische Gastrostomie (PEG)	312
– Anlage	62
– Sonde	354
Perkutane endoskopische Jejunostomie (PEJ)	313
Perkutan-transhepatische Cholangiographie/-drainage (PTC/D)	310
Persönlichkeitstheorie	455
Petechie	492
Pflege	485

Pflichtenethik	3
Pfortaderthrombose	264
Pharyngitis	228
Phenothiazine	358, 481
Photoallergie	44
Photodynamische Therapie (PDT)	311
Photosensibilisierung	491
Photosensitizer	302
Phototoxizität	44
PICP	387
Pigmentveränderung	45
Pilzinfektion	209, 210, 211
Planungszielvolumen	50, 60
Plasmaaustausch	275, 277
Plasmainfusion	277
Plasmaseparationsbehandlung	275
Platinderivat	107
Plattenepithelkarzinome	78
Plexus-Coeliacus-Neurolyse	356
Pneumatische Dilatation	306
Pneumokokken	192, 201, 234
Pneumonie	199, 227, 228
– Bronchiallavage	200
– Diagnostik	200
– Erregerspektrum	199, 200
– Therapie	201
Pneumonitis	66, 67, 224
Poliovirus	228
Poliomyelitis	228
Polychemotherapie	14
Polycythaemia vera	267
Polydipsie	257
Polymerasekettenreaktion (PCR)	222, 228
– Diagnostik	227
Polyneuropathie	245
Polyomaviren	223, 228
Polyurie	257
Pontine Myelinolyse	237
Portsystem	486
Posaconazol	214
Postaggressionsstoffwechsel	316
Postobstruktive Pneumonie	245
Poststenotische Pneumonie	295
pp65-Antigenämie-Assay	222
Premature ovarian failure (POF)	463
Primärprophylaxe (Expositionsprophylaxe)	219
Priming-Effekt	146
Primitiver neuroektodermaler Tumor	184, 185
Prinzip der Palliation	480
Prinzipienethik	1, 3, 10
Procarbazin	27, 464
Prognose	83
Prokinetika	483
Proktitis	60, 65, 490
Promethazin	480, 481
Proteasominhibitor	394
Protein C	269
Protein-A-Immunadsorption	275
Proteinurie	247
Proteom	80
– Anpassung	80
Prothrombinzeit (PT)	154
Protonenpumpeninhibitor	476
Pseudomonas aeruginosa	201
Psychoonkologie	433, 453
Psychopharmaka	483
Psychosoziale Onkologie	453
Psychotherapie	459
Pulmonale Metastasen	296
Pulmonale Sequestration	143
Pure red cell aplasia	91, 127
Purinanaloga	29, 219
Purinantagonisten	233
Pyrimidinanaloga	30
Querschnittssyndrom	242
Radiation Therapy Oncology Group (RTOG)	16
Radiogenes Ödem	241
Radioxerostomie	407, 412, 414
– Supportivtherapie	414
Ralitrexed	32
RANKL	385, 386, 394
Rasburicase	252
Ratingskala	476
RCAS1	101
Reaktivierung einer latenten Infektion	219
Recall-Dermatitis	65
Recall-Phänomen	66
Recall-Reaktion	44, 65
Rehabilitation	449
Rehydrierung	483
Reimplantation von Ovarialgewebe	467
Reizhusten	300
Rekanalisierungstechnik	302
Rekurrensparese	239
Respiratory Syncytial Virus (RSV)	227
Retikulozyten	154
– Hb-Gehalt	122
– zahl	90, 273
Retinochorioiditis	224, 226
Retrograde Cholangiopankreatikographie (ERCP)	309
Retrograde Ejakulation	464, 470
Retroperitoneale Fibrosierung	247
Retroperitoneale Lymphadenektomie	464, 470
rhEPO	138
rhG- oder rhGM-CSF-assoziierte Enzephalopathie	143
rhG-CSF	173
rhG-CSF-assoziierte Pneumonitis	144
rhGM-CSF	138
Rhinoviren	230
Ribavirin	228
Rifampicin	201
Rimantadin	228
Risikoverhalten	455, 456
Rituximab	227, 277
Rotaviren	230
Röteln	230, 235
Rötung	488
Runx2/Cbfa1	386
Sarkome	184
Schadensvermeidung	2, 10
Schenkelhalsfraktur	319
Schlafstörung	58
Schmerz	433
– alte Patienten	433
Schmerzanamnese	341, 476

Schmerzdiagnose	476
Schmerzintensität	342
Schmerznotfall	351, 354
Schmerzsyndrom	475
Schmerztherapie	341, 342, 343, 360, 475
– Adjuvanzien	357
– Antiarrhythmika	352
– invasive Verfahren	354
– Kinder	360
– Pumpensystem	354
– Stufenschema der WHO	342
Schneidbiopsie	281, 282
– TruCut-Prinzip	282
– TruCut-Nadel	284
Schneidbiopsiekanüle	282
Schrumpfblase	68
Schwangerschaft	464
SDF-1a	386
Sedierung	477
Sedierungstiefe	480
Sehstörung	492
Sekretionshemmung	481
Sekundärinfektion	372, 373
Sekundärprophylaxe viraler Infektionen	221
Selbstexpandierender Metallstent (SEMS)	308
Septikämie	55
Septischer Schock	492
Sertoli-Zelle	463
Sexualfunktion	463, 477
SIADH	237
Silikonendoprothese	297
Silikonstent	299, 301
Sinusvenenthrombose	264
Skelettereignis	388, 390, 391
Skelettschmerz	143
Solidaritätsmodell	8, 9
Sondenernährung	442
– Praxis	443
Soor-Infektion	410
Spasmolyse	484
Spasmolytika	352
Spastik	243
Spermatozoen	463
Spinale Kompression	242
Splenektomie	192, 234
Spontantumoren bei Hunden	76
Sport	58, 447
Staging	13
Stammzellen	171
Stammzellfaktor	163
Stammzellgestützte HDT	176, 177, 178, 179
Stammzellseparation	173
Stammzelltransplantation	142, 171, 175, 176, 219, 233, 464
– Akute Lymphatische Leukämie	181
– Akute Myeloische Leukämie	180
– Bronchialkarzinome	183
– Hodgkin-Lymphome	179
– Keimzelltumoren	183
– Mammakarzinome	181
– multiples Myelom	177
– myelodysplastisches Syndrom	180
– Neuroblastome	184
– Non-Hodgkin-Lymphome	178
– Ovarialkarzinome	182
– Sarkome	184
– ZNS-Tumoren	185
Stenose im Ösophagus	305
Stenosetyp	297
Stent	245
Stentdislokation	300
Stenteinlage	302
Stentimplantation	240
Stenttherapie	307
Stenttyp	299
Sterilisation	465
Steroidmedikation	240
Stomatitis	60, 366, 367, 370, 487, 488
– Palifermin	370
Strahlenfolgen	407
– Mukositis	408
Strahlenkaries	63, 407, 411, 415
– Klassifikation	411
Strahlentherapie	49, 50, 465
– bestrahltes Volumen	49
– Dosis-Wirkungs-Beziehung	49
– emetogenes Potenzial	54
– Emetogenität	53
– Fatigue	57
– Toxizität	50
Strahlenwirkung	50
– akute Strahlenreaktion	50
– Hautreaktion	65
– konsekutive Spätfolgen	51
– späte Strahlenfolgen	51
– Therapie	51
Stridor	245, 295
Substanz P	334
Sucht	477
Sucralfat	64
Sulfasalazin	64
Suprapubischer Blasenkatheter	247
Sweet's Syndrome	45
SWOG	15
Tachyphylaxie der Analgesie	477
Tamoxifen	265
Tandemtransplantation	177, 178
Taubheit	243
Taxane	32, 464
Tegafur	31
Teicoplanin	378, 379
Temozolomid	27
Terminales Rasseln	482
Testikuläre Schädigung	463
Testosteronmangel	470
Tetraplegie	243
Thalidomid	265
Therapie mit ESPs	119, 120, 123
– Algorithmen	119
– Empfehlungen	120
– Hb-Gehalt der Retikulozyten	122
– Hb-Schwellenwerte	120
– intravenöse Eisenapplikation	124
– prädiktive Faktoren	120
Therapiebegrenzung	1
Therapiefähigkeit	14
Therapieintensität	14

Therapieresistenz	81	Trauer	458, 460
Therapiestrategie	13	Treosulfan	22
Thioguanin	29	Triazene	27
Thiopurine	29	Trismus	62
Thiotepa	21	Tropisetron	333
Thrombembolisches Ereignis	264, 265, 266, 267	Tuberkulose	235
– Anagrelide	267	Tumoranämie	56, 73, 295
– Antikoagulation	266	Tumorassoziierte Makrophagen	94
– Hydroxyharnstoff	267	Tumorbedingte Anämie (TBA)	91 ff.
– Sekundärprophylaxe	266	– Erythrozytencharakteristika	96
– Therapie	265	– Neopterin	104
Thrombophlebitis migrans	264	– Nierenfunktionsstörung	103
Thrombopoetin (TPO)	138	– Pathophysiologie	97
Thrombose	265, 266, 267	– Zytokine	92, 94, 104
– katheterassoziierte	266	Tumorblutung	306
Thromboseprophylaxe	266	Tumoren	74
Thrombotisch-thrombozytopenische Purpura (TTP)	153	Tumorentstehung	456
Thrombozyten	153	Tumorhypoxie	73, 75, 80, 82, 83
Thrombozytenaggregationshemmer	277	– Pathogenese	73, 74
Thrombozytenkonzentrat	155, 158	Tumorkachexie	437, 438, 443
Thrombozytenrefraktärität	158	– Zytokine	438
Thrombozytensubstitution	155	Tumorlysesyndrom	241, 249
Thrombozytentransfusion	155	– Prävention	250, 251
Thrombozytenverbrauch	158	– Risikofaktor	249
Thrombozytenzahl	155, 158	– Therapie	252
Thrombozytopenie	153, 267, 273, 492	Tumormikromilieu	73
Thrombozytopenische Blutung	155	Tumornekrosefaktor	92, 93, 101
Thrombozytopenische Purpura (TTP)	273	Tumorosteolyse	397, 401, 403
Thrombozytose	263, 267	Tumoroxygenierung	74, 76, 78, 79, 93
Thymidilatsynthaseinhibitoren	32	Tumorpathophysiom	73
Tiefensensibilität	243	Tumorprogression	79
Tilidin	345, 477	Tumorresistenz	82
Tiludronat	398	Tumorschmerz	341
Timed-up & go-Test	434	– Pathophysiologie	343
Tinetti	434	– Schmerzursache	343
Tissue Factor	263	Tumorstadium	13
TNM-System	14	Tumortherapie	83
Tocopherol	66	Tumorvolumen	50
Topoisomerasehemmstoffe	33	Typhlitis	377
Topotecan	34	Übelkeit (s. auch Nausea)	241, 329, 349, 353, 357, 482, 486
Total-parenterale Ernährung (TPE)	443	– Therapie	357
Totimpfstoff	234	UICC (Union internationale contre le cancer)	14
Toxizitätskriterien	15	Ulzeration	488
Toxizitätskriterien des National Cancer Institute (NCI)	15	Uratnephrophatie	251, 252
Trachealkompression	240	Urosepsis	247
Trachealstenose	295		
Trachealstent	240	Valaciclovir	224
TRAIL	101, 394	Valganciclovir	226
Training	447	Van-Cava-Filter	265
Tramadol	345, 350, 477	Vancomycin	196, 197, 201, 202, 204, 378, 379
Transferrin	115	Vancomycinresistente Enterokokken	204
Transferrinrezeptor	98, 100, 102, 115	Varicella-Zoster-Virus(VZV)-Vakzine	220
Transferrinsättigung	115, 124	Varizella Zoster	373
Transformierender Wachstumsfaktor a (TGF-a)	257	Varizelle	224
Transfusion	111	Vascular Endothelial Growth Factor	265
– Lagerungsschäden	111	Vena-cava-superior-Syndrom	238
– Überlebenszeit	111	Venenokklusion	241
Transfusion-associated graft-versus-host disease, TAGVHD	114	Venenzeichnung	239
Transfusion-related acute lung injury, TRALI	114	Venöser Zugang	485
Transkriptionsfaktor	80	Ventilation	295
Transkriptom	80	Verbrauchskoagulopathie	267
Transnasale Sonde	312	Verbundosteosynthese	320
Transposition der Ovarien	465		

Verspannung	243
Vertebroplastie	289, 291, 324, 394
Verwirrtheitszustand	492
Vesikantien	40, 41
Vibrationsempfinden	243
Vinblastin	33
Vincaalkaloide	32, 316
Vincristin	33, 277
Vindesin	33
Vinorelbin	33, 107
Virozyten	226
Viruskultur	228
Vitamin-B12-Mangel	91
von-Willebrand-Syndrom	269
Voriconazol	211, 212, 213
Vulvakarzinome	77
VZV	221
Wachstumsfaktor	138, 172, 369
Weichteilmetastasen	326
Weichteiltumoren	327
Weltgesundheitsorganisation (WHO)	15, 475
Wesensveränderung	241
WHO-Performance-Status	434
Winking-owl sign	244
Wirbelkörperersatz	325
Wirbelkörperfraktur	401, 402
Wirbelkörperosteolyse	290
Wirbelmetastasen	324
Wirbelsäulenfraktur	323
Witzel-Fistel	246
Wright-Formel	39

Xerostomie	62, 63
– Cumarin/Troxerutin	63
Zahnsanierung	62
Zanamivir	228
Zellseparator	155
Zellzerfall	252
Zervixkarzinome	76
Zinkmangel	439
Zinksulfat	64
ZNS-Tumoren	185
Zoledronat	260, 389, 390, 391, 392, 398, 401, 403, 404
Zytapherese	174
Zytokine	92, 94, 98
– bei AML	145
Zytomegalie-Virus (CMV)	221, 226, 373
Zytostatika	21, 330
– dermatologische Nebenwirkungen	40
– Dosierungsanpassung	38
– Dosismodifikation	40
– emetogenes Potenzial	330, 331
– Gewebstoxizität	41
– kutane Nebenwirkungen	40, 43, 46
– Leberinsuffizienz	39
– Mukotoxizität	366
– Niereninsuffizienz	39
– Zytostatika	366
Zytostatikainduzierte Übelkeit	329, 330
Zytostatikainduziertes Erbrechen	335
– Leitlinien	335